APPLICATION DES SCIENCES

A

LA MÉDECINE

PAR

LE Dr ÉDOUARD FOURNIÉ

MÉDECIN A L'INSTITUT NATIONAL DES SOURDS-MUETS

PARIS

V. ADRIEN DELAHAYE ET Cie, LIBRAIRES-ÉDITEURS

PLACE DE L'ÉCOLE DE MÉDECINE

1878

APPLICATION DES SCIENCES

A

LA MÉDECINE

OUVRAGES DU MÊME AUTEUR

Emploi thérapeutique de l'eau d'Alet. — *Paris*, 1859.

Des Rapports des Médecins et des Pharmaciens avec les Sociétés de Secours mutuels. — *Paris*, 1861.

De la Pénétration des corps gazeux, pulvérulents, solides et liquides, dans les voies respiratoires, au point de vue de l'hygiène et de la thérapeutique. — *Paris*. — Ad. Delahaye, 1862.

Étude pratique sur le Laryngoscope et sur l'application des remèdes topiques dans les voies respiratoires. — Ad. Delahaye, édit., 1864.

Physiologie de la voix et de la parole. — Un volume in-8º de 816 pages (récompensé par l'Institut). — Ad. Delahaye, édit., 1866.

Physiologie et instruction du sourd-muet, d'après la physiologie des divers langages. — Ad. Delahaye, édit., 1868.

Physiologie du système nerveux cérébro-spinal. — Un volume in-8º de 832 pages. — Ad. Delahaye, édit., 1872.

Recherches expérimentales sur le fonctionnement du cerveau. — Ad. Delahaye, édit., 1873.

Essai de Psychologie, *la Bête et l'Homme.* — Didier et Cᵉ, édit., 1877.

SOUS PRESSE

L A   S C I E N C E

Paris. — Typ. Georges Chamerot, rue des Saints-Pères, 19. — 6869

APPLICATION DES SCIENCES

A

LA MÉDECINE

PAR

LE Dr ÉDOUARD FOURNIÉ

MÉDECIN A L'INSTITUT NATIONAL DES SOURDS-MUETS

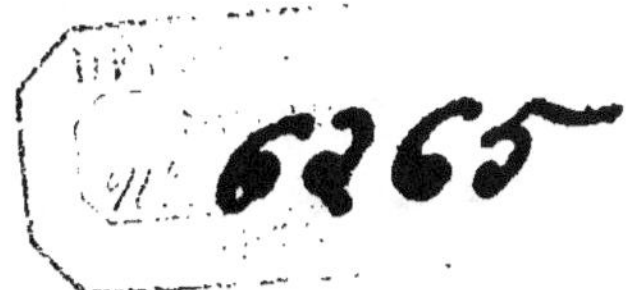

PARIS

Ve ADRIEN DELAHAYE ET Cie, LIBRAIRES-ÉDITEURS

PLACE DE L'ÉCOLE DE MÉDECINE

—

1878

Tous droits réservés.

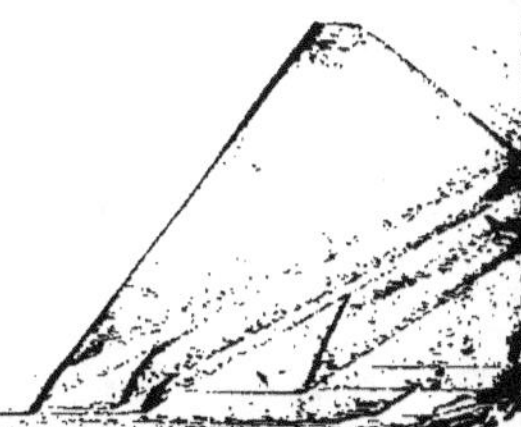

PRÉFACE

Frappé dès le début de notre carrière du concours prépondérant que les sciences, en général, apportent au progrès de la médecine, nous eûmes bientôt l'idée de réunir en faisceau toutes les connaissances étrangères à la clinique proprement dite, et de les présenter dans une vue d'ensemble au public médical.

La réalisation de cette idée pouvait se faire de deux manières. Nous pouvions, par exemple, réunir dans un *compendium* immense les traités spéciaux d'*anatomie chirurgicale et pathologique*, de *physiologie pathologique*, de *chimie* et de *physique appliquées*, etc. Mais cette façon d'agir ne répondait pas à notre pensée : généralement, ces traités sont consacrés, en grande partie, à l'exposition de la science appliquée, et le côté médical de l'application y cède le pas au côté scientifique. A un autre point de vue, nous ne trouvions aucun avantage à réunir en un seul volume ce que d'autres avaient déjà fait séparément.

Voici, dès lors, comment nous avons conçu notre travail. Partant de ce fait que le médecin doit posséder suffisamment les notions anatomiques, physiologiques, chimiques et physiques indispensables à l'exercice de son art, nous avons pensé qu'à l'endroit de ces sciences notre rôle devait se borner à celui d'historien. C'est ce que nous avons fait, en nous appliquant surtout à indiquer les liens qui unissent chaque progrès scientifique à son application à la médecine.

Cependant nous n'avons pas négligé le côté *descriptif* de la science toutes les fois que cela nous a paru nécessaire aux intérêts de la pratique.

Le point sur lequel nous avons le plus insisté est celui qui concerne l'application elle-même, car c'était là, pour nous, la partie vraiment utile.

Cette manière de procéder nous a permis de réunir, dans un volume relativement restreint, toutes les notions appliquées à la médecine, et de les présenter utilement à l'esprit dans leur enchaînement et dans leur ensemble.

Le but que nous nous sommes proposé d'atteindre en publiant ce travail, nous le résumerons en deux mots :

A l'élève, nous avons voulu donner une idée générale du développement de notre science dans le temps et lui présenter le tableau des connaissances scientifiques qu'il doit posséder pour en faire l'application à la médecine.

Quant au médecin praticien, ce livre est le sien; c'est celui qu'il a composé dans le cours de ses études; c'est celui qu'il continue dans sa pratique journalière. Nous n'avons eu que le faible mérite de prendre le temps de le rédiger pour lui, afin qu'il puisse le consulter comme il consulterait ses propres notes.

Malgré les limites que nous nous sommes imposées dans ce travail, nous ne pouvions pas prétendre l'accomplir avec nos seules lumières. Aussi avons-nous eu souvent recours aux conseils d'hommes plus autorisés que nous sur des points spéciaux, et ces conseils nous ont toujours été donnés avec le plus noble désintéressement.

Que ceux-là reçoivent ici l'expression de notre gratitude!

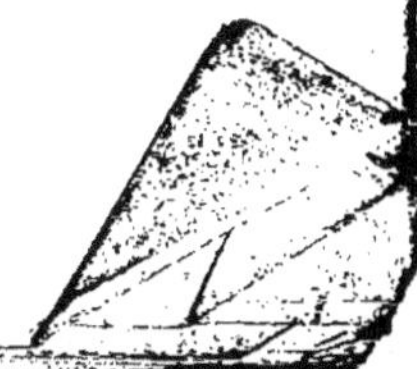

INTRODUCTION

Après avoir conçu l'idée générale de ce travail quelques questions préalables se sont imposées à notre attention : La médecine est-elle un art ou une science? Quelles sont les sciences qui sont appliquées à la médecine?

La réponse à ces questions doit nécessairement refléter la pensée fondamentale qui nous anime; elle doit aussi nous fournir le plan et les principales divisions de ce livre. C'est pourquoi nous en avons fait l'objet de notre introduction.

§ 1. — *La médecine est-elle un art ou une science?*

Pour répondre convenablement à cette question, il faudrait d'abord s'entendre sur la valeur du mot *science*, et sur la valeur du mot *art*.

A. *Qu'est-ce qu'une science?* La science est la réunion d'un ensemble de faits logiquement reliés entre eux et reposant sur la même *notion intelligente*. Mais qu'est-ce qu'une notion intelligente? C'est une perception distinguée de toute autre par un mode d'activité propre à l'intelligence, et ce mode d'activité consiste à mettre en relief, et à formuler par le langage, les caractères supra-sensibles qui résultent de la comparaison de deux perceptions.

Nous avons donné au résultat de cette activité spéciale le nom de *rapport* (1). En conséquence nous pouvons affirmer que toute science repose sur une notion intelligente particulière ou bien sur un rapport déterminé :

La science du langage repose sur le rapport significatif;
La géométrie sur les rapports d'étendue limitée;
L'arithmétique sur les rapports de nombre;
La physique et la chimie sur les rapports de mouvements physiques et chimiques;
La physiologie sur le rapport physiologique de la matière animée;
La philosophie sur les rapports philosophiques;
L'histoire sur les rapports historiques.

Les sciences que nous venons d'énumérer représentent les sept embranchements de la connaissance humaine, et nous les désignons sous les noms de *sciences pures, sciences primaires, sciences fondamentales,* pour les distinguer des autres sciences auxquelles nous appliquons la dénomination de *sciences secondaires* ou de *sciences dérivées.*

Ces divisions, ces dénominations nouvelles ne s'imposent pas directement à l'esprit; aussi croyons-nous devoir montrer que, loin d'être arbitraires, elles sont l'expression néces-

(1) E. Fournié. — *Essai de psychologie*, p. 67.

saire de certains faits qu'il était indispensable de produire.

Les relations possibles entre les perceptions distinctes, les rapports par conséquent, sont très-nombreux ; mais on peut classer ces derniers d'après la simplicité ou la complexité, d'après l'invariabilité ou la variabilité de la notion qu'ils représentent. C'est ainsi, par exemple, que le *nombre,* sur lequel repose l'arithmétique, est un rapport simple, invariable en tant que notion, et qui ne saurait être ni plus ni moins qu'un nombre. Le *minéral,* au contraire, sur lequel repose la minéralogie, est un rapport complexe et variable, susceptible d'être successivement soumis à l'appréciation du physicien, du chimiste, du géologue, et de représenter, selon le cas, un rapport physique, un rapport chimique ou un rapport historique.

La distinction que nous venons d'établir entre le nombre et le minéral existe en fait dans la nature des choses, et peut être appliquée à tous les rapports indistinctement. Nous sommes donc autorisé à affirmer qu'il y a des rapports *primaires et invariables* et des rapports *secondaires et variables.*

Le nombre des premiers est très-limité ; nous n'en avons trouvé que sept, et sur chacun d'eux repose une des sept sciences fondamentales énumérées plus haut.

Les seconds sont beaucoup plus nombreux ; ils servent de base non-seulement aux sciences secondaires ou dérivées (géologie, agriculture), mais encore aux divers sous-ordres que les nécessités de la division du travail scientifique ont introduits dans ces dernières (minéralogie, chirurgie) (1).

____

(1) Dans le livre intitulé *la Science* qui formera la seconde partie de notre

Après avoir déterminé le sens du mot science, et après avoir fourni le caractère essentiel sur lequel paraît devoir reposer le classement des sciences, nous sommes en mesure de répondre à la question : la médecine est-elle une science?

Oui, la médecine est une science, car elle est constituée par un ensemble de faits logiquement reliés entre eux et reposant sur une notion spéciale, sur un rapport déterminé. Ce rapport n'est autre chose que la notion des conditions anormales de la vie; mais, comme cette notion comporte avec elle la notion préalable des conditions normales, le rapport sur lequel la médecine repose est décomposable, susceptible d'être élevé à une notion plus générale; en un mot c'est un rapport secondaire, et, dès lors, la médecine est une *science secondaire* dans le classement hiérarchique des connaissances humaines.

L'expression *science secondaire* ne signifie pas que la médecine occupe un rang inférieur. Au point de vue de son importance dans le classement comparatif des sciences, cette expression signifie tout le contraire. En effet, le rapport sur lequel repose la médecine étant un dérivé du rapport physiologique, la médecine, pour se constituer, est obligée de s'éclairer par l'étude des rapports physiologiques, qui, eux-mêmes, mettent à contribution tous les rapports fondamentaux.

La médecine est donc une science; mais n'est-elle pas aussi un art?

B. *Qu'est-ce qu'un art?* La science, comme nous venons

Essai de psychologie, nous donnons un classement raisonné de toutes les connaissances humaines.

de le montrer, est constituée par un ensemble de faits qui viennent se résumer et se confondre dans la notion spéciale sur laquelle la science repose. Mais les faits constituants d'une science ne se présentent pas en général d'eux-mêmes à l'observation du savant; il faut les chercher, les poursuivre; très-souvent il faut briser la gangue qui les renferme; il faut enfin les produire à la lumière. De là, la nécessité de l'intervention de l'intelligence avec ses plus nobles prérogatives : la révision des notions acquises, la comparaison, le jugement, la raison. Ce faisant, l'intelligence agit en quelque sorte en elle-même, simplement éclairée par le souvenir et par les organes des sens, et, avec l'aide seule de la raison, elle dégage des conceptions nouvelles et provoque l'apparition de nouveaux faits. *Raison scientifique,* tel est le nom que l'on donne à ce mode d'activité.

Il est un autre mode qui nous montre l'intelligence sous un jour tout différent.

Après avoir conçu, préparé les conditions d'une notion nouvelle, l'intelligence s'exerce sur les organes du mouvement pour leur faire réaliser la forme même de son activité. C'est ainsi que le chimiste réunit les éléments d'un composé nouveau ou qu'il reproduit, par la synthèse, les composés qui existent déjà (produits artificiels); c'est ainsi encore que le physicien analyse dans ses appareils les divers phénomènes de la nature pour nous dévoiler le secret de leur mécanisme; c'est ainsi enfin que le peintre, le sculpteur, placent sous nos yeux les produits réalisés de leurs conceptions.

Ce dernier mode d'activité, caractérisé par la production d'une cause impressionnante nouvelle ou d'un acte nouveau, est en vérité ce qui constitue *l'art.*

La raison scientifique et l'art sont les deux facteurs de tout progrès dans les sciences. Chaque science a son art spécial comme elle a sa raison, sa méthode particulière.

Les sciences sont le produit des deux modes essentiels de l'activité de l'intelligence : la raison et l'art.

La science est une connaissance; l'art est un acte.

La science connaît son objet; l'art invente le sien.

La science implique l'existence des objets; l'art implique l'existence de la science. La première, en effet, ne trouve que ce qui *est, fut, ou sera;* le second n'invente que d'après ce qui *est, fut ou sera.*

Il suit de ce qui précède que la science et l'art sont parfaitement distincts en tant que modes d'activité, et qu'ils sont inséparables.

Il résulte encore de ce que nous avons dit qu'il y a autant d'arts qu'il y a de sciences, car chaque science a son art.

Les arts se distinguent entre eux par la direction spéciale qu'imprime à l'intelligence la notion sur laquelle la science congénère repose :

La chimie, qui repose sur la notion de la composition et de la transformation de la matière, dirige l'activité artistique vers l'expérimentation chimique (analyse et synthèse);

La physique, qui repose sur la notion des propriétés physiques des corps, dirige l'artiste qui la cultive vers l'invention d'appareils destinés à montrer les propriétés physiques des corps, et à contrôler les lois qui régissent les phénomènes naturels;

L'esthétique enfin, qui est la *science congénère* de ce qu'on appelle habituellement l'*art,* les *beaux-arts,* repose sur la notion du vrai, du bien, du beau, et dirige l'activité artistique vers la réalisation de cette notion sous toutes les formes sensibles : art de bien dire, poésie, musique, peinture, sculpture, etc.

Après avoir exactement défini le mot *art,* après avoir distingué l'art de ce qui n'est pas lui, après avoir caractérisé l'art en disant qu'il n'est pas synonyme de *connaissance* comme le mot *science*, et qu'il est un mode d'activité spécial et distinct de celui qui porte le nom de *raison scientifique,* il nous sera facile de répondre à la question : la médecine est-elle un art?

La médecine, comme toute autre science, est un produit de la raison et de l'art.

La raison médicale éclaire l'intelligence sur les causes et les conditions de l'altération de la santé, et l'art médical applique les moyens que la raison conçoit en vue de transformer l'état anormal en état normal.

Le but que se propose d'atteindre l'art médical étant le plus précieux pour l'homme, on peut dire que l'art médical est le premier de tous les arts. Aussi ne doit-on pas être étonné que les peuples de l'ancienne Grèce, dans leur habitude de diviniser tout ce qui est grand et noble, aient appelé l'art médical *l'art divin*, et qu'ils aient décerné les honneurs de l'apothéose aux hommes qui s'étaient illustrés dans l'exercice de cet art.

En résumé : 1° la médecine est une science qui repose sur une notion spéciale, sur la connaissance de l'état anormal, et qui est constituée par l'ensemble des faits qui se résument dans cette dernière;

2° La médecine est une *science secondaire* (non fondamentale) parce qu'elle repose sur un rapport décomposable et dépendant d'un rapport plus élevé, qui est la notion indispensable de l'état normal.

3° La médecine est un art, et cet art consiste à transformer, par des moyens spéciaux, l'état anormal en état normal. *Art de guérir* est une formule absolument juste.

4° La médecine, en tant que science, repose sur le rapport le plus complexe et le plus difficile à élucider. Ce rapport exige, en effet, une connaissance suffisante des rapports sur lesquels toutes les autres sciences reposent. En tant qu'art, la médecine est le premier de tous les arts si l'on ne considère que le but et le résultat de son exercice.

5° Quand on étudie la médecine dans ses rapports avec les autres sciences, on est frappé de ce fait, que chaque progrès de l'esprit humain, dans le monde extérieur, correspond à un progrès nouveau dans la connaissance de nous-mêmes. C'est ainsi que toutes nos recherches, toutes nos connaissances convergent vers l'homme; c'est vers lui que tendent tous nos efforts; c'est pour lui que la vie des générations s'est épuisée, s'épuise et s'épuisera pendant longtemps.

Le rôle du médecin, dans cette conspiration générale en vue de la connaissance de nous-mêmes, est immense. C'est lui qui est chargé de réunir tous les efforts disséminés dans les divers départements de la science, et de les appliquer à la connaissance scientifique de l'homme malade. Quant au médecin praticien, il est le *grand artiste*: grand par la science, car la médecine peut être considérée comme l'*application de toutes nos connaissances à l'art de guérir*, grand par les bienfaits qu'il dispense, car la santé, dans l'ordre des faits matériels, est le plus précieux de tous nos biens.

§ 2. — *Quelles sont les sciences qui sont appliquées à la médecine?*

A la rigueur, il n'y a pas de choix à faire, car nous posons en principe que toutes les sciences concourent plus ou moins directement au développement et aux progrès de la médecine. La nécessité de cette intervention générale provient elle-même de la nature de la notion fondamentale ou du rapport sur lequel la médecine repose. En effet, la connaissance de l'état anormal implique la connaissance plus ou moins juste de l'état normal, et celle-ci implique toutes les autres. C'est ce que nous allons prouver d'ailleurs en exposant la manière dont nous entendons nous occuper de l'application des sciences à la médecine, et en justifiant le choix que nous avons fait parmi elles.

La première condition exigée pour connaître le mode de vivre anormal est d'avoir une notion aussi exacte que possible du mode de vivre normal. Par conséquent, l'*anatomie* et la *physiologie*, qui sont des sciences spéciales et bien déterminées, sont les premières où la médecine vient puiser ses inspirations.

Il est vrai que l'*art médical* s'exerce, quelquefois avec succès, en dehors de toute connaissance anatomique et physiologique. Mais cela prouve simplement que l'anatomie et la physiologie fournissent leur concours particulier à la médecine, et que ce concours, bien que manifestement utile, n'est pas toujours indispensable.

L'*observation* et l'*expérience*, qui sont les vrais instruments de progrès de la médecine, peuvent par elles-mêmes, et rien que par elles-mêmes, intervenir utilement dans la guérison des maladies. L'histoire de la médecine prouve surabondamment l'exactitude de cette assertion. On n'a pas attendu, pour connaître les maladies et pour guérir les malades, que l'anatomie et la physiologie fussent constituées à l'état de science.

Cependant la médecine ne sera réellement scientifique que le jour où la connaissance de tous les modes de vivre anormaux pourra se déduire facilement, et par une interprétation logique, des modes de vivres normaux correspondants. Quant à l'art de guérir, il sera plus que jamais le premier de tous les arts, lorsque le praticien pourra déterminer à l'avance les *mouvements physiologiques* au moyen desquels il se propose de transformer le mode de vivre anormal en mode de vivre normal.

Il résulte de ce qui précède que l'anatomie et la physiologie doivent être considérées comme les sciences dont l'application est la plus utile à la médecine.

Les connaissances anatomiques et physiologiques ne s'acquièrent, à l'exception de celles qui nous sont directement fournies par les sens, qu'avec le concours d'autres sciences. Nous ne connaissons bien la composition des humeurs et des tissus qu'avec le concours de la *chimie;* nous ne connaissons bien les éléments histologiques et la plupart des mécanismes fonctionnels qu'avec l'aide des moyens que nous fournit la *physique.* Dans toutes nos recherches la zoologie nous fournit des comparaisons utiles; il n'est pas enfin jusqu'à la *géologie,* l'*astronomie* et la *méteorologie* que nous n'invoquions pour déterminer l'influence des milieux sur l'état physiologique.

L'immixtion nécessaire des sciences que nous venons d'énumérer dans les études anatomiques et physiologiques nous fait entrevoir la nécessité de leur emploi dans la médecine. En effet, les mêmes procédés qui nous font connaître la composition chimique des humeurs et des tissus à l'état normal nous permettent de constater cette même composition à l'état anormal; les mêmes procédés d'investigation et de calcul que nous fournit la physique dans l'étude de l'état sain sont également applicables dans l'état morbide; l'observation des animaux malades n'est pas inutile à la connaissance des maladies de l'homme, et beaucoup de notions que nous puisons dans l'étude des animaux, sans compter les nombreux agents de curation que ces derniers nous fournissent, sont tous les jours appliquées à la guérison des maladies; la connaissance enfin de l'influence des climats, des saisons, des substances minérales sur l'état normal est très-efficacement appliquée par le médecin à l'hygiène et à la curation des divers états morbides.

Les sciences dont nous venons de parler ne sont pas appliquées par extension seulement de l'état sain à l'état morbide, elles reçoivent aussi une application tout à fait directe à la médecine.

La *chimie* nous permet de reconnaître par l'analyse la présence de composés nouveaux dans l'organisation; elle nous fournit aussi la série des composés chimiques avec lesquels nous provoquons les actes curateurs.

La physique nous fournit les agents mécaniques et dynamiques comme moyens d'action sur les mouvements de la vie.

Nous empruntons à la *zoologie* une foule de produits animaux; la *géologie*, l'*astronomie*, la *météorologie* nous donnent des moyens d'action non moins puissants : les minéraux, les eaux thermales, l'air chaud, l'air froid, l'altitude, les saisons et les climats. N'oublions pas, parmi ces sciences directement appliquées, la *botanique* qui, dès les temps les plus reculés, a fourni à la médecine ses plus précieux moyens d'action dans la cure des maladies.

On remarquera peut-être que, dans le cours de notre énumération, nous avons omis de parler de l'application de la philosophie, ou tout au moins de la psychologie, à la médecine. Cette omission est intentionnelle. Par ses connaissances, le médecin est apte mieux que personne à parler au moral de l'homme, et cette aptitude, il l'emprunte, non à la philosophie ou à la psychologie, mais à la *physiologie*. La psychologie, d'ailleurs, ne sera nettement déterminée comme science qu'en passant par la physiologie; c'est dans la physiologie cérébrale seulement qu'elle peut trouver les notions fondamentales qui lui servent de base.

En fait d'application de la philosophie à la médecine, nous partageons entièrement l'opinion du *Père de la médecine* qui voulait qu'on séparât la philosophie de la médecine, et qu'on ne retînt de la première que ce qu'il en faut pour raisonner plus juste dans la seconde.

Il est évident, d'après l'exposé qui précède, que nous aurons suffisamment justifié le titre de cet ouvrage quand nous aurons parlé successivement des applications de l'anatomie et de la physiologie, des applications de la physique et de la chimie, enfin des applications de la zoologie et de la botanique.

Ces applications diverses seront examinées séparément dans quatre livres :

Livre **I**, *Application de l'anatomie et de la physiologie.*

Livre II, *Application de la physique.*
Livre III, *Application de la chimie.*
Livre IV, *Application de la botanique et de la zoologie.*

Nous donnerons un développement tout particulier aux applications de l'anatomie et de la physiologie à cause de l'importance de ces sciences au point de vue de la médecine. A cet effet, nous suivrons une méthode qui nous permettra de présenter, selon les époques, le tableau variable des progrès de l'anatomie et de la physiologie, et l'influence de ces dernières sur les progrès de la médecine.

Notre exposition, sur ce point, sera divisée en neuf périodes :

Dans la première, consacrée à l'anatomie et à la physiologie du temps d'Hippocrate, nous donnons une analyse assez complète des œuvres du médecin de Cos.

Dans la seconde, nous examinons les rapports de l'anatomie et de la physiologie avec la médecine depuis Hippocrate jusqu'à Galien, en passant par l'école d'Alexandrie.

La troisième est consacrée à Galien et à son œuvre.

La quatrième s'étend de Galien à Vésale.

La cinquième s'étend de Vésale à Harvey.

La sixième est consacrée à Harvey.

La septième s'étend de Harvey jusqu'à Bichat.

La huitième est consacrée à Bichat.

La neuvième enfin, qui s'étend de Bichat jusqu'à nous, comprend l'étude de l'anatomie et de la physiologie contemporaines dans leurs rapports avec la médecine. Cette période était la plus intéressante; aussi lui avons-nous donné tout le développement désirable.

L'exposition des progrès et des applications de l'anatomie et de la physiologie à la médecine acquiert, dans ce travail, les proportions d'une histoire abrégée de la médecine. Nous osons espérer que la méthode philosophique et historique tout à la fois qui en a déterminé le cadre et inspiré les divisions offrira quelques avantages.

L'extension que nous avons donnée à la partie historique nous a paru particulièrement utile dans un moment où l'histoire de notre art semble délaissée. Sur ce point particulier notre génération mérite un peu le reproche que de Haller adressait à ses contemporains : « Tandis, disait-il, « qu'on s'occupe à décrire une partie qu'on a découverte, « on néglige de traiter de celles qui sont déjà connues, « comme si l'on était humilié de profiter des travaux « d'autrui.....

« Il existe des anatomistes qui, se voyant entièrement « dépourvus de connaissances historiques, blâment la « lecture des meilleurs livres, et, si on les en croit, il ne « faut que les écouter, et l'on acquerra les notions les « plus vastes et les plus positives sur la structure de tous « nos ressorts. »

A la place des mots « décrire une partie qu'on a découverte » mettez « décrire un élément histologique qu'on a découvert ou cru découvrir », et à la place de « il existe des anatomistes » mettez « il existe des histologistes », et le reproche, revêtant ainsi une couleur plus moderne, trouvera certainement de nos jours une application trop justifiée.

Nous n'avions pas à traiter les applications de la physique, de la chimie, de la botanique et de la zoologie au même point de vue historique. Ces sciences ont leur his-

toire, et il ne nous appartient pas de la présenter à nos lecteurs. Pour chacune d'elles, nous nous sommes borné à
exposer et à décrire, au point de vue pratique, les applications qui intéressent la science et l'art, sans négliger toutefois de signaler les documents historiques qu'il est indispensable de connaître.

APPLICATION DES SCIENCES

A

LA MÉDECINE

PREMIER LIVRE

APPLICATION DE L'ANATOMIE ET DE LA PHYSIOLOGIE

CONNAISSANCES ANATOMIQUES
ET PHYSIOLOGIQUES DURANT LA PÉRIODE HIPPOCRATIQUE
460 AVANT J.-C.

Les connaissances anatomiques et physiologiques que l'on possédait durant cette période se trouvent disséminées, çà et là, dans les écrits qui portent le nom d'Hippocrate. Pour établir un certain ordre dans cet examen, nous examinerons séparément l'anatomie et la physiologie sans nous préoccuper du classement philologique des documents (1).

ANATOMIE

Traité de la nature des os.
Traité des plaies de la tête. — Des lieux dans l'homme.
Traité des articles. — Traité du cœur.

L'ostéologie est la partie de l'anatomie qu'Hippocrate connaissait le mieux. La charpente osseuse est formée par 109

(1) DAREMBERG (*Histoire des sciences médicales*) divise ces documents en trois classes : 1º les documents attribués à Hippocrate et à l'école de Cos; 2º les écrits de l'école de Cnide; 3º le traité sur les maladies des femmes et des enfants.

parties osseuses ainsi réparties : 27 à la main ; 24 au pied ; 24 côtes ; 26 vertèbres ; 8 os à la tête, y compris le sphénoïde. La description des os de la tête revient en plusieurs endroits des écrits hippocratiques à cause de l'importance que l'on accordait aux plaies de la tête. Les deux lames qui composent les os de la tête ainsi que le diploé sont bien décrits ; les sutures craniennes, qu'il fallait connaître exactement pour les distinguer des fentes résultant de coups, sont étudiées avec soin.

L'*arthrologie* était non moins bien connue que l'ostéologie. Hippocrate divisait la diarthrose en enarthrose et en ginglyme; il connaissait la synovie et ses usages. Toutes les articulations du corps sont décrites sommairement dans les *Lieux dans l'homme* et dans les *Articles*.

Le *système nerveux* était peut-être de toutes les parties du corps la moins connue anatomiquement. Hippocrate se borne à dire que le cerveau est blanc, séparé en petites masses comme les glandes dont il a d'ailleurs les fonctions. Nous verrons, en effet, que le cerveau est le siége de la pituite qui est excrétée par le nez, les yeux, les oreilles, etc., pour former les divers catarrhes ou fluxions. Les nerfs sont le plus souvent confondus avec les ligaments et les tendons. Nous trouvons cependant, dans le *Traité de la nature des os*, l'indication des nerfs spléniques et du grand sympathique (nerf intercostal) à partir du cou. Hippocrate connaissait le tympan et le rocher, il parle aussi sommairement de la pupille et du cristallin (*Des épidémies*, liv. II et IV).

La *myologie* n'était guère plus avancée que la névrologie. Hippocrate se borne à dire que c'est par les muscles que se fait le mouvement.

Cependant, le *cœur* est un muscle très-fort, dit-il, non par ses tendons, mais par la densité de ses chairs. Il en décrit assez bien les ventricules dont les parois intérieures sont comme rongées. Les valvules de l'aorte sont non-seulement décrites, mais encore l'usage en avait été compris. Il considérait les ventricules comme les sources d'où partent les fleuves qui arrosent tout le corps ; mais il n'avait aucune idée de la circulation. Les oreillettes sont mentionnées ainsi que leur mouvement de dilatation et de contraction destiné à aspirer et à refouler le souffle. Il est difficile de dire au juste ce qu'Hippocrate pensait de l'origine des vaisseaux sanguins. Il confondait d'ailleurs, très-souvent, les artères avec les veines. Tantôt il dit expressément que les artères viennent du cœur et les veines du foie (*De l'aliment*), tantôt que les artères, comme les veines viennent du cœur (*Traité des chairs*).

La description qu'il donne de la distribution des veines dans le *Traité de la nature de l'homme* est absolument erronée. La description qu'il en donne dans le *Traité des lieux dans l'homme* est meilleure que la précédente. Il dit là que les veines traversent les os du crâne et que toutes les veines communiquent entre elles. Dans le *Traité des chairs*, il parle des veines qui partent des intestins (veines mésentériques) et il leur attribue l'usage de retirer des aliments la partie la plus ténue. Dans le *Traité des lieux dans l'homme*, il dit qu'il y a des veines qui transmettent les liquides à la vessie.

Hippocrate savait que la trachée-artère est composée d'anneaux cartilagineux semblables entre eux. Quant au poumon, il se borne à dire qu'il est d'une couleur cendrée, composé de cinq lobes et percé de trous comme une éponge. Le foie, la rate, les reins sont mentionnés, mais nullement décrits. Hippocrate a connu la plupart des glandes ; il range les amygdales parmi ces dernières, mais il avait une manière étrange d'interpréter l'usage des corps glandulaires : les glandes seraient destinées à attirer l'humidité des parties environnantes, et les poils, qui naissent là seulement où il y a beaucoup d'humidité, se montrent partout où il y a des glandes. Là où le corps est sec, dit-il, il n'y a ni poils ni glandes. Hippocrate pousse cette théorie à l'extrême. Parlant d'abord des glandes et des poils des aisselles, des oreilles, du pubis, il dit que l'intestin renferme beaucoup de glandes, mais pas de poils, parce qu'il y a trop d'humidité. De même, ajoute-t-il, dans les marais les graines ne germent pas, parce qu'il a y trop d'humidité. Les reins ont des glandes ; le cerveau étant la plus grosse des glandes, c'est elle qui a les poils les plus longs. Les mamelles sont aussi des glandes.

PHYSIOLOGIE

La physiologie d'Hippocrate se ressentait évidemment du peu d'étendue de ses connaissances anatomiques, et si, par hasard, il a deviné l'usage de quelque partie, il s'est généralement abstenu d'en décrire le mécanisme fonctionnel.

Si l'anatomie du squelette est ce qu'il connaissait le mieux, on peut ajouter que, de toutes les parties de la physiologie, c'est le mécanisme du mouvement fonctionnel des articulations qu'il a décrit avec le plus de précision.

Le *cerveau* a pour fonction essentielle de sécréter et d'excréter la pituite, dont le mélange avec les autres humeurs, sang, bile, atrabile, doit produire la santé. Mais cet usage fonctionnel qui joue un si grand rôle dans la pathologie d'Hippocrate n'est pas le seul.

« Il faut savoir, dit-il (*Traité de l'épilepsie*), que les hommes n'ont de la joie, du plaisir, de la gaieté, de la prudence que par le cerveau. Par lui nous viennent aussi les peines, la tristesse, le chagrin, la perte de la raison. Nous lui devons l'intelligence, la sagesse, la vue, l'ouïe, la pudeur, la connaissance de ce qui est bon ou mauvais, de ce qui est agréable ou désagréable ; il nous apprend à juger de tout, d'après l'usage et d'après l'utilité qui nous en revient dans les diverses circonstances : car les mêmes choses ne nous plaisent pas constamment. C'est par le cerveau que nous tombons dans le délire, dans la manie, que nous recevons la peur, les frayeurs, tantôt la nuit, tantôt le jour, les rêves et les erreurs de toute espèce, les soucis déplacés. Il faut lui rapporter les méprises sur les choses présentes, le défaut d'habitude, le manque d'expérience. Nous tombons dans ces divers états quand le cerveau est malade, quand sa nature est plus chaude que de coutume, ou plus froide, ou plus humide, ou plus sèche. » Certes, on ne saurait définir d'une manière plus générale le rôle fonctionnel du cerveau, et si la sécrétion de la pituite ne venait pas déparer le tableau, on pourrait dire qu'Hippocrate était presque aussi avancé qu'on l'était au commencement du dix-neuvième siècle sur la connaissance du rôle fonctionnel de la substance cérébrale. Jusqu'à ces derniers temps, en effet, on empruntait le chapitre des fonctions du cerveau aux *Traités de psychologie,* se bornant à dire que cet organe est le siége des facultés intellectuelles et morales. Aujourd'hui nous connaissons mieux les propriétés des éléments nerveux ; mais le *mécanisme fonctionnel du cerveau,* aboutissant aux manifestations psychologiques, nous est encore incomplétement connu.

Les fonctions du foie, de la rate et du cœur ne sont pas mieux expliquées que celles du cerveau. Le foie sécrète la bile, la rate l'atrabile ou l'eau; le cœur est la fontaine du sang. Le poumon attire le souffle qui va rafraîchir le sang dans le cœur. Ce dernier pousse le souffle dans les artères, et la partie du souffle qui arrive au cerveau est considérée comme l'esprit vivifiant, l'âme, source de prudence et de sagesse.

L'alimentation par le sec et par l'humide se fait par l'estomac et par le ventre, et de là les parties nutritives sont portées à toutes les parties du corps par l'intermédiaire des veines. Les artères distribuent l'aliment sous forme de souffle; les veines distribuent l'aliment liquide.

Avec des idées pareilles sur la physiologie de la circulation et de la nutrition, on ne pouvait être conduit qu'à une connaissance erronée de la nature des maladies, et cela sera vrai jusqu'à la découverte de la circulation.

Nous n'avons rien à dire de la physiologie qui concerne les organes des sens, la voix et la parole, car, en vérité, Hippocrate est plus que concis en cette matière : les yeux voient, les oreilles entendent, la bouche parle; il n'en dit guère plus.

En résumé, la physiologie et l'anatomie d'Hippocrate se réduisaient à bien peu de chose. Mais, comme l'esprit humain est nécessairement obligé de s'appuyer sur des faits, vrais ou faux, pour aller à la recherche de ce qu'il ne sait pas, Hippocrate avait remplacé les notions physiologiques, qui devaient être le fruit du travail des générations successives, par les idées philosophiques qui régnaient de son temps. C'est ainsi qu'il considérait le corps comme étant composé des quatre éléments, eau, air, terre et feu avec leurs qualités, froid, chaud, sec et humide. Le mélange de ces éléments à proportions variées donne naissance aux solides et aux liquides, qui sont au nombre de quatre : le sang, la pituite, la bile et l'atrabile ou l'eau.

Hippocrate n'admettait pas avec Démocrite la puissance intrinsèque des atomes; il croyait que la matière est inerte par elle-même, et qu'elle doit ses propriétés diverses à une force étrangère qui lui donne le mouvement et la vie. Cette force, qu'il désigne souvent sous le nom de *nature*, préside à l'arrangement des parties; elle est inattaquable par les causes morbides, qui n'agissent que sur la matière, et, lorsque la santé est troublée, c'est elle qui dirige tous les efforts, tous les mouvements organiques dans le sens du rétablissement harmonique de la santé.

APPLICATION
DE L'ANATOMIE ET DE LA PHYSIOLOGIE A LA MÉDECINE
DURANT LA PÉRIODE HIPPOCRATIQUE

460 AVANT J.-C.

Pour dire convenablement quelle fut l'influence de l'anatomie et de la physiologie sur la pratique médicale du temps d'Hippocrate, il nous paraît indispensable d'exposer avec quelques détails les principaux points de cette pratique. Il est utile, d'ailleurs, que nous donnions à l'exposé critique et analytique qui suivra un point de départ bien déterminé et complet autant que possible.

La doctrine médicale d'Hippocrate ne se trouve nulle part résumée dans ses œuvres; ses caractères essentiels sont disséminés çà et là dans les livres qui portent son nom, de sorte que, pour s'en faire une juste idée, on ne saurait se dispenser d'explorer attentivement chacun de ces livres. Voici d'abord la nomenclature des traités qui portent le nom d'Hippocrate :

Du pronostic. — Des humeurs. — Prédictions. — De la nature de l'homme. — Des airs, des eaux et des lieux. — Du régime dans les maladies aiguës. — De l'aliment. — Des lieux dans l'homme. — Du laboratoire du chirurgien. — Des fractures. — Des articles. — Le Mochlique. — Des plaies de tête. — Des épidémies, livres I et III. — *Aphorismes. — Le Serment.— La Règle de l'art. — De l'ancienne médecine. — Du médecin. — De la décence. — Des avis. — Des crises. — Des jours critiques. — Prédictions. — Coaque. — De la génération. — De la nature de l'enfant. — Des chairs. — De la grossesse de sept mois. — De la grossesse de huit mois. — De la superfétation. — De la dentition.— Du cœur. — Des glandes. — De la nature des os. — Des vents. — De l'épilepsie ou maladie sacrée. — De la diète salubre. — Du régime. — Des songes. — De l'usage des liquides. — Des maladies. — Des affections. — Des affections internes. — Des affections des filles. — De la nature de la femme. — Des maladies des femmes. — Des femmes stériles. — De la vue. — Des plaies. — Des fistules. — Des hémorroïdes. — De l'extraction du fœtus. — De la dissection des corps. — Des épidémies*, livres II, IV, V, VI, VII (1).

Tous les traités dont nous venons de donner le titre n'ont pas été jugés dignes du Père de la médecine, et on pense généralement que beaucoup d'entre eux ne lui appartiennent pas. Il est bien difficile de se prononcer sur ce point. Soranus, d'Éphèse, qui vécut assez peu de temps après Hippocrate pour connaître beaucoup de détails par la tradition et qui, de plus, feuilleta toute la bibliothèque de Cos, avoue qu'il ne put jamais élucider cette question, et cela par différentes raisons : la première, parce que plusieurs auteurs ont porté le nom d'Hippocrate ; la seconde, parce qu'il est aisé d'imiter le style et le caractère d'un écrivain ; la troisième, parce que le même homme écrit plus fortement ou plus faiblement selon l'âge où il est, et selon les progrès qu'il a faits dans la science. Malgré les savantes recherches des bibliophiles modernes, nous ne pensons pas que l'on puisse aujourd'hui être plus éclairé sur cette question que du temps de Soranus. C'est pourquoi, dans l'étude qui va suivre, nous examinerons spécialement les traités qui nous paraissent le plus utiles au but de nos recherches.

Des pronostics ou prénotions. — Ce petit traité est celui où le génie observateur d'Hippocrate se montre avec le plus d'éclat.

L'auteur établit d'abord l'utilité du pronostic dans les maladies aiguës ; il veut que tout médecin, par la connaissance exacte de tous les phénomènes d'une maladie, puisse prédire quelle sera son issue, afin que, si le mal est insurmontable, on ne puisse pas lui imputer l'événement. Le talent du médecin ne doit pas se borner là ; il faut qu'aux renseignements donnés par le malade sur le début de la maladie, il ajoute ceux qu'il oublie, afin de lui prouver ainsi que la nature de son mal lui est bien connue. C'est le meilleur moyen, dit-il, d'obtenir sa confiance.

Pour établir un bon pronostic, Hippocrate veut qu'on com-

---

(1) Traduction des œuvres d'Hippocrate sur le texte grec, d'après l'édition de Foes, par Gardeil.

mence par l'examen du visage, et il passe en revue les caractères de cette partie du corps dans les cas graves. L'ensemble de certains de ces caractères constitue ce qu'on appelle le *facies hippocratique*. Les yeux attirent ensuite son attention. Si les paupières, dit-il, sont entr'ouvertes pendant le sommeil de manière à laisser voir un peu de blanc, et que le malade soit sans diarrhée, en dehors d'un effet purgatif, ou qu'il n'ait pas cette habitude, c'est un très-mauvais signe. La position dans le lit, l'état de flexion ou de raideur des membres, sont aussi des signes qu'il est bon de connaître et d'apprécier. L'état des plaies, le mouvement des mains (carphologie), la respiration fréquente, la respiration lente et grande, la respiration froide, ont des significations particulières. Il fait remarquer, avec juste raison, l'utilité d'une bonne respiration dans toutes les maladies aiguës.

L'examen des *urines* est très-précieux, et Hippocrate en a fait l'objet d'une étude particulière et aussi complète qu'elle pouvait l'être avec le concours seul des sens. Cette importance tient à l'idée qu'Hippocrate se faisait de la nature des maladies. Il n'y a pas, dit-il, de coction de maladie sans coction d'urine. Le sédiment blanc, bien égal durant toute la maladie, est un bon signe ; le plus mauvais sédiment est celui qui ressemble à du gros son. Les nuages blancs ou noirs, la pellicule qui recouvre l'urine, les gouttes d'huile, sont soigneusement appréciés, et il termine cet examen en recommandant de s'assurer s'il n'y a pas de maladie particulière à la vessie, car, dans ce cas, les urines ne désignent que pour la vessie, et non pour tout le corps.

L'examen des *sueurs* laisse peu à désirer. Hippocrate avait remarqué que certaines sueurs proviennent d'un excès de faiblesse et d'autres d'un excès d'inflammation : ni les unes ni les autres ne sont salutaires.

L'état des *hypocondres* attire ensuite toute son attention. Les tumeurs dures, douloureuses, sont très-mauvaises quand elles occupent toute la région ; moins mauvaises quand elles n'occupent que le côté gauche. Lorsque ces tumeurs durent au-delà de dix jours et que la fièvre persiste, c'est un signe de mort ou de suppuration. Il survient souvent dans les sept premiers jours une hémorrhagie nasale salutaire ; on aura lieu de la soupçonner s'il survient du mal de tête avec troubles de la vue. Les tumeurs molles, sans douleur, sont plus longues et moins dangereuses ; si elles durent plus de soixante jours avec fièvre, il y aura suppuration. A cette occasion, Hippocrate décrit le pus de bonne nature. Nous devons remarquer qu'il est difficile de dire ce qu'Hippocrate entendait par tumeur de l'hypocondre. Ses descriptions ne se rapportent à aucune maladie connue ayant la forme de tumeur. Entendait-il par là des *congestions du foie ou de la rate?* Avait-il observé des tumeurs *hydatides?*

Les *hydropisies* qui surviennent à la suite des maladies aiguës sont toutes mauvaises, car elles ne délivrent pas de la fièvre et conduisent à la mort. Ce fait est vrai dans sa généralité ; mais nous trouvons aujourd'hui que ce pronostic est un peu trop absolu.

Certaines proviennent du flanc et des lombes (maladie de Bright?), d'autres du foie. Dans les premières, les pieds deviennent enflés ; il s'y joint des diarrhées obstinées qui ne diminuent pas les douleurs des flancs ni des lombes, et ne vident pas l'abdomen. Dans les secondes, il survient un picotement de poitrine avec une toux sèche sans crachats ; les pieds enflent, le ventre est serré, le malade ne rend que des excréments durs avec beaucoup de peine.

Le *froid* extérieur avec chaleur au dedans est un mauvais signe. Le sommeil, les déjections, l'état du ventre, sont examinés avec soin, et Hippocrate tire de cet examen des signes très-précieux. Il ne particularise pas suffisamment les signes qu'on peut retirer du vomissement.

Les *crachats*, au contraire, sont soigneusement étudiés ; mais la séméiotique qui repose sur cette étude est loin d'être complète. Hippocrate s'est occupé d'une manière toute particulière des crachats des péripneumoniques et des pleurétiques ; il insiste sur la bonté de ceux qui sont roux dès les premiers jours ; ceux qui sont mêlés d'un peu de sang sont une évacuation salutaire et un signe de bon augure, mais il ne faut pas qu'ils persistent au-delà du septième jour. Les meilleurs crachats sont ceux qui calment les douleurs. Lorsque, dans la péripneumonie, la douleur n'est apaisée ni par les crachats, ni par la saignée, ni par le régime, ni par la purgation, il faut croire que la suppuration viendra. Hippocrate regarde comme un très-mauvais signe l'arrivée de la suppuration le septième jour, alors que les crachats sont encore bilieux ; il insiste sur ce point en plusieurs endroits. Après cela, il dépeint les signes précurseurs de la mort accompagnant la suppuration des poumons, et, là, il est vraiment admirable.

Ordinairement, dit-il, les abcès de la poitrine percent le vingtième jour, quelquefois le trentième, ou le quarantième, ou le soixantième. On reconnaît la formation du pus au frisson, à la fièvre et à un sentiment de poids qui a succédé à la douleur aiguë. Le diagnostic de l'empyème est établi sur des signes qui dispensent à la rigueur des secours du stéthoscope. On ne peut qu'admirer la ressemblance du tableau qu'il donne de l'aspect extérieur des empyiques. Hippocrate donne ensuite les caractères qui font présager la guérison ou la mort des empyiques, et, à ce sujet, il décrit les métastases utiles dans les maladies de poitrine. Ces métastases ont lieu principalement aux oreilles et aux extrémités inférieures. Nous pensons que la médecine active de nos jours prévient le développement de ces terminaisons métastatiques. Cependant l'observation d'abcès métastatiques n'est pas rare.

C'est dans le petit traité que nous analysons qu'Hippocrate a exposé sa doctrine des *crises*. Il dit que, pour déterminer les jours des crises, il s'est basé sur le chiffre moyen des jours de maladie, soit que les malades aient succombé, soit qu'ils se soient rétablis. Cette base est fausse, car les idiosyncrasies, le tempérament, le traitement, modifient les manifestations extérieures d'une maladie, aussi bien que sa marche et sa durée. D'après la doctrine des crises, les fièvres les plus bénignes comme les plus graves peuvent se terminer le quatrième jour, puis le septième, puis le onzième, le quatorzième, le dix-septième, le vingtième jour. Ce sont les plus aiguës. Les autres peuvent se terminer le trente-quatrième, ou le quarantième, ou le soixantième.

Hippocrate avoue qu'il est très-difficile de connaître l'issue d'une maladie qui doit avoir une longue période ; dans ce cas, il faut étudier ce qui se passera depuis le premier jour et depuis chaque espace de quatre jours. Il est facile, dit-il, de prévenir l'événement des fièvres, qui doivent être jugées dans une courte période, car leurs commencements ne sont pas les mêmes. Ceux qui doivent guérir ont la respiration facile, ne se plaignent pas de douleurs, dorment la nuit et ont les autres signes très-bons. Ceux qui doivent mourir respirent avec peine, délirent, ne dorment pas, et les autres signes sont très-mauvais. La douleur des oreilles avec une fièvre continue est un mauvais signe, à moins que la suppuration ne s'établisse. Hippocrate est très-pessimiste dans le pronostic des *esquinancies*.

Dans les fièvres qui durent au-delà de vingt jours, il est probable qu'il surviendra un abcès ou une tumeur des articulations, s'il ne se manifeste aucune douleur inflammatoire. Il dit encore qu'il faut s'attendre à des vomissements bilieux lorsqu'il existe un violent mal de tête avec cardialgie et nuage devant les yeux ; si à cela il se joint du frisson et du froid vers la partie inférieure des hypocondres, le vomissement sera proche. Si, au lieu d'un nuage devant les yeux, on voit des étincelles, si la vue est faible et l'hypocondre tendre, il y aura *hémorragie nasale*.

Lorsque la céphalalgie existe au début de la maladie, le quatrième et le cinquième jour sont mauvais, et la maladie se termine le septième. Si la céphalalgie n'apparaît que le troisième jour, le cinquième jour est mauvais, et la maladie se termine le neuvième ou le onzième jour. Si la céphalalgie n'apparaît que le cinquième jour, le quatorzième la maladie finira. De tout cela, dit-il, il résulte que, pour bien pronostiquer, il faut connaître la valeur des signes de toute espèce, notamment de ceux qui se tirent de l'examen des urines et des crachats.

En résumé, Hippocrate a exposé d'une manière admirable la plupart des signes qui, dans les maladies aiguës connues de son temps, pouvaient éclairer le pronostic. Dans cet exposé il y a beaucoup de général, mais peu de particulier. Cela tient évidemment à ce que peu de maladies étaient localisées, et aussi à l'idée qu'on se faisait de leur nature. On devine en effet, en lisant attentivement le traité que nous venons d'analyser, qu'Hippocrate considérait les maladies aiguës comme un incendie général du corps, qui tantôt se prononce davantage dans un organe et menace d'y produire un abcès, et tantôt semble consumer également tous les organes. Dans les deux cas, cet incendie anéantirait la vie si le feu ne s'éteignait pas par une hémorrhagie, ou si certaines humeurs n'étaient pas éliminées après avoir subi le changement qui, de l'état de *crudité*, les fait passer à celui de *coction*. La maladie était encore considérée par Hippocrate comme un principe malfaisant qui soulevait tout le corps contre lui, et de cette révolte résultaient la fièvre, la coction et les crises. La thérapeutique reposait tout entière sur cette manière de voir, fausse sans doute, mais qui, fécondée par un talent d'observation rare et un bon sens remarquable, devait conduire le médecin à une sage intervention dans le traitement des maladies. Ce fut le cas d'Hippocrate.

Des humeurs. — Ce traité renferme une foule de propositions générales sur différents sujets utiles à connaître, et à fournir des indications importantes avant que l'on se détermine à agir. Ces indications doivent servir principalement à guider le médecin dans l'interrogatoire des malades. Hippocrate recommande d'avoir égard à la constitution habituelle du malade et aux changements qu'amènent les différents âges de la vie. Il parle ensuite des constitutions atmosphériques et des changements qu'elles provoquent dans les maladies ; il parle aussi des maladies endémiques et dit, à leur sujet, que les lieux mal situés engendrent des maladies analogues à la constitution de l'atmosphère qui répond à leur mauvaise position. Par exemple, des changements subits de froid et de chaud qui se feront sentir en un même jour causeront des maladies analogues à celles qui viennent en automne.

D'après les idées qu'Hippocrate se faisait des saisons, les maladies sont les meilleurs indicateurs de ces dernières. Il va même plus loin, car, n'ayant fait ses observations météorologiques que d'après les modifications du corps vivant, il a recueilli des données si vraies, qu'avec cette seule connaissance on pourrait à la rigueur se passer de thermomètre, de baromètre, d'hygromètre, d'anémomètre.

Parmi les causes des maladies et de leurs complications, l'influence des passions, des émotions morales, du travail intellectuel, n'a pas échappé à Hippocrate, et il veut qu'on traite autrement un homme qui a l'habitude d'un travail mécanique qu'on ne traite l'homme qui est habituellement plongé dans la méditation.

Au sujet du traitement, Hippocrate formule quelques préceptes fameux, tels que le *quo natura vergit, eò conducendum,* et le *vomitus vomitu curantur.* La crise, dit-il, se juge principalement par les urines. Dans les affections périodiques il ne faut, lors de l'accès, ni présenter de la nourriture au malade, ni le forcer d'en prendre, mais, au contraire, la supprimer. Lors des crises et après, il ne faut rien mouvoir ni innover avec des remèdes ou tout autre irritant; laissez alors faire la nature. Dans les fièvres intermittentes, il faut faire vomir les jours de l'accès et purger les autres. Il faut agir beaucoup dans les maladies peu aiguës; la nature cherche à terminer celles qui sont très-aiguës par des dépôts.

L'estomac est pour les animaux ce que la terre est pour les arbres. Il en provient nourriture, chaleur, froid : chaleur quand il est plein, froid quand il est vide. De même que la terre bien'fumée est chaude en hiver, de même le ventre l'est aussi dans cette saison.

Hippocrate termine ce traité par des considérations sur les hémorroïdes, leur influence sur la santé et sur la guérison de certaines maladies.

En résumé, au milieu d'une foule de propositions vagues et trop générales, on rencontre dans ce traité quelques idées, quelques préceptes qui font la base de la doctrine hippocratique et que l'on trouve dans la plupart des autres traités. On pourrait considérer celui-là comme la réduction d'un ouvrage dans lequel toutes les questions auraient été minutieusement approfondies.

Des prédictions. — Ce traité est purement critique. Hippocrate semble n'avoir eu d'autre intention en l'écrivant que de faire ressortir l'inanité des diagnostics et des pronostics des médecins du *gymnase,* et d'établir solidement les fondements vrais de la science du pronostic. Un homme, dit-il, était tout proche de la mort. Vient un médecin du gymnase qui dit : Cet homme ne mourra pas, mais il deviendra aveugle, etc., etc. Hippocrate blâme cette façon d'agir; il ne veut pas qu'on devine, mais il désire que par l'appréciation de certains signes on sache prédire l'issue d'une maladie. A cette occasion, il établit le parallèle des prédictions du gymnase avec le pronostic des bons médecins au lit du malade dans un grand nombre de maladies.

Ce traité nous prouve que l'homme fut toujours le même, et que certaines excentricités professionnelles tiennent plutôt au caractère des individus qu'à l'état des connaissances.

De la nature de l'homme. — Ce traité est généralement attribué à Hippocrate jusqu'au paragraphe 9 seulement; le reste paraît avoir été ajouté. Hippocrate commence par prévenir les personnes qui veulent connaître la nature de l'homme, par des moyens étrangers à la médecine, qu'elles ne trouveront rien de satisfaisant pour elles dans cet écrit. Il est persuadé que l'homme n'est nullement une seule chose et il abandonne sans peine cette doctrine à ceux qui veulent la soutenir. Il blâme ensuite les médecins qui veulent que l'homme soit tout sang, tout bile ou tout pituite, et que c'est par le seul changement de forme qu'il est susceptible de prendre les qualités doux, amer, blanc ou noir. Il leur prouve facilement qu'il n'en est pas ainsi et que l'homme est un composé de sang, de pituite, de bile jaune et d'atrabile. C'est par ces choses qu'il se porte bien ou mal ; il est malade lorsque l'une d'elles excède, ou est en défaut, ou se sépare du mélange. Lorsqu'il en sort du corps plus que le superflu, le vide occasionne la douleur, et, lorsqu'il y a métastase, la douleur est double par suite du vide et de la réplétion. Il prouve ce qu'il avance par les qualités physiques de ces fluides et encore par l'action des remèdes qui agissent les uns sur la pituite, les autres sur la bile, les autres sur le sang (hydragogues, cholagogues, plaies). Ces quatre humeurs sont toujours dans l'homme, mais pour chacune d'elles, tantôt plus, tantôt moins, selon les saisons. Il assigne à chaque saison la prédominance d'une des quatre humeurs, et il en conclut que les maladies de l'automne doivent se terminer au printemps, et réciproquement.

Dans le paragraphe 9, il établit que les maladies se guérissent par les contraires : celles qui proviennent de la plénitude se guérissent par les purgations ; celles qui proviennent de pertes ou évacuations se guérissent par la réintégration.

Tendre ce qui est relâché, dit-il, relâcher ce qui est tendu, c'est le vrai moyen de détruire le mal et toute la médecine se réduit, à mon avis, à ce principe.

Dans le reste du traité, on trouve la description des quatre grandes veines du corps, description erronée et tout à fait différente, d'ailleurs, de celle que l'on trouve exposée dans le *Traité des lieux dans l'homme.*

Comme son titre permettait de le supposer, le *Traité de la nature de l'homme* renferme des idées générales sur la philosophie naturelle. Hippocrate affirme qu'il n'est pas partisan des idées que professait Démocrite et autres philosophes, touchant l'homogénéité des atomes, et la manifestation de leurs propriétés diverses selon leur mode d'agrégation.

Les bases de l'humorisme médical s'y trouvent entièrement développées. On y trouve aussi la consécration du *strictum* et du *laxum* systématisés plus tard par Thémison.

Des Airs, des Eaux et des Lieux. — Hippocrate établit d'abord l'importance qu'il accorde à la connaissance de la constitution des saisons et de l'atmosphère, celle de l'exposition des lieux habités et celle des eaux que l'on boit. C'est par cette connaissance, dit-il, qu'on arrivera à déterminer les maladies endémiques propres à un pays qu'on n'a pas fréquenté, et que le médecin pourra dire quelles sont les maladies qui affligent le plus grand nombre dans les diverses saisons.

Une ville, exposée au midi, aux vents du sud et à l'abri des vents du nord, aura des eaux abondantes et peu salées, chaudes en été, froides en hiver. La constitution des habitants y est ordinairement lâche ; les femmes sont sujettes au catarrhe et à la stérilité ; les hommes sont sujets à la dyssenterie et à la diarrhée.

Dans les villes exposées au nord, à l'abri des vents chauds, les hommes sont vigoureux, peu chargés de graisse et disposés aux maladies aiguës.

Les villes exposées au levant sont les plus saines ; le froid et le chaud s'y font moins sentir et les eaux sont parfaitement claires, molles, sans odeur, agréables à boire. Le soleil du matin les purifie comme il purifie l'air. Les hommes sont vigoureux, intelligents, vifs ; les maladies y sont en petit nombre.

Les lieux tournés vers le couchant, s'ils sont exposés aux vents du midi et du nord, fournissent un très-grand nombre de maladies. Les eaux n'y sont pas claires, parce que le soleil du matin ne les purifie pas. Les vents mettent l'atmosphère dans des conditions pareilles à celles de l'automne.

La santé dépend principalement de la nature des eaux. Hippocrate a bien saisi l'effet produit par les eaux *stagnantes, bourbeuses*. Elles deviennent, dit-il, pour les gens qui sont habitués à en boire une source de pituite et de fluxion au gosier ; elles font grossir la rate (fièvres intermittentes), et les hommes sont sujets aux hydropisies, aux fièvres quartes. Pendant l'hiver, les hommes sont atteints de péripneumonies et de maladies avec délire ; les femmes sont sujettes aux œdèmes et aux leucophlegmasies ; elles ne deviennent pas facilement grosses, et leurs couches sont difficiles ; la vieillesse est anticipée. Ce portrait est même ressemblant de nos jours.

Les eaux qui se précipitent des montagnes sont dures, surtout si elles viennent de lieux où il y a du fer, du cuivre, de l'alun, car ces minéraux sont les effets d'une violente chaleur. Ces eaux passent difficilement par les urines et contrarient les déjections par les selles.

Les eaux sont meilleures quand elles coulent des collines élevées et formées par des amas de terre ; elles sont douces, claires et légères, surtout si elles sont exposées au levant.

En règle générale, tout homme vigoureux doit boire de toute eau ; mais, si on a le ventre serré, s'échauffant facilement, on doit boire les plus légères, les plus douces, les plus claires ; ceux qui ont le ventre lâche, glaireux, prendront des eaux réfractaires, dures, surtout salées. Bien des gens, dit Hippocrate, se trompent sur l'effet de celles-ci ; on les croit laxatives, tandis qu'elles sont tout le contraire. Aujourd'hui, on ne dirait pas mieux ; l'explication est toujours la même.

Il considère ensuite les eaux de pluie comme la fleur des eaux que le soleil emporte et enlève dans l'atmosphère. Elles sont très-douces, très-limpides ; mais, comme elles se chargent en l'air de beaucoup de miasmes, elles deviennent facilement putrides. Voilà pourquoi il faut les faire cuire.

Les eaux de neige et de glace fondue sont mauvaises, parce que les parties douces et légères se sont évaporées avant la congélation, ce que l'on constate en mesurant l'eau avant et après la congélation.

Les eaux des fleuves et des lacs sont la réunion des eaux des ruisseaux. C'est pourquoi ces eaux peuvent différer selon la prédominance de tel ou tel élément. Ces eaux donnent lieu à des dépôts qui sont l'origine de la *pierre*. Chez les personnes qui ont les entrailles très-sensibles, la vessie participe à la même disposition. Quand elle s'échauffe, le col s'échauffe aussi et les urines s'y cuisent. Dès lors, la partie la plus épaisse de l'urine forme un noyau qui croît peu à peu en se recouvrant de nouvelles couches. Quand on pisse, les urines poussent le calcul au-devant de l'orifice de la vessie, et ce dernier arrête l'écoulement en provoquant de vives douleurs.

C'est pour cette raison que les enfants graveleux tiraillent la verge ; ils cherchent ainsi à déplacer l'obstacle qui empêche la sortie des urines.

Ce qu'Hippocrate dit concernant la salubrité des années et des saisons est conforme à ce que nous en pensons aujourd'hui ; il faut que l'automne soit pluvieux, l'hiver ni trop sec ni trop froid, l'été et le printemps tempérés par un peu de pluie.

Le parallèle qu'il établit entre les peuples de l'Asie et de l'Europe est très-juste ; il y montre que le climat influe beaucoup sur la constitution physique et morale des peuples, et il paraît que c'est d'après ses observations personnelles qu'il décrit le caractère des habitants des bords du Phase, celui des Sarmates et des Scythes.

Le lecteur peut juger, d'après l'analyse que nous venons de donner de ce traité, combien étaient vastes et étendues les connaissances d'Hippocrate sur un sujet encore si peu connu aujourd'hui. Les connaissances météorologiques, en effet, considérées dans leurs rapports avec la santé et la maladie, sont encore ce qu'elles furent du temps d'Hippocrate. Nous avons, il est vrai, des instruments de précision qui donnent plus d'exactitude à nos observations ; mais il reste encore à établir les véritables rapports de causalité qui existent entre l'homme et le monde extérieur.

Cette science encore au berceau se développe peu à peu tous les jours, et il est permis d'espérer que bientôt nous bénéficierons de quelques-unes de ses applications.

De l'Aliment. — Ce petit traité serait plus judicieusement intitulé *De la Nutrition*. Hippocrate, en effet, y parle de cela beaucoup plus que d'autre chose. Il établit que l'aliment s'attache à tous les membres pour maintenir leur forme, ainsi qu'aux os, aux veines, à la trachée, aux poils et aux ongles, et qu'ensuite il est détruit par le temps et remplacé par un autre aliment. A propos de l'aliment, il indique le temps, variable selon la région du corps, qu'exige la formation du cal dans les fractures.

Hippocrate parle ici de la nature comme d'un principe immatériel qui fait tout dans le corps ; le rôle du médecin est de l'aider : dans l'intérieur du corps est un agent inconnu qui travaille pour le tout et pour les parties ; quelquefois pour certaines, non pour d'autres. Il n'y a qu'un but, qu'un effort, tout le corps y participe, c'est une sympathie universelle.

Ces principes sont exprimés sous des formes différentes dans tous les traités d'Hippocrate.

Du Régime dans les maladies aiguës. — Dans ce traité, Hippocrate insiste beaucoup sur l'utilité du régime dans les maladies aiguës. L'usage de la tisane d'orge administrée pour nourriture est de la plus grande utilité; elle doit être faite avec l'orge bouillie et à doses différentes, de manière à obtenir la décoction, la purée et la tisane entière. Dans le début des maladies aiguës, il faut donner la décoction et attendre, avant de donner la tisane entière, que la coction de la maladie soit terminée. En général, il ne faut pas purger au début des maladies aiguës, mais attendre que la coction soit faite; on ne donne la purée qu'après l'effet de la purgation. Hippocrate purgeait soit avec de l'oxymel, soit avec de l'ellébore noir, soit avec de l'ésule.

L'on ne doit point faire d'abstinence outrée, car tous les changements subits à nos habitudes engendrent la maladie.

Le vin rouge doux est expectorant; le blanc est diurétique. Le rouge est bon dans le commencement des maladies aiguës quand la tête n'est pas prise.

Comme tisane, Hippocrate donnait également la décoction de raisins, secs ou frais, celle de la vendange foulée, la décoction de froment, de chardon bénit, de baies de myrte, de sylphium, etc.

Hippocrate saignait souvent au début des maladies aiguës; mais il fallait que le malade fût en bon âge et fort; il donnait aussi des lavements purgatifs.

Nous trouvons dans ce même traité quelques descriptions de maladies : les unes avec perte de la parole, les autres avec paralysie ou convulsions qui ressemblent beaucoup à des attaques d'apoplexie et à l'aphasie. Dans ces circonstances, Hippocrate saignait toujours; il saignait aussi dans les parturitions difficiles, mais non dans la grossesse.

Les bains conviennent dans les maladies aiguës; mais les précautions qu'ils exigent sont souvent des obstacles à leur administration.

Hippocrate parle ensuite des effets connus de l'ail, du fromage, des légumes, de la chair de bœuf, de chèvre, de cochon.

Dans les plénitudes d'estomac, il faisait vomir avec le sésamoïde, sorte d'ellébore noir, et, dans les plénitudes des intestins, il faisait oindre le corps avec de l'huile ; puis un bain chaud et enfin un lavement huileux.

On trouve dans ce traité le tamponnement contre l'épistaxis ; la ligature contre le trichiasis ; la cantharide privée de sa tête et de ses pattes contre l'hydropisie. Les hémorroïdes sont aussi traitées par la ligature, l'empyème par la décoction de scille, les ophthalmies par de la tutie lavée et bien broyée, le larmoiement par du cuivre brûlé, les douleurs aux yeux par du colcotar.

En somme, ce traité renferme d'excellents principes pour la conduite à tenir dans le traitement des maladies aiguës en général, et il nous met au courant de certaines ressources thérapeutiques dont on disposait au temps d'Hippocrate.

Des Lieux dans l'homme. — Nous ne parlerons pas ici de la première partie de ce traité, qui est consacrée à l'anatomie, puisque nous l'avons exposée en détail précédemment. La seconde partie traite du catarrhe et de quelques maladies.

Hippocrate attribuait deux causes à la fluxion catarrhale : le chaud et le froid. Le froid fait condenser les chairs, les veines, ainsi que la peau, et il en résulte l'horripilation et l'expulsion des sucs. Le chaud fait raréfier les chairs ; les pores sont élargis et les liquides s'échappent à la moindre pression. Tel est le *strictum* et le *laxum* de Thémison, que nous étudierons plus tard.

Le corps de l'homme étant perméable, et toutes les parties communiquant entre elles, les parties sèches appellent les humeurs.

Il y a sept fluxions ou catarrhes procédant de la tête. Le premier se porte au nez qu'il remplit d'humeurs. Il faut l'atténuer par des fumigations et ne pas le détourner ailleurs, où il formerait une maladie grave.

Le second se porte aux oreilles avec de grandes douleurs, jusqu'à ce que la suppuration vienne. Pour calmer ces douleurs, il faut verser dans l'oreille quelques gouttes de baume de galbanum, ou placer une ventouse sèche sur l'oreille opposée. Puis on administrera un purgatif.

Le troisième se porte aux yeux, qui deviennent enflés. Il faut, dans ce cas, faire des lotions adoucissantes ; faire prendre des errhins pour obtenir l'écoulement du nez ; mais, si les yeux s'enflamment, il faut placer un cautère aux parties inférieures et administrer un purgatif.

Le quatrième se porte sur la poitrine par la voie de la trachée ; s'il y rencontre de la bile, on le reconnaît à ce qu'on ressent des douleurs depuis le flanc jusqu'à la clavicule du même côté. Dans ce cas, il y a fièvre ; la langue est d'un blanc verdâtre à sa base, et les crachats sont visqueux. Le danger se montre le septième ou le neuvième jour.

Il y a pleurésie si le catarrhe ne se porte que d'un seul côté ; péripneumonie s'il se porte des deux côtés. Cette dernière est plus dangereuse ; la douleur, l'oppression sont plus fortes ; le gosier est douloureux, et, si la fièvre ne désempare pas le huitième jour, le malade meurt de faiblesse ou d'oppression. Si la fièvre, après s'être calmée, reparaît après le neuvième jour, il y a cas de mort ou suppuration. La suppuration vient du contact de la bile avec la pituite et parce qu'on crache moins qu'il n'arrive d'humeur au poumon. Le pus, à son tour, fait des ulcères, et le poumon se fond. Hippocrate décrit très-bien les symptômes de l'empyème. Sans doute cette maladie était aussi fréquente qu'elle l'est aujourd'hui. Le traitement de l'empyème consiste à purger la tête avec les errhins et à donner des aliments et des remèdes capables de relâcher le ventre. Les aliments doivent être un peu salés et gras ; il faut donner du vin qui ait du corps, sans craindre d'exciter la toux, car elle est utile. Les phthisiques sont traités de la même manière, mais avec du vin trempé et un peu moins d'aliments. Morton a établi un traitement analogue dans la phthisie.

Le cinquième catarrhe se porte à la moelle de l'épine, et il en résulte la phthisie dorsale ou aveugle.

. Le sixième catarrhe se porte aux chairs près des vertèbres. Le visage n'est pas gonflé, mais la vue se trouble ; les yeux restent secs, mais ils prennent une couleur verte ainsi que le reste du corps. Ceci est sans doute l'ictère.

Le septième catarrhe se produit lorsque la fluxion coule lentement, et donne naissance à la sciatique ou aux rhumatismes. — Cette doctrine est encore en vogue à Montpellier. — La sciatique et le rhumatisme s'engendrent également lorsqu'à la suite des maladies toutes les humeurs peccantes n'ont pas été évacuées. Le traitement consiste dans l'application des errhins, des ventouses et des purgatifs.

Hippocrate semble admettre une huitième espèce de catarrhe qui se jette sur le ventre par l'œsophage. Il est probable qu'il entend parler de l'ascite idiopathique, car il ne le traite que par les purgatifs plusieurs fois répétés. D'autres maladies, telles que la rate grossie, l'hydropisie des enfants, sont ensuite examinées. Le traitement de l'ictère donne une idée exacte de ce que pouvait être l'humorisme ancien. On commençait par humecter le corps par les boissons et les aliments pendant quatre jours; puis on purgeait, et on desséchait par la privation de toute boisson et de tout aliment. On recommençait si la guérison n'était pas complète.

L'esquinancie vient du sang arrêté dans les veines du cou. Dans les plaies de tête, si l'os est fracturé, c'est moins grave que s'il n'est que fendu.

Dans la fièvre, il ne faut pas purger la tête avec des errhins de peur de provoquer le délire.

Les plaies sont mortelles quand le blessé, dans un mauvais état de santé, vomit de l'atrabile à la suite du coup.

Les plaies qui affaiblissent par la quantité de suppuration deviennent mortelles si celle-ci s'arrête.

La médecine, dit Hippocrate, est difficile, parce qu'il n'est pas possible de donner des préceptes invariables comme dans l'art de la peinture, par exemple. Dans un temps, on doit faire une chose, et, le moment d'après, faire le contraire.

Les maladies viennent quelquefois par les semblables, et les mêmes choses qui ont causé le mal le guérissent. L'inflammation guérit l'inflammation, l'eau chaude guérit la fièvre, le vomissement est guéri par le vomissement. S'il en était ainsi pour tout le reste, dit Hippocrate, on pourrait établir pour règle qu'il faut soigner toujours par des contraires ou par des semblables; mais il n'en est pas de même et la cause en est dans la faiblesse du corps.

Hippocrate pensait que, de son temps, la médecine avait fait tous les progrès désirables, puisqu'elle apprend à connaître la nature de toutes les maladies, et à les guérir sans rien confier au hasard. C'est la science qui fait le succès, quand on sait s'en servir à propos. Si les remèdes ont la faculté de guérir, ils n'ont pas besoin d'un hasard heureux.

Hippocrate termine ce traité par un aperçu sur les maladies des femmes qui, toutes, proviennent de la matrice, soit qu'elle remue, qu'elle monte, qu'elle descende, qu'elle reste fermée. Dans ces circonstances, il faisait des onctions avec des substances fétides: l'huile de cèdre, l'ail, l'oignon ou quelque chose de plus puant. Il supprimait les boissons diurétiques, les lotions chaudes, et, quand la matrice commençait à se resserrer, il faisait des fumigations aromatiques d'odeur agréable. Dans certains cas, il purgeait avec l'elaterium ; il appliquait des pessaires ; il employait enfin l'alun ou le galbanum dans les règles trop abondantes.

Le *Traité des lieux dans l'homme* est un de ceux où la doctrine d'Hippocrate est décrite le plus clairement. Dans l'idée qu'il se fait de la nature des maladies, on trouve un mélange de solidisme, de vitalisme, d'empirisme, d'homœopathisme; c'est à ce point qu'on pourrait dire avec raison qu'il est le père de tous les systèmes en même temps qu'il est le père de la médecine.

Le bon jugement brille ici comme dans les autres traités, et les conseils qu'il donne aux médecins, surtout au sujet de l'*à-propos* en médecine, sont dignes d'être médités par les médecins de notre époque.

Du Laboratoire du chirurgien. — Dans ce traité, Hippocrate donne des conseils généraux au sujet des bandages, dont il soignait l'application aussi bien que nous le faisons aujourd'hui. Il veut que les cinq sens et un bon jugement soient les aides indispensables pour porter un bon diagnostic.

Des Fractures. — Hippocrate s'élève d'abord contre les médecins réputés *habiles* avec une véhémence qu'inspire l'indignation. On se plaît en général, dit-il, à célébrer des nouveautés et on fait peu de cas de ce qui est le plus utile. On néglige les moyens ordinaires, quelque avantageux qu'ils soient, pour préférer à ce qui est bien connu tout ce qui s'en éloigne. Comme exemple, il cite ceux qui bandent les fractures de l'avant-bras soit en pronation, soit en supination, appuyant leur procédé sur de très-mauvaises raisons. Pour lui, il se borne à placer des bandes et des compresses pour maintenir la fracture, et ce n'est que le septième jour qu'il pose les éclisses. Le trentième jour, les fractures de l'avant-bras doivent être guéries.

Hippocrate passe en revue toutes les fractures, et l'on peut s'assurer, d'après cet exposé, que la chirurgie, en ce point, n'a pas fait de grands progrès, par la bonne raison qu'il en restait peu à faire.

Les fractures avec plaies sont traitées, comme on le fait aujourd'hui, semblablement aux autres fractures, et, lorsqu'il est impossible de réduire complétement la fracture, il est bon de scier l'extrémité des os.

Ce traité ne se résume pas ; il faut le lire en entier, car tous les préceptes qu'il renferme sont utiles.

Des Articles. — Sous ce titre, qui promet un traité de physiologie, Hippocrate ne parle que de la réduction et du traitement des luxations. Les luxations de l'épaule attirent d'abord son attention. Il ne connaît que les luxations en dedans ; mais, par contre, il connaît six manières de les réduire. Tout le monde connaît le procédé avec la *chaise thessalique*. Les luxations et les fractures de la clavicule lui sont très-familières ; il en explique le mécanisme tel qu'il est décrit dans nos classiques. On a prétendu qu'Hippocrate n'était pas chirurgien parce qu'il ne connaissait pas l'anatomie. Cela est possible jusqu'à un certain point, car il s'abstenait de pratiquer la taille et de broyer la pierre ; mais, en ce qui concerne les fractures et les luxations, outre que des connaissances anatomiques approfondies ne sont pas absolument nécessaires, Hippocrate a été notre maître à tous, et il nous a laissé peu de chose à inventer après lui. C'est que, dans cette partie, un sens droit, l'observation et l'adresse sont les meilleurs aides. Telle est d'ailleurs l'opinion de Malgaigne et de Pétrequin, fort bons juges en pareille matière.

Plaies de la tête. — Ce traité mérite bien son titre, car toutes les lésions qui succèdent aux coups, aux projectiles, y sont bien décrites et bien expliquées quant au mode de leur production. Hippocrate était très-partisan des débridements ; il n'y manquait jamais dès que l'indication se présentait. Il trépanait aussi, peut-être trop souvent. Cette opération lui était très-familière, et il donne de très-bons conseils touchant son exécution. Aujourd'hui même, et dans un moment où la question du trépan est remise à l'ordre du jour par suite des progrès de la physiologie cérébrale, la lecture de ce livre ne serait pas inutile aux chirurgiens.

Ier et IIIe livre des Épidémies. — C'est à Hippocrate que nous devons le premier modèle de relation d'épidémie.

Hippocrate commence par rendre compte des vicissitudes de l'atmosphère qui ont eu lieu pendant l'année ; vient ensuite l'histoire de la constitution morbide ; il termine enfin par des observations particulières. Dans cet exposé, il parle de la chaleur, du froid, de la sécheresse, de l'humidité, des vents qui ont régné, mais il fait rarement mention du régime. Il dit si les fièvres étaient plus ou moins fortes, avec ou sans délire, et il indique les inflammations ou les évacuations qui avaient coutume de les juger. Il dit encore si la guérison était parfaite ou suivie de rechutes, et combien il y a eu de morts. Ces généralités sont précieuses sans doute, mais il serait difficile d'en tirer des conclusions utiles, car Hippocrate ne parle ni du régime, ni du traitement, ni de ce qui peut modifier la marche de la maladie. Il note ce qui arrive de bien ou de mal dans les jours critiques, la nature et les qualités des matières excrétées ; mais il existe à peine un fait auquel on ne puisse opposer un fait contraire. Hippocrate ne se préoccupe pas de ces contradictions ; considérant les symptômes comme un ensemble de phénomènes nécessaires à la coction, il les note en indiquant ceux qui sont bons et ceux qui sont mauvais. Les observations particulières sont remarquables par leur brièveté, quelquefois trop grande. Hippocrate indique toujours la cause déterminante de la maladie ; un excès de boire ou de manger, une affection morale ; il décrit ensuite les phénomènes de l'invasion et enfin il dessine à grands traits, et jour par jour, les troubles des principales fonctions. Il appelle surtout l'attention sur les matières excrétées.

Malheureusement on n'y trouve aucune mention des modificateurs qui agissent incessamment sur la marche de la maladie. Il est cependant probable qu'Hippocrate ne restait pas les bras croisés et qu'il ne justifiait pas la critique de ceux qui prétendaient que sa médecine est une méditation sur la mort. Nous pensons que, semblablement à ce qu'il a préconisé dans d'autres traités, il purgeait ou provoquait le vomissement dans les premiers jours, ou bien il saignait ; en tous cas il réglait le régime en ne donnant pas de nourriture, et enfin il revenait aux évacuants pour favoriser les mouvements critiques.

Sur trente malades, seize ont succombé et quatorze ont guéri après des rechutes et des accidents terribles.

Ce traité donne une excellente idée du génie observateur

d'Hippocrate ; mais celui qui s'en tiendrait aujourd'hui à imiter servilement le traité que nous venons d'analyser, pour faire une relation d'épidémie, n'aurait pas le suffrage de ses contemporains.

Aphorismes. — Les aphorismes sont des maximes générales touchant la nature, les symptômes, la marche, la fin et le traitement des maladies. C'est là principalement que se trouvent réunies les idées essentielles d'Hippocrate sur la médecine ; nous recueillerons quelques exemples dignes d'être signalés.

Le premier livre débute par cet aphorisme plein de vérité : « L'art est long, la vie est courte, l'occasion passe vite. L'épreuve est trompeuse, le jugement difficile. Non-seulement le médecin doit faire ce qu'il faut, mais le malade aussi et les serviteurs et tous les entours. »

Hippocrate semble avoir voulu donner, dans ces quelques lignes, le résultat de ses observations sur la grande pratique médicale, tant on y trouve à méditer.

Les aphorismes suivants concernent les règles de la diète dans les maladies, telles que nous les avons trouvées ailleurs.

« Aphorisme 20 : Dans le temps des crises et après les crises parfaites, il ne faut rien mouvoir, ne rien changer ni par des remèdes, ni par une irritation quelconque ; laissez aller.

« Aphorisme 21 : Y a-t-il des matières à évacuer, videz-les par où le mal se porte, par les organes convenables.

« Aphorisme 24 : Dans les maux aigus, usez rarement de remèdes, même au commencement, et regardez-y bien avant d'en prescrire. »

Ces aphorismes renferment des préceptes qui sont bons dans tous les temps.

Le livre II est consacré à quelques signes pronostiques :

« Aphorisme 1 : Quand, dans une maladie, le sommeil est laborieux et pénible, mauvais signe ; quand il soulage, bon signe.

« Aphorisme 19 : Dans les maladies aiguës les prédictions de vie ou de mort ne sont jamais bien assurées.

Aphorisme 29 : Dans les commencements des maladies, si vous croyez avoir à faire quelques remèdes, faites-les tout de suite. Il est bon de rester tranquille au plus fort du mal.

Cette idée, qui revient souvent dans les écrits d'Hippocrate, prouve qu'il n'était pas partisan, dans les maladies aiguës, d'une thérapeutique active.

« Aphorisme 45 : L'épilepsie chez les jeunes gens finit avec les changements qu'amènent l'âge, les voyages, un nouveau genre de vie.

« Aphorisme 46 : De deux maux établis en même temps dans deux lieux différents, le plus fort empêche qu'on ne sente l'autre, autant que s'il était seul.

« Aphorisme 47 : Les douleurs et la fièvre sont plus fortes durant la formation du pus qu'après. »

Le livre III est en partie consacré à préciser l'influence des saisons et des conditions météorologiques, en partie à indiquer les maladies selon les âges. Nous n'avons à relever ici quoi que ce soit dont nous n'ayons déjà parlé.

Dans le livre IV, on trouve au commencement quelques préceptes, touchant l'administration des purgatifs, généralement trop vagues ou peu acceptables.

« Aphorisme 14 : Lorsqu'on a pris l'ellébore, il faut tenir le corps en mouvement, ne se livrer ni au sommeil ni au repos. L'effet qu'on éprouve sur mer montre assez combien l'agitation du corps influe pour le vomissement.

« Aphorisme 15 : Voulez-vous que l'ellébore agisse davantage ? Tenez le corps en mouvement. Voulez-vous en diminuer l'effet ? Gardez le repos et tâchez de dormir.

Les aphorismes qui suivent sont consacrés aux fièvres et aux crises. Hippocrate observait beaucoup, mais il agissait peu. Cela ressort très-évidemment de ses observations, qu'il n'aurait pas pu faire s'il eût enrayé plus souvent qu'il ne l'a fait la marche des maladies.

Le livre V renferme une suite d'aphorismes concernant les filles et les femmes, et quelques autres touchant l'application du chaud et du froid dans les maladies. Hippocrate employait le froid contre les hémorragies et aussi contre le tétanos.

Le livre VI est presque entièrement consacré au pronostic de diverses maladies : maladies des reins, goutte, hémorroïdes, exanthèmes, hydropisies, pleurésies, pleuropneumonies, etc.

Le livre VII est la continuation du précédent. On y trouve beaucoup de signes tirés des urines ; on y voit aussi qu'Hippocrate ouvrait les abcès du foie avec le feu. Le dernier aphorisme résume la thérapeutique généralement employée : les maux que les remèdes ne guérissent pas, le fer les guérit; si le fer ne les guérit pas, ce sera le feu ; mais si le feu ne le peut, on doit les regarder comme incurables.

Doctrine médicale d'Hippocrate. — Nous avons dit, en parlant de l'anatomie et de la physiologie d'Hippocrate, que ce grand médecin avait emprunté aux idées philosophiques de son temps ce qui lui manquait absolument pour se faire une idée, vraie ou fausse, mais suffisante pour sa pratique, de l'anatomie et de la physiologie du corps humain. Par conséquent la médecine scientifique, celle qui résulte de la connaissance précise des organes et de leurs fonctions, est complétement absente des traités d'Hippocrate.

Ce jugement peut paraître sévère au premier abord ; mais il n'est que juste. Mieux que personne d'ailleurs, nous sommes disposé à accorder au Père de la médecine le juste tribut d'admiration qui lui est dû. Ce que d'autres lui accordent sans réserve, nous ne le lui donnons qu'après examen et avec un vrai sentiment de justice.

Ne connaissant ni les propriétés des tissus élémentaires, ni les usages des parties, Hippocrate a dû s'en faire néanmoins une idée quelconque comme point de départ. Mais, comme l'état morbide n'est qu'un trouble de l'état sain, l'idée fausse qu'il se faisait de ce dernier état a dû nécessairement se refléter sur le premier. C'est ce qui est arrivé. Les quatre humeurs élémentaires : sang, bile, pituite, atrabile, fournissent la matière morbifique, par suite d'un excès de froid, de chaud, de sec ou d'humide, et les symptômes appréciables des maladies ne sont que la manifestation des efforts de la nature pour amener la coction et la crise. Telle est la théorie médicale d'Hippocrate dans sa généralité, et elle résulte évidemment de l'application des idées anatomiques et physiologiques à la médecine.

Ceci n'est point une critique : c'est la constatation d'un fait inévitable et qui résulte de la marche imposée à notre esprit dans le progrès des sciences. La vérité ne se présente jamais à nous d'emblée : elle est toujours le résultat d'un travail, d'un effort, et, pour la découvrir, nous sommes obligés de nous appuyer sur une cause, vraie ou fausse. Hippocrate ne pouvait pas inventer l'anatomie et la physiologie vraies ; mais, comme les malades demandaient à être guéris de son temps comme du nôtre, comme d'un autre côté la médecine doit nécessairement reposer sur l'anatomie et la physiologie, il a inventé pour l'usage de sa pratique une anatomie et une physiologie qui ont servi de base à ses déterminations.

Mais, dira-t-on, le point de départ étant faux, l'application, c'est-à-dire la pratique médicale, devait être également fausse? Ce raisonnement paraît juste et pourtant il porte à faux. En effet, nous nous proposons en médecine la guérison des maladies. Or, peu importe l'idée qu'on se fait d'un organe, d'une fonction, sains ou malades, pourvu que l'on guérisse. Que l'on ne se méprenne pas cependant sur notre pensée. Nous ne voulons pas consacrer par ces paroles les agissements de l'ignorance et du charlatanisme. Non, la guérison possible des maladies en dehors des connaissances anatomiques et physiologiques prouve tout simplement, comme nous l'avons démontré dans notre Introduction, que l'anatomie et la physiologie apportent à la médecine leur contingent de connaissances nécessaires, mais que ces deux sciences ne sauraient exclusivement constituer toute la médecine.

La médecine existe par elle-même; elle a sa méthode et ses procédés. Dans les premiers âges, la médecine a pu être constituée et rendre de signalés services en dehors de toute connaissance anatomique et physiologique, parce que, pour guérir une maladie, l'expérience et l'observation peuvent quelquefois suffire. Hippocrate est l'exemple le plus frappant de cette possibilité; mais aussi on a pu dire, avec raison, qu'il était le génie de l'observation.

Avec des notions tout à fait insuffisantes en anatomie et en physiologie; avec des idées tout à fait fausses sur la nature des maladies, et principalement sur la nature des lésions anatomiques, Hippocrate est parvenu à poser les vrais fondements de l'art de guérir. C'est lui qui, le premier, a observé l'influence des causes extérieures sur la genèse des maladies; c'est lui qui a étudié, le premier, l'action variable des aliments sur la santé; c'est lui encore qui a étudié l'influence de l'hérédité dans les maladies; c'est donc lui qui a posé les bases de l'étiologie et de l'hygiène. Bien qu'il connût très-peu de chose touchant la nature des lésions anatomiques, il a réuni des ensembles de symptômes, caractérisant une même lésion, et il a jeté ainsi les fondements de la *nosologie*. Par l'observation, au jour le jour, des phénomènes d'une maladie, il est parvenu à indiquer les éléments du *diagnostic* d'un grand nombre de maladies ; il en a surtout formulé le *pronostic* avec une grande sûreté ; enfin il a puisé l'inspiration de ses déterminations thérapeutiques dans l'observation des mouvements naturels par lesquels les maladies se terminent, et il a eu, par cette conduite prudente et sage, des succès que des médecins plus savants pourraient lui envier.

Cependant, le peu qu'Hippocrate savait en anatomie et en physiologie ne lui a pas été inutile dans sa pratique, surtout dans sa pratique chirurgicale.

Sa principale action contre les maladies aiguës était le régime ; il prenait un soin tout particulier à régler la quantité d'aliments qu'il fallait prendre, la boisson qu'il fallait boire. Tantôt il purgeait ou faisait vomir au début ; d'autres fois il ouvrait la veine du bras, du pied ou du front, et généralement il favorisait, à la fin, la coction et la crise par un nouveau purgatif.

Dans les affections douloureuses, il employait beaucoup les cautérisations et les moxas ; il appliquait les ventouses scarifiées ; il pratiquait l'opération de l'empyème et celle du trépan toutes les fois qu'il en trouvait l'indication.

Sa chirurgie des luxations et des fractures était judicieuse et à peu près complète. Enfin, dans l'ascite, il faisait la ponction tout près du nombril, et dans l'hydrothorax il ouvrait la poitrine entre la troisième et la quatrième côte. La seule opération qu'il se refusât à faire était la taille. Il faisait engager ses disciples, par serment, à ne point tailler ceux qui avaient la pierre et à laisser cette opération à ceux qui en faisaient profession particulière.

Quoique ces moyens d'action soient peu nombreux, et que dans leur application ils fussent inspirés par des idées quelquefois erronées, touchant la nature des maladies, ils n'en étaient pas moins des agents capables de provoquer des mouvements salutaires, et suivis très-souvent de la guérison des maladies. Aujourd'hui nous employons ces mêmes moyens sous l'inspiration d'idées médicales bien différentes ; mais les mouvements *organiques* ou *fonctionnels* provoqués par eux sont les mêmes, et c'est, en définitive, par ces derniers que nous parvenons à modifier et à guérir les maladies.

Pour résumer succinctement tout ce qu'on peut dire touchant

la doctrine d'Hippocrate, nous décomposerons, par l'analyse, les éléments qui constituent le fond de toute doctrine médicale.

Toute doctrine médicale est constituée :

1° Par la manière dont on comprend la nature de l'être humain. Est-ce un simple composé de matière susceptible d'action et de réaction, comme le voulait Démocrite ? Est-ce un composé de matière animée par une force distincte ? Enfin est-ce un composé de matière et de force indissolublement unies pendant la vie ?

2° Par la manière dont on comprend le fonctionnement des diverses parties du composé, c'est-à-dire la manière dont on comprend la physiologie, et, par suite, l'idée qu'on se fait de l'état morbide et de l'action des moyens thérapeutiques.

Ces deux conditions, prises ensemble ou isolément, constituent le fond de toutes les doctrines médicales possibles. Par conséquent, pour avoir une juste idée de la doctrine renfermée dans la collection hippocratique, nous n'avons qu'à rechercher comment ces deux conditions s'y trouvent appréciées.

Touchant la première condition, Hippocrate ne s'est jamais exprimé d'une manière tout à fait formelle. Suivant en cela lui-même le conseil qu'il donnait aux autres, de ne s'occuper de philosophie que juste ce qu'il en faut pour apprendre à raisonner juste, il a évité de s'expliquer en termes précis sur ce qu'il pensait de la nature de l'être humain. Cependant il nous paraît possible de deviner sa véritable pensée sur ce point, car nécessairement il devait en avoir une.

Il ressort de la lecture du *Traité de la nature de l'homme* qu'Hippocrate ne partageait pas l'opinion des philosophes « qui disent que l'homme est une seule chose : tout air, ou tout feu, ou tout eau, ou tout terre ». Il prouve que cela n'est pas ; on ne peut pas dire, par conséquent, qu'il professait sur ce point les idées de Démocrite. D'un autre côté, l'argument qu'il adresse aux médecins qui pensent que le corps est tout sang, ou tout bile, ou tout pituite, semble prouver qu'il considérait dans le corps autre chose que de la matière. En effet, il leur disait que, « si l'homme était une chose seule, il ne ressentirait jamais de douleur ». Or, comme nulle part il n'accorde la sensibilité à l'une ou à l'autre de ces humeurs, et qu'il localise fort judicieusement les facultés sensible et motrice dans le cerveau, il est permis de supposer qu'en parlant comme il l'a fait plus haut il voulait établir la nécessité de la transmission organique des causes douloureuses au principe qui anime la machine corporelle.

Dans le traité consacré à l'*aliment*, il parle de la *nature* comme d'un *principe immatériel, d'un agent inconnu* qui fait tout dans le corps, le bien comme le mal, et qui dirige le *consensus* de tous les organes vers un but commun.

Enfin, dans la plupart des autres traités, particulièrement dans celui des *humeurs*, Hippocrate parle de la nature, comme d'une puissance dont il faut surveiller attentivement les tendances: *quo natura vergit, eo conducendum*. C'est cette même puissance qui préside à la formation du fœtus, qui réagit avec plus ou moins de succès contre les influences nocives; c'est elle, enfin, qui guérit les plaies extérieures et qui tend à débarrasser le corps des matières morbifiques.

L'impression qui résulte de cet examen, est qu'Hippocrate considérait le corps vivant comme une puissance composée de force et de matière indissolublement unies pendant la vie, dans un but que la vie définit elle-même. Par conséquent, à ce seul point de vue, le nom de *naturisme*, sous lequel on désigne quelquefois la doctrine d'Hippocrate, nous paraît parfaitement juste. Nous croyons pouvoir ajouter, avec non moins de raison, qu'Hippocrate fut, par ses idées philosophiques, le précurseur immédiat d'Aristote.

Deuxième condition. Nous avons vu que la physiologie d'Hippocrate se réduisait à bien peu de chose, et qu'à défaut de connaissances suffisantes, touchant le mécanisme fonctionnel, il avait inventé une physiologie tout à fait imaginaire. C'est ainsi que, ne voyant dans le corps que les quatre humeurs : sang, bile, pituite et atrabile, dont la juste composition constituait la santé, il attribue la plupart des maladies à un trouble dans la quantité, la qualité ou le déplacement de ces humeurs. Dans ce trouble, les parties solides, en se resserrant ou en se dilatant, jouent un certain rôle ; de sorte que, au point de vue de l'idée qu'on peut se faire de l'état morbide, Hippocrate peut être considéré comme l'inventeur de ce qu'on appela plus tard *humorisme* et *solidisme*.

Comme conséquence de cette manière de voir, la thérapeutique d'Hippocrate consistait dans l'emploi des moyens destinés à rétablir les humeurs en leur état normal. A cet effet, il usait des purgatifs, des vomitifs, des errhins, des saignées et autres moyens capables de modifier les qualités propres de chaque humeur.

DÉVELOPPEMENT DE L'ANATOMIE
ET DE LA PHYSIOLOGIE DEPUIS HIPPOCRATE JUSQU'A GALIEN
DE 360 AVANT J.-C. A 150 APRÈS J.-C.

Les successeurs immédiats d'Hippocrate (Socrate, Polybe, Platon, Aristote, Praxagoras, etc.) n'ajoutèrent rien aux connaissances anatomiques et physiologiques du Père de la médecine. La dissection des cadavres humains était interdite, et, de plus, cette période fut troublée par les conquêtes d'Alexandre.

La fondation de l'école d'Alexandrie, l'affluence des Grecs à cette école, et la protection que Ptolémée Soter accorda aux savants de tous les pays, exercèrent la plus heureuse influence sur le développement de l'anatomie. On peut même dire que la véritable anatomie commence à cette époque, c'est-à-dire à partir du moment où la dissection des cadavres fut autorisée par Ptolémée Soter.

Érasistrate (305-280 av. J.-C.), né à Téos, fut un des hommes les plus distingués de cette école ; il disséqua beaucoup de cadavres humains ; il disséqua même, au dire de Celse, des criminels vivants qu'Antiochus Soter fit tirer des prisons pour lui être remis.

Érasistrate a découvert les *vaisseaux lactés* du mésentère ; il les a vus pleins et dans leur état de vacuité ; mais il pensait que ces vaisseaux se remplissent d'air avant de se remplir de chyle. Il a donné du cerveau, en général, une description assez complète, et il a dit que les nerfs du mouvement et du senti-men viennent de l'encéphale, qui est, selon lui, le principe de tout ce qui se fait dans le corps. Les valvules *sigmoïdes et tricuspides* lui doivent leur nom. Sur la circulation et la respiration, il suivait les erreurs d'Hippocrate, en professant que les artères renferment de l'air, et les veines du sang ; en disant

que la respiration n'a d'autre but que de porter l'air aux
poumons où le cœur vient l'aspirer. Le premier, il a émis l'idée
que l'estomac agit sur les aliments par broiement, de telle
sorte que ce premier temps de la digestion serait mécanique et
non un phénomène de coction (chimique), comme le prétendait
Hippocrate.

Les travaux d'Érasistrate ne nous sont connus que par
Cœlius Aurelianus et par Galien.

Hérophile, né à Carthage, vécut à Alexandrie en même
temps qu'Érasistrate. Il s'adonna particulièrement à l'étude du
système nerveux et plaça le siége de l'âme dans les ventricules.
Les dénominations qui suivent, et qui donnent une idée de ses
travaux, sont de son invention : *duodenum*, — *la rétine*, —
l'arachnoïde, — *la choroïde*, — *la prostate*, — *le pressoir
d'Hérophile*, — *veine artérieuse*, — *calamus scriptorius*. — Ses
connaissances sur le *pouls*, qu'il tenait de son maître Praxagore,
étaient très-étendues; il comparait les successions du battement
artériel au rhythme musical.

Les travaux d'Hérophile ont été perdus comme ceux d'Érasistrate.

Pendant la période de quatre cents ans qui sépare Érasistrate
et Hérophile de Galien, l'anatomie ne paraît pas avoir fait de
grands progrès. Celse, qui résume la science de son temps, dans
les premières années de l'ère chrétienne, Galien, un peu plus tard,
attribuent tous les progrès de l'anatomie et de la physiologie,
accomplis jusqu'à eux, à l'école d'Alexandrie, représentée principalement par les deux anatomistes dont nous avons parlé. Les
seules particularités que nous ayons à signaler, c'est que *Rufus
d'Éphèse*, qui naquit en 97 après J.-C., décrit les conduits qu'on
a désignés plus tard sous le nom de *trompes de Fallope* et qu'il
parle de la découverte nouvelle des nerfs *récurrents*.

L'anatomie de cette époque, d'après la description de Celse
(livre IV), est réduite aux proportions d'une simple énumération,
avec l'indication, plus ou moins approximative, de la situation
des parties. Quant à la physiologie, elle était si peu connue,
et les explications qui en tenaient la place étaient si ridicules,
que Celse préférait s'en passer, n'en tenir aucun compte dans
sa pratique ayant d'ailleurs la conviction qu'on ne parvien-
drait jamais à expliquer le mécanisme des actions naturelles

(*Traité de la médecine,* livre Ier, page 14). On peut donc dire que la véritable physiologie existait à peine à l'état de devenir.

APPLICATION
DE L'ANATOMIE ET DE LA PHYSIOLOGIE A LA MÉDECINE
DEPUIS HIPPOCRATE JUSQU'A GALIEN

DE 360 AVANT J.-C. A 150 APRÈS J.-C.

La doctrine d'Hippocrate, recueillie d'abord par ses fils, Thessalus et Draco, par son gendre Polybe, fut désignée par ses successeurs sous le nom de *dogmatisme*, et généralement adoptée malgré les nombreux systèmes auxquels elle donna naissance.

Dioclès et Praxagoras furent les plus célèbres dogmatiques. Ce dernier poussait le précepte fameux : *vomitus vomitu curantur,* jusqu'à faire vomir les matières fécales dans le but de guérir l'iléus. Cette exagération, racontée par tous les historiens, nous semble devoir être attribuée à la nature de la maladie, et non aux actes du médecin.

Le seul moyen de perfectionner et de modifier la doctrine hippocratique, dans ce qu'elle avait de défectueux, devait consister à la doter de ce qui lui faisait le plus complétement défaut, c'est-à-dire d'une anatomie et d'une physiologie vraies.

Érasistrate et Hérophile posèrent, il est vrai, la base de ces sciences à Alexandrie ; mais il faut croire que la vie de deux hommes ne suffit pas pour provoquer des révolutions profondes. Érasistrate, suivant en cela les préceptes de *Chrysippe* de Cnide, s'éleva contre les purgatifs et surtout contre la saignée, qu'il ne pratiqua jamais, et blâma très-sévèrement les explications puériles qu'Hippocrate et ses successeurs donnaient des maladies.

Cependant ses explications personnelles, touchant la *fièvre* et l'*inflammation*, ne valaient guère mieux. Il pensait que la fièvre est produite par le passage du sang dans les artères remplies de *pneuma*. Quant à l'inflammation, elle se déclare toutes les fois qu'une solution de continuité permet à l'esprit (*pneuma*) de s'échapper des artères, qui se trouvent dès lors envahies par le sang. Cette théorie de l'inflammation lui permettait d'expliquer la plupart des maladies, contre lesquelles d'ailleurs il employait une thérapeutique bien peu active. La tisane et les lavements d'eau et d'huile étaient ses principaux moyens. Il faisait vomir comme contre-poison et faisait sucer, au moyen de ventouses, les plaies empoisonnées.

Hérophile est peut-être le seul qui, dans cette période, ait fait une application heureuse de l'anatomie à la médecine, en attribuant la *paralysie* à un défaut de l'influence nerveuse, et non à une altération des humeurs, comme on le croyait jusqu'à lui. Il a aussi parlé d'une paralysie du cœur capable de donner la mort. Contrairement à Érasistrate, Hérophile était très-actif en thérapeutique ; il faisait entrer dans les formules un remède pour chaque symptôme ; il était grand amateur des spécifiques. Aussi Érasistrate peut être considéré comme un des fondateurs du *pneumatisme* et Hérophile comme le premier des empiriques.

Sérapion (279 ans av. J.-C.), disciple d'Hérophile. Il systématisa l'*empirisme* qu'il faut considérer comme étant une réaction à l'adresse des explications fausses et prématurées des *dogmatiques* touchant la nature des maladies.

L'*expérience*, composée de l'*autopsie* et de l'*histoire*, devait seule présider à la connaissance des maladies et fournir les moyens de les combattre, sans se permettre aucune explication. Ce système repose sur une impossibilité : sur la non-intervention du raisonnement. Sans s'en douter, les empiriques mirent leurs propres *raisonnements* à la place de ceux d'Hippocrate.

Avec Sérapion nous quittons Alexandrie qui, désormais éclipsée par la nouvelle capitale du monde, ne jette plus qu'un faible éclat, et nous arrivons à Rome.

Asclépiade (100 ans av. J.-C.), autre contempteur, mais d'un genre nouveau, de la doctrine d'Hippocrate. Avec celui-ci nous ne pouvons pas parler de l'application de l'anatomie et de la physiologie à la médecine. Il serait mieux de dire : *de l'application de ce qui devrait être l'anatomie et la physiologie à la médecine.* — Asclépiade fut d'abord rhéteur, puis médecin. Il condamna tout ce que la médecine hippocratique avait de désagréable pour le bien-être du malade, et proclama qu'il guérissait toutes les maladies, *cito, tuto et jucunde. Démocrite d'Abdère* lui fournit son anatomie et *Épicure* sa physiologie. Au premier il emprunta ses *atomes* séparés par des *pores;* au second, il prit la loi du HASARD pour animer la machine.

Les humeurs circulaient dans les pores, et, selon que ces derniers étaient trop resserrés ou trop relâchés, il en résultait la frénésie, la pleurésie, les fièvres ou bien l'hydropisie, le marasme, la faim, la soif, etc., etc. Sa thérapeutique, tout à fait conforme au désir qu'il avait de plaire à ses malades, consistait principalement à diriger le régime. Un de ses plus grands moyens consistait à priver les malades de boire et de manger pendant plusieurs jours, pour leur ménager plus de plaisir en les nourrissant ensuite, et en les désaltérant avec de l'eau rafraîchie.

L'anatomie et la physiologie d'Asclépiade, réduites comme nous venons de le voir aux atomes et aux pores se mouvant de par la loi du hasard, représentaient une *vue de l'esprit* séduisante par sa simplicité et qui, appliquée à la médecine par des esprits sérieux, devait laisser pour longtemps des traces de son passage.

Thémison (63 ans av. J.-C.), disciple d'Asclépiade, consacra les idées de son maître par trois expressions qui disent en quoi consistait le nouveau système : *strictum, laxum, mixtum.* Les maladies proviennent du strictum quand les pores sont trop resserrés, du laxum quand ils sont trop relâchés, du mixtum quand il y a relâchement d'un côté et resserrement de l'autre. Tel est le système décoré du nom de *Méthodisme.* Thémison est un des premiers qui aient appliqué des sangsues.

Thessalus, **Soranus**, **Cœlius Aurelianus**, furent des méthodistes.

Après avoir cherché en vain dans les systèmes des explications et des moyens de guérir qu'ils ne trouvaient que dans Hippocrate, les médecins revinrent au dogmatisme du Père de la médecine, en donnant une plus grande importance au *pneuma*, et, sous le nom de *pneumatique*, ils édifièrent un nouveau système qui, évidemment, n'est que la réunion de tout ce que les autres sectes avaient trouvé de bon.

Athénée, Arétée, Celse (5 ans ap. J.-C.) appartiennent à cette classe de médecins qui, dès les premières années de l'ère chrétienne, s'assimilèrent tous les efforts des médecins qui avaient pratiqué depuis Hippocrate jusqu'à eux, et méritèrent ainsi plutôt le nom d'*éclectiques* que celui de *pneumatistes* qu'on leur a parfois donné. La médecine, à cette époque, avait déjà réalisé de grands progrès, comme on peut s'en assurer en lisant le remarquable ouvrage de Celse ; mais il nous a été impossible de signaler, pas à pas, la relation qui existait entre ces progrès et ceux de l'anatomie et de la physiologie, parce que la plupart des livres originaux ont été perdus, et aussi parce que nous ne connaissons bien cette période de l'histoire de la médecine que par les citations de Celse et de Galien.

Un coup d'œil sur le *Traité de Médecine* de Celse nous donnera une idée des relations qui existaient, à cette époque, entre l'anatomie, la physiologie et la pratique de la médecine.

Celse était convaincu de l'utilité des connaissances anatomiques et physiologiques ; mais, comme ces sciences n'étaient pas suffisamment connues de son temps, il voulait qu'on s'en tînt à l'expérience et à l'observation.

L'essentiel, dit-il, n'est pas de savoir comment se fait la digestion, mais quels sont les aliments les plus digestibles, quelle que soit la nature de cette fonction, qu'il y ait coction ou simplement dissolution... (livre Ier, page 10). Pour ce qui concerne les causes de la santé, dit-il plus loin (page 14), le mécanisme de la respiration, de la déglutition, de la digestion, les philosophes, même les plus instruits, sont dans l'ignorance la plus complète et réduits à former des conjectures. *Or, il est impossible, sans une connaissance positive de ces matières, de découvrir un remède d'un effet assuré.* Il est donc démontré que rien n'est plus utile dans le traitement des maladies que l'expérience. Mais, de même que dans les arts il y a bien des choses qui, ne leur étant pas essentielles, concourent cependant à leur perfection en développant le génie de l'artiste, de même aussi l'observation attentive des choses naturelles, bien qu'à proprement parler, elle ne fasse pas le médecin, le rend néanmoins plus apte à exercer la médecine. On doit croire qu'Hippocrate, Érasistrate et tant d'autres, qui, sans se borner au traitement des plaies et des maladies internes, se sont livrés aussi à l'étude approfondie des choses naturelles, n'ont pas été médecins seulement à cause de ces travaux, mais qu'ils en sont devenus bien plus habiles dans leur art. On peut dire même qu'en médecine le raisonnement est souvent nécessaire, quoiqu'on ne doive pas l'appliquer aux choses obscures et aux actions naturelles, car la médecine est un art conjectural et dans lequel non-seulement la théorie, mais encore la pratique, peuvent induire en erreur.

Ce passage de Celse est une véritable révélation touchant les rapports qui existaient à cette époque entre l'anatomie et la physiologie et la pratique de l'art. Celse ne récuse pas l'importance des connaissances anatomiques et physiologiques ; mais la physiologie était si peu connue et les explications bizarres, ridicules qui en tenaient place satisfaisaient si peu l'esprit des médecins sérieux, qu'ils préféraient s'en tenir à l'observation et à l'expérience, c'est-à-dire aux instruments propres de la science médicale. C'est pourquoi la médecine de cette époque repose plutôt sur les idées diverses qu'on se faisait de la nature des maladies que sur les données anatomiques et physiologiques.

Cependant nous trouvons dans Celse un effort de tendance vers la localisation des maladies. Dans son livre IV, il fait précéder la description des maladies de la description anatomique des organes, mais cette description est réduite le plus souvent aux proportions sommaires d'une énumération. Il en est de même des usages des parties.

Ces connaissances élémentaires touchant l'anatomie et la physiologie ne pouvaient être que peu avantageuses à la pratique de la médecine ; mais la chirurgie pouvait y puiser des indications précieuses. Aussi constatons-nous qu'à l'époque de Celse cette branche de l'art de guérir avait réalisé de grands progrès. Celse a inventé la méthode de tailler par le *petit appareil ;* il décrit la manière de reconnaître la pierre avec la la sonde ; il pratiquait la paracentèse, la cataracte par abaissement, la fistule à l'anus ; dans certains cas, il liait les artères pour arrêter les hémorrhagies (livre V, section 26) ; il a perfectionné l'opération du trépan, et il a adopté tout ce qu'Hippocrate avait dit de bon touchant les fractures et les luxations. Le traité de Celse résume la science médicale telle qu'elle était après les efforts des écoles d'Hippocrate et d'Alexandrie. Cependant ce n'était pas dans ce livre qu'on étudiait la médecine du temps de Galien. On lisait plutôt le traité de Soranus, traduit par Cœlius Aurelianus. C'est ce qui a donné à penser que Celse n'était pas médecin.

CONNAISSANCES ANATOMIQUES
ET PHYSIOLOGIQUES A L'ÉPOQUE DE GALIEN.
150 ANS APRÈS J. C.

Cette période est intéressante pour nous à plus d'un titre. D'abord, c'est par les écrits de Galien que nous connaissons les travaux d'Hérophile, d'Érasistrate et de beaucoup d'autres dont les écrits avaient été perdus. En second lieu, les écrits de Galien contiennent, avec les découvertes propres de ce grand homme, un exposé didactique et complet de la science à cette époque. Si nous considérons enfin que les traités de Galien ont été l'évangile du médecin pendant plusieurs siècles, nous aurons donné des raisons suffisantes pour expliquer le soin tout particulier que nous avons consacré à cette étude.

ANATOMIE.

Galien considérait l'anatomie comme la base de la médecine ; aussi avait-il consacré à cette partie de ses connaissances un traité complet sous le titre *de Administrationibus anatomicis*, dont les neuf premiers livres ont seuls échappé à l'incendie du temple de la Paix, à Rome.

Après avoir donné sous le nom d'*Anatomie pratique des parties externes* (anatomie chirurgicale), une description des os, des articulations, des veines, des artères, des nerfs, Galien aborde l'*Anatomie philosophique ou médicale*, consacrée aux organes internes. Son sujet est divisé en quatre tronçons topographiques : 1° l'abdomen ; 2° la poitrine ; 3° la tête ; 4° les parties de la génération.

1° **Abdomen.** — Le *péritoine* sert non-seulement d'enveloppe aux viscères, mais encore aux artères, aux veines et aux nerfs.

L'*épiploon* est attaché à l'intestin *colon*.

Le *mésentère* est décrit avec ses artères, ses veines, ses glandes, ainsi que les membranes de l'estomac et celles des intestins, qu'il divisait en *grêles* et en *gros*.

Le *sphincter de l'anus* et les puissances musculaires qui sont chargées de favoriser la défécation n'ont pas été oubliés.

Le *foie* est une chair particulière qu'Érasistrate désignait sous le nom de *parenchyme ;* il est le principal organe de la sanguification, et, à cet effet, il reçoit par sa face concave les veines du *mésentère* dont la réunion forme la *veine-porte*.

La *rate* est lâche et fongueuse ; son tissu diffère de celui du foie, et elle communique avec ce dernier par l'entremise de la veine-porte et avec le cœur par ses artères.

Les *reins*, dont la situation est bien décrite, reçoivent une artère et une veine au moyen desquelles ils attirent l'humidité du sang. Cette humidité est conduite dans la vessie par les *uretères*.

La *vessie*, entourée par le péritoine, possède une enveloppe propre et un sphincter.

2° **Organes de la reproduction.** — Galien donne une assez bonne description des organes génitaux. Il a reconnu la nature musculaire de l'utérus, ses artères, ses veines ; il connaissait aussi les ovaires. Il avait suivi avec soin le développement du fœtus et décrit particulièrement les *cotylédons*, les *vaisseaux ombilicaux*, le *chorion*, *l'allantoïde*, *l'ouraque*, *l'amnios*. Il a considéré enfin le diaphragme comme un muscle qui reçoit ses *nerfs de la moelle du cou*.

3° **Thorax.** — Les rapports du cœur et des poumons sont bien établis. Le *cœur* est le principe des artères et du pouls ; c'est un muscle creux séparé en deux cavités par une cloison, et surmonté des oreillettes qui reçoivent la *veine cave* et l'*artère veineuse*. Le cœur a ses nerfs qui se distribuent sur le péricarde.

Les *poumons*, constitués par un tissu spongieux, reçoivent une veine, deux artères et les trachées qui servent à porter l'air au cœur ; ils sont entourés d'une membrane (*succingentem*) sur laquelle il a trouvé deux petits nerfs, qui viennent de la sixième paire du cerveau.

La *trachée-artère*, dont le sommet est appelé *larynx*, est composée de cartilages annulaires qui ont la forme d'un C.

Le larynx possède trois cartilages : le thyroïde, le cricoïde, les aryténoïdes. Galien parle ensuite des muscles laryngiens, qu'il prétend avoir décrits le premier, et il dit qu'ils reçoivent des nerfs désignés par lui sous le nom de *récurrents*. Il paraît cependant que ces nerfs avaient été découverts avant lui, puisque Rufus d'Éphèse en avait parlé. Galien complète cette description très-satisfaisante par l'indication des glandes laryngiennes, destinées à lubrifier les parties.

4° **Tête.** — Galien constate que le cerveau est entouré de deux membranes : l'une dure, épaisse ; l'autre mince. Il décrit d'une manière générale les principales parties du cerveau : le *corps calleux*, les *plexus choroïdes*, la *voûte à trois piliers*, le *conarium*, les éminences appelées *nates*, le corps *vermiforme*. Il connaissait les quatre ventricules et prétendait qu'ils communiquent entre eux. Il décrit enfin le *cervelet* dont la substance, dit-il, est plus dure que celle du cerveau. Dans le cerveau, il avait distingué la substance grise de la substance blanche. Les nerfs encéphaliques, d'après Galien, sont au nombre de sept : nerfs optiques, 1re paire ; nerfs moteurs oculaires, 2e paire ; nerfs gustatifs, 3e paire ; nerfs palatins, 4e paire ; nerfs acoustiques, 5e paire ; nerfs viscéraux, 6e paire ; pneumogastriques, nerfs moteurs de la langue, 7e paire.

Les nerfs de l'épine sortent par paires, c'est-à-dire un de chaque côté de la moelle.

Outre le grand traité d'anatomie dont nous venons de donner une courte analyse, Galien a laissé des traités particuliers sur des sujets spéciaux. Le *Traité des os* est très-complet. Galien divise les os en *os longs*, possédant un canal médullaire, et en *os plats* n'en possédant pas ; il distingue les *apophyses* et les *épiphyses*, et nomme le corps des os longs *diaphyses*.

Dans le traité *de Motu musculorum*, Galien se montre supérieur à tous ses devanciers par l'isolement des masses musculaires les unes des autres, et par la découverte d'un grand nombre de muscles, entre autres les *interosseux* et les *lombricaux*.

Le traité *Venarum arteriarumque* laisse beaucoup à désirer, mais il est utile à connaître, car il donne la raison des impossibilités que rencontrait la médecine à cette époque. La méconnaissance de la circulation devait évidemment exercer une influence de premier ordre sur la pratique de la médecine.

PHYSIOLOGIE.

La physiologie de Galien, disséminée un peu partout dans ses écrits, est plus particulièrement renfermée dans les quinze chapitres de son traité *de Usu partium*.

Les trois premiers chapitres sont consacrés aux principes de la physiologie. Galien s'y montre adversaire indigné de la philosophie épicurienne. Rien n'est dû au hasard. Il y a un ouvrier suprême. L'homme a une âme, et c'est pour son service qu'ont été créées toutes les parties du corps. Les animaux ont aussi une âme, mais différente, comme le prouve la différence de leurs organes. La preuve que les organes ont été créés pour le service de l'âme se trouve dans cette considération que, chez tout animal, les parties du corps sont en rapport avec ses mœurs.

Après avoir développé son idée par une excursion dans la série animale, Galien s'arrête à l'homme qui est le seul *animal sage* et le *seul divin*. C'est en vue de ce caractère auguste que l'ouvrier suprême a doué l'homme d'un instrument spécial, qui est la *main*. Supprimez la main : l'homme n'existe plus. Galien s'appuie sur ce caractère avec un véritable enthousiame, au service duquel il met toutes les ressources de son éloquence et de son talent. Répondant aux arguments qu'Helvétius reproduira plus tard au dix-huitième siècle, il dit que la main est la caractéristique physique de l'homme, tandis que l'intelligence en est la caractéristique morale. Il dit encore que ce n'est pas la main qui est la cause de l'intelligence, pas plus que la lyre n'est la cause du musicien.

Galien étudie ensuite les mouvements du carpe, de l'avant-bras et du bras en vrai mécanicien. L'étude du membre inférieur, auquel le troisième chapitre est consacré, est non moins belle que celle du membre supérieur. Tout cela est de la vraie physiologie appuyée sur des considérations générales, touchant les causes finales, qui montrent à la fois la noblesse, l'élévation des idées de Galien et son talent incomparable pour la description anatomique.

La physiologie de la digestion est moins bien traitée que celle de la main et du pied, et cela se conçoit ; pour celle-ci, l'observation et quelques notions de mécanique suffisent ; pour la première, il fallait des connaissances physico-chimiques et physiologiques qu'on ne possédait pas à cette époque. Galien remplace ces connaissances absentes par des forces : la faculté *attractive,* qui, avertie par le besoin de réparation, provoque l'arrivée des aliments dans l'estomac ; la force *rétentrice,* qui retient les aliments dans le ventricule jusqu'à ce que la faculté *altératrice* les ait transformés en chyme ; enfin, la faculté *expultrice,* qui fait passer le chyme tout formé dans l'intestin. Le chyme subit de nouvelles transformations dans l'intestin, et enfin il est absorbé par les veines mésaraïques qui le transportent au foie.

Le *foie* avait pour fonction de séparer du suc alimentaire les éléments de la bile et de faire du sang avec le reste.

La *rate* a pour fonction de sécréter la bile noire ou atrabile, qui est transportée dans l'estomac par les vaisseaux courts, afin de concourir à la formation du chyme.

Les *reins* sont chargés, d'après Galien, d'enlever au sang l'excès d'eau qu'il renferme.

La partie mécanique de la *respiration* a été fort bien décrite par Galien. L'abaissement du diaphragme, la contraction des intercostaux, celle des muscles cervico-thoraciques et la passivité du poumon, pendant l'inspiration, sont des vérités que l'expérience a confirmées ; mais le point essentiel de la fonction respiratoire est faux ou méconnu. Galien pensait que l'air, après son arrivée dans les bronches, était attiré par le cœur gauche au moyen des veines pulmonaires, et que de là il était poussé dans les artères pour y rafraîchir les esprits. Cependant nous devons signaler un progrès. Érasistrate pensait que les artères ne renfermaient que de l'air ; Galien admettait la présence de l'air et du sang dans ces vaisseaux.

Le septième chapitre de l'*Usage des parties* est consacré à la *physiologie de la voix.* Comme nous l'avons vu plus haut, Galien possédait une connaissance exacte de tous les éléments qui concourent à la production de la voix. Sa théorie de la voix repose sur le même fondement qui est adopté aujourd'hui. Il est le premier, en effet, qui ait comparé le larynx à cette série d'instruments qu'on nomme instruments à anche. Le larynx, dit-il, est une anche analogue à celle de certains instruments ; elle en a la forme, surtout quand on la regarde par en haut et par en bas, et il faut, pour que le son se produise, un certain rapprochement des lèvres de la glotte. Cette comparaison était un véritable progrès, et, si ce grand homme ne nous a pas donné une théorie complète et satisfaisante de la phonation, c'est qu'à lui seul il ne pouvait inventer les notions de l'acoustique, qui ne sont venues que beaucoup plus tard. Signalons enfin les expériences que Galien a pra-

tiquées touchant l'influence de la section des récurrents sur
la voix.

Les fonctions de relation sont étudiés dans les viiie, ixe,
x^e, xie, xiie, xiiie chapitres. Galien réfute d'abord l'opinion
d'Hippocrate, d'après laquelle le cerveau ne serait qu'une
glande chargée de *sécréter la pituite*, et celle d'Érasistrate,
d'après laquelle le cerveau aurait pour fonction de *rafraîchir
les esprits animaux*. Pour lui, le cerveau est l'organe de l'intelligence et des mouvements. A ceux qui pensent que le cœur
est le siége de certains sentiments, il oppose des expériences
dans lesquelles il a pincé, tortillé le cœur avec des pinces de
forgeron, sans qu'il y ait eu désordre de l'intelligence ou de la
sensibilité. Pour accomplir ses fonctions, le cerveau, d'après
Galien, produit un *esprit animal* dans les ventricules, au moyen
de l'air qui arrive à travers la lame criblée de l'*ethmoïde* et par
celui qui vient du cœur. Cet esprit subit un degré de perfectionnement dans chaque ventricule et de là passe dans la
moelle et dans les nerfs.

Galien admettait, avec l'école d'Alexandrie, l'action croisée
des hémisphères cérébraux et l'action directe de la moelle.
Les vivisections qu'il a pratiquées pour expérimenter sur la
moelle sont vraiment remarquables, et il en a tiré des connaissances que l'avenir n'a fait que confirmer. Il a reconnu la
perte du mouvement et du sentiment dans les parties situées
au-dessous du point sectionné de la moelle ; il a reconnu
aussi que la mort immédiate succède à la section de la moelle
entre la première et la seconde vertèbre cervicale ; il a reconnu enfin l'influence de la section des nerfs phréniques sur
les mouvements du diaphragme. Ajoutons à cela que Galien
avait constaté que les nerfs du mouvement sont durs, tandis
que ceux du sentiment sont mous, que les premiers sortent
des parties antérieures de la moelle, tandis que les seconds
proviennent de la partie postérieure et nous aurons donné une
idée des avantages qu'il avait retirés de la *méthode expérimentale*.

Les fonctions de la génération sont exposées dans les
chapitres xiv et xv. Ici l'erreur domine. L'idée fondamentale
est que le sperme se transforme, dans l'utérus, en se mélangeant avec le sperme de la femme, fourni par les ovaires qu'il
désigne sous le nom de *testicules féminins*.

Telle est, en résumé, la physiologie de Galien que nous trouvons exposée dans le livre *de Usu partium*. Nous pourrions, dans le but de compléter notre analyse, examiner les traités spéciaux intitulés *de l'Atrabile, de Placitis Hippocratis et Platonis,* mais ce soin nous paraît inutile. En effet, ce que nous avons dit touchant l'anatomie et la physiologie de Galien nous paraît suffisant pour établir les rapports qui existent entre ces sciences et les progrès de l'art de guérir à cette époque.

APPLICATION

DE L'ANATOMIE ET DE LA PHYSIOLOGIE A LA MÉDECINE
A L'ÉPOQUE DE GALIEN

150 ANS APRÈS J.-C.

Si nous comparons les deux périodes d'Hippocrate et de Galien, au point de vue des progrès de l'anatomie et de la physiologie, nous constatons un avantage marqué du côté de cette dernière. Galien, en effet, possédait une nomenclature à peu près complète de tous les organes du corps et de la plupart des tissus élémentaires. Les dissections du corps humain par les médecins de l'école d'Alexandrie avaient engendré un réel progrès. On ne peut pas en dire autant de la physiologie, qui fut toujours remplacée ou dominée par les idées systématiques que l'on se faisait alors du mouvement de la matière. Cependant on peut avancer que Galien a jeté les fondements de la vraie physiologie en faisant intervenir dans son étude les procédés de la méthode expérimentale. Nous avons vu plus haut le parti qu'il en avait tiré ; mais, si l'on en excepte la physiologie des mouvements du squelette, tout était encore à faire : circulation, nutrition, sécrétion, innervation.

Obéissant à cette loi impérieuse de l'esprit qui nous oblige à systématiser nos connaissances sur un point donné, dans un enchaînement logique en apparence, et qui satisfasse la raison, Galien remplaça les réalités dont il ne soupçonnait pas l'existence par des inventions qu'il emprunta à la tradition ou à sa propre imagination. C'est ainsi que, dépourvu de connaissances histologiques, chimiques et physiques, qui seules pouvaient le conduire à la notion des propriétés physiologiques des tissus, il adopta la théorie hippocratique des quatre éléments et de leurs qualités : le sec, l'humide, le froid et le chaud. Le juste équilibre entre la quantité et la qualité de ces éléments donne lieu à la juste *crase,* synonyme de santé. Si l'un d'eux vient à pécher par excès ou par défaut, il y a *discrase,* synonyme de maladie. La plus grande partie de la médecine, à cette époque, repose sur cette *vue de l'esprit* que Galien, par son talent, sut imposer à tous, en montrant que l'observation des faits était favorable à cette hypothèse.

Cependant Galien n'était pas simplement *humoriste.* Nous avons vu que, pour expliquer les actes fonctionnels, il faisait intervenir des forces particulières qu'il désignait sous le nom de : attractive, rétentive, altératrice, expultrice. Or, de même que ces forces dirigent l'état normal, de même leur trouble, leur désordre, par augmentation, diminution ou perversion, peut occasionner une mauvaise direction des mêmes actes et engendrer la maladie.

L'altération des humeurs et l'altération des forces forment le fondement de la pathologie de Galien. Nous ne suivrons pas l'auteur dans le développement de son système, car nous n'y trouverons que de rares applications de l'anatomie et de la saine physiologie à la médecine. En parlant ainsi, nous ne prétendons pas dire que la médecine de Galien fût absolument condamnable. Non certes, nous voulons dire simplement que ce qu'elle avait de bon elle l'emprunta à l'observation, et cela bien que la théorie des maladies fût fausse comme les théories physiologiques dont elle n'était qu'une application.

Nous pouvons donner un exemple à l'appui de cette manière de voir. Galien ne connaissait pas la circulation, et cependant il a démontré, le premier, les rapports de la systole et de la diastole du cœur avec le pouls ; l'expansion et le resserrement était actif, d'après Galien, et il en concluait que le *pouls* était le meilleur guide pour mesurer l'état de la *faculté vitale* qu'il plaçait dans le cœur. Cette théorie est évidemment fausse, puisque Galien pensait que le cœur renferme du sang et de l'air mélangés et qu'il n'avait aucune idée de la circulation. Mais le fait de la coïncidence des battements du cœur et des battements du pouls lui était connu, et, l'observation aidant, il a pu recueillir sur le pouls des notions très-précieuses au point de vue du diagnostic et du pronostic des maladies.

Cet exemple montre clairement que, mal secondée par une physiologie incomplète ou erronée, la médecine réduite aux seules ressources de l'observation et de l'expérience est susceptible de réaliser certains progrès et d'atteindre le but qu'elle se propose, c'est-à-dire la guérison des malades.

L'histoire de la médecine tout entière nous fournit un plaidoyer en faveur de cette manière de voir. Les travaux de Galien, en particulier, montrent cette vérité dans toute son évidence, et nous devons nous borner à constater ici que, si Galien a fait faire de grands progrès à l'anatomie et à la physiologie, il s'est peu servi de ses connaissances dans l'application qu'il aurait pu en faire à la médecine. Il n'en est pas de même de la chirurgie, qui a bénéficié directement des notions anatomiques plus précises et plus complètes qui résultèrent des travaux de Galien.

———

DÉVELOPPEMENT DES CONNAISSANCES

ANATOMIQUES ET PHYSIOLOGIQUES DEPUIS GALIEN JUSQU'A VÉSALE.

DU 1er SIÈCLE AU XIVme SIÈCLE.

Dans la longue période de 1300 ans qui s'écoula depuis Galien jusqu'à Vésale, l'anatomie et la physiologie restèrent ce qu'elles furent du temps de Galien. Cependant Oribase (360 ans ap. J.-C.), appelé le singe de Galien, décrivit le premier les *glandes salivaires*. L'évêque *Némésius* (379 ans ap. J.-C.) devina l'influence de la bile sur la digestion et eut quelque idée de la circulation du sang. Léonide d'Alexandrie découvre le *Dragonneau*.

Protospatarius, appelé aussi Théophile (800 ans ap. J.-C.), découvrit que le *nerf olfactif* s'épanouit sur la pituitaire et qu'il est l'organe de l'odorat; il découvrit encore le ligament intervertébral et la nature vasculaire des testicules.

Lanfranc, de Milan (1,300 ans ap. J.-C.), observa le premier que, dans les blessures d'artères, le sang sort par jets. Le bilan anatomique et physiologique de cette période est bientôt fait. La raison en est que les dissections n'étaient pas autorisées, et que les travaux de Galien furent considérés comme un code bien suffisant.

Mondinus, de Milan (1315), fut le vrai restaurateur de l'anatomie dans le courant de XIVe siècle ; mais, si ses descriptions anatomiques sont plus précises que celles de Galien, il fit peu en définitive pour les progrès de cette science.

APPLICATION
DE L'ANATOMIE ET DE LA PHYSIOLOGIE A LA MÉDECINE
DEPUIS GALIEN JUSQU'A VÉSALE.

Les successeurs de Galien modifièrent peu l'œuvre du maître soit en anatomie, soit en pathologie, et si la médecine entre leurs mains fit encore quelques progrès, ce ne fut que dans quelques détails de la pratique. *Oribase, Aétius, Alexandre de Tralles, Paul d'Égine,* ne furent que des compilateurs.

Cependant nous trouvons dans la *Chirurgie* de ce dernier (traduction de M. René Briau) des faits qui ne manquent pas d'originalité et que nous ne pouvons passer sous silence. Voici ce que dit Paul d'Égine à propos de la ligature des artères :

Nous soulevons, dit-il, le vaisseau avec des érignes et nous le dénudons par la dissection ; puis nous le tenons élevé et isolé de toutes parts. S'il est petit, nous le tirons et le *tordons* avec un crochet mousse et nous le coupons entièrement, de manière à en enlever une portion. Mais, s'il est gros, on passe dessous une aiguille enfilée d'un lacet double, ou d'un fil de lin ou de quelqu'autre fil fort, et, lorsque le vaisseau, d'abord coupé droit avec le phlébotome, aura donné une suffisante quantité de sang, nous lierons la partie dénudée à ses deux extrémités ; puis nous enlèverons la partie intermédiaire, soit tout de suite, soit à l'époque de la résolution. (*De l'Angiotomie,* ch. v. p. 93.)

Paul d'Égine appliquait ces préceptes quand il pratiquait l'*hyperpathisme* (chap. vi), opération qui consiste à inciser la peau du front jusqu'à l'os, dans le but d'empêcher les humeurs de se porter vers les yeux. Il remarquait, dans cette circonstance, que le sang artériel sort par saccades à la manière du pouls.

Il ressort d'un autre passage (*de la Lithotomie,* p. 257) que Paul d'Égine pratiquait ce que nous appelons aujourd'hui les opérations sous-cutanées. Il s'agit de pratiquer une incision au niveau du canal de l'urèthre pour l'extraction d'un calcul :

Or, dit-il, on place une ligature en arrière, afin que le calcul ne retourne pas sur ses pas, et l'on en place une en avant, après avoir attiré la peau sur le gland, pour qu'après la sortie de la pierre, *la peau du prépuce déliée revienne sur elle-même et couvre l'incision.*

Les Arabes, après la prise d'Alexandrie par Ammon (640), ne conservèrent de la belle bibliothèque de Cléopâtre que les ouvrages de médecine, dont ils donnèrent des traductions ou de simples versions. D'après les recherches de M. Renan, il paraît certain que les livres grecs furent d'abord traduits par les Persans, les Hébreux et les Syriens. Les Arabes se sont appliqués surtout à traduire ces derniers.

La science, dont les Arabes restèrent quelque temps les dépositaires, fit peu de progrès entre leurs mains. La loi leur défendait de toucher aux cadavres, et ils considéraient comme une sorte de déshonneur de pratiquer les opérations chirurgicales. Rhasès se plaint, en effet, qu'on confiât ce soin aux esclaves. Cependant ils eurent de nombreuses écoles, très-florissantes, en Asie et surtout en Espagne : Cordoue (1), Grenade, Tolède, Séville, Valence, Malaga. Parmi les principaux médecins arabes, nous nommerons Rhasès, qui professa à Bagdad et à Cordoue vers l'an 900. C'est un compilateur de Galien ; mais il a distingué anatomiquement le *spina ventosa*, qu'il fit connaître, de la *pædarthrocace*. C'est à Aétius ou à lui qu'on attribue l'invention du *séton*. Il a inventé aussi un instrument propre à relever la luette. *Avicenne, Albucasis, Averrhoës*, ne furent également que des compilateurs.

Vers cette même époque, Salerne, qui fut connue d'abord comme station d'hiver, devint un centre d'étude important.

Le collége de Salerne, fondé par Charlemagne en 802, et désigné quelque temps après sous le nom d'*École de Salerne*, fit un instant renaître le culte de l'anatomie ; mais là aussi on en était réduit à étudier cette science sur le cochon. Cette école s'appliqua surtout à conserver le dépôt des connaissances acquises en traduisant les Grecs et les Arabes ; mais par elle-même elle ne réalisa aucun progrès. On ne peut pas considérer comme tel le code empirique que cette école nous a laissé en vers latins.

(1) La bibliothèque de Cordoue renfermait 60,000 manuscrits.

DÉVELOPPEMENT DE L'ANATOMIE ET DE LA PHYSIOLOGIE
DEPUIS VÉSALE JUSQU'A HARVEY.

André Vesale, de Bruxelles (1514), eut le courage de montrer les erreurs de Galien. Il eut aussi le talent de faire mieux qu'on n'avait fait jusqu'à lui. Sa supériorité lui procura beaucoup d'ennemis. Les plus acharnés furent Eustache, à Rome, et Jacques Sylvius, à Paris, qui ne l'appelait que *Vesanus*.

Vésale disséqua beaucoup de cadavres humains, ce dont on s'aperçoit à l'exactitude des dessins qui composent son bel atlas d'anatomie. On trouve dans cet atlas une description à peu près complète de toutes les parties du corps humain. L'*ostéologie* est remarquablement bien traitée ; on y trouve toutes les particularités qu'on a si minutieusement décrites depuis ; les os sésamoïdes sont indiqués. Nous observerons seulement que Vésale ne connaissait que l'*enclume* et le *marteau*, et qu'il n'a point parlé du limaçon ni des canaux demi-circulaires. Par contre, il a rangé parmi les *êtres de raison l'os du cœur* décrit par Galien et ses successeurs. Quant à l'os incorruptible et incombustible, qu'on disait devoir être le point de départ de la résurrection, il laissa aux théologiens le soin d'en discuter l'existence.

La *myologie* est exposée avec non moins de soin. Cependant il a décrit des muscles qui n'existent pas (les muscles intérieurs du nez), et il en a omis quelques-uns dont il ne connaissait pas l'existence. Vésale était persuadé que les mouvements ne sont possibles qu'avec le concours des muscles. C'est pourquoi il les suit avec un ordre méthodique dans les membres comme dans les vaisseaux et les viscères. Quelques-unes de ses descriptions, par exemple celle des muscles du *fascia lata*, sont de vrais modèles. Plein de sollicitude pour ses élèves, Vésale décrit également la manière de disséquer les muscles, de préparer les ligaments et les différentes parties du squelette.

L'*angéiologie* est la troisième partie de l'ouvrage de Vésale. Il admettait trois ordres de fibres dans les parois des veines : les unes longitudinales, les autres transversales, les autres obliques. *Cannatus*, dit-il, lui avait montré les membranes intérieures des veines (valvules).

La *névrologie* est remarquablement bien exposée pour l'époque. Cependant Vésale n'a pas connu les *nerfs olfactifs*, qui avaient déjà été décrits ; il n'a pas connu non plus le *grand sympathique* et n'a décrit que sept paires de nefs cérébraux. Il a été bien plus précis dans la description des nerfs vertébraux et dans celle de l'*encéphale*, en général et en particulier.

La *splanchnologie* forme la dernière partie de l'ouvrage. Les viscères de l'abdomen, y compris les organes de la génération, sont décrits dans le dernier chapitre. L'épiploon avec ses appendices, l'appendice cæcal, le mésentère, les glandes intestinales et celles de l'estomac sont parfaitement exposés. La description du foie et de la rate laissent beaucoup à désirer ; la description du cœur est beaucoup plus exacte que celle de Galien. Vésale nie l'existence d'un trou sur la cloison des ventricules, contrairement à ce que disait Galien. La description du muscle cardiaque, celle de ses cavités, de ses valvules, est si parfaite, que Sénac, très-compétent en la matière, a pu dire : « Vésale, en la fournissant, a donné un exemple presque inimitable. » Vésale a fait de la méthode expérimentale au point de vue de la physiologie. Il savait que le sang est poussé dans les artères par le ventricule gauche ; il a lié les artères et, enfin, il a pratiqué la respiration artificielle sur un chien qui venait de mourir. Vésale, en un mot, est une des plus grandes figures du XVIme siècle, car il a contribué plus que tout autre à la restauration et aux progrès de l'anatomie.

Cependant il ne faudrait pas croire que l'impulsion extraordinaire donnée à cette époque aux études anatomiques fût le fait d'un seul homme. Les erreurs de Galien commençaient à fatiguer l'esprit, et l'aiguillon de la curiosité scientifique ne tarda pas à pousser les savants de tous les points du globe vers de nouvelles recherches.

Jean Fernel, né à Montdidier en 1486, emprunta beaucoup aux Arabes ; mais sa description des *ligaments* de l'*épine*, du *carpe*, du *métacarpe* et de la *hanche*, est entièrement neuve. Sa description des veines et des artères prouve qu'il avait disséqué des cadavres.

Jean de Vigo, né à Gênes en 1504, fut surtout grand chirurgien. Dans son traité de chirurgie, nous trouvons une pensée dont la vérité sera démontrée plus tard : « Le cerveau de l'homme, dit-il, est beaucoup plus grand que celui des autres animaux ; c'est peut-être pour cela qu'il a la raison en partage et qu'il est le roi de tous les animaux qui sont sur la terre (1). »

Achillinus, né à Bologne en 1463, est un des meilleurs anatomistes de la Renaissance. Parmi les choses qu'il a décrites un des premiers, nous mentionnerons le *marteau* et l'*enclume*, la *valvule du cæcum*, le *canal cholédoque*, la terminaison de la moelle épinière à la première vertèbre lombaire. C'est lui qui a donné au col de la matrice le nom de *museau de tanche*.

J. Bérenger de Carpi, né à Carpi vers 1518 environ, ne fit pas de découvertes ; mais il disséqua beaucoup de cadavres ; il publia des planches d'anatomie représentant les muscles, et concourut ainsi à la restauration des études anatomiques. Il professa à Pavie et à Bologne.

Michel Servet, né à Villanueva d'Aragon en 1509, fut, avant tout, théologien et réformateur. C'est dans un traité de théologie, *Christianismi restitutio*, que Servet a exposé ses idées sur la circulation du sang. Il reconnaissait dans le corps humain trois sortes d'esprits : le *naturel,* qui circule dans les veines ; le *vital,* qui circule dans les artères, et l'*animal,* qui réside dans le cerveau et les nerfs. Ceci est du Galien tout pur. Mais il dit plus que Galien lorsqu'il avance que le sang est porté du ventricule droit dans les poumons par l'artère pulmonaire, et que les rameaux de la veine pulmonaire s'abouchent avec les rameaux de cette dernière pour en recevoir le sang et le porter dans le ventricule gauche, qui se dilate pour le recevoir. Servet appuie son raisonnement sur les dimensions de l'artère pulmonaire, qui ne seraient pas si grandes si cette artère n'avait pour mission que de transporter le sang nécessaire à la nourriture des poumons. Ce passage prouve incontestablement que Servet a eu connaissance de la petite circulation, et que, s'il a été le successeur le plus éclairé de Galien, il a été le prédécesseur immédiat de Harvey.

(1) Portal, *Histoire de l'anatomie et de la chirurgie,* t. Ier, p. 258.

Gabriel Fallope, né à Modène vers l'an 1490, professa à Pise et à Padoue. Haller le regarde comme un de ceux qui ont répandu les premières lumières sur l'ostéologie et l'angéiologie. Il a découvert l'*étrier ;* mais il eut la modestie d'attribuer la priorité de l'invention à Ingrassias. Fallope s'est appliqué à décrire les parties qui avaient été négligées par Vésale. L'oreille lui fournit un vaste butin. Il décrit l'oreille moyenne sous le nom de *tambour ;* il y trouve trois ourlets et un filet, qu'il désigne sous le nom de *corde du tambour*. Il décrit également la fenêtre ronde et la fenêtre ovale, l'une conduisant dans le *labyrinthe* et l'autre dans le *limaçon*. Suit la description de l'*aqueduc de Fallope*, celle des *canaux demi-circulaires* et celle du *limaçon*, qu'il désigne ainsi à cause de ses contours. Fallope a très-bien compris la marche des ondes sonores à travers la chaîne des osselets. Toutes les parties de l'anatomie ont été exposées par cet illustre anatomiste avec non moins de talent qu'il n'en a montré dans la description de l'oreille ; le premier, il a décrit le *ptérygoïdien interne*, le *releveur du palais*, le *génio-hyoïdien*, *le droit antérieur de la tête*, et, si on lui a attribué à tort l'invention des *trompes de Fallope*, déjà décrites par Hérophile et Rufus, il n'est pas moins vrai qu'à cette époque on ne les connaissait pas, et que, de ses contemporains, c'est lui le premier qui en a parlé.

Rondelet, né à Montpellier en 1507, eut une telle passion pour l'anatomie qu'il fit porter le cadavre d'un de ses enfants dans l'amphithéâtre des écoles pour en faire l'ouverture. On lui attribue la découverte des *vésicules séminales*, celle de la *valvule du colon* et la *poulie de l'œil ;* mais on lui a contesté, peut-être avec raison, le mérite de ces inventions.

Coiter, né à Groningue en 1534, fut élève de Fallope, d'Eustache et d'Arantius. Il s'occupa beaucoup d'ostéogénie et prépara des squelettes de fœtus et d'enfants pour les comparer aux squelettes des adultes. Il rechercha les causes des maladies dans les lésions cadavériques et découvrit, entre autres faits, qu'un malade qui avait succombé à des accidents nerveux avait de la *pituite* dans les ventricules du cerveau ainsi que dans la cavité située entre la dure-mère et la pie-mère spinales. Il a aussi établi la relation qui existe entre l'ictère et la présence de calculs dans le foie. Il pratiqua aussi des visisections et reconnut, par ce moyen, que la systole et la diastole ventriculaires alternent avec celles des oreillettes.

Ingrassias, né à Palerme en 1537, professa à Naples. Commentateur zélé de Galien, on lui doit néanmoins des découvertes originales en anatomie. Les apophyses qui portent son nom étaient connues de Galien ; mais il a inventé l'*étrier,* que Colombus et Eustache prétendirent, mais à tort, avoir découvert les premiers. Il semble même, d'après ses planches, qu'il connaissait le muscle du marteau.

Columbus, né à Crémone en 1539, professa à Padoue, à Pise et à Rome. Il publia un traité d'anatomie en quinze livres, qui eut plusieurs éditions de son vivant. On y remarque principalement la description des os et des ligaments. Il prétend, à tort, avoir découvert l'*étrier ;* mais il est certain qu'il a donné le premier une bonne description du péritoine et de ses redoublements, ainsi que de la plèvre, dont l'adossement forme le médiastin. Il a également découvert quelques muscles, les *sourciliers,* les *pyramidaux du nez ;* il a parlé des gaînes cellulaires des tendons, qu'il désigne sous le nom de *bourses ;* le système nerveux a été étudié par lui avec soin, et il a formulé cette idée, essentiellement physiologique, que les nerfs sont les canaux par lesquels les muscles reçoivent la force motrice et qu'*il n'y a point de muscle qui n'ait ses nerfs.* Columbus a parlé de la *petite circulation* à peu près dans les mêmes termes que Servet. Du cœur droit, il suit le sang dans les poumons, et de là dans le cœur gauche. Nous devons dire, cependant, qu'il a parfaitement compris et bien décrit le rôle des valvules artérielles et veineuses à l'origine du cœur.

Eustache, né à San-Severino en 1558, professa à Rome. Plusieurs de ses ouvrages ont été perdus, et, en particulier, le traité *de Controversiis anatomicorum.* C'est peut-être l'anatomiste qui a découvert le plus de faits pendant la période qui nous occupe. Il a découvert les *capsules surrénales.* La description gravée sur cuivre qu'il donne des *reins* est admirable ; il y compare les conduits urinaires à des cheveux très-fins. Il a découvert aussi les *nerfs* qui proviennent du plexus mésentérique. Alcméon avait bien dit que les chèvres respirent par les oreilles ; mais Eustache est le premier qui ait décrit les *trompes* qui portent son nom, sans qu'il ait osé prétendre que nous respirons par ce canal, même après la rupture du tympan. La découverte de l'*étrier*, qu'il revendique pour lui, doit être attribuée à Ingrassias, d'après le témoignage de Fallope, intéressé lui-même dans la question.

Eustache a décrit le premier, et de la façon la plus complète, la *veine coronaire du cœur*, qui, dit-il, présente une valvule placée à son orifice dans le cœur. Nous lui devons encore l'invention de la *valvule de la veine cave*. Il a également découvert le *canal thoracique* sur le cheval, et il en a donné la description jusque dans la veine sous-clavière.

Eustache a donné encore une excellente description des *dents*, de leur développement et du *follicule dentaire*. Contrairement à ses devanciers, il admit dix paires de nerfs cérébraux et trente paires de nerfs vertébraux. Sous le nom de *nerf intercostal*, il a décrit le grand sympathique avec plus de précision qu'on ne l'avait fait ; il a poursuivi son origine jusqu'à la sixième paire cérébrale. Toutes les découvertes dont nous venons de parler sont tracées sur de belles planches gravées sur cuivre. On y trouve aussi la description de toutes les parties du corps humain. Eustache est, sans contredit, le plus grand anatomiste de ce temps-là, car il ne s'est pas borné à décrire en gros : il a eu l'ambition des détails, et celle, plus difficile, de pénétrer le secret de la structure intime des tissus. On ne peut qu'admirer l'ingéniosité avec laquelle il préparait les pièces anatomiques, par macération, par dessiccation, par injections ; il a même eu recours à des combinaisons de verres pour grossir les parties qu'il voulait étudier.

Fabrice d'Aquapendente, né à Aquapendente en 1537, professa à Padoue. Élève de Fallope, il a démontré, mieux qu'on ne l'avait fait avant lui, la structure des valvules des veines ; il a découvert le *muscle externe du marteau*. Son anatomie comparée du larynx est merveilleusement bien exposée ; mais il a cru que les bêtes ont un langage qu'il est donné à quelques personnes de comprendre. Il a très-bien compris et décrit le mécanisme du saut, du vol, de la nage. Il a vu que l'épiderme est composé d'écailles, et il a reconnu que la cornée est composée de plusieurs lames dont l'extérieure appartient à l'épiderme.

Arantius, né à Bologne vers l'an 1530, professa dans cette ville. On a de lui un traité, excellent pour l'époque, sur le fœtus humain, où il entre dans les plus grands détails sur la structure de la matrice, du placenta et des membranes du fœtus. On lui doit quelques découvertes en myologie, telles que l'*extenseur propre de l'index*, le *constricteur du vagin*. En physiologie, il a soutenu les idées de Columbus sur la petite circulation.

Varole, né à Bologne en 1543, mourut à Rome à l'âge de trente-deux ans, étant déjà premier médecin du pape Grégoire XIII. Comme Descartes, il mit l'étiquette du doute sur toutes les choses qu'il avait lues, et voulut tout voir par lui-même en commençant par le cerveau. Nous lui devons une connaissance plus exacte de l'origine des nerfs optiques, des nerfs moteurs oculaires communs et du nerf olfactif. Sa description du cerveau est beaucoup plus complète que celles de ses prédécesseurs, et il avait bien saisi le principe de sa structure, car il compare le cerveau à une écorce qui enveloppe les ventricules. La description des ventricules, et celle des plexus choroïdes, est tout à fait remarquable. Avec beaucoup de raison, il fait commencer la moelle au-dessous des ventricules du cerveau et jette le pont de Varole *par-dessous* la protubérance. Varole a découvert le *muscle de l'étrier*. Il a comparé le mécanisme de la production de la voix à celui de la production du son dans les tuyaux à bouche de l'orgue. Ce fut plus tard l'opinion de Dodart, Longet, etc.

Sarpi ou Fra Paolo, né à Venise en 1555, fut élève de Fabrice d'Aquapendente ; on lui attribue à tort la découverte de la circulation du sang.

Jean Keppler, né à Wiel en 1571, beaucoup plus connu par ses travaux astronomiques, s'est occupé de l'œil en physicien et en physiologiste. Contre le sentiment de ses contemporains, il prétendit que la rétine est le véritable organe de la vue et que le cristallin fait l'office d'une lentille biconvexe dont il définit le foyer. Il a fait voir que les procès ciliaires s'éloignent dans quelques circonstances de la rétine et du cristallin.

Riolan, né à Paris en 1577, considéra l'anatomie comme la base essentielle de la médecine, et son enthousiasme pour cette science était si grand qu'il déclarait qu'il était permis de disséquer des hommes vivants. Passionnément épris des anciens, il vit souvent par leurs yeux ; mais il a découvert les *appendices graisseux du colon ;* il a donné des noms aux canaux cystique et hépatique, ainsi qu'à la plupart des muscles de la mâchoire inférieure, du larynx et du pharynx. Il a consacré un traité aux préparations anatomiques dans lequel il expose son système pneumatique, qui consiste à insuffler de l'air dans les canaux pour les gonfler et les rendre sensibles à la vue. C'est ainsi qu'en insufflant la veine ombilicale, il remplissait d'air toutes les veines et les artères du corps. Malheureusement Riolan fut un des antagonistes les plus sévères de Harvey ; mais toute supériorité excitait son esprit satirique. On peut lui appliquer le proverbe, dont il usait souvent : « Chacun a son *vercoquin* dans la tête, » avec d'autant plus de raison qu'il admettait la formation des vers dans le cerveau. Il ne parlait pas naturellement de ceux que nous connaissons aujourd'hui.

Spigelius, né à Bruxelles en 1578, professa à Padoue. Il publia un traité d'anatomie où les descriptions sont faites avec ordre et précision, et où, surtout, la nomenclature reflète bien les connaissances du temps. Il n'a fait aucune découverte originale. Le *petit lobe du foie,* qui porte son nom, avait été découvert par Eustache.

Asellius, né à Crémone en 1581. Hippocrate, Érasistrate, Galien, avaient simplement indiqué les chylifères. Asellius en donna une description complète, et, s'imaginant les avoir inventés, il les appela *vaisseaux lactés.* Il eut le tort de les faire aboutir au foie. Cependant Eustache avait déjà découvert le canal thoracique.

Follius, né à Modène en 1615, professa l'anatomie à Venise. Il a laissé une bonne description de l'oreille, dans laquelle on trouve signalés, pour la première fois, l'apophyse grêle du marteau, l'os lenticulaire et la cloison qui sépare le limaçon en deux rampes.

PHYSIOLOGIE.

La physiologie ne suit pas parallèlement les progrès de l'anatomie. Un organe peut être découvert depuis long-temps sans qu'on en connaisse les vrais usages. C'est ce qui est arrivé pour le cœur et pour les vaisseaux. Cet organe fut connu de tous les temps, et il faut arriver au dix-septième siè-cle pour connaître enfin la fonction qui lui a été dévolue. La découverte de la circulation fut préparée avant son éclosion complète par des acquisitions de détail. Servet, comme nous l'avons vu (page 52), découvrit la petite circulation.

Césalpin, né à Arezzo en 1571, découvrit la petite circula-tion après Colombus et Michel Servet. Il compare le cœur au soufflet des instruments, qui pousse le sang comme l'autre pousse l'air, et il dit dans le traité *Quæstionum medicarum,* page 234, que la circulation du sang dans les veines est démontrée par le gonflement qui se produit au-dessous de la ligature du bras quand on veut saigner. Dans un autre traité (*de Plantis*), il ajoute que le sang, conduit au cœur par les veines, y reçoit sa dernière perfection, et que, cette perfection acquise, il est porté par les artères dans tout le corps. Césalpin ne croyait pas au passage de l'air dans le cœur par les veines pulmonaires. Si l'on s'en tenait à ces passages, nul doute que Césalpin n'eût découvert la grande circulation ; mais, si l'on con-sulte les nombreuses contradictions éparses dans son livre, on reste convaincu qu'il eut une idée de la circulation, bien que cette idée ne fût pas suffisamment claire dans son esprit pour y tenir la place d'une vérité. L'honneur de la découverte complète appartenait à un médecin anglais, à Harvey.

APPLICATION
DE L'ANATOMIE ET DE LA PHYSIOLOGIE A LA MÉDECINE
DEPUIS VÉSALE JUSQU'A HARVEY.

Cette période est une des plus intéressantes pour le penseur. Le bon sens, l'observation sérieuse, s'y trouvent en présence avec les excentricités les plus folles que l'esprit humain puisse imaginer. Les études anatomiques sont remises en honneur, il est vrai ; mais ces efforts dans la bonne voie eurent peu de retentissement dans la pratique médicale du temps.

Le cerveau et les nerfs furent mieux connus, la petite circulation fut découverte, le canal thoracique dévoila l'existence d'une humeur autre que le sang et prépara ainsi la connaissance de la nutrition ; mais tout cela ne pouvait servir qu'à stimuler le goût des recherches, sans profiter beaucoup à la pratique de l'art. C'est ce que nous remarquons, en effet, dans l'examen des travaux des médecins qui datent de cette époque.

Au milieu des épidémies de lèpre, de syphilis, de coqueluche, de suette, qui affligèrent le quinzième siècle, la conservation de la santé devint une des préoccupations dominantes, et l'on vit surgir une nuée de charlatans qui, sous les noms d'alchimistes, devins, francs-maçons, théosophes, et, au nom de Dieu ou au nom du diable, exploitèrent la crédulité publique.

Philippe-Aurèle-Théophraste-Bombast Paracelse, né à Einsilden (Zurich) en 1493, est le type de ces charlatans. Il eut le mérite de réunir en corps de doctrine toutes les extravagances de ses prédécesseurs.

Fracastor, né à Vérone en 1483, ne mérite pas d'être rangé parmi ces derniers ; mais, par son livre *de Sympathia et Antipathia,* il doit être considéré comme le précurseur de *Mesmer* et autres.

Pendant le quinzième siècle, les travaux des médecins se réduisent à des commentaires sur Galien et les Arabes. Dans le siècle suivant, Galien perd de son autorité. Compromis par les rodomontades de Paracelse, qui brûlait publiquement ses œuvres, critiqué par Vésale, Galien n'est plus infaillible, et les Arabes, ses commentateurs, ne sont plus considérés que comme des copistes.

Jean Argentier de Castel-Nuovo, 1513, refuse d'admettre les nombreux esprits de Galien et n'en adopte qu'un.

Laurent Joubert, né à Valence en 1529, professeur à Montpellier, réduisit également le nombre des forces de Galien et enleva la *force médicatrice* à la domination de l'âme pour la soumettre aux lois de la nature, en la considérant comme une sorte de réaction. Ce même professeur refusa d'admettre, avec Galien, que le pus fût un résultat de la putréfaction. Enfin, la prise de Constantinople par les Turcs fait refluer vers l'Occident tous les savants grecs, qui apportent avec eux le précieux dépôt des connaissances médicales, et, dès lors, Galien n'est plus qu'au second plan.

Hippocrate prend le premier, et ses œuvres, interprétées, traduites, commentées, deviennent le guide de tous les médecins.

Duret, né à Baugé-la-Ville en 1527, **Foës**, né à Metz en 1528, traduisirent les œuvres du Père de la médecine et préparèrent ainsi des modèles précieux qui furent suivis par les médecins et chirurgiens de cette époque. Nous en signalerons quelques-uns.

Lanfranc, né à Milan en 1395, remarqua le premier que, dans les blessures d'artères, le sang sort par jets. Il proposa aussi la ligature bout à bout d'un nerf coupé pour conserver la motilité et la sensibilité.

Jean de Vigo recommande, à l'exemple d'Albucasis, la ligature des artères dans les hémorrhagies. Il fut un de ceux qui préconisèrent les frictions mercurielles contre la syphilis « jusqu'à un léger agacement des dents avec salivation ». Son emplâtre est encore journellement employé.

Marianus Santus, né à Borletta en 1539, s'occupa beaucoup de lithotomie, et a donné une belle description du grand appareil. Pour expliquer, par les mathématiques, les effets de la saignée, il fit graver un parallélogramme avec ses diagonales.

Ambroise Paré, né à Laval en 1509, ne s'est jamais attribué l'invention de la ligature des artères, qui avait déjà été proposée par Albucasis et J. de Vigo ; mais il a laissé un très-bon traité sur les plaies par les armes à feu.

Ambroise Paré raconte lui-même qu'il appliqua, pour la première fois, la ligature des artères après l'amputation, sur le chevalier de Rohan, après s'être souvenu que Celse et Paul d'Égine avaient recommandé la ligature dans les plaies.

Amatus Lusitanus, né à Castelbianco (Portugal) en 1511, cultiva l'anatomie pathologique. Il fut sectateur enthousiaste d'Hippocrate ; mais, un peu trop crédule, il accorda un grand rôle au nombre *sept* dans les crises.

Rember Dodoëns, né à Malines en 1519, publia un grand nombre d'observations d'anatomie pathologique.

Nicolas Massa, né à Venise en 1532, fut bon anatomiste ; mais il est surtout connu par son traité *de Morbo gallico,* où il donne d'excellents préceptes pour la curation de la syphilis. Il voulait qu'on fît les frictions mercurielles de loin en loin, afin d'éviter la salivation.

Forestus, né à Alcmaer en 1532, fut un très-bon observateur. Les efforts qu'il fit pour établir la séméiotique sur l'inspection des urines ne lui réussirent guère, et il réduisit lui-même ce procédé à sa juste valeur.

Fernel, né à Montdidier en 1486, fut un des premiers qui secouèrent le joug de Galien. Il fut très-bon praticien et fit connaître de nouvelles altérations pathologiques.

Prosper Alpin, né à Marostica en 1553, très-connu par son traité *de Medicina Egyptiorum*, publia également un traité sur les signes diagnostiques et pronostiques d'après les idées d'Hippocrate.

Botal, né à Asti en 1564, exerça la médecine à Paris.

Pendant que l'Académie purgeait outre mesure, Botal se mit
à saigner en toute occasion, ce qui lui donna beaucoup d'ennemis. Il n'était pas fort en anatomie, et, bien que le trou qui
fait communiquer les deux oreillettes dans le fœtus porte son
nom, il n'en est pas l'inventeur. Galien (livre XV, chap. vi,
de Usu partium) l'avait déjà décrit.

Sanctorius, né à Venise en 1561. Ce médecin fit entrer
la précision mathématique dans la pratique de la médecine ;
il pesait la transpiration du corps avec des balances, et il était
parvenu à constater que, si l'on introduit huit livres d'aliment
dans le corps, on en perd cinq livres par la transpiration. Il
avait constaté aussi que les excrétions se suppléent. C'est
ainsi que l'urine devient moins abondante quand on trans-
pire beaucoup. Le premier, il appliqua la *thermométrie* à
l'étude de la température dans les maladies, et il fit aussi
construire un *pulsiloge* pour connaître la durée des battements
du pouls.

Cæsar Magatus, né à Bologne en 1579, fit des études
remarquables sur l'influence de l'air sur les plaies. Il s'éleva
contre les pansements fréquents, prétendant que le pus est la
matière de la cicatrice. On ne peut s'empêcher de voir en lui
le précurseur des opérations sous-cutanées.

Si nous en exceptons la ligature des artères, qui est une des
plus belles applications de l'anatomie et de la physiologie à la
pratique chirurgicale, les applications anatomo-physiologiques
sont à peu près nulles durant la période que nous venons
d'esquisser.

La caractéristique essentielle de ce moment de l'histoire de
la médecine, c'est le culte de la littérature médicale poussé
à l'extrême. Non contents de posséder les livres de l'école de
Salerne, les travaux de Dioscoride, de Celse, de Galien, de
Soranus, les médecins traduisent Hippocrate sur le texte grec
et les Juifs inondent tout l'Occident de traductions arabes.

Ce grand mouvement des esprits fut le signal d'une véritable
révolution et le premier pas dans la voie qui devait y conduire. L'audace de Paracelse, brûlant publiquement les livres
d'Hippocrate et de Galien, ne prouvait rien ; mais des observations rigoureuses, recueillies avec indépendance par un

grand nombre d'observateurs, devaient porter atteinte aux explications théoriques et ébranler profondément la confiance aveugle qu'on avait professée jusque-là pour les anciens.

Cette révolution ne s'accomplit pas en un jour ; mais on la voit commencer à partir de ce moment.

En résumé, si nous n'avons pas pu enregistrer durant cette période de nombreuses applications de l'anatomie et de la physiologie à la médecine, nous sommes autorisé à dire que les travaux anatomiques, fécondés par une observation plus intelligente des maladies, préparaient cette application d'une façon très-efficace.

HARVEY.

Né à Folkton, en 1578, Harvey voyagea d'abord en France, en Allemagne, en Italie, pour s'instruire. Il suivit pendant quatre ans les leçons de Fabrice d'Aquapendente, à Padoue, et c'est là, sans doute, qu'il eut connaissance de la petite circulation découverte par Michel Servet, Columbus et Césalpin. Ceci est d'autant plus vraisemblable, qu'il n'a point cité ces auteurs. Quoi qu'il en soit, de retour en Angleterre, Harvey ne tarda pas à publier sa découverte ; il l'appuie, d'ailleurs, non sur des raisonnements, mais sur des vivisections bien dirigées. Il montre d'abord sur l'animal vivant : 1° que la pointe du cœur se relève et frappe les côtes ; 2° qu'il se contracte dans toutes ses dimensions ; 3° qu'il se durcit. En même temps que les ventricules se contractent, les artères se dilatent, et leur dilatation se fait lorsque les oreillettes se contractent.

L'interprétation de ces faits conduit Harvey à expliquer la circulation de la manière suivante : l'oreillette se contracte et pousse le sang dans les ventricules qui se distendent, et le cœur vient frapper les côtes par sa pointe. Après leur distension, les ventricules se contractent et poussent le sang, le droit dans l'artère pulmonaire, le gauche dans toutes les artères du corps. Harvey démontre la circulation du sang dans les vaisseaux par la ligature ; il démontre par le même moyen le passage du sang des artères dans les veines. Dans ses démonstrations, Harvey n'a pas manqué de faire intervenir le véritable usage des valvules du cœur et des vaisseaux.

Harvey ne s'est pas borné à la découverte de la circulation;
il a constaté expérimentalement que le cœur est l'*ultimum
moriens*, et que le mouvement des oreillettes continue longtemps après la cessation des contractions ventriculaires; il a
constaté aussi que le cœur pouvait recouvrer ses mouvements
après avoir cessé de battre, si on l'excitait par la chaleur ou si
on injectait du sang dans ses cavités.

Le *Traité de la génération* de Harvey est recommandable à
tous égards. Il y professe l'opinion que les *vivipares* proviennent d'un œuf placé dans le corps de la mère. D'autres
expériences lui démontrèrent que le cœur, le cerveau, la
moelle, sont insensibles.

La découverte de la circulation est un fait immense dans les
annales de la science. Mais un fait comme celui-là ne s'improvise pas d'emblée, quel que soit le génie de l'homme, pas plus
qu'il ne donne immédiatement les nombreuses conséquences
qu'il porte en germe.

C'est à ces deux points de vue que nous allons examiner la
découverte de Harvey, afin de bien préciser l'influence des
progrès de l'anatomie et de la physiologie sur ce point spécial.

Galien n'eut aucune idée de la circulation, et il nous paraît
difficile qu'il pût en être autrement. Nous ne saurions admettre,
avec Daremberg (1) et Claude Bernard (2), qu'en persévérant
dans la méthode expérimentale, Galien aurait pu faire la découverte de la circulation quinze cents ans avant Harvey. Un
homme isolé ne peut pas improviser les notions nécessaires au
développement de l'*idée expérimentale* de la circulation. D'ailleurs, les travaux anatomiques de Galien sur les organes de la
circulation non-seulement se réduisaient à peu de chose, mais
encore ils étaient entachés d'erreurs nombreuses. Parmi ces
dernières, il en est une que nous devons signaler, car elle devait éloigner, pendant longtemps, l'attention des observateurs. Nous voulons parler du trou de communication que
Galien prétendait exister entre le ventricule droit et le ventricule gauche.

Les dissections anatomiques, complétement négligées après
Galien, ne reprirent faveur qu'à partir du seizième siècle, avec

(1) Daremberg, *Histoire des sciences médicales*, p. 586, t. Ier.
(2) Cl. Bernard, *Introduction à l'étude de la médecine expérimentale*.

Bérenger de Carpi, Nicolas Massa, Fernel, etc. C'est à cette époque que Charles Étienne parle, le premier, des valvules des veines sous le nom d'*apophyses venarum*. Levasseur reconnaît que les parois du ventricule droit sont plus épaisses que celles du ventricule gauche ; il reconnaît aussi que le ventricule droit est plus grand que le ventricule gauche. J. Sylvius, Fallope, Fabrice d'Aquapendente, apportent leur contingent de recherches sur les vaisseaux sanguins. Eustache découvre la valvule de la veine cave inférieure et celle des veines coronaires. Vidus Vidius décrit les tubercules pyramidaux des valvules sygmoïdes. Bauhin décrit le trou ovale et sa valvule bien avant Botal. Enfin, le grand Vésale surpasse tous ces anatomistes justement célèbres par l'exactitude de ses descriptions, par le nombre de ses découvertes, et surtout en niant, le premier, l'existence du trou que Galien avait admis sur la paroi ventriculaire. Lui-même ne tire aucun parti de cette découverte au point de vue de la circulation pulmonaire ; mais d'autres bientôt s'acquittèrent de ce soin.

Parmi les anatomistes qui, par leurs travaux, préparèrent la découverte de la circulation, quelques-uns s'occupèrent avec succès de l'usage des parties, c'est-à-dire de physiologie. A cette époque, on ne distinguait pas encore ces deux divisions de la science de l'homme ; mais l'on conçoit aisément que la connaissance des usages d'une partie eût autant d'attrait, sinon plus, que celle de sa structure. Charles Étienne reconnut sur le vivant le mouvement de systole et de diastole du cœur. Coiter constata sur un chat vivant que les ventricules se dilatent après la contraction des oreillettes, et que le ventricule droit ne cessait de vivre qu'après le ventricule gauche ; il reconnut enfin que les oreillettes se meuvent encore alors que tout mouvement a disparu dans les ventricules.

Vésale, non moins bon expérimentateur qu'excellent anatomiste, s'assura, par la ligature des artères sur le vivant, que la partie de l'artère, qui communique encore avec le cœur, continue de battre, tandis que celle qui se dirige vers la périphérie se vide de sang et perd tout battement. Ce grand homme inventait en même temps la respiration artificielle, si employée de nos jours dans l'expérimentation physiologique.

Cependant Vésale avait montré que la cloison ventriculaire n'est pas percée de trous comme le croyait Galien. Dès lors, on dut chercher par quelle voie le sang veineux passait du ventricule droit dans le ventricule gauche. Cette recherche aboutit à la découverte de la petite circulation. Servet, Columbus, démontrèrent par la simple observation que le sang du cœur droit est conduit au poumon par l'artère pulmonaire, et de là au cœur gauche par les veines pulmonaires.

L'idée d'une certaine circulation du sang venait d'entrer dans la science ; mais ce n'était pas toute la circulation. Il fallait encore un nouvel effort ; il fallait surtout détruire deux erreurs et acquérir deux notions nouvelles. La première erreur consistait à croire que le sang part du foie pour alimenter directement l'estomac, le mésentère et l'intestin par le moyen des veines. La seconde était la croyance au transport du chyle dans le foie exclusivement par la veine porte. Les notions nouvelles à acquérir étaient la découverte des vaisseaux lactés et celle des vaisseaux capillaires. Ceci devait être l'œuvre du dix-septième siècle.

Si l'on en excepte les quelques particularités que nous venons de signaler, tout était prêt pour la découverte de la circulation du sang quand Harvey parut. Les agents moteurs de cette circulation étaient parfaitement déterminés par les observations patientes et minutieuses des anatomistes du seizième siècle. Le cours du sang avait été constaté par la ligature des vaisseaux. La circulation cardio-pulmonaire était un fait évident. La contraction et la dilatation cardiaques avaient été constatées sur le vivant. Que fallait-il de plus pour être conduit à l'*idée expérimentale* d'une circulation générale ? Presque rien. Mais ce *presque rien*, c'est le génie ; c'est l'intelligence éclairée par tous les faits d'observation et concevant une idée nouvelle. Harvey conçut cette idée, et c'est là sa grande découverte.

Mais les grandes idées, même chez les intelligences les mieux douées, ne viennent pas ainsi toutes seules ; préparé par de fortes études, formé à l'école de Fabrice d'Aquapendente, dont il avait écouté les leçons pendant cinq ans, Harvey possédait non-seulement toute la science de son temps, mais encore celle qu'il tâchait d'acquérir lui-même en ouvrant des animaux vivants. C'est ainsi qu'il put voir les battements du cœur et leur ordre de succession ; il les vit aussi sur un gentilhomme anglais dont le cœur avait été mis à nu par une carie des côtes. C'est dans ces conditions que Harvey conçut l'idée de la circulation du sang. Quant à la démonstration de l'idée, c'était relativement peu de chose. Comme nous l'avons vu, Vésale avait déjà lié les vaisseaux pour démontrer le cours du sang et sa dépendance du cœur. Harvey porta sa ligature tantôt sur les veines, tantôt sur les artères, tantôt sur les deux vaisseaux à la foïs, et il démontra ainsi que le sang circule. Cette démonstration était complétée par des considérations relatives aux valvules des veines.

Ces différentes preuves, manœuvrées par une intelligence d'élite, étaient suffisantes pour assurer l'avenir de la découverte ; mais elles étaient loin d'être complètes. Il manquait à Harvey la connaissance des vaisseaux capillaires pour expliquer le passage du sang artériel dans les conduits veineux. Ce ne fut que quelques années plus tard que, grâce au microscope inventé récemment, Malpighi compléta la découverte de Harvey par celle des vaisseaux capillaires.

Il manquait aussi à Harvey la connaissance du rôle physiologique des *vaisseaux lactés* qu'Aselli venait de découvrir.

Ces quelques lacunes, touchant des faits indispensables à la connaissance complète de la circulation sanguine, expliquent, sans la justifier néanmoins, l'opposition violente que la grande découverte rencontra en bien des endroits et principalement à la Faculté de Paris. Riolan, docteur-régent de cette Faculté, fut un des adversaires les plus acharnés de Harvey. Cette vivacité s'explique, sans doute, par l'intérêt tout particulier que Riolan avait dans la question, car, de son côté, il soutenait que dans le cœur le sang circule de gauche à droite.

DÉVELOPPEMENT DE L'ANATOMIE ET DE LA PHYSIOLOGIE
DEPUIS HARVEY JUSQU'A BICHAT.

La découverte d'un fait aussi grand par lui-même et par ses conséquences que la circulation du sang suffit à elle seule pour illustrer tout un siècle. Aussi disons-nous volontiers que le dix-septième siècle est le siècle de la découverte de la circulation du sang. Durant cette longue période qui sépare Harvey de Bichat, les découvertes en anatomie et en physiologie sont journalières, et, en quelque sorte, incessantes. C'est pourquoi, pour établir un certain ordre dans notre exposition, nous examinerons séparément les progrès de l'anatomie et ceux de la physiologie.

ANATOMIE.

L'impulsion donnée par Vésale et ses successeurs aux études anatomiques se poursuit sans transition durant cette période.

Thomas Bartholin, né à Copenhague, en 1616, composa un traité d'anatomie où les connaissances du temps sont accompagnées de détails originaux. Il employa la méthode pneumatique de Riolan pour étudier les *lymphatiques du foie*, qu'il prétendait avoir découverts le premier. Contrairement à ce que l'on avait dit jusque-là, il assura que le foie ne reçoit que des vaisseaux lymphathiques et nullement des vaisseaux lactés.

Thomas Bartholin est le premier qui ait signalé l'erreur des anciens touchant la physiologie du foie. Cette constatation, développée en termes ironiques dans un traité spécial intitulé *De hepate defuncto,* est le premier pas vers la connaissance de la véritable physiologie de la digestion.

Virsungus, anatomiste bavarois, professa à Padoue. Il découvrit le *canal pancréatique* et en donna une bonne description.

Higmore, né à Fordnigbridge, en 1613, a composé un ouvrage d'anatomie un peu diffus, mais dans lequel on trouve quelques découvertes : 1° le *corps d'Higmore*, dans lequel il admettait à tort l'existence d'un petit conduit; 2° la description du sillon inférieur des côtes, qui renferme les vaisseaux sanguins, et qu'il est important d'éviter dans l'opération de l'empyème; 3° il a décrit, mieux qu'on ne l'avait fait jusqu'à lui, les sinus maxillaires. C'est à tort que ces cavités sont désignées sous le nom d'*antre d'Higmore.*

Van Hoorne, né à Amsterdam, 1621. Il s'attribua la découverte du *canal thoracique*, qu'Eustache avait découvert déjà chez le cheval ; mais il fut le premier à décrire la structure du testicule, et nomma *ovaires* ce que, jusque-là, on nommait testicules chez la femme.

Pecquet, né à Dieppe, en 1625, découvrit, après Eustache, le canal thoracique chez le chien. On connaît le *réservoir* qui porte son nom et que le hasard lui fit découvrir. Le petit Pecquet, comme Mme de Sévigné aimait à l'appeler, découvrit ce réservoir en ouvrant un chien vivant, dans le but d'étudier la systole et la diastole ventriculaires. Il a mieux décrit les vaisseaux lactés qu'on ne l'avait fait avant lui, et il a établi leur communication avec le canal thoracique.

Rudbeck, né à Arosen, en 1630, curateur perpétuel de l'Université d'Upsal, a découvert certainement les vaisseaux lymphatiques avant Thomas Bartholin. Il les désigna sous le nom d'*hépatico-séreux*, parce qu'il pensait qu'ils provenaient tous du foie, et qu'ils allaient aboutir, en partie, dans le pancréas, et, en partie, dans le canal thoracique. L'ouvrage de Rudbeck parut en 1650, tandis que celui de Bartholin ne fut publié qu'en 1652. Rudbeck a également décrit la plupart des glandes séreuses.

Warthon, né dans le duché d'York en 1640, fut professeur au collége de Londres. Son *Traité sur les glandes* est vraiment remarquable ; il a surtout bien décrit le conduit excréteur des glandes salivaires qui porte son nom. Sa théorie physiologique a donné naissance à l'invention du *fluide nerveux*. Certaines glandes étaient chargées, selon lui, de préparer la nourriture des nerfs ; les autres avaient pour office d'épurer le fluide nerveux qui passe à travers les chairs.

Willis, né à Great-Bedwin, comté de Wilt, en 1622, dut beaucoup au secours de Lower, comme il le dit lui-même dans ses *Recherches anatomiques*. Le premier, il divisa la substance cérébrale en *substance corticale* et en *substance médullaire*. La première, selon lui, sépare les *esprits* de la masse du sang ; la seconde est composée de filets nerveux. Sa description des parties du cerveau est supérieure à celles qui avaient été données jusque-là. Il a surtout bien décrit les vaisseaux sanguins, et c'est à lui que nous devons la connaissance de la communication des vaisseaux sanguins du côté droit, avec les vaisseaux sanguins du côté gauche (communicante de Willis).

Willis a décrit dix paires de nerfs crâniens et a indiqué la cinquième et la sixième paire, comme étant les origines du grand sympathique ou nerf intercostal. Fallope avait décrit le premier ganglion cervical; Eustache avait parlé d'un filet qui unit ce dernier à la sixième paire; Willis complète ces notions, et donne la description du grand sympathique dans le cou, dans le thorax et dans l'abdomen. Il avait reconnu autant de ganglions qu'il y a de côtes.

Malpighi, né à Crevalcuore, près Bologne, en 1628, est un des anatomistes les plus remarquables de cette époque. Il fut successivement professeur à Bologne, à Pise, à Messine, et le grand-duc de Toscane fonda, à son occasion, l'Académie *del Cimento*. Son premier travail, son chef-d'œuvre, condamné d'ailleurs par *Borelli* auquel il était adressé, est consacré à la structure du poumon. Avant lui on considérait le poumon comme une sorte de parenchyme charnu. Il fait voir, en injectant de l'eau par l'artère pulmonaire pour laver ce prétendu parenchyme, et en insufflant de l'air par la trachée-artère, que ce tissu est vésiculeux et que les artères et les veines viennent s'anastomoser sur les parois des vésicules. Dans la recherche des vaisseaux sanguins, il se servit du microscope.

La lettre de Malpighi à Fracassatus, professeur à Pise, sur l'anatomie du cerveau, est très-curieuse. Il y compare la substance du cerveau, par rapport à sa direction et à ses prolongements, aux fibres d'un chou (chou de Malpighi). Il distingue la substance grise de la substance blanche. La première, dit-il, est composée de petites glandes qui se terminent à la seconde; celle-ci est constituée par un assemblage de nerfs. Quel rapprochement avec ce que nous savons aujourd'hui! Ces nerfs peuvent être considérés comme les canaux excréteurs des glandes. Ces glandes, dit-il encore, sont arrosées par un grand nombre de vaisseaux sanguins à l'extrémité desquels elles sont comme suspendues.

Malpighi est le premier qui ait décrit les *papilles de la langue*, dont la forme, dit-il, est différente à la pointe, au milieu et à la base. Les nerfs aboutissent aux papilles et sont les organes du goût. Ce travail le conduit à la découverte des papilles du tact et des glandes sudoripares.

Pour la structure du foie, il recommande de faire comme il a fait pour le poumon, c'est-à-dire, injecter d'abord de l'eau dans les veines pour le laver, et l'on peut voir alors, avec le microscope, de petits corps globuleux auxquels aboutissent les extrémités des vaisseaux. Ces globules sont recouverts d'une membrane propre qui adhère à celle du globule voisin, et leur assemblage forme une glande conglomérée.

La substance des *reins* est divisée en une infinité de lobules glandulaires qui se continuent avec la substance fibreuse (conduits de Bellini). Ces fibres, dit-il, ont une disposition conique dont la base est à la périphérie, et dont la pointe va aboutir à une membrane percée de trous (bassinet). Il considère la substance fibreuse comme composée de canaux sécréteurs. L'injection des vaisseaux lui fit voir qu'ils se divisaient en une infinité de rameaux à l'extrémité desquels les glandes sont suspendues comme des pommes. La *rate* a été étudiée d'après les mêmes principes, et Malpighi a constaté sa structure éminemment vasculaire et cellulo-fibreuse. La *Lettre sur les glandes* est une des œuvres les plus précieuses de ce grand anatomiste ; il a reconnu les follicules glandulaires, et a posé cette loi générale, que les vaisseaux sanguins viennent se ramifier sur la membrane enveloppante de ces follicules. Il a trouvé aussi des lymphatiques sur ces mêmes parties ; mais il n'a pas su déterminer si la lymphe était produite par la glande ou si elle venait seulement y aboutir.

La *botanique* a été l'objet de travaux très-sérieux de la part de Malpighi ; il a comparé l'écorce au périoste, et a découvert des vaisseaux chargés, comme les vaisseaux sanguins, de transporter les humeurs. Disons, en terminant, que Malpighi a étudié, avec le microscope, le développement de l'œuf, et qu'il a découvert que la cicatricule de l'œuf fécondé des oiseaux devenait une ampoule dans laquelle, au bout de trente heures, il voyait les premières traces du *punctum saliens*.

Leuwenhoëck, né à Delft en 1632, fut avec Malpighi l'inventeur de l'anatomie microscopique. Les microscopes dont on se servait à cette époque, inventés selon les uns par Janssen, selon les autres par Galilée ou Fontana, étaient très-élémentaires, et composés de simples lentilles. Nous devons à Leuwenhoëck la découverte des *globules du sang* et de ceux du *lait*, la découverte des *spermatozoaires*. Leuwenhoëck a vu la structure *cellulaire de l'épiderme*, la structure lamelleuse

du cristallin déjà constatée par Sténon, celle de la membrane
interne des artères, et enfin la structure des nerfs et des poils ;
mais il a vu des globules un peu partout sans les avoir assez distingués ; il en a vu dans le cerveau, dans la salive, dans le nerf
optique. Il a bien vu les fibrilles musculaires, mais il n'a pas
reconnu les cellules qui leur donnent naissance.

Glisson, né en 1634, professeur à Cambridge, a publié
l'*Anatomie du foie,* dans laquelle, au milieu de beaucoup de
longueurs on trouve d'excellentes descriptions, touchant les
canaux biliaires et l'enveloppe du foie, connue sous le nom
de *capsule de Glisson.* Walœus avait décrit avant lui cette enveloppe ; mais la description de Glisson est plus complète.
Il a publié aussi l'anatomie de l'estomac et des intestins. Nous
aurons à nous occuper plus loin de ses expériences physiologiques.

Swammerdam, né à Amsterdam en 1637, étudia sous
Van Hoorne et avec Sténon à Paris. Il est l'inventeur d'un
liquide à injection qui, introduit chaud dans les vaisseaux, se
refroidissait peu à peu. Il colorait ce liquide de différentes
manières, et parvenait ainsi à rendre visible la structure intime
des parties. Par ce moyen, il est parvenu à décrire les *vaisseaux
de la matrice* mieux qu'on ne l'avait fait avant lui. Il a soutenu
que les ovaires contiennent des *œufs,* qu'il a reconnus dans les
trompes et dans la matrice. Il a découvert les *valvules* des vaisseaux lymphatiques ; mais son traité le plus remarquable est
celui de l'*Histoire générale des insectes.* L'anatomie de ces petits
animaux y est ingénieusement traitée ; on y trouve même la
gravure des viscères de l'abeille. Swammerdam a écrit un
traité sur la respiration que nous étudierons un peu plus loin
avec sa physiologie. On lui doit l'invention d'un *thermomètre*
pour apprécier le degré de chaleur des malades.

Sténon, né à Copenhague en 1638, fut élève de Bartholin et devint évêque de Tisiopolis. Il découvrit le *canal* qui
porte son nom, étant chez Blasius, son maître, qui plus tard
prétendit s'arroger la découverte. Il découvrit aussi les
glandes *sublinguales* avec leurs canaux excréteurs, mais après
Warthon. Enfin, il découvrit les canaux excréteurs de la

glande et de la caroncule lacrymales, et détruisit les opinions ridicules qu'on avait émises sur la production des larmes. Carcanus avait décrit les points lacrymaux avant Sténon. Cet auteur a constaté la nature musculeuse du cœur, et a cherché à démêler l'entrelacement de ses fibres, qu'il compare à un huit de chiffre. Il a aussi fait ressortir la structure fibreuse du cerveau, « car de dire que la substance blanche n'est qu'un corps uniforme comme serait de la cire, où il n'y a pas d'artifice caché, ce serait avoir un sentiment trop bas du plus beau chef-d'œuvre de la nature ». A propos de la génération, il a fait jouer un grand rôle à l'*ovule*, dont il avait constaté l'existence après bien d'autres. Nous aurons à nous occuper de ses théories physiologiques.

Ruysch, né à la Haye en 1638. Eustache avait injecté les reins avec des liquides colorés ; Riolan insufflait de l'air dans les vaisseaux pour leur donner du relief ; Glisson injectait de l'encre dans les vaisseaux du foie ; Bellini employait en injection une substance que la chaleur faisait fondre ; Willis et Varole employaient également les injections ; Graaf se servit du mercure ; Swammerdam est le premier qui ait injecté de la cire fondue et mêlée à d'autres ingrédients. Ruysch perfectionna cette dernière découverte et garda le secret. Le procédé de Ruysch était non-seulement excellent pour montrer les ramifications les plus fines des vaisseaux, mais encore il conservait les cadavres dans un état d'intégrité parfaite, ce qui permit à l'inventeur de faire un cabinet magnifique, composé de cadavres de tout âge. C'est par ces injections qu'il découvrit et montra les valvules des vaisseaux lymphatiques, et qu'il donna une description minutieuse de ces vaisseaux. Il a découvert l'artère bronchique, dont personne n'avait parlé et dont il a bien deviné l'usage.

De Graaf, né à Schoonhaven en 1641, mourut à l'âge de trente-deux ans. Il fut élève de Sylvius, dont il adopta les théories chimiques, et de Van Hoorne. Il a publié des travaux remarquables sur les organes de la génération de l'homme et de la femme. Il a parfaitement décrit les canaux *déférents* et leur arrivée dans les *vésicules séminales*. Le *clitoris et ses vaisseaux* ont été l'objet d'une description complète. Il s'est fait une juste idée de l'*hymen* et des *caroncules myrtiformes*. Les ovaires, les trompes, les corps frangés, le corps jaune, ont été mieux décrits par lui que par les autres anatomistes.

Vieussens, né dans le Rouergue en 1641, professa à Montpellier. Le plus bel ouvrage de *névrologie* de cette époque est sorti de sa plume. Les travaux de Willis, d'Arantius, l'ont beaucoup aidé ; mais il a fait mieux qu'eux et a redressé beaucoup d'erreurs qu'ils avaient commises. Le *centre ovale*, la *valvule*, ont justement conservé son nom. Il a découvert les *vasa vasorum* et les *vaso-moteurs*. Malheureusement, ses théories physiologiques ne répondent pas à son anatomie.

Bellini, né à Florence en 1643, professa l'anatomie à Pise. Son œuvre principale est un traité sur les reins qu'il écrivit avant d'avoir lu le travail d'Eustache sur le même sujet. Il y aurait vu que les *conduits de Bellini* étaient découverts avant lui.

Bidloo, né à Amsterdam en 1649, a publié des dissertations sur l'anatomie, accompagnées de cent cinq planches très-bien exécutées, surtout celle qui représente le cerveau. Cowper acheta trois cents exemplaires de ces planches, y fit mettre son nom et son portrait, puis les donna comme siennes. Bidloo revendiqua son bien devant la Société royale de Londres. Bidloo a constaté que les nerfs sont composés de fibrilles réunies entre elles par du tissu cellulaire, et nie non-seulement les *valvules* des nerfs (car on en voyait alors partout), mais encore il démontre que les nerfs ne sont pas creux, comme on le croyait généralement.

Il pensait que les artères et les veines sont coniques, et qu'elles se terminent et commencent par un *plexus périphérique qui s'ouvre dans une cellule intermédiaire* (4° dissertation placée à la fin du *Traité d'anatomie,* éd. 1708).

Brunner, né à Dieffenhosen en 1653, professa à Heidelberg. Ses travaux anatomiques et physiologiques, sur le pancréas, sont très-précieux, parce qu'ils sont appuyés sur des vivisections bien faites. Il considéra les glandes intestinales qui portent son nom, comme un second pancréas, disant que celles de Peyer ne donnent que du mucus.

Pacchioni, né à Reggio en 1664, exerça à Bologne, Sienne et Rome. Il fut l'ami de Malpighi et travailla au traité qu'Eustache publia sur le cœur. Il a découvert les glandes qui portent son nom, mais cette découverte est accompagnée de beaucoup d'erreurs; il croyait, entre autres choses, que la structure de la dure-mère est musculeuse.

Cowper. Il semble que la réputation de ce grand chirurgien ne se soit alimentée que de plagiats. Nous avons vu qu'il avait volé les planches de Bidloo. Quant aux glandes qui portent son nom, elles avaient déjà été découvertes par Mery en 1684. Cowper, né en 1666, fut membre de la Société royale de Londres.

Valsalva, né à Imola en 1666, professa l'anatomie à Bologne et eut pour élève Morgagni. Son principal traité est celui de l'*oreille*. C'est une des œuvres les plus complètes et les mieux réussies au point de vue anatomique et physiologique. Cet ouvrage mérite d'être lu en entier. Nous nous bornerons à dire qu'il a comparé les expansions du nerf acoustique, dans le limaçon, à un instrument à cordes. Précurseur de Helmholtz sur ce sujet.

Winslow, né à Odensée en 1669, professa à Paris. Son *Exposition anatomique* n'a d'original que la méthode. Il a eu le mérite de réunir et de classer toutes les découvertes qui avaient été faites jusqu'à lui.

Santorini, né à Venise, en 1681, fut le disciple de Malpighi et de Bellini, et professa la philosophie et l'anatomie dans sa ville natale. Il y a beaucoup d'erreurs dans ses *Observations anatomiques,* mais aussi quelques vérités. Il a constaté que le siége de la couleur noire, chez les nègres, se trouve dans le corps réticulaire ; mais, de suite, l'erreur se montre, car il pense que cette couleur est produite dans la vésicule du fiel. Sa description des muscles de la face est bonne en général; bien que ce qu'il donne comme des découvertes puisse être revendiqué par des anatomistes antérieurs. Il a cependant inventé le *muscle risorius.* Il a donné une bonne description de l'arachnoïde et de la pie-mère. Il a connu l'entre-croisement des fibres nerveuses au-dessous de la moelle allongée. Le larynx est la partie du corps qu'il a le mieux décrite : on connaît les cartilages qui portent son nom. Il a découvert les *muscles épiglottiques.* Dans toutes les parties qu'il décrit, et qui complètent ses *Observations anatomiques,* Santorini trouve toujours l'occasion de compléter les œuvres de ses devanciers par des observations originales.

Morgagni, né à Forli en 1682, fut élève de Malpighi et de Valsalva, et professa l'anatomie à Bologne. Dans ses *Adversaria anatomica,* il a joint le côté historique et critique à ses propres observations. Il a découvert les *glandes aryténoïdiennes,* ainsi que la *glande et les ligaments de l'épiglotte ;* il a découvert aussi les canaux excréteurs des glandes de l'urèthre et a décrit les glandes sébacées découvertes par Malpighi. On sait que les ventricules du larynx portent justement son nom. Enfin, il n'est pas une question d'anatomie qu'il n'ait exposée et soumise à une judicieuse critique. Nous aurons à nous occuper plus loin de son traité *De sedibus et causis morborum.*

Havers, né en Angleterre vers 1691, fut membre de la Société royale de Londres. Il a publié un traité complet sur la structure et le développement des os. Il a prétendu que le périoste s'étend, sans discontinuité, depuis la tête jusqu'aux pieds, en passant tantôt sur les os, tantôt sur les tendons et les ligaments. Il a soutenu que les os se nourrissent par les vaisseaux sanguins, et non par la moelle, comme on le croyait. Les *canaux* de Havers sont restés dans la science.

Ferrein, né à Frespech en 1693, professa à Paris. Comme œuvre originale, nous n'avons de lui que son mémoire sur la théorie de la voix. Il comparait les rubans vocaux à des cordes, et l'air venant des poumons à un archet.

De Haller, né à Berne en 1708, fut élève de Boerhaave et professa à Gottingue. Peu d'hommes ont donné des productions aussi nombreuses et aussi utiles. Ses *Commentaires sur Boerhaave* lui ont fourni l'occasion de réunir les découvertes qui avaient été faites et de les soumettre à sa critique. Dans des publications plus spéciales, il a examiné plusieurs points

d'anatomie qui étaient encore obscurs, et c'est ainsi qu'il a
donné une description remarquable du diaphragme, du cœur,
des vaisseaux sanguins, etc., etc. Nous nous occuperons plus
loin de sa physiologie.

Kaau Boerhaave, né à la Haye en 1715, professa à Saint-
Pétersbourg. Dans un traité sur la perspiration cutanée, il
avance que l'épiderme ne se reproduit pas sur les cicatrices. Il
a donné une très-bonne description du tissu cellulaire, qui,
d'après lui, forme toutes les membranes. Il a également fait
des injections très-fines dans les poumons, dans les glandes,
dans le mésentère, et il en a tiré des notions plus précises sur
la structure de ces parties.

Lieberkühn, né à Berlin en 1711, passa sa vie à injecter les
vaisseaux du corps avec une matière dont il a donné la formule.
Aidé d'un bon microscope anatomique, il a découvert les
villosités intestinales qui reçoivent le chyle pour le transmettre
aux vaisseaux lactés. D'après l'auteur, le chylifère aboutissant
à une villosité est entre une artère, une veine et un nerf.

De Lassonne, né à Carpentras en 1717, a publié un traité
sur l'*organisation des os* où l'on voit clairement qu'il ne connaissait pas les travaux de Havers ; un traité plus original sur
l'organisation de la rate, qui, d'après l'auteur, serait cellulo-
fibreuse ; enfin un traité sur la structure des artères, où il
décrit fort bien les tuniques ainsi que les *fibres musculaires
circulaires et longitudinales.*

Bordeu, né à Iseste en Béarn en 1722, professa l'anatomie
à Montpellier. Dans son *Histoire de la chylification*, il donne
une excellente description des muscles qui servent à la mastication et à la déglutition. Son *Traité sur les recherches anatomiques et sur la position des glandes* est tout à fait original. Il y
démontre que l'excrétion des glandes n'est pas provoquée par
la contraction des muscles, comme le professait Boerhaave. Sa
description de l'épiglotte et des glandes est supérieure à toutes
celles qu'on avait données. Nous avons aussi de lui un nouveau
tableau des articulations du larynx ; il a cru pouvoir admettre l'existence de certains conduits faisant communiquer

la glande thyroïde avec la trachée-artère. Son mémoire sur les articulations des os de la face est le dernier mot dit sur la matière. Ses *Recherches sur le tissu muqueux* renferme l'idée mère des travaux de Bichat. Ses travaux physiologiques nous occuperont bientôt.

Sénac, né près de Lombez vers 1752. Il débuta par la traduction de l'*Anatomie* de Hunter ; ses commentaires en ont fait un nouvel ouvrage. Son *Traité sur les maladies du cœur* est un chef-d'œuvre d'érudition; on y trouve d'ailleurs des observations tout à fait originales, que les travaux ultérieurs n'ont fait que compléter.

Demours, né à Marseille en 1740, démontra la structure celluleuse du corps vitré en faisant geler un œil. Il démontra également la discontinuité de la *cornée* et de la *sclérotique* en les séparant l'une de l'autre par macération. Il a découvert enfin, la lame cartilagineuse de la cornée.

Monro, né en 1697 environ, professa à Édimbourg. Il a publié une *Anatomie de l'homme* où toutes les découvertes accomplies se trouvent consignées avec ordre et méthode. Mouro a ajouté à ces connaissances des observations particulières sur l'ostéogénie, sur les nerfs, sur les artères, qui eurent un grand succès.

Zinn, né à Schwalbach, en 1727, professa à Gottingue. Dans son traité *De ligamentis oculi*, il a donné de l'œil la meilleure description ; les ligaments avec leurs attaches y sont parfaitement exposées ; pour étudier le cristallin, il fit geler un œil. Dans ses expériences sur les animaux vivants, il a démontré que la dure-mère est insensible et que les blessures du corps calleux n'offrent rien de particulier.

J.-F. Meckel, né à Wetzlar en 1724, fut élève de Haller et professa l'anatomie à Berlin. Dans un mémoire spécial, il a décrit, mieux que personne, la cinquième paire et le ganglion qui porte son nom. Dans sa *Dissertation sur les nerfs de la face,* il a fait connaître beaucoup de rameaux de la septième paire. et entre autres un rameau qui s'unit au grand sympathique.

Weitbrecht, professeur de physiologie à Saint-Pétersbourg vers l'an 1742, s'occupa particulièrement de syndesmologie. Si l'on en excepte Riolan et Winslov, peu d'anatomistes s'étaient occupés de cette question ; aussi a-t-il eu à glaner beaucoup et ses découvertes sont-elles nombreuses sur ce point.

En donnant la courte analyse qui précède touchant les principales découvertes en anatomie depuis Vésale jusqu'à Bichat, nous n'avons pas pu avoir la prétention d'être complet. Beaucoup de noms pourraient légitimement réclamer contre une omission injuste ; mais notre but n'était pas de faire ici l'histoire de l'anatomie ; on comprendra que nous ayons dû nous en tenir aux grandes lignes, à ce qui nous était nécessaire pour bien faire comprendre les rapports qui existent entre les progrès de l'anatomie et ceux de la médecine.

PHYSIOLOGIE.

La découverte d'Harvey ne porta pas immédiatement ses fruits. Sans nous occuper de ceux qui la nièrent, nous nous appliquerons à signaler les motifs qui s'opposèrent à ce que ce grand fait fut apprécié comme il eût dû l'être. A notre avis, ces motifs sont au nombre de deux :

1° L'ignorance de la physiologie propre du cœur et des vaisseaux ;

2° L'ignorance de la physiologie de la circulation, qui provenait elle-même de l'ignorance où l'on était du véritable usage des poumons et des glandes en général.

Ces connaissances indispensables ne pouvaient être acquises que peu à peu ; en les préparant, les anatomistes et les physiologistes des dix-septième et dix-huitième siècles ont donné la mesure des immenses services qu'ils rendaient à la science.

Si l'on ne considère que les premiers temps qui suivirent la découverte de la circulation, loin d'être possédé d'enthousiasme pour ce grand fait, on se sent plutôt disposé à le regretter, car il a été le prétexte des inventions les plus grotesques et des systèmes les plus bizarres.

Descartes avait une manière toute particulière de comprendre et d'expliquer la circulation du sang ; il attribuait la cause des mouvements du cœur à une explosion du sang dans les ventricules, « lequel sang s'y enfle et s'y dilate comme du sang ou du lait le ferait si on le versait dans un vase fort chaud ». Il pensait que le sang sort du cœur pendant sa dilatation et qu'au contraire il pénètre dans ce viscère lorsque ses ventricules sont resserrés.

Borelli fait intervenir deux causes dans la circulation : 1° le gonflement des fibres musculaires, qui se produit à la surface des ventricules (*sic*) ; 2° la compression des particules d'air qui, venues de l'extérieur à travers les poumons, ont conservé leur ressort et agitent la masse du sang.

Sylvius de le Boë, né à Hanovre en 1614, professait que la formation et le mouvement du sang résultent de l'effervescence du sel volatil huileux de la bile et de l'acide dulcifié de la lymphe, ce qui produit la chaleur vitale par laquelle le sang s'atténue et devient susceptible de circuler.

Boerhaave comparait la circulation du sang à l'action d'une machine hydraulique dont le cœur est le piston.

Baglivi soupçonne que le cœur reçoit son mouvement de la dure mère.

Viessens prétend que les vaisseaux coronaires s'ouvrent dans les ventricules pour y verser le ferment acide qui irrite le cœur.

Perraud admettait un plan de fibres musculaires longitudinales qui relâchent le cœur et un autre plan de fibres circulaires qui le resserrent.

Bonhius, de Leipsick (1640), seul, professe au milieu de cette discordance d'opinions une idée inspirée par le simple bon sens : le sang, par son contact, détermine le cœur à se contracter.

Willis attribuait les mouvements du cœur à l'action des esprits animaux transmise par les nerfs.

De Haller professait que le cœur se contracte parce qu'il est irritable, et que le sang n'est que l'occasion de sa contraction, car, dit-il, la contraction persiste en dehors du corps et quand le cœur est vide.

Sénac partagea l'avis de De Haller.

Cependant les éléments vrais de la physiologie du cœur étaient formulés peu à peu, mais isolément. L'idée que les muscles ne doivent leur contraction *fonctionnelle* qu'à l'excitation fonctionnelle des nerfs commençait à poindre, malgré l'opposition des partisans du système de De Haller. De Lassonne découvrait les fibres circulaires des artères; Leuwenhoëck et Malpighi montraient, avec le microscope, le mouvement du sang dans les capillaires artériels et veineux. D'un autre côté, la découverte des chylifères, des lymphatiques préparaient les conditions d'une nouvelle explication de la sangnification, et la chimie se préparait, elle, à nous expliquer le secret de la transformation du sang noir en sang rouge à travers le tissu pulmonaire.

La *physiologie du foie* n'était possible qu'après la découverte de la circulation, par la raison bien simple que le foie était précisément considéré, depuis Galien, comme l'organe de la sanguification et le point de départ des vaisseaux sanguins. Ce fut *Thomas Bartholin* qui se chargea d'opérer cette heureuse réforme. Son traité *De hepate defuncto* est un petit chef-d'œuvre où il rend à chaque organe la fonction qui lui appartient.

La *physiologie de la digestion* ne fut point faite durant cette période. Elle fut remplacée par des théories chimiques ou mécaniques; mais on découvrit quelques-uns de ses éléments. L'action du suc gastrique, diversement interprétée, mais incontestable; l'action de la bile, celle du suc pancréatique, constatée par *Brünner*, et enfin la découverte des vaisseaux lactés, aboutissant au canal thoracique, rendaient la physiologie de la digestion presque possible.

La *physiologie du système nerveux* s'enrichit d'un nombre de faits considérable dans les détails. L'action des diverses parties du cerveau fut, non pas connue, mais un peu débrouillée par Willis, Vieussens, Molinetti, Pitcairn, Haller; les propriétés des nerfs, assez bien distinguées, mais pas suffisamment cependant pour qu'on pût se faire une juste idée du mécanisme cérébral. La théorie des esprits animaux et du fluide nerveux devait tenir longtemps encóre la place de ce qui doit être la description du *Mécanisme fonctionnel* du cerveau. Les sensations spéciales furent aussi un peu mieux connues. *Schneider*, en 1669, décrivait le nerf olfactif avec ses ramifications et lui attribuait le rôle que, jusque-là, on attribuait aux ventricules cérébraux, quand on pensait qu'à la faveur des trous de l'ethmoïde, les odeurs pénétraient dans le cerveau. Valsalva tenait la théorie de l'audition prête à éclore ; la physiologie de la vision se préparait par une connaissance plus intime des parties de l'œil ; Molinetti prétendait enfin, sans se douter peut-être de l'exactitude de son idée, que *toute sensation est une sorte de tact*.

La *physiologie des sécrétions* fut connue très-incomplétement. Malpighi ouvrit sans doute une nouvelle voie par la description des glandes ; mais l'absence de chimie physiologique rendait, pour le moment, cette découverte improductive. Aussi voyons-nous Warthon considérer, dans le corps, deux sortes de glandes : les unes chargées de nourrir les nerfs, les autres chargées d'épurer le fluide nerveux quand il a passé à travers les chairs. *Lancisi* croyait que les glandes sont de petits cœurs qui se contractent et se dilatent. Sténon avait deviné la vérité pendant un moment de la vie des glandes : il avait remarqué que le sang est le milieu où les glandes puisent leurs produits, et il avait constaté que, lorsque le sang coule avec trop de rapidité, les glandes lui empruntent peu de liquide. *Bordeu* est un de ceux qui ont le mieux compris la fonction des glandes. Elles séparent, dit-il, de la matière sanguine un liquide particulier en vertu d'une espèce de sensibilité (propriété particulière).

La *physiologie des mouvements* est, sans contredit, la partie la mieux étudiée durant cette période. Il est peu d'anatomistes qui n'aient touché à cette question, et on peut dire qu'ils ont tous plus ou moins concouru à l'élucider, ce qu'ils ont fait du reste avec succès.

La *physiologie de la génération*. Dès les temps les plus reculés, deux théories se disputaient l'honneur d'expliquer la génération : l'une accordait aux semences réunies de l'homme et de la femme le pouvoir de procréer le nouvel être ; l'autre prétendait que la semence seule de l'homme jouissait de la propriété procréatrice. La première de ces théories fut celle d'Hippocrate, la seconde celle de Zénon. En dehors de là tout était mystère, et on ne connaissait pas même les ovaires quant à leur fonction. Harvey fut le premier qui émit la pensée que les vivipares proviennent d'un œuf placé dans le sein de la mère. *De Graaf* indiqua la structure des ovaires en 1671 et fit connaître, en même temps que Van Hoorne et Sténon, la rupture des vésicules ovariques et la progression des ovules, qu'il n'avait jamais vus, dans les trompes de Fallope. *De Graaf* pensait que les œufs sont fécondés dans l'ovaire.

Lenwenhoëck découvrit les spermatozoaires en 1677, et, contrairement à la théorie de l'évolution, il professa que ces animaux renferment le germe de l'être futur; il ajoutait qu'en se mélangeant avec l'œuf dans la matrice ils le convertissent en embryon. Les observations de *J. Hunter* sur l'évolution de l'œuf du poulet firent rejeter cette manière de voir. La théorie véritable de la génération ne pouvait être bien connue qu'après la découverte de l'*ovule* par *Baër* en 1836.

Comme on a pu s'en assurer en lisant l'exposé analytique qui précède, le bilan de la physiologie des dix-septième et dix-huitième siècles se réduit à peu de chose. Beaucoup d'éléments sont réunis pour faire la physiologie des organes; mais, en définitive, aucune de ces physiologies, si ce n'est celle des mouvements, n'est complète. Cependant il est une loi de l'esprit humain qui impose à l'homme, dans la recherche de la vérité, l'obligation de se faire un système de connaissances. L'histoire nous le prouve, l'être humain ne saurait faire un progrès sans s'appuyer sur une doctrine vraie ou fausse; et, quand il ne peut s'appuyer sur une vérité, il s'appuie sur une hypothèse. L'hypothèse, pour le chercheur de vérité, est comme un bâton dans la main d'un aveugle : quand le bâton est usé, il en change, voilà tout. Ceci nous explique pourquoi les savants des siècles derniers ont remplacé la physiologie absente par les conceptions de leur esprit. C'était, pour eux, la condition *sine quâ non* de tirer parti, pour l'avenir, des connaissances déjà acquises.

Pour bien faire connaître l'esprit médical de cette époque, nous ne pouvons pas nous empêcher de dire un mot des systèmes physiologiques qui ont prévalu. La physiologie.

vraie ou fausse, est toujours de la physiologie ; nous ne sortirons donc pas de notre programme. Les systèmes qui ont été inventés dans cette période pour remplacer les notions physiologiques qui faisaient défaut sont, d'après nos recherches, au nombre de quatre :

1° *Le système chimique*, qui met à la place du mécanisme fonctionnel un ferment, un acide ou une base ;

2° *Le système iatro-mécanique*, qui, à défaut d'explications physiologiques, emprunte aux mathématiques, à la géométrie, à la physique, la raison des choses ;

3° *Le système spiritualiste*, qui met un agent spirituel partout où l'acte physiologique paraît inexplicable ;

4° *Le système vitaliste*, qui étudie les propriétés des organes vivants.

Nous allons donner un exposé succinct de chacun de ces systèmes, en parlant de l'application de l'anatomie et de la physiologie à la médecine durant cette période.

APPLICATION
DE L'ANATOMIE ET DE LA PHYSIOLOGIE A LA MÉDECINE
DEPUIS HARVEY JUSQU'A BICHAT.

Durant cette période, les applications de l'anatomie et de la physiologie furent plus immédiates et plus nombreuses que dans la précédente.

L'anatomie normale, mieux connue dans son ensemble et dans ses détails, fut étudiée au point de vue de la pratique chirurgicale, et au point de vue du siége de la maladie. C'est de cette période, en effet, que datent l'*anatomie pathologique* et l'*anatomie chirurgicale*.

La *physiologie* reçut, elle aussi, des applications utiles ; mais c'est à travers les systèmes physiologiques que nous devrons principalement les chercher.

ANATOMIE PATHOLOGIQUE.

Vésale, Fernel, Rambert, Dodoëns, Amatus Lusitanus s'étaient signalés dans la période précédente par des observations d'anatomie pathologique. Leurs dignes successeurs, dans la période qui nous occupe, furent Eustache, Paw, Coiter, Thomas Bartholin, Columbus, Bonet, Barrère, Daniel Hoffmann, Blancard, Morgagni.

Bonet, né à Genève en 1620, a écrit le premier ouvrage d'anatomie pathologique, sous le titre de *Sepulchretum anatomicum*. Cet ouvrage, divisé en quatre parties qui comprennent la tête, la poitrine, l'abdomen et les maladies non localisées, est un recueil d'observations que l'auteur a empruntées, en grande partie, à Fabrice de Hilden, à Bailly, à Willis, à Baillou. Beaucoup de ces observations sont incomplètes et écourtées ; mais, par contre, les commentaires de Bonet sont souvent trop prolixes. Ses efforts furent une tendance dans une bonne voie ; mais il faut avouer qu'ils lui profitèrent peu, parce que le niveau des connaissances générales n'était pas encore assez élevé, et qu'il fut réduit, la plupart du temps, à donner, sur les lésions qu'il observait, les interprétations les plus fausses.

Morgagni. Nous avons vu (page 76) que Morgagni était excellent anatomiste. La connaissance approfondie de l'état normal le mettait à même de juger de l'état anormal. C'est ce qu'il fit dans son *Traité du siége et des causes des maladies, étudiés par l'anatomie*. Ne pouvant pas analyser ici ce grand ouvrage, nous nous contenterons de dire que, par la méthode, par les renseignements bibliographiques, par les critiques judicieuses, et par l'interprétation des faits nombreux qu'il renferme, il a mérité de devenir un traité classique et qu'il n'est pas permis, même de nos jours, de ne pas le lire. Morgagni doit être considéré comme le véritable fondateur de l'anatomie pathologique. Il dit lui-même qu'il fait bon marché des théories et des vaines explications ; il n'appréciera, ajoute-t-il, que les faits. Mais il ne pouvait tenir cette promesse, et nous le voyons emprunter aux idées dominantes sur la nature des maladies la plupart de ses explications. Ceci importait peu d'ailleurs, pourvu que les lésions anatomiques fussent bien décrites et rapportées exactement aux symptômes observés. Les explications passent ou changent ; les faits restent. C'est dans cette considération surtout qu'il faut aller chercher le mérite de l'ouvrage de Morgagni.

ANATOMIE CHIRURGICALE.

Si l'anatomie chirurgicale est une science toute moderne, le nom et la chose n'en existaient pas moins dans les dix-septième et dix-huitème siècles. Il était rare alors que le chirurgien ne fût pas bon anatomiste, et celui-ci, naturellement, préparait la voie au couteau du premier.

Palfin, de Courtrai, l'inventeur du tire-tête, fit paraître en 1726 le premier traité d'anatomie chirurgicale.

Barbette, d'Amsterdam, publiait en 1678 un ouvrage intitulé *Chirurgie anatomique*. Ces ouvrages sont loin, il est vrai, de l'idée que nous nous faisons aujourd'hui de l'anatomie chirurgicale ; mais c'était un commencement.

Parmi les chirurgiens qui ont fait bénéficier leur art des progrès de l'anatomie, nous mentionnerons les suivants :

Jean Scultet, né à Ulm en 1595, a publié des observations très intéressantes sur la régénération complète du cubitus et du tibia.

Nuck, professeur à Leyde, né en 1669 eut le premier l'idée de dilater, avec le doigt, l'anneau inguinal, lorsqu'on ne peut faire rentrer la portion d'intestin qui fait la hernie. Il a appliqué des yeux artificiels à ceux dont l'orbite présentait un moignon.

J. Guischard du Verney, né à Feurs en Forez en 1648. Illustre déjà par ses travaux anatomiques, il a fait une application heureuse de ses connaissances aux maladies des os.

Dionis, né à Paris en 1672, élève et préparateur de Du Verney, a perfectionné la plupart des opérations de chirurgie en s'inspirant des données anatomiques.

Platner, né à Chemnitz en 1694, professa à Leipsick. Ses *Institutions de chirurgie* sont remplies de saines applications anatomiques à la chirurgie. Il a parfaitement déterminé les conditions anatomiques de la cataracte membraneuse et cristalline, et a préconisé la bronchotomie chez les noyés.

Anel, né vers 1698, s'est distingué à Turin, et a inventé la *méthode aspiratrice* (renouvelée de nos jours) pour retirer le sang épanché ou le pus, à la surface des plaies ou dans les cavités de la poitrine et de la tête. Il se servait à cet effet, d'une seringue bien connue. Il a inventé aussi le *Cathétérisme du canal nasal*, et la guérison de la *fistule lacrymale* au moyen de la désobstruction du sac par les points lacrymaux. La plus importante de ses inventions est la ligature de l'artère au-dessus du sac anévrysmatique, sans ouvrir ce dernier, comme on le faisait avant lui.

Monro, dont nous avons parlé comme anatomiste, fut conduit par ses études sur les artères à s'occuper des maladies de ces vaisseaux. Il a particulièrement signalé les conditions anatomiques de l'ossification et de la formation des anévrysmes. Ses connaissances anatomiques sur les voies lacrymales l'avaient amené à proposer certaines opérations dans quelques-unes de leurs maladies. Toujours appuyé sur l'anatomie, il a changé le lieu d'élection de la paracentèse en proposant de faire cette opération à plus de quatre pouces au-dessous du nombril et à côté. Il voulait aussi qu'on évacuât l'eau en une seule fois, contrairement à ce qui se pratiquait.

Guillaume de Cheselden, né à Somerby en 1588, a perfectionné anatomiquement le procédé de la *taille latéralisée* inventée par Frère Jacques (Paris 1651). Il guérit un aveugle de naissance par l'*iridectomie*.

Pott, né à à Londres en 1713, fut un des chirurgiens les plus distingués de cette époque. Ses recherches sur les tumeurs, avec ramollissement des os, sont devenues classiques sous le nom de *mal de Pott*.

Jean-Louis Petit, né à Paris en 1674, est une des gloires de la chirurgie française. Son *Traité des os,* où il examine les luxations, les fractures, est un livre utile encore aujourd'hui ; on y trouve des procédés nouveaux pour la réduction des luxations et des fractures, et la description de quelques appareils ou *moufles* qu'il avait imaginés. Tout le monde connaît le *tourniquet* qu'il a inventé pour empêcher les hémorrhagies pendant les amputations.

Daviel, né à Paris en 1696, a inventé le procédé de l'extraction de la cataracte par un lambeau triangulaire inférieur.

Duhamel-Dumonceau, membre de l'Académie des sciences de Paris, a fait des recherches sur la coloration des os avec la garance en 1739. Dans un autre mémoire, publié en 1741, il a prouvé que le cal est formé par le périoste interne et externe, et il a conclu de ses recherches que les bandages trop serrés empêchent la formation du cal.

De Saint-Yves, né à la Viotte en 1667, fut oculiste de Saint-Côme. Il a établi, avant·Platner, la distinction entre la *cataracte membraneuse* et la *cataracte cristalline ;* il a fourni aussi des observations de décollement de la rétine et d'atrophie rétinienne.

Brasdor, né dans un bourg du Maine en 1721, professa à Paris. On lui doit une méthode de traitement des anévrysmes par la ligature de l'artère au-dessous du sac. Il a écrit un bon mémoire sur les *amputations dans les articles.*

Pallucci, né à Florence en 1718, modifia le *grand appareil* en inventant un conducteur pour diriger le lithotome dans la vessie. Il a aussi modifié l'opération de la fistule lacrymale. Dans l'opération de la taille hypogastrique ou *haut appareil,* il conseille de ponctionner d'abord l'hypogastre et la vessie avant de faire l'incision.

John Hunter, né à Long-Calderwood en 1728, célèbre à bien des titres, est surtout original dans son *Traité sur les dents*, et dans sa théorie sur l'*inflammation* adhésive et suppurative. Sa théorie de l'inflammation, qu'il applique à la plupart des maladies chirurgicales, est une des plus belles acquisitions de la chirurgie et une des applications les plus utiles de l'anatomie et de la physiologie à la chirurgie. On attribue généralement à Hunter l'invention de la ligature de l'artère *au-dessus* du sac anévrysmal ; mais nous avons vu qu'Anel est le véritable inventeur du procédé.

Scarpa, né à Motta, marche de Trévise, en 1747, professa à Paris. Aussi célèbre par l'anatomie que par la chirurgie, il doit être considéré comme un des fondateurs de l'anatomie chirurgicale. Il a remis en honneur le procédé de l'opération de la cataracte par abaissement; il créa le procédé de la *pupille artificielle* par le décollement de la circonférence de l'iris; il a étudié enfin, la plupart des affections chirurgicales et, en les considérant surtout au point de vue anatomique, il a pu donner sur beaucoup d'entre elles des descriptions plus complètes et plus détaillées qu'on ne l'avait fait avant lui.

Desault, né à Magny-Vernais en 1744. Ce grand chirurgien ne publia rien que sa thèse. Mais ses leçons furent recueillies et publiées par ses élèves sous le titre d'*Œuvres chirurgicales*.

Ses leçons sur les bandages sont remarquables. On n'ignore pas que, le premier, il est parvenu à fixer les fragments, dans la fracture de la clavicule, par un bandage approprié ; il a également rétabli la ligature immédiate des artères pendant l'amputation, Son procédé de *compression indirecte de l'artère*, dans le traitement des anévrysmes, est resté dans la science. Mais ce que nous ne devons pas oublier ici, c'est qu'il préconisa l'anatomie chirurgicale avec une insistance qui fut comprise de ses élèves, comme nous le verrons plus loin à propos des chirurgiens du dix-neuvième siècle.

Les noms qui précèdent ne représentent pas à eux seuls tous les avantages que la chirurgie sut tirer des études anatomiques. Une histoire complète de la chirurgie pouvait seule répondre à ce *desideratum*, et ce n'était pas ici le cas de la donner. Nous avons voulu, simplement, qu'on pût avoir une idée des services que l'anatomie avait rendus à la chirurgie pendant la période qui nous occupe.

PHYSIOLOGIE.

La *physiologie* intéresse plus particulièrement la médecine ; c'est elle qui fournit au médecin ses inspirations pour décider de la nature d'une maladie et pour formuler un traitement ; c'est elle qui va nous occuper au point de vue de ses applications à la médecine.

Le fait physiologique qui a reçu les plus nombreuses applications à la médecine, et qui éclaire toute cette période comme un astre lumineux, est sans contredit la découverte de la *circulation du sang*. On trouve son application dans toutes les parties de la médecine, et son influence se fait sentir dans les doctrines les plus opposées. Comme chacun des systèmes adoptés en médecine, à cette époque, a interprété et appliqué cette découverte d'une façon différente, nous nous réservons de parler des applications médicales de la circulation du sang à mesure que l'occasion se présentera, nous bornant à signaler dès à présent les applications immédiates qui en résultent. Ces applications sont au nombre de quatre :

1° La transfusion du sang ; 2° l'injection des matières médicamenteuses dans les veines ; 3° la ligature des vaisseaux dans le traitement des anévrysmes ; 4° la compression des artères en médecine et en chirurgie.

1° *Transfusion du sang*. Quelques auteurs ont attribué à *Libavius* l'honneur de cette idée. Il est vrai que Libavius a recommandé de pratiquer la transfusion au moyen d'une canule d'argent, mais il ne dit pas qu'il l'ait pratiquée. D'ailleurs Harvey ne publia sa découverte qu'en 1628 et l'observation de Libavius remonte à l'an 1615. L'idée de la transfusion avant la découverte de la circulation du sang était une idée inféconde; aussi n'y fit-on pas grande attention.

Lower en Angleterre, **Denis** en France, sont les premiers qui aient pratiqué la transfusion du sang sur les animaux et sur l'homme. Le premier injecta au moyen de plusieurs tuyaux de plume, ajoutés bout à bout, du sang d'un jeune mouton dans les veines du bras d'un nommé Coga et l'opération réussit. Le second pratiqua la transfusion avec du sang d'agneau sur un jeune homme plongé dans un assoupissement léthargique, et le résultat fut très-heureux. *Major* et *Ettmuller*, en Allemagne, *Manfredi, Maguani*, en Italie, pratiquaient la transfusion à peu près à la même époque. Après les succès de la première heure, cette opération si délicate fut suivie de tels accidents, que la généralité des médecins de tous les pays s'éleva contre elle, et elle ne tarda pas à être abandonnée. Le parlement de Paris, en 1675 proscrivit, par un arrêt, l'usage de la transfusion.

2° *Injection des matières médicamenteuses dans les veines*. Nous n'avons pas des données bien certaines sur l'origine de ce mode de traitement, qui d'ailleurs fut peu employé.

Ettmuller attribue l'invention du procédé à *Christophe*

Wreen, professeur d'anatomie à Oxford. *Fracassatus* a injecté de l'*eau-forte* mêlée avec de l'eau dans les veines d'un chien et a obtenu ainsi la coagulation du sang. *Fabricius*, Allemand d'origine, soutint à Rome une thèse (1666) dans laquelle il prétendait avoir guéri un sujet attaqué de la vérole, avec exostose, au moyen de l'injection de quelques médicaments dans les veines. *Richard Lower* ne prétend nulle part qu'il ait injecté autre chose que du sang dans les veines ; mais il dit que l'idée de la transfusion lui vint en voyant guérir les animaux, au moyen d'injections médicamenteuses qu'on introduisait dans les veines.

3° *Ligature des artères dans le traitement des anévrysmes.* C'est, de toutes les applications immédiates de la circulation du sang, celle qui a donné jusqu'à présent les résultats les plus clairs et les plus légitimes. Les anévrysmes ont été connus de tout temps, et de tout temps aussi on a cherché à les guérir. Ætius et les Arabes *ouvraient* ou *enlevaient* le sac après avoir lié l'artère au-dessus et au-dessous ; mais ce traitement était purement empirique. Dès que l'on connut la circulation et l'anastomose des artères par les collatérales, on se conduisit plus logiquement. Nous avons vu qu'*Anel* pratiquait la ligature *au-dessus* du sac sans toucher à ce dernier, que *Brasdor* pratiquait la ligature *au dessous*. Nous avons vu aussi que *Lieutaud* se contentait quelquefois de pratiquer la compression indirecte de l'artère.

4° *Compression des artères en médecine et en chirurgie.* — La compression méthodique a été employée d'abord par *Parry*, de Bath, sur la carotide. La compression de l'aorte a été appliquée par *Saxthorph*, de Copenhague, en 1774, et par *Lœdwig Rüdiger*, de Tubingue, en 1797, pour arrêter les hémorrhagies puerpérales. Cette compression se faisait avec la main appuyée sur le ventre. Signalons enfin le tourniquet de *J.-L. Petit*, destiné à comprimer l'artère principale pendant les amputations.

A part les applications de la physiologie de la circulation, nous ne trouvons guère d'autres applications de la physiologie *vraie* à la médecine, et la raison en est simple, comme nous l'avons déjà dit : c'est que la physiologie des autres organes, si ce n'est la physiologie des mouvements, n'était pas assez complète. Ce n'est donc qu'à travers les *systèmes de physiologie* qui ont remplacé la *physiologie vraie* que nous trouverons les inspirations que la médecine a empruntées à la physiologie.

SYSTÈMES PHYSIOLOGIQUES
ET LEURS APPLICATIONS A LA MÉDECINE.

Système iatro-chimique. — On peut dire que la vraie chimie ne date que de nos jours. Cependant il y eut toujours une chimie, composée de notions élémentaires tout à fait restreintes, et encombrée surtout de notions erronées ou hypothétiques, qui, sous le nom de magie, de kabbale, art sacré, grand art, eut pour but essentiel de trouver une panacée universelle et en même temps le moyen de faire de l'or. Cette pseudo-science, très-cultivée par les Arabes et par les hommes qui s'inspirèrent de leurs travaux, durant le moyen âge, devint, entre les mains de Paracelse, une véritable doctrine physiologique et pathologique.

Philippe-Aurèle-Théophraste **Bombast de Hohenheim** dit **Paracelse**, né en 1493 à Einsidlen (Suisse), s'appliqua surtout à détruire le galénisme et à le remplacer par des explications moitié chimiques, moitié spiritualistes. Sous le nom de *ens*, il admetttait cinq forces qui exercent chacune une influence spéciale sur le corps : l'*ens astrale*, ou influence des astres ; l'*ens veneni*, ou la partie pernicieuse des aliments ; l'*ens naturale*, ou la force qui dirige le *microcosme ;* l'*ens spiritale*, sorte d'esprit dont on voit l'action dans la sympathie ou l'antipathie, dans les *philtres*, les *sorts*, les *charmes ;* l'*ens Dei*, ou l'esprit de Dieu, qui nous envoie la maladie comme un châtiment.

Les maladies étaient produites, selon Paracelse, par la disgrégation du *soufre,* du *mercure* et du *sel*, et il les combattait le plus souvent par des médicaments chimiques.

Son principe thérapeutique était de n'administrer que la quintessence des médicaments, qu'il désignait sous le nom d'*arcane*, et comme chaque objet, dans le monde extérieur, correspond à un organe du corps (rapports du macrocosme et du microcosme), il voulait que l'on agît par les semblables, et non par les contraires.

Dans cet exposé succint des idées de Paracelse, nous avons cru devoir faire grâce aux lecteurs de toutes les folies qui s'y trouvent mêlées.

La théorie de ce fou illustre a cependant un bon côté qu'il est juste de signaler : elle fut la première tentative de réaction contre les explications humorales de Galien, et le signal de l'expérimentation et de l'analyse indépendantes.

Van Helmont, né à Bruxelles, en 1577, s'inspira des travaux de Paracelse, et, comme lui, à la place de la médecine traditionnelle, il voulut établir un dogme nouveau. Ce dogme est moitié spiritualiste et moitié chimique. Homme très-pieux, Van Helmont met en nous une âme spirituelle ; mais, au-dessous de cette âme, trop élevée pour s'occuper des affaires du corps, il place une sorte d'âme matérielle, une archée qu'il loge dans l'estomac et qui, de là, tire les fils qui aboutissent à tous les organes. Sous les ordres de l'archée, se trouvent les *ferments*, qui sont en rapport avec les différentes parties du corps pour exécuter les ordres de l'archée. On comprend, d'après ce simple exposé, l'usage que Van Helmont put faire de ses idées appliquées à la physiologie. Système très-commode, en vérité, qui permet de créer la physiologie de toutes pièces, sans sortir de son cabinet.

Van Helmont se préoccupa beaucoup de faire intervenir la chimie dans l'explication des modifications de l'organisme vivant ; mais ces modifications chimiques se produisaient sous les ordres de l'*archée*. De sorte que le *système de Van Helmont* est moitié chimique, moitié spiritualiste. Dans les maladies, c'est l'*archée* qui est atteinte la première par les causes morbides, telles que les passions, les excès, les médicaments, les poisons, etc. L'archée se trouve ainsi irritée, ennuyée, et elle néglige le corps, qui devient langoureux, inerte. Si la cause persiste, l'archée se fâche, et, de cette action, résulte la fièvre et toutes les maladies. Voici par quel procédé : l'archée en colère détériore les ferments des divers organes, ou bien elle envoie les *ferments acides* de l'estomac sur diverses parties pour y coaguler le sang et y déterminer un afflux, une irritation, à la manière d'une épine.

C'est ainsi que se produisent les pleurésies, les péripneumonies, les dyssenteries, etc. Les catarrhes sont produits par l'archée, qui envoie dans les parties le sérum du sang, non encore devenu salin. Les dépôts urinaires proviennent de la précipitation des sels naturels de l'urine. Le frisson est produit par la frayeur de l'archée, et la fièvre par sa colère.

La thérapeutique de Van Helmont découlait de sa manière de voir en pathologie. Il adressait toutes sortes de stimulations à l'*archée* pour la provoquer aux crises salutaires, et il lui donnait en même temps des moyens spéciaux pour chaque genre de maladie. L'antimoine et le chlorure de mercure étaient ses préparations favorites.

Sylvius de le Boë, né à Hanovre, en 1684, peut être considéré comme l'inventeur du *système chimique*. C'était d'ailleurs un médecin instruit, anatomiste distingué, parfaitement au courant des progrès de la science, et grand partisan de la découverte de la circulation, qu'il démontra à la façon d'Harvey. Malheureusement, ou heureusement, car la science a bénéficié de quelques-uns de ses travaux, il eut la prétention d'expliquer tous les phénomènes physiologiques par la chimie. Nous avons vu comment il expliquait la *circulation* par une sorte d'explosion. A propos de la *physiologie du foie*, il prétendait que la bile est sécrétée par les artérioles de la vésicule et que, de là, elle se dirige en partie vers la veine cave, en partie vers le duodénum.

Sa physiologie de la digestion est plus conforme à la vérité. Il prétendait que la digestion est une fermentation qui commence dans la bouche par les sels de la salive, et qui se continue dans l'estomac et les intestins sous l'influence du suc alcalin de la bile et du suc acide du pancréas, mélangés de manière à former un composé neutre. La bile, selon lui, et cela est vrai, n'est pas excrémentitielle. Il expliquait assez bien le mécanisme de la respiration, quant à sa partie mécanique. Il a surtout bien déterminé les mouvements du diaphragme. Quant au phénomène respiratoire, il le caractérisait en disant que l'air rafraîchit le sang, rendu effervescent par le mélange de la lymphe et de la bile.

Au point de vue pathologique, Sylvius de le Boë ne considéra, dans le corps malade, que des fermentations, des sublimations, des précipitations, sans tenir compte des forces et de leurs organes, ou, autrement dit, des instruments vivants. C'est ainsi que, préoccupé des fermentations dont la digestion était le type, il les excitait ou les modérait ; il les neutralisait ou il les évacuait. Il corrigeait l'âcreté de la bile par l'opium, ou bien il purgeait pour la faire sortir. Les âcretés étaient combattues par les absorbants ou par les acides. Quant aux maladies chroniques, elles étaient combattues par les fondants et les stimulants de toutes sortes.

Le système iatro-chimique eut de nombreux adeptes, tels que Willis, Vieussens, Tachenius, Porticus, Ettmuller, Andriolo, etc.; si parfois, chez ces derniers, les éléments des explications ne sont pas les mêmes, le fond même de l'explication ne varie pas : les maladies sont constituées par des altérations humorales, dans lesquelles les solides ont peu de part.

L'humorisme des chimistes n'est autre chose, au fond, que l'humorisme d'Hippocrate et de Galien. Les premiers ont remplacé les explications démodées des seconds par des raisons empruntées à une science qui n'existait pas encore. Mais ce changement, il faut le reconnaître, fut un progrès. Toutes les fois, d'ailleurs, qu'un grand mouvement d'opinion se porte vers un certain ordre d'idées, il en reste toujours quelque chose d'utile. Si nous n'avons conservé aucune conception professée par les chimiatres touchant l'état morbide, nous avons hérité de beaucoup de formules chimiques qui sont *journellement employées*.

SYSTÈME IATRO-MÉCANIQUE.

Ce système n'a pas de titres de noblesse aussi anciens que le système iatro-chimique. Nous avons vu (page 55) que Sanctorius fit intervenir dans l'étude de la physiologie la précision mathématique. Ceci était l'application heureuse d'une chose utile, mais ce n'était pas encore le système. L'application des mathématiques à la physiologie ne peut prendre réellement le nom de système qu'à partir de Descartes.

Descartes est né à la Haye, en Touraine, en 1597.
Généralement considéré comme une des gloires de l'esprit humain, Descartes nous apparaît, quand nous le regardons de près, sous un aspect tout à fait différent. Homme d'esprit

avant tout, il a su mettre au service d'un talent littéraire incontestable les connaissances scientifiques qu'il possédait d'une manière très-générale et superficielle. Nous n'en voulons d'autre preuve que sa théorie physiologique de l'homme. L'homme, selon lui, est composé d'une âme et d'un corps. En décrivant le corps, il veut qu'on s'imagine qu'il parle d'une machine semblable à notre corps. Toute sa théorie repose là-dessus. On doit s'attendre dès lors à lui voir expliquer tous les mécanismes fonctionnels, de la même façon qu'il expliquerait le mécanisme des rouages d'une montre.

Descartes plaçait l'âme dans la glande pinéale; cette âme, qu'il confond avec les esprits animaux des anciens, communique, au moyen de fibres nerveuses, avec toutes les parties du cerveau. Cette glande est si délicatement suspendue, que la moindre chose peut l'émouvoir. Pour mieux se faire comprendre, il compare le cerveau aux orgues des églises, dans lesquels l'air, poussé par les soufflets et les doigts de l'organiste, concourt avec les tuyaux à la production de l'harmonie; il arrive à nous prouver tout simplement, et sans s'en douter, qu'il est affreusement *matérialiste*. Et dire que les philosophes, les théologiens, nous ont présenté Descartes comme le chef de file du spiritualisme!

Pour expliquer la génération, il fait un emprunt au *système chimique*, en invoquant les *ferments* à son secours dans la formation des organes.

Les artères ne sont que de petits ruisseaux sans enveloppe. Pour expliquer la sécrétion, il invente l'application des mathématiques à la physiologie, et il explique tout par la configuration des pores et des atomes. Les glandes sont comme un crible dont les trous auraient différentes formes et différentes grandeurs. Enfin, poussé sans doute par le désir d'innover, au lieu d'accepter l'explication si simple d'Harvey, sur la circulation du sang, il s'imagine que le sang sort du cœur pendant la dilatation de ce dernier, c'est-à-dire au moment de l'explosion du sang, et il critique vivement Harvey sur ses idées. N'insistons pas et bornons-nous à constater que Descartes fut un des fondateurs de l'*iatro-mécanisme*.

Borelli, né à Naples en 1608, fonda l'iatro-mécanisme en Italie. Son traité *De motu animalium* consacre la justesse de cette appréciation. D'après Borelli, les muscles se contractent parce qu'ils se gonflent, et ils se gonflent parce qu'il se produit une fermentation, turgescence ou ébullition, sous l'influence des sucs ou esprits nerveux. Ces esprits agissent par le fait de l'habitude, ou de l'expérience acquise, dans l'accomplissement des mêmes actes, tâtonnant d'abord, et finissant par agir tout à fait bien. Cela posé, Borelli explique le mécanisme du saut, du vol, de la marche, avec plus de succès qu'on ne l'aurait espéré, en considérant sa théorie physiologique de la contraction. Il n'est plus aussi instructif dès qu'il veut évaluer en chiffres la force des muscles. Ses efforts, sur ce point, sont inutiles, car on ne saurait mesurer la vie, variable comme les vagues de l'Océan. Il a trouvé que les fibres d'un muscle peuvent supporter un poids de 80 livres sans se rompre. Il a trouvé également qu'un portefaix, ayant sur les épaules un poids de 129 livres, dépense une somme de force égale à 17,366 livres, pour se tenir sur un seul pied. La force de contraction du cœur est évaluée à 180,000 livres. La fluidité du sang est entretenue par la présence de l'air qui a pénétré dans le cœur à travers les poumons. Cet air a conservé son *ressort,* et il agite les particules sanguines. Les sécrétions sont expliquées par la pression du sang, et par la transsudation des parties les plus subtiles à travers les parois des vaisseaux. La digestion enfin est expliquée par la trituration, et aussi par un ferment emprunté aux *iatro-chimistes.*

Ce qui précède donne une idée suffisante de ce que fut l'iatro-mécanisme. Ce système eut des adeptes dans tous les pays : Bernouilli à Bâle, Michelotti à Venise, Bellini à Pise, Baglivi à Rome, Pitcairn en Angleterre, Boerhaave en Allemagne, Pierre Fabre, Barbeyrac en France.

Le système iatro-mécanique avait, jusqu'à un certain point, sa raison d'être, car dans toute fonction il y a un élément qui ressort, plus ou moins, des lois de la physique ou de la chimie. Mais, si nous en exceptons le mécanisme des fonctions des muscles, aucune fonction n'a été éclairée par ce système durant la période qui nous occupe. Sa principale mission a été de tenir la place des véritables explications physiologiques.

Voyons les applications qui furent faites de ce système à la médecine.

SYSTÈME IATRO-MÉCANIQUE APPLIQUÉ A LA MÉDECINE.

Le système iatro-mécanique, comme celui de l'iatro-chimie, est un des facteurs de la révolution médicale qui s'opéra à l'époque de la découverte de la circulation du sang. *Borelli* en fut le principal promoteur. Il considérait la *douleur* comme étant le résultat de l'ébranlement du suc des cordons nerveux transmis au cerveau. La fièvre est le résultat de la fermentation du suc nerveux, laquelle produit la chaleur fébrile. Les fièvres intermittentes sont expliquées par le séjour momentané, dans les glandes, des sucs nerveux dégénérés, et par leur retour dans la masse sanguine, après un laps de temps. Enfin il employait le quinquina pour ouvrir les pores de la peau et favoriser l'expulsion du ferment fébrigène.

Parmi les continuateurs de Borelli en Italie nous mentionnerons les suivants :

Bellini, dans son livre *De sanguinis missione,* a montré qu'il avait une idée de la tension artérielle telle qu'elle est comprise de nos jours. Il avait même constaté que la vitesse du sang est plus grande après la saignée qu'avant.

Baglivi ne fut pas aussi exclusif que les autres iatro-mécaniciens ; il était, avant tout, l'interprète de la nature, cherchant à concilier les anciens avec les modernes et professant qu'il n'y a pas de livre plus instructif que le malade lui-même.

Crescenzo, de Naples, autre iatro-mécanicien, s'est rendu célèbre par sa cure par l'eau. Dans les fièvres continues, il faisait boire, pendant sept à huit jours, de dix à quinze bouteilles d'eau par jour. Il agissait ainsi pour remplacer le sérum, qui est la partie, disait-il, qui se consume le plus promptement dans les fièvres. Nous faisons un raisonnement analogue aujourd'hui quand nous employons l'eau en abondance contre le choléra.

Pitcairn, en Angleterre, fut plus exclusif que les Italiens : il bannit toutes les explications chimiques.

Keill, médecin écossais, associa l'attraction de Newton au mécanisme.

Pour ces derniers, la fièvre est une circulation augmentée ou diminuée, et dès lors la saignée joue un grand rôle dans leur thérapeutique, qui d'ailleurs était assez simple : saigner pour raréfier le sang ; faire suer pour favoriser l'action de la peau ; faire vomir ou purger pour évacuer la cause morbifique.

En Hollande, le système iatro-mécanique eut pour représentant le plus fameux médecin de cette époque. *Boerhaave* se défendit un peu des théories chimiques. Cependant il en accepta les explications partout où les humeurs étaient en cause. Pour tout le reste, il fut franchement mécanicien. C'est à lui que nous sommes redevables de la *Théorie de l'obstruction* dans les maladies : selon que le vaisseau obstrué est une veine, une artère, un vaisseau lymphatique, un canal osseux, nerveux ou glandulaire, il en résulte des inflammations de différente nature, mais que l'on peut diviser en deux grandes catégories, d'après l'état de tension ou d'atonie des fibres (toujours le *strictum* et le *laxum*). Les inflammations qui sont liées à un état de tension, il les combat par les mêmes moyens que nous aujourd'hui : saignées, bains, tisanes. Quant aux inflammations qui sont liées à un état d'atonie, il les combat par les irritants, les toniques. On trouve dans la *Théorie des obstructions* de Boerhaave beaucoup d'idées qui ont cours encore aujourd'hui ; mais il en est une qui jouit d'une faveur toute particulière en ce moment : c'est l'obstruction vasculaire, *embolie* ou *thrombose.*

SYSTÈMES SPIRITUALISTES.

Nous désignons sous le nom de *systèmes spiritualistes* tous les systèmes dans lesquels on fait intervenir, pour expliquer les phénomènes physiologiques, une entité distincte du corps.

Hippocrate et Galien furent *spiritualistes ;* mais leur langage sentait trop le paganisme pour que la science du moyen âge, intimement mêlée aux choses de la religion, ne désirât pas donner un vêtement nouveau au spiritualisme des anciens, en l'ornementant, d'ailleurs, des conquêtes dont on s'était enrichi. L'artiste qui prit soin d'opérer cette métamorphose fut Stahl.

Stahl, né à Anspach en 1660. Il faut considérer deux hommes dans Stahl : le penseur, le philosophe chrétien, et le physiologiste. Celui-ci est la conséquence de l'autre ; mais, pour bien connaître le second, il faut savoir ce que pensait le premier. L'âme de Stahl est une puissance capable de lutter contre la tendance des éléments matériels à la putréfaction dès qu'ils sont livrés à eux-mêmes. L'âme est le principe qui conserve la *crase*, la *mixtion corporelle*, ou bien encore, la force à l'aide de laquelle le corps est mis à l'abri de l'*acte corrupteur*. Mais l'homme n'est pas un végétal : il sent ; donc, l'âme est ce principe qui communique la sensibilité aux organes. Enfin, l'homme seul se développe dans le monde des idées intellectuelles, morales et religieuses ; donc, l'âme est ce principe qui pense et s'élève jusqu'à la notion de Dieu.

Stahl a réuni en une seule les trois facultés de Galien et de Platon : la naturelle, la vitale et l'animale, et cette âme unie à toutes les particules du corps agit sur la matière par l'intermédiaire du *mouvement*. Les idées philosophiques de Stahl tiennent la place, dans sa doctrine, de la physiologie du système nerveux. Quant aux autres fonctions, il les explique selon les idées iatro-chimiques et mécaniques de l'époque, mais en sous-entendant toujours l'intervention active de l'âme. Tout à fait au courant de la découverte de la circulation du sang, il réfute victorieusement ceux qui prétendent que ce sont les *esprits* qui impriment le mouvement au cœur ; il n'accepte pas non plus l'opinion de ceux qui comparent le cœur à une pompe. Tout ce que nous pouvons dire, ajoute-t-il, c'est que la systole ou contraction du cœur est, à vrai dire, le mouvement propre et naturel de cet organe ; tandis que la diastole est une *suspension de ce mouvement* pendant laquelle le cœur devient flasque et comme abandonné au mouvement de son propre poids. A propos du battement des artères, Stahl admet la systole douce et faible des vaisseaux sanguins. Il admet aussi le mouvement tonique de Glisson dans les capillaires. Il ne croyait pas à la continuité des veines et des artères, comme beaucoup de ses contemporains, et il pensait, à ce sujet, que le sang se répand dans les tissus avant d'être repris par les veines.

En ce qui concerne les sécrétions, Stahl n'admettait pas les théories mécaniques des pores et des atomes ; il disait avec beaucoup de sens que le sang, arrivé dans les glandes, laisse transsuder la partie la plus fluide, et que le tissu glandulaire puise dans ce milieu ce qui lui est convenable.

La digestion était considérée par Stahl comme une fermentation qui commence dans la bouche, sous l'influence de la salive, et se termine dans l'intestin, sous l'influence du suc pancréatique qui est une autre espèce de salive. La bile ne serait qu'un suc excrémentitiel destiné à favoriser l'expulsion des fèces.

Stahl n'a pas donné beaucoup de développements à la description des mécanismes fonctionnels ; il s'est borné à choisir ce qu'il a trouvé d'exact et de démontré dans les autres systèmes, et, plutôt que de formuler à ce sujet des hypothèses, il a préféré s'abstenir, donnant d'ailleurs à entendre que l'âme était toujours là pour faire le mieux. En cela, nous ne saurions le blâmer. Nous trouvons même que le système spiritualiste, tant qu'il est renfermé dans des bornes raisonnables, est le moins dangereux de tous, car, au lieu de retarder les progrès de la science par des explications qui n'ont qu'une apparence de raison, il se contente d'enregistrer les faits acquis et de mettre son étiquette sur ceux qui ne le sont pas.

Le système spiritualiste a revêtu différentes formes. Après Stahl, nous voyons les médecins de Montpellier revenir à la pluralité des âmes des anciens et plus particulièrement à la théorie de Van Helmont, qui, comme nous l'avons vu, admettait une âme supérieure et des âmes subalternes préposées à la cuisine du corps vivant.

Barthez fut le fondateur d'un système plus épuré, plus sérieux et plus savant que celui de Van Helmont ; mais en définitive les idées fondamentales sont les mêmes.

SYSTÈME SPIRITUALISTE APPLIQUÉ A LA MÉDECINE.

L'intervention nécessaire de l'âme dans les fonctions de la vie, admise par *Stahl,* devait conduire ce dernier à s'occuper de l'influence de l'âme sur les maladies : c'est ce qu'il fait dans le chapitre consacré aux *affections de l'âme.* La fièvre, pour Stahl, est un effort salutaire de l'âme, destiné à atténuer le sang. Il suit de là qu'il ne faut pas la combattre : c'est un soin dont se charge la nature. Les *hémorrhagies actives* sont également des bienfaits, car elles se produisent en vue d'un but final déterminé. Les *hémorrhagies passives* sont celles qui résultent de la blessure des vaisseaux par une cause interne ou externe.

Stahl a été un des bons observateurs de son époque, et il a continué de faire intervenir la *nature* d'Hippocrate dans les phénomènes des maladies, mais sous un autre nom. Ce système, bien qu'il ait été préconisé par un homme de grand talent, n'a pas fait faire de grands progrès à la médecine, par la raison bien simple que, en faisant intervenir l'âme partout où l'intelligence de l'homme est confondue par les difficultés, toutes les recherches scientifiques se trouvent, par ce fait, supprimées.

Stahl n'est pas tombé dans les exagérations du chimisme et du mécanicisme ; mais il a laissé la médecine telle qu'elle était avant lui, tandis que les chimistes et les mécaniciens, bien que dans l'erreur, ont fait faire de réels progrès à notre art. La doctrine de Stahl est restée à l'état de curiosité historique ; la doctrine des chimistes et des mécaniciens a continué d'enrichir la science jusqu'à nos jours.

Le système spiritualiste fut modifié un peu plus tard par *Barthez*. Au lieu d'un seul principe, Barthez en admet deux : l'âme pensante et le principe vital. Ce dernier fut chargé de tout ce qui est étranger au département de la pensée. Ce dichotomisme, opéré dans les hautes régions de la spéculation, n'a été la source d'aucun progrès, et nous nous bornons à le constater.

Pendant que Van Helmont, Stahl, Barthez s'occupaient d'accommoder l'idée spiritualiste des anciens avec les progrès de la science, à côté d'eux prenait naissance une idée qui, fécondée et mieux comprise de nos jours, est le fond commun de toutes les théories physiologiques. Nous voulons parler des *propriétés vitales*.

SYSTÈME VITALISTE (1).

Glisson, né en Angleteterre en 1634, a écrit beaucoup sur l'anatomie et la physiologie ; c'est presque dire qu'il a énoncé beaucoup d'erreurs. Il niait, en effet, que le sang serve à la nutrition, et il attribuait cet effet au fluide qui circule dans les nerfs. Mais, le premier, il a prononcé le mot d'*irritabilité des fibres*. Cette irritabilité n'est pas un principe distinct du corps, c'est un principe inhérent à la fibre elle-même, et elle entre en jeu sous l'influence d'excitants spéciaux. Cette irritabilité, douée de *perception* et d'*appétits*, préside à tous les mouvements inconscients et est indépendante de toute sensation, puisqu'elle existe dans les muscles séparés du corps. C'est ainsi que la contraction du cœur et celle des autres muscles de la vie organique sont dues à l'action d'un stimulant agissant sur le principe de leur irritabilité.

Glisson distinguait l'irritabilité de la sensibilité. Au milieu des erreurs qui accompagnent la théorie, il est aisé de démêler l'origine de ce que nous appelons *propriétés vitales* et *propriétés de tissu*. Seulement, ces deux propriétés, judicieusement séparées dans ces derniers temps, étaient confondues en une seule, et, par ce fait, le système de l'irritabilité tombait dans une exagération regrettable qui devait éloigner beaucoup de physiologistes.

Haller, né à Berne en 1708, développa avec un rare talent les idées de Glisson sur l'irritabilité ; il les appuya sur des expériences nombreuses, et il fonda en définitive le *système de l'irritabilité*. Le cœur, les vaisseaux sanguins, tous les tissus de l'économie furent examinés par lui à ce point de vue, et il

(1) Nous avons employé ici le nom de système *vitaliste* parce que les partisans de ce système ne se préoccupent que des propriétés de la vie et des effets de ces propriétés, sans faire intervenir dans leurs explications physiologiques une entité, une âme, un principe vital, une archée, des monades, dont la mission est de simplifier singulièrement les mécanismes physiologiques. Le mot *vitaliste* a été appliqué à l'école de Montpellier, mais rien n'est plus injuste. On est *animiste* à Montpellier ; car on admet l'âme et le principe vital. Nous étions donc pleinement autorisé à faire rentrer cette dernière doctrine dans le système spiritualiste.

arriva à cette conclusion : que la fibre musculaire est la seule partie irritable. Cette irritabilité, comme celle de Glisson, est indépendante des nerfs. L'irritabilité dépend, selon lui, de la fabrique primordiale des parties qui en sont susceptibles. Haller appelle *sensible* la fibre qui, étant touchée, transmet à l'âme l'impression de ce contact, et il a fait pour les parties sensibles ce qu'il avait déjà accompli pour les parties irritables, c'est-à-dire qu'il passa en revue tous les tissus de l'économie, pour savoir ceux qui sont sensibles et ceux qui ne le sont pas.

La théorie de Haller fut vivement discutée, mais elle eut de nombreux adeptes.

F. Winter, né en 1736, considéra l'irritabilité comme une propriété de la fibre en général et en fit même un attribut de la vie. Cette nouvelle manière de considérer l'irritabilité eut plus de partisans que l'irritabilité hallérienne, et fut le point de départ de plusieurs doctrines médicales.

La théorie de l'irritabilité a eu une influence de premier ordre en physiologie et en médecine ; cependant cette théorie reposait sur des interprétations absolument fausses. Pour Glisson comme pour Haller, l'irritabilité est une propriété de la matière vivante ; mais ni l'un ni l'autre n'ont su établir la distinction essentielle qui existe entre une *propriété de tissu* et une *propriété vitale*. De sorte qu'ils ont trouvé de judicieux adversaires qui n'ont pas manqué de leur objecter que l'irritabilité n'est autre chose que l'aptitude contractile des muscles, mise en jeu par l'excitation nerveuse. Ces derniers, d'ailleurs, n'avaient pas mieux défini ce qu'on doit entendre par propriété de tissu et par propriété vitale. Ce n'est que dans ces derniers temps que l'on a démontré que chaque tissu a une *propriété particulière* qui est nécessairement mise en jeu par un *excitant fonctionnel,* par l'intermédiaire obligé des nerfs sensitifs. Les muscles doivent à la nature de leur tissu la possibilité de se contracter ; mais cette possibilité ne devient réelle, fonctionnelle, que sous l'influence de l'excitation transmise par les nerfs. Telle est la vérité physiologique. Il y a loin de là aux idées de Glisson et de Haller. Cependant leur théorie a été le point de départ des études que l'on a faites depuis sur les propriétés spéciales des tissus ; le nom de *propriété* était prononcé, et cela suffisait pour ouvrir de nouveaux horizons à la physiologie.

Désormais, les *facultés*, chargées par Galien et ses successeurs de remplir le rôle fonctionnel de chaque organe, sont remplacées par quelque chose de plus directement en rapport avec l'organe lui-même, c'est-à-dire par les propriétés considérées à l'état de propriétés de tissu et à l'état de propriétés vitales ou fonctionnelles.

Ce que Glisson et Haller firent pour les muscles, d'autres le firent pour d'autres organes, et le grand Bichat, trouvant le terrain tout ensemencé, n'eut plus qu'à recueillir la moisson.

Frédéric Hoffmann, contemporain de Stahl, appartient par certains côtés à l'école mécanicienne, car il expliquait la plupart des phénomènes physiologiques par le mouvement du sang *qui meut le cœur*. Cependant nous n'hésitons pas à le ranger parmi les vitalistes. Il considérait le corps et l'âme comme des *forces étendues*. « La chaleur, dit-il, est un produit du mouvement, lequel est le principe même de la vie. »

« La maladie, disait-il encore, est une altération, un dérangement notable de proportion et d'ordre dans les mouvements des solides et des liquides, mouvements accélérés ou retardés dans tout le corps ou dans certaines parties, lequel dérangement est accompagné de besoins variables de sécrétion, d'excrétion et autres fonctions du corps, tendant à sa conservation ou à sa destruction, ou encore à créer une disposition à contracter d'autres maladies. »

Dans son *Système de médecine raisonnée*, Hoffmann expose, à propos de pathologie générale, son système sur le spasme et l'atonie qui reproduisent, sous une autre forme, le *strictum* et le *laxum* des anciens. Il y a cependant cette différence fondamentale entre ces deux systèmes, que le spasme et l'atonie sont pour F. Hoffmann des modes de l'irritabilité.

Cullen, né en 1712, développa le système de Hoffmann, et donna même, au sujet du spasme et de l'atonie, des explications nouvelles. Le spasme, dans la fièvre, est expliqué par l'atonie des vaisseaux périphériques.

Presque toutes les maladies sont le résultat d'une affection du système nerveux. Cependant Cullen admettait également des causes mécaniques, humorales, et il reconnaissait dans les fièvres éruptives la présence d'un ferment.

Brown, né à Buncle en 1733, fut l'ami et l'élève de Cullen. F. Hoffmann et Cullen s'étaient bornés à introduire dans la médecine de leur temps un élément nouveau, l'*élément vitaliste,* sans exclure les autres. Brown osa un peu plus. Au dehors et au dedans de nous, disait-il, existent des puissances capables d'affecter une propriété générale de nos organes qui est l'*incitabilité.* Lorsque ces puissances, désignées sous le nom de *stimulants,* sont en juste proportion avec l'incitabilité, il y a santé; il y a màladie dans le cas contraire. De là, deux formes de maladies : les sthéniques et les asthéniques. De là encore, deux modes de traitement : diminuer ou augmenter l'incitation selon que les maladies sont sthéniques ou asthéniques.

Les quatre systèmes que nous venons d'analyser succinctement représentent les applications de la physiologie à la médecine pendant la période qui nous occupe. Sans doute, les systèmes physiologiques sont faux; mais il ne s'ensuit pas fatalement que les applications qu'on en a faites à la médecine aient été inutiles. Non certes, et voici comment nous comprenons leur utilité.

Les systèmes iatro-chimique, iatro-mécanique, spiritualiste et vitaliste, représentent, chacun en leur particulier, un des côtés réels de la physiologie humaine. Il est certain que beaucoup de fonctions s'exercent d'après les lois de la chimie, que d'autres s'exercent d'après les lois de la physique et de la dynamique moléculaire; il est certain encore que les fonctions cérébrales donnent naissance, comme résultat de leur accomplissement, à un produit intangible, immatériel, et enfin, il est plus qu'évident que les fonctions ne sont que le résultat de la mise en jeu des propriétés particulières des organes.

Chacun des systèmes que nous avons examinés représente donc une excellente méthode d'étude, si on l'applique exclusivement à la partie de la physiologie qui lui convient. Malheureusement, c'est ce qu'on n'a pas fait; on a généralisé beaucoup trop l'emploi de l'instrument qu'on avait entre les mains, et, au lieu de se donner une bonne méthode, on a créé des *systèmes.*

Quoi qu'il en soit, c'est à la faveur de ces systèmes, représentant les quatre départements de la physiologie humaine, que l'on est parvenu de nos jours, en conservant le bon et en élaguant le mauvais, à constituer la véritable physiologie et la doctrine médicale qui se rapproche le plus de la vérité. Nous verrons en effet, dans la période suivante, que chacun de ces systèmes, représentant un côté de la vérité, sert de base actuellement à une saine interprétation des choses de la physiologie et de la médecine.

N'oublions pas de faire remarquer, en terminant, que les systèmes que nous venons d'analyser se sont tous alimentés à la source vivifiante de la circulation du sang. Tous se sont plus ou moins appuyés sur elle, la plupart du temps pour la compromettre, mais enfin tous l'ont acceptée, sauf à l'interpréter chacun à leur façon. Nous avions donc raison de dire que cette découverte est le fait physiologique le plus important de cette période, et celui qui devait nécessairement retentir le plus sur la pratique de la médecine. C'est ce que nous verrons dans la suivante.

BICHAT

On peut affirmer que l'anatomie, telle que nous la connaissons aujourd'hui, avait été presque entièrement constituée par les travaux des anatomistes des dix-septième et dix-huitième siècles. Peu de chose, en effet, a été ajouté depuis. Mais, à ces découvertes éparses, il manquait un lien philosophique qui les réunît par groupes naturels et nous permît d'envisager l'anatomie sous son véritable aspect, dans son ensemble comme dans ses détails. Bichat doit être considéré comme le plus grand anatomiste de cette époque, non-seulement parce qu'il a fait de nombreuses découvertes en anatomie, mais parce que, réunissant dans une vue d'ensemble toutes les notions anatomiques, il a su les montrer à leur véritable place et sous leur véritable aspect. Les travaux de Bichat ont eu trop d'influence sur les progrès ultérieurs de la science pour que nous ne nous appliquions pas à faire ressortir les motifs de cette influence, soit en anatomie, soit en physiologie.

Né à Thoirette-en-Bresse en 1771, Bichat ne vécut que trente-deux ans, et cependant il nous a laissé plusieurs travaux de premier ordre, tels que le *Traité des membranes*, les *Recherches physiologiques sur la vie et la mort*, l'*Anatomie descriptive*, et enfin l'*Anatomie générale*. C'est de ce dernier ouvrage que nous nous occuperons tout particulièrement.

L'originalité de ce travail réside dans le plan, dans les faits qu'il renferme, dans les principes qui en constituent la doctrine.

Le plan est essentiellement neuf, et consiste à considérer isolément et à présenter avec tous leurs attributs chacun des systèmes simples qui, par leurs combinaisons diverses, forment nos organes. Les avantages de ce plan sont évidents, non-seulement en anatomie et en physiologie, mais encore en médecine. C'est d'après lui qu'on a décrit l'anatomie pathologique des tissus et leurs maladies.

Les considérations et les faits nouveaux sont bien nombreux, mais portent sur des perfectionnements de détail, et donnent à l'œuvre de Bichat un fini que ne présentaient pas les travaux de ses prédécesseurs.

Quant à la doctrine, elle est opposée à celle de Boerhaave ; elle diffère de celle de Sthal et de celle des auteurs qui ont tout rapporté, dans l'économie vivante, à un principe abstrait, quel que soit le nom d'*âme,* de *principe vital,* d'*archée,* etc., sous lequel on le désigne.

Analyser avec précision, dit-il lui-même, les propriétés des corps vivants ; montrer que tout phénomène physiologique se rapporte, en dernière analyse, à ces propriétés considérées dans leur état naturel, que tout phénomène pathologique dérive de leur augmentation, de leur diminution ou de leur altération, que tout phénomène thérapeutique a pour principe leur retour au type naturel dont elles étaient écartées ; fixer avec précision les cas où chacune est mise en jeu ; bien distinguer en physiologie comme en médecine ce qui provient de l'une, ce qui émane des autres ; déterminer, par conséquent, d'une manière rigoureuse, ceux des phénomènes naturels et morbifiques auxquels président les animales et ceux que produisent les organiques ; indiquer quand la sensibilité animale et la contractilité de même espèce, quand la sensibilité organique et la contractilité sensible ou insensible qui lui correspondent, sont mises en jeu : voilà la doctrine générale de cet ouvrage.

Bichat, en effet, étudie la vie dans les manifestations spéciales de chaque organe, et, à ce point de vue, il doit être rangé parmi les hommes qui se sont appliqués à l'étude des propriétés de la vie, tels qu'Haller, Glisson, Hoffmann, Cullen, Brown, que nous avons désignés sous le nom de *vitalistes.* Cependant nous ne saurions négliger d'établir les conditions qui distinguent Bichat de ses prédécesseurs.

Glisson avait considéré l'irritabilité comme une force répandue dans tout l'organisme vivant et pouvant être mise en jeu par les excitations extérieures. Cette force était désignée par lui sous les noms de *naturelle, sensitive, volontaire,* d'après les formes qu'elle revêtait dans son expression.

Haller, en ne reconnaissant que deux propriétés vitales, la sensibilité, propriété du système nerveux, et l'irritabilité, propriété du système musculaire, rétrécit considérablement la question et élimina du champ de la physiologie un grand nombre de phénomènes essentiels tels que : les sécrétions, la nutrition, etc.

Bichat accepta les deux propriétés vitales d'Haller, en les désignant sous les noms de *contractilité* et de *sensibilité ;* il accepta même ses propriétés de tissu. Mais, tandis qu'Haller localisait, avec raison, ses propriétés dans deux systèmes distincts, le système nerveux et le système musculaire, Bichat généralisait ces deux propriétés et en recherchait la manifestation dans tous les organes. De sorte que l'on peut dire que Bichat tenait à Glisson par la généralisation de ses propriétés, et à Haller par l'adoption de deux propriétés vitales. En d'autres termes, on constate une certaine ressemblance de filiation entre les doctrines de Glisson, d'Haller et de Bichat; mais on est obligé de reconnaître qu'elles diffèrent essentiellement dans leur principe, et dans les conséquences qui découlent de ce dernier. Bichat, d'ailleurs, voulut se prémunir contre cette assimilation, qui ne lui plaisait guère, en reniant formellement toute espèce de promiscuité.

La doctrine de Bichat, par sa grandeur et sa simplicité, fermait la porte à beaucoup d'hypothèses surannées qui, jusque-là, avaient inutilement encombré la science ; elle l'ouvrait toute grande, au contraire, aux recherches, aux investigations nouvelles, en un mot au progrès. L'idée seule de *propriétés vitales ou de tissu* provoquait les investigations minutieuses des organes et poussait naturellement les travailleurs vers l'expérimentation physiologique. Depuis cette époque, nullement préoccupés de causes mystérieuses et cachées, destinées à la direction de l'économie vivante, les physiologistes ont cherché les secrets de la vie dans l'observation des phénomènes et dans l'expérimentation ; ils ont demandé aux sciences physico-chimiques le secours de leurs procédés, sans toutefois mettre ces sciences au lieu et place de la physiologie, comme l'avaient tenté les *iatro-chimistes* et les *iatro-mécaniciens ;* ils ont enfin constitué la physiologie sur ses véritables bases et scruté par les vrais procédés scientifiques tous les départements de son domaine. Il n'est pas douteux que l'impulsion, dans cette voie féconde, ne soit due aux travaux de Bichat. Cependant la doctrine de ce grand génie n'est pas à l'abri de tout reproche, et, si nous osons y toucher, c'est qu'il nous semble, qu'ayant rendu tous les services qu'elle pouvait, il serait bon de la modifier dans ce qu'elle a de défectueux pour la rendre susceptible de présider à de nouveaux progrès. Expliquons-nous.

Notre critique s'exercera sur trois points fondamentaux :

1° Sur la division de la vie et sur la division des fonctions qui en sont la conséquence ;

2° Sur les propriétés du corps vivant ;

3° Sur les limites imposées à la physiologie.

1° Bichat divise d'abord la vie générale en deux classes : dans la première sont renfermées toutes les fonctions relatives à l'individu ; la seconde réunit toutes les fonctions relatives à l'espèce.

Puis, cherchant à établir des ordres naturels dans chacune de ces deux classes, il distingue dans la première des fonctions de la *vie animale* et des fonctions de la *vie organique,* et, dans la seconde, des fonctions relatives au sexe masculin, des fonctions relatives au sexe féminin, et des fonctions relatives aux deux sexes.

J'appelai *vie animale,* dit-il, l'ordre de fonctions qui nous met en rapport avec les corps extérieurs, en indiquant par là que cet ordre appartient seul aux animaux, qu'il est de plus chez eux que dans les végétaux, et que c'est ce surplus de fonctions qui les en distingue spécialement. Je nommai *vie organique* l'ordre qui sert à la composition et à la décomposition habituelles de nos parties, parce que cette vie est commune à tous les êtres organisés, aux végétaux et aux animaux ; que la seule condition pour en jouir, c'est l'organisation ; en sorte qu'elle forme la limite entre les corps organiques et les inorganiques, comme la vie animale sert de séparation aux deux classes qui forment les premiers (1).

Pour donner une idée plus complète et plus juste de la classification de Bichat, nous la résumerons dans le tableau suivant :

(1) Bichat, *Anatomie générale,* t. Ier, ch. ii.

1° FONCTIONS RELATIVES A L'INDIVIDU.

1er ORDRE.	2e ORDRE.
Fonctions de la vie animale.	*Fonctions de la vie organique.*
1er genre. — Sensations.	1er genre. — Digestion.
2e genre. — Fonctions cérébrales.	2e genre. — Respiration.
3e genre. — Locomotion.	3e genre. — Circulation.
4e genre. — Voix.	4e genre. — Exhalations.
5e genre. — Transmission nerveuse.	5e genre. — Absorptions.
	6e genre. — Sécrétions.
	7e genre. — Nutrition.
	8e genre. — Calorification.

2° FONCTIONS RELATIVES A L'ESPÈCE.

1er ORDRE.	2e ORDRE.	3e ORDRE.
Fonctions propres au sexe masculin.	*Fonctions propres au sexe féminin.*	*Fonctions relatives à l'union des deux sexes et au produit de cette union.*
1er genre. — Production de la semence.	1er genre. — Menstruation.	1er genre. — Génération.
	2e genre. — Production du lait.	2e genre. — Gestation relativement à la mère et au fœtus.
	3e genre. — Des fluides de la femme propres à la génération.	3e genre. — Accouchement.

L'idée fondamentale de la classification qui précède n'était pas précisément nouvelle : Aristote, Buffon, et, en dernier lieu, Grimaud, l'avaient formulée en propres termes, mais d'une manière générale. Bichat, s'inspirant de ces vues générales propres au génie, comme il le dit lui-même, compléta la pensée de ses prédécesseurs en assignant, avec précision, la nature et l'enchaînement des fonctions propres à chaque ordre, et conçut la classification que l'on vient de lire.

A l'époque où elle parut, la classification de Bichat constituait un progrès réel, relativement à ce qui avait été fait jusque-là ; mais aujourd'hui, nous le disons très-formellement, elle est devenue un obstacle à de nouveaux progrès. D'autres physiologistes avant nous ont plus ou moins soupçonné les vices de cette classification ; mais elle se présente sous des formes si séduisantes, le vrai s'y trouve mêlé

au faux avec une telle ingéniosité, que les critiques n'ont porté
jusqu'à présent que sur quelques points de détail, laissant tout
entier sur ses bases l'édifice élevé par Bichat. Les détails sont
peu de chose. Ce sont les principes mêmes de la classification
qu'il faut atteindre en montrant qu'ils sont faux, et en faisant
sentir combien est grande la confusion qu'ils entretiennent
dans les questions fondamentales de physiologie générale.

La première division de Bichat en fonctions relatives à l'individu, et en fonctions relatives à l'espèce, n'a rien que de fort
légitime; elle représente un fait naturel et plus qu'évident.
Mais l'erreur commence lorsqu'il veut diviser les fonctions
relatives à l'individu en fonctions de la *vie animale* et en fonctions de la *vie organique*. Cette erreur est d'autant plus dangereuse qu'elle se présente avec certaines apparences de raison
très-fallacieuses.

En effet, il paraît logique, au premier abord, de distinguer
les fonctions destinées au développement et à l'entretien du
corps, des fonctions qui mettent ce dernier en rapport avec
le monde extérieur; en ajoutant à celles-ci, mais dans un
ordre à part, les fonctions relatives à l'espèce, on a une
classification des fonctions complète et irréprochable. Mais
cette idée, si naturelle et si vraie, était primée, dans l'esprit
de Bichat, par une autre considération qui devait l'égarer
et le conduire bien loin d'une classification physiologique.
Préoccupé de l'idée de consacrer dans sa classification les res-
semblances et les dissemblances qui existent entre les animaux
et les végétaux, Bichat fut conduit à créer une vie organique
commune aux animaux et aux plantes, et une vie animale
spéciale aux animaux, toutes deux étant composées de fonctions
différentes quant à leur but.

Cette division, pour le moins inutile, — car, dans une classification physiologique, il nous importe peu que nous ayons des
fonctions qui ressemblent à celles des végétaux et d'autres qui
ne leur ressemblent pas, — repose sur la méconnaissance de
l'entremêlement nécessaire des fonctions de nutrition et de
relation dans les diverses manifestations de la vie. La mastication, la déglutition, la défécation, qui rentrent dans le cadre
des fonctions de la vie organique, requièrent l'intervention
obligée du cerveau, dont les fonctions appartiennent à la vie
animale, et d'un autre côté l'exercice fonctionnel du cerveau

et des autres organes de la vie animale ne saurait s'accomplir sans le secours des fonctions de la vie organique. Il n'est pas jusqu'aux phénomènes intimes de la nutrition où nous ne trouvions cet entremêlement indispensable. Personne n'ignore, en effet, la part égale qui revient aux nerfs de la vie animale et aux nerfs de la vie organique (Bichat désignait ainsi le système cérébro-spinal et le système grand sympathique), dans la dilatation et le resserrement des vaisseaux sanguins.

Ainsi donc, au point de vue physiologique, la division en vie organique et en vie animale est purement artificielle et ne repose sur aucun caractère naturel, si on prétend, — comme cela est nécessaire quand on veut s'en servir pour distinguer les animaux des végétaux, — établir entre ces deux vies une barrière infranchissable.

Ce qui donne habituellement le change quand on veut soumettre les idées de Bichat à une critique raisonnée, c'est que nous nous sommes habitués peu à peu à voir dans la vie organique l'ensemble des fonctions de nutrition, et que, à ce point de vue, la vie organique correspond à un groupe de phénomènes qui doit être distingué. Mais à quoi bon, dirons-nous, désigner les fonctions de nutrition sous le nom de vie organique? Aucun motif plausible ne justifie cette dénomination, pas plus que la dénomination de vie animale et celle de *vie génésique*, que l'on pourrait accorder à l'ensemble de fonctions relatives à l'espèce.

Après avoir démontré le peu de fondement et l'inutilité de la division de Bichat en vie organique et en vie animale, nous devons montrer et faire toucher du doigt les conséquences fâcheuses qui résultent de cette division.

Du moment que Bichat eut établi sa division des fonctions en fonctions de la vie animale et en fonctions de la vie organique, il se préoccupa de faire le dénombrement de ces fonctions. Celui des fonctions de la vie animale était relativement facile; mais il n'en était pas de même des fonctions de la vie organique.

Les phénomènes sensitivo-moteurs, la voix, la contraction musculaire, sont des produits fonctionnels trop précis, trop déterminés pour que l'on puisse hésiter à les considérer comme le résultat d'une fonction spéciale. Mais la calorification, la nutrition, la sécrétion, l'absorption, sont des manifestations de la vie, très-mystérieuses et très-complexes, qu'il était bien difficile de déterminer, physiologiquement parlant. Cependant Bichat n'hésita pas, et il considéra la calorification, la nutrition, la sécrétion, l'absorption, comme des *fonctions* spéciales de la vie organique. Cette idée malheureuse a eu des conséquences fâcheuses dont les effets se font sentir encore de nos jours. Évidemment Bichat n'avait pas poussé suffisamment loin l'analyse physiologique des mouvements de la vie ; il s'était arrêté à la détermination de la fonction, et n'avait pas soupçonné, qu'à côté des mouvements fonctionnels, il est un ordre de mouvements, parfaitement distincts, qui revendiquent pour eux ce qu'il accordait exclusivement aux mouvements fonctionnels. Ces mouvements, que nous avons 'désignés sous le nom de *mouvements de la vie organique*, sont les mouvements propres aux éléments histologiques ; c'est par eux que la cellule s'entretient, se développe et disparaît ; loin d'être intermittents comme les mouvements fonctionnels, ils sont continus depuis la naissance du germe jusqu'à la mort (1). La notion de ces mouvements eût empêché Bichat de ranger la *nutrition* parmi les fonctions, car il aurait compris que la nutrition est constituée précisément par ces mouvements intimes de la matière vivante, qui n'ont aucun des caractères des mouvements fonctionnels ; il aurait compris que, si digérer c'est *fonctionner*, se nourrir c'est *vivre* simplement, et, dès lors, mieux éclairé sur la nature des phénomènes biologiques, il aurait renoncé de lui-même à sa division en vie organique et en vie animale. Telle qu'il l'avait comprise, sa division était tout à fait inutile, puisque la vie organique représentait l'ensemble des fonctions de nutrition ; elle était de plus contraire aux intérêts de la vérité, puisqu'elle faisait rentrer dans la classe des mouvements fonctionnels toute une série de mouvements bien différents et parfaitement caractérisés, c'est-à-dire les *mouvements de la vie organique*.

En adoptant les dénominations de *vie organique* et de *mouvements de la vie organique* pour désigner certains phénomènes biologiques, nous avions à redouter la confusion qui pouvait en résulter avec les idées de Bichat. Cependant nous avons négligé cette considération, et nous avons préféré conserver

(1) Nous avons déjà exposé ces idées nouvelles dans notre physiologie du système nerveux ; mais on trouvera leur développement complet un peu plus loin.

les expressions qui nous paraissent très-bonnes, sauf à leur donner une signification différente. Pour nous la *vie organique* n'est pas constituée par l'ensemble des fonctions de nutrition comme pour Bichat; il n'y a rien de *fonctionnel* dans cette vie. Les éléments histologiques, propres à chaque organe, retirent, des produits fournis par les fonctions de nutrition, l'aliment qui leur est nécessaire; ils l'assimilent pour se maintenir tels qu'ils doivent être, et, en définitive, ils rejettent le surplus de leur nutrition, après avoir fourni un produit variable par sa nature et spécial à chaque organe.

Nous avons donné aux mouvements intimes, à la faveur desquels ces phénomènes s'accomplissent, le nom de *mouvements de la vie organique,* et nous les avons caractérisés en disant qu'ils sont continus depuis la naissance du germe jusqu'à la mort. La vie organique, ainsi comprise, représente tout un ordre de faits qui n'avaient pas été définis jusqu'ici et que l'on confondait avec les fonctions. La fonction est tout autre chose. Fonctionner suppose nécessairement un but à atteindre. Les organes de la vie ne fonctionnent qu'en extériorisant leur capacité, leur puissance dans un but déterminé. La *vie organique* prépare, fournit cette capacité, cette puissance, et la vie fonctionnelle l'utilise au profit des destinées générales de l'être vivant.

Ainsi donc, l'erreur fondamentale de Bichat a été de confondre, sous le nom de *fonction,* tous les phénomènes biologiques; cette erreur provient de ce que son analyse a été insuffisante, et de ce qu'il n'avait pas pris soin de déterminer exactement les caractères de la fonction. Cette erreur est capitale, comme nous aurons le soin de le faire ressortir; mais nous devons avouer qu'elle n'a pas empêché les belles idées dont Bichat avait su la revêtir de porter leurs fruits, et de pousser la science dans la voie progressive dont aujourd'hui nous paraissons toucher le terme.

2° *Propriétés des corps vivants.* — Bichat reconnaissait deux sortes de propriétés dans le corps vivant : les propriétés vitales et les propriétés de tissu. « La faculté de sentir, celle de se contracter spontanément, sont des propriétés vitales. »

L'extensibilité, la faculté de se resserrer lorsque l'extension cesse, voilà des propriétés de tissu; celles-ci, il est vrai, empruntent de la vie un surcroît d'énergie, mais elles restent

encore aux organes après qu'elle les a abandonnés, et la décomposition de ces organes est le terme unique de leur existence (1).

Bichat divise la faculté de sentir et de se mouvoir en deux
catégories, selon qu'elle est *sensible* ou *insensible*. La première
appartient à la vie animale, la seconde à la vie organique. « La
sensibilité, dit-il, est commune à tous les organes ; tous en
sont pénétrés, aucun n'est insensible : elle forme leur caractère vital ; mais, plus ou moins abondamment répartie dans
chacun, elle donne un mode d'existence différent ; aucun n'en
jouit dans la même proportion, elle a mille degrés divers. La
contractilité n'a pas son siége unique dans la fibre musculaire, comme quelques-uns l'ont pensé. Vivre est la seule condition qui soit nécessaire aux fibres pour en jouir (2). »

Telles sont les propriétés du corps vivant. Au premier abord,
on se dit que Bichat a confondu les propriétés spéciales du système nerveux et celles de la fibre musculaire avec les propriétés vraies des organes, ou, plutôt, qu'il n'a vu dans ces derniers
que les propriétés des nerfs et celles des muscles. Il y a un
peu de vrai dans cette observation, mais elle n'est pas tout à
fait juste. Bichat, méconnaissant l'influence physiologique du
grand sympathique sur la circulation capillaire dans les tissus,
et ayant remarqué que beaucoup d'organes, parfois très-sensibles, étaient privés de nerfs, en conclut que la sensibilité n'a
pas son siége dans les nerfs, pas plus que la contractilité n'a
son siége dans la fibre musculaire.

Ainsi donc, il est bien avéré que, pour Bichat, les propriétés
vitales n'étaient ni la propriété des nerfs ni celle des muscles.

Elles ne pouvaient être non plus une propriété de la matière
des organes, puisque Bichat lui-même en fait une propriété
de tissu « dépendant de la texture des organes, de l'arrangement de leurs molécules, mais non de la vie qui les anime » (3).
Qu'était-ce donc alors ? Ce ne pouvait être qu'une propriété de
la *vie-principe*, de ce même principe que Barthez enseignait à
Montpellier, de ce même principe que professèrent Van Helmont et Stahl. Seulement, Bichat, par une réminiscence des
idées de Bordeu, localisait son principe de vie ; il ne le voyait

<hr>

(1) BICHAT, *Recherches physiologiques,* p. 85.
(2) *Ibid.*, p. 89.
(3) *Ibid.*, p. 85.

que dans chaque organe en particulier sous forme de *propriétés vitales,* craignant de s'élever à l'*unité,* compromettante selon lui, de ses prédécesseurs. Il était cependant si bien dans les idées de Barthez, ses propriétés vitales étaient si bien une petite partie du principe vital, que, dans les maladies, il prétendait que tous les troubles fonctionnels « dérivent évidemment d'une *lésion* de ces propriétés ».

Bichat ne pouvait se défendre d'être de son temps et de subir l'influence des idées reçues. Il n'est pas jusqu'à ses propriétés de tissus, l'*extensibilité* et le *racornissement,* véritables propriétés de la mort et non de la vie, qui ne reflètent une influence du moment. — Nous voulons parler du rôle que jouait la physique dans la mécanique vivante depuis les travaux de Descartes. — Quoi qu'il en soit, les *propriétés vitales* furent un progrès, en ce sens qu'elles dirigèrent les esprits vers l'étude de la vie localisée. C'était beaucoup, la suite l'a prouvé; mais, au point de vue du moment présent et de l'avenir de la science, c'est un moyen qui a fait son temps. Les *propriétés vitales* doivent représenter pour nous les propriétés générales du corps vivant, quand on le compare aux autres corps : c'est une expression générique qui suppose l'existence de propriétés particulières. La connaissance de ces dernières propriétés doit être l'objet de la physiologie, car c'est par elle que nous savons comment un organe *vit* et comment il *fonctionne.*

Glisson, Haller, Bichat, et après eux tous les physiologistes modernes, n'ont vu qu'une mince partie du problème quand ils ont prétendu caractériser la vie par certaines propriétés vitales, et tous sont passibles de la même critique. En effet, la sensibilité et la contractilité sont, sans contredit, des propriétés vitales; mais ces propriétés n'ont pas un caractère suffisamment général pour servir à distinguer la vie de ce qui n'est pas elle.

Ces propriétés sont spéciales à certains tissus bien déterminés, et ne sont caractéristiques de la vie qu'à titre de propriétés particulières, analogues à la propriété spéciale des autres organes; par exemple, à la propriété de faire de la bile, à la propriété de faire de la salive, à la propriété de faire du sperme, etc., etc. Toutes ces propriétés sont des manifestations diverses de la puissance vitale, et, pour caractériser la vie, il faudrait les énumérer toutes. Cela n'est point nécessaire si l'on songe que les propriétés particulières n'entrent en jeu que pour mettre en relief les conditions qui représentent les véritables caractères de la vie.

Ces conditions sont : 1° la préexistence d'un germe d'où doit sortir l'individu ; 2° l'entretien de l'individu au moyen de l'aliment ; 3° la relation de l'individu avec ce qui est lui et ce qui n'est pas lui.

Ces conditions réunies n'appartiennent qu'à la vie ; elles la distinguent, par conséquent, de ce qui n'est pas elle.

Quant aux propriétés particulières, elles sont utiles à connaître pour déterminer les diverses capacités de la matière vivante ; mais c'est une grave erreur que de choisir une ou plusieurs d'entre elles pour en faire la caractéristique exclusive de la vie. Cette importance exclusive accordée à certaines propriétés tendait à placer le problème biologique sur une base tout à fait fausse et à conduire la médecine dans la voie des systèmes. C'est ce qui est arrivé. En considérant la sensibilité et la contractilité, non comme des propriétés particulières à certains tissus, mais comme des propriétés générales de la matière vivante, on a faussé le sens du mot *propriété* ; on a répandu la plus grande confusion dans le langage et dans les idées, et enfin on a ouvert la porte aux systèmes de médecine les plus excessifs. Brown et Broussais ont édifié leur système d'après l'idée qu'ils se faisaient des propriétés vitales.

Mais les conséquences fâcheuses qui résultent de la manière dont Bichat avait défini les propriétés vitales ne s'arrêtent pas là.

Selon Bichat, la *sensibilité* est une propriété commune à tous les organes ; mais la *dose* de sensibilité est différente : certains organes en ont beaucoup, d'autres très-peu, si peu, qu'ils sont *insensibles,* c'est-à-dire « qu'ils reçoivent et perçoivent la sensation sans la transmettre » (1). Cette différence de dose suffit à Bichat pour inventer deux espèces de sensibilité, l'une sensible, l'autre insensible, et il désigne la première sous le nom de *sensibilité animale,* la seconde sous le nom de *sensibilité organique.* Il est à peine besoin de faire ressortir la fausseté de cette manière de voir. Nous ne connaissons la sensibilité que par les mouvements qu'elle provoque sous l'influence de nos

____

(1) *Recherches physiologiques sur la vie et la mort,* p. 89.

excitations. Par conséquent, du moment que, dans les conditions normales, un organe ne réagit pas, on peut dire qu'il n'est pas sensible ; ou bien, si on persiste à dire qu'il est sensible, il faut changer la signification du mot *sensible*, ce qui d'ailleurs serait bien, je crois, dans les idées de Bichat. Pour ce dernier, en effet, la sensibilité est si bien identifiée avec le principe *vie*, que souvent il prend l'un pour l'autre, mais tout cela confusément et sans s'en rendre bien compte. Pour nous la sensibilité est une des modalités du principe de vie ; par conséquent, partout où il y a vie, on est bien près de trouver la sensibilité.

Mais la sensibilité, telle qu'on la rencontre chez les animaux supérieurs, ne se développe que dans un organe spécial (couches optiques), sous l'influence nécessaire de causes impressionnantes : aucun autre organe ne possède en puissance la sensibilité, et, quand nous disons que telle partie du corps est sensible, il faut entendre par là que cette partie est unie aux couches optiques par des liens capables de réveiller la sensibilité dans ces dernières. La sensibilité est une propriété spéciale à un organe, et on vient de voir, une fois de plus, combien il est dangereux de la considérer comme une propriété générale. La nature elle-même proteste contre cette généralisation, en refusant de se montrer sensible dans le centre même de la sensibilité. On sait, en effet, que les couches optiques répondent peu ou point à nos excitations.

Le moindre inconvénient de l'invention de Bichat a été de semer le malentendu et la confusion dans le langage scientifique. C'est à lui, en effet, que nous devons d'entendre dire à chaque instant : *sensibilité insensible, sensibilité inconsciente.*

3° *Limites imposées à la physiologie.* Dans un moment où philosophes et médecins avaient si bien abusé des principes et des causes, que le corps, considéré comme un simple mécanisme, ne comptait plus, pour ainsi dire, dans l'étude de l'homme, Bichat fut bien inspiré en réagissant contre cette tendance ; mais il dépassa les bornes d'une réaction judicieuse :

Dans l'étude de la nature, dit-il, les principes sont, comme l'a observé un philosophe, certains résultats généraux des causes premières, d'où naissent d'innombrables résultats secondaires ; l'art de trouver l'enchaînement des premiers avec les seconds est celui de tout

esprit judicieux. Chercher la connexion des causes premières avec les
effets généraux, c'est marcher en aveugle dans un chemin où mille
sentiers mènent à l'erreur.

Que nous importe d'ailleurs la connaissance de ces causes? Est-il
besoin de savoir ce que sont la lumière, l'oxygène, le calorique, etc.,
pour en étudier les phénomènes? De même ne peut-on, sans connaître le principe de la vie, analyser les propriétés des organes qu'elle
anime? Faisons dans la science des animaux comme les métaphysi-
ciens modernes dans celle de l'entendement, supposons les causes et
ne nous attachons qu'à leurs grands résultats (1).

En parlant ainsi, Bichat confondait deux choses essentiellement différentes : l'ignorance où l'on se trouvait alors de la
nature et du nombre des fonctions cérébrales, et la recherche
des causes premières. L'X des fonctions du cerveau représentait pour lui une cause première.

De là l'erreur... Dans la pratique, cette confusion devenait
bien plus évidente, car, en étudiant les propriétés *vitales*,
Bichat, sans s'en douter, appliquait son attention sur une
cause première localisée. En général, il ne faut pas regarder
avec dédain les causes premières, les principes *à priori*, parce
que l'esprit humain ne saurait progresser sans leur aide. Nous
ne saurions développer un certain ordre d'idées, pousser nos
investigations un peu loin, sans nous donner un point de
départ, une idée générale, une cause première enfin, qui tiennent sous leur dépendance l'ordre de faits que nous voulons
analyser. Le secours de cette cause est aussi nécessaire à notre
esprit qu'un bâton dans la main d'un aveugle. Le bâton, entre
les mains des savants, varie de nature et de solidité selon les
époques ; mais, quand on est arrivé, grâce à lui, au but qu'on
se proposait, et qu'on reconnaît, après cela, que l'ordre des
faits analysés se rattache à une idée, à une cause plus générales, on oublie malheureusement les services que le bâton a
rendus ; on le jette et on en prend un autre. Cette opération,
répétée tant de fois depuis le commencement des siècles, a dis-
crédité quelque peu l'usage du bâton ; notre orgueil a fini par
le considérer comme un soutien inutile ; mais la nature le
veut ainsi : alors même que nous crions le plus contre sa tyran-
nie, c'est alors surtout que nous nous appuyons sur lui. C'est

(1) BICHAT, *Recherches physiologiques sur la vie et la mort*, p. 79.

ce qui est arrivé à Bichat et à tous les hommes de son école. Oubliant que l'âme, le principe de vie, avaient conduit la science jusqu'à nous, et croyant pouvoir désormais se passer de ces guides précieux, ils les ont accablés sous le poids de leur dédain, ils les ont traités en imposteurs, en inconnus, et ont pris pour boussole, quoi? une autre entité, l'entité *propriétés vitales.*

Depuis un demi-siècle, tel est le guide et le soutien des recherches médicales. L'utilité d'un guide de ce genre n'est pas douteuse ; le temps était venu de ne plus faire la physiologie avec le secours d'un principe intelligent et très-commode pour notre ignorance ; le temps était venu de regarder la vie, non dans l'imagination, mais sur place, dans les organes, et, dans cette direction nouvelle, l'esprit avait besoin d'un guide idéal qui fût, tout à la fois, le but et le moyen de ses recherches. Ce guide, nous l'avons dit, était l'idée de *propriétés vitales.* Ce que cette idée a rendu de services à la science est incalculable. Les noms de Magendie, Flourens, Claude Bernard, Longet, Bérard, les deux Béclard, parmi les physiologistes, et Bichat, Broussais, Chomel, Andral, Louis, Bouillaud, Piorry, Trousseau, parmi les médecins, résument une grande histoire.

Chaque nom représente un progrès, et un progrès durable, on ne saurait le contester. Reste à savoir si l'idée de *propriétés vitales* peut inspirer encore la recherche d'une nouvelle série de faits, et entraîner la science dans une voie progressive. Nous ne le pensons pas. Les propriétés vitales resteront dans la science comme un des éléments essentiels à résoudre dans les problèmes biologiques ; mais on ne saurait se borner à la connaissance de ces propriétés comme le voulait Bichat. Au-dessus des propriétés vitales, il y a des mécanismes fonctionnels qui mettent en jeu ces propriétés et qui ressortent essentiellement de l'analyse physiologique. Ce sont ces mécanismes, dont Bichat ne soupçonnait même pas l'existence, qui président aux manifestations de la pensée, et bannir leur étude de la physiologie, c'est réduire cette dernière à la contemplation de l'*animal,* comme le désirait si vivement Jouffroy, et lui enlever le plus beau fleuron de sa couronne.

Les trois ordres de faits qui viennent d'être l'objet de notre critique ont été adoptés sans conteste par les successeurs de

Bichat, et nous aurons à signaler, toutes les fois que l'occasion
s'en présentera, la fâcheuse influence qu'ils ont exercée sur la
direction scientifique des esprits.

Doctrine médicale de Bichat. — La doctrine médicale de
Bichat repose tout entière sur les idées que nous venons d'analyser dans son anatomie générale. Après avoir critiqué les systèmes iatro-mécanique, iatro-chimique et spiritualiste, Bichat
reproche à Haller d'avoir fait de la sensibilité et de la contractilité des propriétés isolées qu'il attribue, l'une au système
nerveux, l'autre au système musculaire. Ce reproche immérité
sert de point de départ à la doctrine de Bichat. Nous avons vu,
en effet, que, généralisant la sensibilité et la contractilité, il
en avait fait des propriétés vitales, communes à tous les
organes. Or, les propriétés vitales étant chargées de présider à
tous les phénomènes physiologiques, les troubles de la maladie
dérivent tous d'une lésion de ces mêmes propriétés, et, dans le
traitement des maladies, tout traitement curatif n'a pour but
que de ramener les propriétés vitales altérées au type qui leur
est naturel.

Le moyen, dit-il, qui, dans l'inflammation locale, ne diminue
pas la sensibilité organique augmentée, qui, dans les œdématies, les
infiltrations, etc., n'augmente pas cette propriété totalement diminuée,
qui, dans les convulsions, ne ramène pas à un degré plus bas la contractilité animale, qui ne l'élève pas à un degré plus haut dans la paralysie, etc., manque essentiellement son but; il est contre-indiqué.
(*Anatomie générale*, t. Ier, p. 14.)

Entrevoyant la comparaison que l'on pourrait établir entre
son système et celui de Thémison, de Cullen, de Brown, Bichat
s'empresse de critiquer ces systèmes trop généraux, dit-il, et
il montre que chaque propriété vitale a ses médicaments qui
lui conviennent. Dans les inflammations avec exaltation de la
sensibilité et de la contractilité, il diminue cette exaltation par
les lotions, les cataplasmes, les bains ; dans les cas où il y a
diminution de ces propriétés, dans les infiltrations, dans les
tumeurs blanches, il les exalte par des applications vineuses et
fortifiantes. Il y a d'ailleurs des toniques généraux et des toniques locaux. Dans le cas où la *contractilité organique sensible* a
besoin d'être exaltée, on emploie l'émétique pour l'estomac et
les drastiques pour l'intestin. La *sensibilité animale* a aussi des

médicaments qui lui sont appropriés ; tantôt ces médicaments diminuent la douleur localement, tantôt ils la diminuent en agissant sur le cerveau. La *contractilité animale* est excitée par les vésicatoires, par l'urtication, etc., et elle est diminuée par les antispasmodiques. « Puisque d'une part, ajoute-t-il, les propriétés vitales siégent essentiellement dans les solides, et que, d'une autre part, les phénomènes maladifs ne sont que des altérations des propriétés vitales, il est évident que les phénomènes morbifiques résident essentiellement dans les solides, que les fluides leur sont, jusqu'à un certain point, étrangers. Toute espèce de douleur, tous les spasmes, tous les mouvements irréguliers du cœur, qui constituent les innombrables variétés du pouls, ont leur principe dans les solides. » (*Anat. gén.*, p. 61.)

Cependant Bichat ne refuse pas toute influence aux fluides dans les maladies. Le chyle, dit-il, peut se charger d'une foule de substances étrangères, putrides, etc. ; l'air introduit à travers les poumons les miasmes les plus délétères ; les plaies également peuvent être la cause de certaines maladies infectieuses. Dans toutes ces circonstances, les fluides sont malades. Mais Bichat leur accorde une part bien minime dans les maladies ; c'est toujours le solide qui joue le principal rôle.

Cependant, comme s'il pressentait que cette théorie est incomplète, il cherche aussitôt à élargir ses limites en divisant les maladies en celles qui troublent spécialement la vie animale et celles qui altèrent particulièrement la vie organique, en d'autres termes, la vie de nutrition et la vie de relation. Celles qui troublent la vie animale sont : la paralysie, la manie, l'épilepsie, les convulsions, etc.; celles qui troublent la vie organique sont : les fièvres, les inflammations, etc... Mais cela ne suffit pas ; il veut encore qu'on distingue dans les maladies les phénomènes sympathiques de ceux qui ne le sont pas, et il assure que tout phénomène sympathique a son siége dans les solides et non dans les fluides. On doit avoir égard aussi à la division des maladies en *chroniques* et *aiguës*. Enfin, il veut que l'on distingue les maladies qui sont indépendantes de tout principe inhérent à l'économie, de celles qui proviennent d'un semblable principe, tel que le principe vénérien, scrofuleux, dartreux, etc.

Le simple exposé qui précède nous montre que le système

médical de Bichat laissait beaucoup à désirer. A ce point de
vue, il était de son temps ; mais il a eu le mérite de rejeter
tous les systèmes exclusifs qui régnaient en médecine, et celui
de choisir avec un rare bon sens tout ce qui, dans ces systèmes, n'était pas opposé aux progrès de la médecine. Les
propriétés vitales de Bichat correspondent aux propriétés spéciales de deux systèmes physiologiques, au système nerveux
et au système musculaire ; mais, comme ces deux systèmes se
trouvent à peu près partout dans l'organisme, il a pu rester dans le vrai, la plupart du temps, et cela sans s'en douter. La théorie médicale de Bichat pèche donc par la base,
ce qui ne l'a pas empêchée de rendre les plus grands services en localisant l'attention des observateurs sur la vie propre
de chaque organe, et en empêchant ainsi l'imagination d'aller
chercher dans l'influence occulte des *entités* la cause de nos
maladies.

Si Bichat n'eût produit que sa théorie médicale, nous l'aurions simplement rangé parmi les *vitalistes,* à côté de Glisson,
d'Haller, d'Hoffmann, de Cullen, de Brown, et son mérite n'aurait pas dépassé celui de ces novateurs. Mais l'*Anatomie générale* renferme autre chose qu'une théorie médicale ; on y trouve
des principes et des horizons nouveaux qui ont défrayé la voie
du progrès dans laquelle nous sommes encore.

Les organes, dit Bichat, sont formés par plusieurs tissus de nature très-différente et qui forment véritablement les éléments de ces
organes. La chimie a ses corps simples qui forment, par les combinaisons diverses dont ils sont susceptibles, les corps composés : tels
sont le calorique, la lumière, l'hydrogène, l'oxygène, le carbone,
l'azote, etc. De même l'anatomie a ses tissus simples qui, par leurs
combinaisons, quatre à quatre, six à six, huit à huit, etc., forment
les organes. Ces tissus sont le cellulaire, le nerveux, etc..... Chaque
tissu a des propriétés vitales différentes. Puisque les maladies ne sont
que des altérations des propriétés vitales, et que chaque tissu est différent des autres sous le rapport de ses propriétés, il est évident qu'il
doit en différer aussi par ses maladies. Donc, dans tout organe composé de différents tissus, l'un peut être malade, les autres restant
sains ; or c'est ce qui arrive dans le plus grand nombre des cas.
(*Anatomie générale*, t. Ier, liv. xxx et suiv.)

A l'appui de sa thèse, Bichat cite de nombreux exemples.
Rien de plus commun que la coïncidence de la méningite avec

l'état sain du cerveau, que la lésion exclusive d'une seule membrane de l'œil, que l'intégrité de la muqueuse laryngienne avec l'état de paralysie des muscles, que la lésion du péricarde avec l'état sain du cœur, que l'inflammation de la muqueuse bronchique avec l'intégrité du tissu pulmonaire , etc.

Les vices dartreux, syphilitiques, etc,, ne dissèquent-ils pas, en quelque sorte, les organes, en n'attaquant qu'un des tissus qui les composent ? Cependant Bichat se garde de tomber dans l'exagération sur ce point, et il reconnaît que souvent toutes les parties d'un même organe s'altèrent peu à peu. Une des conséquences de cette nouvelle manière de voir, c'est que, n'importe dans quel organe, tous les tissus homologues sont affectés de la même manière, et que, dans les inflammations, il y a toujours deux ordres de symptômes : ceux qui tiennent à la nature du tissu affecté ; ceux qui dépendent des fonctions troublées dans l'organe où il se trouve. Par exemple, le mode de douleur, la nature de la fièvre concomitante, la durée, la terminaison, etc., sont presque les mêmes, quelle que soit la surface *séreuse* affectée ; mais il y a, de plus, difficulté de respirer, toux sèche, etc., si c'est la plèvre ; dévoiement, constipation, vomissement, etc., si c'est le péritoine ; lésion des fonctions intellectuelles, si c'est l'arachnoïde ; pouls irrégulier, si c'est le péricarde. Les caractères de l'inflammation sont différents selon les tissus, et il faut se garder, dans la dénomination d'*inflammation aiguë* et *chronique*, de perdre de vue la nature du tissu enflammé, car une inflammation peut durer pendant quarante jours, dans un os, sans perdre ses caractères aigus, tandis que, sur une muqueuse, la même inflammation devrait être considérée comme chronique, d'après le même espace de temps.

Une maladie, dit-il, ne peut se classer par sa durée dans les aiguës ou les chroniques, qu'en la considérant dans le même système; dès qu'on l'envisage généralement, cette distinction devient nulle. (*Anatomie générale,* p. 96.)

Cette nouvelle manière d'envisager les maladies était une véritable révélation, et c'est d'après elle que les plus grands progrès en pathologie ont été accomplis depuis. Mais cette conséquence n'est pas la seule ; l'anatomie pathologique, rétrécie dans le cadre étroit des lésions anatomiques considérées

en bloc dans chaque organe, était incapable de progresser.
L'anatomie des systèmes lui donna un nouvel élan, en même
temps qu'elle rendait son application à la médecine beaucoup
plus frappante et plus utile : aux troubles fonctionnels des
tissus simples, devaient nécessairement correspondre des lésions spéciales de ces derniers.

Je divise, dit Bichat, l'anatomie pathologique en deux grandes
parties : la première renferme l'histoire des altérations communes à
chaque système, quel que soit l'organe à la structure duquel il con-
coure, quelle que soit la région qu'il occupe ; il faut montrer d'abord
les altérations diverses des tissus cellulaire, artériel, veineux, nerveux, osseux, musculaire, muqueux, séreux, etc.; examiner le mode
d'inflammation, de suppuration, de gangrène, etc., propre à chacun;
parler des tumeurs diverses dont ils sont susceptibles, des changements de nature qu'ils éprouvent, etc. Après avoir ainsi indiqué les
altérations propres à chaque système, quel que soit l'organe où il se
trouve, il faut reprendre l'examen des maladies propres à chaque
région, examiner celles de la tête, de la poitrine, de l'abdomen et des
membres suivant la marche ordinaire. (*Anatomie générale*, p. 99.)

Pour Bichat l'avenir de la médecine résidait dans une anatomie pathologique bien faite. « Combien sont futiles, disait-il,
les raisonnements d'une foule de médecins, grands dans l'opinion, quand on les examine, non dans leurs livres, mais sur le
cadavre! » Et plus loin : « Qu'est l'observation si on ignore là
où siége le mal? » Bichat ne se trompait pas, car c'est en suivant la voie qu'il avait si lumineusement tracée que la médecine moderne s'est enrichie de ses plus belles acquisitions, et
qu'elle a pris un rang bien déterminé parmi les sciences exactes. Après avoir examiné le point de départ, nous allons suivre
à travers l'anatomie et la physiologie les progrès qui ont été
accomplis depuis Bichat.

DÉVELOPPEMENT DE L'ANATOMIE ET DE LA PHYSIOLOGIE,
DEPUIS BICHAT JUSQU'A NOS JOURS.

ANATOMIE.

Bichat avait créé de toutes pièces l'anatomie générale, et il a peu laissé à faire à ses successeurs. Quant à l'anatomie descriptive, elle s'est perfectionnée dans la connaissance des détails ; mais, en somme, elle aussi se trouvait, à peu de chose près, constituée.

Cependant l'avenir s'ouvrait sur de nouveaux horizons, et un monde inconnu se présentait aux curieuses investigations des chercheurs de connaissance : nous avons nommé le monde des infiniment petits. Malpighi et Leuwenhoëck avaient inauguré, dans le dix-septième siècle, l'application du microscope aux recherches anatomiques. Le premier découvrit les globules sanguins et la structure glandulaire ; le second découvrit les spermatozoaires. Mais l'imperfection des instruments arrêta pendant longtemps les observateurs à ces premiers éléments d'une science si grande. Ce n'est que dans les premières années de ce siècle que la découverte des lentilles achromatiques permit enfin de recueillir des observations précises et faciles, et, dès lors, chaque jour, pour ainsi dire, a été marqué par un nouveau progrès.

Faire ici le bilan de toutes les connaissances acquises depuis ce moment, est une œuvre trop étendue ; mais nous croyons devoir néanmoins indiquer les matériaux avec lesquels une science nouvelle s'est constituée en l'espace de quelques années sous le nom d'*histologie*. Les tissus, tels que les avait décrits Bichat, présentent à l'œil nu des caractères suffisants pour qu'on puisse les distinguer les uns des autres. Mais ces tissus sont formés par des éléments, la plupart figurés, et un certain nombre non figurés, qui ne sont appréciables à la vue qu'avec l'aide du microscope. Reconnaître ces éléments, étudier leurs caractères spécifiques, leurs arrangements réciproques pour constituer chaque tissu, et leur dérangement dans chaque modification pathologique, voilà ce qui constitue l'*histologie normale* et *pathologique*. Dans cette science, plus que dans toute autre, on ne saurait trop distinguer les faits de l'observation des interprétations à l'aide desquelles on a cherché à les coordonner. La nécessité de cette recommandation ressortira immédiatement de ce qui va suivre.

HISTOLOGIE ET THÉORIE CELLULAIRE.

Il est une maladie déplorable, et pour le moins singulière, qui, depuis le commencement de ce siècle, pousse une certaine catégorie de nos savants nationaux à considérer l'Allemagne comme source de toute lumière et de tout progrès. Les premiers symptômes de cette vésanie remontent à l'époque de la première publication de Mme de Staël sur l'Allemagne. Les littérateurs, les philosophes, furent d'abord les propagateurs du contage, et ils s'acquittèrent de ce soin avec un enthousiasme digne d'une meilleure cause. Vinrent ensuite certains savants qui, trouvant l'attention publique occupée par les hautes personnalités qui ont illustré la France depuis 1830 jusqu'à nous, reculèrent devant la tâche, assurément difficile, de souder de nouveaux anneaux à la chaîne scientifique, et préférèrent étudier, chez nos voisins, la science qu'ils ne savaient pas faire chez nous. Cette incursion en Germanie a pu servir les intérêts de quelques-uns ; mais la science française en a retiré peu de chose, et le plus clair de ses acquisitions consiste en quelques néologismes d'une utilité plus que douteuse, qui trop souvent servent de passe-port facile à quelques ambitions illégitimes. Écoutons sur ce sujet M. Robin, qui est sans contredit l'homme de France le plus compétent en ces matières :

Tout *expliquer*, dit-il, n'est plus qu'un jeu pour qui sait dire habilement d'un tissu lésé que, devenant le siége d'un *processus actif*, l'irritation *envahit ses cellules* qui *subissent* un *travail de nature irritative* : que le *processus irritatif*, s'y produisant, amène ici la transformation ou la dégénérescence graisseuse de leur *protoplasma*, c'est-à-dire des phénomènes chimiques, et qu'ailleurs il amène la *suractivité formatrice* avec *prolifération du noyau* se métamorphosant ou non; mais, il faut le dire, sous la plume de l'écrivain seulement, car, dès qu'il s'agit de constater cette transmutation, l'accord cesse et l'observation montre que ceux qui la nient sont dans le vrai (1).

On ne saurait critiquer plus finement l'abus des importations germaniques. Mais cette critique nous aide à comprendre pourquoi Virchow, dans un moment d'*humour*, désigne certains de nos savants sous le nom de *micrographes de l'Ouest* (2). Naturellement! N'est-ce pas de l'Orient que nous vient la lumière?

L'engouement pour la science allemande a été poussé si loin, dans ces dernières années, que beaucoup de personnes s'imaginent que l'histologie, et tout ce qui touche au microscope, est de provenance germanique. Ce qui va suivre fera justice de cette erreur.

Faisons la part de l'instrument d'abord. S'il est vrai que l'invention du microscope est due à un Hollandais du nom de Janssen (1590), il n'est pas moins certain que cet instrument a rendu ses plus grands services, depuis le moment où Selligues eut l'idée de le perfectionner par l'application des lois de l'achromatisme. Le premier microscope achromatique a été construit par Chevalier, et présenté à l'Académie des sciences au mois d'août 1824 (3).

Quant aux travaux micrographiques, il est incontestable qu'ils n'ont pas été poursuivis en France avec la même ardeur enthousiaste qu'à l'étranger; mais les hommes qui, chez nous, se sont exclusivement adonnés à ces travaux, ont su maintenir l'anatomie microscopique dans une voie progressive, tout en se défendant des systèmes, aussi retentissants qu'inutiles, qui nous arrivaient en grande pompe de l'Orient.

Dans l'appréciation de cette question, on ne saurait se dispenser de faire la part des systèmes, des théories, des hypothèses, et celle des notions définitivement acquises à la faveur du microscope. Les premiers ont eu un retentissement qui a souvent donné le change sur le nombre et l'importance des dernières.

(1) Ch. Robin, *Anatomie et physiologie cellulaires*, p. 627.
(2) Virchow, *Pathologie cellulaire*, p. 51.
(3) P. Broca, *Traité des tumeurs*, t. Ier, p. 29.

Examinons donc d'abord les théories qui ont été inspirées par les travaux micrographiques.

La plupart de ces théories sont confondues aujourd'hui sous le nom de *théorie cellulaire,* parce que le mode de formation et de développement des cellules en est la base commune.

De Mirbel, botaniste français, est le premier qui ait admis la cellule comme unité organique et comme le point de départ des autres tissus :

Le végétal, dit-il, est, dans l'origine, formé essentiellement d'un simple tissu cellulaire, qui subit des modifications diverses par l'effet du développement (1).

Les tubes et les vaisseaux des plantes, dit-il encore, ne sont que des cellules très-allongées (2).

Ces affirmations ne sont point de simples vues de l'esprit ; de Mirbel a constaté le renflement de la cellule en ampoule et son développement en tube. Il admettait trois modes de génération cellulaire : les générations intra-utriculaire (endogène), superutriculaire (exogène ou gemmation) et interutriculaire (formation libre) ; mais il insistait sur ce fait que « ce n'est pas par l'alliance d'utricules d'abord libres que le tissu cellulaire des plantes se produit, mais par la *force génératrice* d'un premier utricule, qui en *engendre* d'autres doués de la même propriété » (prolifération cellulaire de Virchow).

Ces cellules, ajoutait-il enfin, sont autant d'individus vivants, jouissant chacun de la propriété de croître, de se multiplier, de se modifier dans certaines limites, et qui sont les matériaux constituants des plantes. La plante est donc un être collectif (adopté aussi par Virchow) (3).

On voit, par ces citations, que les principaux dogmes de la *théorie cellulaire* avaient été formulés bien avant que les Allemands eussent inventé le nom de *théorie cellulaire.*

A peu près à la même époque, un autre botaniste, Turpin,

(1) Mirbel, *Mémoire sur l'origine, le développement et l'organisation du liber et du bois,* lu à l'Académie des sciences en 1827.

(2) Mirbel, *Exposition de la théorie de l'organisation végétale.* Paris, 1809. Ces citations sont empruntées à M. Robin, *Anat. et phys. cellulaires,* p. 561,

(3) Mirbel, *Cours complet d'agriculture,* in Robin, p. 563.

publiait un ouvrage intitulé : *Organographie microscopique, élémentaire et comparée des végétaux. Observations sur l'origine et la formation primitive du tissu cellulaire, sur chacune des vésicules composantes de ce tissu considérées comme autant d'*INDIVIDUALITÉS DISTINCTES, *ayant leur centre vital particulier de végétation et de propagation, et destinées à former par agglomération l'individualité composée de tous les végétaux dont l'organisation de la masse comporte plus d'une vésicule* (1). Ce titre n'a pas besoin de commentaires ; il prouve clairement que toutes les idées fondamentales que l'on a réunies depuis sous le nom de *théorie cellulaire* avaient été exprimées et en grande partie démontrées par Turpin. Comme particularité, nous nous bornerons à dire que Turpin était partisan du développement endogène et de la cellule type.

Un arbre, dit-il, *comme tout autre être organisé*, commence par un seul globule ; ce globule, propagateur de sa nature, se creuse, devient vésiculaire ; des parois intérieures de cette vésicule naît, par extension, une nouvelle génération de globules également propagateurs ; ceux-ci, en grossissant et en remplissant toute la capacité de la *vésicule mère* qui ne peut plus les contenir, font que cette dernière se déchire et verse une génération d'individus nombreux qui forment masse, qui se fondent plus ou moins entre eux, et continuent à leur tour à engendrer de nouveaux individus, à en multiplier le nombre, à augmenter l'étendue de la masse (2).

De Mirbel n'osa pas appliquer sa manière de voir aux tissus animaux ; Turpin osa faire cette application, mais sans en démontrer les conditions ; Dutrochet, en 1824, fut tout à fait affirmatif sur ce point :

Tout dérive, dit-il, de la cellule dans le tissu organique des végétaux, et l'observation vient de nous prouver qu'il en est de même chez les animaux (3).

En 1825, Raspail soutenait les mêmes thèses dans des travaux remarquables : « Tout tissu animal ou végétal, dit-il, ne serait

(1) TURPIN, *Mémoires du Museum d'histoire naturelle,* 1826, t. XVIII, p. 161, in Robin, p. 559.

(2) Citation empruntée à M. ROBIN, p. 560.

(3) DUTROCHET, *Recherches sur la structure intime des animaux et des végétaux.* Paris, 1824.

qu'une modification de cette structure (cellulaire) ; les vaisseaux se formeraient de la même manière dans l'un comme dans l'autre règne, en sorte qu'il ne me paraît pas éloigné, le temps où, sans être taxé d'orgueil et de témérité, l'on pourra porter ce défi purement scientifique : Donnez-moi une vésicule dans le sein de laquelle puissent s'élaborer à mon gré d'autres vésicules, et je vous rendrai le monde organisé (1). » La prophétie ne se réalisa pas, évidemment, mais ce furent les Allemands, et en particulier Schleiden, qui s'en approprièrent la formule et lui donnèrent un semblant de consécration.

A la même époque, 1826, Royer-Collard exposait les mêmes idées, mais d'une manière plus complète, devant la Société anatomique.

Le compte rendu de Lenoir pour l'année 1826 nous apprend, en effet, que Royer-Collard reconnaissait trois degrés successifs d'organisation :

1° *L'état organique amorphe,* qui, dans les productions normales, porte le nom de *succus formativus,* et dans les productions morbides le nom de *lymphe plastique ;* c'est ce que les Allemands appellent aujourd'hui le *blastème ;* 2° *l'état globuleux* succède au précédent ; il est permanent chez les animaux inférieurs ; il n'est que transitoire dans l'embryon des êtres dont l'organisation est plus élevée ; mais il se retrouve encore dans quelques tissus adultes et dans certaines productions pathologiques ; 3° *l'état fibreux et laminaire,* enfin, est l'état définitif des tissus compliqués (2).

En 1829, G.-L. Duvernois s'exprimait en ces termes :

Des vésicules arrondies, globuleuses ou de forme plus ou moins allongée, composent les tissus vivants de tous les corps organisés ; mais la molécule élémentaire de leurs tissus inertes peut être à facettes, comme cela se voit dans les parties terreuses des animaux. Ces vésicules en forment d'autres, qui, par leur rapprochement, par la compression variée qu'elles exercent les unes sur les autres, prennent différentes figures. Tel est le premier degré de l'organisation de ces tissus.

(1) Raspail, *Recherches physiologiques sur les graines et le tissu adipeux* dans le *Répertoire d'anatomie et de physiologie* de Breschet, t. III. p. 174. Paris, 1827. Citations empruntées à Broca, *Traité des tumeurs,* t. I, p. 30.

(2) Citation empruntée au texte de M. Broca, *Traité des tumeurs,* t. I, p. 31.

Lorsque ces cellules forment des membranes roulées sur elles-mêmes pour figurer des tubes ou des vaisseaux, il en résulte une complication, une perfection d'organisation qui distingue, dans les deux règnes, les animaux et les végétaux les plus simples de ceux dont l'organisation, plus compliquée, nous paraît plus parfaite (1).

Au mot *vésicule* on n'a qu'à substituer celui de *cellule* pour avoir la preuve, qu'à cette époque, la doctrine de la constitution des organismes complexes par une infinité d'éléments était déjà classique, grâce aux travaux des savants français.

Pendant que de Mirbel, Turpin, Dutrochet, Raspail, Royer-Collard, exposaient les dogmes fondamentaux de la théorie cellulaire et ne laissaient plus rien à faire sur ce point, d'autres observateurs, spécialement préoccupés de la naissance et du développement de l'embryon animal, recueillaient des faits nouveaux qui ont fourni à l'histogenèse ses principaux documents. C'est ainsi que Dumas et Prévost, en 1825, entrevoyaient deux fois sur l'ovaire de la chienne l'*œuf* inclus dans la vésicule de Graaf avant qu'Ernest de Baer découvrît formellement cet organe (2). Les mêmes auteurs avaient déjà démontré que les spermatozoïdes pénètrent à travers l'enveloppe albumineuse de l'œuf jusqu'à la surface du vitellus, en arrosant des œufs de grenouille avec du sperme qu'ils avaient pris soin de colorer (3). Enfin, Dumas et Prévost avaient signalé, les premiers, le phénomène si important de la segmentation du jaune (4).

A la même époque, Coste inaugurait la belle carrière dans laquelle il s'est illustré par la découverte de la *vésicule germinative* dans l'œuf des mammifères. Cette découverte lui permit de compléter celle de de Baer, et de lui donner sa véritable signification physiologique. On sait, en effet, que de Baer comparait l'œuf des mammifères à la vésicule que Purkinge venait de découvrir dans l'œuf des oiseaux. C'était comparer et identifier un tout complet à une partie de ce tout. Une pareille assimilation devait réduire à néant les résultats de la découverte, si Coste n'eût pas démontré que, dans les œufs des mammifères, il existe une vésicule germinative analogue à celle de Pur-

---

(1) *Dictionnaire des sciences naturelles,* t. LVIII, p. 82, article *Vie.* 1829.
(2) *Annales des sciences naturelles,* 1re série, t. III, p. 135.
(3)　　　*Ibid.,*　　*ibid.,*　　1re série, t. II, p. 129.
(4)　　　*Ibid.,*　　*ibid.,*　　*ibid.,*　　p. 129.

kinge (1). En 1837, Coste démontrait encore qu'à l'époque du rut, les œufs, chez les mammifères, tombent *spontanément* de l'ovaire. Enfin, un peu plus tard, il constatait avec d'autres embryologistes l'existence des deux feuillets du blastoderme qui doivent, avec le feuillet moyen, donner naissance aux organes de l'embryon.

Les quelques citations qui précèdent doivent nous suffire pour prouver que les théories qui ont été inspirées par les études micrographiques ne sont pas sorties, de toutes pièces, de chez nos voisins d'outre-Rhin. Cette vérité ressortira encore bien mieux de ce qui va suivre.

Peu d'années après que ces idées furent exprimées, et que ces faits démontrés furent portés à la connaissance de tous, apparaissait le premier ouvrage allemand sur la matière. Schleiden, l'auteur de ce travail, intitulé *Beitrage ueber Phytogenesis* et qui parut dans *Archiv. für Anat. und Physiol.* (Berlin, 1838), était au courant de la question, et ce qui le prouve, c'est que dans son préambule il s'exprime en ces termes :

Je puis me passer, dit-il, d'une introduction historique, car, à ma connaissance, on n'a fait jusqu'ici aucune observation directe sur le développement des cellules des plantes. On sait depuis longtemps que les prétendues cellules primitives de Sprengel sont des grains solides d'amidon, *et m'occuper du travail de Raspail ne me semble* pas compatible avec la dignité de la science.

C'est ainsi que Schleiden se débarrasse des droits acquis à la priorité.

Voilà une dignité utilement comprise, s'écrie justement M. Broca à ce propos; mais le geai de la fable, au moins, n'insultait pas le paon (2).

La constitution de la cellule était déjà connue depuis longtemps. R. Brown, en 1831, avait découvert le noyau dans les cellules des asclépiadées et des orchidées (3). Schleiden désigne le noyau sous le nom de cytoblaste, le nucléole sous celui

<hr>

(1) Coste, *Recherches sur la génération des mammifères.* Paris, 1834.

(2) Broca, *Traité des tumeurs*, t. Ier, p. 33.

(3) R. Brown, *Observations on the organs and mode of fecundation in orchideæ and asclepiadeæ.* London, 1831.

de petit noyau, et, pour paraître tout à fait original, il admet que tout autour du noyau se développe une vésicule transparente, représentant un petit segment de sphère aplati, analogue à un verre de montre appliqué sur sa sertissure. D'après Virchow, cette membrane sphérique « est célèbre sous le nom de forme en verre de montre » (1). Nous ne nous en serions jamais douté.

Cette vésicule ne serait que le commencement du développement de la membrane cellulaire, qui, peu à peu, en s'agrandissant, prendrait la forme sphérique et conserverait sur un point de sa surface le cytoblaste infortuné.

Quant à la naissance des cellules, elle serait des plus simples d'après Schleiden : le nucléole apparaît d'abord formé par de petites granulations; puis un amas granuleux se dispose autour du nucléole pour former le noyau, et enfin la membrane cellulaire se développe, comme nous l'avons dit plus haut.

Si l'on en excepte ces particularités singulières sur la constitution et le développement des cellules, particularités d'ailleurs dont Vogt et Coste ont démontré la fausseté, Schleiden a exposé, touchant les transformations des cellules en fibres, en tubes, les mêmes idées que de Mirbel, Turpin et Dutrochet.

Schleiden n'avait appliqué sa théorie qu'à la naissance et au développement des végétaux. Schwann, quelque temps après, appliqua cette même théorie à la naissance et au développement des tissus animaux. S'inspirant des premiers travaux de de Baer et de Coste sur l'œuf des mammifères, Schwann considéra ce dernier comme une cellule primaire se développant comme les cellules végétales de Schleiden : la tache germinative serait le nucléole, la vésicule germinative représenterait le noyau et la membrane vitelline serait la paroi de la cellule (2).

Quant aux cellules elles-mêmes, il les faisait provenir de la substance amorphe au milieu de laquelle on trouve les cellules

(1) VIRCHOW, *Pathologie cellulaire*, p. 9. Et c'est ainsi qu'on écrit l'histoire !

(2) SCHWANN, *Mikroskopische Untersuchungen über die Uebereinstimmung in der Structur und dem Wachsthum der Thiere und der Pflanzen*. Berlin, 1838.

et qu'il désignait pour ce motif sous le nom de *cytoblastème*.
La formation des cellules, dit-il, est à la nature organique ce
que la cristallisation est à la nature inorganique. Partant de
là, Schwann admit que tous les tissus proviennent de cellules
plus ou moins transformées et les classa de la façon suivante : 1° Cellules isolées indépendantes (lymphe, sang, mucus,
pus) ; 2° cellules indépendantes, formant par leur réunion un
tissu lié (épiderme, tissu corné, cristallin) ; 3° cellules dont les
parois seules sont soudées entre elles (cartilages, os, dents) ;
4° cellules de tissu conjonctif (tissu cellulaire, élastique, apo-
névrotique) ; 5° cellules dont les parois et les cavités se confondent (tissu nerveux, muscles, vaisseaux capillaires).

Tels sont les fondements de la théorie cellulaire, selon les
travaux de Schwann. Il est facile de constater que cette théorie
n'est que le développement des idées de Dutrochet ; mais
Schwann eut l'incontestable mérite d'étayer cette hypothèse
sur un nombre considérable de faits, et il fut considéré, avec
quelque apparence de raison, comme le véritable fondateur de
la théorie cellulaire. Schwann n'a rien inventé, mais il est
juste de dire que ses travaux ont imprimé, surtout en Allemagne, une impulsion salutaire aux recherches micrographiques (1).

Les travaux ultérieurs, tout en confirmant certaines vues
générales de la théorie cellulaire, telles que, par exemple, la
constitution de l'embryon par des cellules (2), ne tardèrent pas
à l'infirmer dans ce qu'elle a de plus fondamental, c'est-à-dire
dans la formation même de la cellule et dans les conditions de
son développement.

(1) Après ce que nous venons de dire on sera étonné, sans doute, de lire
dans le *Traité d'histologie et de d'histochimie* de M. Frey (de Zurich), que
« c'est à Schwann que revient l'honneur d'avoir considéré, le premier, la
cellule comme le point de départ du corps tout entier » (page 73).

On ne sera pas moins étonné de lire dans le *Manuel d'histologie pathologique* de MM. Cornil et Ranvier « que l'histologie, fondée par Bichat (ceci
par exemple est du nouveau), a reçu son plein développement depuis que
Schwann a appliqué à son étude les résultats découverts par Schleiden dans
les tissus végétaux » (page 1). Comment se fait-il que M. Ranvier qui, lui-
même, est destiné, nous n'en doutons pas, à devenir un des micrographes
les plus autorisés, ne soit pas plus juste à l'égard de ceux qui l'ont précédé
dans son propre pays ?

(2) Reichert, *Entwickelungs-Leben im Wirbelthierreich*. Berlin, 1840.

Coste prouva que la cellule ovarique ne se développe pas comme l'entendait Schwann (1).

Vogt et Bergmann démontrèrent comment les cellules dérivent par segmentation du vitellus ou d'autres cellules, et Vogt put affirmer que dans certaines cellules du cartilage la cellule se développe avant le noyau (2).

Vogel, Goodsir, Kölliker, Luschka, Bischoff, Donders, etc., proposèrent des explications nouvelles, touchant la formation des cellules. Vint ensuite Remak, qui, critiquant toutes ces explications et n'acceptant de Schwann que ce qu'il y a de fondamental dans la conception de la cellule, professa que *toute cellule provient d'une cellule préexistante* ou par *formation endogène*. Dès lors, la théorie de la *génération équivoque* de Schwann ne fut plus admise ; mais celle du *développement continu* inaugurée par Remak ne valait guère mieux, bien qu'elle fût plus en rapport avec les progrès de la science. Remak, mieux éclairé que ses prédécesseurs par les récentes découvertes des embryogénistes, établit une analogie complète entre les cellules et l'ovule et adopta pour la génération des premières un mode analogue à celui de la segmentation du vitellus. La découverte de la vésicule embryogène de Balbiani a montré, depuis, que l'ovule n'est pas aussi simple que le pensait Remak. Mais, en contemplant les infiniment petits, l'imagination a beau jeu. Remak ne s'en tint pas là, et, appuyé sur l'embryogénie, il admit cette autre hypothèse *que tous les tissus proviennent des cellules embryonnaires,* c'est-à-dire des feuillets externe, moyen et interne de l'aire embryonnaire du blastoderme. Il paraît, en effet, tout naturel que nos tissus prennent leur origine à une source commune, et les cellules embryonnaires arrivaient bien à point pour alimenter cette dernière. Malheureusement, M. Robin a démontré que beaucoup de tissus, beaucoup d'organes se développent alors que l'embryon ne présente plus trace de cellules de provenance vitelline (3).

La théorie cellulaire en était à cette période de son évolution lorsque Virchow parut.

(1) Coste, *Histoire générale et particulière du développement des corps organisés.*

(2) Vogt, *Développement du crapaud accoucheur.* 1842.

(3) Robin, *Anatomie et physiologie cellulaires*, p. 346 et suiv.

M. Wirchow, dit M. Broca, a beaucoup de talent. Il manie avec habileté une langue qu'il sait à volonté rendre claire ou obscure, suivant les exigences de l'idée qu'il expose. Travailleur passionné, doué d'une imagination pleine de ressources, il excelle à trouver des rapports nouveaux, à forcer des rapprochements entrevus par ses prédécesseurs, à remanier par d'ingénieuses interprétations les faits qu'on pourrait lui opposer, à éclairer l'inconnu par l'inconnu, et à simplifier toutes choses par des générations transcendantes. Puis il a la foi, qui décuple les forces d'un homme, et qui rayonne autour de lui, sur tous ceux qui l'approchent. Il croit à l'unité d'organisation, à l'unité absolue; c'est pour lui un dogme, un principe d'ordre supérieur qui renferme la solution de tous les problèmes, et c'est merveille de voir avec quelle fécondité d'invention il découvre entre les choses les plus dissemblables des points de similitude, avec quelle force d'induction il en conclut que ces choses sont analogues, avec quelle puissance d'abstraction il transforme cette analogie en identité (1).

La pointe d'ironie avec laquelle cette esquisse est tracée reproduit exactement la silhouette de l'homme qui, dans ces derniers temps, s'est donné comme le second inventeur de la théorie cellulaire.

On doit considérer deux choses dans les travaux de Virchow : la théorie physiologique et la théorie pathologique. Bien que cette dernière découle de la première, nous ne parlerons en cet endroit que de la théorie physiologique (2).

Les idées de Virchow, touchant ce sujet, peuvent se résumer dans les propositions suivantes, que nous avons choisies principalement dans la *Pathologie cellulaire* de l'auteur :

1° La cellule, pour mériter ce nom, doit nécessairement être composée de deux parties : une membrane d'enveloppe qui peut être arrondie, anguleuse, étoilée, etc., et un noyau qui possède, dès le principe, une composition chimique différente de celle de la membrane (3).

Le point de départ de Virchow repose sur une erreur de fait. Toutes les cellules, en effet, ne sont pas essentiellement composées d'une paroi, comme l'avaient dit Schwann,

---

(1) BROCA, *Traité des tumeurs*, t. Ier, p, 58.
(2) Voir plus loin la *Théorie pathologique*.
(3) VIRCHOW, *Pathologie cellulaire*, p. 10.

Remak et en dernier lieu Virchow. Depuis longtemps on avait constaté, en France, que beaucoup de cellules n'ont pas de paroi.

Dujardin avait signalé l'absence de paroi chez quelques êtres inférieurs unicellulaires et composés d'une simple masse de *sarcode* désignée depuis sous le nom de *protoplasma* par Reichert et Mohl. En examinant des helminthes vivants avec le microscope, il avait également constaté qu'il s'échappe du corps de ces animaux, par la pression, une substance globuleuse capable de modifier sa forme et de fournir des expansions. Dujardin donna à ces divers amas sans paroi le nom de globules *sarcodiques* (1).

Coste, en 1845, démontra que la plupart des cellules qui proviennent de la segmentation du vitellus n'ont pas de paroi (2). Ces faits ne furent pas généralement acceptés ; mais, en 1861, M. Schultze prouva l'absence de paroi chez beaucoup d'animaux unicellulaires qu'il désigna sous le nom d'*amibes*, et il donna aux mouvements des cellules animales dépourvues de paroi le nom de mouvements amiboïdes (3). Ces mêmes mouvements avaient été appelés *sarcodiques* en 1838 par Dujardin. En 1862, Brücke démontra les mêmes faits. Enfin, grâce aux travaux plus récents de L. Beale, de Von Beneden, de Ch. Robin, on sait aujourd'hui que beaucoup de cellules du corps humain sont dépourvues d'enveloppes membraneuses: cellules embryonnaires, globules blancs du sang, etc., etc.

L'erreur de Virchow et de ses prédécesseurs, touchant la constitution des cellules, n'a pas une grande importance si l'on veut, car les masses de protoplasma qu'ils désignaient sous le nom de cellules n'en existent pas moins ; mais l'invention du mot *cellule* est malheureuse, car ce mot, pour être bien compris, exige une définition nouvelle.

2° En pathologie, comme en physiologie, nous pouvons poser cette grande loi: Il n'y a pas de création nouvelle ; elle n'est pas plus pour les organismes complets que pour les éléments particuliers.....
Nous nions la possibilité de la formation d'une cellule par une substance non cellulaire. La cellule présuppose l'existence d'une cellule

(1) Dujardin, *Infusoires*, 1841.
(2) Coste, *Comptes rendus de l'Académie des sciences*, 1845.
(3) M. Schultz, *in Reichert's, und Du Bois-Reymond's archiv.* 1861.

(*omnis cellula a cellula*), de même que la plante ne peut provenir que d'une plante et l'animal d'un autre animal (1).

Virchow professe avec Remak que toute cellule provient d'une cellule, et, ne pouvant pas démontrer son assertion par des preuves anatomiques, il fait intervenir la théorie des générations non spontanées, qui doit se trouver fort étonnée d'être mise en cause en pareille occurrence. Puisque M. Virchow croit à la création, il croit aussi au créateur. Cette croyance l'honore, et elle nous permet de lui répondre que nul ne peut démontrer *scientifiquement* si le créateur a tout créé dès le principe, ou bien s'il dispense peu à peu son pouvoir en l'appliquant journellement à la création de nouvelles espèces.

D'ailleurs, celui qui a créé les animaux n'a-t-il pas pu créer en même temps les conditions de milieu qui permettent le développement spontané de certaines espèces que nous considérons comme nouvelles ? Nous nous rattachons, nous, à cette manière de voir, et nous espérons qu'elle sera celle de tout le monde, le jour où l'on connaîtra mieux les variables conditions d'existence et de reproduction de tous les êtres vivants (2). En attendant, nous reconnaissons volontiers que les données scientifiques sont en général peu favorables aux générations spontanées, et nous ajoutons que, affirmer quoi que ce soit sur ce point, c'est hasarder une hypothèse qui repose tout entière sur les déterminations *possibles* du créateur (3). L'affirmation de M. Virchow n'est donc pas une preuve.

Tout ceci soit dit en passant, car la génération des cellules n'a absolument rien à faire avec la théorie des générations spontanées. M. Virchow a pu faire intervenir à l'appui de sa thèse, *omnis cellula a cellula*, les générations non spontanées, parce qu'il supposait implicitement qu'une cellule, faisant partie constitutive du corps vivant, peut être assimilée à un végétal ou à un animal. Rien ne légitime cette assimilation qui est plus grave qu'on ne pourrait le penser au premier abord.

(1) Loc. cit., p. 23.

(2) Dans ces dernières années la science a fait de tels progrès, sur ce point, que le moment n'est peut-être pas éloigné où l'on pourra donner la formule de toutes les conditions qui président au développement de la vie.

(3) Édouard Fournié, *Physiologie du système nerveux*. Chapitre : *Place de l'homme dans la nature*, p. 786.

Il existe, il est vrai, des animaux unicellulaires, qui offrent la plus grande analogie avec les cellules du corps vivant. Le champ de cette analogie s'est même considérablement agrandi depuis que, contrairement à la définition de Virchow, on a découvert que beaucoup de cellules du corps vivant n'avaient pas d'enveloppe propre. C'est ainsi que les *cytodes* d'Hæckel composés d'un amas de substance homogène finement grenue, sans noyau et sans paroi propre, peuvent être assimilés aux globules polaires de l'ovule de divers animaux vertébrés et invertébrés (1). C'est ainsi que les *lépocytodes* d'Hæckel, constitués d'abord par du protoplasma, peuvent s'entourer d'une enveloppe à une certaine époque de leur existence, ce qui permet de les assimiler aux *leucocytes* (2). C'est ainsi que les *gymnocellules* de Van Beneden, constituées par du protoplasma sans enveloppe et par un noyau, peuvent être assimilées à la plupart des cellules qui proviennent de la segmentation du vitellus. Enfin, en forçant un peu la comparaison, on pourrait dire que la reproduction des *grégarines,* par métagenèse, peut être comparée à la reproduction de l'ovule dans l'embryon. Ces analogies, ces assimilations sont possibles, quand on s'en tient superficiellement à certains caractères morphologiques ou autres; disons mieux, elles ont un charme tout particulier pour l'imagination (3). Mais un examen plus sérieux ne permet pas de les accepter.

Au point de vue qui nous occupe, les caractères morphologiques ont une importance médiocre, parce que, dans le monde des infiniment petits, la matière organisée vivante revêt des formes peu variées et à peu près identiques : des tubes, des fibres, des globules.

Il en est de même des caractères chimiques, qui peuvent être

(1) Robin, loc. cit., p. 4.

(2) Robin, loc. cit., p. 4.

(3) C'est un attrait de ce genre qui a inspiré Geoffroy-Saint-Hilaire lorsqu'il a prétendu que le fœtus humain passe par des états transitoires rappelant l'état définitif des différents êtres qui lui sont inférieurs dans la série animale. Serres, qui partageait cette manière de voir, l'avait formulée en ces termes : « L'organogénie humaine est une anatomie comparée transitoire, comme, à son tour, l'anatomie comparée est l'état fixe et permanent de l'organogénie de l'homme. » (Serres, *Précis d'anatomie transcendante appliquée à la physiologie,* p. 90.)

très-précieux pour distinguer entre eux les éléments divers du même organisme, mais qui ne peuvent être d'aucun secours quand il s'agit de savoir si un peu de matière organisée représente un individu, ou bien si elle fait partie constituante d'un organisme. Pour établir cette distinction ou cette assimilation, il faut avoir recours au *criterium* physiologique, c'est-à-dire aux manifestations vitales de la matière organisée. En d'autres termes, ce n'est ni la forme ni la composition chimique qui peuvent nous dire si la matière représente un individu ou un simple élément. L'ensemble des manifestations vitales peut seul nous éclairer là-dessus.

Les manifestations vitales que présentent, d'un côté, les cellules de l'organisme, de l'autre, les animaux unicellulaires, offrent de nombreuses analogies, et il faut qu'il en soit ainsi, puisqu'on n'a pas su établir entre elles des différences caractéristiques.

Cependant il en existe. Nous admettons volontiers que les cellules de l'organisme, semblables en cela aux amibes et autres animaux unicellulaires, s'entretiennent à l'état d'éléments vivants par l'absorption endosmotique des principes nutritifs ; nous admettons même que les leucocytes, les cellules épithéliales s'incorporent *par enveloppement* des éléments variés. Nous admettons encore que, semblables aux animaux unicellulaires, les cellules organiques se reproduisent par segmentation, scission, etc. Nous admettons enfin que les cellules organiques, toujours analogues aux animaux cellulaires, peuvent se contracter et se mouvoir. Il est vrai que nous pourrions ajouter quelques réserves à chacune de ces assimilations ; nous pourrions dire, par exemple, qu'aucune cellule organique ne présente la bouche et le conduit œsophagien qu'on rencontre chez les infusoires ciliés ; nous pourrions dire encore qu'il n'est pas du tout prouvé que, dans l'évolution embryogénique de beaucoup d'animaux unicellulaires, on puisse assimiler le noyau de ces derniers au noyau et au nucléole des cellules en général ; nous pourrions dire enfin que, si les leucocytes se contractent et sont capables d'un semblant de migration, il n'est aucune cellule organique qui présente la vésicule contractile des amibes et, comme les *infusoires flagellés*, des *flagellums* à mouvements volontaires. Mais ces réserves ont peu d'importance.

L'essentiel, à notre avis, est de savoir si ces phénomènes qui présentent entre eux tant d'analogies sont de même nature, de même ordre. Là est la question. Eh bien, non. Les manifestations vitales des cellules organiques et celles des animaux unicellulaires sont d'un ordre tout différent. C'est ce que nous allons prouver.

L'ovule est un organe de la vie destiné comme les autres organes à remplir une fonction spéciale. La fonction de l'ovule consiste à concourir, après la fécondation, au développement d'un organisme complet, d'après un plan variable selon les espèces. Dans l'organisme entièrement développé, la matière est disposée de telle façon qu'elle peut remplir trois ordres de fonctions : nutrition, relation, reproduction. Ces fonctions sont accomplies par des organes spéciaux, composés eux-mêmes d'éléments histologiques. Or, comme les organes sont en définitive la résultante des éléments histologiques, et que, par conséquent, la fonction ne peut être, en partie, que la résultante des propriétés particulières des éléments, M. Virchow, et avec lui tous les histologistes, ont conclu que l'élément histologique, la cellule, remplissait une *fonction*. Erreur déplorable s'il en fût, car c'est sur elle, comme nous le verrons plus loin, que reposent la plupart des fausses doctrines qui ont cours actuellement dans nos livres. Nous disons, nous, que *la cellule vit, mais ne fonctionne pas.*

La cellule entre dans la composition du corps humain au même titre que divers éléments de matière concourent à la structure d'un édifice. Dans l'un et dans l'autre cas, les éléments apportent le concours de leurs propriétés particulières, mais on ne saurait dire qu'en cette occurrence ils remplissent une *fonction.*

Le moellon, par les dimensions de son étendue qui sont une de ses propriétés, concourt à faire une maison, un abri ; mais, pris isolément, il ne saurait remplir la fonction de la maison, qui est d'abriter. La molécule de verre, dont la propriété essentielle est la transparence, ne saurait, prise isolément, remplir la fonction que nous lui demandons. De même, les cellules du corps vivant, prises isolément, peuvent bien manifester certaines *propriétés spéciales;* mais, en aucun cas, on n'est autorisé à dire qu'elles *fonctionnent.*

Les cellules concourent aux diverses fonctions de nutrition ;

mais, par elles-mêmes, dans leur isolement, elles ne pourraient remplir aucune de ces fonctions ; bien au contraire, ce sont les fonctions de nutrition qui leur préparent le liquide dans lequel elles puisent les conditions de leur entretien, et du maintien de leurs propriétés spéciales.

Les cellules concourent, par leurs propriétés, aux fonctions de relation ; mais, par elles-mêmes, elles ne sauraient établir d'autre relation que celle qui leur est imposée par le *plan d'organisation*. Il est incontestable que la contraction totale d'un muscle n'est que la résultante des contractions individuelles des fibres-cellules ; mais on ne saurait attribuer à la fibre-cellule la *fonction* du muscle : la fibre-cellule, sous l'influence de l'excitant fonctionnel, fournit *ses propriétés contractiles*, et le muscle accomplit réellement la *fonction*, variable selon les attaches. Une fibre-cellule ne peut suppléer un muscle au point de vue fonctionnel.

Les cellules enfin concourent, par leurs propriétés, aux fonctions de reproduction ; mais aucune d'elles ne saurait remplir la fonction formatrice de l'ovule. Durant la période embryonnaire, il est vrai, les cellules semblent douées d'un pouvoir reproducteur ; mais ce pouvoir, qu'elles tiennent des propriétés spéciales de l'ovule, est en définitive temporaire et doit être considéré comme une des formes de l'impulsion formatrice pendant la période de développement. Plus tard, lorsque sous une influence morbide ce pouvoir semble se réveiller, il donne naissance à des formes imprévues qui constituent l'état pathologique.

On voit clairement, d'après ce qui précède, que, enchaînées fatalement au plan d'organisation qui a présidé à leur naissance, les cellules organiques empruntent aux fonctions de nutrition les conditions de leur entretien et du maintien de leurs propriétés spéciales. On voit également que leurs *manifestations vitales* se réduisent à deux : 1° s'entretenir à l'état d'éléments organiques vivants, grâce aux mouvements fonctionnels de la vie ; 2° fournir à ces mêmes *mouvements fonctionnels* le concours de leurs *propriétés spéciales*. Il n'y a dans ces manifestations rien qui ressemble à une *fonction*; par conséquent nous avions raison de dire que les cellules vivent, mais ne fonctionnent pas. Cependant une matière organique qui vit sans fonctionner mérite-t-elle qu'on lui accorde les attributs de l'individualité? Non certes, car, à moins de changer la signification de tous les mots, l'animal, la plante ne sont des individus que par l'ensemble des fonctions qu'ils remplissent, soit au point de vue de leur entretien et de leur reproduction, soit au point de vue de leur relation avec le milieu dans lequel ils vivent.

C'est ce que nous allons voir, d'ailleurs, en analysant les manifestations vitales de l'animal.

Nous prendrons pour exemple, parmi les animaux unicellulaires, un des plus simples, un rhizopode, une grégarine. Les grégarines vivent en parasites dans la cavité ventrale des vers et sont dépourvues de bouche et de canal digestif. Immédiatement après sa sortie de la cellule mère, la jeune grégarine se meut en tous sens dans le milieu, immense pour elle, où elle est née. Or, pas de mouvement sans contraction, et, du moment que la grégarine se contracte pour se mouvoir, nous disons qu'elle *fonctionne*. Dans cet acte, en effet, elle ne fournit pas, comme la fibre-cellule, ses propriétés spéciales à un muscle qui, lui, remplit la fonction; la grégarine est tout à la fois muscle et cellule, puisqu'elle se contracte dans le but de changer les rapports du corps avec le monde extérieur; elle remplit donc une fonction en se mouvant.

La cellule organique, plongée tout entière au milieu de la vie, s'entretient à l'état d'élément vivant; mais, dans ce fait, elle ne *fonctionne* pas : elle élabore, selon ses capacités, les éléments vivants que lui apporte le sang. La grégarine, au contraire, privée de toute attache directe avec la vie, est obligée d'emprunter au milieu qui l'entoure les éléments de sa nutrition, de les transformer en éléments vivants, et, bien qu'elle n'ait pas de tube digestif, nous disons qu'elle *fonctionne* parce qu'elle assimile à sa propre substance des éléments non vivants dans le *but essentiel* de se nourrir.

Enfin, lorsque la grégarine a atteint les limites de son existence, on la voit s'immobiliser en un point du milieu; puis se transformer en une masse gélatineuse (*psorospermie*) qui ne tarde pas à s'entourer d'une membrane.

Dans l'intérieur de cette membrane se développe une cellule, dans celle-ci un nucléus, et finalement, ce dernier s'échappe à l'état d'*amibe* après la rupture de la membrane extérieure. Quelque temps après, l'amibe est devenue une grégarine. Nous appelons cette série d'évolutions *fonction de repro-duction*, et point n'est besoin de légitimer cette qualification. L'ovule est le seul corps globulaire qui présente des phéno-mènes analogues; mais l'ovule est un organe chargé d'une fonction et ne saurait être assimilé, comme l'ont fait les auteurs de la théorie cellulaire, à aucune cellule de l'organisme.

Il ressort de cet exemple, choisi parmi les moins favorables, que les manifestations vitales des *animaux* sont fondamentale-ment différentes de celles des *éléments anatomiques vivants*, et en particulier des *cellules*. Ces dernières, en effet, vivent et fournis-sent, à l'occasion, leurs propriétés spéciales aux fonctions; les premiers vivent et fonctionnent. C'est par les fonctions, varia-bles selon les espèces, que l'animal montre son individualité parmi les autres êtres. Il n'est donc pas permis d'assimiler, comme l'a fait M. Virchow, les cellules vivantes à des *individus* tels que la plante et l'animal.

On remarquera peut-être que nous avons pris un soin tout particulier pour réfuter une opinion en apparence accessoire dans la formule *omnis cellula a cellula*. C'est que cette opinion est très-grave en dépit de la facilité avec laquelle M Virchow l'a émise. Du moment, en effet, qu'on peut assimiler la cellule organique à un animal ou à un végétal, il s'ensuit que les cel-lules proviennent par filiation d'autres cellules, et que l'élé-ment cellulaire ne saurait être produit d'aucune autre façon; il s'ensuit encore que les cellules qui constituent certains pro-duits pathologiques sont filles des cellules physiologiques, et c'est là-dessus précisément que repose toute la doctrine phy-siologique et pathologique de M. Virchow.

Le sujet méritait donc toute notre attention : *principiis obsta*. Mais le développement que nous avons donné à notre argu-mentation avait un autre but. Nous avons voulu appliquer les principes de physiologie générale que nous avons exposés plus haut; nous avons voulu montrer qu'ils sont indispensables à l'élucidation de tout problème physiologique; nous avons voulu prouver enfin que ces principes font complétement dé-faut à l'auteur de la pathologie cellulaire. M. Virchow, en effet, en accordant des *fonctions* aux cellules, dénature le sens du mot *fonction;* il répand ainsi la confusion la plus déplorable et il imprime aux progrès de la physiologie une impulsion *régressive*.

Dans ce qui précède, nous avons prouvé que M. Virchow n'était pas autorisé à comparer la cellule à un animal et que, par conséquent, il devait renoncer à trouver dans cette comparaison un argument favorable à sa théorie. Reste à savoir si le fait de la provenance des cellules les unes des autres est réel, et si la cellule est le dernier élément morphologique dans lequel la vie se manifeste.

Ici encore M. Virchow part d'un point de vue analogique absolument faux, et, de plus, le fait même de l'origine des cellules est erroné dans ce qu'il a d'absolu. Voyons d'abord le premier point.

Premier point. — Avec Schwann et beaucoup d'autres, M. Virchow établit une analogie complète entre l'ovule et les cellules en général, et, dès lors, en considérant surtout qu'à une certaine période de son développement l'embryon est entièrement composé de cellules, il en conclut, avec une apparence de raison, que toute cellule provient d'une autre cellule. Les caractères morphologiques de l'ovule et des cellules plaident quelque peu en faveur de cette analogie, mais on n'est pas autorisé à résoudre les problèmes physiologiques par les procédés de la géométrie. D'ailleurs, les belles recherches de M. Balbiani sur l'ovule ne permettent plus, même au point de vue de la constitution anatomique, d'assimiler l'ovule à une cellule quelconque. Quelle est la cellule qui renferme à la fois un noyau et une vésicule embryogène? Aucune. Quelle est encore la cellule qui présente, comme l'ovule, une membrane d'enveloppe de formation cuticulaire? Aucune.

Comme nous le disions précédemment, c'est principalement par l'examen des manifestations vitales que l'on découvre les caractères spéciaux de la matière organisée vivante. Or, l'examen de ces manifestations s'oppose formellement à ce que l'on établisse la moindre analogie entre les cellules et le globule ovarique. Les premières sont des *éléments anatomiques*, jouissant de certaines *propriétés particulières ;* le second est un *organe* remplissant, après la fécondation, une *fonction spéciale.* Former le corps vivant, telle est la fonction de l'ovule fécondé.

Quelques heures après l'arrivée des spermatozoïdes sur le globe vitellin, la fonction de l'ovule se manifeste par l'apparition, dans son centre, du noyau vitellin, puis par la formation des sphères de segmentation et la transformation complète du vitellus en cellules blastodermiques, et enfin par la disposition de ces dernières en membranes ou feuillets blastodermiques.

La formation des cellules et des feuillets blastodermiques est la première expression du pouvoir fonctionnel de l'ovule, et il ne faut voir, dans cette division de la substance vitelline, qu'un procédé de multiplication, qui doit aboutir à une division du travail physiologique. L'ovule ne cesse pas d'exister en tant qu'organe; mais ses éléments, ayant reçu une forme distincte par la segmentation, représentent autant d'*éléments fonctionnels* qui doivent concourir, chacun d'une façon spéciale, à la formation de l'être complet. C'est ce que l'on voit par l'apparition successive des divers systèmes organiques qui, pour la plupart, ont une origine blastodermique bien déterminée. Pendant que l'embryon se développe, l'ovule augmente de capacité; son enveloppe, constituée successivement par la membrane vitelline, par l'amnios et par l'allantoïde, plonge des racines profondes dans l'utérus; et enfin, lorsqu'il est parvenu au terme de son développement, c'est-à-dire après avoir acquis un volume trente mille fois plus grand, la rupture des membranes lui permet de se débarrasser de son contenu, qui est l'être vivant.

En bonne logique, ceux qui ont comparé l'ovule à une cellule quelconque doivent suivre pas à pas le développement de l'ovule, et ils sont ainsi conduits à considérer l'œuf à terme comme une cellule dont le *chorion* et l'*amnios* formeraient l'enveloppe, le liquide amniotique le contenu, et le fœtus, le noyau. C'est ainsi que l'être vivant, en venant au monde, représenterait le noyau expulsé d'une cellule! Conclusion fort drôle en vérité, et qui dénote chez les faiseurs de semblables hypothèses un abandon que réprouve la sévérité scientifique.

Des manifestations vitales, semblables à celles que nous venons d'énumérer, nous n'en trouvons que chez les *êtres* unicellulaires vivants, c'est-à-dire dans les matières organisées qui sont pourvues de fonctions; les cellules de l'organisme, représentant des *éléments vivants* et doués de *propriétés particulières*, n'ont pas de *fonctions*. Certaines cellules de l'organisme peuvent, il est vrai, se multiplier par segmentation ou tout autre procédé, mais aucune d'elles ne constitue un tout organique, composé de parties essentiellement distinctes, se développant en proportion du développement de son contenu et possédant une fonction qui aboutit, non à la reproduction d'une cellule, mais à la formation d'un être vivant. Les cellules obéissent à la loi de mulplication de la matière en se segmentant ; mais, ce faisant, elles *vivent* simplement sans remplir de *fonctions*.

L'ovule, lui, est un organe destiné à remplir une fonction, et c'est en vue de cette dernière que sa matière se segmente de diverses façons, mais toujours en restant sous la même enveloppe. On ne saurait donc assimiler les cellules à l'ovule formateur de l'être vivant.

Pour remplir sa fonction, l'ovule se sert de la forme cellulaire favorable à la multiplication de son pouvoir fonctionnel ; mais, en cette occurrence, les cellules provenant de la segmentation du vitellus sont, comme toutes les autres cellules, de *simples éléments fonctionnels* doués de propriétés particulières. Une cellule blastodermique, en effet, prise isolément, ne saurait remplir la fonction de l'ovule, et, à plus forte raison, elle ne pourrait pas être assimilée à cet organe, car, au point de vue physiologique, on ne peut pas assimiler le tout à la partie.

Il résulte de ce qui précède que, ni au point de vue de la constitution anatomique, ni au point de vue des manifestations vitales, on n'est autorisé à assimiler les cellules, en général, à l'ovule formateur de l'être vivant. Les premières sont des éléments fonctionnels ; le second est un organe complet destiné à remplir une fonction.

Deuxième point. — Nous venons de prouver que, pour légitimer la formule : *omnis cellula a cellula,* il n'est pas permis d'assimiler l'ovule à une cellule. Voyons à présent s'il est vrai que tous les tissus proviennent de la *prolifération* des cellules blastodermiques. Quelques jours après la fécondation, l'embryon est entièrement formé de cellules. Ces cellules, il est vrai, présentent des caractères morphologiques, différant selon le feuillet blastodermique dans lequel on les trouve ; mais ce ne sont pas moins des cellules, et on ne rencontre au milieu d'elles aucune autre substance figurée ou amorphe. Ce fait incontestable est, en apparence, l'argument le plus favorable à la théorie *omnis cellula a cellula ;* mais il s'agit de l'interpréter judicieusement. L'être vivant complet étant le résultat d'une

série de transformations de la matière organisée, cette dernière
a été soumise à certaines formes déterminées, favorables aux
transformations successives. La forme cellulaire est celle qui
se prête le mieux à ces transformations, et c'est elle qui est la
plus répandue durant la période embryonnaire. Mais cette
forme est-elle la seule? A-t-elle, d'ailleurs, la signification fondamentale que M. Virchow lui accorde? Telles sont les questions qu'il faut résoudre.

Non, la forme cellulaire n'est pas la seule dont se serve la
fonction formatrice pour arriver à ses fins. Les divers systèmes
organiques sont à peine dessinés dans l'embryon, que l'on
voit se développer plusieurs tissus qui n'ont aucun rapport
généalogique avec les éléments cellulaires. C'est ainsi que la
gaîne qui entoure la notocorde (corde dorsale) se constitue à
l'état de membrane anhiste sans que l'on puisse faire intervenir dans sa formation aucun élément cellulaire. Il en est de
même du myolemme, du périnèvre, de la capsule du cristallin,
de la membrane de Descemet, des parois propres glandulaires,
et, en général, de toutes les membranes fondamentales désignées par Tood et Bowman sous le nom de *basement-mem-
brane*.

C'est ainsi, encore, que les substances amorphes, constituées
par de la matière organisée vivante, et entrant comme élément
essentiel dans la constitution de la plupart des organes, n'ont
aucune provenance cellulaire. La substance hyaline qui sépare,
chez l'embryon, les *masses interapophysaires*, et qui deviendra
plus tard le cartilage des apophyses transverses et épineuses,
ne renferme aucun élément cellulaire. La substance *amorphe
cérébrale*, qui apparaît en même temps que les myélocytes et
avant la formation du corps des cellules nerveuses et des cylindres d'axe, n'est pas non plus de provenance cellulaire et surtout ne saurait être confondue avec le tissu lamineux, comme
le fait M. Virchow, en désignant cette substance sous le nom
de *névroglie*.

Les raisons que donne M. Robin pour démontrer l'erreur
de M. Virchow sont tout à fait démonstratives. La *myéline*, la
substance fondamentale du tissu muqueux, sont des substances amorphes qui n'ont d'autre rapport avec les cellules que
des rapports de voisinage. Le *plasma* sanguin, véritable substance amorphe, qui se montre dans le conduit cardiaque, dès

que celui-ci commence à se contracter, n'a aucun rapport généalogique avec les *hématies* ou tout autre corps cellulaire.

C'est ainsi enfin que les appareils calcaires et chitineux, qui
jouent un si grand rôle dans la constitution anatomique de
certains animaux, représentent des masses non cellulaires,
n'ayant aucun rapport d'origine avec la segmentation proli-
férante des cellules

Les faits qui précèdent sont authentiques ; ils ont été relevés
par des hommes dont la compétence n'est pas douteuse (1).
Nous sommes donc autorisé à conclure que la forme cellulaire
n'est pas la seule, contradictoirement à ce qu'a avancé
M. Virchow, dont se serve la *fonction formatrice* pour constituer
l'être vivant.

Mais cette question de forme géométrique serait indifférente
pour nous, — car il faut bien que la matière organique affecte
une forme quelconque, — si M. Virchow ne lui avait pas accordé
une importance de premier ordre en considérant la cellule
comme *l'unité fondamentale organique*, et le point de départ
de tout phénomène physiologique et pathologique. C'est à ce
nouveau point de vue que nous allons envisager la question.

M. Virchow est convaincu que toute cellule est nécessairement
constituée par une *paroi d'enveloppe* et par un noyau. Cette
manière de voir est fort séduisante, et l'on conçoit aisément
que M. Virchow se soit laissé entraîner à considérer la cellule,
ainsi *entrevue*, comme la base de tous les phénomènes vitaux.
Si, en effet, toutes les cellules étaient constituées par une
membrane d'enveloppe et un noyau, on serait obligé de reconnaître que la cellule forme un élément distinct, tout à fait
caractéristique, et dont la destinée physiologique est sans égale.
Malheureusement pour M. Virchow, il n'en est pas ainsi, et il
est aujourd'hui plus que prouvé que la plupart des cellules
n'ont pas d'enveloppe. Les cellules blastodermiques, en particulier, sont dépourvues d'enveloppe. Les conséquences de ce
fait sont on ne peut plus défavorables à la théorie cellulaire.
Du moment, en effet, que les cellules n'ont pas d'enveloppe,
ce ne sont plus des cellules, mais de simples corpuscules
globuleux, constitués par un noyau qu'entoure un protoplasma

(1) Ch. Robin, *Anatomie et physiologie cellulaires*. Passim, H. Bennett,
Leçons cliniques sur les principes et la pratique de la médecine. Traduction
française par Lebrun. Paris, 1873.

quelconque, et la *cellule*, en tant qu'organe distinct, n'existe plus qu'à l'état d'exception. Du moment que l'enveloppe n'existe pas, la cellule n'est pas « la seule forme élémentaire qui sert de base à tous les phénomènes vitaux », car, avant la cellule, il y a les corpuscules figurés et vivants qui, par une sorte d'attraction moléculaire spéciale, se sont groupés autour du noyau; il y a aussi le noyau.

Lorsque, par exemple, les corpuscules du vitellus se disposent de manière à former le noyau vitellin et les sphères de segmentation, ce n'est pas en vertu de la forme cellulaire de l'ovule que ces phénomènes se produisent : on ne peut les attribuer qu'à l'activité propre des corpuscules. Et quand la matière vitelline s'est entièrement segmentée de manière à former un amas de corpuscules à forme de cellule, dira-t-on que cette nouvelle forme est désormais la base des phénomènes vitaux? Non certes, car cette forme est elle-même dominée par l'activité propre des éléments qui lui ont donné naissance. D'ailleurs, cette forme est éminemment transitoire, et ne saurait être considérée que comme une *convenance anatomique* momentanée.

Les cellules d'épithélium, qui sont de véritables cellules constituant des tissus permanents, se développent dès la période fœtale d'après un procédé analogue à celui de la segmentation du vitellus. A mesure que les cellules des couches superficielles tombent en desquamation, elles sont remplacées par d'autres qui se développent spontanément dans les couches profondes au milieu de la substance amorphe. D'abord ce sont des noyaux qu'entoure le protoplasma non divisé, non segmenté en cellules ; puis apparaissent des plans de division qui limitent les corps de cellules (1). Ici encore, et bien que plus tard le corps cellulaire s'entoure d'une véritable enveloppe, la forme dite de cellule est tout à fait accessoire, car elle est précédée et entièrement dominée par l'activité propre du noyau et par celle du protoplasma.

Les cellules nerveuses des centres nerveux n'empruntent aux cellules embryonnaires que leur noyau; celui-ci se segmente au milieu de la substance amorphe cérébrale, et ce sont ces nouveaux noyaux qui constituent les myélocytes, à l'état de

____

(1) Ch. Robin, *Anatomie et physiologie cellulaires*, p. 203.

noyaux libres, et les myélocites cellulaires par l'adjonction d'une membrane enveloppante. Quant aux cellules ganglionnaires et du grand sympathique, elles débutent évidemment par la formation de petits noyaux autour desquels se développe plus tard un corps cellulaire (1). Ici encore, la forme dite de cellule ne peut être considérée que comme accessoire.

Enfin, lorsque les membres commencent à se développer dans l'embryon, il n'existe plus de cellules de provenance vitelline, et cependant, comment expliquer la formation complète de ces organes? L'observation montre que des noyaux embryoplastiques servent de centre de génération aux cellules cartilagineuses, aux fibres-cellules, etc., etc. (2).

Les faits que nous venons d'énumérer prouvent clairement que la forme dite de cellule n'a pas l'importance que M. Virchow lui a donnée; ils prouvent que l'activité organique se montre dans les éléments, bien avant leur groupement, sous forme globulaire; ils montrent enfin que, soit qu'on la considère dans l'embryon, soit qu'on la considère dans les tissus permanents, la forme dite de cellule emprunte son activité propre aux éléments qui se sont groupés sous forme globulaire, et ne représente, en définitive, qu'une *convenance anatomique et physiologique.* Dans les tissus permanents, elle est favorable à la constitution des membranes et à leur renouvellement; dans l'embryon, elle réalise mieux que toute autre la division du travail physiologique.

Après avoir prouvé que les cellules organiques ne sauraient être considérées comme des *unités vitales* assimilables à l'animal, après avoir démontré que la cellule n'est pas la seule forme matérielle de l'activité vitale, après avoir démontré que les *cellules ne portent pas, chacune en elles-mêmes, le caractère complet de la vie,* après avoir démontré, enfin, que les cellules peuvent ne pas provenir directement d'une autre cellule, nous pourrions borner là notre critique, car c'est plus qu'il n'en faut pour démontrer le peu de valeur des hypothèses sur lesquelles repose la théorie cellulaire. Cependant, comme cette théorie a été le point de départ d'autres hypothèses qui servent de règle, parmi nous, aux investigations physiologiques

(1) Robin, loc. cit., p. 412.
(2) Robin, loc. cit., p. 352.

et pathologiques, nous continuerons notre tâche jusqu'au bout.

On nous excusera si nous négligeons de parler des fameux *territoires cellulaires* conquis si facilement par M. Virchow sur le domaine de J. Goodsir. Les Anglais ont fait bonne justice de ce plagiat.

C'est dans *l'activité* que nous trouvons la caractéristique de la vie..... D'après ce que nous savons, cette action, cette activité vitale n'est suscitée dans aucune partie du corps par une cause innée (*causa innata*), immanente et entièrement contenue dans une même partie. Partout, pour obtenir la manifestation de l'activité vitale, il faut nécessairement une excitation. Toute activité vitale suppose une excitation ou, si vous préférez, une *irritation*.....

Toutes les fois qu'on réveille une activité spéciale, c'est pour faire fonctionner, pour nourrir, ou pour former une partie : fonction, nutrition, formation.....

Dans un bon nombre de tissus, la vraie fonction nous échappe : nous savons peu de chose de la fonction spéciale des tissus de substance conjonctive et de celle de la plupart des éléments épithéliaux. Nous pouvons bien dire quel est leur usage dans tel ou tel cas, mais ils nous paraissent le plus souvent être des corps inertes, servant peu ou point à la fonction véritable, formant surtout des soutiens pour les diverses parties du corps, recouvrant les surfaces, réunissant, rassemblant ou séparant, suivant les circonstances (1).

Ce n'est pas la nutrition qui est permanente, c'est la *possibilité* de la nutrition *autant que persiste la vie*. Par l'action des irritants la nutrition de *possible* devient *réelle*; en d'autres termes, les irritants provoquent la manifestation de la propriété..... J'ai désigné par le mot usuel irritabilité la propriété des corps vivants qui les rend susceptibles de passer à l'état d'activité sous l'influence des irritants, c'est-à-dire sous l'influence des agents extérieurs (2). Toutes les parties subissent certains états de fatigue qui empêchent la partie de produire la quantité de mouvement qu'elle avait produite jusqu'alors. Mais, pour pouvoir fonctionner de nouveau, ces parties fatiguées n'ont point besoin de nouvelle nutrition; pour leur rendre les facultés qu'elles ont perdues par la fatigue, il suffit de les laisser en repos pendant un certain temps (3).

En lisant ces propositions, dans lesquelles M. Virchow a ré-

(1) Loc. cit., p. 239 et suiv.
(2) Virchow, citation de M. Robin dans l'*Anatomie et physiologie cellulaires*, p. 614.
(3) Loc. cit., p. 244.

sumé toute sa doctrine physiologique, nous ne pouvons nous empêcher de constater l'insuffisance des notions de physiologie générale que possède l'auteur. Il a cela de commun, d'ailleurs, avec tous ceux qui, dominés, absorbés par la constatation des faits innombrables de l'histologie, ont dédaigné l'étude de la tradition scientifique, trouvant plus simple d'improviser sur place, et en présence des éléments microscopiques, une théorie facile, destinée, à leurs yeux. à remplacer la physiologie générale. Sur une base aussi fragile, les théories ne se tiennent pas longtemps debout. Cela est surtout vrai pour la théorie de M. Virchow, comme nous allons le démontrer en examinant successivement chacune de ses propositions.

1° Il n'est pas juste de dire que *l'activité* est la caractéristique de la vie, parce que toute matière, placée dans certaines conditions, est active.

Nous savons bien que les philosophes pourraient nous chercher querelle sur l'interprétation du mot *activité* qui, par eux, fut de tout temps appliqué aux agissements de l'âme et nullement à la matière inanimée ; mais nous sommes bien obligé d'être de notre temps et de parler le langage que parlent les savants. Or, aujourd'hui, il est d'usage de dire *activité de la matière*, parce que toute activité n'étant appréciable que par le mouvement qu'elle provoque, on est arrivé à confondre la *cause* avec l'*effet sensible*, le mouvement lui-même avec là cause qui le rend possible. Nous nous sentons tout à l'aise sur ce terrain, et, pour prouver qu'il ne nous est pas inconnu, nous demandons la permission de citer textuellement les prolégomènes de notre *Physiologie du système nerveux*. Cela n'est pas inutile, d'ailleurs.

Le mouvement est la manifestation expressive de tout ce qui *est*. Que ce mouvement soit moléculaire ou organique, qu'il ressorte des lois de la physique, de la chimie ou de la physiologie, il existe rivé à la matière dont il est une des conditions indispensables. Nous ne pouvons pas concevoir la matière stable dans sa masse ou dans ses éléments ; ce spectacle inédit serait le néant de la vie actuelle ou une création reposant sur des conditions nouvelles.

La lumière, le son, la chaleur, l'électricité sont des modes de mouvement ; la terre, si imposante par ses majestueuses proportions, se meut dans l'espace, non-seulement dans sa totalité, mais dans chacune de ses parties. et le mouvement moléculaire intime dont elle est le siége n'est pas le moins puissant : c'est lui qui, de longue main, prépare le marbre de nos statues, la pierre de nos maisons, le combustible de nos usines et de nos foyers ; c'est encore à lui que nous devons, à travers des transformations successives, l'aliment indispensable des plantes, des animaux et de l'homme ; enfin tout se meut, et il n'est pas jusqu'à ce corps inerte, que nous appelons cadavre, qui ne soit le siége d'un mouvement moléculaire caractérisant un agrégat nouveau.

Le mouvement est donc une des conditions indispensables de tout ce qui occupe une place dans l'espace. Mais ce mouvement, d'où vient-il? Quel est-il? Est-ce une force particulière inhérente à l'élément matériel et résultant de sa constitution spéciale? ou bien l'élément matériel n'est-il que le *substratum* d'une force déjà existante, qui lui imprime le mouvement et la vie? Non, le mouvement n'est pas le principe qui anime la matière ; le mouvement n'est que le mode expressif de son activité ; c'est par lui que nous connaissons cette activité même, non dans son principe, dans son essence, mais dans ses effets. Un principe, une force, isolés de la matière, sont inaccessibles à nos sens et échappent *directement* à tous nos moyens d'investigation ; notre esprit ne peut s'attacher qu'aux effets qui résultent de l'action de la force sur la matière, et comme le mouvement,et un mouvement particulier, est la conséquence nécessaire de cette action, il s'ensuit que le mouvement, par des variétés infinies, nous fournit la notion de la manière d'être de tout ce qui est, *et qu'il doit être le but réalisable de toute recherche scientifique* (1).

Après cette profession de foi claire et formelle, il ne peut exister aucun malentendu entre notre lecteur et nous : le mouvement étant l'expression sensible de toute activité, et toute matière étant le siége d'un mouvement, on peut en conclure que toute matière est douée d'une *certaine activité*. Les nuages qui répandent sur nous la pluie, la neige ou la grêle sont actifs d'une certaine façon ; le fil de fer qui s'oxyde est le siége d'une certaine activité, puisqu'il prend l'oxygène et laisse l'azote de l'air ; le barreau de fer aimanté, les éléments de Bunsen sont doués d'une activité merveilleuse qui présente avec celle des organismes vivants des analogies nombreuses. Enfin, l'organisme n'échappe pas à la règle commune ; il est actif, lui aussi. Mais quel est son mode d'activité? En quoi ce mode se distingue-t-il des autres modes d'activité? Nous voici arrivé au véri-

(1) Édouard Fournié, *Physiologie du système nerveux cérébro-spinal.* prolégomènes, p. 1. Paris, 1872.

table point essentiel de la question : la caractéristique de la vie se trouve, non pas dans le fait même d'activité, fait général et commun à toute matière, mais dans les caractères qui distinguent le mode d'activité de la matière qui vit du mode d'activité de la matière qui ne vit pas.

C'est ce que n'a pas compris M. Virchow, en disant que l'*activité est la caractéristique de la vie*.

Dans les prolégomènes que nous citions tout à l'heure, nous avons pris soin de déterminer les vrais caractères de la vie. Nous devons nous borner à dire ici que ces caractères se trouvent :

1° Dans la division si naturelle et si vraie des *mouvements de la vie organique* et des *mouvements de la vie fonctionnelle;*

2° Dans la détermination du sens précis qu'il faut accorder au mot *fonction* et aux divers éléments qui constituent cette dernière. Ces notions, encore peu répandues, mais indispensables à la détermination des vrais caractères de la vie, se trouvent d'ailleurs développées dans d'autres parties de ce livre ;

3° Il est encore absurde de dire que « l'activité vitale n'est pas suscitée par une cause innée, immanente ». Sans doute la matière vivante, comme toute autre matière, a besoin, pour manifester son activité spéciale, d'être placée dans certaines conditions ; mais ces conditions ne sont que des *conditions*, et nullement des *causes* de l'activité de la matière, qui, seule, possède la propriété *innée* d'être active. Il est évident que, si vous suspendez un corps pesant, vous l'empêcherez ainsi de manifester le mode d'activité qu'il doit à la pesanteur; mais fournissez-lui l'occasion, mettez-le dans les conditions voulues, en coupant le cordon qui le retient, et aussitôt il montrera son mode d'activité de corps *pesant*.

Un corps sonore reste muet dans certaines conditions; placez-le dans des conditions plus favorables, il manifestera son mode d'activité par un *son*. Dans tous ces exemples que nous pourrions multiplier à l'infini, on voit clairement que le mode d'activité spécial de chaque matière subsiste dans cette dernière à l'état de *cause innée*. C'est le corps qui est *pesant*, *sonore*, et nullement les *conditions* qui permettent à ces divers modes d'activité de la matière de se manifester. Par conséquent, la matière porte en elle-même la cause de son activité propre, car, si elle n'était pas constituée de manière à agir d'une façon spéciale, les conditions les plus variées seraient incapables de déterminer son activité.

Ce qui est vrai pour les corps inorganiques l'est aussi pour les corps organisés vivants. Le corps vivant porte en lui-même la *cause innée*, non pas d'une activité spéciale, mais des diverses activités tout à fait caractéristiques dont il est le siége. Ces activités, semblables en cela aux activités de la matière inanimée, ont besoin, pour se manifester, d'être placées dans certaines conditions de milieu : il leur faut de l'air, de la lumière, de la chaleur; il leur faut un aliment. Ces *conditions* ne sont pas des *causes;* elles fournissent simplement à l'organisme l'*occasion* de manifester ses activités spéciales. Présentez un aliment à un caillou, il ne mangera pas; appliquez un nerf vivant sur un morceau de bois et celui-ci ne se contractera pas. L'organisme vivant, seul, peut faire ces diverses choses qui sont le propre de ses activités spéciales.

Ainsi donc, *l'activité vitale* représente une *cause innée*, contrairement à ce que prétend M. Virchow.

3° Il est faux de dire que, « pour obtenir la manifestation de l'activité vitale, il faut nécessairement une *excitation* ou une *irritation* ». Cette théorie, d'ailleurs, est celle de Broussais (1), avec cette seule différence que Virchow localise les phénomènes de l'irritation dans les éléments et dans les cellules. Cette modification, source de nouvelles erreurs, n'autorisait pas M. Virchow à déguiser la provenance des idées qui sont le fondement de sa pathologie. Mais ces idées sont fausses, comme on va le voir.

En remontant aux sources, il est facile de s'assurer que le mot *irritabilité* a été inspiré par la vue des mouvements fonctionnels qui succédaient à l'application de certains agents sur l'organisme vivant. Haller, Brown, Broussais, désignèrent ces agents sous le nom d'excitants ou de stimulants. Broussais les désigna plus tard sous le nom d'*irritants*, quand leur action dépassait les limites de l'état normal. L'emploi de ces expressions correspond à quelque chose de vrai; mais leur généralisation, leur application à tous les phénomènes de la vie est inacceptable. Ici encore nous nous trouvons dans l'obligation de faire intervenir notre analyse physiologique des mouve-

____

(1) Broussais, *Traité de physiologie appliquée à la pathologie*. Paris, 1834.

ments de la vie, et en particulier notre division en *mouvements de la vie organique* et en *mouvements de la vie fonctionnelle*, car, en vérité, ce n'est que par une analyse suffisante et rationnelle des phénomènes de la vie que l'on peut élucider ces difficiles questions.

Lorsque nous introduisons un aliment dans l'estomac, ce dernier entre immédiatement en fonction; la membrane musculaire se contracte et les glandes déversent à la surface de la muqueuse un liquide spécial. Ici, l'aliment joue évidemment le rôle d'excitant.

Lorsque nous lésons d'une façon quelconque la surface cutanée d'un membre, l'animal sent la douleur et réagit par un mouvement déterminé. Ici encore la lésion produite joue le rôle d'excitant de la façon la plus évidente.

Lorsque enfin, sous l'influence d'une excitation, l'éjaculation se produit, nous avons encore là un exemple d'excitation incontestable.

Dans tous ces exemples que nous avons empruntés, à dessein, aux trois ordres de fonctions de l'organisme, fonctions de nutrition, de relation, de reproduction, non-seulement l'excitation n'est pas douteuse, mais encore elle est indispensable. C'est cette excitation que nous avons désignée sous le nom d'*excitant fonctionnel*, parce que toutes les fonctions, sans exception, ne sauraient s'accomplir sans y être sollicitées par lui.

S'il n'y avait dans l'organisme que des phénomènes fonctionnels, la théorie de Broussais et de M. Virchow sur l'irritation serait parfaite; mais il n'en est pas ainsi. A côté des phénomènes fonctionnels, il en est d'autres que nous avons désignés sous le nom de *phénomènes de la vie organique*, et qui échappent complétement à la théorie de l'irritation.

Prenons pour exemple l'œil, mais en ne le considérant que comme appareil réfringent. Pour *vivre*, et pour être apte à modifier les rayons lumineux d'une certaine façon, l'œil n'a pas attendu que la lumière vînt lui imprimer son mode d'activité propre. Lorsque nous dormons ou que nous sommes plongés dans l'obscurité, l'œil continue à vivre et à jouir de toutes ses propriétés Par conséquent, lorsque la lumière vient se présenter à cet organe, on ne saurait dire qu'elle l'*excite*, car ce mot fait supposer que l'œil a besoin de la lumière pour entrer en activité, ce qui n'est pas. La vérité est que l'œil est constitué organiquement d'une certaine façon propre à modifier, à *physiologiser* le mouvement lumineux et que, pour cela faire, il n'a pas besoin d'être excité ; la lumière se présente et les milieux vivants de l'œil modifient les rayons à leur façon. La lumière est la *condition*, l'*occasion* de l'activité efficace des propriétés spéciales des milieux de l'œil, et non un *excitant* de cette activité. Au point de vue où nous nous sommes placé, c'est-à-dire en mettant de côté les fonctions de nutrition (circulation) et de relation (mouvements musculaires divers), l'organe de la vision est un appareil *condensateur* et *organisateur* du mouvement lumineux. Ce faisant, il ne remplit aucune fonction ; il vit et fournit ses propriétés d'organe vivant ; en un mot, le mouvement dont il est le siége fait partie des *mouvements de la vie organique* dont le caractère essentiel est d'être *permanents, continus*, sans le secours d'aucune excitation spéciale.

Prenons un autre exemple dans la nutrition, qui est le type des mouvements de la vie organique. Les éléments (cellules et autres) qui entrent dans la constitution de nos organes vivent et conservent leurs propriétés organiques en puisant dans le sang les matériaux nécessaires. En considérant superficiellement les choses, comme l'a fait M Virchow, on peut être conduit à admettre que le sang est l'*excitant* de la vie des cellules, et à désigner l'action du sang sur les cellules sous le nom d'*irritation nutritive*. Mais il est très-aisé de démontrer la fausseté de cette assertion. Les éléments et les cellules trouvent, dans le sang, l'*occasion* d'exercer leur activité propre et nullement une *excitation*, et ici, plus que partout ailleurs, on ne saurait être trop précis dans le sens attribué aux mots. Pour que le mot *excitation* fût applicable aux phénomènes de la nutrition, il faudrait supposer que ces phénomènes présentent des périodes d'activité et de repos, car on ne comprendrait pas qu'une cause puisse exciter le mouvement d'une chose qui est déjà en mouvement. Or, cela n'est pas. Les cellules ont besoin du sang pour entretenir la vie qui est déjà en elles, et elles n'attendent pas que le sang leur donne l'activité vitale. Lors de la segmentation du vitellus en cellules, les organes de la circulation pas plus que le sang n'existent dans l'intérieur de l'ovule, et cependant les cellules vivent. On n'est donc pas autorisé à dire que le sang est l'*excitant* de la vie des cellules. Le sang, à une certaine période de la vie, est une *condition*

11

nécessaire et nullement un excitant. L'air est l'*excitant* de *la fonction respiratoire ;* mais il n'est pas l'*excitant* de la vie des cellules, bien que l'oxygène soit une des *conditions* indispensables de la vie, car la fonction respiratoire n'existe pas encore durant la vie fœtale.

Dans tous les phénomènes de nutrition, le sang joue le rôle de condition nécessaire, et nullement celui d'excitant, car le mouvement nutritif a existé dans l'ovule avant la formation du sang ; et, ce qui le prouve encore mieux, c'est que chaque élément exerce sur le sang une action en quelque sorte élective. Or, on ne saurait admettre que le sang donne aux cellules biliaires la propriété de retirer du sang les éléments de la bile, aux cellules des glandes sublinguales la propriété de retirer du sang les éléments de la salive, et, si l'on objectait à cela que le sang ne fait qu'exciter une propriété, nous répondrions que ce mot *exciter* est tout à fait impropre, car on n'excite pas un mouvement continu. La vie organique, en effet, ne cesse pas, pourvu qu'elle trouve son aliment dans le sang. Les fonctions seules se reposent, et c'est pourquoi elles ont besoin d'un excitant fonctionnel. Le sang peut être considéré comme *excitant*, mais en se plaçant à un point de vue particulier, c'est quand on l'examine dans ses rapports avec la *fonction circulatoire.* Ici, en effet, le sang joue le rôle d'*excitant fonctionnel* sur les parois des organes de la circulation. A ces divers points de vue, l'air atmosphérique peut être comparé au sang, etc.

Terminons par un exemple emprunté au développement de l'être vivant dans l'ovule. L'ovule est un organe chargé d'une fonction spéciale. Cette fonction, qui consiste à donner naissance à un être vivant complet, réclame, comme toute autre, l'intervention d'un excitant fonctionnel, et cet excitant est le sperme. Après la fécondation, l'œuf est le siége d'une évolution spéciale qui aboutit successivement à la formation de tous les organes. M. Virchow désigne l'impulsion qui provoque cette formation sous le nom d'*irritation formative.* Mais, comme il n'y a pas d'irritation sans irritant, nous demandons où se trouve cet irritant. M. Virchow ne l'a pas indiqué. Est-ce le sang ? Mais le système circulatoire n'existe pas encore. Le plasma sanguin transsude, il est vrai, à travers les membranes de l'œuf ; mais ce fait entre dans les phénomènes de nutrition, et rien, sur ce point, ne distingue l'ovule des autres éléments de l'organisme. Il faut donc admettre que l'ovule représente, par lui-même, une puissance indépendante de toute excitation en dehors de l'excitation purement fonctionnelle, et qui demande seulement au fluide sanguin la condition de ses manifestations.

Il est facile de saisir, d'après ce que nous venons de dire, et l'erreur de M. Virchow et la cause de cette erreur. M. Virchow n'a su voir que les mouvements réactionnels qui succèdent à l'application des excitants sur l'organisme vivant ; il n'a pas compris que ces mouvements, dépendant de l'*activité fonctionnelle*, laissent complétement de côté les mouvements de *l'activité organique*. Il est vrai que M. Virchow, pressentant cette omission, a inventé une *irritation nutritive ;* mais, faute d'avoir analysé suffisamment les phénomènes de la vie, la différence essentielle et fondamentale qui existe entre les mouvements de la *vie fonctionnelle* et ceux de la *vie organique* lui a complétement échappé, et il a été conduit à admettre indistinctement des excitants pour la vie fonctionnelle et des excitants pour la vie organique. Or, la vie fonctionnelle seule est passible de l'action des excitants. Lorsque, par exemple, nous soumettons la peau à l'action d'un épispastique ou à celle du calorique, nous excitons la vie fonctionnelle du système nerveux et des vaisseaux sanguins, et nullement la vie des éléments eux-mêmes.

4° Prétendre que « *toutes les parties subissent certains états de fatigue qui empêchent la partie de produire la quantité de mouvements qu'elle avait produite jusque-là et que, pour fonctionner de nouveau, ces parties fatiguées n'ont point besoin de nouvelle nutrition* », c'est émettre une hérésie physiologique. M. Virchow, en effet, appuie son dire sur ce fait que, après avoir séparé un nerf du corps humain, on peut l'épuiser fonctionnellement (par l'électricité sans doute) et lui rendre ses manifestations fonctionnelles par le repos. Le fait est vrai, mais l'interprétation est absolument fausse. Après un certain temps d'expérimentation, le nerf séparé du corps ne répond plus à l'excitation électrique pour y répondre de nouveau après quelque temps de repos. Qu'est-ce que cela veut dire ? Cela veut dire que les nerfs sont des conducteurs spéciaux de l'électricité, des conducteurs *organisés,* et que, à ce point de vue, ils présentent des particularités qui les distinguent des conducteurs métalliques. Mais ces conducteurs séparés du corps ne sont plus vivants, et on n'est pas autorisé à appliquer à *toutes les parties du corps* vivant ce qui se passe en eux dans ces circonstances. D'ailleurs, l'induction serait-elle légitime, que l'assertion de M. Virchow n'en serait pas moins vicieuse. M. Virchow, en effet, ignore la véritable signification qu'il faut accorder, en physiologie, au mot *fatigue*, et cela l'a conduit à admettre qu'un *organe peut fonctionner sans se nourrir* (!).

Qu'on nous permette à ce propos de citer une page de notre *Physiologie du système nerveux* :

Ces considérations, vraies pour tous les organes sans exception, nous montrent la nécessité du repos fonctionnel et les conditions matérielles dans lesquelles il se produit; elles nous montrent encore la signification vraie et nullement définie jusqu'ici que l'on doit accorder au mot *fatigue*. La fatigue, en effet, se développe par l'absence ou par l'insuffisance des produits de la vie organique au point de vue fonctionnel.

La fonction s'accomplissant dans ces conditions anormales est la source d'un sentiment pénible que nous désignons sous le nom de *fatigue*. Il ne faut donc pas croire, comme on y est naturellement porté, d'après les idées reçues, qu'il existe une fatigue fonctionnelle réelle. Non, la vie ne se fatigue pas, pas plus la vie organique que la vie fonctionnelle; il y a richesse plus ou moins grande des produits de la vie organique et le *sentiment de la fatigue* se développe toutes les fois que le mouvement fonctionnel ne trouve pas à s'exercer dans des conditions normales, faute d'un *produit organique suffisant* (1).

Après ces paroles, il n'est pas nécessaire de faire ressortir ce qu'il y a d'irrationnel à prétendre que les *organes fatigués recouvrent leur aptitude à fonctionner de nouveau par le simple repos et sans le secours de la nutrition.*

Nous bornons là nos critiques et nous résumons notre jugement sur M. Virchow en ces termes :

Si M. Virchow se recommande aux savants par quelques travaux exclusivement personnels, il n'en est pas de même de ses idées doctrinales, auxquelles il doit en partie sa notoriété. Ces idées appartiennent, sans remonter plus haut, à Schwann, Remak, Goodsir, Broussais, et, malgré le cachet d'originalité qu'il a cherché à leur donner, il n'a pas su faire qu'elles ne fussent erronées, comme nous croyons l'avoir démontré.

---

1) E. Fournié, *Physiologie du système nerveux cérébro-spinal*, p. 800.

Si nous jetons à présent un coup d'œil rétrospectif sur l'exposé historique et critique que nous venons de donner au sujet de la *théorie cellulaire,* nous sommes conduits à faire ressortir les propositions suivantes :

1° Toutes les idées qui sont le fondement de la théorie cellulaire avaient été déjà publiées par les auteurs français dont les noms suivent : de Mirbel, Turpin, Raspail, Royer-Collard, Prevost et Dumas, Coste, Dujardin, etc.;

2° Par des recherches très-patientes, très-minutieuses, très-étendues, les auteurs allemands ont donné à ces idées une grande importance ; ils les ont réunies en corps de doctrine et les ont publiées sous le nom de *théorie cellulaire;*

3° La théorie cellulaire est fausse dans son principe *omnis cellula a cellula;* elle est fausse également dans la plupart des idées avec lesquelles on a prétendu la constituer. En un mot, la théorie cellulaire est l'hypothèse nécessaire avec laquelle on a marché à la recherche du nouveau monde des infiniment petits.

Le moment est venu d'abandonner cette hypothèse et de renouer les liens de la tradition scientifique. Dans ce but, on devra revenir à l'étude de la physiologie générale, et s'appliquer à soumettre à ses lois tout ce qui est du domaine des éléments anatomiques. Ce jugement n'exprimerait pas la vérité tout entière si nous n'ajoutions pas aussitôt que, à côté de l'hypothèse, se dressent des notions innombrables qui se sont révélées à son souffle. Nous aurons à nous occuper bientôt de ces notions.

Pour le moment, nous devons examiner quelle direction la théorie cellulaire a imprimée aux esprits qui se sont adonnés aux recherches anatomo-physiologiques, et indiquer le port où elle les a conduits.

Bichat, dès le commencement de ce siècle, avait donné une analyse savante de l'anatomie et de la physiologie de l'homme, et son génie avait synthétisé, dans quelques formules restées célèbres, les principales lois qui président à la constitution et au fonctionnement de nos tissus. Cette œuvre, immense pour l'époque, devait servir de guide et de soutien aux investigateurs de l'avenir, et c'est ce qui eut lieu pour tous ceux qui ne se laissèrent pas entraîner par les exagérations de l'anatomie microscopique. Il n'en fut pas de même pour les promoteurs et pour les adeptes de la théorie cellulaire. Ceux-ci éblouis par

les découvertes faciles d'un monde tout nouveau, séduits par
la perspective d'une solution possible à l'endroit des problèmes
les plus ardus de la physiologie, oublièrent bien vite les principes et les lois formulés par les générations précédentes, et,
munis de leur microscope, ils essayèrent d'élever à nouveau, et
de toutes pièces, l'édifice anatomique et physiologique. Comme
nous l'avons vu, cet édifice repose sur la notion de la cellule
comme point de départ de tout le système organique. Cette
base fondamentale de la théorie cellulaire était fausse, nous le
savons déjà ; mais, comme une science ne peut pas reposer sur
un simple fait, les partisans de la théorie durent faire intervenir des principes, des lois, destinés à donner à leur système
un semblant de raison d'être. Ce sont ces principes et ces lois
que nous devons examiner.

A un moment où tout était à trouver dans le domaine des
infiniment petits, rien n'était plus facile que de découvrir un
fait nouveau ; mais il n'en était pas de même pour formuler
les principes et les lois qui régissent les relations des faits
entre eux ; on n'invente pas tous les jours, quoi qu'en pensent
certains esprits faciles, des principes et des lois. C'est pourquoi
les fauteurs de la théorie cellulaire empruntèrent leurs principes et leurs lois à la science traditionnelle. Mais hâtons-nous
de dire que l'application qu'ils en firent fut désastreuse. On
sait, par exemple, que ce que Bichat désignait sous le nom de
propriétés organiques et de *propriétés vitales*, c'était des propriétés inhérentes aux *tissus organisés*, vivants ou morts. Or, les
histologistes, ayant découvert que les tissus sont composés de
particules élémentaires, s'avisèrent de négliger l'organe, le tissu,
et ne voulurent considérer désormais que les propriétés des
éléments anatomiques.

Cette innovation n'exigeait pas un grand effort d'esprit ; elle
est d'une simplicité accessible à tous. Malheureusement, elle
constitue une application injustifiable. Prétendre que, les organes et les tissus étant constitués par des éléments caractéristiques et semblables entre eux, il s'ensuit que les propriétés
des organes et des tissus ne sont que la résultante des propriétés des éléments, c'est exprimer un fait relativement vrai.
Mais, de ce que les cellules biliaires et les fibres-cellules concourent à la constitution anatomique et à la manifestation des
propriétés organiques du foie et des muscles, il ne s'ensuit pas

que l'on soit autorisé à désigner les propriétés de ces éléments
anatomiques sous le nom de *propriétés organiques*. L'organe,
ou, si l'on veut, l'agglomération des éléments anatomiques,
représente un tout défini, délimité. — La cellule isolée ne
saurait tenir lieu et place d'un organe; il lui faut du sang
pour vivre; il lui faut un milieu favorable à son existence; il
est nécessaire, enfin, qu'elle soit dans les conditions que réa-
lisent les divers organes. Bien plus, nous n'arrivons à connaître les propriétés des éléments histologiques que par induction,
en les étudiant dans les organes, dans les résultats de leur
agglomération. Quel est l'histologiste qui oserait prétendre
qu'il a surpris par l'investigation directe les propriétés spéciales d'un élément? quel est celui qui a vu la cellule biliaire
former de la bile? quel est celui qui a vu une fibre-cellule se
contracter? Assurément aucun.

Ces motifs montrent combien on a tort de confondre les propriétés des organes avec les propriétés des éléments; ils montrent aussi combien sont inconsidérés ceux qui, après avoir
étendu le champ de la vision dans le domaine des infiniment
petits, s'imaginent qu'ils ont trouvé une voie progressive en
appliquant aux éléments les termes physiologiques qui avaient
été inventés pour les organes. Non, l'organe est un tout complexe, constitué par des éléments spéciaux, par des nerfs, des
vaisseaux, des tissus conjonctifs, et empruntant ses caractères
d'organe vivant, ses propriétés, à l'action réciproque de ces
divers éléments les uns sur les autres. L'association de ces
éléments est indispensable pour qu'il y ait organe. Par conséquent, le nom de *propriétés organiques* n'est applicable qu'à
cet ensemble, et nullement à une de ses parties.

Les cellules et les autres éléments jouissent, si l'on veut, des
propriétés générales et particulières de la matière vivante,
mais en tant seulement qu'ils sont placés dans le milieu
des organes. On ne saurait donc dire avec raison qu'ils ont
des *propriétés organiques*. Les éléments possèdent la *propriété
vitale*. Ils vivent d'une certaine façon, et cette façon de vivre
revêt une forme expressive particulière dans les organes.

Le même raisonnement est applicable aux *propriétés fonctionnelles* qu'on accorde aux éléments. Le fonctionnement du
muscle, dit-on, représente l'ensemble des unités fonctionnelles représentées par les fibres-cellules. Ce raisonnement est

tout à fait spécieux, comme nous l'avons déjà dit. A moins que l'on ne confonde la signification de tous les mots, — et c'est ce qu'on peut reprocher aux histologistes, — le mot *fonction* n'est pas applicable aux éléments. L'élément vit d'une certaine façon et l'*organe* emploie ce mode de vivre particulier, à l'exécution d'une fonction, c'est-à-dire à l'accomplissement d'un acte dans un but déterminé. Une fibre-cellule isolée ne jouera jamais le rôle d'un sphincter. Pour atteindre ce but, il faudra que plusieurs fibres-cellules soient unies entre elles par du tissu conjonctif aréolaire et appuyées sur du tissu fibreux ; en un mot, il faut que, par leur association avec d'autres éléments, ces fibres-cellules constituent un organe, seul capable de *fonctionner*.

Après avoir indiqué, dans l'examen critique que l'on vient de lire, les théories défectueuses, les erreurs, les fausses routes dans lesquelles une généralisation prématurée des faits avait jeté les micrographes, nous devrions montrer à présent les acquisitions innombrables dont ils ont enrichi la science anatomique. Mais ces acquisitions sont si nombreuses, que nous sommes forcé de les signaler simplement en renvoyant le lecteur aux traités spéciaux d'histologie.

Avant les recherches micrographiques, on ne connaissait des organes et des humeurs que ce que les sens peuvent en recueillir directement. Aujourd'hui, c'est-à-dire, soixante ans après le commencement de ces travaux, on peut dire pour chaque organe, pour chaque humeur, quel est l'élément anatomique qui le constitue et qui lui donne ses propriétés particulières. Ce résultat, qui décuple en quelques années le bilan des notions anatomiques recueillies dans une longue suite de siècles, est dû au labeur de quelques hommes, parmi lesquels nous citerons Wilson Phillips, Thompson, Goodsir, Muller, Purkinje, Valentin, Henle, Kolliker, Remak, Giesker, Wagner, Gerber, Rosenmuller, Budge, Vogel, de Theile, Melsens, Berres, Emmeri et Ehremberg, Retzius, Raspail, Donné, Lebert, Michel, Ch. Robin. Grâce aux efforts de ces travailleurs illustres et de beaucoup d'autres, il n'est pas de tissu, il n'est pas de liquide dans l'organisme dont on ne connaisse exactement l'élément fondamental, l'élément histologique.

Un seul petit nuage plane à l'horizon des histologistes, mais

il est bien petit et il se dissipera d'ailleurs dès qu'ils le vou-
dront. Nous voulons parler d'une bonne classification des
tissus.

Bichat admettait vingt et un tissus élémentaires : tissu cellulaire, tissu nerveux de la vie animale, tissu nerveux de la
vie organique, tissu artériel, tissu veineux, tissu des vaisseaux
exhalants, tissu des vaisseaux absorbants et de leurs glandes,
tissu osseux, tissu médullaire, tissu cartilagineux, tissu fibreux,
tissu fibro-cartilagineux, tissu musculaire de la vie animale,
tissu musculaire de la vie organique, tissu muqueux, tissu
séreux, tissu synovial, tissu glandulaire, tissu cutané, tissu
épidermique, tissu pileux.

Après Bichat, il en advint du nombre de tissus élémentaires
ce qui est arrivé pour les corps simples en chimie, à savoir
qu'il fut considérablement diminué. En 1809, Rudolphi admet
seulement huit tissus simples avec trois tissus composés (*De
corporis humani partibus similaribus*). En 1815, Meckel admit
onze tissus élémentaires. Puis vinrent les classifications basées
sur les recherches microscopiques, et particulièrement sur
l'histogenèse : Schwann, Henle, Kolliker, Muller, Leydig, ont
donné chacun une classification différente basée sur l'origine
cellulaire de tous les tissus.

Mais d'où vient qu'on n'est pas encore parvenu à établir une
division vraiment scientifique des tissus? La raison pour nous
est évidente. Bichat, privé de microscope et trompé par ses
vues théoriques, n'avait pas, d'un côté, poussé assez loin son
analyse, et, de l'autre, il l'avait poussée un peu trop loin, en
admettant des tissus spéciaux pour la vie organique et pour la
vie animale. Quant aux successeurs de Bichat, le microscope,
en leur montrant les infiniment petits, leur fit perdre de vue
les grandes idées de l'organisation et les véritables principes
de la science. Dominés par ce fait, qu'une cellule se trouve à
l'origine de tous nos tissus, ils n'ont eu d'autre préoccupation
que de constater les transformations des cellules, et de classer
les tissus d'après les caractères morphologiques de ces transformations.

Vains efforts! Certaines cellules, il est vrai, sont le siége
d'une évolution incontestable, qui, de l'état de corps globulaire,
les transforme en fibres; mais combien d'autres cellules ne
subissent aucune évolution et conservent jusqu'à la mort le

caractère morphologique qu'elles ont eu dès le début! Remonter trop haut dans l'évolution de la matière organisée pour y trouver la caractéristique fondamentale des divers tissus, c'est aller au-devant de la confusion, car dans cette voie on doit aboutir à l'unité cellulaire, c'est-à-dire à l'ovule, et dès lors toute investigation sérieuse devient impossible.

La curiosité scientifique est une excellente chose, mais à condition qu'elle soit dirigée par de bons principes. Que se propose-t-on dans une classification des tissus? On se propose de caractériser anatomiquement des substances qui jouissent de propriétés physiologiques spéciales. Or ces propriétés physiologiques sont différentes selon le degré d'évolution auquel est parvenu l'élément anatomique qui leur donne naissance. De même que, pour classer les divers instruments de la chirurgie, on n'ira pas chercher dans l'arrangement des molécules d'acier avec lesquelles on les construit le secret de leur destination, de même on ne doit pas remonter trop haut dans l'évolution ou la transformation organique pour y trouver la caractéristique d'un tissu particulier. Ce tissu, d'ailleurs, ne jouit de ses propriétés physiologiques complètes que lorsque les éléments qui le composent sont arrivés à un développement complet. Il est donc logique de rechercher les caractères anatomiques d'un tissu dans les éléments qui le constituent à l'état de développement complet sans se préoccuper outre mesure des conditions histogénétiques qui ont précédé ce développement.

C'est pour avoir méconnu ce principe que les histologistes ne sont point encore parvenus à s'entendre, et à adopter une classification unique. Les uns, en effet, sont montés un peu plus, les autres un peu moins haut dans la période évolutive de la matière organique, et, selon le degré auquel ils s'étaient arrêtés, ils ont naturellement trouvé des caractères différents qui les ont conduits à des classifications différentes.

Bichat s'était borné à distinguer les tissus élémentaires par leurs caractères sensibles, et il en avait admis un peu plus qu'il n'y en a réellement, parce qu'il n'avait pas mis suffisamment de soin dans son analyse; mais rien n'était plus facile que de rectifier cette énumération. Les histologistes, emportés par le zèle et l'enthousiasme, n'ont pas su se borner à cette unique rectification. A la place d'une simple *énumération* des tissus, ils ont prétendu mettre une *classification* basée sur la provenance et la filiation des éléments histologiques. C'est là une grave erreur. L'histogenèse est, sans contredit, utile pour établir les diverses phases qui, de l'état de simple devenir, ont conduit l'élément organique à son type complet, c'est-à-dire doué de propriétés physiologiques spéciales; mais elle ne saurait servir de base à une détermination scientifique des tissus. Cette base, il faut la chercher dans les tissus eux-mêmes et dans leurs éléments constitutifs, parce que là, seulement, on trouve l'élément complet, et jouissant de toutes ses propriétés caractéristiques. En agissant ainsi, on arrive à cette notion générale que l'organisme est constitué par un certain nombre de tissus élémentaires, et que chaque tissu, ayant une destinée physiologique particulière, est anatomiquement caractérisé par des éléments histologiques distincts. Mais, précisément parce que chaque tissu présente des caractères anatomiques tout à fait particuliers, on ne saurait songer à établir parmi eux une *classification*. Les tissus élémentaires sont susceptibles d'être *énumérés*, mais non *classés*.

Une des gloires de l'anatomie microscopique, c'est d'avoir fourni les véritables caractères sur lesquels doit reposer cette énumération, et nous permettre ainsi de rectifier l'énumération de Bichat.

Physiologie générale. — La plupart des progrès réalisés par la physiologie, durant notre époque, sont dus à l'emploi d'une méthode qui, sans être nouvelle, s'est élevée presque au rang d'une science, par les nombreuses applications qu'elle a reçues et par les services qu'elle a rendus. Nous avons nommé la méthode expérimentale.

Depuis Galien jusqu'à nos jours, dit Cl. Bernard, les physiologistes des divers pays, qui pratiquèrent des expériences sur les animaux vivants, ne s'étaient montrés que par intervalles et de loin en loin. Tour à tour prônées ou décriées, reprises puis abandonnées, ces expériences n'avaient point acquis droit de domicile dans la physiologie. Maintenant elles y sont entrées pour n'en plus sortir, et désormais les vivisections, perfectionnées et analytiquement instituées, constituent une des branches fondamentales de la méthode d'investigation appliquée aux phénomènes de la vie. L'avènement de la physiologie expérimentale appartient à la France; c'est à Magendie que revient la gloire d'avoir planté définitivement le drapeau de l'expérimentation physiologique. Ce sera un de ses titres à la reconnaissance de la postérité.

En résumé, les progrès actuels de la physiologie se relient à une véritable *renaissance,* que cette science a éprouvée vers le commencement de ce siècle. Il était important de montrer que la France a été le berceau de cette rénovation, à laquelle ont principalement concouru Lavoisier, Laplace, Bichat et Magendie.

C'est à partir seulement de cette époque moderne que la physiologie expérimentale a réellement pris son essor, ayant pour base solide ce trépied indispensable : les sciences physico-chimiques, les sciences anatomiques et l'expérimentation sur l'organisme vivant (1).

On ne peut qu'applaudir à ces paroles de l'illustre physiologiste qui, plus que Magendie peut-être, a contribué par ses nombreux travaux à consacrer dans la science l'usage suivi et indispensable de la méthode expérimentale. Cependant, pénétré plus que personne de l'utilité de cette méthode, et peut-être à cause de cela, nous avions présenté quelques critiques en cette place. Ces critiques s'adressant plutôt aux idées de Claude Bernard qu'à la méthode elle-même, nous les supprimons pour les publier plus tard. Nous considérons le silence en ce moment comme un faible hommage rendu à la mémoire de l'intelligence d'élite et du travailleur infatigable que la France et le monde savant viennent de perdre.

Nous nous bornerons à dire, pour ne pas perdre de vue l'enchaînement de nos idées dans cette exposition, que *méthode expérimentale* et *physiologie* ne doivent pas être considérées comme synonymes, parce que les faits de l'expérience, groupés ensemble, ne peuvent pas constituer à eux seuls la physiologie.

Les faits n'ont toute leur signification qu'à la condition d'être rattachés aux autres parties de l'édifice scientifique par leurs liens naturels ; en les considérant dans ces conditions, et dans leur ensemble, ils représentent les lois et les principes à la faveur desquels nous pouvons marcher à la découverte de nouveaux faits.

C'est ainsi que, tour à tour, les faits de l'expérience se trouvent au commencement et à la fin du mouvement scienti-

____

(1) Cl. Bernard, *Rapport sur les progrès et la marche de la physiologie générale en France,* p. 7

tique, alternant, dans cette évolution, avec les principes et les lois·qui, tantôt se reposent sur eux, et tantôt servent à les faire naître.

La récolte des faits de l'expérience, depuis le commencement de ce siècle, a été assurément très-belle ; mais elle eût été encore plus belle si, tout en recherchant les faits, on se fût préoccupé de les rattacher aux lois générales de la physiologie.

Il est vrai que les idées de Bichat sur ce point de physiologie générale ne permettaient pas une semblable systématisation ; mais raison de plus pour rectifier ces dernières avec l'aide des nouveaux faits qu'on recueillait.

Cette nécessité s'est imposée à notre esprit le jour où nous avons voulu aborder l'étude des fonctions du cerveau. Partant de cette idée, que les lois qui président au fonctionnement du cerveau doivent être les mêmes que celles qui président au fonctionnement des autres organes, et que la connaissance de ces lois devait nous servir de guide pour déterminer les conditions de la fonction cérébrale, nous avons cherché ces lois dans les auteurs, mais en vain. C'est alors que nous avons médité sur l'œuvre de Bichat, et que nous avons constaté sa défectuosité sur certains points, son insuffisance sur d'autres.

Cependant nous ne pouvions pas faire un pas de plus dans l'étude des fonctions du cerveau si, au préalable, nous n'avions pas établi les lois qui président au fonctionnement des organes en général. Nous nous sommes donc décidé à remplir cette tâche, et nous avons publié les résultats de nos recherches dans les prolégomènes de notre *Physiologie du système nerveux cérébro-spinal*.

L'importance de ce travail nous étant garantie par les services qu'il nous a rendus depuis, soit dans la détermination des fonctions du cerveau, soit dans l'appréciation rigoureuse de tous les faits biologiques, — comme, par exemple, dans l'appréciation de la théorie cellulaire (v. p. 140-176), — nous croyons devoir donner ici un résumé de nos idées.

1° Nous ne connaissons les phénomènes de la vie que par les mouvements de la matière vivante.

2° Ces mouvements sont de deux ordres :

A. — Les uns accompagnent la formation, le développement et l'entretien des organes. C'est par eux que nous connaissons la manière de vivre propre à chaque organe, et les résultats de cette vie : la formation de la bile, les fibres contractiles, les cellules percevantes, etc., etc. Pour ces motifs, nous avons désigné ces mouvements sous le nom de *mouvements de la vie organique*. Ils ont pour caractère essentiel d'être continus depuis la naissance jusqu'à la mort ; le contact du sang physiologique avec les organes est la seule condition de leur permanence et de leur continuité.

B. — D'autres mouvements nous montrent les organes se débarrassant des résultats de leur vie propre, dans le but de concourir à une des trois destinées de l'être vivant : *s'entretenir*, *commercer avec le monde extérieur*, et se *reproduire*. Nous avons désigné ces mouvements sous le nom de *mouvements fonctionnels*, parce qu'un organe ne fonctionne réellement que lorsque, par les résultats de sa vie propre, il concourt à un but déterminé. En sécrétant de la bile, le foie *vit organiquement ;* en déversant la bile dans l'intestin, il *vit fonctionnellement*. Les mouvements fonctionnels présentent un caractère qui les distingue de tous les autres : ils sont intermittents, et ils réclament, pour se produire, l'intervention d'un excitant spécial que nous désignons sous le nom d'*excitant fonctionnel*.

3° Les mouvements de la vie organique nous dévoilent la vie particulière de chaque organe ; ils nous font voir que les uns donnent naissance à des produits chimiques (sécrétions), que les autres s'entretiennent à l'état d'appareils mécaniques (muscles), que d'autres, enfin, se maintiennent à l'état d'instruments dynamiques spéciaux (système nerveux). Nous donnons au pouvoir qu'ont les organes de donner naissance à ces résultats ou produits divers le nom de *propriétés organiques*.

Les mouvements fonctionnels nous font connaître le but final de la vie propre de chaque organe. Par eux, nous savons que certains organes ont pour mission d'entretenir la vie générale de l'être, que d'autres ne vivent que pour mettre l'individu en rapport avec ce qui n'est pas lui, que d'autres, enfin, n'ont d'autre destinée que de concourir à la reproduction de l'être vivant. Nous donnons à ces trois ordres de pouvoirs le nom de *propriétés fonctionnelles* ou *physiologiques*.

Les propriétés organiques et les propriétés fonctionnelles représentent deux ordres de pouvoirs parfaitement distincts, si on les considère isolément ; mais, considérées ensemble, elles représentent les *propriétés vitales*, c'est-à-dire l'ensemble des propriétés qui distinguent la chose qui vit de celle qui ne vit pas.

4° D'après ce que nous venons de dire, la *fonction* est un phénomène vital bien déterminé, qui cependant n'avait pas été défini jusqu'ici. La fonction est la réalisation de la destinée physiologique d'un organe. L'organe prépare un produit; la fonction met en œuvre ce produit en l'extériorisant dans un but défini.

Le produit de la vie propre de chaque organe constitue la *matière fonctionnelle*. L'excitant variable qui provoque l'expulsion du produit de la vie porte le nom d'*excitant fonctionnel;* nous donnons enfin le nom de *mouvements fonctionnels* aux mouvements qui accompagnent la mise en œuvre de la matière fonctionnelle dans un but défini.

Les destinées de l'être vivant se réduisant à trois, il n'y a que trois ordres de fonctions : fonctions de nutrition, fonctions de relation, fonctions de reproduction.

De même, il y a trois ordres d'organes, d'après la nature du produit de leur vie spéciale : des organes à produit chimique, des organes à effet mécanique, des organes à effet dynamique. D'où la nécessité d'employer des procédés différents dans l'étude physiologique des organes.

Telles sont, en résumé, les vérités qu'il était indispensable d'établir. Telles sont aussi les modifications que nous avons apportées à la doctrine de Bichat. Grâce à elles, nous avons pu débrouiller le chaos qui régnait dans le domaine de la vie cérébrale, poser le problème des fonctions du cerveau sur ses véritables bases, et enfin fournir à l'interprétation des faits biologiques le *criterium* précieux qui lui avait manqué jusqu'à présent. Peut-être, un peu plus tard, aurons-nous l'occasion d'introduire le même *criterium* dans les faits pathologiques.

La physiologie générale n'a pas exclusivement pour but de systématiser les faits pour en retirer les principes et les lois qui doivent guider la recherche de nouveaux faits ; elle s'occupe aussi des propriétés générales de la matière vivante.

Du moment que chaque tissu put être caractérisé par la nature de ses éléments constitutifs, grâce à l'investigation microscopique, les propriétés de ces tissus furent naturellement attribuées à ces éléments. Il est évident, en effet, que la puissance de contraction d'un muscle doit être attribuée à la propriété de se contracter que possèdent les éléments musculaires qui le composent. De même, la quantité de bile que fournit le foie est due à la propriété que possède chaque cellule de cet organe de sécréter et d'excréter une certaine quantité de bile.

Ainsi dirigés par les vues anatomiques, les physiologistes purent donner à leurs investigations un but plus précis et mieux défini.

Bichat avait déterminé d'une manière générale et sommaire, d'après un certain nombre d'expérimentations, les propriétés particulières à chaque tissu ; mais, sur ce point, il avait laissé beaucoup à faire. Ce sont des physiologistes français qui ont, en grande partie, complété l'œuvre de Bichat.

Globules sanguins. Le sang se compose d'une partie fluide, le *plasma*, et d'une partie solide, les *globules blancs et rouges*. L'existence de ces derniers n'a pu être constatée qu'avec le microscope ; ce fut même une des premières découvertes que l'on fit avec cet instrument. Cependant le rôle des globules sanguins n'a été bien déterminé que dans ces derniers temps, grâce aux progrès de la chimie et à l'intervention de la méthode expérimentale.

Les globules rouges sont de petites cellules rondes ou ellipsoïdes dont la propriété essentielle consiste à absorber l'oxygène, soit au contact de l'air, soit au contact des liquides qui en contiennent. L'oxygène, étant ainsi fixé sur un corps mobile que la circulation promène sur tous les points de l'organisme, se trouve en rapport avec les éléments histologiques et peut exercer sur eux son influence.

La partie du globule sanguin qui possède la merveilleuse propriété de fixer l'oxygène est l'*hématoglobuline*, qui communique aux globules leur couleur rouge.

La plupart des connaissances que l'on possède sur l'élément histologique sanguin sont dues à la découverte de l'action vénéneuse de l'oxyde de carbone sur le sang. En 1842, M. F. Leblanc constatait que ce gaz fait périr les oiseaux s'il se trouve dans l'air dans la proportion de 4 à 5 pour 100. Un peu plus tard, C. Bernard s'assura que ce gaz doit ses propriétés toxiques à ce qu'il déplace instantanément l'oxygène des globules du sang, et qu'il contracte, avec ces derniers, une union énergique, que l'oxygène à son tour ne peut pas détruire. « Le globule qui a été touché par l'oxyde de carbone, dit C. Bernard, non-seulement ne renferme plus d'oxygène, mais en outre il est incapable d'en reprendre au contact de l'air (1). »

La propriété que possède le globule rouge, de déplacer l'oxygène, a été mise à profit par C. Bernard dans l'analyse des gaz du sang. Ce procédé, combiné avec celui du vide, est généralement employé aujourd'hui par tous les physiologistes.

Si l'on connaît les propriétés respiratoires des globules rouges, il n'en est pas de même des propriétés des globules blancs ou *leucocytes*. Ces globules sont généralement plus petits que les globules rouges, et moins nombreux que ces derniers (2 ou 3 pour 1000). La substance contractile dont ils sont formés leur permet de changer de place, d'affecter les formes les plus variées, de revêtir en un mot les *apparences* d'un être vivant (2). Ces éléments proviennent des chylifères et des lymphatiques. On pense généralement qu'ils sont destinés à se transformer en globules rouges.

Élément épithélial. Cet élément joue un rôle immense dans l'organisme. C'est lui, en effet, qui revêt toutes les surfaces libres ; peau, muqueuses, cornée, vaisseaux sanguins, vaisseaux lymphatiques, cavités closes, cavités glandulaires, etc. Quant à son rôle fonctionnel, il est non moins varié : ici, ce sont des mouvements vibratiles, là, des sécrétions de nature très-diverse, là, des phénomènes de coloration, etc.

Il suit de là que les propriétés de cet élément sont très-nombreuses, mais on peut les résumer, en disant que l'élément épithélial est l'élément organique spécial, qui intervient, par ses propriétés chimiques ou physiques dans l'accomplissement de l'*absorption*, de la *sécrétion* et de l'*excrétion*.

Les éléments *cellulaire*, *fibreux*, *cartilagineux*, *osseux*, constituant les tissus qu'on désigne souvent sous le nom de *tissus de substance conjonctive*, présentent cette particularité caractéristique qu'ils sont formés, à l'état embryonnaire, « par une agglomération de cellules formatrices sans enveloppe, arrondies, à noyaux vésiculeux. Entre ces éléments se développe ensuite une substance intercellulaire molle, homogène, formée de

---

(1) *Rapport sur les progrès de la physiologie*, p. 51.
(2) Davaine, *Recherches sur les globules blancs du sang*, mémoire de la Société de biologie, 1856.

matières albuminoïdes, et qui, plus tard, deviendra très-abondante » (1).

Une autre particularité, c'est que ces éléments se développent tous aux dépens du feuillet moyen du blastoderme, et qu'ils se substituent très-souvent les uns aux autres dans les différentes espèces animales.

Au point de vue physiologique, ces éléments présentent un caractère commun : c'est leur rôle passif dans les divers mécanismes vitaux. Ce rôle a été particulièrement étudié dans le tissu fibreux élastique des artères par Magendie, Poisseuille, Wertheim (2), Marey (3).

Élément musculaire. — En disant que le muscle possède par lui-même la propriété de se contracter, et que, dans la contraction, le système nerveux ne joue que le rôle d'excitant, Haller souleva une question très-débattue depuis, et dont la solution expérimentale n'a été donnée que de nos jours. En sectionnant, sur un animal vivant, le nerf d'un muscle, Longet constata, le premier, que la contractilité du muscle persiste longtemps après que l'excitabilité du bout périphérique du nerf coupé a disparu (4).

Quelque temps après, C. Bernard, partant de ce fait, découvert par lui, que le *curare* empoisonne exclusivement les nerfs moteurs, eut l'idée d'empoisonner tout le système nerveux moteur d'un vertébré, d'une grenouille, se proposant ensuite d'examiner si le muscle était en état de se contracter sous l'influence des excitants artificiels. Bien que l'influence nerveuse fût complétement abolie, les muscles de la grenouille ne cessèrent pas de se contracter sous l'influence de l'excitation électrique. Cette expérience, variée de différentes manières et répétée par la plupart des physiologistes, a toujours donné les mêmes résultats. On peut donc conclure, avec Cl. Bernard et Longet, que la contractilité est la propriété spéciale de l'élément musculaire (5).

(1) H. Frey, *Histologie et histochimie,* p. 192.

(2) Wertheim, *Mémoire sur l'élasticité et la cohésion des principaux tissus du corps humain.* Académie des sciences, 1846.

(3) Marey, *Physiologie médicale de la circulation.*

(4) Longet, *Recherches expérimentales sur les conditions nécessaires à la manifestation de l'irritabilité musculaire.* Paris, 1841.

(5) Cl. Bernard, *Recherches sur le curare,* comptes rendus de l'Académie

Nous sommes arrivé à la détermination de la même propriété par une voie différente, mais tout aussi sûre. Après avoir démontré que toutes les fonctions, sans exception, n'entrent en jeu que sous l'influence d'un excitant fonctionnel. transmis à l'organe par l'intermédiaire du système nerveux sensitivo-moteur, nous avons dû admettre que la contraction (fonction des muscles) est excitée simplement par le système nerveux sensitivo-moteur, et accorder au muscle exclusivement la propriété contractile (1). Cela prouve, en passant, que le physiologiste bien inspiré peut se dispenser parfois de l'expérimentation.

Les notions qui précèdent n'ont rien demandé à l'intervention du microscope ; mais c'est à lui que nous devons la connaissance du véritable élément contractile. Cet élément est une matière protéique, transparente, semi-fluide, désignée par Lehman sous le nom de *syntonine*, et que l'on trouve soit à l'état amorphe, comme dans les méduses et les amibes, soit à l'état cellulaire, comme dans les hydres d'eau douce, soit enfin à l'état tubulaire, comme dans les fibrilles musculaires.

A l'étude générale de la contraction musculaire se rattachent plusieurs questions intéressantes qui ont été élucidées par les physiologistes modernes. C'est ainsi qu'on a déterminé l'action variable des excitants artificiels sur la propriété contractile des muscles. On a constaté que les acides dilués, ainsi que la bile, appliqués sur les muscles, provoquent leur contraction. On a reconnu que certains muscles sont influencés par la chaleur et le froid, tandis que d'autres ne le sont pas. Les muscles de l'estomac et de l'intestin sont *thermosystaltiques,* car si, après la mort, on élève leur température à 20 degrés, les mouvements péristaltiques reparaissent. Les muscles des membres, et en général tous ceux de la vie animale, sont *athermosystaltiques.*

L'influence de la lumière sur la contraction de l'iris est évidente ; mais on a rendu cette action plus démonstrative en plaçant un œil dans une boîte fermée et en constatant, quelques heures après, la dilatation de la pupille.

L'influence de l'électricité sur la contraction musculaire a

des sciences. 1850. — *Leçons sur les substances toxiques et médicamenteuses,* 1856.

(1) ÉD. FOURNIÉ. *Physiologie du système nerveux cérébro-spinal,* p. 60.

été simultanément signalée, en France, par Becquerel et Breschet, en Italie, par Matteuci. Depuis cette époque, l'électro-physiologie a pris un grand développement, grâce aux travaux de Dubois-Reymond, de J. Regnauld, etc., etc. (1). Dans l'impossibilité d'analyser ici tous ces travaux, nous nous bornerons à dire qu'on a reconnu que la fibre musculaire, à l'état de repos, donne naissance à un courant électrique dont le pôle positif est à la surface du muscle et le pôle négatif à son centre. Pendant la contraction, le courant électrique est instantanément supprimé dans le muscle. Au moment de la rigidité cadavérique, le courant se renverse et, au lieu d'être positif à la surface et négatif au centre, il devient négatif à la surface et positif au centre.

L'empoisonnement des muscles par la *digitaline* ou l'*upas antiar* qui détruisent la propriété contractile, sans porter atteinte au développement des courants électriques dans les muscles, semble prouver qu'il n'y a aucune corrélation de cause à effet entre la contraction et les courants électriques ; il tend, au contraire, à prouver qu'entre la production de ces phénomènes il n'y a qu'une simple coïncidence. Telle est l'opinion de Cl. Bernard (2).

En considérant la contraction musculaire en elle-même, on a constaté que, pendant la contraction, le muscle se raccourcit et perd exactement en longueur ce qu'il gagne en largeur. On a reconnu également, en opérant sur des muscles d'insecte, que, pendant la contraction, les fibres sont le siége d'un mouvement ondulatoire (Bowmann, Brücke, Kühne), décrit graphiquement par Aeby.

Disons enfin que M. Helmholtz est parvenu à mesurer la vitesse de la contraction musculaire en se servant d'un appareil dont le mécanisme repose sur un principe fourni par Pouillet, et qui permet de comparer la rapidité de l'action musculaire à celle de l'électricité.

Voici le tracé qu'Helmholtz avait obtenu avec son appareil.

Dans ce graphique, on peut lire trois phénomènes différents : 1° Depuis A jusqu'à la première ligne verticale, il y a un intervalle qui désigne le temps compris entre l'excitation

(1) J. Reynauld, *Recherches sur les courants musculaires*, comptes rendus de l'Académie des sciences. 1854.
(2) Cl. Bernard, *Propriétés des corps vivants*, page 210.

et la contraction ; 2° la courbe ascendante de 0° à 5° représente la période de raccourcissement du muscle ; la courbe
descendante de 5° à 20° exprime le retour du muscle à sa longueur normale. Volkmann, Boeck (de Christiania), Wundt (1),
Valentin (2), ont étudié sur le myographe les diverses particu-

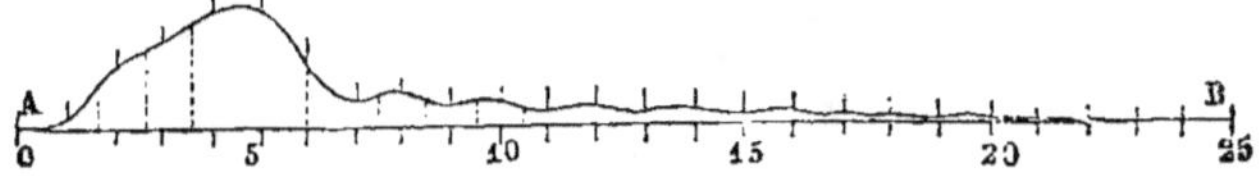

Fig. 1. — Tracé graphique de M. Helmholtz indiquant la forme
de la contraction musculaire.

larités de la contraction musculaire. M. Marey, avec un myographe de son invention, a obtenu des graphiques qui sont vraiment remarquables. Nous décrirons d'abord son appareil et
nous donnerons ensuite un de ses graphiques.

Myographe de Marey. — Le myographe de M. Helmholtz était construit sur le principe du sphygmographe de
Vierordt ; il était tout naturel que M. Marey établît le sien en
s'appuyant sur le principe de son propre sphygmographe.

Sur une planchette de liége, dit M. Marey, est fixée, au moyen de
fortes épingles, une grenouille vivante à laquelle on a coupé la moelle
épinière. Le tendon d'un gastrocnémien est mis à nu et lié par un fil
de fer très-fin au levier de l'enregistreur, qui porte un petit crochet
pour cet usage. Ce crochet glisse sur le levier et, suivant qu'on l'approche ou qu'on l'éloigne du centre du mouvement, permet d'obtenir
une amplification plus ou moins grande des mouvements musculaires
qui sont enregistrés. En arrière du levier, et sur son prolongement,
est une lame élastique qui appuie sur un excentrique de réglage et
permet, suivant qu'elle est plus ou moins tendue, d'opposer à l'effort
musculaire une résistance élastique variable.

L'ensemble de cet appareil est situé dans un plan horizontal ; c'est
dans ce plan que se font les oscillations du levier, sous l'influence des
contractions du muscle de la grenouille. Un cylindre enfumé tourne
autour d'un axe horizontal et reçoit les graphiques de ce mouvement. Enfin, le support vertical qui porte le myographe est placé
sur un chariot qui se meut sur un chemin de fer, parallèlement à
l'axe du cylindre. Cette disposition permet d'obtenir des graphiques

(1) Die Lehre der Muskelbewegung nach eigenen untersuchungen bear-
beiset, Braunschweig, 1868.
(2) Die Zuckungsgesetze des lebenden Nerven und Muskels. Berne, 1863.

de très-longue durée. En effet, dans l'immobilité du muscle, le levier du myographe écrit autour du cylindre une hélice d'un pas plus ou moins serré, suivant le rapport de la translation de l'appareil avec la rotation du cylindre. C'est à cette hélice, comme abscisse, que doi-

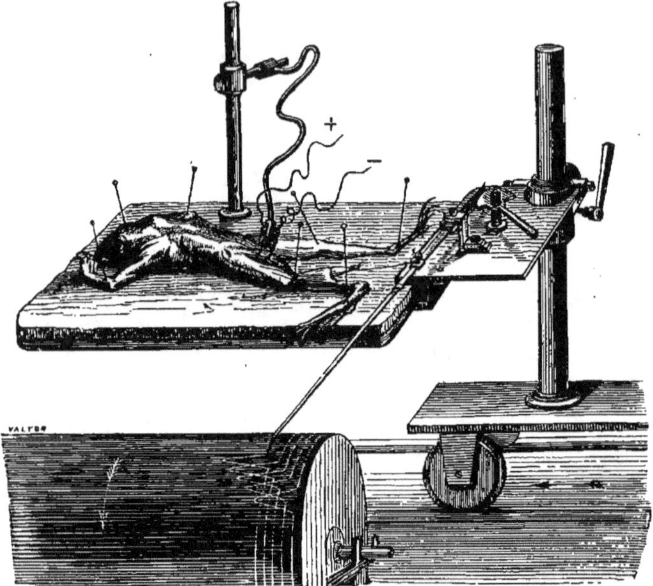

Fig. 2. — Myographe de M. Marey.

vent se rapporter chacune des courbes tracées par l'appareil, sous l'influence des mouvements de la grenouille.

Un excitateur électrique, appliqué au nerf sciatique de la patte qui est attachée au levier, provoque, au moyen de courants d'induction de courants galvaniques, des mouvements qui seront enregistrés (1).

Voici à présent un spécimen des graphiques que M. Marey a obtenus avec son appareil.

Dans ce tracé, comme dans celui d'Helmholtz, on voit, de gauche à droite : « une première partie composée de lignes à peu près horizontales et qui correspond au moment de l'excitation ; 2° une courbe ascendante qui représente le moment de la contraction ; 3° une courbe descendante qui représente le

(1) MAREY, *Du mouvement dans les fonctions de la vie*, p. 168.

retour au repos. On remarque que la secousse musculaire
subit de bas en haut, c'est-à-dire du commencement à la fin de
l'expérience, qui se compose d'une centaine d'excitations
égales, des modifications tellement graduelles que le parallé-
lisme des courbes en semble à peine altéré. Cependant on voit
d'une manière évidente que les excitations donnent une courbe
plus ample et plus courte au commencement de l'expérience

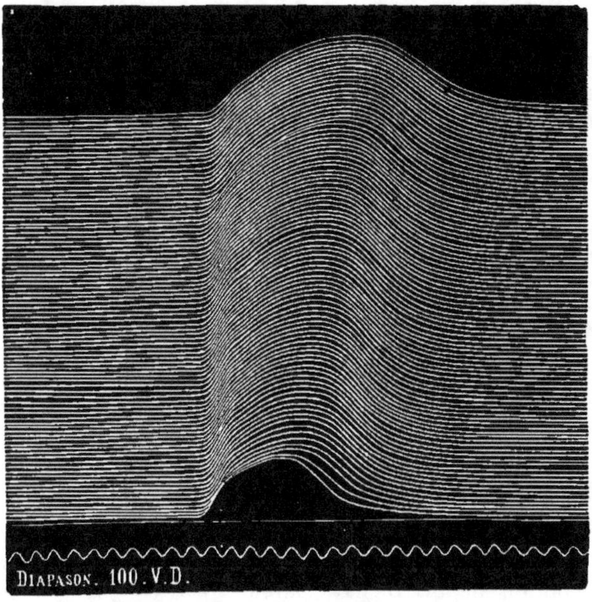

Fig. 3. — Secousses musculaires inscrites au moyen du myographe simple. De bas
en haut, les secousses sont modifiées par la fatigue.

et que la durée de la secousse s'accroît sans cesse du commencement à la fin. Cette dernière particularité est l'expression
de la *fatigue* musculaire.

D'après M. Helmholtz, la durée totale d'une contraction
musculaire est de deux cent cinq millièmes de seconde (0″,205),
et, en décomposant cette durée selon les trois stades que nous
avons signalés dans la contraction, il a trouvé :

        Excitation. . . . .   0″,020
        Contraction. . . . .   0″,080
        Relâchement. . . . .   0″,105

Pour fixer la limite des erreurs possibles, M. Helmholtz a démontré que la durée de l'étincelle électrique ne dépasse pas 0″,0008, c'est-à-dire n'atteint pas même le vingtième de la durée de l'excitation.

Élément nerveux. — Au sujet des propriétés de l'élément nerveux, Bichat s'exprimait ainsi :

La substance médullaire des nerfs n'est point disposée par filaments. Elle paraît être analogue à la substance blanche de la moelle épinière qui est une véritable bouillie, stagnante dans le canal de la pie-mère, qui lui sert de réservoir. D'ailleurs, l'inspection prouve cette assertion dans les nerfs optiques, auditifs, olfactifs, etc. En général, je crois que cette substance, ainsi que la cérébrale, abstraction faite des vaisseaux qui les parcourent, devraient être plutôt rangées parmi les fluides que parmi les solides, ou, si l'on veut, elles forment véritablement la transition des uns aux autres (1).

Dans un autre endroit, Bichat disait encore :

Cette remarque prouve qu'il n'y a pas des cordons nerveux destinés au sentiment, et d'autres au mouvement, et que si les mêmes nerfs ne servent pas à ce double usage, la différence est dans les filets et non dans les cordons (2).

Cette manière de voir, exprimée par le plus grand physiologiste de notre temps, comparée à cette notion parfaitement acquise aujourd'hui que le système nerveux est composé de fibres et de cellules douées de propriétés physiologiques différentes, donne une idée de l'importance des travaux qui ont été accomplis depuis Bichat. En effet, cette notion, en apparence si simple, de la fibre et de la cellule nerveuses, n'est pas le résultat d'une vulgaire investigation microscopique. La vérité sur ce point n'a été faite que le jour où, par l'expérimentation et l'observation pathologique, on a pu démêler la complexité apparente des fonctions nerveuses et ramener tous les actes de l'innervation à l'unité fonctionnelle. Mais que de labeurs pour en arriver là ! Le récit de tous ces efforts, auxquels les savants de tous les pays ont pris une certaine part, formerait une grande et belle histoire. Nous avons le regret de ne pouvoir donner ici qu'une esquisse très-imparfaite.

(1) Bichat, *Anatomie générale*, t. Ier, p. 152.
(2) *Id.*, *ibid.*, t. Ier, p. 128.

En 1811, Charles Bell formulait le premier cette vue, qu'il y a des nerfs exclusivement destinés, les uns au sentiment, les autres au mouvement, et qu'il y a aussi des nerfs mixtes constitués par deux racines, l'une antérieure représentant les nerfs du mouvement, l'autre postérieure représentant les nerfs du sentiment. Des expériences incomplètes l'avaient conduit à cette manière de voir qu'il définit, d'ailleurs, plus formellement lorsque, plus tard, il put s'appuyer sur des faits pathologiques et sur des expériences plus démonstratives.

Quelques années après, Magendie démontrait par de nombreuses vivisections la découverte de Ch. Bell, et dès lors la distinction des nerfs du sentiment et des nerfs du mouvement resta à peu près un fait acquis. En même temps, Magendie découvrait dans les nerfs moteurs de l'épine une sensibilité particulière qu'il désignait sous le nom de *sensibilité récurrente*. Les vraies conditions expérimentales de cette sensibilité ne furent bien déterminées que plus tard, par Cl. Bernard.

Partant de cette donnée fondamentale, qu'il existe des nerfs spéciaux préposés, soit au développement du sentiment, soit au développement de la contraction musculaire, les physiologistes s'appliquèrent à déterminer tout ce qui a rapport à la vitalité spéciale des éléments sensitifs et moteurs. Disons d'abord que la découverte de Ch. Bell et de Magendie fut confirmée par la plupart des physiologistes qui, en variant les conditions de l'expérimentation, lui donnèrent un surcroît de certitude : Muller, Retzius, Panizza, Henle, Valentin, Longet, Cl. Bernard, répétèrent les mêmes expériences et arrivèrent aux mêmes résultats.

On rechercha d'abord, dans la structure anatomique, les conditions qui pouvaient différencier les nerfs moteurs des nerfs sensitifs. Les travaux de Schwann, Remak, Kolliker, Ch. Robin, Leydig nous firent connaître la constitution intime des fibres nerveuses, dont l'élément irréductible est composé d'un tube, variant entre $0^{mm},0027$ et $0^{mm},02$ de diamètre, renfermant une sorte de moelle et une tige centrale désignée sous le nom de *cylindre-axe*. Les tubes des nerfs moteurs sont généralement plus gros que ceux des nerfs sensitifs, mais leur structure est la même. Cependant l'on constata que, si les deux ordres de nerfs ne se distinguent pas en tant que cordons et considérés entre leur point de départ et leur point d'arrivée, ils présentent néanmoins des différences fondamentales quant à leur origine et à leur terminaison.

Premièrement, les cylindres-axes des nerfs moteurs proviennent directement des cellules *motrices* de la moelle, tandis que les cylindres-axes des nerfs sensitifs proviennent des cellules *impressionneuses*. Or les premières sont plus grosses que les secondes, et, tandis que ces dernières ont généralement une forme triangulaire, les premières ont une forme quadrangulaire. En second lieu, les racines des nerfs sensitifs présentent près de leur origine un renflement désigné sous le nom de *ganglion intervertébral* qui joue un rôle tout particulier dans la vie fonctionnelle du nerf. Troisièmement enfin, nous savons aujourd'hui, grâce aux travaux de Kühne, Krause, Kolliker, Rouget, Doyère, de Quatrefages, Meissner, etc., que le nerf moteur se termine dans la fibre musculaire par une intumescence particulière, désignée par MM. Doyère et Kühne sous le nom de *colline nerveuse*, et sous celui de *plaque terminale des nerfs moteurs* par M. Rouget.

Les nerfs sensitifs, de leur côté, se terminent dans les organes par de petites cellules nerveuses dont la disposition est plus ou moins variable pour les nerfs de la sensibilité générale, et tout à fait particulière pour chacun des nerfs de la sensibilité spéciale.

Ces caractères anatomiques semblent suffire pour distinguer les nerfs sensitifs des nerfs moteurs ; mais les investigations ne se sont pas arrêtées là. Depuis longtemps on avait remarqué qu'après la section d'un nerf mixte le bout périphérique de ce nerf devenait le siége d'une altération particulière ; mais on n'avait tiré de ce fait aucune conclusion physiologique. Auguste Waller, physiologiste anglais, a donné, dans ces derniers temps, une signification à ce phénomène, en démontrant expérimentalement que, si l'on coupe un nerf chez les animaux supérieurs, et qu'on le sépare de son centre, il s'altère suivant une direction déterminée.

Si l'on vient à diviser, par exemple, une racine antérieure, et qu'on laisse vivre l'animal, on remarquera, au bout de cinq à six jours, que le bout périphérique est le siége d'une lésion spéciale, tandis que le bout qui tient encore à la moelle est parfaitement sain. Au contraire, si on vient à diviser une racine postérieure entre le ganglion et la moelle, on constatera

que le bout qui tient à cette dernière s'altère, tandis que le
bout périphérique reste sain. Si la section de la racine postérieure porte sur la partie située entre le ganglion et la réunion
des racines antérieures et postérieures, on observe que le bout
périphérique s'altère, tandis que le bout qui tient au ganglion
reste sain. Enfin, si l'on vient à couper le nerf mixte, le bout
périphérique s'altérera, tandis que le bout central restera
sain.

L'altération des nerfs, dans ces circonstances, est toute spéciale; elle porte tout d'abord sur la substance médullaire, qui
se trouble dès les premiers jours, se coagule peu à peu et se
divise en petites masses granuleuses qui diminuent progressivement de volume, pour disparaître au bout de quatre à cinq
mois. Cette altération communique aux nerfs une couleur grisâtre toute particulière. Lorsque la substance médullaire a
entièrement disparu, la membrane de Schwann se plisse et
revient sur elle-même. Quant au filament axile, il persisterait
sans altération apparente.

L'altération du nerf coupé n'est pas limitée à un point; elle
s'étend jusqu'aux extrémités terminales du nerf (1).

Quelle est la signification physiologique des faits que nous
venons d'exposer?

Considérant que, dans la section des racines antérieures,
c'est toujours le bout qui tient à la moelle qui ne s'altère pas,
considérant que ces racines communiquent directement avec
la substance grise de la moelle, M. Waller a conclu que cette
dernière doit être assimilée à un ganglion chargé de la nutrition des racines antérieures. Considérant ensuite, qu'après la
section des racines postérieures, avant ou après le ganglion,
c'est toujours le tronçon de nerf tenant au ganglion qui est
conservé, il conclut que les ganglions intervertébraux président à la nutrition des racines postérieures. Réunissant ces
deux propositions, M. Waller conclut que la nutrition de la
fibre nerveuse est dévolue à la cellule nerveuse ganglionnaire.
Ces conclusions n'ont pas été généralement adoptées, car il
est difficile de comprendre, comme l'observe Cl. Bernard (2),

____

(1) M. Waller a fondé sur ce fait une méthode nouvelle pour suivre dans
tout leur trajet, et au milieu des plexus les plus compliqués, la distribution
périphérique des nerfs.

(2) CL. BERNARD, *Physiologie du système nerveux*, p. 242.

ce que peut être la nutrition d'un élément nerveux par un autre élément nerveux.

M. Schiff a été conduit, par ses propres expériences, à placer le centre trophique des nerfs, non pas dans la substance grise de la moelle, mais au niveau de cette partie. D'autres physiologistes ont attribué la cause de l'altération des nerfs à la suppression de fonctions de ces derniers : le tronçon des racines antérieures qui tiennent encore à la moelle, disent-ils, se conserve, parce qu'il est encore influencé par l'incitation motrice qui va du centre à la périphérie, tandis que celui qui est séparé des centres s'altère, ne pouvant plus être influencé par cette incitation. Il en est de même pour les racines postérieures : le mouvement fonctionnel ayant lieu de la périphérie au centre, l'altération se montre dans le bout de la racine qui tient à la moelle ; au contraire, le bout qui tient au ganglion continue à vivre, parce qu'il est encore dans le courant fonctionnel. Ce raisonnement paraît très-juste tant qu'il s'agit des racines des nerfs, mais il perd toute sa valeur dès que la section porte entre le ganglion et la périphérie ; dans ce cas, en effet, l'altération porte toujours sur le bout périphérique.

La contradiction qui règne dans ces interprétations diverses des faits de l'expérience, nous paraît tenir à ce que, ni les uns ni les autres n'ont su déterminer les conditions vraies qui président à la vie complète des tissus : les conditions qui président à la vie organique (évolution nutritive) et les conditions qui président à la vie fonctionnelle (propriétés physiologiques).

Il est évident que le centre trophique n'est pas dans les cellules ganglionnaires, puisque les nerfs séparés des centres peuvent se régénérer sur place, et, d'ailleurs, on ne voit nulle part, dans l'organisme, un élément histologique tenir sous sa dépendance la nutrition et le développement d'un autre élément ; cela ne se voit que pour les produits de sécrétion (ongles, cheveux, tissu osseux, etc.). Les conditions de nutrition d'un élément doivent être cherchées dans le système des vaisseaux sanguins qui apportent l'aliment indispensable. Or, en ce qui concerne les racines antérieures, les vaisseaux nutritifs proviennent des vaisseaux de la pie-mère, qui fournit aux racines leur gaîne enveloppante sous le nom de névrilème. Il n'est donc pas étonnant qu'en sectionnant la racine le bout périphérique meure, car il ne reçoit plus son aliment ; le bout central au contraire doit continuer à vivre, puisqu'il continue à recevoir tous ses vaisseaux nourriciers. En ce qui concerne les racines postérieures, les choses ne se passent pas tout à fait ainsi (1).

Le bout central s'altère, tandis que le bout qui tient au ganglion ne s'altère pas, et cependant les racines postérieures sont entourées d'un réseau sanguin beaucoup plus riche que celui des racines antérieures. A quoi cela tient-il ? Nous devons dire d'abord qu'il ne faut pas confondre *altération* avec *nécrose*. Le bout central de la racine s'altère, il est vrai, mais il ne meurt pas ; le mouvement nutritif suit une marche régressive, puisque les tubes nerveux s'altèrent, mais il ne cesse pas, et on le voit aboutir, après un certain temps, à une régénération complète du tissu. Par conséquent, le mouvement nutritif continue à se faire dans certaines conditions, et ce n'est pas à lui qu'il faut attribuer la cause première de l'altération des tubes nerveux.

Cette cause, il faut la rechercher dans le trouble des propriétés physiologiques après la section des nerfs et des racines. Mais ici il faut savoir se tenir en garde contre les mauvaises interprétations physiologiques ; il ne faut pas surtout accorder aux nerfs des *fonctions particulières,* comme on le fait généralement ; on ne doit voir en eux que des *propriétés physiologiques,* représentant un simple élément fonctionnel. Pour rendre notre explication plus facile, nous nous servirons d'un terme de comparaison.

Lorsque l'on vient à diviser transversalement une artère, le bout central continuerait à vivre indéfiniment si la source sanguine ne tarissait pas ; il n'en est pas de même du bout périphérique, qui, immédiatement après la section, est le siége d'un travail régressif qui tend à faire disparaître les éléments devenus inutiles pour les remplacer en grande partie par d'autres. Les mêmes phénomènes se produisent après la section d'un nerf ; mais il faut savoir les interpréter.

Après la section d'une racine motrice, le bout central vit de sa vie complète, car il continue à se nourrir et à recevoir les

____

(1) Les racines sensitives reçoivent également quelques ramuscules, provenant de la pie-mère médullaire ; mais la source principale vient du ganglion.

incitations qui doivent mettre en jeu ses propriétés physiologiques.

De même que l'artère reste béante et contractile dans son bout central tant que le sang continue à passer, de même le bout central de la racine conserve la propriété de faire contracter la fibre musculaire. Au contraire, le bout central de la racine sensitive, séparé de sa principale source nutritive, le ganglion, se nourrit peu ou pas, et, ses propriétés physiologiques n'étant plus sollicitées à entrer en jeu, elle devient le siége d'un travail régressif, analogue à celui du bout périphérique de l'artère divisée. En d'autres termes, et on pourrait donner ceci comme une loi générale, dès que l'élément histologique n'est plus sollicité à fournir ses propriétés physiologiques, il meurt de lui-même, comme une chose qui n'a plus sa raison d'être.

Ce que nous venons de dire au sujet des racines s'applique, avec quelque modification, aux phénomènes qui succèdent à la section des nerfs mixtes. Dans ce dernier cas, l'altération se trouve toujours du côté du bout périphérique, soit que l'on considère les fibres motrices, soit que l'on considère les fibres sensitives. La même chose arrive quand on vient à couper simultanément, dans un membre, le tronc artériel et le tronc veineux. Bien que le courant sanguin soit en sens opposé, dans les artères et dans les veines, le bout périphérique s'altérera semblablement dans les deux ordres de vaisseaux. Dans les artères, le bout périphérique s'altère parce qu'il ne reçoit plus de sang ; dans les veines, il s'altère aussi parce que, séparé du cœur, le courant veineux ne saurait continuer à se produire. Comme nous l'avons exposé dans notre *Physiologie du système nerveux*, la permanence de la propriété des nerfs impressionneurs est liée à l'influence des ganglions au même titre que la permanence de la propriété des veines est liée à l'influence du cœur. Dans les deux cas, nous trouvons des propriétés spéciales pour chaque tissu spécial, pour le cœur et pour les veines comme pour les ganglions et pour les fibres impressionneuses ; mais chacune de ces propriétés prise isolément ne saurait représenter *une fonction complète*.

Dans le système sanguin comme dans le système nerveux, il faut considérer ces propriétés isolées, comme des éléments fonctionnels concourant ensemble à une grande fonction (la circulation ou l'innervation), et, dès lors, on comprend que

l'intégrité des propriétés physiologiques d'une partie soit liée
à l'intégrité ou à l'influence d'une autre partie. C'est tout
simplement de la *solidarité fonctionnelle*.

Dans les organes dont tous les éléments ont la même propriété physiologique, comme le foie par exemple, on peut
retrancher impunément une partie de l'organe sans porter
atteinte à l'intégrité des autres parties ; la quantité de la
sécrétion biliaire est moindre, et voilà tout. Mais, dans les
organes complexes, comme le système nerveux, et dont les
parties diverses jouissent de propriétés physiologiques différentes, l'intégrité de l'une de ces dernières est indispensable
à l'intégrité de toutes les autres. Cette nécessité résulte de
l'enchaînement des pièces qui concourent au mécanisme
fonctionnel.

Les considérations qui précèdent nous permettent de donner
au fait découvert par M. Waller sa véritable signification
physiologique : 1° les fibres motrices du nerf mixte, séparé de
la moelle, s'altèrent parce que, ne recevant plus l'incitation
qui doit mettre en jeu leurs propriétés physiologiques, celles-
ci n'ont plus leur raison d'être ; 2° les fibres impressionneuses
du nerf mixte, séparées du ganglion intervertébral, s'altèrent
parce que l'intégrité de leurs propriétés physiologiques est
intimement liée à l'influence des cellules ganglionnaires ; —
cette influence est analogue à celle qu'exerce le cœur sur la
propriété physiologique des veines ; — 3° les fibres des racines
motrices, séparées de la moelle, s'altèrent pour le même motif
que nous avons indiqué quand il s'agissait du nerf mixte ;
4° les fibres des racines impressionneuses, séparées du ganglion
intervertébral, s'altèrent pour le même motif que nous avons
invoqué quand il s'agissait du nerf mixte.

Ces faits, très-intéressants par eux-mêmes, nous permettent
d'établir une nouvelle distinction entre les nerfs sensitifs et les
nerfs moteurs, et, partant, un nouveau motif de distinction
entre leurs propriétés physiologiques.

Du moment, en effet, que l'immanence des propriétés
physiologiques des fibres impressionneuses est liée à la présence
d'un ganglion spécial sur le trajet de ces fibres, et du moment
que cette condition n'existe pas pour les fibres motrices, on
est autorisé à considérer dans les deux ordres de fibres des
propriétés physiologiques différentes. Mais tout n'est pas dit

touchant les propriétés physiologiques des nerfs. Sans sortir de notre sujet, nous allons entrer, avec Claude Bernard, dans un autre ordre d'idées.

Ayant constaté qu'après la soustraction du sang à la *péri-phérie*, dans les muscles et la peau, par la ligature des artères des membres, le nerf moteur, seul, meurt par anémie, en perdant ses propriétés physiologiques du *centre à la périphérie;* ayant constaté, en outre, qu'après la soustraction du sang à *l'extrémité centrale des nerfs*, dans la moelle, le nerf sensitif, seul, meurt par anémie en perdant ses propriétés physiologiques de la périphérie au centre, Claude Bernard en a tiré les conclusions suivantes :

1° Les nerfs ont deux extrémités : l'une *active*, qui agit sur l'élément qui lui est subordonné ; l'autre *passive*, qui reçoit l'impression des excitations ambiantes ou l'influence de l'élément qui la domine ;

2° C'est par leur extrémité active que les éléments nerveux, sensitif et moteur, reçoivent à la fois l'influence vivifiante du sang et l'influence délétère des poisons, l'influence du curare, par exemple, en ce qui concerne les nerfs moteurs.

3° Le sang doit circuler autour des extrémités *actives* des éléments nerveux, pour les vivifier et exciter leurs fonctions spécifiques ; mais la propriété nutritive des éléments nerveux paraît, au contraire, résider dans leur extrémité *passive*, qui, par opposition, est insensible aux excitants toxiques et aux influences fonctionnelles du sang (1).

Il faut que l'influence des idées préconçues sur la manière dont on interprète les faits de l'expérimentation soit bien puissante, pour qu'un esprit aussi distingué, aussi rompu à toutes les choses de l'expérimentation, se soit laissé conduire à ces conclusions.

Cela est d'autant plus regrettable, que ces conclusions introduisent dans le langage et dans les idées une confusion des plus fâcheuses et que nous devons signaler.

En effet, en tant qu'*organes vivants*, les nerfs n'ont ni extrémité *active* ni extrémité *passive :* ils *vivent* dans toute l'étendue de leur trajet. En tant qu'*instruments physiologiques*, leur pro-

(1) *Rapport sur les progrès et la marche de la physiologie en France*, par M. Cl. Bernard, p. 23 et 26.

priété est également répandue partout, depuis leur origine
jusqu'à leur terminaison ; et si, dans ses rapports avec la fibre
musculaire, l'extrémité des nerfs paraît exciter directement la
contraction, il ne faut voir là qu'une question topographique,
indispensable à l'action de l'élément nerveux sur l'élément
musculaire.

En cette circonstance, Claude Bernard a été mal inspiré par
les divisions arbitraires que l'on a introduites dans les diverses
parties du système nerveux pour en faciliter l'étude. Ces divisions l'ont conduit à considérer les nerfs comme un *organe
distinct* ayant une tête et une queue, l'une passive, l'autre
active, et il a ainsi perdu de vue l'enchaînement nécessaire qui
unit ces diverses parties, et l'égale répartition de la vie et des
propriétés dans chacune d'elles.

Il est donc contraire aux lois générales de la physiologie de
considérer dans les nerfs une extrémité *active* et une extrémité
passive.

La vérité est que les nerfs jouissent de la propriété qui les
caractérise dans toute leur étendue, et qu'ils rendent cette
propriété manifeste par leur action spéciale sur les organes
qui sont en rapport avec l'une de leurs extrémités : pour les
nerfs sensitifs, cette action se produit, à leur extrémité médull-
laire, sur les cellules de la région postérieure ; pour les nerfs,
moteurs, cette action se produit, à leur extrémité périphérique,
sur la fibre musculaire. Prétendre qu'il y a une extrémité
active et passive pour les nerfs, c'est comme si l'on disait que
le cylindre qui unit le *volant* à la machine possède la propriété
active de mettre ce dernier en mouvement, tandis que le reste
de la machine est passif.

Comme conséquence de la division en extrémité passive et
en extrémité active, Cl. Bernard devait admettre que le *centre
vivifiant* des propriétés physiologiques réside dans l'extrémité
active. C'est ce qu'il a fait, et il n'a pas hésité à admettre une
circulation spéciale à l'extrémité active des nerfs pour entretenir et exciter leur fonction spécifique, et une circulation spéciale à l'extrémité passive pour entretenir la *vitalité* et la *nutrition*. Cette invention d'un double centre circulatoire, l'un pour
la tête, l'autre pour la queue, l'un pour la vie de l'organe,
l'autre pour ses propriétés physiologiques, est tout à fait
imprévue pour nous. Nous ignorions que dans les nerfs moteurs

il y a un système circulatoire qui, de la périphérie nerveuse, se dirige vers la moelle pour entretenir les propriétés physiologiques, tandis que, pour les nerfs sensitifs, ce même système circulatoire occuperait l'origine médullaire pour se diriger vers la périphérie ; nous savions encore moins que, à l'origine médullaire des nerfs moteurs, il y a un autre système circulatoire destiné à entretenir la vie du nerf, tandis que ce même système circulatoire se trouverait placé, pour les nerfs sensitifs, à leur extrémité périphérique. Ce chassé-croisé des vaisseaux sanguins le long du névrilème nous étonne profondément, et confond toutes nos connaissances en anatomie et en physiologie. Jusqu'à présent, nous avions pensé que le névrilème, continuation de la pie-mère, recevait ses principaux vaisseaux nourriciers des artères médullaires et que, dans le parcours périphérique des nerfs, ce premier réseau se trouvait entretenu par les artérioles que les nerfs rencontrent sur leur chemin. C'est du moins ainsi que les choses se passent pour la moelle.

Évidemment, l'éminent physiologiste a confondu deux choses essentiellement différentes. En constatant qu'après la suppression du sang dans les muscles, ces derniers ne se contractent plus sous l'influence de l'excitation nerveuse, Cl. Bernard a observé un fait vrai ; mais il l'a mal interprété. Au lieu de dire que la suppression du sang entraîne la mort du nerf moteur, Cl. Bernard aurait été plus dans le vrai en disant que le muscle, privé de sang, ne répond plus à l'excitation nerveuse, ce qui est fort naturel. Semblablement, au lieu de dire que la suppression du sang à l'origine médullaire des nerfs sensitifs entraîne la mort de ces derniers, Cl. Bernard aurait été plus dans le vrai en disant que les cellules médullaires, privées de sang, ne répondent plus à l'excitation des nerfs sensitifs, ce qui est encore fort naturel. Pour nous servir encore une fois d'une comparaison fort juste, nous dirons que Cl. Bernard a raisonné, dans ce qui précède, comme celui qui prétendrait qu'une machine ne marche plus parce que le *volant* qui mettait son mouvement en évidence a été brisé.

Les expériences de Cl. Bernard, sur la suppression du sang aux extrémités nerveuses, n'ajoutent donc rien de nouveau aux motifs que l'on peut invoquer pour établir, dans les deux ordres de nerfs, deux propriétés physiologiques distinctes ; mais elles ont l'avantage de diriger l'attention sur la variété infinie des phénomènes vitaux dont les éléments nerveux sont le siége. Cet avantage est le seul que nous reconnaissions aux expériences de ceux qui ont prétendu nier l'existence de deux propriétés physiologiques dans les nerfs, et, à ce point de vue, nous devons nous en occuper.

M. Vulpian n'accepte point la distinction de deux propriétés; il n'en admet qu'une qu'il désigne sous le nom de *neurilité,* tout en avouant « *qu'il ne sait pas au juste en quoi elle consiste* » (1).

Après avoir nié la valeur et l'importance des faits que nous venons de signaler, et qui établissent si bien la distinction des propriétés physiologiques des nerfs, M. Vulpian, reprenant des expériences inaugurées par Flourens, a cherché à fournir une preuve expérimentale de sa manière de voir. — Dans ce but, il a réuni, par soudure, le bout central du lingual, préalablement sectionné, au bout périphérique de l'hypoglosse complétement séparé de la moelle, et après avoir attendu le moment de la régénération complète du nouveau nerf (un à deux mois, selon l'âge des animaux), il a essayé de provoquer des contractions de la langue en pinçant la partie centrale du lingual. Les contractions ont eu lieu, et M. Vulpian en a conclu que, puisqu'un nerf sensitif (le lingual) peut, à travers une soudure, exciter les propriétés physiologiques d'un nerf moteur (l'hypoglosse), les propriétés de ces deux ordres de nerfs sont identiques.

Déjà, dans notre *Physiologie du système nerveux* (propriétés physiologiques des nerfs), nous avions objecté à M. Vulpian que la transmission des excitations du lingual à l'hypoglosse était purement expérimentale, qu'on obtenait bien des contractions en pinçant le lingual, mais que ces contractions ne se produisaient pas sous l'influence naturelle de l'activité cérébrale; nous avions dit également que l'expérience contraire ne saurait réussir, c'est-à-dire qu'on n'obtiendrait pas des signes de douleur en pinçant l'extrémité périphérique d'un nerf sensitif soudée à l'extrémité centrale d'un nerf moteur; nous avions dit enfin que cet ordre d'expériences, tant qu'il serait renfermé dans le domaine expérimental, ne saurait

____

(1) VULPIAN, *Leçons sur la physiologie générale et comparée,* p. 218.

rien prouver au point de vue qui nous occupe, car, du moment qu'un simple pincement peut réveiller l'activité des propriétés physiologiques, on comprend que le résultat de ce pincement puisse se transmettre à travers une cicatrice qui réunit deux ordres de nerfs. Nous aurions pu, à ces raisons, en ajouter bien d'autres capables d'infirmer la validité de ces expériences. Mais M. Vulpian lui-même nous évite cette peine en venant reconnaître devant l'Institut, avec une bonne foi qui l'honore, « que les expériences de réunion bout à bout du nerf lingual et du nerf hypoglosse ne sauraient plus être invoquées comme prouvant que des excitations électriques ou mécaniques, portant sur des fibres sensitives, peuvent se transmettre librement à des fibres motrices » (1).

A ceux qui persisteraient encore, après cet aveu, à confondre en une seule les deux propriétés physiologiques des nerfs, nous répondrons ceci :

D'après nos connaissances actuelles, dans les conditions physiologiques, le courant nerveux suit toujours une voie identique ; c'est toujours une fibre impressionneuse aboutissant à une cellule impressionneuse qui réveille l'activité d'une cellule motrice donnant naissance à une fibre motrice. Prouvez-nous qu'on peut intervertir la marche du courant; prouvez-nous qu'en agissant sur la fibre motrice on peut réveiller successivement les cellules et la fibre impressionneuse. Si vous prouvez cela, nous ne verrons comme vous qu'une propriété identique dans les deux ordres de nerfs. Mais cette preuve ne sera jamais donnée ; elle se serait d'ailleurs produite naturellement, si elle était possible, à la faveur des nombreuses anastomoses qui, au centre et à la périphérie, unissent le système nerveux sensitif et le système nerveux moteur.

Il y a sans doute une grande analogie de structure entre les fibres impressionneuses et les fibres motrices ; mais cette analogie n'est pas complète ; les dimensions ne sont pas les mêmes ; la présence du ganglion vertébral sur les racines postérieures est un motif essentiel de distinction au point de vue anatomique, et au point de vue physiologique aussi, puisque les fibres impressionneuses meurent physiologiquement quand elles sont séparées de ce ganglion.

(1) *Comptes rendus de l'Académie des sciences,* 26 janvier 1874.

Malgré la ressemblance de forme, dit Cl. Bernard, malgré l'identité apparente de substance, quand on a constaté une propriété vitale spéciale, le physiologiste conclut nécessairement à une différence de structure. C'est le cas de lui appliquer ici le mot d'un philosophe : « Il ne sait pas, mais il affirme. » Il faut nécessairement qu'il existe des différences matérielles ou organiques dans les divers éléments nerveux pour expliquer la diversité de leurs propriétés, et ce serait nier la science que d'admettre que des propriétés différentes peuvent se manifester dans des éléments matériellement identiques. Un savant français, dont les travaux sont empreints à la fois d'une rigueur expérimentale et d'une physiologie scientifique qui les rendent de la plus haute importance pour la physiologie générale, est venu nous montrer à quelle nuance délicate de structure peuvent se rattacher des différences caractéristiques des corps. M. Pasteur a découvert dans ses belles expériences sur les acides tartriques, droit et gauche, que deux substances chimiques, de composition en tout point identique quant à la nature et à la proportion de leurs éléments constituants, pouvaient différer considérablement dans certaines de leurs propriétés, par le seul fait d'une différence décelée par des caractères optiques dans leur arrangement moléculaire.

Pourquoi n'en serait-il pas de même pour nos éléments histologiques, qui, bien qu'identiques dans leur composition chimique, ne différeraient dans leurs propriétés physiologiques que par une simple modification d'arrangement moléculaire organique? Tout porte à penser qu'il doit en être ainsi et que c'est là un des moyens que la nature emploie pour opérer la différenciation, c'est-à-dire le perfectionnement des êtres dans les corps organisés aussi bien que dans les corps bruts (1).

Ce qui rend difficile à comprendre la distinction que nous désirons établir, c'est que les deux ordres de nerfs jouent un même rôle : *le rôle de conducteurs.* Mais on ne saurait admettre qu'ils soient aptes à conduire et à transformer les mêmes choses : un nerf impressionneur transformera, par son appareil périphérique, le mouvement lumineux en mouvement organique et transmettra de proche en proche le résultat de cette transformation jusqu'à la cellule optique; un autre nerf impressionneur transformera, par son appareil périphérique, le mouvement sonore en mouvement organique et transmettra de proche en proche le résultat de cette transformation jus-

____

(1) Cl. Bernard, *Rapport sur le progrès et la marche de la physiologie en France,* p. 36.

qu'à la cellule auditive. Est-ce qu'un nerf moteur serait capable de transformer et de transmettre le résultat de semblables mouvements ? Non. Nous sommes donc autorisé à admettre dans les deux ordres de nerfs deux propriétés physiologiques distinctes : 1° l'*impressionnabilité,* qui permet aux nerfs impressionneurs de transformer le *mouvement-impression* en mouvement organique nerveux et à conduire le résultat organique de cette tranformation jusqu'à une cellule impressionneuse ; 2° la *motricité,* qui permet aux nerfs moteurs de transformer le mouvement qui leur est transmis par une cellule motrice en mouvement capable d'exciter la contraction musculaire.

La première expression, qui remplace le mot impropre et à double entente de *sensibilité,* ne dit que ce qu'elle exprime littéralement : faculté de recevoir et de transmettre les impressions. Quant à l'expression de *motricité,* nous l'avons conservée parce qu'elle rappelle le résultat des propriétés physiologiques des fibres nerveuses motrices (1).

Moelle. — Des éléments nouveaux et des connexions anatomiques très-compliquées rendent l'étude de la moelle beaucoup plus difficile que celle des nerfs. Ici, en effet, nous trouvons un élément nouveau, la *cellule;* une matière granuleuse, la *névroglie;* et des fibres nerveuses de toute nature dont les connexions paraissent inextricables.

Cependant une certaine lumière a été jetée sur ce problème grâce aux laborieux efforts des histologistes (Kolliker, R. Wagner, Ch. Robin, Gratiolet, Bidder, Todd, Schroder, van der Kolk, Stilling, van Deen, Jacubowitsch, Owsjannikow, Leydig, Dean, Luys, Lockhart Clarke, etc.), et nous pouvons considérer comme un fait acquis aujourd'hui que la substance grise de la moelle est constituée par de la matière granuleuse et fibrillaire (de nature nerveuse selon les uns, de nature conjonctive selon les autres), au sein de laquelle on trouve des cellules de forme et de grandeur différentes, selon la région : de grosses cellules multipolaires au niveau des cornes antérieures, et de petites cellules multipolaires au niveau de la substance gélatineuse de Rolando.

Il est encore non moins démontré que les fibres de racines antérieures viennent se réunir aux cellules des cornes anté-

____

(1) Éd. Fournié, *Physiologie du système nerveux cérébro-spinal,* p. 74.

rieures, tandis que les fibres des racines postérieures viennent se continuer avec les cellules de la région postérieure.

Quant aux connexions intimes qui existent entre ces divers éléments, elles n'ont pas encore été suffisamment déterminées, et la plupart des opinions qui ont été émises sur ce sujet reflètent les théories physiologiques sans s'imposer par l'évidence du fait anatomique. Cependant, si l'expérimentation physiologique est restée impuissante à nous fournir des démonstrations formelles, il n'en est pas de même de l'observation pathologique qui, dans ces derniers temps, a rendu des services très-importants sur ce point difficile de l'anatomie et de la physiologie médullaires. En suivant les altérations pathologiques qui envahissent certaines régions du cordon médullaire, à l'exclusion de toute autre, et en comparant les lésions aux troubles fonctionnels, M. Charcot a pu déterminer de la façon la plus formelle le rôle fonctionnel des divers groupes d'éléments de la moelle (1).

Pour déterminer les propriétés physiologiques des éléments de la moelle, on a suivi une marche identique à celle qui avait servi pour la détermination des propriétés des nerfs : on a provoqué expérimentalement le mouvement fonctionnel des principales parties de la moelle, prises en bloc, et on est arrivé peu a peu à concentrer le problème dans l'élément.

D'abord, c'est Ch. Bell qui, par une irritation mécanique de la moelle, trouvait de la sensibilité dans les cordons postérieurs et la propriété de provoquer des mouvements dans les cordons antérieurs. Ces expériences, répétées avec plus de soin et de différentes manières par Magendie, Calmeil, Backer, Longet, donnèrent des résultats analogues. Cependant Magendie avait découvert dans les cordons antérieurs une certaine sensibilité dont, plus tard, Cl. Bernard indiqua la véritable origine en démontrant que cette sensibilité *récurrente* est une sensibilité d'emprunt.

Van Deen, en 1842, émit l'opinion que les cordons postérieurs ne sont pas sensibles par eux-mêmes, et qu'ils doivent cette sensibilité aux racines postérieures ; il soutenait encore que les cordons antérieurs ne paraissent excitables que parce

(1) Voir plus loin ce que nous disons à propos des fonctions du système nerveux.

qu'en les irritant on irrite les radicules des racines antérieures.
— Brown-Séquard retira de ses expériences les mêmes conclu‐
sions. — Schiff, au contraire, arrivait à conclure à l'excitabilité
propre des cordons postérieurs. M. Chauveau constata dans ses
expériences que les cordons postérieurs sont très-excitables à
leur surface, peu ou point dans leur partie profonde ; il constata
aussi que les cordons antéro-latéraux ne sont pas excitables.
M. Vulpian, en se servant d'excitateurs plus énergiques et en
variant les conditions de l'expérience, a constaté, au contraire,
que les faisceaux antéro-latéraux sont excitables, et que les
cordons postérieurs ont une sensibilité propre.

Le seul point sur lequel on se soit trouvé généralement d'ac‐
cord est celui de l'inexcitabilité absolue de la substance grise.

La variabilité des résultats de l'expérimentation en cette
matière serait désespérante si nous ne pouvions pas l'expliquer
par des motifs fort naturels : 1° l'excitation physiologique est
différente des excitations provoquées par des agents physiques
ou chimiques, et il suffit de varier l'intensité d'action de ces
derniers pour changer les résultats obtenus, comme l'a prouvé
M. Vulpian et comme l'ont prouvé dernièrement les expérien‐
ces de Ferrier et Hitzig sur l'écorce grise du cerveau ; 2° le
courant physiologique suit, dans les différentes pièces qui
entrent dans le mécanisme fonctionnel du système nerveux,
une marche qui ne saurait être intervertie et que nos moyens
d'action artificiels peuvent réveiller en certains points et non
en d'autres ; on peut exciter un nerf moteur par l'intermé‐
diaire d'un nerf sensitif ; mais on ne saurait produire le même
effet en agissant sur le trait d'union des deux nerfs, c'est-à-dire
sur les cellules, et surtout on ne pourrait réveiller le nerf sen‐
sitif par l'intermédiaire du nerf moteur.

Ce que l'excitation isolée des différentes parties de la moelle
ne pouvait pas donner, on l'a obtenu en agissant, comme nous
venons de l'indiquer, sur le courant physiologique normal, en
le provoquant de différentes manières, et c'est à l'ensemble de
ces actes physiologiques, mais provoqués artificiellement,
qu'on a donné le nom de *mouvements réflexes*.

Si, après avoir sectionné la moelle, on pince la peau d'un
membre qui reçoit ses nerfs du tronçon caudal, l'animal ne
ressent plus aucune douleur, néanmoins il exécute des mou‐
vements avec les membres qui ne reçoivent plus l'influence

nerveuse encéphalique. Si, au lieu de pincer la peau, on irrite la racine postérieure qui lui fournit ses nerfs, on obtient encore des mouvements; mais, si on coupe cette racine et qu'on irrite de nouveau la peau, l'animal ne bougera plus ; il bougera, au contraire, si on irrite le bout de la racine qui tient encore à la moelle.

Ces expériences, inaugurées par Prochaska au commencement de ce siècle, conduisirent ce dernier à cette conclusion :

Les impressions externes qui se font par les nerfs sensitifs, se propagent avec rapidité en suivant toute la longueur de leur trajet jusqu'à leur origine; dès qu'elles y sont parvenues, elles s'y réfléchissent, d'après une loi constante, et passent dans les nerfs correspondants, d'où des mouvements constants et déterminés dans les muscles.

Du premier coup, la loi du *pouvoir réflexe* se trouvait ainsi indiquée et démontrée.

Les travaux remarquables de Legallois, de Muller, de Marchal-Hall, de Magendie, de Flourens, d'Herbert-Mayo, de Calmeil, de Longet, de Brown-Séquard, de Vulpian, de Philippeaux et Setchenow n'ont fait que confirmer cette loi, en mettant en lumière beaucoup de faits qui avaient échappé à Prochaska. De tous ces travaux il ressort :

1° Que les différentes parties de la moelle sont unies au centre de perception par un système particulier de fibres ; l'animal, en effet, ne sent plus rien dès que, par la section de la moelle, on détruit cette communication ;

2° Que dans l'exécution d'un grand nombre de mouvements l'intervention cérébrale n'est pas indispensable, puisque, après avoir sectionné la moelle, on obtient des mouvements très-complexes par l'excitation du tronçon caudal ;

3° Que l'exécution des mouvements réflexes est liée à certaines conditions anatomiques parfaitement déterminées : il faut d'abord que les connexions dans le sens de la largeur, c'est-à-dire celles qui unissent les radicules sensitives aux cellules de la moelle et aux radicules motrices soient intactes, car, si on détruit la substance grise, on n'obtient plus de mouvement ; il faut ensuite, pour obtenir certains mouvements d'ensemble, que les connexions anatomiques, dans le sens de la longueur, soient également dans toute leur intégrité, car, si on divise la moelle par petits tronçons, comme l'a fait **M.** Vulpian, la coordination de certains mouvements en mouvements d'ensemble devient impossible.

L'acquisition de ces notions a permis de déterminer encore une fois la propriété physiologique des nerfs moteurs et des nerfs sensitifs, et de caractériser celle de l'élément nouveau que nous avons trouvé dans la moelle, c'est-à-dire la propriété de la cellule nerveuse. En effet, les cellules ne sont point excitables par nos moyens d'action; elles ne répondent qu'à l'excitant physiologique, sensitif ou moteur. D'un autre côté, leur présence sur le trajet du courant impressio-moteur est indispensable pour l'exécution de tout mouvement. Il suit de là que les cellules possèdent une propriété physiologique distincte de celle des nerfs et que cette propriété est différente selon que la cellule reçoit l'influence d'un nerf sensitif ou celle d'un nerf moteur. Nous avons désigné la propriété de la cellule qui reçoit l'action de la fibre impressionneuse sous le nom de propriété *cellulo-impressionneuse*, et la propriété de la cellule qui excite l'action de la fibre motrice sous le nom de propriété *cellulo-motrice*.

Les phénomènes qui résultent de l'activité physiologique de ces diverses propriétés, nous les avons désignés sous le nom de *phénomènes impressio-moteurs*, réservant celui de *phénomènes sensitivo-moteurs* (1) aux phénomènes analogues qui se produisent avec la participation du cerveau (2). Nous dirons bientôt pourquoi nous n'acceptons pas la dénomination trop générale de *phénomènes réflexes*.

Bulbe, protubérance, pédoncules cérébraux.— Malgré quelques différences dans la disposition des parties, le bulbe, la protubérance et les pédoncules cérébraux peuvent être considérés comme faisant partie de l'axe médullaire. Cette manière de voir repose principalement sur l'analogie des propriétés physiologiques des éléments et sur l'analogie des mécanismes fonctionnels. Depuis les tubercules quadrijumeaux jusqu'au bulbe inclusivement on trouve, en effet, les mêmes connexions que nous avons constatées dans la moelle entre les cellules et les

---

(1) Déjà, M. Carpentier, avait proposé le nom de *sensitivo-moteurs ;* mais, allant beaucoup plus loin que nous, il a inventé aussi celui de mouvements *idéo-moteurs.*

(2) *Physiologie du système nerveux,* p. 168.

fibres, et, en provoquant les mouvements réflexes, on obtient des résultats analogues. Les fonctions de ces diverses parties sont différentes, mais analogues quant à leur mécanisme. Nous sommes donc autorisé à dire que les propriétés physiologiques des cellules et des fibres de cette région sont identiques aux propriétés physiologiques des éléments que nous avons trouvés dans la moelle.

Nous ne devons pas négliger de dire cependant que beaucoup de physiologistes ne partagent pas cette manière de voir. Longet d'abord, Muller et M. Vulpian ensuite, s'autorisant de ce que, après l'ablation du cerveau, l'animal répond, par des mouvements, à certaines excitations générales ou spéciales, ont conclu de là que la protubérance est le siége du *sensorium commune*. Cette manière de voir repose sur une interprétation, que nous croyons erronée, des faits de l'expérience, et provient sans doute de ce que ces physiologistes ont méconnu l'analogie qui existe entre tous les mécanismes fonctionnels de l'axe médullaire, depuis les tubercules quadrijumeaux jusqu'à l'extrémité terminale de la moelle. S'ils n'eussent point perdu de vue l'analogie de ces mécanismes, ils auraient trouvé tout naturel que l'animal privé de ses lobes cérébraux réponde par des *cris* ou autres mouvements au pincement ou à la détonation d'une arme à feu.

De même que dans la moelle vertébrale on provoque des mouvements par l'excitation de racine sensitive, de même, et à plus forte raison, dans la moelle *allongée* on provoque des mouvements plus ou moins complexes par l'excitation des racines sensitives. Dans les deux cas, ces mouvements sont exécutés *avec* ou *sans* la participation de la volonté, selon que l'on a, ou non, séparé l'encéphale des autres parties. On n'était donc pas autorisé à doter les cellules de la moelle allongée de propriétés spécifiques (sensibilité). Ces fausses interprétations ont eu pour résultat de jeter une certaine confusion dans la recherche des fonctions cérébrales.

Cervelet. — La recherche des propriétés physiologiques de l'élément nerveux dans le cervelet présentait des difficultés nouvelles, par suite de la *non-excitabilité* de la matière cérébelleuse (1). Cependant Flourens était arrivé, par le procédé des

(1) Dans ces derniers temps, M. Ferrier est parvenu à exciter le cervelet par le courant faradique. Voir plus loin, *Des localisations cérébrales*.

retranchements successifs des parties dans les centres nerveux, à débrouiller le terrain.

C'est ainsi qu'il est parvenu à démontrer que le cervelet est étranger aux manifestations de l'instinct et de l'intelligence, et qu'il a été conduit à considérer cet organe comme le *centre coordinateur* des mouvements de locomotion.

M. Luys, critiquant avec juste raison l'invention d'un *centre coordinateur*, a considéré le cervelet comme un appareil générateur d'une force nerveuse *sui generis* indispensable aux manifestations motrices volontaire ou involontaire (1). Notre manière de voir n'est pas éloignée de celle de M. Luys, mais elle en diffère néanmoins. Considérant que les centres gris du cervelet reçoivent, des divers centres de la moelle, des fibres impressionneuses et qu'ils envoient des fibres motrices vers la périphérie médullaire; considérant ensuite que le *tonus musculaire*, si appréciable dans les sphincters, et que la majorité des contractions musculaires de la vie de relation sont maintenus ou effectués en dehors de la participation de la volonté; considérant enfin que ces contractions, plus ou moins permanentes, ne sauraient se produire sous l'influence seule de la moelle, affectée à d'autres fonctions, nous avons pensé que le cervelet était chargé de recevoir les impressions provenant de l'activité fonctionnelle des muscles, et de fournir l'énergie de cette activité selon les nécessités du but à atteindre (2).

Cette manière de voir demande sans doute à être appuyée sur des preuves plus formelles. En attendant, les données expérimentales nous permettent d'attribuer aux éléments histologiques du cervelet des propriétés physiologiques identiques à celles des éléments histologiques de la moelle, et pour le moment nous ne désirons pas autre chose.

Cerveau. Les procédés qui nous ont servi jusqu'à présent, à déterminer les propriétés physiologiques de l'élément nerveux dans les diverses régions du système nerveux deviennent inutiles ou insuffisants, quand il s'agit du cerveau. La substance cérébrale, en effet, est peu ou point excitable (3). C'est pour

---

(1) Luys, *Recherches sur le système nerveux cérébro-spinal*, p. 429.

(2) *Physiologie du système nerveux cérébro-spinal*, p. 401.

(3) MM. Ferrier et Hitzig sont parvenus, dans ces derniers temps, à exciter l'écorce grise de l'encéphale; mais, comme nous le verrons plus loin, leurs expériences peuvent être interprétées d'une autre façon.

remédier à cette insuffisance que Flourens eut l'idée d'employer la méthode des retranchements successifs, c'est-à-dire de couper le cerveau par tranches sur des animaux vivants, pour observer ensuite le trouble correspondant à chacun de ces retranchements. Par ce procédé, Flourens était arrivé à jeter quelque lumière dans le chaos des fonctions cérébrales. C'est ainsi qu'il avait pu déterminer, d'une manière générale, que les lobes cérébraux sont le siége des *perceptions des sensations* et celui des *excitations aux mouvements volontaires*, et par conséquent le siége de l'*instinct* et de l'*intelligence*. Mais ces résultats généraux de l'expérimentation étaient peu de chose au point de vue de la détermination des propriétés de l'élément nerveux. Il fallait circonscrire beaucoup plus le problème et faire toucher du doigt, en quelque sorte, l'activité propre des éléments cérébraux. C'est ce que nous avons entrepris.

Considérant d'abord que les mouvements *volontaires* ont une grande analogie, quant à leur mécanisme, avec les mouvements *réflexes*, qui servent à démontrer les propriétés physiologiques des éléments médullaires, nous avons pensé que, en tenant compte des différences qui distinguent le mécanisme des mouvements volontaires du mécanisme des mouvements réflexes, nous serions légitimement conduit à déterminer les propriétés physiologiques des éléments cérébraux. Ce point de départ était fort juste, mais il était difficile de prévoir, au premier abord, que, pour lui rester fidèle, il fallait résoudre les questions les plus ardues de la physiologie cérébrale. En effet, le premier élément de distinction, entre les mouvements réflexes et les mouvements volontaires, c'est que l'impression qui excite les premiers peut ne pas être sentie, tandis qu'elle l'est toujours dans les seconds. Il fallait donc, premier point, déterminer physiologiquement ce que c'est qu'une impression *sentie*. En second lieu, si le mouvement réflexe succède fatalement à l'excitation de l'impression, il n'en est pas de même des *mouvements volontaires*, qui peuvent résister à l'excitation de l'impression sentie.

Ce nouvel élément de distinction nous conduisait au milieu des actes les plus intimes de la vie cérébrale, et nous obligeait à distinguer les *perceptions actuelles* des *perceptions de souvenir*, à déterminer les conditions de la mémoire, et à définir physiologiquement les phénomènes de la *réflexion*. Nous n'avons pas reculé devant cette tâche immense et nous sommes arrivés à prouver que les mouvements réflexes se distinguent des mouvements volontaires :

1° Par la nature de l'impression, *sentie* dans un cas et non dans l'autre ;

2° En ce que l'impression qui excite les mouvements volontaires peut être indistinctement une impression *actuelle* ou de *souvenir* ;

3° En ce que l'*attention* et la *réflexion* peuvent précéder l'exécution des mouvements volontaires, ce qui n'a jamais lieu pour les mouvements réflexes.

Grâce à ces notions nouvelles, nous pouvons désormais appliquer à la détermination des propriétés des éléments du cerveau le procédé qu'on emploie pour les déterminations des propriétés des éléments médullaires, c'est-à-dire, déterminer les propriétés physiologiques des éléments nerveux par l'étude de la contraction musculaire. Inutile de faire remarquer, ici, que le langage, qui joue un si grand rôle dans les actes cérébraux, n'est, dans son résultat, qu'un phénomène de contraction musculaire, et que, pour se faire une juste idée de la valeur de cette contraction, il était indispensable d'exposer, comme nous l'avons fait le premier, le mécanisme physiologique de la *fonction-langage*.

Cependant, pour résoudre le problème que nous nous étions proposé, il ne pouvait suffire de déterminer, par l'analyse physiologique, et au moyen de l'étude de la contraction musculaire, les divers phénomènes qui constituent la vie cérébrale. Cette détermination préalable était indispensable, il est vrai, mais elle ne nous enseignait rien sur le rôle spécial que les divers éléments histologiques du cerveau revendiquent dans la manifestation des phénomènes. C'est alors que nous avons eu l'idée de compulser les recueils d'observations d'anatomie pathologique. Cette recherche fut très-fructueuse, car nous pûmes, grâce à l'analyse physiologique préalable dont nous parlions plus haut, faire ressortir de ces observations des faits restés jusque-là inféconds, et reconstituer, d'après elles, le rôle physiologique des diverses parties de l'encéphale. Mais notre ambition ne s'arrêta pas là. Persuadé que nous pouvions imiter artificiellement les lésions pathologiques et fournir ainsi une preuve expérimentale de notre manière de voir, nous instituâmes des expériences sur l'animal vivant.

Les expériences que nous avons instituées à cet effet sur quarante chiens vivants ont été publiées dans nos *Recherches expérimentales sur le fonctionnement du cerveau.* Voici les conclusions que nous croyons pouvoir en retirer au point de vue qui nous occupe :

1° L'encéphale renferme des fibres impressionneuses et des fibres motrices dont les propriétés sont analogues à celles qu'elles possèdent dans la moelle et dans les nerfs.

2° Il y a dans le cerveau des cellules motrices et des cellules impressionneuses, dont les propriétés sont analogues à celles de ces mêmes éléments dans les autres parties du système nerveux.

3° Il y a dans le cerveau des cellules spéciales que l'on ne retrouve nulle part ailleurs, et dont la propriété physiologique est de transformer les causes excitatrices impressionneuses en *choses senties.* Ces cellules occupent la région des couches optiques.

4° Il y a dans le cerveau des cellules qu'on ne trouve nulle part ailleurs, et dont la propriété consiste à retenir la marque (sous forme de mouvement possible) d'une impression sentie dans les couches optiques, et de provoquer dans ces dernières le mouvement qui correspond à une perception déterminée. Ces cellules sont les conditions du souvenir et se trouvent dans l'écorce grise du cerveau.

5° La mémoire, le jugement, la volonté, la réflexion et la plupart des phénomènes qu'on désignait, jusqu'ici, sous le nom de *facultés,* sont des mécanismes fonctionnels qui résultent de propriétés physiologiques des éléments de l'encéphale et des connexions anatomiques que ces derniers affectent entre eux.

Grand sympathique. L'intrication on ne peut plus complexe des fibres qui composent le grand sympathique, et la difficulté de mettre en évidence le mouvement fonctionnel dont elles sont le siége, semblaient devoir entourer la recherche des propriétés physiologiques de l'élément nerveux, dans ce système, de difficultés nouvelles.

Cependant il n'en a pas été ainsi, et l'on peut dire que, du premier coup, le problème a été posé dans une voie qui devait bientôt conduire à sa solution. En 1727, Pourfour du Petit sectionnait le grand sympathique au cou et constatait, comme résultat, le rétrécissement de la pupille, l'affaissement de la cornée, la rougeur et l'injection de la conjonctive, etc. Pourfour du Petit expliqua tous ces phénomènes par la paralysie des fibres du sympathique (1).

En 1816, Dupuy (d'Alfort), en 1837, Brachet, John Reid, en 1837, répétèrent la même expérience et attribuèrent les résultats obtenus à la paralysie des capillaires sanguins. Mais, bien que, depuis Senac, on se doutât de la nature musculaire de la membrane des vaisseaux, la présence de la fibre-cellule n'avait pas encore été démontrée, ce qui rendait impossible l'explication du mode d'action des nerfs sur les vaisseaux.

En 1846, Biffi, de Milan, ajoutait un nouveau fait aux précédents ; il constatait qu'on peut détruire les effets paralytiques de la section du sympathique, en galvanisant le bout céphalique du nerf coupé. En 1851, MM. Budge et Waller constatèrent que les phénomènes observés après la section du sympathique, et, en particulier, le rétrécissement de la pupille, sont liés à l'intégrité d'une certaine région de la moelle, désignée par eux sous le nom de *cilio-spinale,* et comprise entre la dernière vertèbre cervicale et la sixième vertèbre dorsale.

La question en était là, lorsque Cl. Bernard lut, en 1852, devant l'Académie des sciences, une note intitulée *De l'influence du nerf grand sympathique sur la chaleur animale.* Bien que l'élévation de la température, après la section du sympathique, eût été constatée, personne n'avait relevé le fait. C'est en concentrant sur lui son attention , c'est en cherchant à déterminer expérimentalement les conditions qui lient l'état de la température aux modifications de la circulation, que Cl. Bernard est parvenu, après de nombreuses recherches, à formuler l'action des nerfs sympathiques sur la contractilité des vaisseaux. Il est juste d'ajouter qu'après l'éveil donné par C. Bernard sur ce point de la question, d'autres expérimentateurs, et plus particulièrement M. Brown-Séquard, se mirent à l'œuvre et apportèrent le concours précieux de leurs propres travaux. Nous ne devons pas négliger, non plus, de dire que

(1) Pourfour du Petit, *Mémoires de l'Académie des sciences pour* 1727.

(2) Brachet, *Recherches expérimentales sur les fonctions du système nerveux ganglionnaire.*

l'action des nerfs sur les vaisseaux, n'a pu être bien définie qu'après la description des éléments musculaires de la tunique moyenne des artères, par Henlé, en 1840 (1).

Après la découverte de ces faits fondamentaux, la voie était ouverte aux expérimentateurs mais, c'est aux expériences de C. Bernard que nous devons les notions les plus formelles et les plus utiles. Tout le monde connaît aujourd'hui ses belles expériences sur les glandes salivaires, qui font voir, dans un petit cadre taillé dans un coin de l'organisme, le conflit des diverses influences qui président à la vie de tous les tissus (2).

Il résulte de toutes les notions que nous possédons aujourd'hui sur le rôle fonctionnel du grand sympathique, que l'élément nerveux, dans ce système, jouit de propriétés physiologiques analogues à celles que nous avons trouvées dans le système cérébro-spinal : 1° les cellules ganglionnaires impressionneuses jouissent de la propriété de recevoir et de transformer le mouvement impressionneur; 2° les cellules motrices jouissent de la propriété de transformer le mouvement impressionneur qui leur est transmis par les cellules impressionneuses et de le transmettre aux fibres motrices; 3° les fibres impressionneuses possèdent la propriété de recevoir l'action des causes impressionnantes, et d'en transmettre l'effet aux cellules impressionneuses; 4° les fibres motrices jouissent de la propriété de recevoir et de transmettre les effets de l'activité propre des cellules motrices et de provoquer, sous cette influence, l'activité de la fibre musculaire.

Le chemin que nous venons de parcourir pour déterminer les propriétés physiologiques des éléments nerveux a pu paraître un peu long; mais il n'y a pas de notre faute. La science ne saurait débrouiller du premier coup les procédés élémentaires au moyen desquels la nature produit des effets si grands et si complexes; elle n'arrive aux notions simples qu'après avoir décomposé les notions complexes qui s'imposent tout d'abord à elle.

C'est ainsi que, dans la recherche des propriétés physiolo-

(1) HENLÉ, *Traité d'anatomie générale*, t. II.

(2) Ces expériences sont rapportées dans CL. BERNARD, *Physiologie du système nerveux*, t. II, p. 479, et dans *Leçons sur les propriétés des tissus vivants*, p. 345.

giques des éléments nerveux, on s'est d'abord appliqué à déterminer le rôle fonctionnel des nerfs, et l'on est arrivé, par ce moyen, à établir les propriétés physiologiques des fibres nerveuses ; c'est ainsi que, par l'étude des mouvements réflexes, on est parvenu à déterminer le rôle fonctionnel de la moelle et à formuler ensuite les propriétés physiologiques des divers éléments médullaires ; c'est ainsi enfin que, de la connaissance du rôle fonctionnel du cervelet, du cerveau, du grand sympathique, on est arrivé à celle des propriétés physiologiques qui entrent comme éléments dans le fonctionnement de ces diverses parties.

Nous résumerons le résultat de toutes ces recherches dans les propositions suivantes :

Dans sa constitution élémentaire, le système nerveux est composé de tubes nerveux et de cellules affectant entre eux des connexions nécessaires et parfaitement déterminées :

Il y a des tubes nerveux chargés de transmettre aux cellules le résultat des impressions ; ce sont les fibres impressionneuses.

Il y a des tubes nerveux chargés de transmettre directement aux muscles l'excitation indispensable à leur contraction ; ce sont les fibres motrices.

Il y a des cellules qui sont l'aboutissant des fibres impressionneuses ; elles sont de deux sortes : 1° les cellules *impressio-motrices*, qui reçoivent et transforment le mouvement impressionneur en excitation simple ; 2° les cellules *sensitivo-motrices*, qui transforment l'excitation reçue en chose *sentie ;* ces dernières ont leur siége exclusif dans les couches optiques ; 3° les cellules de la périphérie corticale, affectées à la conservation des impressions senties.

Il y a des cellules qui sont le point de départ des fibres motrices, et que nous désignons sous le nom de cellules motrices.

Ces divers éléments sont unis entre eux selon certaines règles. Les fibres impressionneuses aboutissent toujours à une cellule impressionneuse ; celle-ci est unie par ses prolongements à une cellule motrice ; et enfin cette dernière donne naissance à une fibre motrice qui se termine dans une substance contractile. Ces connexions sont non-seulement réelles, au point de vue anatomique, mais encore elles sont nécessaires au point de vue physiologique. Le courant nerveux, en

effet, commence toujours à une fibre impressionneuse pour se
terminer à une fibre motrice, et on ne saurait jamais l'intervertir, c'est-à-dire faire qu'il commence à une fibre motrice
pour se terminer à une fibre impressionneuse.

Le résultat final de toutes les actions nerveuses utiles, c'est-
à-dire fonctionnelles, est une contraction musculaire.

Nous terminerons cette relation, touchant les propriétés de
l'élément nerveux, en disant que M. Helmholtz est parvenu à mesurer la vitesse de propagation du mouvement nerveux, au

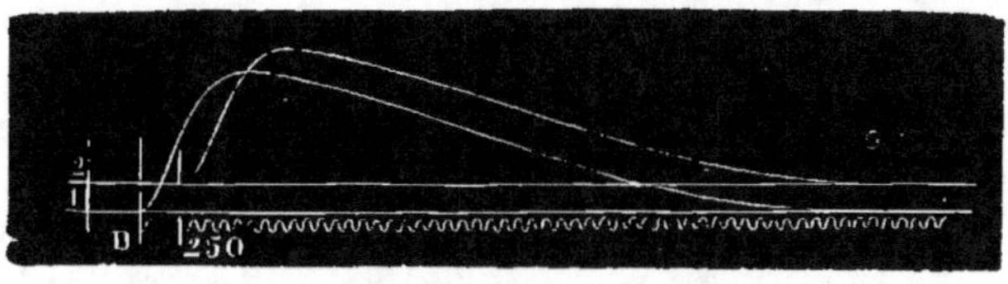

Fig. 4. — Graphique de M. Marey représentant la détermination de la vitesse de
l'agent nerveux sur l'homme.

1. Secousse produite quand le nerf a été excité très-près du muscle. — 2. Secousse
produite par l'excitation du nerf à 30 centimètres plus loin. — D. Vibration d'un diapason de 250 vibrations par seconde, servant à mesurer le temps qui correspond à
l'intervalle des secousses. Les lignes verticales signalent les débuts de ces secousses
et l'intervalle qui les sépare correspond à un centième de seconde pendant lequel
l'agent nerveux a parcouru 30 centimètres de nerf, ce qui correspond à une vitesse
de 30 mètres par seconde.

moyen du *myographe*, qui lui avait déjà servi pour mesurer la
contraction musculaire.

Helmholtz excita d'abord le nerf moteur à une distance éloignée du muscle et nota le temps écoulé entre l'excitation et la
contraction musculaire. Puis, ayant excité le même nerf à une
distance plus rapprochée du muscle, il constata que, dans ces
conditions nouvelles, la contraction suivait de plus près l'excitation. Il est évident que la différence de temps observée dans
ces deux expériences mesure la durée du transport de l'agent
nerveux sur une longueur connue de nerf.

La vitesse de l'agent nerveux mesurée dans ces conditions
varie de 15 à 30 mètres par seconde.

Le procédé d'Helmholtz a été perfectionné par plusieurs physiologistes et en particulier par M. Marey, qui a eu l'heureuse
idée, pour mesurer le temps dans des expériences aussi délicates, de faire tracer sur le cylindre enregistreur les vibra-

tions d'un diapason muni, à cet effet, d'un style très-fin qui frotte sur le papier sensible.

Après avoir indiqué comment on est parvenu à démontrer les propriétés des divers éléments de l'organisme, nous devons considérer ces éléments en *acte,* c'est-à-dire dans les diverses fonctions de l'organisme, et montrer les progrès qui ont été réalisés sur ce point.

Génération. — La physiologie de la génération avait réalisé de grands progrès dans le siècle précédent ; mais la découverte de *l'ovule* par de Baër (1836) vint renverser la théorie de l'évolution, qui fut remplacée par celle de l'*épigenèse.* Les travaux de Prévost et Dumas, ceux de Baër, Purkinje, Bischoff, Coste, Balbiani, ont transformé cette partie de la science, et, si nous n'avons pas pénétré le mystère de la génération, nous connaissons du moins son mécanisme. L'ovule découvert par de Baër a deux dixièmes de millimètre. A l'état de développement complet, l'ovule, enfermé dans les vésicules de Graaf, est constitué comme toute cellule : 1° d'une enveloppe (membrane vitelline), 2° d'un contenu (vitellus), 3° d'un noyau (vésicule germinative découverte par Coste), 4° d'un nucléole (tache germinative). Une fois fécondée par l'intromission des spermatozoaires, la cellule ovarique se nourrit et se développe soit par bourgeonnement, soit par segmentation, obéissant ainsi à la loi qui est commune à tous les autres éléments histologiques, savoir, qu'elle ne peut se développer qu'en se nourrissant.

Digestion. — La *physiologie de la digestion,* étudiée avec un certain succès par les mécaniciens et les chimiatres des siècles passés, était loin cependant d'être établie d'une manière scientifique. On connaissait l'influence de la contraction musculaire, on constatait les modifications chimiques que l'aliment subissait dans les diverses parties du tube digestif, et voilà tout. Les travaux de Spallanzani (1784) sur la digestion artificielle résument ces connaissances imparfaites.

A partir du commencement de ce siècle, les phénomènes de la digestion entrent dans une voie nouvelle, grâce au progrès de la chimie et de la physique, et à l'intervention de la méthode expérimentale dans l'analyse des agents qui concourent à la fonction digestive.

Au point de vue mécanique, les conditions de la mastication, le rôle de la salive dans la déglutition (Cl. Bernard), les mouvements de l'estomac (Beaumont et le Canadien à fistule), les mouvements péristaltiques des intestins, sont étudiés avec une précision qu'on n'avait pas atteinte jusque-là.

Au point de vue physiologique expérimental, tout était, pour ainsi dire, à découvrir, et on s'est admirablement acquitté de cette tâche.

C'est ainsi que la sécrétion salivaire a été étudiée dans ses sources différentes et dans sa quantité au moyen des fistules salivaires (MM. Colin, Ordenstein, Eckhard). M. Blondlot fait connaître le procédé des fistules gastriques sur les chiens et donne ainsi les moyens d'étudier la digestion stomacale. Cl. Bernard applique un procédé analogue à l'étude du suc pancréatique. MM. Bidder, Schmidt, Lenz, imitent les précédents pour l'étude de la bile et du suc intestinal.

Au point de vue chimique, Berzélius découvre la ptyaline; M. Mialhe découvre la même substance et lui donne le nom de *diastase salivaire*. Cette substance, agissant comme les ferments, transforme les *féculents* en *dextrine* d'abord et en *glycose* ensuite.

La pepsine est isolée du suc gastrique par Wasmann, et l'on arrive à constater que cette substance, dissoute dans un liquide légèrement acide (acide lactique), est la partie active de la digestion stomacale. M. Lehman démontre que toutes les substances albuminoïdes sont métamorphosées par le suc gastrique en une substance analogue, et il désigne le composé final sous le nom de *peptone*. M. Mialhe désigne ce même composé sous le nom d'*albuminose*.

La bile a été soumise à de nombreuses analyses (Berzélius, Gmelin, Mulder, Liebig); mais nous connaissons aujourd'hui sa véritable composition, grâce aux travaux de MM. Strecker et Frerichs. Les expériences de MM. Lenz, Bidder et Schmidt nous ont fait savoir que la bile émulsionne les matières grasses.

Les expériences de Cl. Bernard sur le suc pancréatique ont fait connaître la propriété émulsive de ce suc, et, d'un autre côté, Sandras et Bouchardat démontrent qu'il agit également sur les féculents à la manière de la salive.

Enfin, grâce aux expériences de MM. Frerichs, Colin, Zander, Busch, etc., nous savons aujourd'hui que le suc intestinal,

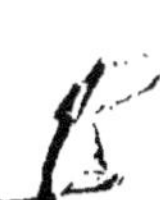

lui aussi, n'est pas étranger aux phénomènes de la digestion, et que, en particulier, il concourt à la digestion des substances albuminoïdes, des aliments féculents, et qu'il exerce une action légère sur l'émulsion des corps gras.

De l'absorption. — Les études sur l'absorption à travers les membranes de l'économie, peau, muqueuses, séreuses, vasculaire, ont réalisé, durant cette période, des progrès immenses, qui sont dus, en grande partie, à la découverte des phénomènes d'endosmose et d'osmose par Dutrochet et aux belles recherches de Graham sur la dialyse.

La question de l'absorption par la peau qui, vu la situation de cette dernière sur le revêtement extérieur, semblait devoir être résolue la première, est encore à l'état de question. Les expériences de Lebkuschner semblaient avoir établi que les substances pulvérulentes mêlées ou non à des corps gras, que les liquides, que les gaz sont absorbés par la peau. De nouvelles expériences ont tout remis en question, et aujourd'hui, si tout le monde est d'accord pour admettre l'absorption des gaz, on se tient sur la réserve en ce qui concerne l'absorption des liquides et des solides. Comme cette question intéresse tout particulièrement la médecine, nous lui avons donné plus loin tout le développement qu'elle mérite. (Voir p. 284.)

La surface de la muqueuse de l'appareil respiratoire absorbe non-seulement les gaz, mais encore les liquides. On a pu introduire 10 et 20 litres d'eau dans les poumons d'un cheval sans le tuer.

Les injections médicamenteuses dans les cavités closes nous prouvent journellement la possibilité de l'absorption par les séreuses. Enfin, la pénétration des aliments dans le milieu intérieur est une preuve de l'absorption par la voie intestinale.

L'explication du mécanisme de l'absorption n'a été donnée que de nos jours. Jusque-là, on croyait à l'existence de bouches absorbantes. Aujourd'hui, ces prétendues bouches ont été reléguées dans le monde des rêves, et l'on sait que les matières absorbées passent à travers le tissu épithélial des capillaires sanguins et lymphatiques, ce qui exige nécessairement leur dissolution préalable. Le mécanisme de cette absorption se produit selon les lois de l'osmose.

Ces lois ont été établies par les recherches de Dutrochet,

Graham, Ludwig et Cloetta, Eckard, Frerichs, Mulder, Donders, Jeannel, Cl. Bernard.

Des sécrétions et des excrétions. — Les progrès réalisés dans la physiologie des sécrétions et des excrétions, durant cette période, doivent être attribués : 1° aux progrès de la chimie, qui ont permis de donner de tous les produits sécrétés ou excrétés une analyse suffisante ; 2° aux recherches micrographiques qui nous ont fait connaître la véritable constitution des glandes, et enfin, à la méthode expérimentale qui nous a dévoilé le mécanisme fonctionnel des glandes. Dans l'impossibilité où nous sommes de donner une idée, même résumée, de ces grands travaux, nous nous bornerons à dire un simple mot touchant la théorie de Cl. Bernard à propos des sécrétions.

L'illustre physiologiste posait en principe qu'il faut distinguer les phénomènes excréteurs des phénomènes sécréteurs, que beaucoup de physiologistes confondent. Voici quels étaient les motifs de sa distinction :

Dans le phénomène d'excrétion, dit-il, l'élément histologique épithélial n'a rien de spécial ; il n'engendre rien, il ne fait que permettre le passage au dehors à des substances qui sont répandues dans le sang. La cellule sécrétoire, au contraire, attire, crée et élabore en elle-même le produit de sécrétion, qu'elle verse soit au dehors sur les surfaces muqueuses, soit directement dans la masse du sang (1).

Cette division est éminemment physiologique. Entre autres avantages, elle nous conduit à une conception qui nous paraît juste, à savoir, que dans tout organe glandulaire il y a, conjointement avec la sécrétion et comme résultat de cette dernière, un phénomène d'*excrétion*. L'élément histologique, qui sécrète un produit spécial ne le fait qu'aux dépens du sang en le décomposant chimiquement. Or, cette partie du sang, qui n'entre pas dans la composition du produit de sécrétion, doit être éliminée dans le sang ou dans les conduits excréteurs, et cette élimination constitue évidemment un phénomène d'excrétion.

Cela posé, nous ajoutons que chaque organe ne remplit qu'*une seule fonction,* déterminée par la nature de son produit spécial. D'où il suit qu'on ne saurait attribuer au foie une

(1) CL. BERNARD, *Rapport sur les progrès de la physiologie.*

fonction glycogénique alors qu'il est plus qu'évident que sa fonction consiste à mettre la bile en rapport avec le bol alimentaire dans le duodénum.

A notre avis, et d'après les lois de la physiologie générale, la matière glycogène déposée dans les cellules hépatiques et la bile doivent être considérées comme le résultat nécessaire d'une même décomposition chimique. Si l'on y regarde de près, d'ailleurs, on verra qu'il en est ainsi pour toutes les glandes. Il est certain que pour toutes on devra trouver, à côté du produit sécrété, le résultat complémentaire de la décomposition chimique. Mais entre ces deux éléments résultant de la décomposition, il y a une différence immense : l'un est le *produit spécial* de l'organe, c'est la *matière fonctionnelle,* on ne la trouve que dans cet organe ; l'autre est un simple produit de décomposition, nullement spécial, et que l'on retrouve dans d'autres organes. Le sucre est dans ce cas. On ne doit donc pas dire *fonction glycogénique.* Tout ceci, bien entendu, n'enlève rien au mérite ni aux résultats des belles expériences de Cl. Bernard sur le foie ; nous avons prétendu simplement fixer un point important de physiologie générale.

De la circulation. — On n'a qu'à ouvrir l'ouvrage de Sénac sur la *Structure du cœur* (1777) pour constater que, déjà à cette époque, la physiologie de la circulation avait réalisé de grands progrès. Cependant cette physiologie doit à notre époque ses plus belles acquisitions.

D'abord, ce sont les phénomènes physiques qui ont été étudiés avec une précision mathématique : le choc du cœur, étudié avec le *cardiographe* par MM. Chauveau et Marey ; les bruit normaux et anormaux, soumis à l'investigation expérimentale par Beau, Rouanet, Valentin, Bouillaud.

Sous le nom d'hémodynamique, le sang a été étudié dans la cause de son mouvement et dans les causes de sa variable tension. Weber, Poiseuille, Valentin, Wolkmann, et en dernier lieu Chauveau et Marey, Ludwig et Beutner, ont analysé au moyen d'appareils ingénieux, l'élasticité des artères, la tension du sang dans le système artériel, sa vitesse, la force de contraction du cœur (1). Enfin, le pouls et les bruits des artères ont été analysés par MM. Vierordt, Weber, Donders,

____

(1) Voir la description de ces appareils aux applications de la physique.

Chauveau et Marey avec le plus grand soin et avec l'aide du sphygmographe (1).

Dans un autre ordre d'idées, la physiologie de la circulation se complétait par l'étude de ses rapports avec le système nerveux. Legallois localisait le principe de l'action du cœur dans la moelle épinière; Waller, Budge, Cl. Bernard, découvraient l'influence de la galvanisation du pneumogastrique sur les mouvements du cœur. Mais la découverte la plus intéressante est celle de l'influence du grand sympathique sur la circulation, car du même coup la contractilité des vaisseux capillaires et le mécanisme des *circulations* locales étaient mis en évidence.

Pourfour du Petit, en 1720, avait prouvé qu'en sectionnant le grand sympathique on faisait contracter la pupille et rougir la conjonctive. Biffi, de Milan, en 1846, Budge et Waller, en 1851, répétèrent la même expérience. Stilling, en 1840, appliquait le nom de *vaso-moteurs* aux nerfs ganglionnaires des vaisseaux, et Schiff, en 1847, démontrait que la paralysie des nerfs vaso-moteurs détermine, en même temps que la dilatation des vaisseaux, l'élévation de la température comme effet consécutif. Les choses en étaient là lorsque M. Claude Bernard, en 1853, entreprit ses recherches sur le même sujet et porta une vive lumière sur tout ce qui concerne les *circulations locales* dans les glandes et dans les tissus. Il fit voir, en particulier, sur la glande salivaire, qu'il y a des nerfs constricteurs des artères et des nerfs dilatateurs ; qu'on peut, à l'aide du système nerveux, modifier profondément et localement la circulation capillaire et atteindre, par suite, la vitalité des éléments histologiques autour desquels ces modifications circulatoires se passent. Enfin l'*hématologie*, inaugurée par Schencke, Prévost et Dumas, Andral et Gavarret, s'est enrichie de nos jours de notions très-nombreuses dont l'application à la médecine est éminemment précieuse. Nous voulons parler de la variable composition du sang, considéré dans sa masse et dans chacun des organes en particulier.

De la respiration. — La physiologie de la respiration ne le cède en rien, en progrès, à celle de la circulation. Si celle-ci a eu son Harvey, la première a eu son Lavoisier.

Constatons, en passant, la perfection avec laquelle les phéno-

(1) Voir cet appareil aux applications de la physique.

mènes mécaniques de la respiration sont aujourd'hui démontrés, grâce aux progrès de la mécanique physiologique. Disons un mot des bruits respiratoires qui ont été l'occasion de la découverte du grand Laennec, et réservons toute notre admiration pour le fait même de la respiration au point de vue chimique et au point de vue physiologique.

Ce fait avait une portée immense, car sans lui la découverte de la circulation du sang serait à jamais restée inféconde.

A partir de la découverte de Lavoisier, tous les points qui concernent les phénomènes chimiques de la respiration ont été peu à peu élucidés. On a mesuré la quantité d'air inspiré et expiré (Andral et Gavarret, puis M. Smith) avec des appareils ingénieux; M. Hutchinson mesurait la *capacité vitale* des poumons avec son spiromètre (1); de leur côté, Brunner et Valentin, J. Regnault et Reiset, mesuraient la quantité d'oxygène et d'acide carbonique renfermés dans l'air expiré. Enfin Magnus complétait la découverte de Lavoisier en dégageant (1837) l'acide carbonique renfermé dans le sang, au moyen d'un courant d'hydrogène, et en retirant ensuite l'oxygène et l'azote au moyen de la machine pneumatique. Aujourd'hui, grâce aux travaux de C. Bernard (déplacement de l'oxygène du sang par l'oxyde de carbone), de Ludwig (pompe à gaz) et de Setschenow, l'analyse des gaz du sang ne laisse plus rien à désirer. Nous savons que ce fluide renferme, dans des proportions déterminées, de l'oxygène, de l'azote, de l'acide carbonique, soit à l'état de faible combinaison avec les éléments du sang, soit à l'état de dissolution. Cependant, s'il était utile de connaître le côté chimique de la question qui nous occupe, il ne l'était pas moins de savoir par quel mécanisme physiologique se produit l'échange des gaz dans le poumon. Ce mécanisme, grâce aux travaux de Dutrochet (1837) sur l'*endosmose* et l'*osmose*, a été fort bien déterminé, et l'on sait aujourd'hui que l'échange des gaz dans l'acte respiratoire est un phénomène d'*osmose gazeuse,* dont les conditions sont précisées.

De la chaleur animale. — Comme l'observe très-judicieusement M. J. Béclard (2) :

La chaleur animale est un phénomène de nutrition qui ressort de la physiologie générale.

(1) Voir la description de cet appareil aux applications de la physique.
(2) *Traité élémentaire de physiologie humaine,* p. 451.

Néanmoins, nous nous en occupons à cette place, à cause des liens intimes qui unissent la respiration et la production de la chaleur. A ce propos, nous signalerons l'impropriété d'un mot dont on abuse beaucoup. On dit, par exemple :

Que la respiration ne saurait être considérée comme une fonction localisée dans un organe respiratoire. La physiologie générale nous apprend que tous les tissus et tous les éléments *respirent* parce que tous reçoivent du sang artériel oxygéné, et rendent du sang plus ou moins veineux, c'est-à-dire du sang plus ou moins désoxygéné, selon les phases de leur état nutritif et fonctionnel (1).

Contrairement à ce que dit l'éminent physiologiste, la *fonction respiratoire* doit être localisée dans le poumon, cet organe ayant pour but fonctionnel de mettre le sang et l'air atmosphérique en présence, et de fournir ainsi l'occasion de l'échange gazeux. La *fonction respiratoire* est dans cet acte défini. Quant à l'action de l'oxygène sur les éléments de l'organisme, c'est une *oxydation*, une *combustion lente*, et non une *respiration*. Il est bon de conserver aux mots leur signification précise, car c'est une des conditions du progrès scientifique.

Jusqu'à Lavoisier, les causes de la chaleur animale étaient attribuées, soit à une cause innée (Hippocrate, Platon, Galien), soit à des mélanges chimiques (Van Helmont), soit à l'effervescence résultant du mélange des humeurs (Sylvius de le Boë), soit à l'ensemble des mouvements qui s'accomplissent dans l'organisme (Boerhaave et iatromécaniciens. Enfin, Lavoisier posa le problème de la chaleur animale sur des bases inattaquables, en démontrant que la respiration est une *combustion*, dans laquelle le sang fournit le combustible (carbone et hydrogène), et l'atmosphère l'élément comburant (l'oxygène). Cette découverte cependant présentait une lacune : l'organe pulmonaire est-il le seul où se produise la combustion? Lavoisier ne se prononça pas formellement sur ce point. Mais les expériences de Spallanzani, de W. Edwards, de Magnus, ne tardèrent pas à fixer la science sur ce point, et l'on sait aujourd'hui que la *chaleur animale se développe dans tout le corps à l'occasion des modifications chimiques ou physiques que provoquent les divers actes de la vie.*

Pendant que les chimistes scrutaient ce côté particulier de

(1) CL. BERNARD, *Rapport sur les progrès de la physiologie,* p. 58.

la question, les physiciens, de leur côté, trouvaient les moyens d'apprécier la température du sang. Becquerel et Breschet, Helmholtz, au moyen d'un appareil thermo-électrique, ont fait sur ce point des observations très-importantes.

De leur côté, les physiologistes ne restaient pas inactifs. C. Bernard démontrait que le sang veineux est toujours plus chaud que le sang artériel, et que le sang veineux le plus chaud du corps est celui qui sort du foie par les veines sus-hépatiques ; il démontrait encore que la température intérieure du corps ne saurait dépasser impunément 45 degrés centi-grades chez les mammifères et 50 degrés chez les oiseaux. Les médecins s'occupaient, eux aussi, de cette question. M. H. Ro-ger, en recueillant des observations nombreuses sur la tempé-rature variable selon les âges, les sexes et les maladies, jetait les fondements de la *thermométrie médicale*.

Parmi les recherches les plus intéressantes touchant la chaleur animale, nous mentionnerons les rapports de cette dernière avec la contraction musculaire.

Becquerel et Breschet d'un côté, Helmholtz de l'autre, avaient constaté, au moyen de l'appareil thermo-électrique, que la température d'un muscle s'élève pendant la contraction. Re-marquant avec raison que, dans les expériences dont nous venons de parler, on n'avait pas tenu compte des différentes formes de contraction, M. J. Béclard a établi, d'abord, qu'il y a une *contraction musculaire statique* et une *contraction musculaire dynamique*. Puis, au moyen d'appareils fort ingénieux, il est parvenu à démontrer « que, sur les muscles de l'homme, la quantité de chaleur développée par la contraction est plus grande quand le muscle exerce une contraction *statique*, c'est-à-dire non accompagnée d'un travail mécanique, que lorsque cette contraction produit un travail mécanique *utile* ; la quan-tité de chaleur qui disparaît du muscle quand il produit un travail mécanique extérieur correspond à l'effet mécanique produit » (1).

Voici d'ailleurs les conditions de l'expérience.

Partant de ce principe que, chez l'homme, l'*intensité* de l'ac-tion musculaire peut être directement et rigoureusement me-surée par la quantité connue des résistances, c'est-à-dire par

____

(1) BÉCLARD, *Traité de physiologie humaine,* p. 468.

des poids, M. Béclard s'arrange de manière à tenir en équilibre, dans une expérience, et, dans l'autre, à mouvoir, avec
des vitesses variées, des poids égaux, à l'aide de l'avant-bras
fléchi sur le bras; il tient compte du temps écoulé à l'aide
d'un chronomètre à secondes et il mesure l'état de la température, au moyen d'un thermomètre, gradué de telle façon
que l'échelle de son excursion est comprise entre + 31 degrés
et + 37 degrés centigrades.

S'agit-il, dit M. Béclard, d'une expérience *dynamique*? L'équilibre
de température étant obtenu dans le bras, entouré de sa bande et
pourvu de son thermomètre, l'expérimentateur se place sur la chaise
d'expérience, saisit avec sa main droite la manette D, et avec sa main

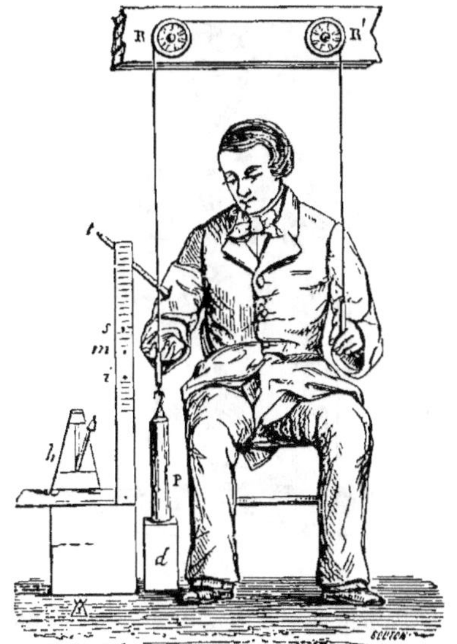

Fig. 5.

gauche la manette G ainsi que le représente la figure 5. La température de départ étant notée et le métronome mis en marche, on enlève la cale *d* qui supporte le poids P; cette cale est d'une hauteur
telle qu'au moment où la main saisit la manette D, l'index V de cette
manette correspond au point *i* de la règle graduée. Alors l'expérimentateur soulève le poids P en lui faisant parcourir une excursion
de 16 centimètres, mesurée sur la règle graduée (que l'expérimentateur ne perd pas des yeux), entre les points *i* et *s*. Aussitôt que l'index

est arrivé en *s*, la main gauche qui était restée inactive *soutient* alors le poids à la descente, de manière que le bras droit s'abaisse *à vide* tout en conservant sa position. Quand l'index de la manette D est revenu au point *i*, le bras droit redevient actif et soulève de nouveau le poids P de *i* en *s*, et ainsi de suite, pendant un intervalle de temps de cinq minutes. L'expérimentateur compte avec le plus grand soin le nombre des mouvements de montée et de descente du poids, et il leur donne une constante régularité en les harmonisant, à l'aide de l'oreille, avec les battements du métronome; puis l'expérimentateur se replace dans le repos et il attend que l'excursion thermométrique soit achevée.

Pendant un intervalle de temps de cinq minutes, la main droite a donc soulevé un poids d'une certaine hauteur, puis elle l'a abandonné

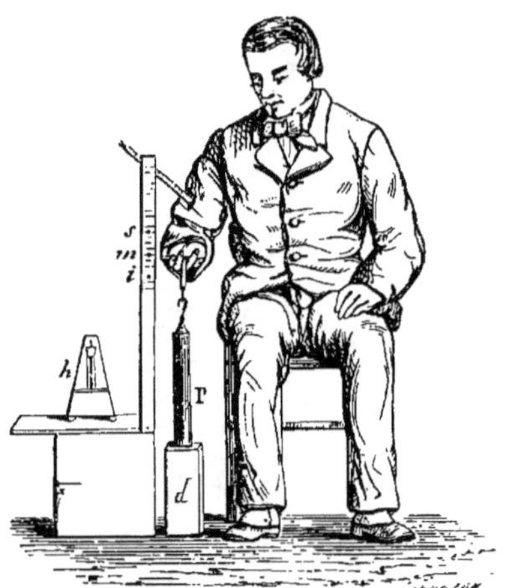

Fig. 6.

(tandis que la main gauche le soutenait à la descente), puis elle l'a repris à la partie supérieure de sa course pour le remonter encore, et ainsi de suite, c'est-à-dire, en d'autres termes, que la puissance musculaire du bras droit a été employée à *monter* un certain nombre de fois le même poids sans avoir à le soutenir à la descente et avec des intervalles réguliers et égaux d'activité et d'inaction.

Dans l'expérience statique et correspondante (qui, pour être comparable, doit être intermittente aussi), le poids est maintenu en équilibre par la contraction musculaire dans la position correspondante au point moyen *m* (voir fig. 5) et avec des intervalles égaux et réguliers d'inaction, mesurés par le chronomètre, le tout pendant une durée de cinq minutes.

D'autres expériences ont été faites à l'aide d'un poids libre, soutenu dans la main à l'aide d'une manette (voir fig. 6); elles ont donné des résultats qui confirment les précédents, et M. Béclard termine en disant :

Les faits que nous signalons doivent entrer en ligne de compte dans les divers calculs relatifs à la production de la chaleur animale. Le dosage exact des produits définitifs de la nutrition, c'est-à-dire des produits exhalés (acide carbonique, vapeur d'eau) et sécrétés (urée, acide urique, principes biliaires des excréments, sécrétions cutanées), ne saurait suffire, tout en tenant compte des chiffres de combustion du carbone et de l'hydrogène, et même en supposant connues les quantités de chaleur développées dans la formation des autres produits, ne saurait suffire, dis-je, pour établir sur des bases positives le calcul relatif aux quantités de chaleur produites en un temps donné ; le travail moléculaire d'oxydation dont les muscles sont le siége, pouvant se traduire par des quantités de chaleur variables, *suivant le jeu* de l'appareil musculaire.

Tous ceux auxquels l'étude des sciences physiques est familière comprendront, sans qu'il soit besoin d'insister, l'importance des faits sur lesquels nous venons d'appeler l'attention; il s'agit, en effet, de la transformation et de la corrélation des forces, l'une des plus grandes questions de la science moderne, et ces faits rattachent l'animal par un nouvel anneau à l'ensemble de l'univers (1).

Physiologie de la voix et de la parole. — Cette partie de la physiologie, considérée au triple point de vue de la formation des sons de la voix, de la formation des lettres et de la fonction du langage, attendait une solution qu'elle n'a reçue, si nous ne nous abusons pas, que dans ces derniers temps. Nous exposerons plus loin notre manière de voir touchant la fonction du langage. Nous devons dire ici, en peu de mots, les résultats que nous avons obtenus à l'endroit de la théorie de la voix et de la formation des lettres (2).

Formation de la voix. — Depuis longtemps on savait que le larynx est l'organe de la voix, mais, jusqu'à ces derniers temps, on ne connaissait pas la partie de cet organe qui fournit réellement les vibrations sonores, et par conséquent la manière dont le son est produit.

Le corps vibrant de la voix est constitué par deux cordons

(1) J. Béclard, *Traité de physiologie*, p. 464.
(2) *Physiologie de la voix et de la parole*, par le docteur Éd. Fournié. Adrien Delahaye, éditeur. Paris, 1866.

aplatis, placés de champ en regard l'un de l'autre, et soudés par leur bord externe sur les côtés du larynx. Ces rubans sont ce qu'on appelle les *rubans vocaux* ou cordes vocales.

Les rubans vocaux laissent entre eux, sur la ligne médiane, un espace libre à travers lequel l'air peut passer. Cet espace peut s'agrandir, se rétrécir et arriver à l'occlusion complète, grâce à la mobilité de la paroi postérieure du larynx, sous l'influence de la contraction musculaire.

On devine déjà que c'est l'air, en passant à travers cette fente circonscrite par les rubans, qui provoque la formation des sons de la voix. Sans nul doute. Mais là précisément se trouvait la difficulté. Est-ce l'air qui sonne, comme dans la flûte? Sont-ce les rubans vocaux, au contraire, qui fournissent les vibrations sonores? Les physiologistes étaient partagés sur ce point. Les uns, avec M. Longet, professaient la première opinion; les autres, avec M. Müller, adoptaient la seconde.

Ces deux opinions, même au premier abord, ne nous parurent pas acceptables. Les sons de la voix, en effet, présentent quelque chose de plus matériel que le son de la flûte, et, d'un autre côté, il nous répugnait d'accorder des vibrations convenables à un cordon très-court, épais comme une petite plume d'oie, et libre seulement par un seul de ses bords. Ces conditions sont incompatibles avec la production d'un son convenable, et, à plus forte raison, avec la production des sons si nombreux et si purs de la voix humaine. La vérité n'était pas là; il fallait la chercher.

Après des recherches et des expériénces que nous passerons sous silence, nous trouvâmes le secret de la théorie de la voix dans la constitution même des rubans vocaux. On savait que ces rubans sont essentiellement constitués par un muscle tendu d'avant en arrière; on savait que ce muscle est entouré d'une membrane fibreuse très-résistante et d'un blanc nacré; on savait, enfin, que la membrane muqueuse du tube aérien recouvre le tout, laissant voir, grâce à sa transparence, la couleur blanche de la membrane fibreuse. On savait tout cela, mais on ignorait le point essentiel. On ignorait que, sur le bord libre des rubans vocaux, la muqueuse est à peine unie à la fibreuse sous-jacente, et que, se détachant du bord des rubans sous l'influence du passage de l'air, c'est cette muqueuse elle-même qui fournit les vibrations sonores.

D'après cela, le son vocal se produirait, dans le larynx humain, selon un procédé analogue à celui que l'on emploie pour obtenir un son plus ou moins pur en faisant passer l'air entre les lèvres rapprochées l'une de l'autre. Ici c'est également la muqueuse qui se détache et qui vibre entre les lèvres rapprochées. La supériorité des sons vocaux sur ceux obtenus par les lèvres tient à ce que, dans le premier cas, l'organe a été organisé spécialement pour la production des sons; tandis que, dans le second, la production des sons est un pur accident.

Entre autres preuves de la production du son de la voix par le repli muqueux dont nous venons de parler, nous indiquerons la plus péremptoire. Nous avons enlevé sur plusieurs larynx de cadavres, que nous faisions parfaitement sonner, le repli en question, et après cette suppression il nous était impossible d'obtenir aucun son. D'ailleurs, s'il n'en était pas ainsi, et si l'on pensait, comme on l'avait cru jusqu'à présent, que les sons vocaux sont fournis par la vibration de la totalité des rubans vocaux, comment pourrait-on expliquer qu'il suffise d'un petit refroidissement pour altérer ou anéantir les sons de la voix? Comment admettre qu'une cause légère puisse altérer assez profondément un organe aussi fortement constitué qu'un ruban vocal pour anéantir sa fonction? Cela n'est possible que dans certains cas bien déterminés. Au contraire, on comprend facilement qu'un refroidissement, une émotion, un traumatisme léger, puissent altérer ou réduire à l'impuissance une membrane délicate, fine, transparente et tout à fait identique à celle qui recouvre le blanc de l'œil.

L'importance fondamentale du repli muqueux dont nous venons de parler, dans la formation de la voix, nous a inspiré l'idée de lui donner un nom : nous lui avons donné celui de *membrane vocale*. Nous espérons qu'il le conservera. Lorsque nous voulons émettre un son, nous rapprochons les rubans vocaux l'un près de l'autre, de manière à ne laisser entre eux qu'une petite fente dans laquelle la *membrane vocale* vient vibrer sous l'influence du passage de l'air. Telle est la théorie de la formation du son de la voix.

Mais par quel mécanisme se produisent les sons, si variés de nuance et de tonalité, de la voix humaine? Pour obtenir ces variations dans les instruments de musique, le procédé est très-divers : dans les flûtes, on augmente ou on diminue la masse d'air vibrante au moyen des trous, en même temps qu'on augmente ou qu'on diminue la longueur de l'anche aérienne ; pour le violon, on augmente ou on diminue avec les doigts la longueur de la corde vibrante ; pour les harmonicas, on augmente ou on diminue la longueur de l'anche métallique, etc., etc. A chacun de ces instruments correspond un procédé particulier. Pour le larynx humain, nous ne trouvons pas un procédé unique ; nous trouvons, réunis, les procédés les plus efficaces pour modifier les sons, et combinés entre eux avec un art si merveilleux, qu'on reste stupéfait de la simplicité du mécanisme.

Les rubans vocaux, bordés sur le côté libre par la membrane vocale, représentent une anche membraneuse. C'est par les diverses modifications de cette anche, dans le sens de la longueur, et par sa tension variable, que les différents tons sont produits. Tantôt cette anche, qui mesure en moyenne 2 centimètres, diminue peu à peu de longueur, jusqu'au point de n'offrir qu'une ouverture d'un demi-centimètre, et on comprend qu'à chaque longueur différente corresponde un ton différent. Tantôt c'est la tension des bords de l'anche, qui, de 0 degré, peut monter jusqu'à 10 degrés. Ici, encore, nous avons des tons différents correspondant à chaque degré de tension.

Les variations dans la longueur de l'anche et les variables tensions de cette dernière sont donc les procédés essentiels de la formation des tons. Mais on se ferait une idée fausse du mode d'action de ces procédés si on pensait qu'ils agissent isolément dans toutes les circonstances. Habituellement leur action est simultanée, et de telle façon, qu'une modification à peine appréciable dans l'économie de l'anche vocale suffit pour faire varier le ton.

Pour rendre ces actions visibles à l'œil, nous avons cherché à reproduire, aussi exactement que possible, le merveilleux organe de la voix, et nous avons donné à notre instrument le nom de *larynx artificiel*.

Cet instrument est essentiellement constitué par une anche de caoutchouc, analogue, quant à ses dimensions, à l'anche vocale. Pour produire les deux actions qui président à la formation des tons, c'est-à-dire pour obtenir l'occlusion pro-

gressive de l'anche, et, en même temps, la tension des bords
de l'anche, nous avons fixé aux deux extrémités de l'anche
quatre ressorts concaves qui s'unissent deux à deux de chaque
côté de l'anche et se terminent à leur point de jonction par
un anneau. Le fonctionnement de cet appareil est fort simple.

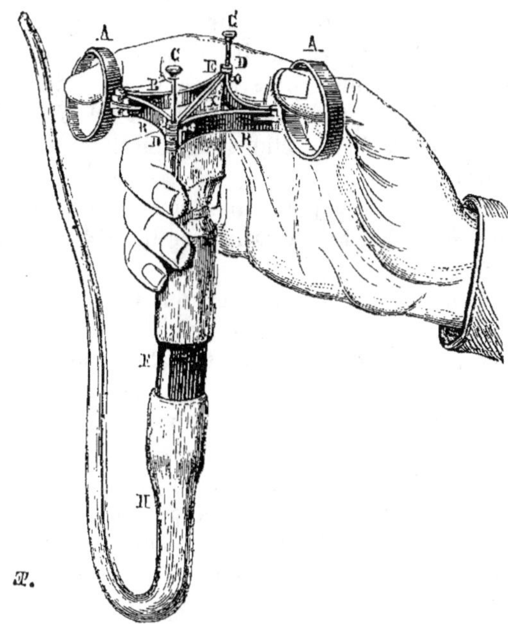

Fig. 7.

A, A, anneaux au moyen desquels on exerce la pression.
B, B, ressorts.
C, C, tiges d'acier passant dans les coulisses de l'anche.
D, D, articulation mobile des ressorts avec la tige.
E, tube métallique.
H, tube de caoutchouc.
X, anche de caoutchouc.

Au moyen du pouce et de l'index introduits dans les deux
anneaux, on exerce une pression sur les ressorts ; cette pression
a pour effet d'écarter l'une de l'autre les tiges d'acier sur
lesquelles ils sont fixés et, par conséquent, de tendre l'anche
dans le sens de sa longueur ; mais cette tension n'est pas le
seul effet obtenu : sous l'influence de la pression, les ressorts

opposés se rapprochent par leur convexité, et, à mesure que la pression augmente, leur courbure diminue et ils arrivent au contact dans une plus grande étendue de leur surface. C'est ainsi qu'ils parviennent à effectuer progressivement l'occlusion de l'anche, et l'on obtient, par une même action, les deux effets que nous avons vus concourir à la production de toutes les notes que l'on peut retirer d'une anche membraneuse. La tension et l'occlusion progressive de l'anche sont obtenues simultanément par une simple pression des doigts, et cette pression est d'autant plus faible et plus insensible, qu'elle donne naissance à deux actions capables, toutes deux, de modifier les sons.

A peine est-il besoin d'ajouter que, pour faire sonner l'anche, il faut pousser de l'air à travers le tube R, après l'avoir adapté à une soufflerie.

Il existe, entre l'instrument que nous venons de décrire et l'instrument vocal, de nombreuses analogies ; mais la plus frappante est celle que nous allons signaler. Nous avons donné à l'orifice de l'anche de caoutchouc une longueur égale à celle de l'orifice glottique, et, bien que les substances soient différentes, nous avons obtenu avec notre instrument les mêmes notes qui composent les différents registres de la voix. Nous n'avons remarqué de différence que dans l'émission des notes basses ; car, avec l'anche de caoutchouc, nous n'avons jamais pu descendre au-dessous du *la*², tandis que l'organe vocal peut descendre jusqu'au *do*¹. Nous attribuons ces résultats à la constitution différente des membranes vibrantes. Il résulte, en effet, de la constitution humide de la membrane vocale, qu'elle peut fournir des notes plus graves.

Les sons que l'on obtient avec le larynx artificiel ont le caractère des sons d'anche ; ils sont un peu criards ; mais nous sommes parvenu à modifier ce timbre désagréable au moyen d'un tuyau sonore convenablement adapté. Cet instrument ainsi modifié fait partie d'une machine parlante que nous construisons en ce moment, et que nous aurons l'honneur de présenter à l'Académie dès qu'elle sera terminée.

Le mécanisme que nous venons d'indiquer fait disparaître toute hésitation en ce qui concerne la nature et la formation des sons de la voix humaine. Le larynx est un instrument assimilable aux anches membraneuses quant à la nature et à la production des sons ; mais il n'est comparable à aucun autre quant au mécanisme de la production des tons. Ici la nature s'était réservée le secret de faire mieux et plus simplement que ne le fait l'industrie humaine.

Les sons produits par les rubans vocaux possèdent un timbre fort peu agréable, analogue d'ailleurs à tous les sons d'anche. Cependant il n'est pas de sons plus harmonieux à nos oreilles que celui de la voix humaine. Cela tient à ce que le son laryngien va retentir, résonner dans une cavité dont le timbre propre modifie celui des rubans vocaux. Cette cavité, désignée sous le nom de *tuyau vocal,* est constituée par les parties qui, du larynx, s'étendent jusqu'aux orifices du nez et de la bouche. Cette cavité présente pour nous un intérêt plus grand encore. C'est par ses variables modifications qu'elle donne naissance aux sons caratéristiques de la parole. Nous lui consacrerons donc une courte description.

Tuyau vocal. — Le tuyau vocal est constitué en premier lieu par l'entonnoir laryngien dans lequel les vibrations des rubans vocaux s'épandent tout d'abord; puis par le pharynx, qui est limité en avant par la face postérieure de la langue, et en arrière par la colonne vétébrale; puis, enfin, ce tuyau se termine par un double canal représenté, d'un côté par la bouche, et de l'autre par les fosses nasales.

Dans le point où le pharynx se bifurque pour donner naissance à la bouche et aux fosses nasales, nous trouvons un voile charnu, le voile du palais, qui remplit, dans l'émission de la parole, l'office d'une véritable soupape. Selon qu'il s'abaisse ou s'élève, sous l'influence de la contraction musculaire, ce voile peut ouvrir ou fermer l'étroit passage qui fait communiquer le fond de la gorge avec la cavité du nez. Grâce à lui, le son laryngien peut résonner exclusivement, soit dans la bouche, soit dans les fosses nasales, soit dans les deux cavités à la fois.

Le tuyau vocal exerce dans la formation de la parole une influence de premier ordre. C'est dans cette cavité, en effet, que les sons de la voix, ou simplement le souffle, reçoivent les modifications de timbre qui caractérisent les lettres. Ce sont ces modifications que nous allons étudier.

De la formation des lettres. — La formation des lettres, comme celle des sons de la voix, a été, de temps immémorial

et surtout dans ces derniers temps, l'objet d'études approfondies. Grammairiens, physiciens, physiologistes ont uni
leurs efforts pour résoudre une question si intéressante. Malheureusement, toutes les fois que la solution d'un problème
réclame l'intervention de plusieurs sciences spéciales, peu
d'hommes réunissent l'ensemble des conditions nécessaires
pour conduire cette solution à bonne fin. Le physicien, par
exemple, très-compétent pour nous faire connaître la valeur
musicale des sons, peut s'acquitter de ce soin avec un talent
remarquable, mais il ne tarde pas à compromettre son œuvre
dès qu'il veut entrer dans le champ de la physiologie. C'est
ainsi que M. Helmholtz, dont les expériences sont si précieuses
tant qu'il ne s'agit que de caractériser physiquement les sons,
se perd dans des hypothèses inadmissibles dès qu'il s'agit
des conditions physiologiques de leur formation. Comment
admettre, en effet, avec ce savant éminent, que la formation
des sons est différente dans la voix parlée et dans la voix
chantée? Une observation mal faite ou insuffisante peut seule
inspirer cette idée, que dans la voix parlée *les rubans vocaux
s'entre-choquent et produisent le son d'après le système des anches
battantes* (1).

Le grammairien se trouve dans une situation plus critique
encore, car, à des connaissances spéciales fort étendues, il
doit joindre celles du physicien et du physiologiste. Aussi,
à côté de résultats quelquefois très-remarquables, nous trouvons
des points faibles qui déparent tout un système.

Le physiologiste, lui, se trouve mieux placé que les autres,
car, pour résoudre les problèmes dont il s'occupe, il est tenu
d'être physicien et quelque peu grammairien. Cependant, il
faut l'avouer, les travaux des physiologistes, sur le sujet qui
nous occupe, sont loin d'être complétement satisfaisants.

C'est ainsi, par exemple, que J. Mueller, dont les travaux
sur la voix et la parole ont fait autorité pendant longtemps, se
laisse entraîner par l'idée que les éléments de la parole doivent
être étudiés dans le *chuchotement*, et il part de là pour édifier
son système des voyelles muettes, et des consonnes muettes et
non muettes. Il faut noter que J. Mueller avait cru nécessaire de
faire précéder l'exposition de son système des paroles suivantes :

(1) HELMHOLTZ, *Théorie physiologique de la musique,* trad. de M. Guéroult,
p. 137.

« C'est à la physiologie qu'il appartient de rapporter les sons de la parole à un système naturel. Les tentatives des grammairiens à cet égard ont échoué parce qu'ils avaient établi leur classification sur des qualités qui ne sont point essentielles (1). » Cette critique nous paraît très-juste, mais elle s'applique plus particulièrement à la théorie physiologique de Mueller lui-même.

Ne pouvant pas nous livrer ici à une critique détaillée, nous nous bornerons à dire, d'une manière générale, que le problème de la formation de la parole a été mal posé.

Tout est ordre dans l'organisme et soumis à des lois. Les physiologistes, préoccupés surtout de la question du mécanisme de la formation des lettres, ont trop oublié, sur ce point, que la connaissance des lois qui régissent les phénomènes doit être le but suprême des recherches physiologiques. Si, au lieu de se borner à expliquer la formation des lettres, ils eussent recherché les lois qui président à cette formation, nul doute qu'ils n'aient découvert la vérité. Toutes les critiques que nous pourrions faire se résument dans celle-là. Nous n'en dirons pas davantage, et nous nous appliquerons, dans ce qui va suivre, à faire connaître les lois qui président à la formation des lettres.

Et d'abord établissons ce fait, que le larynx fournit la matière sonore et nullement les caractères qui distinguent si bien les sons de la parole des autres sons. Le larynx, en effet, [fournit des sons qui peuvent être forts ou faibles, bas ou élevés, continus ou intermittents. Ces caractères se trouvent bien dans l'émission de la parole, mais ils ne caractérisent pas la parole, car tout mot peut être indistinctement revêtu de ces caractères sans rien perdre ou sans rien ajouter à ses propriétés spécifiques.

Ce n'est donc point dans le larynx qu'il faut chercher les caractères propres des sons parlés. Le larynx fournit simplement la matière sonore. Le tuyau vocal, par les diverses modifications qu'il imprime à cette matière, tel est le lieu où nous devons trouver les caractères distinctifs des sons parlés. Mais ces caractères, en quoi consistent-ils? Sont-ils le résultat d'une modification de la tonalité? Non certes. Le tuyau vocal n'est pas suffisamment long pour modifier distinctement le ton. Nous venons de voir, d'ailleurs, que le ton est un caractère

(1) J. MUELLER, *Manuel de physiologic*, t. II, p. 245.

insuffisant. Sont-ils une modification de l'intensité? Ce caractère est plus insuffisant encore. Il ne nous reste donc plus que le timbre, car les sons ne peuvent être caractérisés que par leur intensité, leur tonalité ou leur timbre.

Le timbre, en effet, est un des éléments qui concourent à la formation des lettres. Mais chacune des parties qui constituent l'organe vocal ayant un timbre propre, il s'agit de savoir laquelle de ces parties fournit le timbre spécifique. Les rubans vocaux possèdent un timbre tout spécial très-caractéristique, c'est le timbre *anché*. Mais ce timbre se trouve profondément modifié par le timbre propre du tuyau vocal, et de telle façon que, dans la question qui nous occupe, nous n'avons à tenir compte que de ce dernier. Le timbre du tuyau vocal, tel est l'élément modifiable, et suffisamment caractérisé dans ses modifications, qui fournit une des caractéristiques des sons parlés.

Nous aurons à tenir compte du timbre aussi bien dans l'étude des voyelles que dans celle des consonnes ; mais ces deux éléments de la parole étant constitués d'une manière différente, il nous paraît convenable de les analyser séparément.

Voyelles. — Depuis bien longtemps on a donné aux lettres qui sont caractérisées physiquement par un timbre de voix spécial le nom de *voyelles*. Mais ce n'est que depuis les travaux de Willis, Wheatstone, et surtout de M. Helmholtz, que ce caractère a été bien déterminé, analysé et défini (1). Nous laisserons de côté les caractères purement physiques du son-voyelle, pour nous occuper exclusivement des caractères physiologiques.

Au point de vue physiologique, les sons-voyelles sont caractérisés par certaines dispositions des parties du tuyau vocal circonscrivant une cavité dans laquelle les sons laryngiens viennent revêtir le timbre propre à chaque voyelle. Pour voir les choses telles qu'elles sont, il faut considérer non-seulement

(1) La démonstration des éléments qui constituent le timbre en général ne remonte qu'à quelques années. Soupçonnés par Biot, ces éléments ne sont bien connus que depuis les travaux de Wheatstone, Donders, Helmholtz. D'après ce dernier, le timbre dépend de la forme des vibrations sonores, et conséquemment de l'existence et de l'intensité des sons accessoires aigus qui accompagnent un son donné. (HELMHOLTZ, *Théorie physiologique de la musique*, p. 92. Traduit par G. Guéroult.)

la cavité circonscrite, mais encore la forme et les dimensions
de l'orifice à travers lequel s'écoule le son modifié.

En effet, c'est en passant à travers cet orifice que le timbre
de la cavité résonnante complète les caractères propres à la
voyelle émise. Ainsi, par exemple, c'est à la disposition de la
partie moyenne de la langue, en regard du palais, qu'est due la
cavité propre au timbre de la lettre E; mais c'est en passant
dans le canal formé par cette disposition des parties que le
timbre de la cavité résonnante complète les caractères spécifiques de l'E.

Il suit de là que, dans l'étude de la formation des voyelles,
nous ne devons pas négliger les parties qui concourent à
former l'orifice à travers lequel s'écoule le son modifié par une
cavité résonnante déterminée.

Le caractère que nous venons de signaler nous fait connaître
la nature physiologique du son-voyelle. Il en est un autre dont
l'importance n'échappera à personne, et qui sert à distinguer
essentiellement le son-voyelle des autres éléments qui concourent à la formation de la parole.

Considérant, en effet, que le son-voyelle est un timbre particulier dû à une certaine disposition des parties du tuyau vocal,
il s'ensuit que la disposition des parties, spéciale à chaque
voyelle, ne saurait être changée sans faire perdre aux voyelles
leur caractère distinctif. Par conséquent, nous pouvons dire
que le son-voyelle se distingue des autres éléments de la parole
en ce que, pendant l'émission d'une voyelle, *l'immobilité des
parties qui lui impriment son caractère spécifique est absolument
indispensable.*

Après avoir caractérisé la nature du son-voyelle, et après
avoir fourni les moyens de le distinguer de ce qui n'est pas
lui, nous jetterons un coup d'œil sur les conditions générales
de sa production.

Comme nous l'avons déjà dit, le son-voyelle est une modification de timbre du son laryngien, et cette modification se
produit dans le tuyau vocal. Or ce tuyau ne constitue pas une
cavité uniforme; il se compose de la bouche, du nez, du pharynx, cavités fort différentes par leur volume et leur configuration. Il nous paraît donc utile d'examiner séparément la part
qui revient à chacune de ces parties dans la production du timbre propre à chaque voyelle.

Cavité pharyngienne. — La cavité pharyngienne est la première qui présente au son vocal l'occasion de résonner. Cette résonnance, ce timbre spécial entre nécessairement pour quelque chose dans le timbre de toutes les voyelles, car ce n'est qu'après avoir résonné là, que le son arrive dans les autres parties du tuyau vocal. Le pharynx est limité en haut par la base de la langue et le voile du palais. Ce sont ces deux organes mobiles qui, en rétrécissant plus ou moins l'orifice de sortie de la cavité pharyngienne, donnent au timbre formé dans cette cavité les caractères d'un son éclatant, sombre ou étranglé. Le *parler* et le *chanter* de la gorge sont dus à une constriction trop grande de ces parties.

La cavité pharyngienne concourt évidemment à la formation de toutes les voyelles ; mais ces dernières ne revêtent pas complétement leur caractère propre et distinctif dans cette cavité, comme quelques auteurs le prétendent.

Cavité nasale. — La cavité nasale fournit au son vocal une seconde et très-importante occasion de résonner. Mais, en général, on a mal interprété son influence sur la formation des voyelles. Cette cavité, formée de parois rigides, non modifiables par conséquent, ne fournit qu'un seul timbre : le timbre nasal. La cavité nasale pourrait donc tout au plus fournir une seule voyelle correspondant au timbre nasal. Cette voyelle n'ayant pas été notée, il n'y a pas, à proprement parler, de voyelle exclusivement nasale. Cependant, comme toutes les voyelles peuvent s'entourer, se vêtir de la résonnance nasale, on serait autorisé à dire, comme nous le ferons plus loin : voyelles à résonnance nasale ou *nasonnées.*

En dehors des cas spéciaux, où la cavité nasale concourt à la formation de certaines voyelles, elle n'est pas absolument sans influence sur la qualité des sons vocaux. Bien que l'on puisse prononcer toutes les voyelles buccales, en empêchant le son de pénétrer dans les fosses nasales, par le redressement du voile du palais, il n'est pas moins vrai que, dans la pratique, dans le parler ordinaire, tous les sons de la parole sont plus ou moins accompagnés d'une légère résonnance nasale qui amplifie le son en le modifiant légèrement.

Cette modification est surtout appréciable lorsque, par suite d'un coryza, le son ne s'écoule plus facilement par les narines.

Dans cette dernière circonstance, la voix acquiert un timbre fort désagréable, qui est le timbre nasal *fermé,* ou *nasonnement.*

Le *nasonnement* est caractérisé par l'obstacle que le gonflement de la muqueuse du nez oppose à la sortie facile, des sons parlés, par les narines.

Le *nasillement* est un phénomène tout différent. Les sons prennent d'abord le caractère aigre, petit, étranglé, dans la bouche même, par une certaine disposition des parties, et se revêtent ensuite du caractère *nasillard,* en passant à travers les fosses nasales, rétrécies par un vice de conformation ou par une contraction volontaire.

Étant à Constantinople, pendant la guerre de Crimée, nous avons constaté, bien des fois, que le chant habituel des Grecs est entièrement *nasillard.* Nous soulignons expressément le mot nasillard, parce que la langue grecque ne possède pas nos voyelles nasales ou nasonnées, comme quelques auteurs l'ont avancé.

Donc, le nasonnement et le nasillement ne doivent pas être confondus avec le timbre nasal. Le premier est dû à un retentissement trop grand du son dans la cavité du nez ; le second est une manière de parler ou de chanter particulière.

Le timbre nasal qui accompagne le parler ordinaire, loin d'être désagréable à l'oreille, est un des principaux motifs de l'exquise sonorité de la langue française. Nous avons même remarqué que, sur le théâtre ou dans le monde, les acteurs de tout genre savent communiquer une certaine émotion au son de leur voix en utilisant judicieusement ce timbre particulier.

Pour apprécier sainement le timbre qui nous occupe, et ne pas le confondre avec le *nasonnement* et le nasillement, il suffit de fermer la bouche et de faire passer le son par les narines. On aura ainsi le timbre nasal dans toute sa pureté. Mais, dira-t-on, le timbre ainsi obtenu ne rappelle en rien celui qui caractérise si bien les voyelles dites nasales : an, on, ein, eun. Rien n'est plus vrai, et c'est là où nous voulions en venir. Non, les voyelles nasales résonnent bien dans le nez ; mais ce n'est pas ce résonnement qui les caractérise, comme on le professe généralement. Avant d'être voyelles nasales dans le nez, elles sont voyelles nasales dans la bouche, et c'est la manière dont elles sont formées dans cette dernière cavité qui leur communique le timbre *étranglé* qui les caractérise.

Nous dirons plus tard le procédé qui préside à leur formation, et ce que l'on doit entendre physiologiquement par voyelle nasale ou *nasonnée*.

En résumé, la cavité du nez est une boîte de résonnance qui amplifie le son vocal en le nuançant légèrement par son timbre propre. Mais, en aucun cas, cette cavité, à parois immobiles, ne modifie suffisamment le son pour donner naissance, par elle-même, à des timbres distincts ayant caractère de voyelles.

Cavité buccale. — La cavité buccale, voilà la véritable matrice des sons voyelles. Peu spacieuse, mais limitée de tous côtés par des parois mobiles : les lèvres, la langue, le voile du palais, elle peut prendre les formes les plus variées, et fournir ainsi au son vocal l'occasion de revêtir les timbres les plus divers. C'est dans la bouche, en effet, que se forment toutes les voyelles, sans exception. Les voyelles nasales elles-mêmes sont formées d'abord par une certaine disposition des parties buccales avant de se revêtir du timbre nasal auquel elles doivent leur nom.

La cavité pharyngienne, les fosses nasales et la bouche, sont les parties constituantes du tuyau vocal, de ce tuyau dans lequel se produisent les sons voyelles.

Après avoir établi les lois générales de la production des voyelles, nous allons passer au particulier, et rechercher les conditions immédiates qui président à leur formation. Dans cette recherche, nous ne saurions mieux faire que de nous laisser guider par les principes déjà établis.

Qu'est-ce donc qu'une voyelle ? C'est un timbre particulier qui emprunte ses caractères distinctifs aux cavités variables que peuvent circonscrire les parties mobiles du tuyau vocal.

Nous devons donc nous préoccuper d'abord de signaler les parties qui, par leurs variables dispositions, circonscrivent des cavités particulières.

Au point de vue qui va nous occuper, la cavité buccale peut être divisée en six régions : 1° la région labiale ; 2° la région linguo-palatine antérieure ; 3° la région linguo-palatine latérale ; 4° la région linguo-palatine moyenne ; 5° la région linguo-palatine postérieure ; 6° la région linguo-vélaire. Nous jetterons un coup d'œil rapide sur chacune de ces régions.

1° *Région labiale.* — Comme son nom l'indique, la région labiale est celle qui est limitée par les lèvres plus ou moins rapprochées. Cette région limite la plus grande longueur possible de tuyau vocal ; elle contribue par conséquent à former la cavité la plus grande dans laquelle le son vocal puisse retentir.

Cependant la région labiale ne fournit, directement et par elle-même, aucun timbre distinct portant le nom de voyelle. Nous verrons bientôt qu'elle contribue à la formation de plusieurs voyelles ; mais, par elle-même, elle n'en représente aucune. Sa fonction essentielle consiste à modifier le timbre formé dans d'autres régions.

2° *Région linguo-palatine antérieure.* — En se rapprochant du palais, la partie antérieure de la langue limite une cavité un peu moins longue que la précédente, et qui s'étend de l'arcade dentaire supérieure à l'orifice du larynx. Cette région, désignée sous le nom de région linguo-palatine antérieure, ne fournit directement et par elle-même qu'un seul son voyelle : l'I.

3° *Région linguo-palatine latérale.* — Cette région n'avait pas été déterminée jusqu'à présent. Elle est caractérisée par une certaine disposition de la langue, qui se redresse de bas en haut et d'avant en arrière, de manière à ce que sa pointe touche la partie moyenne de la voûte palatine. Dans ces conditions, le son laryngien s'écoule par les parties latérales de la langue, en revêtant un timbre particulier, qui ne porte un nom que dans une seule langue, — du moins à notre connaissance : — c'est l'I russe, comme dans Melò (savon).

4° *Région linguo-palatine moyenne.* — Dans l'intérieur de la bouche, la partie moyenne de la langue se rapproche plus ou moins de la voûte palatine, et limite ainsi une cavité nouvelle dont le timbre spécial est l'E. C'est la région linguo-palatine moyenne.

5° *Région linguo-palatine postérieure.* — Cette région est limitée, d'un côté, par la base de la langue ; de l'autre, par la portion du voile du palais qui s'insère à la voûte palatine. C'est à cette limite que se termine la cavité pharyngienne ; c'est en ce point, par conséquent, que nous rattachons les résonnances pharyngiennes à la production desquelles contribue nécessairement le degré d'ouverture variable de la région qui nous occupe. L'A et l'È se forment dans cette région.

6° *Région linguo-vélaire.* — Le bord inférieur du voile du palais et la base de la langue fournissent, en se rapprochant l'un de l'autre, les conditions d'une cavité résonnante nouvelle, un peu plus courte que la précédente, et présentant cette particularité, que l'abaissement du voile du palais permet au son de s'échapper facilement par le nez. C'est à ces conditions qu'est due la formation des voyelles nasales.

Les parties mobiles que nous venons de grouper par ordre, et qui limitent les cavités dans lesquelles le son laryngien revêt un timbre spécial, président, par leurs variables dispositions, à la formation de toutes les voyelles. Il ne faudrait pas croire cependant que ces conditions anatomiques seules permettent d'expliquer la production de toutes les voyelles. S'il est vrai que quelques-unes d'entre elles sont constituées par la simple résonnance du son dans une cavité déterminée, il n'en est pas de même de la grande majorité. Le plus grand nombre réclame le concours de plusieurs régions et de plusieurs cavités, et, dès lors, ces voyelles se produisent selon certains procédés qu'il est indispensable de connaître pour se faire une juste idée de leur formation.

Ces procédés sont au nombre de trois : 1° le procédé de la résonnance simple ; 2° le procédé de la résonnance double ; 3° le procédé de la triple résonnance.

1° *Procédé de la simple résonnance.* — Ce procédé consiste à limiter une certaine étendue du tuyau vocal par le rapprochement des parties qui caractérisent chaque région, et à favoriser ainsi, dans chaque cavité limitée, une résonnance spéciale qui n'est autre chose que le timbre propre à chaque voyelle. Ce procédé mérite le nom de *résonnance simple,* parce que le son-voyelle possède toutes ses propriétés caractéristiques après avoir traversé l'orifice qui limite la cavité dans laquelle il s'est formé. L'A, par exemple, l'E, l'I, formés plus ou moins profondément dans l'intérieur de la bouche, n'empruntent rien de leur caractère propre aux parties du tuyau vocal qu'elles traversent après leur formation dans un point déterminé.

2° *Procédé de la double résonnance.* — Le second procédé consiste à former d'abord un timbre spécial par le procédé que nous venons de décrire, et à modifier ce timbre en le faisant résonner dans une cavité nouvelle, limitée par une autre région. Prenons pour exemple le son EU formé de E et de U. En sortant de la région linguo-palatine moyenne, le son E est tout formé et il n'emprunte plus rien de spécifique aux parties du tuyau vocal qu'il traverse ; en un mot, ce son est produit par le procédé de la résonnance simple. Supposons à présent qu'au lieu de sortir librement de la bouche après sa formation, le son E soit obligé de résonner dans une cavité nouvelle et limitée par un autre orifice, comme cela arrive quand nous disposons les lèvres en forme de tube. Le résultat de ces conditions nouvelles sera un mélange du timbre E avec le timbre de la nouvelle cavité, et, par suite, la formation d'un nouveau timbre. Au lieu de la voyelle E, nous aurons la voyelle EU, et cette voyelle sera formée par le procédé de la *résonnance double,* c'est-à-dire par le résonnement d'un certain timbre dans une cavité nouvelle.

Procédé de la triple résonnance. — Comme son nom l'indique, ce procédé consiste à modifier le son laryngien par une triple résonnance. Ce procédé n'avait jamais été mentionné, et comme c'est à lui que se rattache la formation des voyelles *nasales,* — formation qui est encore l'objet des opinions les plus diverses, — nous nous appliquerons à en bien faire comprendre le mécanisme. Et d'abord établissons un fait, qui est loin d'être généralement accepté, c'est que, comme le dit fort bien M. Chavée dans sa *Lexicologie,* « l'homme doit nécessairement parler du nez pour bien parler » (1). Le timbre nasal, loin d'être désagréable, — comme pourrait le faire supposer la manière de parler des hommes atteints de coryza, — est, au contraire, très-doux, euphonique, et c'est à son mélange avec le timbre buccal qu'est dû, en grande partie, le charme du parler ordinaire. Pour se faire une juste idée de ce timbre, il n'y a, comme nous l'avons dit précédemment, qu'à fermer la bouche et à pousser le son laryngien dans les fosses nasales.

Le timbre nasal est unique ; un seul timbre peut résonner dans la cavité du nez, et cette incapacité à fournir plusieurs

(1) CHAVÉE, *Lexicologie,* p. 3.

timbres est due à la constitution rigide de ses parois. Cependant, dira-t-on, nous avons plusieurs voyelles et plusieurs consonnes *nasales?* Rien n'est plus vrai. Mais cela veut dire simplement que le timbre nasal, toujours le même, et toujours capable de s'unir à l'émission de toutes les lettres, fournit parfois un concours plus accentué et nécessaire à la formation de quelques-unes d'entre elles. C'est cette part nécessaire, apportée par le tuyau nasal à la formation de quelques voyelles, qu'il s'agit de déterminer un peu mieux qu'on ne l'avait fait jusqu'ici.

Lorsque nous prononçons un A simple, la langue est largement aplatie dans toute sa longueur; le voile du palais est un peu relevé, et le son s'échappe tout à la fois et par le nez et par la bouche (beaucoup plus par ce dernier orifice). Comment transformer cet A simple en A nasal, puisque le timbre est déjà nasal? Il semble qu'on obtiendrait ce résultat en renversant les termes, c'est-à-dire en faisant que le timbre, qui était *surtout buccal*, devînt *surtout nasal*.

C'est, en effet, ce que l'on dit, et c'est là précisément qu'est l'erreur. Un peu plus ou un peu moins de résonnance nasale ne fait pas qu'une voyelle soit ou buccale ou nasale. N'oublions pas que la cavité nasale n'a qu'une seule résonnance spécifique, qu'un seul timbre, et que chaque voyelle est spécifiquement caractérisée par un timbre spécial. On ne saurait admettre, par conséquent, que la prédominance de la résonnance nasale caractérise spécifiquement les voyelles nasales, car, s'il en était ainsi, la cavité nasale devrait fournir à chacune des voyelles de ce nom un timbre spécial, ce qui n'est pas possible.

La participation de la résonnance nasale à la formation des voyelles dites nasales, est très-manifeste; mais cette résonnance, d'après ce que nous venons de dire, ne constitue pas à elle seule le caractère spécifique de la voyelle nasale. Quel est donc cet autre élément si important? Il n'est pas difficile à trouver si l'on se rappelle avec nous que la bouche seule, par la variable disposition de ses parties, peut fournir les divers timbres qui caractérisent les sons-voyelles. En vérité, toutes les voyelles sont formées en principe dans la bouche, et, si parfois le tuyau nasal entre pour quelque chose dans cette formation, ce n'est que pour surajouter son propre timbre au timbre spécifique résultant d'une certaine disposition des parties de la bouche. Il suit de là que les voyelles dites nasales doivent se former d'abord dans la bouche avec un certain caractère spécifique emprunté à la disposition des parties, et qu'ensuite elles se revêtent ou plutôt elles s'accompagnent, — car le mot *revêtir* semblerait dire que le tuyau nasal joue ici un rôle caractéristique, — du timbre propre à la cavité nasale.

L'observation exacte de ce qui se passe dans la transformation de l'A simple en A nasal (an) justifie pleinement cette manière de voir. En effet, pour transformer l'A simple en A nasal (an), la disposition des parties doit nécessairement changer d'après la règle que nous avons établie plus haut. Et qu'est-ce que l'on voit alors? Le voile du palais et la partie postérieure de la langue vont au-devant l'un de l'autre, de manière à ne plus laisser entre eux qu'un espace libre d'un demi-centimètre. Ce mouvement et cette nouvelle disposition sont suivis de trois effets significatifs : 1º le son de l'A sortant par la bouche perd de sa plénitude et revêt un timbre *étranglé* se rapprochant du *g* dans *gomme;* 2º la langue, qui s'est repliée sur elle-même pour mieux se porter en arrière, ménage dans la partie antérieure de la bouche une cavité dans laquelle le timbre de l'étranglement vient revêtir une sonorité plus euphonique ; 3º l'abaissement du voile du palais est suivi de la dilatation de l'orifice qui conduit le son dans les fosses nasales, et de là une prédominance de la résonnance nasale. Voilà donc un simple mouvement suivi de trois effets bien différents, et tous les trois très-importants. Mais, au point de vue physiologique, quel est le plus important? Quel est celui qui donne à la lettre *an* son timbre si particulier, si caractéristique? Est-ce le timbre étranglé résultant de l'étroit passage à travers lequel passe le son au niveau du voile du palais et de la base de la langue? Non, car, si le timbre de l'*an* rappelle quelque chose de ce son ÉTRANGLÉ, il n'est pas aussi désagréable. Est-ce le timbre de la cavité antérieure de la bouche? Non, car ce timbre, mêlé à d'autres sons-voyelles, n'a nullement ce caractère. Est-ce le timbre de la cavité nasale? Encore moins, car ce timbre, nous le savons, au lieu d'être étranglé, est essentiellement doux.

Puisqu'il n'est pas possible d'accorder à aucun des éléments essentiels qui concourent à la formation de la lettre *an* le privilége de représenter le caractère spécifique de cette voyelle, nous sommes forcé de dire que ce caractère se trouve également partagé entre ces trois éléments. Et, en effet, le timbre de la lettre *an* commence à se former dans le passage étroit qui sépare le voile du palais de la base de la langue ; ce timbre, légèrement désagréable, se modifie en se mélangeant au timbre plus arrondi de la cavité antérieure de la bouche, et, enfin, le timbre doux, euphonique, qui se forme séparément dans le tuyau nasal, vient compléter le caractère de la voyelle en se *surajoutant* au son buccal. Telle est la vérité physiologique.

Il résulte de l'analyse, de la dissection, à laquelle nous venons de nous livrer à propos de la voyelle *an*, que trois timbres distincts concourent à sa formation. Ces trois timbres sont la condition inéluctable de la formation de toute voyelle nasale, car *on, en, ein, eun* sont formés d'après les mêmes principes. Par conséquent, nous sommes autorisé à désigner sous le nom de *procédé de la triple résonnance* le procédé qui préside à la formation des voyelles nasales.

La nature, car nous n'avons pas ici le mérite de l'invention, toujours très-simple dans ses moyens, n'emploie, pour la formation des voyelles, que les trois procédés que nous venons de signaler. On voit par là que, en ramenant les problèmes de la physiologie aux lois qui dominent tous les phénomènes, on arrive, en quelque sorte du premier coup, à une juste interprétation de ces derniers, tout en se ménageant la facilité d'expliquer les conditions de leur mécanisme.

En effet, les lois physiologiques qui président à la formation des sons de la parole sont implicitement renfermées dans ce qui précède. Nous nous résumerons en deux mots :

1° Les voyelles sont caractérisées physiquement par un timbre particulier.

2° Ce timbre se développe dans les cavités du tuyau vocal, que la mobilité de certaines parties de la bouche permet de circonscrire.

3° Chaque timbre, chaque voyelle, correspond à une cavité et à certaines dispositions qui lui sont propres. D'où cette loi déjà formulée : *La disposition des parties, spéciale à chaque voyelle, ne saurait être changée, pendant l'émission d'une voyelle quelconque, sans faire perdre à celle-ci son caractère spécifique et distinctif.*

4° La disposition des parties et la formation des cavités propres à chaque voyelle sont soumises à l'action, soit du procédé de la *résonnance unique*, soit du procédé de la *double résonnance*, soit du procédé de la *triple résonnance*.

Après l'énumération qui précède, touchant les lois de la formation et les caractères spécifiques du son-voyelle, rien n'est plus facile que d'expliquer la formation de chaque voyelle en particulier. Il suffit, en effet, d'appliquer ces notions fondamentales à chacune des régions que nous avons distinguées dans le tuyau vocal. C'est ce que nous allons faire.

Pour établir un certain ordre dans notre description, nous prendrons pour guide, non pas les régions du tuyau vocal que nous avons déterminées, mais les procédés selon lesquels se forment les voyelles. Le fait de la coopération nécessaire de plusieurs régions à la formation d'une seule voyelle justifie suffisamment notre choix.

1° *Voyelles qui sont formées d'après le procédé de la résonnance simple.* — Ces voyelles sont constituées par un seul timbre, qui est celui de l'une des cavités formées par les diverses régions du tuyau vocal. Elles sont au nombre de six : l'A, l'Ê, l'E, l'É, l'I, l'I russe.

L'A et l'Ê sont des timbres de la cavité pharyngienne limitée en haut par la région linguo-palatine postérieure. Si la langue est légèrement aplatie sur le plancher de la bouche, le voile du palais légèrement relevé, le timbre de la cavité pharyngienne donne, dans ces conditions, la lettre A.

Si la partie postérieure de la langue se projette en avant, de manière à laisser à l'écoulement du son une ouverture aussi grande que possible, le timbre de la cavité pharyngienne prend le caractère de la lettre Ê (être) ou *aî* (paraître).

Les dispositions des parties que nous venons de signaler, à propos des lettres A, E, sont essentielles. Autrement dit, on ne saurait les modifier sans faire perdre à chacune de ces lettres son caractère spécifique. Et comme, d'un autre côté, les autres parties de la bouche placées en avant de la région gutturale peuvent être mues, déplacées, sans altérer en rien le timbre de la voyelle émise, nous pouvons dire, conformément aux lois que nous avons posées dès le début, que les lettres A, Ê sont des timbres de la cavité pharyngienne plus ou moins modifiés par la disposition des parties qui limitent en haut cette cavité. Ce dernier motif justifie la dénomination de région linguo-palatine postérieure ou gutturale que nous donnons à l'ensemble des conditions qui président à la formation des timbres de la cavité pharyngienne.

L'*E* simple et l'E fermé sont constitués par le timbre qui se développe dans la cavité limitée en haut par la partie moyenne de la langue plus ou moins rapprochée de la voûte palatine.

L'I se développe dans la cavité limitée en haut par la partie antérieure de la langue plus ou moins rapprochée de l'arcade dentaire et de la voûte palatine.

L'I russe est constitué par le timbre spécial que revêt le son en passant sur les côtés de la langue, dont la pointe se redresse en arrière vers la partie moyenne de la voûte palatine.

2° *Voyelles qui sont formées par le procédé de la double résonnance.* — Ces voyelles sont formées par un premier timbre, modifié ensuite dans une cavité nouvelle. Comme les précédentes, elles sont au nombre de six : l'*O*, l'*Ou*, l'*Eü*, l'*Eu*, l'*Eu* fermé, l'*U*.

L'O, l'Ou et l'Eu sont constitués par les deux timbres que limitent, d'un côté, la région labiale; de l'autre, la région linguo-palatine postérieure. Pour l'O, la langue se retire sur elle-même d'arrière en avant; la partie postérieure fait ce qu'on appelle *gros dos*, et se rapproche de la voûte palatine. Ce rapprochement forme un petit canal à travers lequel le timbre de la cavité pharyngienne s'échappe. Ce son, pris sur le fait, si l'on ouvre grandement la bouche, n'a rien de séduisant et ne ressemble nullement à l'O. Mais si, au contraire, on ménage au son un petit orifice de sortie par le rapprochement des lèvres en forme de tube, on a le timbre de la lettre O. Évidemment, ce timbre est le résultat du timbre pharyngien formé dans la région gutturale, et du timbre qui s'est développé dans la cavité formée par le retrait de la partie antérieure de la langue et par la projection des lèvres en avant.

Dans un second cas, la partie supéro-postérieure de la langue se rapproche encore un peu plus de la voûte palatine. Le timbre pharyngien qui en résulte est plus *étranglé* que le précédent, et la résonnance dans la cavité antérieure de la bouche donne naissance au timbre *Ou*.

Pour l'Eu, la base de la langue, au lieu de se projeter en haut et en arrière, se projette en avant pour donner naissance au timbre Ê, qui, modifié par la résonnance de la cavité antérieure de la bouche, donne finalement naissance au timbre Eû (malheur).

L'EU simple (heureux) et l'EU fermé (cieux) sont formés par un procédé analogue, c'est-à-dire par le timbre de l'E simple et de l'É fermé modifiés par la résonnance du tuyau formé par la projection des lèvres.

L'*u* n'est autre chose que le timbre de l'I modifié par le timbre du tuyau formé également par la projection des lèvres.

3° *Voyelles qui sont formées par le procédé de la triple résonnance.* — Les voyelles nasales seules sont formées par ce procédé. Elles sont au nombre de quatre, et, comme nous le prouverons bientôt, la disposition des parties s'oppose à ce qu'on puisse en prononcer plus de quatre. Ce sont : an, on, ein, eun. Pour chacune de ces voyelles le rapprochement entre la base de la langue et le bord libre du voile du palais est absolument indispensable : on = O + rapprochement linguo-vélaire; ein = E + rapprochement linguo-palatal; eun = eu + rapprochement de la base de la langue du voile du palais.

Nous n'admettons pas parmi les voyelles nasales l'*i* nasal et l'*u* nasal, et le motif légitime que nous en donnons sera une nouvelle preuve de l'exactitude de notre théorie touchant les voyelles nasales.

On peut prononcer l'I avec une forte résonnance nasale ; on en a la preuve en se bouchant le nez pendant cette émission. Cependant cet I résonnant fortement dans le nez n'a aucun des caractères des voyelles nasales. D'où vient cette anomalie? Elle provient de ce que, pour émettre un I distinct et résonnant dans le nez, la base de la langue doit s'éloigner beaucoup du voile du palais. Dès lors, l'étranglement du son ne se produit plus dans le fond de la bouche ; dès lors, un des trois éléments indispensables qui caractérisent les voyelles nasales n'existe plus ; dès lors, la voyelle nasale I n'est pas et ne peut pas être. Il en est de même de l'*u* nasal; il n'est pas et ne peut pas être physiologiquement.

Les principes et les lois qui nous permettent d'être aussi affirmatif et aussi concis sur la formation des lettres nasales en particulier, nous paraissent devoir être compris et acceptés de tous. Cependant cette question a été entourée de tant d'obscurités, que nous croyons bien faire en insistant un peu plus sur ce sujet. Nous ne devons pas oublier, d'ailleurs, que nous-même nous avons commencé, dans notre *Physiologie de la voix et de la parole,* par repousser l'interprétation habituelle que l'on donnait des voyelles nasales. Nous leur devons une réparation (1).

Le principal motif du défaut d'entente qui règne à l'endroit des voyelles nasales, nous paraît tenir à ce que les mêmes signes graphiques correspondent à des sons-voyelles différents dans les diverses langues de la famille indo-européenne. C'est ainsi que le latin, les langues romanes et germaniques disent A + N, O + N, I + N, là où le français dit : an, on, ein, eun, en un seul son-voyelle. Les Français du Midi introduisent une variante en disposant les parties comme pour la consonne *ng* immédiatement après la prononciation des voyelles a, e, i. Là où le Français du Nord dit : *an, ein, eun* en un seul temps, c'est-à-dire en disposant instantanément les parties pour émettre ces sons, le Français du Midi prononce d'abord les voyelles simples a, o, e, et il termine par la résonnance nasale en portant lentement la langue vers le point qui doit favoriser cette résonnance, c'est-à-dire sur la partie postérieure de la voûte palatine. C'est ainsi que maman est prononcé *mamang.* Pour se faire une juste idée de cette prononciation, il faut considérer que le *ng* est prononcé mollement, comme dans *longueur.*

Cette manière de prononcer, propre à la majeure partie de la région méridionale, a une origine qu'il n'est peut-être pas inutile de signaler. La langue d'*oc,* parlée dans le midi de la France, a conservé pendant plus longtemps que la langue d'*oil* le cachet de son origine latine. Il en est résulté qu'en langue d'*oc* on n'a pour ainsi dire pas cessé de prononcer les voyelles nasales à la façon des Latins, jusqu'au moment où l'influence politique a généralisé la langue d'*oil* sur tout le sol de la France.

(1) A cet aveu, nous pouvons joindre une excuse. Habitué à prononcer les nasales comme on les prononce dans le Midi, nous étions dans le vrai en disant que ces voyelles sont toujours accompagnées d'une consonne : *ang, ong,* etc.; mais une étude plus approfondie de la prononciation parisienne n'a pas tardé à modifier notre opinion sur ce point.

Mais les Languedociens ne sont pas arrivés du premier coup à prononcer les nasales comme dans le Nord ; ils ont bien cherché à ne plus prononcer l'n à la suite de l'a, mais ils n'ont abouti qu'à prononcer *ng* au lieu de l'*an* qui se forme un peu plus profondément. Ils se sont arrêtés en route et ont ainsi inventé une prononciation qui n'est ni latine ni française. Ajoutons, pour tout dire, que cette prononciation se perd un peu tous les jours, et qu'elle n'existe dans toute sa pureté que dans quelques cantons du midi de la France. La langue française nous paraît être à peu près la seule qui possède franchement les voyelles nasales, telles qu'on les prononce à Paris (1).

Il y a dans ce fait un mystère bien digne d'exciter l'émulation des linguistes. Il serait intéressant, en effet, de savoir pourquoi la langue française, qui procède si directement de la langue latine, a transformé en un seul son-voyelle presque toutes les voyelles du latin suivies d'un *n* et d'un *m*. Toutes les fois que l'M en latin est suivi d'un P ou d'un B, le Français emploie une voyelle nasale (*anpereur, anbolie*). Quant à la transformation des voyelles latines suivies de la consonne *n* en une seule voyelle nasale française, elle se trouve pour ainsi dire dans chaque mot. Dans un remarquable travail sur les terminaisons en *ance, ense, ent, in, on*, etc., **M. P.** Meyer a étudié indirectement cette question ; mais il avoue lui-même qu'il est très-difficile de préciser l'époque à laquelle l'*n* consonne a été remplacé par l'*n* nasalisé (2).

Dans cette étude, on arriverait peut-être à expliquer pourquoi, de toutes les langues néo-latines, le français seul possède les nasales ; on s'assurerait si le celtique employait ces voyelles particulières, si, par exemple, on disait *Roen* avec un *n* ou avec

(1) D'après du Ponceau (*Mémoire sur le système grammatical des langues de quelques nations indiennes de l'Amérique du Nord*), les langues iroquoises posséderaient les voyelles *an, ein, on*.

M. Martin Desgenettes prétend que la langue grecque possède ces voyelles, et il cite à l'appui de son opinion le mot σφίγγω. Pendant notre séjour à Constantinople, nous parlions un peu le grec, et nous savons qu'une voyelle suivie de deux γ se prononce *ng*. Ainsi, on dit *sfingo* au lieu de *sfiggo ; anguélos* (ἄγγελος) au lieu de *aggélos ;* mais l'*in* de *sfingo* et l'*an* de *anguélos* se prononcent comme en latin, et non comme en français.

(2) Paul Meyer, *Mémoires de la Société de linguistique,* t. Ier, troisième fascicule, 1870.

une voyelle nasale ; on rechercherait si, pas plus que le germain et le slave, les autres branches de la famille indo-européenne ne possèdent notre nasalisation spéciale ; et, enfin, on arriverait jusqu'à la langue mère, à la langue sanscrite, pour voir si on ne trouverait pas là l'origine de la nasalisation.

Pour mener ce travail à bonne fin, il ne suffirait pas de lire les caractères graphiques d'une langue, il faudrait l'entendre parler et établir son jugement d'après les règles physiologiques de la formation des lettres. C'est sans doute à la difficulté de remplir cette double condition qu'il faut attribuer les incertitudes qui règnent encore sur la valeur phonétique de l'*anusvàra* et des *anunàsika* représentant les diverses résonnances nasales du sanscrit. Nous avons voulu prendre connaissance des divers travaux qui ont été écrits sur ce sujet, et particulièrement des derniers, ceux de M. L. Havet et de M. A. Bergaigne, insérés dans les mémoires de la Société de linguistique ; mais nous croyons devoir suspendre tout jugement sur cette question, car nous sommes ici sur un terrain qui n'est pas le nôtre. La physiologie doit se borner à rechercher et à faire connaître les conditions qui président à l'accomplissement des phénomènes biologiques. Quant à l'interprétation des faits qui résultent des phénomènes biologiques eux-mêmes, elle appartient aux hommes qui cultivent les sciences dont ces faits sont le fondement.

En d'autres termes, dès que le signe-langage, le mot, est créé, il n'appartient plus au physiologiste, il devient la propriété exclusive du linguiste.

Cependant, comme la question qui vient de nous occuper est importante et qu'elle nous paraît encore attendre une solution, nous résumerons sous forme de propositions ce qui se rattache à la formation des voyelles nasales, en nous préoccupant, dans ce résumé, de fournir les conditions d'une appréciation exacte et raisonnée.

1° Le timbre nasal, toujours identique à lui-même, et dépourvu des caractères essentiels qui pourraient le distinguer du timbre buccal et du timbre pharyngien, est incapable par lui-même de fournir un son-voyelle, c'est-à-dire un son ayant valeur de signe-langage. Cependant le timbre nasal concourt à la formation des voyelles et des consonnes ; aux unes et aux autres, il ne fournit qu'une chose : son timbre propre. D'où il suit que la disposition et le mouvement des parties propres à chaque voyelle et à chaque consonne doivent être recherchés dans la cavité buccale.

2° Le concours du tuyau nasal à la formation de certaines voyelles consiste à ajouter son propre timbre à celui qui se forme dans les cavités de la bouche, selon certaines conditions déterminées. Cet accouplement donne naissance aux voyelles dites *nasales*. D'après les conditions qui président à la formation de ces voyelles, leur nombre est nécessairement limité ; elles sont au nombre de quatre : *an, on, ein, eun*. Cette restriction, reposant sur les faits, est absolue. C'est pourquoi nous ne sommes point fixé sur la valeur phonétique des *cinq* voyelles prétendues nasales (*anuñasikas*) que les grammairiens hindous accordent au sanscrit. Il y en a une de trop. L'*anuñasika*, ne serait-ce pas la voyelle simple avec prédominance du résonnement nasal ? Les cinq voyelles peuvent être prononcées de cette façon, qui est d'ailleurs très-caractéristique ; tandis que, à la façon des Français du Nord, on ne peut prononcer que quatre voyelles nasales.

3° Le concours du tuyau nasal à la formation des consonnes consiste à fournir au son laryngien la possibilité de s'écouler, pendant que certaines dispositions spéciales des parties s'opposent à cet écoulement par la bouche.

4° Le tuyau nasal ne concourt à la formation des lettres que par les deux manières dont nous venons de parler : l'une applicable aux voyelles, l'autre applicable aux consonnes. Aux premières, il fournit son timbre spécial ; aux secondes, il prête un orifice d'écoulement résonnant.

En aucun cas, le résonnement du tuyau nasal ne constitue à lui tout seul un signe-langage. N'ayant par lui-même aucun caractère distinctif, il en emprunte un aux voyelles et aux consonnes dont il fait partie.

D'où il suit que, partout où il y a résonnance nasale, il faut chercher la partie de la bouche en mouvement ou bien le timbre buccal qui donne à cette résonnance les caractères d'une voyelle ou d'une consonne. D'où il suit encore que l'*anusvàra*, signe graphique distinct, ne peut pas représenter la résonnance nasale isolée, à moins toutefois qu'on ne donne à ce signe une interprétation différente de celle que nous accordons au son-voyelle.

Le plan que nous venons de suivre dans la description de tous les sons-voyelles renferme le principe qui doit présider à une classification naturelle de ces éléments de la parole. Grouper ces éléments selon la région qui les produit et selon le procédé employé pour les produire, tel est en un mot ce principe.

CLASSIFICATION PHYSIOLOGIQUE DES VOYELLES.

PROCÉDÉ DE LA RÉSONNANCE UNIQUE				Procédé de la double résonnance.	Procédé de la triple résonnance.
Région linguo-palatine postérieure.	Région linguo-palatine moyenne.	Région linguo-palatine latérale.	Région linguo-palatine antérieure.	Région buccale.	Région bucco-nasale.
A					AN
				O	ON
				OU	
É				EÛ (heur)	EUN
	E			EU (peu)	EIN
	É			EU (cieux)	
		I russe		U	

Ce tableau renferme les seuls sons, à timbre distinct, que le tuyau vocal puisse produire. Les lois de formation du son-voyelle nous sont un sûr garant que nous ne nous abusons pas. Dans tous les cas, si on pouvait en signaler d'autres, ces voyelles trouveraient facilement leur place dans une des cases vides que présente le tableau. Mais, pour qu'on ne se méprenne pas sur notre pensée, nous croyons devoir ajouter que nous excluons de notre jugement les simples nuances d'un même timbre. Il est évident que chaque voyelle fondamentale peut modifier légèrement son timbre par le déplacement des parties qui concourent à la former, et se montrer ainsi sous trois ou quatre formes légèrement différentes, sans perdre cependant son caractère spécifique. L'A, par exemple, peut être nuancé de trois ou quatre façons différentes. Nous ne pensons pas qu'il soit utile, à l'instar de quelques auteurs, de considérer ces formes diverses d'un même timbre comme des voyelles distinctes. Nous n'avons donc prétendu parler que des timbres réellement distincts et sans analogues.

Les semi-voyelles, que l'on classe souvent à côté des voyelles, ne méritent nullement le nom qu'on leur donne. Une voyelle est ou n'est pas ; on ne saurait la partager par le milieu. D'ailleurs, il est aisé de s'assurer que les semi-voyelles sont des associations de plusieurs voyelles, ou bien l'association d'une consonne méconnue avec une voyelle, comme dans *yes*. Le plus souvent, le nom de diphthongue, qui veut dire résonner deux fois, leur conviendrait mieux.

Consonnes. — Les voyelles constituent la partie réellement sonore de la parole ; — de là leur nom d'ailleurs. — En sanscrit, la voyelle est désignée sous le nom de *svara*, qui veut dire *son*. Mais un langage exclusivement composé de ces éléments serait non-seulement bien pauvre, mais encore il lui manquerait le mouvement et la vie. Les langues primitives ou bien celles qui sont déchues, comme le *hawaien*, sont remarquables par la prédominance des sons-voyelles.

Pour vivre et se mouvoir, pour répondre aux exigences si nombreuses, si variées de la pensée, la voyelle s'adjoint un autre élément, et cet élément est la *consonne*. Comme son nom l'indique, la consonne est quelque chose qui va avec le son. En sanscrit, les consonnes sont désignées sous le nom de *vyanjana* celles qui rendent distinct).

Mais ce quelque chose qui va avec le son, est-ce un son ? D'après M. Littré, « la consonne est une lettre qui n'a point de son par elle-même » (1). Nous ne saurions admettre cette définition. La consonne n'est pas un son proprement dit, un son caractéristique par lui-même comme le son voyelle ; mais c'est un phénomène sonore. La nature essentielle des consonnes a été généralement plus mal interprétée que celle des voyelles.

Depuis les grammairiens du sanscrit, qui divisaient les con-

____

(1) Littré, *Dictionnaire de la langue française.*

sonnes en cinq classes : ténues, moyennes, nasales, liquides, sibilantes, jusqu'à ceux qui, de nos jours, les distinguent en *muettes, sonores, ténues, fortes, sourdes, soutenues, non soutenues, aspirées* ou *non aspirées, arrêts nasaux, arrêts mous, arrêts aspirés* (1), on s'est appliqué à faire ressortir des caractères tout à fait accessoires ou secondaires, et on a négligé les caractères vraiment spécifiques de l'élément consonne.

Nous essayerons d'éviter cet écueil en suivant la méthode qui nous a dirigé dans l'étude du son-voyelle.

Et d'abord, qu'est-ce qu'une consonne? Il est possible que cette question fasse songer à la leçon de M. Jourdain. Mais que celui qui serait tenté de sourire se demande d'abord s'il serait capable de répondre à cette question d'une façon irréprochable. C'est que, en effet, la réponse n'est pas facile, d'après ce qui a été dit jusqu'ici sur ce sujet. Cependant le problème, posé convenablement, n'est pas insoluble.

Qu'on nous permette de mettre ici en lumière trois points essentiels dont l'exactitude a été déjà démontrée :

1° La voyelle est un son distinct, caractérisé physiquement par un timbre particulier ;

2° Pendant l'émission d'une voyelle, les parties qui concourent à sa production doivent rester dans l'immobilité ;

3° Le tuyau vocal ne peut produire qu'un certain nombre de sons ayant un timbre distinct et spécifique : ce sont les sons-voyelles que nous avons énumérés.

Une partie de la réponse se trouve renfermée déjà dans ces trois points. En effet, la consonne ne peut pas être un son à timbre distinct, un son-voyelle se distinguant rien qu'à son timbre des sons de même nature : 1° parce que la consonne se produit au milieu du mouvement des parties ; 2° parce que nous avons énuméré, sous le nom de voyelles, tous les sons à timbre distinct que peut produire le tuyau vocal.

Cependant, la consonne s'accompagne d'un phénomène sonore, puisque nous l'entendons. Quel est donc ce phénomène? Le phénomène sonore qui accompagne l'élément consonne est un *bruit* ou un *murmure*. Mais ce bruit, ce murmure, ne sont pas les mêmes pour chaque consonne. Comment les

(1) Il serait désirable qu'on abandonnât ces diverses dénominations, dont le moindre inconvénient est de répandre une certaine confusion sur la question de la formation des lettres.

distingue-t-on entre eux? Ce n'est ni par le ton ni par l'intensité. Ce ne peut être que par le timbre. Rien n'est plus vrai.
Mais alors les phénomènes sonores qui accompagnent les consonnes seraient donc des sons-voyelles, puisqu'on les distingue
entre eux par le timbre? Non certes. Il n'y a pas que les sons-
voyelles qui aient un timbre différent; les bruits, les murmures ont le leur; mais ces derniers se distinguent trop des
sons-voyelles pour qu'on ait besoin de donner ici les motifs
scientifiques de cette différence.

Les bruits, les murmures qui accompagnent, suivent ou précèdent les consonnes sont formés par le même procédé qui
préside à la formation des voyelles. Dans les deux cas, les phénomènes sonores sont dus au retentissement du son laryngien, — ou du souffle, quand il n'y a pas de son, — dans les
différentes cavités du tuyau vocal, formées elles-mêmes par
une certaine disposition des parties.

Mais comment se fait-il que des conditions analogues donnent naissance ici à un son, là à un bruit, à un murmure? Le
motif en est simple. Le son des voyelles est retentissant et
développé, parce que les orifices, circonscrits par la disposition des parties de la bouche, et à travers lesquels le son
s'échappe, sont suffisamment grands. Au contraire, le phénomène sonore qui accompagne les consonnes est un bruit ou
un murmure, parce que les mêmes parties sont disposées de
telle façon que l'orifice de sortie est excessivement étroit,
quand il n'est pas momentanément fermé, et incapable de laisser passer d'une manière continue des ondes sonores convenables.

Les caractères distinctifs que nous venons d'établir entre le
phénomène sonore qui constitue la voyelle et celui qui accompagne la consonne sont purement physiques, et reposent sur
la distinction que l'on peut établir entre un bruit, un murmure
et un son complet portant en lui-même ses caractères distinctifs. Le caractère suivant est essentiellement physiologique, et
nous conduit tout droit à la question de la formation complète
de la consonne.

L'émission d'une voyelle pourrait durer indéfiniment; on
pourrait, par exemple, prononcer la lettre A pendant toute la
durée du souffle, et, pendant tout ce temps, la lettre ne cesse-
rait de se faire entendre avec les caractères propres qui per-

mettent de la distinguer d'un O, d'un E, d'un I. Il n'en est pas
de même du phénomène sonore qui accompagne les consonnes. Maintenez tant que vous voudrez le sifflement qui accompagne l'F : j'entendrai une espèce de sifflement, mais ce sifflement manque pour moi de caractère ; en un mot, il ne me fait
pas entendre un F. En vous bornant à faire entendre ce sifflement, c'est comme si vous prolongiez indéfiniment les deux
barres horizontales de l'F écrit, sans jamais les arrêter par les
deux petits traits verticaux. Dans les deux cas, dans la lettre
écrite comme dans la lettre parlée, je ne reconnaîtrai pas un F.
Que lui manque-t-il donc pour se montrer à moi avec ses caractères distincts? Il lui manque d'être finie, limitée par un accident. De même que je finis l'F écrit en terminant les deux traits
horizontaux par deux petits traits verticaux, de même le sifflement de l'F doit être fini par quelque chose, et ce quelque
chose est le déplacement des mêmes parties qui lui donnaient
naissance par leur position déterminée.

Ainsi donc, le phénomène sonore des voyelles se distingue
physiologiquement du phénomène sonore des consonnes, en
ce que le premier emprunte ses caractères essentiels à l'immobilité des parties qui concourent à sa production, tandis
que le second n'est dûment caractérisé qu'à partir du moment
où les parties se déplacent.

Après avoir déterminé les caractères distinctifs du phénomène sonore qui accompagne les consonnes, nous allons
examiner ce phénomène dans ses différentes formes.

Tantôt ce phénomène est un bruit de souffle qui, selon
l'occlusion plus ou moins complète des parties et l'étendue de
ces dernières, prend les caractères d'un sifflement ou d'un
bruissement : h (soufflement), f, s (sifflement), ch, dans chat
(bruissement).

Tantôt le phénomène sonore est un bruit d'explosion. Ce
bruit résulte d'une certaine tension du souffle dans l'intérieur
du tuyau vocal, rendue possible par l'occlusion de toutes les
issues jusqu'au moment où la consonne est prononcée: P, T, K.

Tantôt le phénomène sonore est un bruit de demi-explosion
rendu possible par l'ouverture d'une soupape qui modère la
tension du souffle dans l'intérieur du tuyau vocal. Les fosses
nasales représentent cette soupape. Pendant que les lèvres,
par exemple, sont disposées comme pour le P, le son laryngien

qui peut se former grâce à l'ouverture de la soupape, s'échappe par les fosses nasales, et les lèvres venant à s'ouvrir, légèrement poussées par le souffle, on a un B au lieu d'un P, c'est-à-dire une demi-explosion : B, D, G (gamin) sont des demi-explosions. Le mécanisme de cette demi-explosion n'avait jamais été indiqué, du moins à notre connaissance ; nous l'avons fait connaître pour la première fois, en 1866, dans notre *Physiologie de la voix et de la parole*. Encore aujourd'hui beaucoup d'auteurs considèrent les demi-explosions comme étant des consonnes muettes (1).

Tantôt le phénomène sonore peut être une vibration, comme dans R. Ce phénomène est désigné improprement sous le nom de *trille* par M. Max Müller (2). Un trille est le passage rapide et alternatif d'une note à la note voisine. Dans l'R, ce passage n'existe pas.

Tantôt, enfin, ce phénomène est un murmure produit par la glotte et revêtant un caractère particulier en passant à travers l'orifice spécial que lui ménagent les diverses parties de la bouche. Dans ce dernier cas, le murmure est *oral*, comme dans le j, z, l, ll, v. Ce murmure provient de ce que l'orifice de sortie du son est assez large pour laisser passer de véritables ondes *sonores*. Dans les consonnes à sifflement, cet orifice est trop étroit et ne laisse passer que le *souffle*. Quand le murmure vocal retentit dans les fosses nasales, nous le désignons sous le nom de *murmure nasal*, m, n, gn, ng.

Nous insisterons encore ici sur la résonnance nasale. En général, on n'accorde pas au murmure nasal son véritable caractère ; on ne le considère pas comme faisant partie constituante des consonnes, et, à notre avis, c'est un tort, car c'est priver ces dernières d'un caractère essentiel. Pour M. L. Havet, « la résonnance nasale n'est qu'un *beilaut*, qu'un son accessoire qui accompagne la consonne, mais ne la constitue pas, et qu'on peut comparer à la résonnance accessoire du B » (3).

On sait déjà que nous ne pouvons partager cet avis, puisque, selon nous, le phénomène sonore renferme en lui un des caractères spécifiques de l'élément consonne. Cependant nous

(1) M. MULLER, *Nouvelles Leçons sur la science du langage*, traduction de MM. George Harris et G. Perrot, p. 181.

(2) *Loc. cit.*, p. 171.

(3) *Mémoires de la Société de linguistique*, t. II, premier fascicule, p. 76.

entrerons dans quelques détails, car il est très-important que toutes ces questions soient complétement élucidées.

Le murmure nasal qui précède les consonnes nasales m, n, gn, ng, rentre si bien dans la constitution même de ces consonnes, que, sans lui, la consonne ne serait pas possible. Le mouvement labial de l'M, qui n'est ni une explosion ni une demi-explosion, mais un mouvement volontaire, ne serait qu'un mouvement sans signification (puisqu'il ne serait pas entendu) s'il n'était accompagné ou précédé d'un phénomène sonore. Il en est de même du N, du gn, du ng. Quant au B, la demi-explosion qui le caractérise n'est possible qu'à cette seule condition que le son laryngien puisse s'écouler préalablement par le nez. Le résonnement nasal est donc absolument indispensable, soit comme élément caractéristique de certaines consonnes telles que M, N, gn, ng, soit comme élément nécessaire à la production d'autres consonnes telles que le B, le D.

Dans les deux cas, le phénomène sonore est indispensable, et, de plus, on ne saurait confondre, avec M. L. Havet, le phénomène sonore *caractéristique* des consonnes M, N, gn, ng, avec le phénomène sonore caractéristique sans lequel la demi-explosion des consonnes B, D, ne serait pas possible. D'ailleurs, la résonnance nasale est si bien partie constituante des consonnes nasales, que très-souvent, dans le langage, ce n'est que d'après elle qu'on juge de l'émission de ces consonnes. Ainsi, par exemple, lorsque nous disons *impenetrabilis* (prononciation latine), le mouvement des lèvres caractérisant l'M est remplacé par le mouvement explosif du P, et nous ne savons que nous avons prononcé un M et non un N, ou un *gn* ou un *ng*, que par la nature du résonnement oro-nasal variablement nuancé par la disposition variable des parties.

Une question en entraîne une autre, et celle qui précède nous conduit à dire pourquoi nous n'admettons que quatre consonnes murmurantes *nasales :* m, n, gn, ng.

La résonnance nasale peut précéder l'émission de toutes les consonnes, mais sans faire corps avec elles. Or, pour qu'une consonne nasale mérite ce nom, il faut que le murmure nasal fasse corps avec le mouvement consonne, et qu'il n'y ait pas entre eux solution de continuité. Si cette solution existe, on émet une consonne quelconque précédée d'une résonnance nasale. D'un autre côté il est indispensable, pour que le mur-

mure nasal puisse se produire convenablement, que l'orifice
buccal soit fermé; par conséquent, toutes les *soufflantes,* toutes
les *murmurantes orales* ne peuvent pas, en s'associant avec le
résonnement nasal, former de vraies consonnes nasales. Il ne
reste donc plus que les demi-explosives et les explosives. Les
premières sont constituées par un léger murmure o ral qui
s'écoule par le nez, et ce léger murmure, tout à fait caractéristique, ne peut coexister avec le résonnement oro-nasal qui
caractérise les consonnes nasales. Dans les deux cas, il y a une
disposition différente de la langue dans l'intérieur de la bouche
qui modifie le murmure oral. Les secondes sont constituées de
telle façon que le murmure nasal ne peut pas faire corps avec
le mouvement des parties ; il y aurait nécessairement entre le
résonnement nasal et les mouvements une solution de
continuité destinée à rendre possible l'explosion qui enlèverait
à la prétendue nasale, formée dans ces conditions, le caractère
d'unité et de fusion qui doit exister entre les deux éléments de
la consonne.

Ainsi donc, ni les soufflantes, ni les murmurantes orales, ni
les demi-explosives, ni les explosives, ne peuvent, en s'associant au murmure nasal, constituer une vraie consonne nasale.

Il ne nous reste donc plus qu'à considérer les consonnes
nasales elles-mêmes et à relever les conditions essentielles de
leur formation. Ces conditions sont au nombre de deux :
1° l'occlusion *complète* du tuyau buccal sur un point de son
étendue avec la possibilité de l'ouvrir *volontairement* sans explosion ni demi-explosion ; 2° la résonnance nasale accompagnée de la résonnance buccale jusqu'au point où l'orifice
buccal est clos. Si vous appliquez ces deux conditions à chacune des huit régions du tuyau buccal, vous n'arriverez,
comme nous, qu'à la possibilité de ne former que quatre consonnes nasales : m, n, gn, ng.

Le soufflement plus ou moins empêché à sa sortie, les murmures oral et nasal, la vibration, l'explosion et la demi-explosion, sont des phénomènes assez distincts par eux-mêmes
pour qu'on ne les confonde pas avec des sons-voyelles. Mais
comment distinguer entre elles les consonnes soufflantes, les
murmurantes, les explosives, les demi-explosives? Le plus
souvent on y arrive par le même procédé qui sert à distinguer
les sons-voyelles. Chacun de ces phénomènes, en effet, em-

prunte, à la disposition des parties au milieu desquelles il se produit, un timbre particulier très-suffisant. C'est ainsi que nous distinguons facilement un G, dans *goût,* d'un J et d'un Z, bien que ces trois consonnes soient accompagnées d'un murmure oral. Mais il est d'autres consonnes dont le phénomène sonore ne saurait être suffisamment distingué par le timbre. Toutes les nasales, par exemple, ont à peu près le même timbre, et on ne les distingue bien entre elles que par le mouvement des parties. Il suit de là que le phénomène sonore ne renferme pas entièrement les caractères spécifiques et distinctifs de la lettre consonne dont il est cependant un des éléments fondamentaux. Que lui manque-t-il donc? Quel est cet autre élément du caractère spécifique? Il lui manque le mouvement des parties dont la disposition caractérise le phénomène sonore lui-même, et c'est dans ce mouvement que nous trouverons le complément du caractère spécifique de la consonne.

Comme nous l'avons dit plus haut, le phénomène sonore de la consonne pourrait être produit indéfiniment sans être autre chose qu'un bruit quelconque, si le mouvement des parties ne venait pas lui imposer une limite de durée, le finir, en un mot. Or, ce mouvement, en quoi consiste-t-il? Quels sont ses caractères? Le mouvement qui concourt à la formation des consonnes est un mouvement de détente analogue à celui qui accompagne l'ouverture complète d'une porte entre-bâillée ou entièrement fermée.

Dans la prononciation de toute consonne, certaines parties du tuyau vocal commencent par affecter une position spéciale, dans le but évident, soit d'emprisonner complétement le souffle, soit de mettre un obstacle plus ou moins prononcé à sa sortie; de là les bruits explosifs, les sifflements, les murmures. Eh bien, le mouvement qui concourt à la formation des consonnes n'est autre que celui qui fait disparaître les divers obstacles à la sortie du son ou du souffle. En d'autres termes, c'est un mouvement de détente. Ce mouvement tantôt précède la formation des phénomènes sonores, comme dans les explosions P, T, K; tantôt il suit ces phénomènes, comme dans les murmurantes nasales; tantôt, enfin, il les accompagne, comme dans les murmurantes orales G, J, L, R.

Dans tous les cas, le mouvement des parties concourt, avec

le phénomène sonore, à la formation de toute consonne. Pour avoir une juste idée de ce mouvement, on peut faire précéder la consonne de la lettre neutre *E ;* on entend par ce moyen les éléments de la consonne dans toute leur pureté : ep, ef, es, er, ech, etc., etc.

A cette occasion, nous signalerons une illusion qui ne tendrait à rien moins qu'à faire admettre deux prononciations de la même consonne, et qui, dans tous les cas, constitue une interprétation physiologique tout à fait erronée de la formation de ces lettres. Nous voulons parler de la prononciation des consonnes redoublées dans l'intérieur d'un mot, comme dans *anna, appa, amma.*

Quelques auteurs, et entre autres M. L. Havet, pensent que, dans ces mots, il y a deux n, deux m, deux p : l'n de *an* et l'n de *na,* l'm de *am* et l'm de *ma,* le p de *ap* et le p de *pa.* Nous pensons que ces différences n'existent pas. Il y a, il est vrai, deux signes graphiques identiques dans chaque mot; mais ce redoublement dans les signes écrits n'indique pas qu'il y ait deux phénomènes différents dans la prononciation. En vérité, l'm de *am* n'est que la moitié d'un m, et l'm de *ma* représente l'autre moitié. L'illusion que nous critiquons repose sur ce que l'on a cru que l'm de *am* était fini. Il n'est pas possible d'admettre le fait, si l'on se rappelle que le mouvement des parties (mouvement de détente) est absolument indispensable pour caractériser complétement toute consonne. A la fin d'un mot, l'n de *an,* l'm de *am,* le p de *ap,* sont finis précisément parce que le mouvement des parties termine ces consonnes. Ainsi donc, nous pensons que l'on fera bien, dans les études de linguistique, de se méfier de cette illusion possible, et qui ne tendrait à rien moins qu'à inspirer l'idée d'inventer un double alphabet. Toutes les consonnes pouvant être doublées dans l'intérieur des mots, le premier de ces alphabets représenterait une moitié de chaque consonne, et le second l'autre moitié. Mais ce double alphabet n'aurait aucun avantage, parce que, dans le langage, il faudrait nécessairement rapprocher ces deux moitiés.

Il est, à ce propos, une question bien plus intéressante et tout à fait digne de tenter la sagacité d'un linguiste. Ce serait de rechercher les motifs du redoublement des consonnes écrites dans l'intérieur des mots. Pour nous, et d'après la connaissance seule des lois qui président à la formation des lettres, nous pensons que ce redoublement n'a d'autre but et d'autre effet que de prolonger ou d'accentuer un des éléments caractéristiques de la consonne, et cet élément est le phénomène sonore. Dans le redoublement du P, on accentue l'explosion ; dans le redoublement de l'M, on prolonge le murmure nasal.

Le mouvement caractéristique des consonnes, que nous venons de définir, a naturellement une importance de premier ordre. Grâce à lui, l'exécution des signes parlés se produit avec la rapidité nécessaire aux opérations de la pensée. Le mouvement consonne, en effet, s'effectuant toujours dans le sens de la production de la voyelle qui suit, en général, la consonne dans le langage, il n'y a pour ainsi dire pas d'intervalle entre la prononciation de ces deux éléments de la parole. Quand nous prononçons *pa,* par exemple, le mouvement des parties qui caractérisent le *P* se fait dans la direction convenable pour amener aussitôt la disposition nécessaire à la lettre *a;* il y a donc si peu d'intervalle entre la lettre *P* et la lettre *a,* qu'on pourrait croire à la prononciation simultanée de ces deux dernières.

Le phénomène sonore, bruit ou murmure, distinct du son voyelle, et le mouvement des parties qui limitent et complètent ce phénomène, tels sont les facteurs caractéristiques des consonnes, et nous pouvons dès à présent donner une définition convenable de cet élément de la parole : *la consonne est un phénomène sonore, distinct du son-voyelle, complété et limité par le mouvement des mêmes parties qui avaient concouru à sa production.*

Nous avons démontré plus haut que la voyelle est complète par la seule disposition des parties, et que le mouvement de ces dernières lui enlève son caractère spécifique. Par conséquent, nous avons déterminé non-seulement les caractères propres de chaque élément de la parole, mais encore les caractères spéciaux qui permettent de distinguer ces deux éléments l'un de l'autre : aux voyelles, le son plein est l'*immobilité* des parties ; aux consonnes, l'accident sonore, bruit ou murmure, est le *mouvement* des parties.

La connaissance des lois, qui président à la production des consonnes, nous fournit non-seulement les moyens de préciser la formation de chacune d'elles, mais encore elle nous permet d'établir la seule base possible d'une classification naturelle.

En effet, nous n'avons qu'à déterminer les parties du tuyau vocal susceptibles de fournir par leur disposition les phénomènes sonores que nous avons caractérisés, ainsi que les mouvements qui les accompagnent, et, en appliquant à chacune de ces parties les notions que nous possédons, nous aurons fait connaître la formation de toutes les consonnes possibles.

Les régions du tuyau vocal qui peuvent fournir les conditions dont nous venons de parler sont: 1° la région glottique; 2° la région linguo-palatine postérieure; 3° la région linguo-palatine moyenne; 4° la région linguo-palatine antérieure; 5° la région linguo-dentale; 6° la région linguo-palatine latérale; 7° la région labio-dentale; 8° la région labiale.

Chacune de ces régions peut fournir un ou plusieurs des phénomènes sonores qui caractérisent les consonnes et aussi le mouvement correspondant.

1° *Région glottique.* — Cette région ne fournit qu'une seule consonne, l'H. La formation de cette lettre a été généralement mal comprise; nous n'en voulons d'autre preuve que la qualification vicieuse dont on l'accompagne habituellement quand on dit H *aspiré*. Loin d'être une *aspiration*, le phénomène sonore qui accompagne la formation de cette lettre est un *soufflement* produit par la glotte aussi ouverte que possible. C'est ce soufflement caractéristique terminé par l'épuisement du souffle qui produit l'H aspiré. L'H non aspiré est simplement un signe graphique; il n'existe pas dans la parole.

Si nous rangeons l'H parmi les consonnes, c'est pour nous conformer à l'usage. Mais nous devons faire remarquer que cette lettre mérite plutôt le nom de *signe d'accentuation*. En effet, elle ne renferme aucun des caractères du son voyelle, et, si elle est constituée par le phénomène sonore propre aux consonnes, c'est-à-dire par le souffle, ce dernier n'offre aucun caractère bien distinct. Essayez de prononcer l'H sans l'associer ni à une voyelle ni à une consonne, et vous aurez une simple *expiration*. Quant au mouvement de détente qui caractérise toutes les consonnes, il est représenté dans l'H par un mouvement contraire, c'est-à-dire par la contraction de la glotte. L'H ne mérite donc pas d'être considéré comme une lettre et surtout comme une lettre consonne. Nous trouvons plus judicieux de lui donner la valeur d'un signe d'accentuation destiné à indiquer le plus ou moins d'aspiration ou plutôt de souffle qu'il faut donner à la prononciation des voyelles et des consonnes. C'est ainsi d'ailleurs que les Grecs l'avaient compris en remplaçant l'H par l'esprit doux et par l'esprit rude.

Le souffle qui caractérise l'H précède en général la formation de la voyelle qui l'accompagne. Dans ce cas, la disposition des lettres écrites indique bien la succession des phénomènes. Plus rarement le souffle vient après l'émission de la voyelle, et alors on écrit l'H après la voyelle, comme dans AH !

Associé aux consonnes, l'H est toujours écrit après elles. On avait senti le motif de cette convenance, mais sans l'expliquer. Il est cependant fort naturel. Toutes les consonnes ont pour effet de s'opposer à la sortie de l'air sonore. L'H, loin de s'opposer à la sortie de l'air, ouvre la porte aussi grande que possible. Par conséquent, toutes les fois qu'une consonne est suivie d'un H, cela veut dire que cette consonne doit d'abord commencer de se produire avec les caractères qui lui sont propres et se terminer rapidement dans le sens de l'H, c'est-à-dire en donnant aux parties une disposition telle que l'air s'écoule le plus facilement possible, *sans que la consonne perde son caractère spécifique.* Nous avons souligné cette dernière condition, parce que certains auteurs, ne se rendant pas compte des caractères spécifiques des consonnes, ont avancé que, « joint à une consonne, l'H la modifie profondément. Ainsi, P aspiré devient F ; B devient V ; Z devient J, etc. (1) » Il n'y a qu'une chose à répondre à cela : c'est que l'aspiration, un simple souffle, ne suffit pas pour caractériser une consonne, et que l'aspiration seule ne fera jamais qu'un P, formé par le mouvement des lèvres, puisse produire une consonne comme l'F qui est engendré par le souffle passant entre la lèvre supérieure et les dents de la mâchoire inférieure. Admettre la possibilité de cette transformation, c'est méconnaître les lois fondamentales de la formation des lettres et jeter la confusion dans un sujet déjà fort difficile par lui-même.

N'est-ce pas tout confondre, en effet, que d'assimiler l'L

____

(1) A. D'ASSIER, *Essai de grammaire générale*, p. 34.

aspiré au double L, le LH à LL, le Z aspiré, c'est-à-dire le ZH
au J, le SH au CH, le NH au GN? Sans doute, là où le Portugais
écrit *vermelha* et *senhor*, nous écrivons vermeille et seigneur;
sans doute, les enfants disent quelquefois Zardin avec le ZH
au lieu de jardin ; sans doute, enfin, les Anglais disent Shérif
avec Sh où nous pourrions écrire chérif avec notre *ch;* mais
cette diversité dans les signes graphiques prouve que le même
phénomène sonore peut être représenté par des signes différents, et nullement que le LL, le *gn*, le j, le ch, soient
des consonnes aspirées. Si ces consonnes sont aspirées, elles
le sont de naissance, et non par le fait de l'addition de la
consonne qui représente l'aspiration. En effet, le LL, le gn,
le j, le ch, sont des consonnes parfaitement caractérisées par
elles-mêmes et n'empruntent rien à l'h aspiré.

Le phénomène sonore qui caractérise l'h aspiré se retrouve
plus ou moins modifié dans toutes les régions du tuyau vocal.
Dans la seconde région, il donne le *jota* espagnol formé par le
souffle étranglé entre la base de la langue et le voile du palais;
dans la troisième, il fournit le ch (chat) caractérisé par un bruissement plus ou moins accentué, plus ou moins *aspiré ;* dans
la quatrième, nous trouvons l'S qui, selon la manière dont
elle est poussée, fournit une véritable aspiration : c'est pourquoi l'aspiration avait été rangée parmi les sifflantes par les
grammairiens hindous; dans la cinquième, nous trouvons le
th anglais; dans la septième, enfin, nous trouvons le F qu
n'a pas besoin d'être un P aspiré pour être un F, mais que
l'on peut aspirer facilement, et représenter dès lors par le
signe graphique FH.

Deuxième région. — Dans cette région, la base de la langue
se rapproche plus ou moins de la voûte palatine pour donner
naissance, soit à un soufflement (jota espagnol), soit à un
murmure oral (*y,* goulu), soit un murmure nasal (*ng,* longueur), soit à une demi-explosion (*y,* gardien), soit à une
vibration exécutée par le voile du palais terminé par la luette
et constituant la lettre R *gutturale,* soit, enfin, à une explosion, K ; le mouvement, c'est-à-dire l'éloignement brusque de
la langue, limite et complète chacune de ces lettres.

Troisième région. — Des bruits et des mouvements analogues
aux précédents, mais exécutés par la partie moyenne de la
langue s'éloignant du palais, donnent naissance à la soufflante

CH, à la murmurante orale j, à la nasale gn, à la demi-explosive dj, à l'explosive tch.

Quatrième région. — L'extrémité de la langue, par son rapprochement et son éloignement de la voûte palatine, donne naissance à des mouvements et à des bruits analogues caractérisés par les lettres S (sifflement), Z (murmure oral), N (murmure nasal), D (demi-explosive), T (explosive); à cette région appartient le R antérieur formé par la vibration d'un des côtés de la langue.

Cinquième région. — Cette région, formée par le rapprochement et l'éloignement du bout de la langue par rapport aux dents, ne fournit que trois lettres : le th anglais (murmurante orale), le dz (demi-explosive) et le ts (explosive).

Sixième région. — Cette région est formée par le rapprochement de l'extrémité de la langue contre le palais, et de telle façon que le murmure oral puisse s'écouler par les côtés de la langue. Elle ne fournit que deux lettres : L simple, résultant du contact de l'extrémité de la langue avec la voûte palatine; LL double ou mouillé formé par le contact de la surface antérieure de la langue avec le palais.

Septième région. — Les rapports des lèvres avec les dents ne fournissent que deux consonnes : une sifflante, le F, et une murmurante orale, le V.

Huitième région. — Les lèvres fournissent une murmurante nasale, le M, une demi-explosive, le B, une explosive, le P.

On voit, d'après la description qui précède, qu'en tenant compte des deux éléments qui concourent à la production des consonnes; la disposition des parties et les divers phénomènes sonores, on arrive facilement à expliquer la formation de chacune d'elles. C'est sur cette considération d'ailleurs que repose la seule classification logique des consonnes.

Un simple coup d'œil jeté sur le tableau suffit pour faire comprendre les avantages de notre classification. Si on lit le tableau dans le sens horizontal, l'on trouve sur la même ligne toutes les consonnes qui sont effectuées par le mouvement des mêmes parties; si, au contraire, on le lit dans le sens vertical, on rencontre toutes les consonnes qui sont accompagnées, dans leur formation, d'un phénomène sonore analogue. De cette manière, chaque lettre se trouve en regard des deux facteurs qui lui donnent naissance.

RÉGIONS.	Soufflantes.	Murmurantes orales.	Murmurantes nasales.	Vibrantes.	Demi-explosives.	Explosives.
Glottique.. . . .	H					
Linguo-palatine postérieure.. .	jota (espagnol)	g gueusli	ng longueur	R	g (gamin)	K
Linguo-palatine moyenne. . . .	Ch chat	j jardin	gn seigneur		dj adjuvant	tch
Linguo-palatine antérieure. . .	S	Z	N	R	D	T
Linguo-dentale.		th anglais			DZ	TS
Linguo-palatine latérale.. . . .		L LL				
Labio-dentale. .	F	V				
Labiale..			M		B	P

Cet avantage n'est pas le seul. Les conditions physiologiques
qui servent de base à notre classification nous ont permis de
supprimer certaines consonnes dont le double emploi est
évident, telles que c, q, x, y, et d'ajouter quelques signes
qui font défaut dans notre alphabet : *dj, ch, g* (murmurante
orale), *ng, gn, tch, th,* DZ, *ts.* Cette addition est une conséquence naturelle et forcée de notre classification. En considérant, en effet, les phénomènes sonores qui accompagnent
les consonnes dans chacune des huit régions qui effectuent les
mouvements, nous avons constaté que la production de ces
phénomènes n'est pas possible dans toutes les régions indistinctement : ni les explosives ni les murmurantes nasales ne

sont possibles dans la région labio-dentale. Par contre, le même examen nous a permis de reconnaître que certaines régions, veuves de signes graphiques, sont en état d'en recevoir, vu qu'elles peuvent produire le même phénomène sonore qui, dans d'autres régions, représente une consonne. C'est ainsi que nous avons pu compléter notre alphabet. Quelques-unes de ces lettres ne sont pas usitées dans notre langue, mais elles le sont ailleurs. Nous n'avons qu'une crainte, c'est d'avoir négligé quelque signe usité dans des langues qui nous sont inconnues. Si cette omission existe, il sera facile de la réparer, car un des avantages de notre classification consiste à se prêter à de nouvelles additions, si elles étaient jugées nécessaires.

Pour le moment, l'alphabet, tel que nous l'avons exposé, renferme 44 lettres, 16 voyelles et 28 consonnes.

Les questions que nous venons de résoudre dans ce travail intéressent la physiologie et la linguistique. Mais à côté de la vérité démontrée, il y a deux enseignements que nous indiquerons en terminant :

1° En physiologie, la recherche des faits est indispensable, et c'est le premier soin qui doit nous occuper. Mais, qu'est-ce qu'un fait par lui-même, s'il n'est judicieusement interprété ? A peu près rien. La prononciation d'une lettre est un fait très-simple et accessible à l'observation de tous ; des hommes d'une grande compétence ont soumis ce fait à leurs lumières : les uns nous ont présenté la formation des lettres sous forme d'images, sans se douter que, pour chaque lettre, il y a une variation possible des parties, renfermée néanmoins dans certaines limites ; les autres ont soumis la même formation à l'analyse des appareils enregistreurs, sans paraître s'apercevoir que, en agissant ainsi, ils ne faisaient que reproduire, sous forme graphique, les mêmes difficultés que nous trouvons dans l'appareil vocal lui-même. Qu'est-il résulté de ces efforts au point de vue de la vérité physiologiqe ? De la confusion et des opinions contradictoires.

Cela tient à ce que, dans la recherche des faits, on néglige trop les lois qui les dominent. Ces lois seules permettent de donner aux faits une signification précise et de les rattacher ainsi à l'édifice scientifique.

2° La connaissance physiologique de la formation des sons

de la voix et des lettres est indispensable au linguiste. Mais ce
serait une erreur de penser que la structure anatomique du
larynx peut avoir quelque influence sur la formation des différentes langues. Que le larynx soit gros ou petit, long ou large,
peu importe, car les sons qu'il produit peuvent être faibles ou
intenses, bas ou élevés, sans que les lettres, qui toutes se
forment dans le tuyau vocal, soient modifiées dans leur caractère spécifique.

A notre avis, et considérant que le langage est une fonction
dont l'excitant et le but principal sont à l'extérieur, considérant
encore que les différentes races présentent des manières différentes de traduire leurs impressions, nous pensons que l'on
doit rechercher la cause des différentes langues : 1° dans les
conditions du milieu extérieur ; 2° dans les aptitudes cérébrales des différentes races.

La première de ces causes n'est pas douteuse pour nous
quand nous comparons le langage *fermé* des peuples de
l'extrême Nord avec le langage *ouvert* des peuples du Sud. Les
premiers, sous l'influence rigoureuse du climat, prononcent en
dedans, les lèvres entr'ouvertes ; les seconds, au contraire,
épanchent au dehors tout ce qu'ils ont de souffle, sous une
influence opposée.

Quant à la seconde cause, elle n'est pas moins certaine ;
mais elle est si vaste dans ses conditions et dans ses effets, que
nous ne saurions en dire autre chose, si ce n'est qu'elle comprend l'histoire psychologique de tous les peuples. Quand la
physiologie et la linguistique seront des sciences plus complètes,
on pourra faire cette histoire.

Organes des sens. — La physiologie des organes des sens
a acquis durant cette période un développement considérable.
Cela ne veut pas dire que nous connaissions le phénomène
intime de la sensation et de ses divers modes ; mais nous
connaissons le mécanisme suivant lequel les corps impression-
nants viennent affecter l'appareil des sens et les lois qui président à la transformation de ce contact en mouvement physiologique. La loi de transmission du mouvement lumineux à
travers les milieux de l'œil, celle de la transmission des
mouvements sonores à travers les milieux de l'oreille, sont des
acquisitions tout à fait modernes.

La vision a réalisé ses progrès, en partie sous l'influence des études micrographiques, en partie sous l'influence des applications de l'optique.

En considérant tous les détails de structure et de composition que le microscope a relevés dans le petit espace que circonscrivent les membranes de l'œil, on est saisi d'admiration. Pour donner une faible idée de ces travaux auxquels se rattachent les noms de Kolliker, Brucke, J. Arnold, H. Müller, Bowman, C. Krause, Schultze, Ritter, Pacini, Leber, Rouget, Schweigger, Sœmisch, etc., etc., disons que dans la rétine, qui n'a pas plus de $0^{mm}2$ d'épaisseur, on a distingué neuf couches différentes caractérisées par des éléments histologiques propres à chacune d'elles.

Parmi les découvertes histologiques qui ont un rapport direct avec la physiologie de la vision, nous mentionnerons celle du *muscle ciliaire*, par Brucke et Bowman. Ce muscle paraît destiné à modifier la forme du cristallin, en vue de l'accommodation de l'œil aux différentes distances.

D'un autre côté, la connaissance des lois de l'optique a permis de considérer l'œil comme un *système dioptrique centré* dans lequel on trouve trois milieux réfringents, l'humeur aqueuse, le cristallin, l'humeur vitrée, et trois surfaces réfringentes, la *cornée* et les deux faces du cristallin.

Dans cet appareil, l'axe visuel ne correspond pas au nerf optique, mais tout à côté de son point d'émergence, c'est-à-dire à la *macula lutea*.

La structure de la *tache jaune* offre un intérêt tout particulier, car elle est le point de la *vision distincte*, tandis que le *punctum cæcum*, situé au niveau du nerf optique, à son entrée dans l'intérieur de l'œil, est un point où la vision est tout à fait obscure.

L'organe visuel possède la faculté d'augmenter le degré de sa réfraction et, par suite, de diminuer sa longueur focale, ce qui lui permet de voir également bien à toutes les distances. On donne à cette faculté le nom d'*accommodation*. L'augmentation de réfringence est produite par l'augmentation de la courbure du cristallin.

La *presbyopie* est une anomalie de l'accommodation. Cet état est le plus souvent la suite des progrès de l'âge. Il arrive un moment où le pouvoir accommodatif diminue et l'organe visuel ne distingue bien les objets que s'ils sont au moins à une distance de 8 pouces.

On évite cet inconvénient par l'emploi des lentilles convexes qui remédient à l'insuffisance de courbure du cristallin.

La *myopie* et l'*hypermétropie* sont des anomalies de la réfraction dues aux différences individuelles de la longueur de l'axe optique.

Dans la myopie, le foyer postérieur du système réfringent de l'œil est situé en avant de la rétine ; dans l'hypermétropie il est situé en arrière de cette membrane.

L'*astigmatisme* est produit par une aberration de courbure des milieux réfringents. Les divers méridiens du système dioptrique sont inégaux, et, par suite, les images qui vont se dessiner sur la rétine ne sont pas nettes et la vue n'est pas distincte.

La *presbyopie* n'est pas, comme on l'avait supposé pendant longtemps, l'état opposé de la myopie. M. Donders a prouvé que ces deux vices de la vue sont dus à des causes de nature différente, comme nous l'avons dit plus haut, et ils sont si peu opposés, qu'ils peuvent dans certaines conditions exister dans le même œil.

Qu'on nous permette de terminer ces considérations générales sur la vision par une citation empruntée à notre *Physiologie du système nerveux :*

L'appareil de la vision n'est pas seulement un appareil de concentration des objets lumineux. C'est un appareil de *ménagement,* si je puis m'exprimer ainsi. Avant d'arriver à cette membrane si délicate qu'on appelle la *rétine,* le mouvement lumineux perd ce qu'il pourrait avoir d'excessif en passant à travers les milieux de l'œil ; ceux-ci s'emparent de lui et le transmettent selon les lois de la vie organique à la membrane rétinienne.

L'œil est donc tout à la fois un appareil de concentration des rayons lumineux et un appareil organique de transformation du mouvement extérieur en mouvement physiologique (1).

L'audition, comme la vision, doit la plupart des progrès qu'elle a réalisés à l'influence de la micrographie et à l'application des lois de la physique.

L'organe spécial qui reçoit, en dernier ressort, l'impression des ondes sonores est le nerf acoustique. Mais comment expliquer l'impressionnabilité variable de ce nerf dans ses rapports

(1) ÉDOUARD FOURNIÉ, *Physiologie du système nerveux cérébro-spinal,* p. 218.

avec le nombre incalculable des excitations sonores? Max Schultze et le marquis de Corti semblent avoir soulevé le voile qui entoure ce mystère.

Le premier a découvert, dans les ampoules du labyrinthe membraneux, de petits renflements composés de fibres nerveuses et d'un épithélium sumonté de crins élastiques très-fins, très-sensibles, par conséquent, aux mouvements du liquide qui les baigne.

D'un autre côté, Corti a découvert que les fibres nerveuses acoustiques, qui s'étalent sur la partie moyenne de la rampe membraneuse du limaçon, sont en rapport avec des appendices très-fins, très-délicats et en nombre infini (trois mille d'après Kolliker). C'est ce qu'on appelle les organes de Corti.

C'est sur ces données anatomiques que M. Helmholtz a édifié sa théorie de l'audition.

D'après ce dernier, le vestibule serait destiné à recevoir l'impression du son brut, du bruit; tandis que le limaçon, avec ses rameaux nerveux innombrables, excités par les organes de Corti, soumis eux-mêmes à l'influence des ondes sonores, aurait pour mission de recueillir les nuances infinies que renferme le son musical.

Le toucher est un sens beaucoup plus simple que les précédents dans la structure de son appareil, et cependant les conditions de son développement n'avaient pas été bien formulées. Weber, Czermak, Panum, Wunderlich, ont fait diverses expériences pour apprécier les variables conditions de ce sens, selon les sexes, selon les âges, selon les parties de la peau; mais ces expériences, bien que parfois instructives, n'ont pas la portée qu'elles auraient dû avoir. Cela tient à ce que ces expérimentateurs ne possédaient pas, pour se guider, les principes de physiologie générale que nous avons exposés plus haut. Grâce à ces principes nous avons pu distinguer le *tact* du *toucher*, spécifier le sens des mots *plaisir, douleur,* expliquer le *sentiment de la température* et renfermer ce qu'on désigne sous le nom de *sens musculaire* dans ses véritables conditions physiologiques.

Bien que ces notions aient été publiées dans notre *Physiologie du système nerveux,* nous pensons qu'il ne sera pas inutile de les résumer ici.

Le tact est le sens par lequel nous connaissons l'action mécanique des corps solides, liquides ou gazeux, sur ceux de nos tissus qui sont sensibles.

Le tact, comme la vue, comme l'ouïe, nous donne une *notion déterminée*. Ce sens se développe partout où il y a un nerf de sensibilité (sauf les nerfs de la sensibilité spéciale, et cela se comprend, ces derniers président déjà à un *mode spécial* de sensibilité). Le tact se développe *partout où nos tissus sont sensibles ;* mais il y a des parties qui sont plus particulièrement sensibles, et là nous trouvons des organes spéciaux pour recueillir, avec plus de netteté, les impressions tactiles : ce sont les *papilles du tact.*

Pour bien saisir la différence qui existe entre le tact et le toucher il faut se rappeler la loi que nous avons formulée, à savoir : *La multiplication des impressions de même nature est indispensable à la connaissance* (1). Cette loi est commune à tous les sens spéciaux. Si nous *voyions*, par exemple, continuellement la même couleur, nous n'aurions pas connaissance de la *couleur*. Il faut, pour avoir cette connaissance, que nous ayons, par le souvenir, l'impression de deux couleurs distinctes. Il en est de même pour le tact : les notions qu'il nous procure ne se développent que par la multiplicité des impressions. C'est pourquoi les papilles du tact se trouvent en plus grande abondance sur les appendices mobiles du corps capables de rechercher et de multiplier les impressions du tact.

Depuis que nous avons démontré que le *plaisir* et la *douleur* ne se développent qu'à l'occasion de *l'exercice fonctionnel,* il n'est plus possible de confondre ces sentiments avec le sentiment du tact (2). Le plaisir et la douleur peuvent se développer en dehors de toute impression tactile. Mais, comme, d'un autre côté, le *toucher* est une *fonction de sensibilité,* ce fonctionnement, comme les autres, peut être accompagné du sentiment plaisir ou du sentiment douleur. Il n'y a donc pas, comme on l'a prétendu, de fibres sensitives spéciales pour le plaisir et la douleur.

Le mécanisme des impressions tactiles, provoquées par les fluides impondérables, est plus compliqué que celui qui préside aux impressions par les corps solides ou liquides. Pour expli-

____

(1) E. FOURNIÉ, *Physiologie du système nerveux cérébro-spinal,* p. 280.
(2) ÉDOUARD FOURNIÉ, loc. cit., p. 209.

quer ce mécanisme nous prendrons pour exemple le calorique.

Lorsque le mouvement chaleur, modéré dans sa vitesse, vient caresser les papilles nerveuses, il provoque leur activité fonctionnelle et cette activité, réveillant à son tour l'activité des cellules cérébrales, développe dans le cerveau la notion de la température du corps qui nous a impressionnés.

Si le mouvement de chaleur est plus rapide, si son intensité est plus grande, l'influence de ce mouvement ne s'exerce plus exclusivement sur les pupilles du tact, elle s'exerce aussi sur les tissus vivants dans lesquels se trouvent les papilles, et cette influence se traduit par la turgescence des vaisseaux sanguins et par un afflux plus considérable de liquide dans la partie chauffée.

Si le mouvement chaleur est encore plus intense, de nouveaux phénomènes se produisent; les liquides affluent dans la partie influencée, et leur vaporisation, ne trouvant pas une issue suffisante à travers les pores de la peau, soulève l'épiderme en se condensant pour former ce qu'on appelle une ampoule. Dès lors, le milieu dans lequel les nerfs sont plongés n'est plus du tout physiologique, et les nerfs fonctionnels de nutrition de la peau accusent cet état anormal en provoquant un sentiment de douleur plus ou moins vif.

D'après ce qui précède, et si on se rappelle ce que nous avons dit touchant les rapports des impressions fonctionnelles de nutrition avec la vie organique, on doit pressentir déjà que les phénomènes qui accompagnent l'impression chaleur dans des conditions si variables, ne doivent pas tous se rapporter à l'influence du calorique sur les papilles du tact. En effet, tant que le mouvement chaleur est assez peu intense pour ne pas modifier d'une manière sensible le milieu dans lequel vivent les papilles, il y a simplement impression de chaleur et la sensation qui en résulte est une notion plus ou moins précise du mouvement de vitesse, du mouvement chaleur, ou autrement dit, une notion plus ou moins exacte du degré de la température. Mais, si le mouvement chaleur est assez intense pour modifier le milieu dans lequel vivent les papilles, nous voyons survenir une impression nouvelle qui nous indique sa nature par les caractères de la sensation qu'elle provoque. Cette sensation est un sentiment de douleur; par conséquent, l'impression qui lui a donné naissance, est une impression de la vie fonctionnelle de nutrition, avertissant le moi qu'une cause de trouble s'est introduite dans l'organisme.

Pour prouver que cette impression est bien une impression fonctionnelle de nutrition, résultant de la modification du milieu et nullement de l'impression du *mouvement chaleur* sur les papilles du tact, nous n'avons qu'à rappeler ce qui se passe lorsque l'on plonge le doigt dans l'eau froide à la suite d'une brûlure au premier degré. La douleur disparaît pendant l'immersion, pourquoi? Parce que l'eau froide réagit contre l'afflux des liquides dans la partie brûlée, et qu'elle tend ainsi à rendre aux papilles leur milieu physiologique. Cela est si vrai que, si l'on vient à retirer le doigt de l'eau, la douleur reparaît avec plus d'intensité, avec une intensité proportionnelle à celle du retour des liquides dans la partie affectée (1).

Le sentiment du tact peut se développer sans l'intervention de l'*activité motrice*. Nous pouvons être *touchés* sans que nous le voulions, et sans faire aucun mouvement. Mais il est des circonstances dans lesquelles le mouvement volontaire, la contraction musculaire interviennent conjointement avec le développement des impressions tactiles. Dans ces cas, nous avons le sentiment du *poids*, de la *dureté*, de la *mollesse*, etc., etc. Ce genre d'impressions nous conduit à parler du *sens musculaire* au sujet duquel on émet les opinions les plus diverses. Il en est de cette question comme de toutes celles où l'analyse physiologique fait complétement défaut : les uns raisonnent trop et les autres pas assez. Les premiers disent avec M. Baur : « que le sentiment de la contraction musculaire accompagne nécessairement le courant centrifuge ou afférent qui stimule les muscles à l'action. » Les seconds disent avec Brown-Séquard que les nerfs *moteurs* renferment des fibres sensitives qui vont directement au cerveau sans passer par les *racines sensitives* des nerfs.

C. Bernard admettait un *sens musculaire* et la participation des nerfs sensitifs au développement de ce sens ; mais il ne disait pas si cette sensibilité était celle des muscles ou celle des autres parties du corps.

Pour élucider cette question, nous avons pratiqué sur des chiens une expérience assez délicate. Nous avons sectionné, sur les quatre membres, un peu au-dessus de l'articulation des pattes, toutes les parties molles, sauf les tendons. Il est résulté de cette mutilation que le chien a pu remuer ses membres, mais sans coordination utile, et que finalement il est tombé. D'où il suit que ce n'est pas le *sens musculaire* qui dirige les mouvements puisque tous les nerfs des muscles avaient été conservés.

(1) ÉD. FOURNIÉ, *Physiologie du système nerveux*, p. 210.

Au lieu de considérer le *sens musculaire* comme un *sens spécial*, une *faculté*, nous avons soumis l'ensemble des phénomènes qu'il représente à l'analyse physiologique, et voici ce que nous avons trouvé :

Lorsque, sollicités par une impression venue du dehors, ou poussés par un raisonnement intérieur, nous provoquons le mouvement de nos membres, nous ne sentons pas la contraction de nos muscles. Si cette perception était réelle, nous n'aurions pas de peine à retenir le nom et le rôle physiologique des muscles de l'économie. Ce que nous sentons en vérité, c'est le résultat du déplacement par un de nos sens.

Nous avons le sentiment de notre activité en sentant par le *toucher* les véritables positions de nos doigts sur un objet, ou encore en sentant par le *simple tact* le mouvement de nos organes les uns sur les autres. Le sentiment de l'effort provient également de la résistance sentie à travers les nerfs du tact, et d'autres sensations tactiles provoquées par l'arrêt de la respiration, par le gonflement des muscles, des vaisseaux, etc. Nous sentons notre activité par les véritables impressions que produisent les images sur notre œil, les sons sur notre oreille, les odeurs sur l'odorat, selon les mouvements d'approche ou d'éloignement que notre activité provoque. En un mot, nous sentons notre activité par les modifications de la sensibilité qui résultent de cette activité même, et nullement par l'intermédiaire d'un sens complaisant désigné sous le nom de *sens musculaire* ou sens de la *contraction musculaire*. Sentir que l'on sent et sentir qu'on agit représentent les deux modes essentiels de l'activité cérébrale.

Le cerveau est le seul organe qui ait ainsi le sentiment de sa propre activité. Mais il ne faut pas oublier que, même à ce point de vue, l'organe cérébral ne fait point exception à la loi que nous avons formulée, à savoir, que tous les phénomènes vitaux, sans exception, échappent à notre perception directe, à notre connaissance, et que la vie ne se perçoit pas elle-même. Le cerveau perçoit son activité, mais d'une manière indirecte, par le mécanisme que nous venons d'indiquer, et, dans tous les cas, il ne perçoit que les résultats *extériorisés* de sa propre vie.

L'immense prérogative de percevoir qu'il sent et qu'il agit nous autorise à accorder au cerveau un sentiment que nous n'avons accordé à aucun autre organe, et que nous désignerons, si l'on veut, sous le nom de *sentiment de l'activité cérébrale*. La *conscience* des auteurs n'est autre chose que l'activité cérébrale s'exerçant sur ce sentiment même.

Le sentiment de l'activité cérébrale n'avait pas été jusqu'à présent analysé dans ses conditions élémentaires ; il n'était pas même classé comme sentiment distinct. Nous verrons par la suite combien il était important de le définir exactement et de lui assigner la place qui lui convient. Pour le moment, nous nous bornerons à dire que l'intelligence, la responsabilité et la liberté de tous nos actes reposent sur ce sentiment (1).

Le **sens du goût** a été l'objet d'expériences nombreuses à l'effet de savoir quelles étaient les parties de la bouche où il se développait.

Les recherches de Vernière, Guyot et Admyrault, Panniza, Valentin, Stich, etc., ont démontré « que la base, les bords et la pointe de la langue, les piliers antérieurs du voile du palais et une partie très-circonscrite du voile du palais, sont le siège du sens du goût chez l'homme (2). »

Les impressions gustatives ne peuvent se développer qu'à la faveur d'un mouvement qu'il s'agissait de déterminer. C'est ce que nous avons essayé de faire.

Les nerfs du goût exigent, pour être impressionnés, la solubilité de la substance impressionnante ; cette exigence est déjà une présomption vers la connaissance de la nature du mouvement qui nous occupe. En effet, puisqu'il ne suffit plus de toucher les nerfs (comme dans les impressions tactiles) pour les faire entrer en activité fonctionnelle, c'est que l'intervention d'un mouvement d'une autre nature est indispensable ; et, comme la solubilité des substances destinées aux impressions gustatives est également une condition indispensable d'impression, ce mouvement ne peut être qu'un mouvement chimique.

Or, ce mouvement chimique agit-il sur les radicules nerveuses en se combinant avec elles d'une façon quelconque ? Non certes, le mouvement extérieur ne se communique jamais directement aux fibres impressionnantes spéciales ; entre ce mouvement et l'élément nerveux il y a toujours un milieu chargé de transformer le mouvement extérieur en mouvement physiologique, et le mouvement physiologique des nerfs n'est jamais provoqué que par ce dernier. Dans l'impression gustative, les phénomènes ne sauraient se produire autrement.

Le mouvement chimique du corps impressionnant se communique au milieu en le modifiant, et c'est ce milieu modifié qui, à son tour, impressionne les fibres nerveuses. Pour favoriser le mécanisme de l'impression, les nerfs sont enchatonnés dans les papilles de la langue ;

(1) Éd. Fournié, *Essai de psychologie : la Bête et l'Homme*, p. 79. Cette théorie se trouve également exposée dans notre *Physiologie du système nerveux* où sans doute M. Ferrier l'a trouvée pour s'en ressouvenir indiscrètement.

(2) J. Béclard, *Traité de physiologie*, p. 924.

celles-ci, imbibées par la solution impressionnante, tiennent ainsi le mouvement impressionneur en présence des radicules nerveuses et assez longtemps pour que le moi puisse étudier la nature de l'impression reçue.

Les modifications possibles du milieu gustatif ne comportent pas avec elles une grande variété d'impressions, car les modifications, que les milieux organiques peuvent subir, sans inconvénient, de la part des agents extérieurs, sont assez limités; aussi, ne trouve-t-on que quatre sortes de substances sapides : l'amer, le sucré ou le doux, l'acide et le salé.

A ces quatre dénominations correspondent des modifications organiques compatibles avec la vie des organes, et à elles se rattachent toutes les sensations agréables ou désagréables que nous procure le sens du goût. Au premier abord, ceci paraît peu conforme à la vérité, si l'on songe surtout à la quantité innombrable de prétendues saveurs; mais il faut distinguer : la plupart des corps sapides ont en même temps la propriété d'impressionner le sens de l'odorat, et c'est cette dernière impression que nous *goûtons* particulièrement quand nous apprécions un aliment ou une boisson. A vrai dire, les saveurs nous procureraient des jouissances peu variées si, en même temps, le sens de l'odorat n'était pas impressionné; c'est pourquoi, dans les bonbons, dans les aliments, on associe à l'élément sapide (amer, sucré, acide, salé) l'élément odorant, le parfum ou le bouquet (1).

Le **sens de l'odorat** n'a pas été l'objet de recherches aussi nombreuses que les autres sens parce que, sans doute, il n'en comportait pas beaucoup. Nous n'avons à signaler que les expériences de M. Schiff destinées à prouver définitivement que le nerf olfactif est bien le nerf de l'odorat.

La manière, dit M. Virchow, dont les filets nerveux olfactifs se terminent à la surface de la muqueuse est très-importante à connaître. Selon les uns la couche d'épithélium cylindrique, très-vibratile, qui la recouvre, fournirait des prolongements destinés à s'anastomoser avec les filets nerveux; selon les autres, l'extrémité filiforme s'interposerait simplement entre les cellules de l'épithélium.

Dans ces deux hypothèses les objets odorants seraient directement mis en contact avec l'extrémité terminale des nerfs (2).

Nous ne saurions accepter cette manière de voir, et nous nous appuyons en cela sur une induction très-légitime.

Nulle part, en effet, les fibres nerveuses ne se trouvent en rapport direct

____

(1) Éd. Fournié, *Physiologie du système nerveux cérébro-spinal*, p. 214.
(2) Virchow, p. 207.

avec les agents extérieurs ; la délicatesse des fonctions nerveuses repousse
ce contact grossier, et c'est pourquoi, partout où les filets nerveux
sont en rapport avec le monde extérieur, ils s'entourent d'une membrane protectrice. Nous ne voyons pas pourquoi le sens de l'odorat
ferait exception à la règle commune, et, en attendant que l'histologie
nous ait fourni une opinion motivée sur l'état réel des choses, nous
préférons admettre que les filets nerveux se terminent dans la muqueuse olfactive et que, dans ce milieu favorable à la vie et à la fonction des nerfs, ils reçoivent d'une manière médiate l'impression des
corps odorants. Si nous ne connaissons pas très-bien l'organe immédiat
de l'impression odorante, nous ne sommes pas plus avancés sur la manière dont les corps odorants provoquent l'impression. Pendant longtemps deux opinions furent en présence sur ce sujet : pour les uns, les
odeurs sont une sorte de mouvement vibratoire des corps, se propa-
geant à la façon d'un fluide impondérable et impressionnant la muqueuse olfactive ; pour les autres, les odeurs sont des particules impal-
pables qui se détachent des corps à la façon des gaz et des vapeurs.
Cette dernière opinion, généralement adoptée aujourd'hui, est aussi la
plus vraisemblable. C'est à elle que nous nous rattachons avec d'autant
plus de raison qu'elle nous permet d'appliquer au sens de l'odorat le
mécanisme physiologique de toutes les impressions : contact d'un corps
spécial avec le milieu qui renferme les nerfs capables d'entrer en activité fonctionnelle sous l'influence seule de ce contact. Les nerfs de
l'odorat, en effet, ne sont sensibles ni au toucher, ni au pincement, ni
à l'arrachement ; mais un atome impondérable, s'il est odorant, réveille, de la manière la plus vive, leur activité. Le pourquoi, le comment de cela, nul ne le sait, et, encore une fois, nous devons nous
borner à constater le fait et à l'enregistrer : un corps odorant, mis en
rapport avec les surfaces olfactives, réveille l'activité fonctionnelle du
nerf olfactif, et cette activité provoquant à son tour celle des cellules
cérébrales, il en résulte pour nous une impression d'odeur (1).

Mouvements. — Depuis que Barthez publia sa *Nouvelle
mécanique des mouvements de l'homme et des animaux* (Carcas-
sonne, 1798), la physiologie des mouvements a réalisé d'immenses progrès. La découverte de l'élément contractile, les
expériences sur la contractilité musculaire (Bernard), les relations de la contraction avec la chaleur (J. Béclard), l'analyse
des mouvements au moyen des appareils enregistreurs (Marey),
ont donné à cette partie de la science un développement et un
fini que nous ne trouvons pas toujours dans les autres.

Presque tous les physiologistes de cette période ont con-

(1) Éd. Fournié, *Physiologie du système nerveux cérébro-spinal*, p. 216.

couru pour une part à ces beaux résultats : Alix, J. Béclard, C. Bernard, Brown-Séquard, de Bois-Reymond, E. Brücke, J. Budge, J. Cloquet, Czermark, Duchenne (de Boulogne), M. Duval, J. Rochard et A. Petit, A. Ecker, L. Triek, Funke, Harless, W. H. Heincke, Henke, Ch. Henry, E. Home, Kolliker, Kühne, C. Langer, Longet, C. Matteucci, E. Michel, J. et E. Müller, J. Osborne, Prévost et Dumas, Schiff, Schultze, Stannuis, Thiernesse et Gluge, Virchow, Et. W. Weber, Wolkmann, W. Wundt.

Système nerveux. — Durant cette période les progrès les plus importants ont été effectués dans le département du système nerveux. *Charles Bell* ouvre cette belle période par ses expériences sur la moelle, expérimentations qui le conduisent à distinguer l'action physiologique des cordons antérieurs de celle des cordons postérieurs. Magendie vient ensuite et donne une signification plus complète et plus vraie à l'expérience de Ch. Bell. C'est lui, en effet, qui a démontré expérimentalement la distinction des nerfs en *moteurs* et en *sensitifs*. *Prochaska*, de Vienne, démontre que la moelle doit être considérée comme un centre d'impressions sensitives et d'excitations motrices. Lallemand prouve que la moelle épinière suffit, chez les monstres acéphaliens, pour diriger tous les mouvements de leur vie intra-utérine. Toutes ces découvertes conduisent à l'idée des actions *réflexes* et à la détermination du pouvoir *excito-moteur* de la moelle dans chacune de ses parties. Celle de ces parties qui a été le mieux mise en lumière est la région qui préside aux mouvements respiratoires et que Flourens a désignée sous le nom de *nœud vital*. Il suffit pour produire la mort instantanée de détruire ce nœud qui n'est pas plus gros qu'une tête d'épingle.

Mentionnons aussi le centre cilio-spinal découvert par Waller et Budge, ainsi que les points du mésocéphale qu'il suffit de piquer pour provoquer le diabète, l'albuminurie, la polyurie, l'hypersécrétion de la salive (C. Bernard).

De toutes les parties du système nerveux, le cerveau est celle qui a été le plus étudiée et qui, actuellement, préoccupe le plus les esprits.

Les travaux de Gall dirigèrent d'abord l'attention sur le dédale, en apparence inextricable, des circonvolutions. Foville et Cruveilhier d'abord, et Leuret et Gratiolet ensuite, montrèrent que les circonvolutions sont disposées sur un plan régulier, identique dans chaque espèce animale, quant à ses conditions fondamentales, et variant seulement dans quelques détails. C'est ce qu'ils désignèrent sous le nom de circonvolutions de premier, second, troisième et quatrième ordre (Foville) et de plis fondamentaux et accessoires (Leuret et Gratiolet). Ces travaux et ceux de Bischoff, Arnold, de Turner, M. Ecker, M. Gromier, ont définitivement établi l'*anatomie morphologique* de l'encéphale.

Mais un des points les plus intéressants était de déterminer les conditions originelles des diverses parties du cerveau. Il était, en effet, très-important de suivre pas à pas et fil à fil chacun des éléments qui, des pédoncules cérébraux, se dirigent dans la masse encéphalique.

Cette étude essentiellement délicate a été entreprise par les anatomistes de tous les pays : Rolando, Tiedemann, Stilling, Serres, Béclard, Müller, Herbert-Mayo, Burdach, Lallemand, Leuret et Gratiolet, Longet, etc., ont concouru par leurs travaux à élucider cette question difficile. Mais c'est à Foville, à Gratiolet et à Valentin qu'il faut attribuer, croyons-nous, les résultats définitifs que nous possédons aujourd'hui.

Si l'on considère, dit Valentin, les rapports des pédoncules cérébraux avec les faisceaux fibreux qui pénètrent dans les gros renflements des ventricules latéraux, on acquiert la conviction que la *base du pédoncule* est surtout en rapport avec *le corps strié* correspondant et la *coiffe* avec la *couche optique* (1).

Gratiolet, de son côté, avec le bon sens qui le distingue, critique les Allemands sur l'usage qu'ils font de l'expression *coiffe :*

« Je ne connais pas, dit-il, d'expression plus mal choisie (2). »

M. Rietzin, qui a si bien coordonné tous les travaux de l'époque sur la structure du système nerveux, ajoute à la citation qui précède :

Telle est la première idée qu'on doit se faire de l'arrangement des fibres des pédoncules dans les renflements grisâtres qui s'y opposent.

(1) Valentin, *Névrologie*, p. 249.
(2) Leuret et Gratiolet, *Anatomie du système nerveux*, t. II, p. 148. Cette critique, d'ailleurs, s'adressait à l'impropriété de la comparaison, car la disposition des parties, dans cette région, ne ressemble nullement à une coiffe. La description minutieuse qu'en donne Gratiolet est vraiment admirable.

Une préparation facile suffit à la démonstration de ce fait important : la couche optique, comme on le sait, forme une éminence assez considérable, saillante, dans le ventricule latéral, composée de substance grise et un peu jaunâtre, renfermée dans une coque blanche dont nous parlerons plus bas. Elle est traversée de dedans en dehors par un grand nombre de fibrilles blanches assez déliées, qu'on découvre en enlevant, par une coupe horizontale, le cotylédon ventriculaire de la couche optique ; toutes les fibres se portent visiblement dans la région supérieure du pédoncule. Les fibres, au contraire, de la région fasciculée de ce dernier, situées sur un plan inférieur aux précédentes et séparées d'elles par le croissant noir de Sœmmering, se portent avec elles en dehors par une inflexion très-marquée en forme de coude. Elles restent en grande partie étrangères à la couche optique ; à la circonférence de l'arête centripète du corps strié, elles rencontrent le plan étalé de la coiffe pédonculaire et s'engagent, avec lui, dans l'intervalle des deux cotylédons de l'éminence striée pour former au delà la presque-totalité de l'éventail fibreux qui succède au pédoncule cérébral. Pour découvrir cet éventail, il faut, après avoir ouvert le ventricule latéral par l'ablation de ses parties supérieures, détacher tout le noyau intra-ventriculaire du corps strié. Ce noyau, d'un aspect gris très-marqué, pyriforme, présente une extrémité antérieure renflée, arrondie, qui se prolonge dans la corne antérieure ou frontale du ventricule, et une extrémité postérieure qui va s'effilant le long du bord externe de la couche optique qu'elle embrasse dans sa concavité. Lorsqu'on excise ce noyau par une section horizontale, on découvre un plan fibreux manifestement composé de fibres blanches divergentes mêlées de stries grises qui ont la même direction. Ce plan constitue la face supérieure de l'éventail du noyau cérébral.

Cet éventail, dit M. Foville (1), à la suite d'un brusque changement dans la direction de la surface libre de la région fasciculée du pédoncule, se manifeste disposé comme une queue de paon à demi ouverte et figure par conséquent un segment de cône creux, radié du sommet à sa base. Le sommet de ce cône creux s'articule avec l'extrémité antérieure de la région fasciculée du pédoncule, suivant un angle d'environ 45 degrés ; sa base, dirigée en dehors, atteint dans son contour la circonférence elliptique de l'*insula*. Dans la concavité du cône creux se trouve logée la masse composée de la région de l'espace perforé et des cotylédons extra-ventriculaires. Le cotylédon extra-ventriculaire de la couche optique remplit le sommet du cône ; le cotylédon extra-ventriculaire du corps strié remplit sa base ; de la partie inférieure de la base rayonne la coque extérieure d'enveloppe du cotylédon

(1) *Traité de l'anatomie, de la physiologie et de la pathologie du cerveau,* 1re partie, p. 402. Paris, 1844.

du corps strié. Le côté convexe de l'éventail fibreux est revêtu par la masse des cotylédons ventriculaires de la couche optique et du corps strié (1).

Il ne faut pas un grand effort pour retrouver dans cette description lumineuse et exprimée en *bons termes*, le *tegmentum*, le *pes*, la *capsule interne*, le *mur*, l'*avant-mur* de M. Meynert (de Vienne), et l'on s'étonne, à bon droit, que des physiologistes cherchent à introduire chez nous une terminologie dont le moindre inconvénient serait, si on l'adoptait, d'être préjudiciable aux études et de porter atteinte à la vérité historique.

Pendant que l'on suivait ainsi la distribution des fibres de l'expansion pédonculaire et que l'on étudiait leurs rapports avec les noyaux de substance grise, cette dernière était l'objet d'investigations minutieuses. Kolliker n'avait décrit que quatre couches dans l'écorce grise du cerveau (2). M. Baillarger, avec une simple loupe, démontra que ces couches doivent être portées au nombre de six et qu'elles sont alternativement blanches et grises. M. Calmeil, de son côté, faisait ressortir la coïncidence de la lésion de l'écorce grise avec les troubles de la paralysie générale; enfin M. Luys reconnaissait, avec le microscope, que l'écorce grise du cerveau est composée de petites cellules dans les couches superficielles et de grosses cellules *triangulaires* dans la couche profonde (3).

Aujourd'hui, méconnaissant les travaux de Baillarger, on n'admet plus, avec Kolliker, que quatre couches (Meynert) (4) et on désigne les grosses cellules triangulaires de Luys sous le nom de *cellules pyramidales, cellules géantes*. On signale aussi des *cellules araignées*, de Bell et Golgi.

D'après Kolliker et Arndt (5), la couche extérieure de l'écorce grise est recouverte de tubes nerveux parallèles.

M. Betz, de son côté, a étudié la structure de l'écorce grise dans les différentes régions, et il a reconnu que les grosses

---

(1) AUGUSTE RIETSIN, *De la structure intime du système nerveux, central, périphérique et grand sympathique*, p. 157. Bruxelles, 1847.

(2) KOLLIKER, *Histologie humaine.*

(3) LUYS, *Recherches sur le système nerveux cérébro-spinal*, p. 163.

(4) MEYNERT, *Vom Gehirne der Saugethiere*. Stricker's Handbuch, t. II, p. 704.

(5) ARNDT, *Studien ueber die Architechtonick der Grosshirnrinde des Menschen, in Arch. für mikroskop. Anatomies*, 3o Bd, 1867, p. 441.

cellules prédominent en avant du sillon de Rolando, tandis qu'en arrière de ce sillon les couches granuleuses l'emportent sur les grosses cellules (1).

En résumé, les connexions anatomiques des éléments qui entrent dans la constitution de la masse encéphalique sont assez bien connues aujourd'hui ; mais il y a encore beaucoup à faire dans cette voie. Heureusement l'attention est portée de ce côté ; dans tous les pays, une jeunesse studieuse rivalise d'efforts intelligents sur ce terrain ; nous devons espérer que le succès couronnera l'œuvre.

En attendant, l'on a cherché à utiliser les connaissances acquises et l'on s'est empressé de systématiser les faits au point de vue des fonctions cérébrales. Cet empressement est fort naturel, car il s'agit de la tête de l'homme, abandonnée pendant si longtemps aux psychologues ; mais nous pensons qu'il eût été plus profitable s'il avait été mieux dirigé. Nous allons d'ailleurs examiner cette question tout à fait actuelle en ce moment.

DES LOCALISATIONS CÉRÉBRALES.

L'idée de localiser en certains points du cerveau les diverses facultés de l'esprit humain est fort ancienne. Seulement la manière dont on a compris cette localisation a varié selon les époques, et selon les progrès de l'anatomie et de la physiologie. Hippocrate localisait tout en bloc dans le cerveau, et c'était plus tôt fait. Plus tard, on a localisé séparément la mémoire, l'imagination, le *sensorium commune*, le mouvement des membres supérieurs, celui des membres inférieurs ; bref, Gall est arrivé, et, systématisant cette manière de procéder, il a localisé, là où il lui a plu, les différentes facultés de l'esprit humain que les philosophes avaient pris soin de déterminer.

Les expériences de Flourens ne tardèrent pas à donner le vol à tous ces oiseaux de fantaisie classés bizarrement dans la boîte crânienne, et les facultés intellectuelles furent de nouveau localisées en bloc dans les hémisphères cérébraux.

Cependant l'idée des localisations partielles s'impose si vivement à l'esprit, que de nouvelles tentatives ne tardèrent pas à

(1) P. BETZ in KIEW, *Anatomischer Nachweiss zweier Gehirncentra*. In Centralblatt, 37 et 38. 1874.

se produire. Ces tentatives reposent, soit sur les connexions anatomiques, soit sur l'observation pathologique complétée par l'autopsie, soit sur l'expérimentation physiologique. Pour donner une juste idée de l'état actuel de la science sur cette question de premier ordre, nous examinerons successivement les tentatives des anatomistes, des médecins et celles des physiologistes.

Localisations d'après les connexions anatomiques. — Nous ne nous occuperons pas ici des localisations inspirées aux anatomistes à une époque où cette anatomie n'était pas suffisamment connue dans ses détails intimes, et nous fixerons immédiatement notre attention sur celui qui nous paraît avoir systématisé un ensemble de disquisitions anatomiques suffisamment précises et étendues. Nous avons nommé M. Luys.

Il y a dans la science les idées de M. Luys et les idées qu'on lui prête.

Les premières sont exposées dans ses *Recherches sur le système nerveux cérébro-spinal*. Les secondes, on les trouve dans les ouvrages où M. Luys est cité à propos du rôle fonctionnel des couches optiques et de l'écorce grise du cerveau.

Occupons-nous d'abord des premières. M. Luys considère les couches optiques comme des intumescences ganglionnaires où viennent aboutir les fibres des cordons postérieurs qui, — cela est incontestable, — conduisent les impressions sensitives dans la région encéphalique.

La couche optique, dit M. Luys, reçoit, comme un réservoir commun, les impressions sensorielles irradiées de tous les points de la périphérie du système nerveux. Celles qui émanent des divers plexus sensoriels, aussi bien que celles qui sont en rapport avec les phénomènes de la vie végétative, y arrivent et s'y concentrent, avant d'être irradiées vers les différentes régions de la périphérie corticale (1).

Mais dans quel but cette concentration des fibres sensitives dans les couches optiques?

M. Luys va nous le dire :

Comme tous les noyaux de substance nerveuse, les centres des couches optiques représentent de véritables amas ganglionnaires indépendants : *ils transforment, perfectionnent et épurent les impressions centripètes* émanées des appareils sensoriels ; de sorte que ces mêmes

____

(1) Luys, *Recherches*, etc., p. 344.

impressions, qui ont déjà subi l'action du travail métabolique des cellules ganglionnaires, subissent, une fois déposées au sein de la substance grise des couches optiques, un nouveau temps d'arrêt et une nouvelle élaboration sur place. C'est là qu'arrivées, après plusieurs migrations, à leur avant-dernière étape, elles se dépouillent de plus en plus du caractère d'ébranlement purement sensoriel, pour revêtir, en se métamorphosant, une forme nouvelle : se rendre en quelque sorte plus assimilables pour les opérations cérébrales ultérieures et devenir ainsi progressivement les agents *spiritualisés* de l'activité des cellules cérébrales (1).

Ainsi donc le rôle des couches optiques est de concentrer toutes les impressions sensitives dans le but de les épurer et de les préparer à devenir quelque autre chose un peu plus haut. Ce quelque autre chose, qu'est-ce?

Laissons parler M. Luys :

Toutes les impressions sensorielles, une fois qu'elles ont été concentrées au sein de la substance grise des couches optiques, sont irradiées vers les différentes régions de la périphérie corticale. Ce sont des fibres blanches qui les exportent, et la substance grise des circonvolutions qui les reçoit et les élabore (2).

En quoi consiste cette élaboration définitive?

Lorsqu'en effet, dans les expériences de physiologie expérimentale, on enlève par tranches méthodiques des portions successives de fibres blanches, avec la substance grise y attenante, c'est-à-dire en privant successivement les animaux, soit d'une partie, soit de la totalité de leurs lobes cérébraux, on leur enlève en même temps, non-seulement la *faculté de percevoir leurs impressions sensorielles*, mais encore celle de manifester par une réaction motrice voulue la spontanéité de l'activité cérébrale (3).

En cela, M. Luys s'appuie sur les expériences de Flourens qu'il cite longuement, et il conclut en disant :

Cette manière de considérer le mode de fonctionnement des éléments de la substance corticale, qui ne repose après tout que sur une série de déductions anatomiques, nous permet de fournir quelques données précises, applicables aux divers actes qui constituent les opérations de l'entendement.

Elle nous fait voir, en effet, que si c'est bien au milieu des réseaux

(1) Luys, loc. cit., p. 345.
(2) Luys, loc. cit., p. 346.
(3) Luys, loc. cit., p. 246.

de la substance corticale que les impressions sensorielles, irradiées des centres de la couche optique, sont *nettement perçues,* c'est bien là qu'elles prennent une forme distincte, se déposent à l'état de *souvenirs,* et se transforment en *idées;* que c'est de là pareillement qu'elles partent pour se traduire au dehors, à l'aide de manifestations *sensibles et apparentes,* lesquelles ne sont autres que les *réactions voulues et réfléchies* d'une impression sensorielle antérieure, et qu'en un mot, les régions de substance corticale affectées à l'élaboration des impressions sensorielles et *aux phénomènes de la perception* sont représentées par les réseaux des cellules les plus superficielles, tandis que celles qui semblent plus particulièrement dévolues à servir de *substratum* aux manifestations de la motricité volontaire, sont localisées dans les régions les plus profondes des cellules corticales (1).

Il est impossible, après un exposé aussi net, de ne pas savoir ce que pense M. Luys touchant le lieu où les impressions sensitives sont perçues; il est évident que ce lieu se trouve dans *les cellules superficielles de l'écorce grise du cerveau.*

Or, comment se fait-il que depuis dix ans, en France comme à l'étranger, la plupart de ceux qui ont écrit sur le système nerveux accordent à M. Luys l'opinion que les impressions sont perçues dans les couches optiques? Cela tient peut-être à ce que le système adopté par M. Luys dans l'exposition de ses idées n'est pas toujours facile à débrouiller, cela tient aussi à ce que l'auteur applique le nom de *sensorium commune* aux couches optiques tout en plaçant le véritable *sensorium* dans la couche corticale. Mais le véritable motif, sans contredit, est l'approbation de M. Luys, tacite dans certains cas, formellement écrite dans d'autres.

Nous avons entre les mains la preuve écrite des encouragements que M. Luys adressait à un critique de la presse politique à l'effet d'altérer la vérité du compte rendu que ce critique faisait de notre *Essai de psychologie.*

Voici ce que M. Luys écrivait à ce critique après un premier article sur notre ouvrage, dans lequel, — il est important de le rappeler, — nous disons très-formellement que le *centre des perceptions est dans les couches optiques, tandis que les cellules de l'écorce grise représentent les conditions de la mémoire et de l'activité psychique :*

Ce que vous avez écrit, mon cher ami, n'est que l'exacte vérité.

(1) Luys, loc. cit., p. 352.

Sauf ses expériences originales d'injections interstitielles, tout ce qu'a écrit l'auteur en question (M. Fournié) sur le cerveau n'est que la paraphrase de mes premières *Recherches* (1).

L'ami de M. Luys, incompétent sur ces matières, ne fit que confirmer, dans un second article, ce qu'il avait dit dans le premier et du coup je fus présenté aux lecteurs du journal politique comme un plagiaire ou un vulgaire compilateur.

Je ne voulus pas, à cette époque, protester contre les erreurs dont j'étais la victime, parce que le public d'un journal politique ne saurait être pris pour juge dans de semblables démêlés, et j'ai attendu l'occasion de m'en expliquer devant le corps médical.

Le procédé de M. Luys n'est blessant que pour lui-même ; aussi n'ajouterai-je rien à la piqûre. Quant à ce qui concerne la *paraphrase de ses travaux*, voici ce qu'il faut en entendre. M. Luys, dans ses Recherches, a fait une œuvre essentiellement anatomique à laquelle j'ai rendu justice par les *citations nombreuses* que je lui ai empruntées, tout en indiquant la source de mes citations ; mais j'ai complétement laissé de côté les considérations physiologiques qui accompagnent la description anatomique, parce que, en vérité, — et je l'ai dit dans mon *Traité de physiologie*, — elles tiennent plutôt du roman que de la vérité scientifique. La meilleure preuve, d'ailleurs, que je n'ai rien emprunté à M. Luys en ce qui concerne la physiologie, c'est que, sur le point essentiel de la localisation des *perceptions*, nos opinions vraies, celles qui sont écrites dans nos livres respectifs, sont tout à fait différentes. Là où M. Luys place le développement des perceptions (écorce grise), moi je place les conditions organiques de la mémoire et de l'activité psychique, réservant aux couches optiques le rôle de centre de perception.

Tout cela est bien différent. Pour tout homme impartial et compétent ce qui distingue fondamentalement mes travaux de ceux de M. Luys, c'est le point de vue essentiellement physiologique sur lequel je me suis placé. Pour étudier utilement le système nerveux, j'ai dû poser des principes de physiologie générale, et, d'après eux, débrouiller tous les problèmes de la vie cérébrale. Il ne m'appartient pas de dire si j'ai réussi ou non,

(1) *Lettre de M. Luys du 2 novembre* 1877.

— c'est au public de juger, — mais ce que je dis hautement, c'est que mon traité de physiologie du système nerveux n'a absolument rien emprunté aux idées physiologiques de M. Luys.

2° Localisation de la parole d'après les faits pathologiques. — Le langage est une fonction au même titre que les autres activités de l'organisme ; elle est même, de toutes les fonctions, la plus importante à connaître, soit au point de vue de la physiologie comparée, soit au point de vue de la physiologie du cerveau. Cependant cette fonction a été peu étudiée, et on professe à son endroit les opinions les plus diverses. A quoi cela tient-il ? C'est ce que nous allons examiner d'abord.

La doctrine physiologique régnante, touchant le langage, repose sur un fait d'anatomie pathologique et sur l'interprétation qu'on donne de ce fait. Les troubles de la parole, dit-on, coïncident le plus souvent avec une lésion de la troisième circonvolution du lobe frontal du côté gauche ; donc, en ce point, se trouve l'organe selon les uns, le pouvoir législateur selon les autres, des mouvements de la parole.

Le fait de la localisation de la parole dans les lobes antérieurs avait été signalé en 1770 par Gesner ; mais, il faut le reconnaître, c'est à M. Bouillaud qu'appartient l'honneur d'avoir donné à ce fait une valeur scientifique. De même Dax, le père, avait signalé, depuis le commencement de ce siècle, la coïncidence des troubles de la parole avec la lésion du lobe antérieur gauche ; mais c'est à M. Broca que revient le mérite d'avoir précisé cette localisation et de l'avoir appuyée sur des preuves suffisantes. Quant à l'interprétation du fait, elle a été faite évidemment d'après les idées systématiques de Gall.

La haute personnalité des promoteurs de la doctrine qui va nous occuper nous impose des obligations qui pourraient nous gêner si elles ne nous étaient particulièrement agréables. Nous les observerons donc sans effort. Quant à la critique elle-même qui s'imposera nécessairement à notre jugement, nous espérons qu'elle ne sera pas mal accueillie par des hommes qui pensent, nous n'en doutons pas, que la première condition du progrès des sciences est la libre expression des idées contradictoires.

Donc, la doctrine régnante touchant le langage repose sur

un fait d'anatomie pathologique et sur l'interprétation qu'on donne de celui-ci. Nous examinerons séparément ces deux conditions de la doctrine.

Depuis 1825, M. Bouillaud avait professé que les troubles de la parole coïncident généralement avec une lésion des lobes antérieurs sans distinction de côté droit ni de côté gauche ; mais, dernièrement, il s'est complétement rallié à l'opinion de M. Broca, qui, plus absolu, professe que les lésions correspondant aux troubles de la parole se trouvent toujours du côté gauche intéressant la troisième circonvolution des lobes antérieurs.

Cette dernière opinion repose sur un nombre considérable de faits, incontestés et incontestables ; mais, quel qu'en soit le nombre, ces faits n'infirment pas les faits contradictoires recueillis par MM. Velpeau, Trousseau, Peter, Bonnafond, Gallard et M. Bouillaud lui-même, démontrant que les lésions, coïncidant avec les troubles de la parole, peuvent se rencontrer du côté droit, dans les lobes antérieurs ou dans toute autre partie de l'encéphale. Si l'on s'autorise de la brutalité des faits d'un côté, on n'est pas moins autorisé de l'autre à revendiquer l'appui des faits opposés, bien qu'en plus petit nombre.

La seule conclusion plausible que l'on puisse retirer de cet ensemble de faits, c'est que généralement, mais pas toujours, les troubles de la parole coïncident avec une lésion de la troisième circonvolution du lobe frontal gauche.

Voilà pour les faits. Examinons à présent l'interprétation qu'on en a donnée, car un fait n'est rien par lui-même s'il n'est judicieusement interprété. Les cellules cérébrales d'ailleurs ont un langage muet qu'il faut rendre sensible : mais c'est là le point délicat.

Sur quoi se base-t-on pour affirmer que les conditions matérielles de la parole se trouvent dans l'hémisphère gauche du cerveau ? On se base sur la coïncidence à peu près constante des troubles de la parole avec une lésion du côté gauche de l'encéphale. Cette coïncidence est dans les proportions de 90 pour 100, d'après les statistiques les plus favorables. Mais serait-elle de 95 pour 100, de 100 pour 100, elle n'a pas pour nous la valeur qu'on lui accorde. Il n'y a rien de plus trompeur que les faits, et on a bien raison de dire qu'un fait est quelque chose de brutal. Cela est particulièrement vrai dans les questions délicates de physiologie cérébrale, où la raison physiologique doit présider à l'acceptation de tous les faits.

Comme il n'est pas possible de rien comprendre à la physiologie de la parole et de discuter cette question sur une base solide, si au préalable on ne dégage pas par l'analyse les éléments qui concourent à la formation du langage, notre argumentation s'appuiera d'abord sur l'analyse physiologique des mouvements intelligents dont le langage est le type le plus élevé.

Dans l'exécution de tout mouvement intelligent nous trouvons :

1° Une impression sentie, actuelle ou de souvenir; c'est cette impression qui motive notre acte. Par conséquent, d'après l'hypothèse des localisateurs de la parole dans la troisième circonvolution du côté gauche, nous devons trouver en ce point le siège de l'impression sentie qui représente le phénomène initial de tout mouvement intelligent.

2° Tout mouvement intelligent est inventé ou appris, et, comme pour inventer ou pour apprendre, le réveil de la mémoire, le réveil des notions acquises est indispensable, il s'ensuit que la troisième circonvolution du côté gauche devra renfermer, non-seulement les éléments matériels de la mémoire des mots, mais encore les éléments de toutes les mémoires spéciales, car il ne faut pas perdre de vue que les mots n'ont un sens qu'à la condition de réveiller, en même temps, la mémoire de l'objet ou de l'idée qu'ils représentent. Le mot *pain* n'aurait pour nous aucun sens si, en même temps, il ne réveillait l'image ou l'idée qu'on se fait du pain.

3° Dans tout mouvement intelligent, le réveil des notions acquises est accompagné de comparaison, de jugement, et l'homme ainsi éclairé trace dans son esprit le plan, le modèle du mouvement qu'il va exécuter, si toutefois il ne trouve pas ce mouvement tout préparé en dehors de lui. Si c'est un peintre, il esquisse mentalement les principales lignes de son œuvre ; il calcule les divers effets de coloration, d'ombre et de lumière. Si c'est un musicien, il chante tacitement son inspiration et se donne l'impression des effets harmoniques que son intelligence combine savamment. L'architecte élève dans l'esprit son édifice ; en un mot, tout mouvement intelligent est conçu, préparé, calculé. Quand il n'en est pas ainsi, c'est qu'un maître, un phénomène extérieur fournissent à l'intelligence le modèle à suivre ; mais cela revient au même, car ce modèle fut conçu d'abord par une intelligence. Il suit de là, qu'avant d'inventer ou d'apprendre un mot, l'homme met en jeu les activités les plus importantes, les plus variées, et, comme tous ces actes font partie essentielle de la parole, il s'ensuit que nous devons trouver dans la troisième circonvolution leur représentation matérielle.

4° Tout mouvement intelligent doit être dirigé dans son exécution par un sens spécial. Cette direction représente la caractéristique essentielle que nous avons assignée à tout mouvement intelligent. L'animal dirige l'ensemble de ses mouvements par la perception du but à atteindre ; mais en aucun cas il n'en dirige le détail par un sens spécial. L'oiseau ne se regarde pas voler ; le poisson ne dirige pas avec les yeux le mouvement des nageoires, etc. L'homme trouve, lui aussi, dans ses organes, des possibilités motrices qu'il meut dans les mêmes conditions que l'animal, en se laissant diriger par le but à atteindre. Mais lorsqu'il veut exécuter un mouvement intelligent, il en confie la direction à un sens spécial. L'enfant qui apprend à jouer d'un instrument dirige ses mouvements avec l'ouïe ou la vue et il lutte avec peine contre les coordinations motrices préétablies. L'escrime, la danse, tous les arts manuels, tous les mouvements intelligents, en un mot, sont dirigés par le sens spécial auquel ces mouvements s'adressent. Pour répondre à l'avance à une objection possible, nous ajouterons que ces mêmes mouvements, quand ils ont été appris, peuvent être dirigés par la mémoire du sens qui a présidé à leur apprentissage. C'est cette mémoire particulière que généralement on confond, dans ce cas, avec l'habitude.

A la place du mécanisme qui préside à l'exécution des mouvements intelligents, et que nous avons dû simplement esquisser, on avait mis jusqu'à présent un mot commode, celui de *coordination,* qui exprime vaguement une idée mal définie et qui, dans tous les cas, aurait dû être accompagnée du complément *intelligente, cordination intelligente,* pour la distinguer de la coordination préétablie, instinctive, qui préside à l'exécution des mouvements instinctifs et qui remplace, dans ce dernier cas, le sens spécial qui dirige les mouvements intelligents.

Quoi qu'il en soit, la parole et la mimique, représentant les deux formes de la même fonction-langage, sont dirigées, l'une par le sens de l'ouïe, l'autre par le sens de la vue ; d'où il suit que les perceptions de la vue et celles de l'ouïe, ainsi que les fibres motrices qui excitent les mouvements sonores et les mouvements mimiques, doivent trouver leur représentation matérielle dans la troisième circonvolution gauche.

S'il était vrai, comme le pensent MM. Bouillaud et Broca, que l'organe, le pouvoir coordinateur et législateur de la parole, se trouvent dans la troisième circonvolution du côté gauche, il faudrait admettre que tous les éléments que nous avons dégagés de notre analyse sont groupés en ce point, car on ne peut nier qu'ils ne fassent partie intégrante de la parole. Nous trouvons, en effet, dans la formation de la parole, la perception de toutes les impressions, la mémoire, le jugement, la volonté, la direction intelligente des mouvements mimiques ou sonores ; nous y trouvons, en un mot, tous les éléments que l'analyse physiologique nous a permis de déterminer dans la fonction du langage. Or, je le demande, est-il possible, *a priori,* de soutenir que des éléments si nombreux et si variés se trouvent localisés dans le petit amas de substance cérébrale représenté par la troisième circonvolution du côté gauche ?

Ces éléments, d'ailleurs, ne sont pas spéciaux à la fonction du langage ; on les retrouve dans la plupart des activités cérébrales, et cela ne doit point étonner si l'on considère, qu'à un moment donné, le langage prend un rôle prépondérant au milieu des activités cérébrales en s'associant à la plupart d'entre elles.

Mais, dans une question comme celle-ci, il ne suffit pas de faire appel au bon sens scientifique inspiré par les principes généraux de la physiologie, nous devons faire plus : nous devons prouver qu'il est impossible que les éléments du langage soient exclusivement localisés dans la troisième circonvolution gauche.

Nous demanderons nos preuves aux faits anatomiques, aux faits pathologiques et à l'analyse physiologique. Nous entendons par analyse physiologique l'interprétation judicieuse des faits subordonnée à l'observance des lois générales de la physiologie.

Que nous enseigne l'anatomie ? L'anatomie nous enseigne que le système nerveux, dans son ensemble, est un organe

composé de deux moitiés parfaitement symétriques présentant :
à la périphérie le même nombre de nerfs, à droite et à gauche ;
le même nombre de racines sur le côté droit et sur le côté
gauche de la moelle ; le même nombre de faisceaux, de fibres
et de cellules dans les deux moitiés de l'axe médullaire, du
bulbe et de la protubérance, et enfin présentant à gauche et à
droite de l'encéphale une composition et une disposition identiques des parties. Que conclure de là, sinon que la symétrie
organique entraîne avec elle la symétrie fonctionnelle ? Cette
conclusion est conforme aux lois générales ; mais, comme on
invoque précisément une exception à ces lois, pour admettre
une asymétrie fonctionnelle à l'égard de la parole, nous devons faire parler les organes eux-mêmes, en invoquant les
lumières de l'anatomie pathologique et de l'expérimentation
physiologique.

L'état symétrique de la fonction des nerfs, des faisceaux
médullaires, du bulbe, de la protubérance, des pédoncules
cérébraux, n'est douteux pour personne ; les faits pathologiques qui démontrent cet état abondent ; personne ne les conteste, et ils ont pour eux la sanction de l'expérimentation
physiologique. Dans le cerveau, les conditions sont les mêmes.
Là encore, personne ne conteste l'état symétrique des perceptions sensorielles, pas plus que l'état des incitations aux mouvements volontaires. La perte d'un sens ou celle du mouvement
d'un seul côté du corps, coïncidant avec une lésion unilatérale
du cerveau, sont des faits trop connus pour y insister ici.

Sans doute il règne encore quelques obscurités sur ces
questions ; c'est ainsi que la théorie de l'action croisée des
hémisphères sur le mouvement, bien que démontrée par la
généralité des faits, est tenue en échec par des observations
authentiques, recueillies par des hommes compétents, et montrant la possibilité d'une action directe d'un hémisphère sur
le même côté du corps. Ces faits restent des faits ; ils ne se
détruisent pas les uns les autres ; notre insuffisance seule à les
interpréter est en contradiction avec eux. D'ailleurs, notre
argumentation peut laisser de côté l'action croisée ou non
croisée. Il nous suffit de constater l'identité du rôle fonctionnel des parties symétriques du cerveau, et cela, croyons-nous,
n'est pas contestable. Par conséquent la parole, qui est constituée par un enchaînement de perceptions sensorielles et

d'incitations à des mouvements volontaires, doit trouver, elle aussi, les conditions anatomiques et physiologiques de son développement dans les parties symétriques des deux hémisphères.

Mais, dira-t-on, en acceptant cette conclusion qui repose simplement sur des considérations analogiques, vous êtes conduit à admettre une parole pour le côté gauche du cerveau et une parole pour le côté droit, et dès lors, comment expliquez-vous l'abolition complète ou le trouble profond de la parole par la lésion d'un seul hémisphère? Que devient la parole du côté droit lorsque le côté gauche seul est lésé?

Cette objection, si elle était fondée, serait assurément très-grave; mais elle ne l'est pas pour nous. Elle repose sur une certaine manière d'interpréter la suppléance fonctionnelle qui n'est pas la nôtre, comme nous le ferons voir tout à l'heure.

Il n'en est pas de même des partisans de la localisation de la parole dans le côté gauche. Ceux-ci, en effet, croyant sincèrement que les deux hémisphères de l'encéphale représentent chacun *un cerveau complet*, ont pressenti la gravité de l'objection que nous avons formulée plus haut, et, pour y parer, ils ont fait des efforts que l'on serait heureux de voir employés au service de la vérité. Mais l'erreur a de si grands attraits! quelle ingéniosité dans les mauvaises raisons qu'elle inspire!

D'abord, c'est Brown-Séquard qui avance que « les hémisphères, bien que primitivement semblables, se développent de telle sorte que chacun des deux n'acquiert une grande puissance que par certains actes ou certaines fonctions (1) ». En parlant ainsi, d'ailleurs, M. Brown-Séquard est très-convaincu et il ne songe à rien moins, en se fondant sur cette opinion et sur quelques autres, qu'à changer « presque entièrement (il est encore modeste, le *presque*) la physiologie normale et la physiologie pathologique de l'encéphale (2) ».

M. le docteur Armand de Fleury (de Bordeaux) avait remarqué, dès 1864, que la circulation carotidienne est plus active à gauche qu'à droite, et, partant de là, il avait entrepris une série de recherches, fort intéressantes d'ailleurs, qui le conduisirent à admettre une relation entre la disparité fonction-

____

(1) *Archives de physiologie.* 1877, n° 2, p. 413.
(2) Idem.

nelle et la dissymétrie des divisions de la crosse aortique.
En 1871, M. Ogle, de Londres, émettait de son côté les mêmes
opinions sans avoir eu connaissance des recherches de M. de
Fleury, dont le résultat ne fut publié qu'en 1872 dans un mémoire intitulé : *Sur le dynamisme comparé des hémisphères cérébraux*.

M. A. de Fleury, passionné pour son idée, conclut non-seulement à la localisation de la parole à gauche, mais encore il
est persuadé que les instincts, les facultés, les mœurs, l'activité, en un mot toute la vie cérébrale des animaux, ou du
moins des mammifères, est déterminée par le mode d'origine
des vaisseaux carotidiens sur la crosse de l'aorte.

Avec un tact qui ne nous surprend pas, M. Broca a décliné
pour sa cause le concours de semblables exagérations et s'est
contenté d'accepter ce fait, à savoir, « que le mode d'origine
des deux carotides exerce *une certaine influence* sur la répartition du travail entre les deux hémisphères ».

M. Broca s'est très-nettement exprimé là-dessus dans le rapport qu'il a lu à l'Académie de médecine (15 mai 1877) touchant le mémoire de M. de Fleury. Nous lisons, dans ce rapport, que M. Broca attribue l'inégale répartition du travail
dans les deux hémisphères à l'influence de certaines facultés
acquises pendant la vie sociale et qui se localiseraient plutôt à
gauche qu'à droite. « L'homme, dit M. Broca, est de tous les
animaux celui dont le cerveau à l'état normal est le plus asy-
métrique. C'est aussi celui qui possède le plus de facultés
acquises. Parmi ces facultés, que l'expérience et l'éducation
ont développées chez ses ancêtres et dont l'hérédité lui transmet l'instrument, mais dont il n'acquiert l'exercice qu'à la
suite d'une éducation individuelle, longue et difficile, la faculté
du langage articulé tient le premier rang. C'est elle qui nous
distingue le plus nettement des animaux. Ce qui leur manque
pour l'acquérir, ce n'est pas l'appareil de l'articulation, ce
n'est pas non plus la circonvolution spéciale où elle se localise chez l'homme, car cette circonvolution existe chez la
plupart des singes ; c'est le degré d'intelligence qui leur serait
nécessaire pour analyser les éléments du discours, pour
attacher un sens de convention à chacun des mots qui frappent
leurs oreilles, et pour chercher par de longs tâtonnements à
combiner le jeu de leurs muscles phonateurs, de manière à

reproduire et à articuler les mêmes sons. A l'âge où l'enfant apprend à parler, au milieu des actes multiples auxquels il s'exerce et des connaissances variées qu'il acquiert chaque jour, la fonction du langage est certainement la plus compliquée de toutes celles que l'éducation développe en lui; c'est celle qui exige de lui le plus de travail. On conçoit donc que, si l'un des deux hémisphères cérébraux possède à ce moment quelque supériorité matérielle, l'enfant affecte de préférence à sa fonction la plus difficile son instrument le plus parfait (1). »

Et voilà pourquoi nous sommes droitiers ou gauchers. Ce passage est une véritable profession de foi que nous nous plaisons à relever. Ainsi, pour M. Broca, le cerveau est un instrument que chacun cultive à sa façon à l'effet de le doter de certaines facultés.

Cette assertion nous paraît reposer sur la confusion que M. Broca établit entre *faculté* et *notions acquises*. La faculté représente un pouvoir du cerveau, nous ne l'acquérons pas; nous l'apportons en naissant et l'animal aussi. Ce que nous acquérons par l'éducation, c'est le développement de ce pouvoir, ce sont les *notions expérimentales* qui permettent à la faculté de donner tout ce qu'elle peut.

En second lieu, M. Broca prétend que ce qui manque aux animaux pour parler, ce n'est pas la circonvolution du langage, qui existe chez eux comme chez nous, mais un *degré d'intelligence*. Du coup, voilà une belle distinction entre la bête et l'homme. Mais cette intelligence si *habile à acquérir des facultés*, où est-elle? sur quoi repose-t-elle? elle n'est pas chez l'animal qui cependant possède l'organe de l'articulation, quelles sont donc alors les facultés que l'animal peut acquérir? Grimper, courir d'une façon plutôt que d'une autre? Prendre certaines habitudes selon le milieu? On ne saurait désigner cela sous le nom de facultés.

Troisièmement enfin, d'après M. Broca, l'enfant pourrait *choisir* l'hémisphère qui lui convient pour l'apprentissage difficile de la parole. Nous ne sommes pas libres de respirer plutôt avec un poumon qu'avec l'autre, et M. Broca nous accorderait cette prérogative à l'égard d'un organe dont la vie intime se déguise

____

(1) M. BROCA, *Bulletin de l'Académie de médecine*, 15 mai 1877

plus que toute autre à l'investigation des sens et à l'influence de la volonté ! Y a-t-il bien pensé ?

Évidemment, M. Broca s'est nourri des idées de Darwin. C'est la même façon de raisonner : des hypothèses séduisantes, des à peu près, des explications ingénieuses, des semblants de preuves par les faits ; et le fait scientifique, où est-il ?

Mais continuons notre examen. Après M. de Fleury, c'est M. Lépine qui, dans une thèse de concours pour l'agrégation, montre un empressement très-vif pour défendre la localisation à gauche. Laissons-le parler :

Lorsque plus loin nous étudierons les territoires moteurs de l'écorce grise, nous verrons qu'ils sont parfaitement symétriques. Il serait étrange que celui du langage fît exception ; il est plus naturel d'admettre, avec les auteurs les plus autorisés, que ce territoire est double, mais que celui de gauche fonctionne presque exclusivement dans l'état normal. Le fait que, pour tous les usages qui ne nécessitent pas l'emploi de la main gauche, nous nous servons naturellement de la main droite, ne prouve-t-il pas que notre hémisphère gauche est plus *adapté* que l'autre ? Dans cette hypothèse si légitime, toutes les prétendues exceptions s'expliquent facilement : 1º Les gauchers devenus aphasiques après une lésion du territoire du côté *droit* (qui pour eux est l'hémisphère actif) ; 2º les gauchers non aphasiques malgré une lésion du territoire gauche.

Faut-il invoquer la suppléance de l'hémisphère droit pour expliquer l'amélioration et la guérison de certaines aphasies, ou bien convient-il plutôt d'admettre que les fonctions se rétablissent dans le territoire *gauche,* soit parce que la lésion a guéri, soit même par une suppléance de voisinage ? Je ne sais, mais je ne puis m'empêcher d'observer que si la suppléance de l'un des hémisphères par l'autre était facile et complète, il n'y aurait que peu d'aphasies persistantes, car les lésions doubles ne sont pas très-communes.

Il paraît donc certain, en ayant égard aux faits précédents, que le centre du langage à droite, sous le rapport de sa capacité fonctionnelle, est dans un état d'infériorité très-marqué, relativement à son congénère, infériorité acquise soit par l'individu faute d'éducation de ce centre (celui du côté gauche détournant à son profit l'activité fonctionnelle dès la naissance), soit par l'espèce et augmentée par l'influence de l'hérédité. A cette infériorité du lobe frontal droit, quant au langage, se lie peut-être ce fait constaté par M. Broca, que son poids est notablement moindre que celui du lobe frontal gauche. On pourrait dès lors se demander si les aphasies consécutives aux lésions du centre du langage, chez les individus non gauchers, sont en réalité sous la dépendance de cette lésion, ou s'il ne s'agirait pas d'une action sympathique sur le centre du côté gauche. C'est là une pure vue de l'esprit dont il est impossible aujourd'hui d'apprécier la valeur.

M. H. Jackson a émis l'hypothèse ingénieuse que les territoires gauche et droit, bien que tous deux consacrés au langage, diffèrent cependant en ceci, que le premier entrerait en fonctionnement sous l'influence de la volonté, le second automatiquement. Mais la clinique ne me paraît pas fournir d'argument en sa faveur, et je ne trouve pas de bonnes raisons pour admettre que l'hémisphère droit soit nécessairement soustrait à l'influence de la volonté.

Concluons donc, en définitive, avec MM. Dax, Moxon et Broca, que sous le rapport du langage nous sommes *gauchers* du cerveau, ou, en d'autres termes, qu'il y a dans les fonctions des deux territoires des différences, sinon qualitatives, au moins quantitatives très-appréciables (1).

MM. Carville et Duret, reconnaissant ce qu'il y a d'illogique à prétendre que nous sommes droitiers du cerveau et que nous nous servons presque exclusivement de l'hémisphère gauche dans les choses de la parole, invoquent un genre de suppléance tout à fait imprévu. Brown-Séquard, Jackson, Broadbent, Ferrier, avaient soutenu la théorie de la suppléance des hémisphères pour expliquer la guérison de certains aphasiques. MM. Carville et Duret démontrent d'abord que cette théorie est en défaut et ils prétendent qu'il faut chercher la véritable suppléance, non dans les deux hémisphères, mais dans l'écorce grise de chaque hémisphère en particulier : « Les centres des mouvements volontaires ou coordonnés des membres, disent-ils, se reforment dans l'écorce grise motrice du même côté, à mesure qu'on les détruit. » Avec de semblables affirmations tout s'explique en effet ; mais la preuve ? Au lieu de preuves, les auteurs ont formulé une loi : *la loi de la substitution fonctionnelle*. C'est fort commode, en vérité !

Les partisans de la localisation de la parole à gauche ont un intérêt majeur à interpréter d'une façon favorable à leur cause la question de la suppléance fonctionnelle ; car, obligés d'admettre la symétrie fonctionnelle, ils ne peuvent pas échapper à cette objection : que devient la parole du côté droit quand celle du côté gauche est perdue ? Malheureusement, comme nous venons de le voir dans l'examen qui précède,

(1) Lépine, *De la localisation dans les maladies cérébrales*, p. 27.

leurs efforts dans ce sens n'ont produit que des hypothèses inacceptables.

Cette impuissance tient à ce que jusqu'ici on a mal compris ce qu'il faut entendre par *symétrie et suppléance fonctionnelles.* Pour nous, l'hémisphère droit et l'hémisphère gauche ne représentent pas chacun un cerveau complet ; mais nous disons qu'on trouve dans chacun d'eux, et en des points symétriques, les conditions indispensables aux divers fonctionnements. Par cette interprétation nous échappons à l'objection formulée plus haut, à savoir : que devient la parole du côté droit quand le côté gauche est lésé? parce que, les deux côtés étant nécessaires au fonctionnement de la parole, la lésion d'un seul côté suffit pour que la parole soit abolie.

Mais ce fait est trop important pour que nous nous bornions à l'affirmer ; il faut des preuves.

De la symétrie et de la suppléance fonctionnelles. — Notre démonstration reposera sur certains faits très-intéressants de la vie cérébrale qui avaient échappé jusqu'ici à l'analyse.

Nous allons prouver en effet que, s'il y a dans le cerveau des parties symétriques qui peuvent se suppléer au point de vue fonctionnel, il en est d'autres qui, placées symétriquement, et jouissant de propriétés physiologiques identiques, ne sauraient cependant se suppléer au même point de vue. Dans ce dernier cas, l'action simultanée des deux parties est indispensable pour obtenir un produit fonctionnel déterminé. D'où il suit que chacun des hémisphères ne peut pas être considéré comme un cerveau complet.

Un homme qui a perdu l'œil gauche par suite d'une lésion limitée de l'hémisphère droit, continuera à voir avec son œil droit et son hémisphère gauche, avec moins d'intensité peut-être, mais aussi complètement que si les deux yeux et les deux hémisphères étaient sains. Il en serait de même pour les autres sens spéciaux.

La mémoire, qui n'est autre chose qu'un phénomène de sensibilité soumis à un certain mécanisme que nous avons dévoilé ailleurs, peut être conservée dans toute son intégrité malgré les lésions de la couche corticale, et malgré même des pertes considérables de substance intéressant un seul hémisphère.

Ces faits, qui ont une valeur scientifique bien établie, nous autorisent à dire que les parties homologues des deux hémisphères qui sont préposées au développement de la sensibilité spéciale et de la mémoire, remplissent absolument le même rôle fonctionnel et peuvent par conséquent se suppléer.

Pour le mouvement la possibilité de cette suppléance n'existe pas. Personne n'ignore que certaines lésions d'un hémisphère entraînent nécessairement la perte du mouvement dans un des côtés du corps. Une lésion de l'hémisphère gauche amènera nécessairement une paralysie soit dans le côté droit, — ce qui est le cas le plus fréquent, — soit dans le côté gauche, ce qui est l'exception, et cette paralysie portera, selon le point lésé, soit sur les organes pairs et symétriques, tels que les membres supérieurs et inférieurs, soit sur les organes impairs mais composés de deux moitiés symétriques, tels que le larynx, la face, etc.

Mais à quoi tient cette possibilité qu'ont les organes de se suppléer quand il s'agit du sentiment, et l'impossibilité où ils se trouvent d'en faire autant quand il s'agit du mouvement?

Cela tient à ce que le développement de la sensibilité dans le cerveau représente la période ultime d'un enchaînement de faits physiologiques commençant à l'impression et finissant à la perception, c'est-à-dire à un phénomène un, indivisible, complet par lui-même et identique dans l'hémisphère droit et dans l'hémisphère gauche.

On ne coupe pas une perception en deux parties, l'une pour le côté droit, l'autre pour le côté gauche. Par conséquent, la perception du côté droit pourra toujours suppléer la perception analogue qui n'a pas pu se produire dans le côté gauche.

Dans le cas du mouvement, nous nous trouvons dans des conditions tout opposées. Ici les phénomènes se succèdent en sens contraire, et le fait initial, qui n'est autre que la perception excitatrice, exerce son influence sur les fibres motrices des deux hémisphères, non plus pour aboutir à un phénomène un, indivisible, complet par lui-même, mais à un mouvement qui est exécuté par deux parties distinctes du corps; de sorte que, bien que l'influence des hémisphères soit identique des deux côtés, bien qu'elle se traduise par un mouvement analogue, il n'en résulte pas moins que ce mouvement est exécuté en double, à gauche et à droite.

Il suit de là que, contrairement à ce qui arrive pour les organes de la sensibilité, les organes cérébraux du mouvement ne peuvent pas se suppléer au point de vue fonctionnel.

Les faits que nous venons d'établir ont une importance majeure, soit en physiologie cérébrale, soit en pathologie, car ils nous permettent de formuler les conclusions suivantes :

1° Les organes qui président au développement de la sensibilité spéciale et de la mémoire dans les deux hémisphères peuvent mutuellement se suppléer; d'où il suit que, dans toute fonction cérébrale, les phénomènes de sensibilité et de mémoire peuvent persister, bien que la lésion d'un hémisphère ait amené la perte du mouvement. C'est le cas des aphasiques qui se souviennent du mot, mais qui ne peuvent l'exprimer par les mouvements de la parole.

2° Les organes qui, dans les deux hémisphères, excitent le mouvement des membres ne sauraient en aucun cas se suppléer, parce que l'effet qu'ils sont respectivement destinés à produire se manifeste sur des parties symétriques, sans doute, mais différentes de siège; d'où il suit que dans toute fonction qui exige, pour son accomplissement, l'intervention des deux hémisphères, la fonction sera abolie par le fait seul de la lésion d'un hémisphère. C'est ce qui arrive pour l'aphasie, qui peut résulter, comme chacun sait, de la lésion d'un seul hémisphère.

3° Chacun des hémisphères ne représente un cerveau complet que dans deux conditions : lorsqu'on ne considère que les phénomènes de sensibilité spéciale et de mémoire, et lorsque l'on ne considère l'action cérébrale que sur un seul côté des parties symétriques du corps.

4° Toutes les fois qu'un acte fonctionnel exige l'intervention de deux membres pairs et symétriques, tels que les membres supérieurs et inférieurs, ou bien celle des deux moitiés d'un organe impair tel que le larynx, la face, on peut affirmer que les deux hémisphères coopèrent à cet acte et que, par conséquent, chacun des deux hémisphères ne saurait représenter un cerveau complet.

5° Évidemment, ceux qui prétendent que le cerveau est complet dans chacun des deux hémisphères ont confondu les *propriétés physiologiques* des éléments, qui en réalité sont identiques à droite et à gauche, avec la *fonction*, qui n'est possible, comme nous l'avons prouvé, qu'avec la coopération des deux côtés.

Cette confusion est très-regrettable, car elle a conduit ses auteurs, non-seulement à admettre un fait erroné, c'est-à-dire la possibilité du fonctionnement complet dans les deux côtés du cerveau, mais encore à inventer, pour expliquer la localisation de la parole dans le côté gauche, une théorie qui jetterait, si l'on n'y prenait garde, la question si difficile de la physiologie cérébrale dans le sentier de l'hypothèse.

Les conclusions que nous venons de formuler renferment plusieurs conséquences précieuses pour le physiologiste. Nous n'en relèverons qu'une, la plus importante, puisqu'elle nous permet de réfuter la doctrine de la localisation de la parole dans le côté gauche du cerveau. En effet, dans l'exercice de la parole, les deux moitiés de l'appareil vocal sont mises en jeu; par conséquent, la participation des deux hémisphères à cette fonction est indispensable et, dès lors, l'homme qui est atteint d'une lésion de la troisième circonvolution gauche est aphasique, non pas, comme le prétendent MM. Bouillaud et Broca, parce qu'en ce point se trouvent réunies toutes les conditions de la parole, mais parce que la parole réclame indispensablement la coopération des deux hémisphères. Lorsque le mécanisme selon lequel se produit la parole est réduit à la moitié de ses rouages par la lésion d'un hémisphère, l'ensemble du mécanisme s'arrête. Tel est, à notre avis, le motif que l'on doit invoquer pour expliquer la coïncidence des troubles de la parole avec les lésions unilatérales du cerveau (1).

La nécessité de la coopération des deux hémisphères dans la parole est l'argument décisif que nous réservions pour faire rejeter à jamais la localisation de la parole dans un seul hémisphère. Cette nécessité, comme nous venons de le voir, ressort des conditions générales de la physiologie cérébrale, mais

(1) M. le Dr GRASSET, professeur à la Faculté de Montpellier, vient de publier un travail sur les localisations cérébrales, dans lequel il se montre partisan de la localisation à gauche. A cette occasion il nous adresse l'objection suivante : « S'il en était ainsi que le dit M. Fournié, il faudrait que l'aphasie se rencontrât tout aussi souvent avec des lésions de l'hémisphère droit qu'avec des lésions de l'hémisphère gauche. Or, depuis M. Dax, la clinique démontre le contraire, » page 17.

Il n'y a pas de pire sourds que ceux qui ne veulent pas entendre. La fréquence plus grande des lésions anatomiques dans le côté gauche est incontestable. Mais quelle relation y a-t-il entre ce fait et les questions de suppléance ou de non suppléance que nous venons d'examiner?

nous croyons devoir en donner une démonstration plus directe.

Considéré comme phénomène sensible, le mot représente un son un, indivisible, complet par lui-même, nous donnant le sentiment de notre unité, car le son perçu dans le côté gauche et le son perçu dans le côté droit se juxtaposent exactement et ne font qu'un. Comme tous les phénomènes sensibles analogues, la perception du son se développe dans certaines parties symétriques des deux hémisphères; nous l'avons assez prouvé.

Considéré comme phénomène de mouvement, le mot ne représente plus un phénomène un, indivisible ; il est composé d'éléments sonores, et ces éléments sont le résultat de l'action des deux moitiés symétriques de l'appareil vocal. Le mot *pain,* par exemple, est composé des éléments sonores P, A, I, N, qui, pour être prononcés, réclament le concours indispensable des deux moitiés du larynx. Eh bien, suivons les nerfs qui animent les deux moitiés de l'appareil vocal dans la moelle, dans le bulbe, dans la protubérance, dans les pédoncules ; nous arriverons ainsi en un point des hémisphères où chaque nerf reçoit de la cellule sensitive l'excitation qui lui est propre. En quoi consiste cette excitation ? Évidemment, la cellule de droite ne provoque pas l'excitation de la moitié d'un P, la moitié d'un A, la moitié d'un I, la moitié d'un N, et la cellule de gauche l'autre moitié de ces lettres ; cela n'est pas possible, pas plus qu'il n'est possible de prononcer ces lettres avec un seul côté du larynx.

Non, l'excitation des cellules sensitives, analogue dans les deux hémisphères, se borne à provoquer, dans les deux moitiés du larynx, la disposition favorable à la production d'un effet sonore déterminé. Cette disposition favorable des deux moitiés est indispensable à la production des sons déterminés qui caractérisent les lettres.

Mais la cellule qui excite ainsi le mouvement des moitiés symétriques de l'appareil vocal, qui est-elle ? où est-elle ? Cette cellule ne peut être que la condition matérielle de la perception du *mot* considéré comme phénomène sensible ; c'est elle qui conserve le mot comme modèle à imiter ; c'est elle enfin qui représente le sens spécial indispensable à la direction des mouvements intelligents de la parole. Or, nous avons démontré que les organes qui président au développement de la sensibilité spéciale occupent des points symétriques dans les deux hémisphères ; par conséquent, les cellules qui dirigent les mouvements intelligents de la parole se trouvent, non pas d'un seul côté du cerveau, mais dans les deux hémisphères.

Il résulte de ce qui précède : 1° que les conditions matérielles de la parole, considérée comme phénomène sensible, se trouvent dans les deux hémisphères ; 2° que les conditions matérielles de la parole, considérée comme phénomène de mouvement, se trouvent indispensablement dans les deux côtés du cerveau.

Par conséquent, contrairement à l'opinion que soutiennent M. Bouillaud et M. Broca, il n'est pas possible d'admettre que les conditions matérielles de la parole se trouvent exclusivement localisées dans la troisième circonvolution du côté gauche du cerveau. Les faits sur lesquels ces hommes éminents appuient leur manière de voir sont authentiques et précieux pour les progrès de la science ; mais ces faits, interprétés en regard de l'anatomie normale et pathologique, soumis au creuset de l'expérimentation et de l'analyse physiologique, ne disent pas ce qu'on a cru devoir leur faire dire. Loin de prouver que toutes les conditions de la parole sont renfermées dans le côté gauche du cerveau, ces faits nous conduisent à admettre que les conditions fondamentales de la parole sont représentées symétriquement à droite et à gauche ; d'où il suit que la parole résulte, non-seulement de l'acte combiné des deux moitiés symétriques de l'appareil vocal, mais encore de l'acte combiné des organes symétriques du cerveau qui président au mouvement de cet appareil, ce qui explique clairement pourquoi la parole est abolie lorsque les conditions matérielles de cette fonction sont lésées dans un seul côté du cerveau.

Localisations d'après l'excitation des hémisphères par l'électricité. — En 1870, MM. Fritsch et Hitzig eurent l'idée d'exciter l'écorce grise du cerveau au moyen des courants *galvaniques,* et ils arrivèrent à cette conclusion, que non-seulement cette écorce est excitable, mais encore qu'elle présente une zone limitée dans laquelle on trouve des points, des centres dont l'excitation est suivie de mouvements déterminés dans les pattes, dans le museau, dans le globe oculaire, etc. Cette zone est située dans la région temporo-frontale. Quant aux régions antérieure et postérieure des hémisphères, elles n'ont jamais été trouvées excitables, au moins avec des courants faibles.

Ajoutons que, pour faire leurs expériences, MM. Fritsch et Hitzig avaient le soin d'anesthésier leurs animaux afin de simplifier les résultats de l'excitation (1).

En 1873, M. Ferrier répétait les mêmes expériences sur des chiens, des lapins, des singes, mais avec le courant faradique, et non-seulement il confirmait, en général, l'exactitude des expériences de MM. Fritsch et Hitzig, mais il complétait l'œuvre par l'addition de nouveaux centres (2).

Enfin, en 1875, MM. Carville et Duret répétaient, de leur côté, les mêmes expériences au point de vue critique, et, après avoir relevé quelques erreurs, ils confirmaient, d'une manière générale, l'exactitude des résultats obtenus.

M. Ferrier. — Ce n'est pas précisément parce que M. Ferrier a pratiqué des expériences sur des cerveaux de *singe* que nous accordons une attention toute spéciale à ses travaux. Non, les cerveaux de singe, au point de vue qui nous occupe, n'ont pas plus de valeur que les cerveaux de chien parce que, ni dans l'un ni dans l'autre, on ne trouve les conditions particulières qui mettent le cerveau de l'homme au-dessus de l'animalité. Si nous examinons de très-près les publications de ce physiologiste, c'est qu'il a donné une extension et une importance considérables au procédé de MM. Fritsch et Hitzig et que, de plus, il a systématisé ses expériences au point de vue du fonctionnement général du cerveau. Nous aurons donc à examiner ces deux côtés de la question.

1° *Expériences*. — Voici, d'après M. Ferrier, les centres excitables que l'on trouve dans le cerveau des singes :

Les centres d'excitation électrique sont indiqués sur la figure ci-jointe par des cercles ou régions qui délimitent l'étendue de la surface qui, stimulée, produit certains mouvements déterminés. Les régions ainsi circonscrites ne sont pas nettement distinctes l'une de l'autre, et, là où elles se touchent, l'excitation peut faire naître les phénomènes propres à l'un et à l'autre. Ce fait se produit d'autant

____

(1) G. Fritsch und E. Hitzig, *Ueber die elektrische Erregbarkeit des Grosshirns*. (Reichet's und Du Bois Reymond's Archiv. 1870.)

(2) Ferrier, *Les Fonctions du cerveau*.

plus facilement que l'intensité du courant employé est plus grande. La région où l'action est la plus circonscrite est plus exactement indiquée par le centre du cercle. Les limites ont été déterminées par l'application réitérée des électrodes autour de ces points.

Nº 1. — Les électrodes sont appliqués sur le lobule postéro-pariétal.

Le *membre postérieur opposé s'avance comme pour marcher*. Parfois l'action est limitée au pied et à la cheville, le pied se fléchissant sur la jambe et les orteils s'écartant.

Nº 2. — Les électrodes sont appliqués sur la partie supérieure de la circonvolution pariétale ascendante et la partie adjacente des circonvolutions frontales ascendantes.

Mouvements complexes de la cuisse, de la jambe et du pied, avec mouvements adaptés du tronc, grâce auxquels le pied est amené sur la ligne

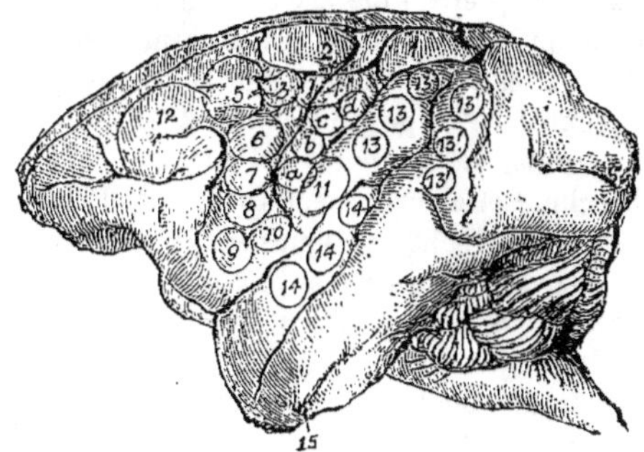

Fig. 8 (1).

médiane du corps, comme lorsque l'animal saisit quelque objet avec son pied, ou se gratte la poitrine et le ventre.

L'on peut observer divers degrés de cette action complexe, selon la durée et l'intensité de l'excitation, mais l'entier développement de l'activité de ce centre est tel que je l'ai décrit.

Nº 3. — Les électrodes sont appliqués près de la portion frontale ascendante du centre précédent, et près d'une légère scissure ou dépression de la partie supérieure de la frontale ascendante.

Mouvements de la queue, généralement associés à quelques-uns des mouvements décrits au nº 2.

Je n'ai encore pu séparer entièrement ces deux mouvements l'un de l'autre. On pourrait peut-être y arriver avec des singes du nouveau continent. (Pourquoi cela, monsieur Ferrier ?)

(1) Fig. empruntée à l'ouvrage de M. FERRIER, *Les fonctions du cerveau*. Germer-Baillière, éditeur.

N° 4. — Les électrodes sont appliqués en arrière et en dessous sur les bords adjacents des circonvolutions ascendantes frontale et pariétale.

Rétraction avec adduction du bras opposé, la paume de la main étant dirigée en arrière. Cette action, ressemblant au mouvement natatoire, est telle que celle que l'on peut attribuer au *latissimus dorsi*.

N° 5. — Les électrodes sont appliqués sur la circonvolution frontale ascendante, à son point de jonction avec la frontale supérieure.

Extension, en avant, du bras et de la main opposés, comme pour toucher ou atteindre quelque chose en avant.

Cercles (a) (t) (c) (d) situés sur la circonvolution pariétale ascendante.

Mouvements individuels et combinés des doigts et du poignet se terminant par la fermeture du poing. Les centres d'extension et de flexion des divers doigts n'ont pu être différenciés, mais les *mouvements de préhension* de la main opposés sont évidemment centralisés ici.

N° 6. — Les électrodes sont appliqués sur la circonvolution frontale ascendante, à la courbe ou au genou du sillon antéro-pariétal.

Supination et flexion de l'avant bras, grâce auxquelles la main s'élève vers la bouche. Cette action peut s'associer à la suivante.

N° 7. — Les électrodes sont appliqués sur la circonvolution frontale ascendante, au-dessous du dernier cercle.

Action des zygomatiques qui tirent en arrière et élèvent l'angle de la bouche.

N° 8. — Les électrodes sont appliqués sur la frontale ascendante, au-dessous du dernier cercle.

Élévation de l'aile du nez et de la lèvre supérieure, avec abaissement de la lèvre inférieure, de manière à découvrir les dents canines du côté opposé.

N°s 9 et 10. — Les électrodes sont appliqués sur l'extrémité inférieure de la frontale ascendante au milieu de l'extrémité postérieure de la troisième circonvolution frontale.

Ouverture de la bouche avec extension au dehors et rétraction de la langue (10).

L'ouverture et la fermeture alternée de la bouche avec mouvements de la langue continuent souvent quelque temps après que les électrodes sont retirés. Dans ce cas, les mouvements se font distinctement des deux côtés.

N° 11. — Les électrodes sont appliqués à l'extrémité inférieure de la circonvolution pariétale ascendante.

Rétraction de l'angle opposé de la bouche.

Le platisma myoides est mis en jeu, et, quand il agit avec force, la tête est légèrement inclinée de côté.

N° 12. — Les électrodes sont appliqués sur la moitié postérieure des circonvolutions frontales supérieure et moyenne.

Les yeux sont grands ouverts, les pupilles dilatées, et les yeux et la tête dirigés du côté opposé.

N°s 13 et 13′ — Les électrodes sont appliqués sur les membres antérieur et postérieur du gyrus angulaire (pli courbe).

Les yeux se dirigent du côté opposé, avec déviation en haut ou en bas selon que les électrodes sont sur 13 ou 13′.

Les pupilles aussi se contractent, et il y a tendance à fermer les yeux comme en présence d'une vive lumière.

La tête suit souvent la direction des yeux, mais ce fait n'est pas constant.

N° 14. — Les électrodes sont appliqués sur la circonvolution temporo-sphénoïdale supérieure.

L'oreille opposée se dresse, la tête et les yeux se tournent du côté opposé, les pupilles sont très-dilatées.

N° 15. — Les électrodes sont appliqués sur le *subiculum cornu Ammonis,* ou face interne et inférieure du lobe temporo-sphénoïdal.

Torsion de la lèvre et de la narine du même côté, de manière à fermer partiellement la narine, comme lorsqu'une odeur piquante est sentie.

L'on n'observe pas de résultats définis ou constants à la suite de l'excitation d'autres parties du cerveau, mais on a remarqué les faits suivants :

Extrémité inférieure de la circonvolution temporo-sphénoïdale moyenne.

Dans quelques cas, l'excitation de cette région provoque des mouvements de la langue, des bajoues et des mâchoires, tels que pourrait les provoquer quelque excitation rapide de la bouche.

M. Ferrier a tenu à compléter ses expériences sur le singe par des expériences pratiquées sur les chiens, les chats, les lapins, les cochons d'Inde, les rats, les pigeons, les grenouilles et les poissons. Nous ne le suivrons pas sur ce nouveau champ de bataille. Nous nous contentons des singes.

Mais, avant d'apprécier, nous devons signaler les résultats de l'électrisation des *ganglions inférieurs* (pourquoi inférieurs?) ou, autrement dit, des corps striés et des couches optiques, et de la détermination des *centres sensitifs.*

1° *Corps striés.* Les résultats de l'excitation des corps striés chez les singes, chats, chiens, chacals et lapins, dit M. Ferrier, sont si uniformes qu'ils peuvent être généralisés.

L'irritation du corps strié provoque une contraction musculaire générale du côté opposé du corps. La tête et le corps sont fortement fléchis du côté opposé, de sorte que la tête se rapproche de la queue, les muscles de la face étant en un état de contraction tonique, et les membres maintenus dans la flexion. Il semble que les mouvements individuels excités par les diverses régions de l'hémisphère soient tous simultanément produits, les fléchisseurs l'emportant sur les extenseurs.

2° *Couches optiques.* — Chez les singes, chats, chiens et chacals, je n'ai pas observé de manifestations extérieures lors de l'irritation avec un courant suffisant pour provoquer une contraction musculaire vive, lorsqu'on l'appliquait *en même temps au corps strié.*

M. Ferrier conclut de ces expériences que les couches optiques ne sont pas excitables par le courant électrique.

3° *Centres sensitifs.*— Pour déterminer le siège des *centres sensitifs*, M. Ferrier a employé le même procédé qui lui a servi à la détermination des centres moteurs. Il a donc appliqué les électrodes sur différentes parties du cerveau et il a constaté ce qui suit :

1° Sur le *gyrus angulaire* (pli courbe), n°ˢ 13 et 13', l'électrisation a déterminé des mouvements des yeux et de la tête. Cependant l'auteur n'invoque plus ici l'existence de centres moteurs, malgré les mouvements obtenus, et il attribue ces phénomènes à « des mouvements purement réflexes, consécutifs à l'excitation d'une sensation visuelle subjective (1) »; puis il conclut que là réside le siége de la sensation visuelle. Ce système de localisation est d'une simplicité vraiment admirable !

2° Sur la circonvolution n° 14, l'électricité a produit de certains effets définis, à savoir :

L'oreille du côté opposé s'abaisse ou se dresse soudain, les yeux sont grands ouverts, les pupilles dilatées, les yeux et la tête se dirigent dn côté opposé. Ces phénomènes ressemblent au tressaillement et à l'air d'étonnement ou de surprise qui se manifestent quand un bruit considérable est produit dans l'oreille opposée à l'hémisphère excité (2).

De là M. Ferrier conclut que le n° 14 est le siège d'une sensation auditive subjective. Il sent bien que ceci est un peu expéditif; il y met quelques réserves, et entre autres choses il avance que, malgré toutes les précautions, l'animal peut encore entendre « par la possibilité de la transmission des vibrations

(1) Page 263.
(2) Page 275.

sonores au travers du crâne, sans passer par l'appareil tympanique (1) ».

Voyez-vous un animal qui entend *le bruit d'un sifflet* à travers les parois du crâne ?

La circonvolution de l'hippocampe, bien que située dans l'intérieur des ventricules, a été atteinte par les réophores de M. Ferrier.

Mais ce physiologiste est doué d'une habileté si remarquable qu'il a pu s'assurer que « les efforts faits pour atteindre cette région n'avaient rien à démêler avec les résultats positifs consécutifs (2) ». Or ces résultats sont que l'anima (singe), ayant perdu sa circonvolution hippocampale par destruction, fut privé du sens du toucher. Il est vrai qu'en même temps il perdit l'usage du mouvement dans le côté opposé à la lésion M. Ferrier explique ce fait en disant que : « La paralysie motrice, dans ce cas, n'était pas de la véritable paralysie motrice, qui, ainsi qu'on le verra plus tard, résulte de la lésion d'une partie tout à fait distincte du cerveau : c'était la paralysie motrice due à la perte des sensations tactiles qui guident les mouvements (3). »

M. Ferrier invoque à tort les recherches cliniques et pathologiques qui, — d'après lui, — « confirmeraient d'une manière remarquable la localisation du véritable centre des sensations tactiles dans l'écorce du cerveau (4) ». Les lésions de la capsule interne dont parle ici M. Ferrier et qui produisent l'hémianesthésie n'ont rien à voir avec la circonvolution de l'hippocampe ; et, si M. Ferrier prétend que ces deux régions sont unies par des fibres, où sont-elles, ces fibres ? qui les a vues ?

L'excitation électrique du n° 15 que M. Ferrier désigne sous le nom de *Subiculum cornu Ammonis et son voisinage*, détermine chez le singe, le chat, le chien, le lapin, une torsion particulière de la narine, et l'occlusion partielle de la narine du même côté. D'où M. Ferrier conclut « que c'est évidemment l'expression extérieure ou indication inflexe de l'excitation d'une sensation olfactive subjective, de caractère intense (5) ».

(1) Page 277.
(2) Page 285.
(3) Page 288.
(4) Page 291.
(5) Page 293.

Dans ce même point, ou dans le voisinage, se trouve également le siège de la sensation du goût; « mais, dit M. Ferrier, comme je n'ai pu déterminer avec exactitude les limites respectives de ces centres, je m'occuperai de l'un et de l'autre à la fois (1) ». Il est vraiment regrettable que M. Ferrier n'ait pas employé le même procédé pour la détermination de tous les centres.

Nous ferons remarquer, à propos des circonvolutions de l'hippocampe et de la corne d'Ammon, que M. Ferrier ajoute, dans son titre, à ces dénominations, une expression qui indique une application des expériences aux circonvolutions du voisinage : cette précaution donne à M. Ferrier un peu plus de latitude dans ses explications, et elle le dispense surtout de citer les auteurs qui avaient signalé avant lui des faits expérimentaux analogues à ceux dont il parle. C'est ainsi que, parlant de la *corne d'Ammon* et non de la région qui l'avoisine, nous disions en 1874 :

Parmi les expériences complexes, nous avons placé une expérience relative à la lésion des cornes d'Ammon, parce que, étant seule et isolée, elle n'a pas pu nous servir pour déterminer exactement le rôle fonctionnel de cette circonvolution. Cependant nous trouvons là les mêmes phénomènes qui ont accompagné la lésion des autres circonvolutions : excitation, hébétude, perte de la *connaissance* jusqu'à se mordre la patte, méconnaissance des obstacles. Mais ce qu'il y a de particulier, c'est que cet animal, sans être paralysé, ne saurait se tenir sur ses quatre pattes et qu'il se traîne sur le ventre. Il a perdu le sentiment de l'équilibre. Mais à quoi tient le sentiment de l'équilibre, sinon aux notions que nous fournit le toucher ? Il serait donc possible que cette circonvolution fût le réceptacle où viennent se localiser les notions acquises fournies par les perceptions tactiles. Nous avons remarqué d'ailleurs que, toutes les fois que la corne d'Ammon était lésée, l'animal avait de la peine à garder son équilibre (2).

D'après M. Ferrier « l'irritation électrique n'a pas encore réussi à fournir un document quelconque relativement à l'interprétation de la fonction des lobes occipitaux chez le singe.

(1) Page 294.
(2) Edouard Fournié, *Recherches expérimentales sur le fonctionnement du cerveau,* p. 93. Delahaye, éditeur.

Les résultats, en ce qui concerne les manifestations extérieures, ont été toujours négatifs (1) ».

Dès lors, M. Ferrier a employé la méthode des retranchements, et il a observé que l'ablation des lobes occipitaux est
sans effet sur les facultés des sens spéciaux ou les facultés de
mouvements volontaires. Cependant, comme poussé par un
besoin excessif de localisation, M. Ferrier ne quitte pas cette
région sans lui avoir attribué quelques phénomènes, et il cherche
à établir, par quelques considérations, quel est le siège des sensations viscérales..

Des expériences analogues aux précédentes ont démontré à
M. Ferrier que la partie antérieure des lobes frontaux ne
répond pas non plus à l'excitation électrique, de telle sorte
que les phénomènes de mouvement et de sensibilité ne peuvent être provoqués que dans une zone bien déterminée des
hémisphères cérébraux.

En résumé, il résulte des expériences de M. Ferrier, sur le
cerveau des singes, au moyen de l'excitation électrique :

1° Que l'écorce grise de certaines régions des hémisphères
renferme des cellules qui président à l'exécution de certains
mouvements spéciaux ;

2° Qu'en d'autres points, la même région renferme des cellules qui président au développement de la sensibilité spéciale ;

3° Que la substance grise des lobes occipitaux préside aux
mouvements des sensations viscérales ;

4° Que les corps striés renferment les conditions organiques
de l'ensemble des mouvements différenciés dans l'écorce grise ;

5° Que l'application des électrodes sur la couche optique et
sur les parties antérieures et postérieures des hémisphères est
suivie d'un résultat négatif.

Après avoir répété les expériences de M. Ferrier et après
avoir analysé attentivement les phénomènes qui succèdent à
l'excitation électrique du cerveau, nous déclarons que le seul
fait positif que l'on puisse retirer de ces expériences est la
possibilité de provoquer des mouvements dans le reste du
corps par l'excitation de certaines régions de l'encéphale.

Prétendre retirer de ces expériences des indications précises
et absolues touchant les phénomènes de sensibilité et de

(1) Page 308.

mouvement, c'est dépasser la limite des faits scientifiques et entrer de plain-pied dans le domaine de la fantaisie et des explications selon la méthode de Darwin.

Dans tous les cas, rien n'autorisait M. Ferrier à proclamer l'excitabilité de la substance grise de l'écorce. Cette attribution est anti-physiologique : personne n'ignore que la substance grise n'est nulle part excitable ; nous pouvons ajouter à cette déclaration, qui repose sur des faits expérimentaux indiscutables, des considérations d'un autre ordre.

La vie propre des cellules n'obéit qu'à l'excitation de son excitant physiologique, c'est-à-dire la fibre nerveuse. S'il nous était permis de développer directement dans une cellule un phénomène de sensibilité ou de mouvement, la vie n'aurait plus de secrets pour nous, tout se réduirait à une question de transmission électrique. Ce qui trompe en pareil cas, c'est la possibilité de provoquer le mouvement propre des fibres nerveuses par l'électricité. Mais, dans ce dernier cas, cette possibilité n'a rien d'extraordinaire. Le mouvement propre des fibres est un mouvement de transmission susceptible d'être réveillé par une excitation quelconque, tandis que le mouvement propre des cellules accompagne le développement d'un phénomène vital qui est sans analogue dans le monde extérieur, et qui, par conséquent, ne saurait être excité par aucun agent étranger au corps vivant (1).

Disons, enfin, que M. Ferrier n'est nullement autorisé à déclarer que les points de l'écorce qu'il excite avec ses réophores sont des *centres moteurs*. Ces prétendus centres sont en relation plus ou moins directe avec les conditions matérielles de l'exécution des mouvements ; mais nous ne disons pas qu'ils sont des *centres* où s'élaborent les incitations aux mouvements volontaires des pattes, du museau, etc., parce que tout mouvement est constitué par un mécanisme très-complexe qui ne saurait être représenté par quelques cellules de la périphérie corticale du cerveau. Dès 1872, nous avons montré comment on peut se faire une idée de la production des mouvements en considérant simultanément l'action des cellules motrices et

____

(1) Pour nous, l'écorce grise du cerveau n'est pas excitable, et, si elle parait l'être, c'est que le courant électrique la traverse facilement et va exciter directement les fibres conductrices qui aboutissent aux cellules.

sensitives de la couche corticale et celle des couches optiques et des corps striés.

Après avoir exposé et consciencieusement apprécié les faits recueillis par M. Ferrier, qu'il nous soit permis de rappeler nos propres expériences sur ce sujet, à l'effet de constater que l'attribution *excito-motrice*, accordée par M. Ferrier à l'écorce grise du cerveau, avait déjà été établie expérimentalement par nous. Et d'abord établissons ce fait, que M. Ferrier n'ignorait pas l'existence de nos travaux.

Dans un seul endroit de son livre, nous trouvons cette citation sommaire nous concernant :

Fournié (*Recherches expérimentales sur le fonctionnement du cerveau*, 1873) provoqua des lésions destructives des couches optiques en injectant dans leur substance une forte solution de chlorure de zinc. Il vit que la destruction des couches optiques par ce procédé amenait la perte de sensibilité. Toutefois sa méthode n'échappe pas à de sérieuses objections. Grâce à la diffusion de la solution caustique dans des régions autres que celles où l'on désire localiser son action, il se manifeste des résultats si complexes que les conclusions qu'on en peut tirer doivent être fort douteuses (1).

Si l'on pouvait prendre cette critique au sérieux, il nous serait aisé de répondre à M. Ferrier que les courants électriques diffusent bien plus que le chlorure de zinc et que, par conséquent, ses expériences par l'électricité ne signifient rien du tout, — ce que nous avons prouvé d'ailleurs, mais avec des arguments plus scientifiques.

Mais, ne perdant pas de vue le point essentiel qui nous occupe en ce moment, nous constaterons que M. Ferrier s'est cru dispensé, grâce à ce jugement sommaire, de dire que, dans ses expériences sur les couches optiques, sur les corps striés et sur l'écorce grise du cerveau, il est arrivé à des résultats à peu près identiques aux nôtres. De ces trois localisations que nous avons désignées sous le nom de *fondamentales*, une seule va nous occuper, car c'est celle-là même que M. Ferrier a mise plus en relief, donnant à entendre qu'il l'avait inventée. Nous voulons parler de la détermination des centres moteurs dans l'écorce grise.

Dans ces sortes de questions, il vaut mieux citer les faits

(1) Ferrier, loc. cit., p. 395.

et les dates. Nous citerons donc une page de nos *Recherches expérimentales sur le fonctionnement du cerveau* et la page 88. Ceci, d'ailleurs, intéresse l'histoire des progrès de la physiologie :

Lésions du sentiment et de la connaissance. — Sur huit expériences, il y en a sept qui ont porté sur les deux hémisphères à la fois ; par conséquent, elles sont aussi complètes que possible. Le siège de l'injection a été très-variable, mais nous avons opéré régulièrement, soit sur la région antérieure, soit sur la région latérale et moyenne, soit sur la région postérieure. En aucun cas, le phénomène perception simple n'a été aboli ; les animaux ont toujours odoré, vu, goûté, touché, senti, d'où il suit que le phénomène *perception simple* a bien son siège dans les couches optiques. Par contre, l'absence de connaissance et de mémoire, car tout cela se tient, a été constante : les animaux voyaient, mais ils ne se souvenaient pas qu'un mur était un obstacle et un contact douloureux pour leur museau ; ils me voyaient approcher l'allumette soufrée et allumée de leur nez, et ils ne détournaient pas la tête, ne se souvenant pas que le soufre irrite douloureusement la membrane olfactive ; ils allaient enfin à droite, à gauche, avec l'allure d'animaux qui ne savent là où ils sont, ni ce qu'ils font : c'est que la représentation organique de l'association des notions acquises était détruite ; c'est que, par le fait de cette destruction, la mémoire n'était plus possible. Ils sentaient par tous les sens, parce que sentir c'est vivre d'une certaine façon propre aux couches optiques non lésées ; mais ils ne sentaient pas avec connaissance, parce que sentir avec connaissance, c'est, pour les couches optiques, sentir sous l'influence d'une excitation spéciale qui provient de la périphérie corticale du cerveau.

Depuis longtemps les observations pathologiques auraient dû faire soupçonner cette manière de voir ; mais assurément on ne pouvait y être conduit que par l'analyse physiologique telle que nous l'avons exposée. Que constate-t-on, en effet, chez les déments ?

Les déments sentent de toutes les façons, comme les animaux dans nos expériences : ils odorent, ils goûtent, ils voient, souffrent, etc., mais ils délirent, ils déraisonnent ; il y a chez eux de l'amnésie totale ou partielle. Et que trouve-t-on chez eux à l'autopsie ? On trouve les mêmes lésions que nous avons produites chez les animaux, c'est-à-dire une lésion de la périphérie corticale.

Que constate-t-on encore chez les malades atteints de méningite ? Les malades sentent de toutes les façons, excepté à la dernière période, lorsque le coma est profond ; mais ils délirent, ils déraisonnent, ils ne *connaissent plus*. Que trouve-t-on chez eux à l'autopsie ? On trouve une altération de la région corticale, absolument comme les lésions que nous avons provoquées chez les animaux.

Que constate-t-on enfin chez les malades qui ont eu une hémorrhagie en un·point quelconque des circonvolutions? On constate qu'ils ont conservé le sentiment intact, mais qu'ils ont perdu la connaissance sur certains points.

Tous ces phénomènes morbides qui se chargent de diviser ce que l'on confondait jusqu'ici, qui montrent jusqu'à l'évidence ce que c'est qu'une perception simple et ce que c'est qu'une perception distinguée de toute autre, ou autrement dit, une notion acquise, viennent compléter les enseignements des recherches expérimentales, et nous sommes autorisé à conclure que le siège organique de toutes les perceptions est dans la couche optique, tandis qu'à la périphérie corticale se trouvent classées et associées, sous forme de modalité dynamique possible, toutes les *notions acquises*.

2° *Lésions de la motilité.* — Chez tous les animaux sur lesquels nous avons expérimenté, nous avons constaté deux périodes bien distinctes : 1° une période d'excitation qui les poussait à marcher, à courir soit en avant, soit sur le côté ou en cercle ; 2° une période de prostration et parfois de paralysie lorsque les centres blancs étaient eux-mêmes intéressés. La première période correspondait évidemment à l'action simplement excitatrice du caustique, et la seconde à la destruction des tissus par ce dernier. Il est impossible de ne point voir dans cette succession de phénomènes l'image d'une méningite profonde dont l'évolution serait excessivement rapide.

Dans ces expériences, nous avons cherché à déterminer les différentes pièces de mécanisme qui concourent à la détermination des mouvements ; mais, tout en constatant qu'elles existent, nous ne saurions dire formellement quelle est la partie qui concourt à l'excitation de tel ou tel autre mouvement. Nous ne doutons pas que des expériences plus multipliées ne nous dévoilent plus tard ce mécanisme ; mais pour le moment il est sage de dire avec M. Andral :

« Les différents faits que nous venons d'analyser dans le but de découvrir quelles sont les lésions qui, dans les cas de méningite, coïncident avec les diverses altérations de la motilité, nous conduisent à une singulière conséquence.

« C'est qu'avec des lésions semblables sur le cadavre coïncident, pendant la vie, les désordres les plus variés de la motilité ; dans le plus grand nombre de cas, qu'il y ait convulsion ou paralysie, après la mort la lésion sera la même. »

Les faits que renferme cette conséquence sont vrais ; mais nous aimons à ajouter que, dans cette confusion apparente, il y a une logique, un ordre nécessaire que des investigations ultérieures nous feront découvrir. M. Andral lui-même nous indique cette voie en disant un peu plus loin : « En face de tant de faits qui nous montrent sans cesse, dans des altérations du cerveau, les sièges les plus divers, pour exprimer le trouble d'une même fonction, nierons-nous que certaines parties de l'encéphale sont spécialement destinées à l'accomplissement de certains actes ? Nous n'en aurions pas le droit ; car il est vraisemblable que certains points du cerveau ont entre eux un rapport tel que la lésion de tel d'entre eux va spécialement retentir sur tel autre, et ce pourra être l'altération secondaire de celui-ci, inappréciable par le scalpel, qui produira la spécialité du désordre fonctionnel (1). »

La citation qu'on vient de lire exprime des faits et des idées auxquels les expériences de M. Ferrier n'ont rien ajouté, si ce n'est le fait même de l'emploi de l'électricité dont l'idée première appartient à MM. Fritsch et Hitzig.

Nous avons prouvé, en effet, que les localisations de mouvements partiels ne constituent pas par elles-mêmes, ni par l'interprétation qu'on en a donnée, un fait scientifique parfaitement acquis. C'était peut-être une raison pour que M. Ferrier rendît aux travaux de ses devanciers la justice de les mentionner ; mais cette obligation l'eût entraîné forcément à dire où il avait puisé certaines *idées fondamentales* qui ornent son travail, telles que : la distinction de la perception simple d'avec la perception avec conscience, la définition fondamentale de la connaissance d'après laquelle l'intervention nécessaire de la mémoire est pour la première fois établie, etc. M. Ferrier a cru devoir se taire sur ces points délicats. Nous pensons qu'il a eu tort.

Physiologie du cerveau de M. Ferrier. — Bien que les faits concernant l'excitation électrique de la substance cérébrale ne représentent pas une base suffisamment solide, pour que l'on soit autorisé à édifier sur eux une physiologie cérébrale, M. Ferrier n'a pas résisté à la tentation, et, dans un dernier travail intitulé *des Fonctions du cerveau,* il a exposé sa manière de voir touchant ce sujet. Mais on n'improvise pas facilement une physiologie du cerveau (2). M. Ferrier avait à sa disposition deux moyens : inventer de toutes pièces une physiologie cérébrale, ou bien se servir de la physiologie inventée par les autres. Ce dernier moyen était de beaucoup le plus simple, et

(1) Édouard Fournié, *Recherches expérimentales sur le fonctionnement du cerveau,* p. 88. Delahaye, 1873.

(2) Ferrier, *Des fonctions du cerveau.* 1878, trad. de l'anglais par M. de Varigny. Germer-Baillère, éditeur.

c'est celui que M. Ferrier a adopté, mais en oubliant de signaler les sources. Pour notre compte, nous trouvons dans la physiologie de M. Ferrier plusieurs points fondamentaux qui ne sont en vérité que des réminiscences de nos propres travaux.

Ces points sont :

1° Tout ce qui concerne le phénomène *perception* que M. Ferrier désigne sous le nom de *conscience* et la détermination exacte de ce qu'on doit entendre par *connaissance;*

2° Tout ce qui concerne la *mémoire organique* des sensations et des mouvements;

3° La critique du *sens musculaire* et la détermination des phénomènes physiologiques réels que ce prétendu sens représente ;

4° Les conditions de l'*activité psychique;*

5° La formation de la parole, son rôle dans l'association et le réveil des idées; la formation du langage des gestes et celle de l'écriture;

6° La figure schématique légèrement modifiée dans la forme, non dans le fond, destinée à montrer l'enchaînement des phénomènes qui concourent à la fonction cérébrale. Dans ce tracé et dans l'explication qui le suit, on distingue, comme nous l'avions fait dès 1872, les deux cercles que peuvent suivre les phénomènes aboutissant à la production d'un mouvement : le grand cercle constitué par les couches optiques, les cellules corticales et les corps striés; le petit cercle allant directement des couches optiques aux corps striés et provoquant les mouvements automatiques, habituels, sans le concours de l'activité des cellules de l'écorce grise (1).

Voici le tracé de M. Ferrier, qui a paru en 1876 dans l'édition anglaise de son livre sur les *Fonctions du cerveau.*

Qu'on compare ce tracé aux deux *schémas* que nous reproduisons plus loin, page 336, et l'on sera obligé de convenir que si M. Ferrier a légèrement modifié la forme de notre schéma, il en a reproduit exactement le fond, c'est-à-dire les idées dont il n'est que la représentation graphique. Or si l'on considère d'un côté que notre schéma a paru en 1872 dans notre *Physiologie du système nerveux,* si l'on considère de l'autre que

(1) Voir page 336.

M. Ferrier a reproduit bon nombre de théories exprimées pour la première fois dans cette Physiologie, on est amené à conclure que les *fonctions du cerveau* de M. Ferrier représentent un ensemble de réminiscences dont il a complètement oublié les origines.

Toutes les idées émises sur ces questions ont été formulées

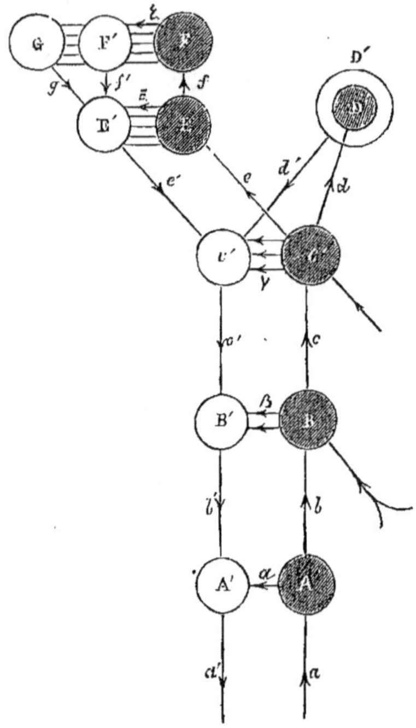

Fig. 9.

Diagramme schématique des centres nerveux cérébro-spinaux. — A A' moelle épinière. — B B' moelle allongée. — C C' mésencéphale. — D D' cervelet. — E E' ganglion de la base. — G F F' hémisphères cérébraux.

pour la première fois, en 1872, dans notre *Physiologie du système nerveux* et depuis dans nos *Recherches expérimentales* et dans notre *Essai de psychologie*. Enlevez-les de la Physiologie de M. Ferrier, qu'est-ce qu'il reste de cette dernière? A peu près rien : une exposition assez confuse, une analyse des travaux des autres dont ceux-ci n'ont pas lieu d'être satisfaits, et enfin quelques idées communes avec Hitzig et Luys concernant la localisation des centres moteurs et sensitifs dans l'écorce grise du cerveau.

Localisations d'après les retranchements partiels de la substance cérébrale. — Tout le monde connaît le procédé de Flourens, qui consistait à retrancher des portions de l'encéphale, et à déterminer la fonction des parties enlevées par l'interprétation des phénomènes survenus après l'opération.

Dans un moment où tout était à faire, ce procédé sommaire a jeté quelque lumière sur les problèmes de la vie cérébrale. Aujourd'hui, grâce aux progrès de la physiologie cérébrale, le procédé des retranchements peut être manié plus délicatement et fournir des données plus précises. C'est ce qu'ont pensé MM. Carville et Duret. Guidés par les résultats de l'excitation électrique, ces expérimentateurs ont enlevé, avec le bistouri ou avec le caustique, les points de l'écorce grise qu'il suffit de galvaniser pour provoquer des mouvements, et ils ont constaté, d'une manière générale, que la suppression des portions de substance grise, qu'il suffit d'électriser pour obtenir des mouvements, est suivie de la paralysie de ces mêmes mouvements. Mais, comme très-souvent l'animal opéré guérit au bout de quatre à cinq jours et qu'il faut expliquer la disparition de la paralysie, MM. Carville et Duret arrivent à une conception hypothétique qui ne nous paraît pas acceptable. Ces physiologistes prétendent que les centres découverts par l'électricité dans l'écorce grise de l'encéphale ne sont que des *centres fonctionnels* (?).

« Ces centres, disent les auteurs, sont composés de certains groupes de cellules associés par la *volonté* (?) pour répondre à des impressions périphériques et devenant par l'habitude solidaires au point de vue fonctionnel. Lorsqu'on détruit ces centres, un point quelconque des régions *motrices corticales* vient suppléer le centre détruit. »

Malgré le désir que nous aurions d'être agréable à MM. Carville et Duret, nous ne discuterons pas une hypothèse qui conduit à dire : *la volonté associe des groupes de cellules.* Les assertions de ce genre ont toujours été du goût des psychologues ; mais en physiologie on ne saurait s'en contenter. Les faits n'ont que l'esprit qu'on leur donne. MM. Carville et Duret en ont recueilli quelques-uns fort intéressants, mais ils eussent peut-être bien fait de s'en tenir là.

Localisations d'après les injections interstitielles dans le cerveau. — En 1823, Serres chercha à déterminer le rôle des différentes parties du cerveau en les détruisant une à une au moyen d'un caustique (acide nitrique). D'autres expérimentateurs l'imitèrent jusque dans ces derniers temps, mais sans résultats notables. C'est que, si le procédé est incontestablement bon, il manquait à ceux qui s'en servirent une condition de premier ordre : *la détermination préalable et la classification physiologique des éléments psychiques de la vie cérébrale.* Une expérimentation de ce genre ne pouvait être profitable que si elle était pratiquée par un esprit suffisamment éclairé pour débrouiller d'une manière sûre la complexité de l'expérience. Nous avions donné la preuve que nous possédions la condition indispensable par la publication de notre *Physiologie du système nerveux.* Restait à trouver une instrumentation moins élémentaire, plus perfectionnée que celle dont Serres se servait. Nous n'hésitâmes pas longtemps. On se sert dans la chirurgie courante d'une seringue de Pravaz, munie d'une aiguille fine, pour porter des liquides caustiques au milieu des tissus. Cet instrument répondait parfaitement à nos désirs, et nous nous mîmes à l'œuvre. Nos expériences portèrent sur plus de quarante chiens adultes. Nous injections, après avoir foré le crâne, quelques gouttes de chlorure de zinc dans une partie déterminée du cerveau, et nous examinions ensuite les troubles pathologiques qui succédaient à cette destruction. Par ce moyen, et en nous aidant, soit de l'analyse physiologique telle que nous l'avions établie, soit des observations fournies par l'anatomie pathologique, nous sommes parvenu aux conclusions suivantes :

1° Toutes les fibres impressionneuses viennent aboutir dans les couches optiques et déterminent dans cet organe, quand leur activité est mise en jeu par un objet impressionnant, un phénomène vital élémentaire que nous désignons sous le nom de *perception simple*. Ce phénomène a son analogue dans tous les organes, il est constitué par l'acte vital qui transforme l'aliment en produit spécial, l'analogue de la transformation du sang en bile, en salive, en fibre contractile ; en un mot c'est le phénomène de la vie agissante, phénomène mystérieux impénétrable à tous nos moyens d'investigation.

2° Les cellules qui sont disséminées à la périphérie corticale du cerveau, conservent en puissance une modalité dynamique, capable de transmettre ses effets jusqu'aux couches optiques à travers les fibres du noyau blanc de l'encéphale et de réveiller ainsi le centre de perception. Ce réveil donne naissance aux perceptions de souvenir. Les modalités dynamiques, dont les cellules de la périphérie corticale sont capables, représentent sous une forme sensible les perceptions distinctes et distinguées, en d'autres termes les notions acquises; elles représentent donc quelque chose de plus qu'une perception simple : elles représentent celles-ci, plus un travail de l'esprit. Les notions acquises sont organiquement associées, classées à la périphérie corticale du cerveau, et elles peuvent, par le réveil de l'activité des cellules, se montrer successivement dans le centre de perception. C'est pourquoi, lorsqu'une lésion a intéressé un point de la périphérie corticale du cerveau, l'association des idées peut être troublée, et selon la nature de la lésion (congestion, inflammation ou nécrobiose), il peut se manifester des phénomènes d'excitation, des manies, des hallucinations, du délire, de l'amnésie ou de la stupidité.

D'après ce que nous venons de dire, le centre de perception, organiquement représenté par les couches optiques, se trouve placé entre deux sources d'excitation qui mettent toutes deux ses *propriétés percevantes* en évidence; d'un côté les causes impressionnantes qui lui viennent à travers les nerfs; de l'autre, les causes impressionnantes qui lui viennent à travers les fibres blanches du noyau de l'encéphale; par les premières il sent sa manière de vivre *actuelle,* par les secondes il sent ce qu'il sentit et comment il vécut jadis.

3° Les corps striés analogues aux amas de substance grise que l'on trouve dans le segment antérieur de la moelle sont constitués par des cellules motrices. Ici, comme dans la moelle, ces cellules reçoivent l'incitation des cellules impressionneuses, et, à leur tour, elles provoquent dans les fibres motrices un mouvement corrélatif aux incitations que leur transmettent les cellules impressionneuses.

Nos expériences nous permettent d'affirmer que ces centres tiennent sous leur dépendance tous les mouvements voulus, et les observations pathologiques confirment les résultats de l'expérimentation.

4° Les éléments dont nous venons de déterminer le rôle fonctionnel représentent les éléments constitutifs de toute fonction; et ils peuvent être considérés, par conséquent, comme étant les conditions fondamentales de la physiologie cérébrale. L'excitant fonctionnel est représenté par les impressions de toute nature qui réveillent l'activité des couches optiques à travers les nerfs sensitifs; la matière fonctionnelle est représentée par les perceptions actuelles et de souvenir transformées en incitations motrices sous l'action de l'excitant fonctionnel; les mouvements fonctionnels sont constitués par l'activité des cellules des corps striés et des fibres motrices.

Les notions que nous venons de formuler dans ces conclusions sont les fondements de la physiologie cérébrale, mais elles ne sont pas toute cette physiologie. Pour que la physiologie cérébrale soit, il faut dégager encore quelque inconnue : il faut montrer les liens qui unissent les trois angles du triangle qu'occupent les couches optiques, la périphérie corticale, les corps striés ; il faut remplir, par des notions précises, le vide que laissent entre elles les trois lignes de ce triangle ; il faut enfin découvrir, autant que possible, le mécanisme intime des actions nerveuses entre ces trois points. La découverte expérimentale de ce mécanisme est possible, nous n'en doutons pas ; mais nous exprimons la conviction bien sincère qu'on n'y arrivera qu'en s'inspirant, dans cette recherche, de l'*analyse physiologique* telle que nous l'avons définie et appliquée dans notre *Physiologie du système nerveux cérébro-spinal* (1).

Les expériences qui nous ont conduit à ces conclusions ont été répétées par M. Nothnagel dans des conditions et surtout avec des interprétations différentes. N'ayant pas pu nous procurer son mémoire, nous bornerons là notre appréciation.

Nous ajouterons que, depuis la publication de nos expériences, aucun fait d'expérimentation ni aucune observation pathologique ne sont venus en infirmer la signification d'une manière formelle, malgré le désir qu'on en a eu.

Les observations de MM. L. Türck (de Vienne), Jackson, Charcot, Vulpian, montrent la coïncidence de l'hémianesthésie avec la lésion de la capsule interne, c'est-à-dire avec le faisceau sensitif de Meynert.

D'un autre côté, M. Veyssière est parvenu, en sectionnant ce faisceau sur des chiens vivants, à produire sept fois sur quinze une hémianesthésie à peu près complète (2). Or ces faits viennent complètement à l'appui de nos conclusions. Le faisceau sensitif de Meynert, ou autrement dit la capsule interne, n'est autre chose que la portion supéro-postérieure de l'expansion pédonculaire dont une partie s'arrête dans les couches optiques, tandis que l'autre se dirige directement vers les circonvolutions.

D'après Meynert, disent MM. Carville et Duret, une partie des fibres nerveuses de cette partie de l'expansion pédonculaire sont, les unes

(1) Éd. Fournié, *Recherches expérimentales sur le fonctionnement du cerveau*. Ad. Delahaye, édit. Paris, 1873.

(2) Veyssière, *Recherches cliniques et expérimentales sur l'hémianesthésie de cause cérébrale*.

dans la couche optique ; les autres, dans les circonvolutions du lobe occipital. Il est possible, d'après cela, que les couches optiques soient le siége des perceptions brutes des sensations ou d'une transformation *incito-motrice* des sensations pour la partie opposée du corps, et que dans les circonvolutions occipitales existent des centres pour la perception des sensations localisées. Ainsi l'anatomie, la physiologie expérimentale et la pathologie semblent déjà s'unir pour démontrer que ce sont là les deux sièges principaux des perceptions sensitives (1).

La disposition signalée par Meynert rappelle exactement celle de la moelle dans ses rapports avec les racines sensitives, et, de même qu'on abolit la sensibilité dans la moelle en sectionnant les racines, de même en sectionnant le faisceau sensitif de Meynert on abolit la sensibilité dans le cerveau. La section, dans les deux cas, ne prouve qu'une chose : c'est que les impressions ne peuvent plus arriver dans l'amas de substance grise qui les transforme en excitation motrice (moelle) ou en perception (couche optique).

On a objecté à cette manière de voir la persistance de la sensibilité malgré les lésions profondes des couches optiques (Veyssière) et le défaut d'excitabilité électrique de ces centres (Ferrier). Nous répondrons à cela que la sensibilité peut persister tant qu'on n'a pas détruit entièrement les rapports de la substance grise avec les fibres sensitives. Quant à l'excitabilité électrique, est-ce que la substance grise de la moelle à l'état normal répond à l'excitation électrique ? Non. Eh bien, il en est de même dans le cerveau.

Les cellules ne transforment le mouvement en excitation motrice ou en sensation que sous l'influence de leur excitant naturel : la fibre sensitive.

Pour les corps striés, les observations pathologiques qu'on recueille tous les jours sont des plus probantes ; mais, ici encore, il faut tenir compte, dans l'interprétation des observations, des relations immédiates des fibres avec les cellules de la substance grise.

C'est ainsi que MM. Carville et Duret ont obtenu l'hémiplégie relative par l'ablation du noyau Caudé (corps striés) et l'hémiplégie complète, absolue, par la section de la partie

(1) *Archives de physiologie,* nᵒˢ 3 et 4, 1875, p. 473, mémoire sur les fonctions des hémisphères cérébraux.

antérieure de la capsule interne qui joue, vis-à-vis des corps striés, le même rôle que la partie postérieure de la même capsule pour les couches optiques (1).

Quant à M. Ferrier, il a constaté, par l'excitation électrique, que l'application des électrodes sur le corps strié des chiens détermine un pleurosthotonos, les fléchisseurs l'emportant sur les extenseurs, et il affirme que les corps striés ont une action croisée et sont des centres pour les muscles du côté opposé du corps (2).

Disons, enfin, que les preuves expérimentales ou anatomo-pathologiques sur lesquelles nous avons appuyé notre manière de voir, touchant le rôle de la substance grise de la périphérie, ne cessent pas d'être exactes malgré la localisation des centres moteurs dans cette région. Selon nous, ces prétendus centres moteurs de l'écorce grise ne sont qu'une des conditions de l'exécution des mouvements. Là se trouvent de petites cellules représentant les conditions du souvenir, et, au-dessous, de grosses cellules (cellules triangulaires de Luys, cellules pyramidales, cellules géantes) recevant les excitations des premières pour provoquer les mouvements *calculés avec le concours des couches optiques* (centre percevant tout, même les opérations de la périphérie corticale).

A l'appui de cette manière de voir, nous pouvons citer les conclusions d'un travail qui est loin cependant d'être, en tout autre point, dans notre ordre d'idées.

Toute la couche corticale du cerveau, dit M. Dupuy, élève de M. Brown-Séquard, est probablement un centre de réflexion d'une *certaine espèce de sensibilité capable d'agir par action réflexe* sur des centres moteurs ou sensitifs, mais sa conservation intégrale n'est pas indispensable à la manifestation d'actions volontaires et même intelligentes (3).

Évidemment, *cette espèce de sensibilité* que M. Dupuy ne connaît pas, n'est autre chose que la sensibilité développée dans les couches optiques et réfléchie dans les cellules de la couche corticale sous une nouvelle forme : sous forme de sensibilité

(1) *Loc. cit.,* p. 462 et suiv.

(2) *Recherches expérimentales sur la physiologie et la pathologie cérébrales,* par M. FERRIER, trad. de M. Duret, p. 72.

(3) DUPUY, *Examen de quelques points de la physiologie du cerveau,* p. 26.

en puissance, capable de donner naissance à la sensibilité spéciale qui caractérise le souvenir (1).

Conclusions sur les localisations. — 1° M. Luys, avec la plupart des auteurs qui l'avaient précédé, fait arriver les cordons postérieurs (sensitifs) dans les couches optiques, et, de là, il les conduit, en partie modifiés dans leur composition, jusqu'aux cellules de l'écorce grise où, selon lui, les impressions sensitives sont transformées en impressions *perçues,* en *souvenirs* et en *idées.*

2° MM. Bouillaud, Broca, et avec eux beaucoup de physiologistes et de médecins, localisent les conditions réunies de la parole dans la partie postérieure de la troisième circonvolution du côté gauche.

3° MM. Fritsch, Hitzig, Ferrier, Carville et Duret reconnaissent, dans certaines régions de l'écorce grise, des centres moteurs et des centres sensitifs ; de plus, ils accordent aux corps striés une influence de premier ordre sur les mouvements associés et ils considèrent, avec MM. Meynert, Charcot, Veyssière, etc., la *capsule interne* comme un faisceau de fibres sensitives qui transportent les impressions dans la région corticale, sans s'arrêter dans les couches optiques.

4° M. E. Fournié est persuadé : 1° que les impressions sensitives de toute nature sont perçues dans les couches optiques ; 2° que les petites cellules de l'écorce représentent les conditions organiques de la mémoire et que, de l'action de ces dernières sur les grosses cellules, résultent les activités psychiques et les déterminations aux mouvements volontaires ; 3° que les corps striés, susceptibles d'être influencés directement par les couches optiques ou indirectement par ces dernières, lorsque le courant excitateur passe par les cellules de l'écorce grise, représentent, dans le cerveau, les analogues des cornes antérieures de la moelle au point de vue de l'association des mouvements en mouvements d'ensemble.

Il manque évidemment à chacune des localisations que nous venons d'indiquer dans ces conclusions la consécration d'une démonstration tout à fait formelle.

Aussi, tout en conservant une prédilection motivée pour

(1) Éd. Fournié, *Physiologie du système nerveux,* chap. de la mémoire. *Recherches expérimentales sur le fonctionnement du cerveau.*

notre propre manière de voir, nous ne pouvons nous prononcer, d'une manière absolue, ni pour les unes ni pour les autres. C'est l'avenir qui décidera.

Les travaux que nous venons de résumer dans ces conclusions ont fait faire un grand pas à la physiologie cérébrale. Nous serions heureux de pouvoir ajouter que ce pas est le dernier ; il le sera peut-être si l'on sait se prémunir contre certaines causes qui, en ce moment, entravent le progrès.

Ces causes sont au nombre de quatre. Nous croyons devoir les faire connaître ici.

La première de ces causes doit être recherchée dans les difficultés mêmes du sujet. En général, les conditions anatomiques qui président aux fonctions de sécrétion ou aux fonctions mécaniques ne sont pas difficiles à déterminer, parce que les éléments organiques, dont l'organe représente le total, jouissent tous de propriétés identiques. Les cellules et les lobules du foie remplissent en qualité et en quantité le même acte fonctionnel ; il en est de même des glomérules de Malpighi ; enfin chacun des faisceaux primitifs des muscles apporte à la contraction une contribution identique. Il suit de là que la détermination fonctionnelle d'un seul de ces éléments suffit pour faire connaître le fonctionnement total.

Mais, quand il s'agit du cerveau, nous nous trouvons dans des conditions tout à fait différentes. Ici, nous sommes en présence d'éléments matériels multiples, doués de propriétés physiologiques différentes, et de telle façon que la fonction représente, non plus un total formé d'éléments identiques, mais un résultat provenant d'activités essentiellement différentes. Or la détermination des éléments matériels qui sont le siège de ces activités diverses et l'indication de leurs propriétés physiologiques, telle est la principale difficulté du sujet qui nous occupe, et l'une des causes qui expliquent notre ignorance relative à l'endroit des fonctions du cerveau.

La seconde cause ne tient pas aux difficultés du sujet lui-même, mais à la difficile interprétation des observations anatomo-pathologiques. Il ressort, en effet, de l'examen d'un grand nombre d'observations, que l'on ne peut pas toujours établir une relation directe de cause à effet entre les symptômes observés pendant la vie et la lésion trouvée sur le cadavre. Très-souvent, au contraire, on est obligé, pour expliquer certains symptômes, d'invoquer, soit l'existence d'une lésion inappréciable à nos moyens actuels d'investigation, soit l'influence irritative de la lésion sur le fonctionnement de parties éloignées d'elle. Ce fait très-intéressant n'avait pas échappé à la sagacité d'Andral, qui le mentionne en plusieurs endroits de sa *Clinique médicale*. Nous-même, dans nos recherches expérimentales sur le fonctionnement du cerveau, nous avons insisté sur ce point, et, à ce propos, nous avons fait ressortir l'influence nécessaire et réciproque des divers rouages qui concourent aux manifestations de l'activité cérébrale.

La troisième cause provient de la manière dont on comprend les localisations cérébrales. Cette manière est un reflet malheureux de la doctrine de Gall. On cherche, comme ce dernier, des *organes distincts* et des *fonctions distinctes*, et on néglige le vrai problème, c'est-à-dire les propriétés des éléments et les connexions qui président au mécanisme physiologique des fonctions cérébrales. L'influence de Gall prédomine évidemment dans les esprits. MM. Bouillaud et Broca en ont donné la preuve avec leur localisation de la parole. Ils ne sont pas les seuls : M. Charcot, dans ses *Leçons sur les localisations dans les maladies du cerveau*, s'exprime ainsi :

Je me bornerai à vous rappeler que le principe des localisations cérébrales est fondé sur la proposition suivante : L'encéphale ne représente pas un organe homogène, unitaire, mais bien une association, ou, si vous le voulez, une fédération constituée par un certain nombre d'organes divers. A chacun de ces organes se rattacheraient physiologiquement des propriétés, des fonctions, des facultés distinctes (page 3).

Nous le répétons, ce n'est pas sur ces principes qu'on arrivera jamais à fonder la physiologie cérébrale. Nous dirons plus loin comment nous comprenons le principe des localisations.

La quatrième cause, enfin, réside dans la crainte exagérée que l'on éprouve de voir la métaphysique s'introduire dans la science à propos de physiologie cérébrale et de psychologie. Ceux qui subissent cette crainte ont tort et raison. Ils ont raison parce que, ne connaissant en fait de psychologie que les nombreux systèmes inventés par l'imagination des philosophes, ils redoutent à bon droit l'intromission de ces systèmes dans les études physiologiques. Il est certain que, toutes les fois qu'on a abandonné le champ de l'observation et de l'expé-

rience pour se livrer aux hypothèses séduisantes des conceptions métaphysiques, on est entré dans une voie désastreuse
pour la vérité.

Pour ne citer qu'un exemple, Gall, si remarquable à d'autres
titres, poussa la physiologie dans une voie détestable parce
que, prenant en main l'âme défectueuse des philosophes, il
prétendit trouver dans le cerveau des organes correspondant
à chacune des facultés psychiques, sans s'être préalablement
assuré de la légitimité et de la valeur physiologique de ces
facultés. Au lieu de localiser dans le cerveau quelque chose de
réel, il y plaça un être enfanté par l'imagination philosophique.
Ce système a eu une influence durable sur les esprits. Nous en
avons la preuve dans l'invention d'un *pouvoir législateur* des
mouvements de la parole. S'il était vrai, comme on le prétend
dans une secte philosophique, que l'âme des morts vient parfois s'asseoir au foyer des vivants, l'ombre du grand démolisseur
de l'ontologie,— ce qui ne l'empêchait pas d'être phrénologiste,
— l'ombre de Broussais fréquentant nos écoles devrait tres-
saillir en entendant parler de *pouvoir législateur localisé dans le
cerveau.*

Traduit dans le langage de la réalité, ce tressaillement nous
dit : Il n'y a qu'un seul pouvoir dans l'organisme : la vie ; les
autres pouvoirs, les facultés psychiques, ne sont que les fonctions de cette vie. En conséquence, déterminez les éléments
qui entrent dans toute fonction, et ne vous contentez pas, sous
le nom de pouvoir, d'une étiquette qui n'a d'autre avantage
que de simplifier les problèmes de physiologie sans les résoudre.

Les adversaires des systèmes philosophiques ont donc raison
de ne pas vouloir l'introduction de ces derniers dans les études
physiologiques. Mais ils ont absolument tort quand ils confondent dans la même réprobation toute étude psychologique
à propos des fonctions du cerveau. Il est facile de prouver,
tout en restant strictement sur le terrain de la physiologie, que
la détermination psychologique des éléments qui entrent dans
le fonctionnement cérébral est le préambule indispensable de
la physiologie cérébrale.

Comment arrivons-nous, en effet, à faire la physiologie des
divers organes ? Le procédé est variable et spécial selon la nature
du produit de chaque organe. Pour les organes à sécrétion, le
physiologiste emprunte ses moyens à la physique et à la chi-

mie; il analyse chimiquement l'urine, la salive, les sucs intestinaux ; il soumet à l'investigation microscopique les spermatozoïdes, les globules sanguins ; pour les organes à effet mécanique, il a recours aux procédés les plus délicats de la physique ; l'hydrodynamique, la mécanique pure, lui permettent d'étudier la contraction musculaire dans tous ses modes et sous toutes ses formes.

Le système nerveux, comment l'étudie-t-il? Ici nous devons distinguer, d'un côté la moelle vertébrale, de l'autre l'encéphale. Pour la moelle, le physiologiste n'emprunte rien ni à la physique ni à la chimie; son procédé est essentiellement physiologique. La moelle est mise à nu sur un animal vivant ; l'excitation portée sur une racine sensitive provoque un mouvement déterminé dans une certaine partie du corps, toujours la même, et la physiologie d'une certaine portion de l'axe médullaire se trouve ainsi établie.

Mais, quand il s'agit du cerveau, ni la physique, ni la chimie, ni le procédé physiologique dont nous venons de parler, ne sauraient nous aider à résoudre le problème physiologique. Un sentiment, une volonté échappent au creuset du chimiste, et les mouvements moléculaires de la substance cérébrale ne sont pas atteints par les investigations audacieuses du physicien. Quant au procédé physiologique, si précieux pour l'étude de l'axe médullaire, il ne nous enseigne absolument rien quand on l'applique à l'étude du cerveau. Ici les racines sensitives de la moelle sont représentées par les nerfs des cinq sens et les nerfs fonctionnels, et, contrairement à ce qui arrive pour la moelle, leur excitation peut être suivie ou non de la contraction musculaire réactionnelle. De plus, quand cette réaction se produit, elle peut se montrer, non sur une partie du corps déterminée, toujours la même, mais sur un point quelconque.

Il est donc avéré que les procédés employés dans l'étude fonctionnelle des organes de la vie en général nous laissent désarmés quand nous voulons aborder l'étude du cerveau. Mais, dira-t-on, l'anatomie pathologique ne nous fournit-elle pas le moyen que vous cherchez? Nous ne le pensons pas.

L'anatomie pathologique nous fournit des indications très-précieuses pour la détermination des éléments matériels qui concourent aux fonctions cérébrales, mais cette détermination ne constitue pas la physiologie. Dira-t-on, par exemple, qu'on a fait la physiologie du foie parce qu'on aura constaté, par l'anatomie pathologique, la coïncidence des troubles de la sécrétion biliaire avec la présence d'une tumeur dans le tissu hépatique? Certainement non. On ne peut donc pas dire, avec quelques savants, que la fonction du langage a été inventée parce que l'on a constaté la coïncidence des troubles de la parole avec l'altération de certaines circonvolutions. Cette constatation est assurément précieuse ; mais que nous enseigne-t-elle au point de vue fonctionnel? Absolument rien.

En physiologie, il ne faut pas se payer de mots, et c'est à ce résultat facile que nous conduiraient inévitablement le système de Gall et de ses adeptes, si on n'y prenait garde.

Ainsi donc, la physique, la chimie, le procédé des vivisections, l'anatomie pathologique, peuvent nous fournir des indications utiles, indispensables même, en vue de la physiologie du cerveau, mais elles ne représentent pas le procédé spécial au moyen duquel nous pouvons établir cette physiologie ; et le motif de cette impuissance, nous le trouvons dans la nature particulière du produit de la vie cérébrale. Comme nous l'avons déjà dit, chaque organe réclame, selon la nature de son produit, un procédé spécial : l'un la chimie, l'autre la physique, l'autre les vivisections.

Le cerveau n'échappe pas à la règle commune ; lui aussi a son procédé ; mais celui-ci est essentiellement différent de ceux qui servent à faire la physiologie des autres organes. Les cellules et les fibres cérébrales restent muettes dans le creuset du chimiste, elles résistent impassibles aux excitations du physicien et du physiologiste ; mais nous avons un moyen de connaître leur acte fonctionnel, et ce moyen est notre propre manière de sentir.

Un sentiment, une volonté, une pensée, ne peuvent être vus et analysés que par le sentiment lui-même, éclairé par l'anatomie normale et pathologique, par l'expérimentation et par les lois générales de la physiologie.

Tel est le procédé spécial que réclame, — car ce n'est pas nous qui le voulons, — la nature particulière des produits de la vie cérébrale. Connu sous le nom de méthode psychologique, ce procédé a été compromis, il faut l'avouer, par les philosophes de toutes les écoles. Ceux-ci n'ayant d'autre ressource pour édifier la psychologie que leur propre manière de sentir, il y a eu bientôt autant de systèmes psychologiques que de manières de sentir individuelles.

Au risque de blesser quelques susceptibilités très-respectables, nous devons dire ici notre pensée sur ce sujet. La méthode psychologique, entre les mains des philosophes, est un instrument dangereux pour la vérité, parce que, dans ces conditions, l'instrument est incomplet. Il ne suffit pas, en effet, d'avoir une manière de sentir particulière; il faut encore que cette manière de sentir soit conforme aux lois générales de l'anatomie et de la physiologie. Les philosophes l'ont fort bien compris quand ils ont essayé de réaliser le rêve, irréalisable pour eux, de faire l'anatomie et la physiologie de l'organe cérébral. Mais on ne s'improvise pas anatomiste ni physiologiste, et tous ces efforts n'ont abouti qu'à donner à la psychologie un vernis scientifique qui ne change rien au fond même des choses.

Quoi qu'on fasse, le temps est venu pour les philosophes d'abandonner un terrain où ils ne se maintiennent que par l'équivoque et à la faveur du demi-jour trompeur des *à peu près*. La psychologie, dont ils se sont constitués les dépositaires, ils n'ont pas qualité pour l'édifier; elle est le plus beau chapitre de la physiologie humaine, et son vrai nom est celui de physiologie cérébrale.

Il est évident, d'ailleurs, que la philosophie est la science des généralités, et que prétendre édifier dans son sein une science particulière, c'est méconnaître absolument les conditions mêmes de son existence.

Les physiologistes qui ne partagent pas cette manière de voir ont abandonné le cerveau aux philosophes, et ils n'ont agi ainsi que parce qu'ils méconnaissent la valeur et la nécessité de la véritable méthode psychologique, bien différente de l'instrument incomplet employé, sous ce nom, par les philosophes. Comme nous l'avons dit plus haut, ces physiologistes ont raison de répudier les systèmes philosophiques, mais ils ont tort de ne vouloir pas utiliser le seul instrument qui puisse les aider à écrire la physiologie de l'encéphale.

Sans prétendre les convaincre, — car les hommes qui ont beaucoup travaillé ont plus ou moins fait leur siége, et, ce siége une fois fait, il est ennuyeux, sinon difficile, de le remplacer par un autre, — nous formulerons en terminant ces considérations préliminaires, la base essentiellement physiologique sur laquelle repose la vraie méthode psychologique.

La méthode psychologique repose sur trois conditions fondamentales, qui résultent elles-mêmes des propriétés physiologiques de l'organe cérébral.

1° Le cerveau humain perçoit les causes impressionnantes et ce qui est entre ces causes, c'est-à-dire les rapports de toute nature.

2° Le cerveau conserve et peut percevoir à l'occasion ce qu'il a classé en lui à l'état de notions.

3° Le cerveau perçoit sa propre activité. C'est le seul organe qui se connaisse ainsi lui-même. Mais, comme, d'un autre côté, nous avons posé en principe que la vie ne se sent pas elle-même, il est bon d'expliquer en quoi consiste cette connaissance du cerveau par lui-même.

Le cerveau ne se sent pas directement; il extériorise son activité par un mouvement, et, ce mouvement donnant naissance à une cause impressionnante extérieure, son ou image, le cerveau, en percevant ces derniers, a ainsi la connaissance de sa propre activité. Toute connaissance de notre état intérieur se produit selon ce mécanisme que nous avons désigné sous le nom de *sentiment de l'activité cérébrale*.

Cette dernière cause imprime à la méthode psychologique, peut-être plus que les autres, un caractère essentiellement physiologique. Du moment, en effet, que le mouvement de nos organes et celui des organes des sens interviennent d'une manière nécessaire dans les problèmes de la vie cérébrale, il est indispensable de déterminer physiologiquement la nature de ces mouvements et leurs relations avec les organes de la sensibilité. Cette détermination qui était encore à faire est un des moyens à l'aide desquels nous avons déterminé les éléments des fonctions cérébrales.

Les quatre causes que nous venons de signaler, et dont personne ne peut contester l'importance et l'exactitude, maintiennent encore de nos jours la physiologie du cerveau dans une obscurité regrettable. Aux cliniciens et aux expérimentateurs il appartient de dissiper cette obscurité, et ils y parviendront s'ils consentent à poser le problème sur de nouvelles bases. D'ailleurs, nous allons indiquer nous-même le chemin que nous avons parcouru dans le domaine de la vie cérébrale en ne perdant jamais de vue les quatre causes que nous venons d'examiner.

Partant de ce fait qu'à toutes les activités de l'esprit correspondent certaines activités matérielles, et considérant que la matière cérébrale interrogée directement ne peut rien nous apprendre, nous posons en principe qu'il faut d'abord déterminer, par l'analyse physiologique, les éléments fondamentaux qui entrent dans tout fonctionnement cérébral. Avant de se mettre à l'œuvre il faut savoir ce qu'on va chercher. Or cette analyse nous enseigne que, dans tout fonctionnement cérébral, il y a un phénomène de sensibilité, un phénomène de mémoire, un phénomène d'excitation motrice. Que le cerveau fonctionne pour bâtir une maison, composer un sonnet ou un morceau d'opéra, il met indispensablement en œuvre ces trois éléments. Par conséquent nous devons chercher d'abord les conditions anatomiques qui président à ces trois manifestations.

Ces conditions doivent être tout à fait distinctes de siège, car nous savons que les phénomènes de sensibilité, de mémoire, de mouvement, peuvent être abolis séparément par le fait d'une lésion matérielle. De plus, nous ne devons pas compter trouver ces conditions réunies dans un même organe, comme cela devait être selon les idées de Gall, parce que, dès que la sensibilité ou la motilité sont altérées, cette altération est la même pour tous les fonctionnements indistinctement. Lorsque mon bras, par exemple, est paralysé, il l'est tout aussi bien pour exécuter un signe mimique que pour tenir une plume ou un ébauchoir.

Nous devons donc trouver un siège distinct pour les phénomènes de sensibilité, un siège distinct pour les phénomènes de mémoire, un siège distinct pour les phénomènes d'excitation motrice. Mais où trouver ces localisations diverses? L'anatomie pathologique et l'expérimentation peuvent seules nous répondre.

Les observations qui, depuis Lallemand, Andral, Cruveilhier, ont été recueillies en vue du sujet qui nous occupe, sont innombrables. Mais il n'est pas un seul essai de localisation qui n'ait contre lui quelque fait contradictoire. Cependant nous ne croyons pas devoir, comme on l'a fait dans ces derniers temps, nier tout, sous prétexte d'obscurité, et faire table rase d'un passé difficile à débrouiller certainement, mais renfermant, en définitive, les éléments fondamentaux de la physiologie cérébrale. Nous acceptons tous les faits, même les plus contradictoires, considérant ceux-ci comme des exceptions momentanées dont l'avenir nous dévoilera le mystère, et nous puisons nos enseignements dans l'analyse des caractères qui ressortent de la généralité des faits.

C'est ainsi que nous sommes conduit à admettre la localisation des conditions anatomiques de la sensibilité dans les couches optiques, parce que dans les affections qui intéressent cette région : épanchement, hémorrhagie, ramollissement, etc., nous trouvons comme symptôme prédominant : au premier degré, de la stupeur, de l'hébétude ; au second degré, la perte plus ou moins étendue de la sensibilité ; au troisième degré, le coma, l'insensibilité absolue, la mort. L'expérimentation physiologique donne les mêmes résultats. On pourrait objecter à cela que cette région est celle par où passent la plupart des éléments qui vont concourir plus loin aux phénomènes de la vie cérébrale. Le fait est vrai, mais non l'interprétation, car la sensibilité persiste malgré la lésion et la destruction des couches périphériques du cerveau.

C'est ainsi, encore, que nous admettons la localisation des conditions matérielles du souvenir dans les cellules de la couche corticale parce que dans toutes les affections qui intéressent cette région : méningite, épanchement, ramollissement, nous trouvons comme symptôme prédominant : à un premier degré, du délire ; à un second degré, l'amnésie ; à un troisième degré, la démence sénile.

L'expérimentation physiologique vient encore confirmer ces résultats.

C'est ainsi, enfin, que nous pensons que les conditions anatomiques, de l'excitation motrice se trouvent dans la région qui, des grosses cellules de la couche corticale, s'étend aux corps striés, parce que dans toutes les lésions qui intéressent cette région : congestion, hémorrhagie, ramollissement, nous trouvons : à un premier degré, de la parésie ; à un degré plus avancé, de la paralysie complète plus ou moins étendue.

L'expérimentation vient encore confirmer ces résultats.

Après avoir établi ces localisations fondamentales, il faut faire un pas de plus : il faut indiquer les liens anatomiques qui relient entre eux ces trois centres. Ici encore nous devons demander notre guide à l'analyse physiologique. Cette analyse nous enseigne que, dans tout fonctionnement, le mouvement provoqué est précédé du réveil de la mémoire, succédant lui-même à l'excitation d'une impression sentie. Par conséquent ces trois phénomènes, qui ne sont autre chose que l'excitant fonctionnel, la matière fonctionnelle et les mouvements fonctionnels, doivent être reliés entre eux par des liens anatomiques, et ces liens ne peuvent se trouver qu'entre les régions fondamentales que nous avons déterminées. Nous ne désespérons pas de voir un jour l'anatomie pathologique et l'expérimentation indiquer, avec toute la certitude désirable, le siège et le rôle précis de chacune de ces fibres unissantes. Pour le moment, il serait téméraire d'avancer quoi que ce soit sur ce point, et nous devons nous borner à constater la nécessité de leur existence.

Les principes qui nous ont conduit à déterminer les conditions anatomiques fondamentales du fonctionnement cérébral sont tout différents de ceux qui inspirent les adeptes de Gall. Au lieu de considérer le cerveau comme une république fédérative composé d'organes distincts, indépendants et chargés, chacun isolément, d'une fonction particulière, nous avons, conformément aux lois générales de la physiologie, restitué au cerveau son unité organique et son unité fonctionnelle. Du moment en effet. que tout fonctionnement cérébral est constitué nécessairement par un phénomène de sensibilité, par un phénomène de mémoire et par un phénomène d'excitation motrice, il n'y a et il ne peut y avoir qu'une seule fonction cérébrale, variable seulement quant au but à atteindre et au mouvement provoqué. Cette fonction s'accomplit avec le concours d'activités diverses qui sont elles-mêmes le résultat des propriétés physiologiques d'éléments organiques déterminés et distincts. Nous ne doutons pas qu'en se laissant diriger par ces principes l'anatomie pathologique ne rende enfin à la physiologie et à la médecine les services qu'elle était incapable de leur rendre, tant qu'elle se bornait à chercher une fonction localisée, tout entière, dans un seul point du cerveau.

Pour montrer l'enchaînement des éléments divers qui entrent dans tout fonctionnement cérébral, nous reproduirons ici une figure schématique que nous avions déjà présentée dans notre *Physiologie du système nerveux*.

Cette figure représente l'enchaînement de tous les éléments matériels qui entrent en jeu dans l'accomplissement de toute fonction cérébro-motrice.

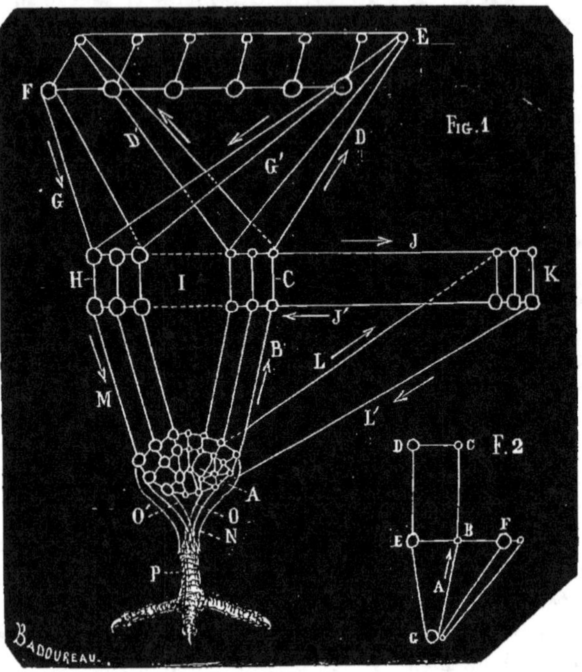

Fig. 10.

A. Centre médullaire composé d'éléments cellulo-impressionneurs et d'éléments cellulo-moteurs. — B. Ensemble des fibres impressionneuses transportant l'excitant fonctionnel aux couches optiques. — C. Couches optiques. — DD'. Marche de l'excitant fonctionnel vers les cellules impressionneuses de la périphérie corticale. — E. Cellules impressionneuses de la périphérie corticale. — F. Cellules motrices de la périphérie corticale. — GG'. Trajet des fibres motrices vers les corps striés. — H. Corps striés. — I. Trait d'union entre les corps striés et les couches optiques. — JJ'. Ensemble des fibres impressionneuses et motrices reliant le cervelet aux divers centres médullaires. — K. Cervelet. — LL'. Ensemble des fibres impressionneuses et motrices reliant le cervelet aux divers centres médullaires. — M. Ensemble des fibres motrices reliant les corps striés aux divers centres médullaires. — O. Racines impressionneuses. — O'. Racines motrices. — N. Réunion des fibres impressionneuses et des fibres motrices. — P. Organe de la vie de relation mis en jeu par l'ensemble des fonctions intrinsèques du système nerveux.

La figure 2 représente l'enchaînement des actions nerveuses dans toute sa simplicité. On y voit l'excitant fonctionnel A

aboutir aux couches optiques B, se diriger ensuite vers les petites cellules impressionneuses de la périphérie corticale C,
puis réveiller l'activité de la grosse cellule motrice D. Cette
dernière communique son activité à la fibre motrice qui l'unit
aux corps striés E; là le mouvement se divise pour aller d'un
côté au cervelet F, de l'autre au centre médullaire G. Le cervelet et le centre médullaire sont réunis par un lien spécial H.

L'élément I qui sert de trait d'union entre les couches optiques et les corps striés représente les fibres unissantes qui
provoquent directement, dans les corps striés, un mouvement
qui succède immédiatement à une impression perçue, et sans
que les cellules de la périphérie corticale influencent ce mouvement.

C'est ainsi, disions-nous en 1872, à propos de ce dernier trait
d'union, qu'agit l'animal qui vient de naitre : il n'a pas à examiner
l'excitant fonctionnel, qu'il n'a jamais vu; il est impressionné et il agit.
Ce n'est qu'après avoir emmagasiné une certaine expérience dans les
cellules corticales que, sous l'influence de l'attention, le centre de
perception peut apprécier judicieusement l'excitant fonctionnel ; alors
seulement les actions nerveuses se succèdent dans le sens que nous
avons indiqué plus haut. Mais, dira-t-on, quels sont les liens anatomiques qui unissent les couches optiques aux corps striés? L'avenir
répondra sans doute. Pour le moment, nous devons nous borner à
constater les rapports de voisinage qui existent entre ces deux centres, l'intrication excessive des éléments nerveux en cet endroit, et
enfin l'analogie qu'il est permis d'établir entre ces parties et les
régions antérieure et postérieure de la moelle (1).

Comme nous l'avons dit plus haut, M. Ferrier, dans son
livre sur les *Fonctions du cerveau*, s'est approprié, sans rien
dire, cette manière de voir, sous le nom de *petit cercle* et de
grand cercle, et il en a tracé les conditions dans une figure
schématique identique à la nôtre.

Cette figure rend parfaitement nos idées touchant le mécanisme fonctionnel du cerveau. Mais peut-être le lecteur ne
sera pas fâché de voir, par lui-même, comment nous comprenons le fonctionnement particulier le plus important de
tous : la fonction du langage. Comme nous avons développé

______

(1) E. FOURNIÉ, *Physiologie du système nerveux cérébro-spinal*, p. 389. —
Delahaye.

cette question dans deux de nos publications, nous en donnerons ici un simple résumé.

MÉCANISME PHYSIOLOGIQUE DE LA FONCTION-LANGAGE.

Le langage est un de ces fonctionnements particuliers dont l'ensemble représente la fonction cérébrale unique, que nous avons désignée sous le nom de *cérébro-motrice*, parce que le résultat de ce fonctionnement est toujours un mouvement. Ce mouvement est effectué réellement, ou bien il est simplement reproduit subjectivement selon les lois qui président à la mémoire du mouvement.

Dans chaque fonctionnement particulier du cerveau nous trouvons deux genres d'activité dont il est indispensable de préciser la nature.

Activité sensible. — Le premier, — *l'activité sensible*, — consiste à sentir les causes impressionnantes de quelque nature qu'elles soient, les causes impressionnantes actuelles ou de souvenir. Ce genre d'activité présente lui-même deux modes très-distincts selon qu'il *sent* les caractères sensibles des causes impressionnantes ou qu'il sent les caractères supra-sensibles. Dans le premier cas, il y a activité sensible simplement, et le résultat est l'acquisition d'une notion sensible. Dans le second cas, il y a activité sensible et intelligente tout à la fois, et le résultat est l'acquisition d'une notion intelligente.

La caractéristique de toute notion intelligente est d'être fondée sur un rapport établi par l'intelligence à l'occasion des causes impressionnantes.

Il n'y a que sept rapports fondamentaux qui sont : les rapports significatifs, les rapports géométriques, les rapports numériques, les rapports physico-chimiques, les rapports physiologiques, les rapports philosophiques et les rapports historiques.

Il n'y a, par conséquent, que sept notions intelligentes, fondamentales.

Les animaux n'ont pas ces sortes de notions, et, comme celles-ci représentent la caractéristique de l'intelligence, nous disons que les animaux n'ont pas ce genre d'activité sensible, que nous désignons sous le nom d'activité sensible et intelligente, ou bien intelligente tout court.

L'activité sensible s'exerce dans les points du cerveau où se trouvent les conditions matérielles de toutes nos perceptions et de nos souvenirs, c'est-à-dire dans la région des couches optiques et dans la couche corticale du cerveau. L'activité sensible, en effet, est inséparable du fait même de percevoir.

L'activité dont nous venons d'esquisser les traits peut s'exercer isolément, dans l'intimité de la vie cérébrale, sans être suivie de mouvement extérieur. Dans ces conditions, elle représente un simple mode d'activité, un élément fonctionnel, mais non une *fonction*. Comme nous l'avons établi ailleurs, un organe ne remplit une fonction que s'il extériorise le produit de sa propre vie. La fonction cérébrale n'est complète que lorsqu'à l'activité sensible vient s'ajouter le second mode d'activité, qui entre dans tout fonctionnement cérébral, et que nous désignons sous le nom d'*activité motrice*.

2° *Activité motrice*. — L'activité motrice consiste à déterminer, dans certaines fibres cérébrales, l'action excitatrice de la contraction musculaire. Cette activité est généralement désignée, par les partisans de la simplification en physiologie, par un mot à la mode, par l'expression *acte réflexe*. Ce mot, très-commode en vérité pour déguiser notre ignorance, est mis au lieu et place de l'analyse physiologique la plus complexe, la plus délicate et en même temps la plus importante de la physiologie cérébrale. Nous donnerons une idée suffisante de cette analyse.

L'activité motrice ne se développe qu'au milieu de certaines conditions qu'il faut indispensablement préciser. Et, d'abord, disons que l'activité motrice ne se développe jamais spontanément; elle est toujours précédée d'une impression sentie, et nous avons donné à cette condition de son développement le nom de *loi de l'excitant fonctionnel*.

Mais l'activité sensible, sous le nom d'excitant fonctionnel, ne se borne pas à exciter le mouvement, elle fait plus : elle évoque le souvenir pour établir des comparaisons avec l'impression actuelle, elle choisit, elle juge, elle détermine enfin le sens et le but dans lequel l'activité motrice doit diriger le mouvement des organes. Ce faisant, elle a préparé ce quelque chose, ce résultat de la vie propre de chaque organe qui est destiné à être extériorisé pour concourir à une des trois destinées de l'être vivant : vivre, établir des relations, se reproduire. Tandis que les autres organes préparent de la bile, du sperme, de la salive, des fibres contractiles, le cerveau prépare des perceptions associées, comparées, jugées, destinées à inspirer l'activité motrice.

Ce quelque chose que nous retrouvons dans tous les organes au même moment de l'évolution fonctionnelle, nous l'avons désigné sous le nom de *matière fonctionnelle*.

Or, cette matière fonctionnelle est très-importante à connaître au point de vue de la différence essentielle qui existe entre la bête et l'homme. L'activité sensible de l'animal ne recueille que des notions sensibles; l'activité sensible de l'homme recueille tout à la fois des notions sensibles et des notions intelligentes. Par conséquent, comme c'est la matière fonctionnelle qui inspire, qui détermine le sens dans lequel doit agir l'activité motrice, il s'ensuivra que l'animal n'exécutera que des mouvements inspirés par la notion sensible, c'est-à-dire des mouvements instinctifs, et l'homme exécutera, à côté de ceux-ci, des mouvements inspirés par la notion intelligente, c'est-à-dire des mouvements intelligents.

Le premier associera entre elle des impressions actuelles ou de souvenir, tâtera la plus agréable et provoquera l'activité motrice dans le sens de cette dernière.

Le second associera ces mêmes impressions, mais il établira entre elles des rapports de nombre, de temps, d'étendue, d'harmonie, de justice, et, loin de soumettre la détermination de ses mouvements au mode le plus agréable, il s'imposera l'obligation, quelquefois dure pour la sensibilité, d'agir dans le sens du vrai, du juste et du beau.

Après que l'activité sensible a ainsi conçu, préparé le mouvement, après qu'elle a déterminé le but à atteindre, la matière fonctionnelle est prête à être extériorisée, et cette extériorisation a lieu par l'intervention de l'activité motrice qui provoque ce que nous appelons les *mouvements fonctionnels*.

L'activité motrice exerce son influence sur les organes du mouvement selon deux modes très-distincts qui correspondent, l'un à la notion sensible, l'autre à la notion intelligente. Dans le premier mode, l'activité motrice se borne à mettre en jeu les coordinations organiques préétablies, sans autre direction que celle du but à atteindre. C'est le cas de l'animal qui vole, qui rampe, qui nage. Ces mouvements sont les mouvements instinctifs.

Dans le second mode, l'activité motrice dirige son influence sur les organes du mouvement, non-seulement par la notion du but à atteindre, mais surtout par *un sens spécial :* si c'est un mouvement sonore, par le sens de l'ouïe ; si c'est un mouvement mimique, par le sens de la vue. Cette direction des mouvements par un sens spécial est la caractéristique que nous avons assignée aux mouvements intelligents.

En établissant le rôle spécial de l'activité sensible et de l'activité motrice dans chacun des trois stades de l'évolution fonctionnelle, nous avons fait connaître le mécanisme selon lequel tout mouvement instinctif ou intelligent est exécuté. Or, le langage étant constitué par des mouvements essentiellement intelligents, nous connaissons dès à présent, d'une manière générale, le mécanisme selon lequel se produit ce fonctionnement particulier du cerveau.

Mais cela ne suffit pas. L'intérêt que présente ce fonctionnement nous oblige de l'examiner de plus près et de le distinguer des autres fonctionnements. A cet effet, nous suivrons le langage dans chacun des trois stades de l'évolution fonctionnelle : dans l'excitant fonctionnel, dans la matière fonctionnelle, dans le mouvement fonctionnel.

Mais, avant de commencer, nous devons nous prémunir contre une cause possible d'erreur. Quand nous parlons, nous n'inventons pas le langage : nous ne faisons que reproduire dans la mémoire des sens et dans celle des mouvements ce que nous avons déjà appris. La fonction du langage ne s'exerce dans sa réalité que lorsque nous apprenons ou que nous inventons un mot nouveau. Par conséquent nous ne devons pas oublier cette distinction dans la description qui va suivre.

Excitant fonctionnel. — L'excitant fonctionnel du langage est une impression sentie : pour exprimer une chose par des signes, il faut sentir cette chose, la voir, l'entendre, etc. A ce point de vue, le langage ne se distingue en rien des autres mouvements intelligents qui, tous, sans exception, sont précédés d'une impression sentie.

Matière fonctionnelle. — En présence de l'excitant fonctionnel, l'activité sensible apprécie, compare, juge et détermine le but à atteindre. Quel est ce but? Ce but consiste à établir entre la cause impressionnante et l'activité motrice un rapport significatif, c'est-à-dire un lien qui unisse d'une manière indissoluble la cause impressionnante et un certain mouvement de nos organes.

Établir des rapports significatifs, telle est, en acte, la matière fonctionnelle du langage. La nature particulière de cette matière sert à distinguer non-seulement le langage des autres fonctionnements du cerveau, mais encore elle permet d'établir entre l'animal et l'homme une barrière infranchissable. Les animaux expriment plus ou moins vivement leurs désirs, leurs sentiments, mais, en aucun cas, ils n'établissent un véritable rapport significatif.

Entre le sentiment très-vif et le mouvement expressif qui lui succède au dehors, il n'y a, chez la bête, aucun temps d'arrêt ; l'un est la conséquence fatale de l'autre.

Chez l'homme qui crée le mot, il y a un temps d'arrêt sublime, et ce moment est rempli par la détermination du rapport significatif. Lorsque la matière fonctionnelle est constituée par l'établissement du rapport significatif, l'activité motrice intervient pour l'extérioriser en provoquant les mouvements fonctionnels.

Mouvements fonctionnels. — Analogues aux mouvements fonctionnels des autres organes, les mouvements fonctionnels du langage ont pour but d'extérioriser la matière fonctionnelle. Malgré cette analogie fondamentale, ces mouvements présentent, dans le langage, des particularités excessivement importantes, et qu'il est indispensable de signaler.

Dans les organes à sécrétion ou à effet mécanique tels que le foie, le muscle, la matière fonctionnelle se montre hors de l'organe toute formée, complète : la bile, la contraction, sont des produits complets. Dans le cerveau, cette matière ne reçoit une forme complète et définitive qu'à la faveur des mouvements fonctionnels. Pourquoi cela ? Parce que les trois termes qui constituent le rapport significatif, c'est-à-dire la cause impressionnante qu'il faut signifier, le mouvement des organes et l'acte intentionnel qui les unit l'un à l'autre sont de pures manières de sentir qui ne se traduisent, en sortant de l'encéphale, que par une simple excitation sur les fibres motrices, et que cette influence n'a une signification réelle pour celui qui établit le rapport, ou pour les autres, qu'à la condition de recevoir une forme sensible dans le phénomène sonore qui résulte du mouvement des organes. Le mot est la forme sensible, accessible à nos sens, sous laquelle se présentent à nous les trois termes du rapport significatif. Donc, différente en cela de la matière fonctionnelle des autres organes, la matière fonctionnelle du langage n'est complète qu'en s'objectivant, en se concrétant dans le phénomène sensible qui résulte des mouvements fonctionnels. Cette différence n'est pas la seule.

Tandis que les organes à sécrétion et à effet mécanique extériorisent leur matière fonctionnelle sans la sentir, sans la connaître, le cerveau, lui, sent et connaît ses mouvements fonctionnels ; il en prépare le modèle dans l'intimité de la vie cérébrale, et il en dirige l'exécution par un sens spécial, par l'ouïe ou par la vue.

Enfin, tandis que le foie et le muscle, après avoir extériorisé leur produit, ne reçoivent plus rien de ce dernier, le cerveau au contraire se nourrit du résultat de ses mouvements fonctionnels ; le son, l'image, résultant de ces mouvements, deviennent l'image figurée et persistante de ses propres actes.

Les particularités que nous venons de signaler ont une importance de premier ordre, soit au point de vue de la physiologie, soit au point de vue de l'explication des troubles de la parole. Nous résumerons les enseignements qu'elles renferment sous forme de propositions.

1° Pour avoir la valeur d'un signe-langage, le *mot* doit nécessairement réveiller *in actu* les trois termes du rapport significatif. Le phénomène sonore *pain*, par exemple, ne signifie ce qu'il doit signifier qu'à la condition de réveiller l'image du pain, qu'à la condition de provoquer l'exécution tacite des mouvements qui doivent donner naissance au phénomène sonore *pain*, et enfin à la condition de solliciter la répétition de l'acte intentionnel qui unit les deux premiers termes. Ces trois termes sont inséparables dans la constitution du signe-langage, mais ils représentent des phénomènes distincts, correspondant à des éléments matériels distincts. Par conséquent, chacun des trois termes peut être atteint séparément par suite d'une lésion cérébrale, et, dès lors, nous comprenons pourquoi certains malades se souviennent du mot sans pouvoir l'exprimer par la parole, tandis que d'autres prononcent encore le mot, mais sans y attacher aucun sens.

2° *Il n'y a qu'une seule fonction-langage.* — En effet, il n'y a pas deux manières d'établir un rapport significatif. L'acte intentionnel qui préside à l'établissement de ce rapport et qui constitue en réalité la fonction ne saurait varier. Un seul des trois termes peut sans inconvénient varier, ce sont les organes du mouvement. Que le mouvement-signe soit exécuté par les membres ou par le larynx, peu importe. Le mouvement exécuté n'en représente pas moins un des trois termes nécessaires du rapport. Cette variation possible, dans les organes du mouvement, nous autorise simplement à dire que la fonction unique du langage peut s'exercer à la faveur de mouvements de diverses natures, et que, par conséquent, il peut exister diverses formes de la même fonction-langage.

3° *Il n'y a et il ne peut y avoir que deux formes de la fonction-langage.* — Cette affirmation repose sur la nécessité de l'intervention d'un sens spécial pour diriger les mouvements du langage. Pour diriger un mouvement, le sens spécial doit être nécessairement impressionné par ce dernier. Or, le sens de la vue et celui de l'ouïe sont les seuls qui puissent être impressionnés par des mouvements organiques voulus et déterminés ; cette impressionnabilité n'existe pas pour les sens du goût, du toucher et de l'odorat ; par conséquent il n'y a et il ne peut y avoir que deux formes de la fonction-langage : la parole et la mimique.

4° *L'écriture n'est pas un langage.* — N'étant qu'une traduction visuelle du signe sonore, le signe écrit ne peut arriver à l'entendement qu'en suivant la filière sensitive à travers laquelle il a dû passer pour être formé. Cette filière est représentée par les organes de la parole. Il est évident, en effet, que pour comprendre notre écriture nous devons la parler et non simplement la voir. Quant aux objets, aux plantes qui ont un langage, dit-on, ils ne font que nous rendre le langage que nous leur avons prêté.

Nous aurions encore beaucoup à dire sur le langage, car cette fonction, par les difficultés originales de son évolution et par le nombre de ses mystérieux rouages, est assurément la plus importante des activités cérébrales ; mais nous devons nous limiter et nous renfermer dans le cadre essentiellement physiologique de l'excitant fonctionnel, de la matière fonctionnelle et des mouvements fonctionnels. Ce que nous en avons dit, d'ailleurs, pourra paraître suffisant pour faire admettre désormais, en physiologie, la fonction du langage au même titre que les fonctions du foie, du muscle et des autres organes. Nous terminerons par quelques considérations sur les conditions anatomiques qui président à l'évolution de cette fonction.

Siège anatomique de la fonction-langage. — Analogue à tout fonctionnement particulier du cerveau, le langage est constitué par un phénomène de sensibilité, par un phénomène de mémoire et par un phénomène d'excitation motrice. Par conséquent, nous devons trouver les conditions anatomiques de cette fonction dans les couches optiques, dans la couche corticale et dans la région qui unit cette dernière aux corps striés.

De ces trois localisations, la dernière seule avait attiré l'attention des cliniciens, en général, parce que l'on croyait à une localisation totale de la fonction en un point particulier. Sans s'en douter, on ne considérait ainsi que le phénomène d'excitation motrice et on était conduit à donner le nom d'aphasie, non pas aux troubles de la fonction-langage considérée dans son ensemble, mais aux troubles particuliers qui accompagnent l'altération d'un seul des trois phénomènes qui concourent à la fonction. De là l'impossibilité d'expliquer la plupart des faits de l'aphasie, et particulièrement la persistance de la mémoire des mots, celle du langage des gestes, de l'écriture coïncidant avec l'abolition plus ou moins complète des mouvements de la parole.

En décentralisant, au contraire, les diverses activités qui concourent au langage, nous pouvons rendre au mot *aphasie* toute l'étendue de signification qu'il doit avoir et expliquer tous les phénomènes dont il est la représentation.

En effet, les phénomènes de sensibilité, de mémoire, d'excitation motrice étant nécessairement liés l'un à l'autre et tous les trois étant indispensables pour que la fonction-langage soit, il y aura aphasie toutes les fois qu'un de ces phénomènes sera empêché ou aboli par suite d'une lésion matérielle.

C'est ainsi que les hommes qui tombent dans le coma à la suite d'une hémorrhagie, d'un ramollissement ou d'une compression des couches optiques, sont aphasiques par abolition du phénomène sensible.

Ceux qui, par suite d'inflammation, de compression, de ramollissement de la couche corticale, délirent ou tombent en démence, ceux-là sont aphasiques par altération du phénomène de mémoire. Dans la fameuse discussion qui eut lieu à l'Académie de médecine, en 1865, sur l'aphasie, M. Parchappe avait fort judicieusement insisté sur cette forme d'aphasie que M. Baillarger de son côté n'admettait pas.

Ceux enfin qui ne peuvent plus parler par suite d'hémorrhagie, de ramollissement ou de sclérose de la région qui unit les cellules motrices de la couche corticale aux corps striés (Baillarger), ceux-ci sont aphasiques par l'abolition du phénomène excito-moteur.

Ces trois formes fondamentales d'aphasie se trouvent souvent réunies, mais passagèrement, dans le même sujet. Il est assez fréquent, en effet, de voir un malade atteint d'apoplexie présenter d'abord une insensibilité absolue; puis la sensibilité revient, mais la mémoire est absente, le facies exprime l'indifférence et l'apathie, en un mot l'entendement est encore obscurci; l'amélioration s'accentuant davantage, le regard s'illumine d'un reflet intelligent, la mémoire réapparaît, mais le sourire et quelques mouvements de la face témoignent seuls encore de l'intégrité des conditions anatomiques de la mémoire et des notions acquises; enfin un progrès nouveau se manifeste par la possibilité d'exprimer au moyen de la parole les diverses formes de l'activité cérébrale, et de tous ces troubles si graves il ne reste plus qu'une hémiplégie symptomatique d'une lésion matérielle, qui n'avait atteint que momentanément et par une influence éloignée, les conditions anatomiques de la fonction-langage.

Les troubles du phénomène sensible, du phénomène de mémoire et du phénomène excito-moteur dans le langage représentent les trois divisions fondamentales dans lesquelles on peut faire entrer tous les troubles connus sous le nom d'aphasie. Mais, pour compléter le cadre, il faudrait rattacher chacun de ces troubles aux conditions particulières qui président à la constitution et au développement de la fonction-langage. C'est ce que nous avons fait, et nous avons pu ainsi expliquer tout ce qui jusqu'à présent avait paru inexplicable. Cependant, ne pouvant pas donner ici un trop grand développement à notre pensée, nous terminerons en disant :

Les résultats de l'analyse physiologique touchant les conditions anatomiques de la fonction-langage se résument ainsi qu'il suit : Au lieu de chercher ces conditions en un seul point des hémisphères, nous les avons trouvées dans les trois centres qui président au développement des trois phénomènes fondamentaux de toute activité cérébrale, c'est-à-dire dans les couches optiques, dans la région corticale, et dans la région qui unit la couche corticale aux corps striés. A l'appui de cette manière de voir, nous n'avons apporté aucun fait nouveau, par la raison bien simple que les faits relatifs à cette question sont innombrables, et, comme ils ont été recueillis par les hommes les plus compétents et les plus autorisés, nous n'avions que l'embarras du choix.

Notre objectif d'ailleurs a été de soumettre les faits matériels et primaires, déjà acquis à la science, à la pierre de touche de l'analyse physiologique, dans le double but de leur donner leur véritable signification, et de faire jaillir de notre analyse des faits d'un ordre plus élevé, destinés à diriger l'investigation de l'avenir dans la recherche de nouveaux faits primaires et matériels.

En deux mots : au lieu de poursuivre la recherche d'une localisation mal définie et introuvable, nous émettons le vœu, que désormais on cherche d'après les données de l'analyse physiologique, ce qui permettra d'interpréter judicieusement les symptômes pendant la vie et les lésions après la mort.

Comme corollaire de la description de la fonction du langage, nous dirons un mot sur la *pensée* et sur les caractères essentiels qui distinguent l'homme de la bête.

De la pensée. — Qu'est-ce que la pensée ? Pour nous c'est un mode d'activité fonctionnelle du cerveau, essentiellement constitué par la fonction-langage répétée tacitement et s'exerçant dans un but imaginaire ou raisonnable.

Nous démontrerons, en quelques mots, l'exactitude de cette manière de voir, qui est loin d'être généralement acceptée.

Nous établirons d'abord une ligne de démarcation entre ce qui est la pensée et ce qui n'est pas elle, pour démasquer une confusion très-possible.

La pensée ne peut être confondue qu'avec les phénomènes de mémoire simple.

Lorsque nous évoquons, dans le souvenir, l'image d'une personne, d'un paysage, quand nous vivons en un mot au milieu des images sensibles qui nous ont déjà impressionnés, nous

nous souvenons, mais nous ne pensons pas ; cela est évident, à moins que l'on ne prétende changer le sens des mots.

Mais si, non content de vivre au milieu des images du passé, nous établissons, entre ces images, des rapports de temps, d'espace, de nombre, etc., sans le secours des signes du langage, appellerons-nous cela penser ? Non, certes. Agir ainsi, c'est tout simplement sentir avec intelligence, c'est voir les rapports de toute nature : c'est une simple vue de l'intelligence, vue fugitive et incapable de se prêter aux opérations de l'esprit, tant qu'elle n'est pas formulée, tant qu'elle n'est pas concrétée, limitée par le signe du langage.

Se souvenir n'est donc pas penser ; établir des rapports sans le secours des signes, non plus. Que reste-t-il donc en fait d'actes intimes que l'on pourrait confondre avec la pensée ? Rien, si ce n'est la pensée elle-même. Mettez un nom sur ces images que vous évoquiez dans le souvenir, formulez, par un mot, les rapports que l'intelligence établissait entre les causes impressionnantes, et vous aurez la pensée, c'est-à-dire un acte rendu sensible à lui-même par le résultat sensible des mouvements provoqués.

Quant à ceux qui prétendent qu'il y a une parole interne qui précède la parole externe, ceux-là sont dupes d'une illusion. La parole interne n'est que la parole externe répétée tacitement, et cette parole, avant d'être un phénomène de mémoire, fut nécessairement un phénomène sensible extérieur : soit que nous ayons appris le mot, soit que nous l'ayons créé nous-même, nous l'avons mis dans notre mémoire à l'état de phénomène extérieur. A ce sujet, il sera bon de se rappeler ce que nous avons dit touchant le mécanisme des mouvements intelligents.

Ainsi donc, la pensée est un acte qui ne peut s'exercer qu'à la faveur des signes du langage, et cet acte n'a pas pu s'exercer avant la réalisation extérieure du mot. L'acte et le mot sont contemporains ou plutôt ils représentent deux moments inséparables d'un même phénomène.

Après avoir déterminé les conditions de la fonction-langage, après avoir montré que la pensée est un mode d'activité s'exerçant à la faveur des signes du langage, nous sommes en mesure d'exprimer, sous forme de conclusion, la différence qui existe entre la bête et l'homme :

1° La bête ne pense pas parce qu'elle est privée des signes du langage, qu'il ne faut pas confondre avec les mouvements expressifs ;

2° La bête n'a pas de langage parce qu'elle est incapable d'inventer le rapport significatif ;

3° La bête n'invente pas le rapport significatif parce que le principe sensitif chez elle, — d'autres sont libres de dire les *cellules sensitives*, — ne sent pas l'intelligent, c'est-à-dire les rapports de toute nature et que, ne sentant pas l'intelligent, elle est incapable de classer dans sa mémoire des notions intelligentes et de provoquer des mouvements intelligents ;

4° La bête sent les causes impressionnantes, elle les classe sous forme de notions sensibles dans la mémoire et provoque des mouvements en rapport avec ces dernières.

L'homme sent les causes impressionnantes ; il sent de plus ce qui est entre ces causes, c'est-à-dire les rapports de toute nature, et il formule cette manière de sentir dans le signe-langage ; il classe ces diverses manières de sentir dans sa mémoire, sous forme de notions intelligentes, et enfin il provoque des mouvements en rapport avec ces dernières.

Tels sont la bête et l'homme : à l'un le sensible, la mémoire et le mouvement instinctif ; à l'autre le sensible, l'intelligent, la mémoire et les mouvements intelligents.

APPLICATION
DE L'ANATOMIE ET DE LA PHYSIOLOGIE A LA MÉDECINE
DEPUIS BICHAT JUSQU'A NOUS.

Bichat, comme un brillant météore, ne fit que passer dans le champ de la science ; mais la trace lumineuse qu'il y a laissée a provoqué un nombre considérable d'applications à la médecine. Pour mettre un certain ordre dans notre exposition, nous examinerons successivement l'anatomie pathologique, l'histologie pathologique, l'anatomie chirurgicale et la physiologie pathologique.

ANATOMIE PATHOLOGIQUE.

Bichat avait tracé un programme d'anatomie pathologique qui devait imprimer à cette branche de la médecine une direction toute nouvelle. Tandis qu'avec Bonnet et Morgagni l'anatomo-pathologie se montrait un peu trop l'esclave des théories médicales, nous allons la voir au contraire secouer le joug des systèmes, se créer une vie indépendante et prétendre même imposer sa domination aux autres branches de la pathologie. Prost, successeur immédiat de Bichat, essaie de remplir le programme de l'illustre physiologiste en publiant son *Traité de médecine éclairée par l'observation et l'ouverture du corps.* Puis viennent les auteurs du Dictionnaire des sciences médicales, qui rapportent toutes les lésions cadavériques à des altérations de nutrition (hypertrophie et atrophie), à des altérations de forme et de position, à des altérations de texture, à des corps étrangers animés.

Dupuytren professe les mêmes principes et, sous son inspiration, Jean Cruveilhier publie son Essai sur l'anatomie pathologique en général, et sur les transformations et productions organiques en particulier.

Laennec émet, le premier, l'idée que, parmi les produits pathologiques les uns ont leurs analogues dans l'organisme, tandis que les autres sont de formation nouvelle. Cette division est devenue classique sous le nom de produits *homœomorphes* et *hétéromorphes.*

Rostan, dans son livre sur l'*organicisme,* proclame la prééminence de la lésion organique sur tous les autres éléments de la pathologie : « Organes sains, fonctions saines, et fonctions troublées, organes malades. »

Andral rassemble, dans son Précis d'*anatomie pathologique,* les faits épars et il se propose, en résumant le passé, de préparer l'avenir de la science. Son anatomie pathologique est divisée en anatomie pathologique générale et en anatomie spéciale. Dans la première il expose : 1° les lésions de circulation comprenant les hyperémies, les congestions ou fluxions, les hémorrhagies et les anémies ; 2° les *lésions de nutrition* comprenant les hypertrophies, les atrophies, les ramollissements et les indurations, les productions accidentelles, graisseuses, cartilagineuses, tuberculeuses, mélaniques, etc. ; 3° les *lésions de sécrétion* comprenant les produits anormaux sécrétés à la surface ou dans l'intérieur des tissus ; 4° les altérations du sang ou nosohémies ; 5° les lésions pures et simples de l'innervation.

A la même époque (1829), Lobstein publiait à Strasbourg son *Traité d'anatomie pathologique*, et, l'année suivante, Cruveilhier faisait paraître son *Anatomie pathologique du corps humain* (avec planches). En même temps des recherches originales sur divers sujets d'anatomie pathologique étaient publiées par des auteurs d'une grande autorité.

Broussais publie son histoire des phlegmasies chroniques.

Laennec, dans son traité de l'*Auscultation médiate*, essaie de prendre pour base de la classification nosologique les désordres organiques, et il décrit autant de maladies des poumons et du cœur qu'il y a de lésions organiques.

Louis fait pour la dothinentérie et le tubercule ce que Laennec avait fait pour d'autres maladies.

Rochoux faisait l'anatomie pathologique du cerveau; **Calmeil** rattachait la paralysie des aliénés à des lésions de l'encéphale; **Lallemand** faisait l'anatomie pathologique des lésions de l'encéphale; **Bouillaud** écrivait son traité de l'encéphalite et son traité des maladies de cœur, dans lequel il décrit le premier l'endocardite, et où il montre la coïncidence de cette dernière maladie avec le rhumatisme articulaire; **Ollivier**, d'Angers, publiait son essai d'anatomie pathologique sur les maladies de la moelle; **Andral** son essai d'hématologie pathologique; **Bright** faisait connaître une nouvelle maladie due à une altération particulière des reins; **Ribes** prépare dans son travail, sur l'inflammation des veines, la découverte de la thrombose, de l'embolie, etc.....

Enfin, le sang, cette chair coulante, selon l'expression de Bordeu, est conquis, lui aussi, à l'anatomie pathologique par le traité de Piorry et L'Héritier (*Traité des altérations du sang*, 1840), mais surtout par le remarquable ouvrage d'Andral : *Essai d'hématologie pathologique* (1842).

Tous ces travaux, accomplis dans la première moitié du XIXe siècle, ont jeté une grande lumière sur l'histoire des maladies, et, quand on considère les bienfaits que la science en a tirés, on n'a pas le courage de critiquer les anatomo-pathologistes *exclusifs* d'avoir prétendu résumer la pathologie dans la connaissance de la lésion organique. D'ailleurs, les progrès de la science ont déjà fait justice de cette exagération. Nous n'en voulons d'autre preuve que le traité d'anatomie pathologique générale de Cruveilhier, dans lequel ce grand maître trace des limites à l'anatomie pathologique et la défend contre les exagérations intempestives. Il est juste de dire cependant que Andral et les premiers anatomo-pathologistes ne professèrent pas les exagérations de l'école organicienne.

Histologie pathologique. — Pendant qu'en France les anatomo-pathologistes remplissaient si glorieusement le programme de Bichat, en Allemagne et en Angleterre on semblait dépasser les vues de ce programme en appliquant le microscope à la connaissance des lésions organiques. L'anatomie pathologique des systèmes de tissu simple se trouvait ainsi complétée par ce nouveau moyen d'investigation.

Wilson Philips (1801) étudiait les lésions microscopiques de l'inflammation sur l'animal vivant; Thompson en 1809, Gruithuisen en 1816, Hastings en 1820, Kaltenbrumer en 1826, s'occupaient du même sujet et donnaient une théorie de l'inflammation basée sur l'examen microscopique; J. Müller recherchait avec le microscope la véritable structure des tumeurs; Vogel publiait son atlas d'histologie pathologique, et Lebert sa physiologie pathologique; C. Wedd, de Vienne, faisait paraître ses *Fondements d'histologie pathologique*; J. Goodsir, Carpenter, Kolliker, Virchow, Müller et beaucoup d'autres publiaient des travaux qui ont élevé l'histologie pathologique à la hauteur où nous la voyons aujourd'hui.

En France, les études histologiques prirent un grand développement à partir de la publication de l'ouvrage de Lebert. C'est à la sagesse de vues que ce travail renferme qu'on doit attribuer l'élan enthousiaste qui s'empara chez nous de la jeunesse médicale en faveur des études micrographiques. Les travaux de Lebert, poursuivis par Sédillot, Verneuil, Broca, Michel, Follin, Ch. Robin, Lancereaux, ont enrichi la science et particulièrement la pathologie des tumeurs, de notions éminemment précieuses.

Les recherches histologiques, dit M. J. Béclard, n'ont pas seulement conduit à la découverte de faits intéressants, elles ont imprimé à l'anatomie pathologique une nouvelle direction. Pénétrant plus avant dans la substance des organes, à la faveur de procédés qui lui appartiennent en propre, la scrutant plus intimement que l'anatomie pathologique descriptive, l'*histologie* tend de plus en plus à venir *histogénie*. Elle ne se borne plus à saisir les lésions organiques dans leurs degrés les plus avancés, sous leur forme la plus frappante; elle veut aller plus loin, remonter à leur origine, aux phases les moins apparentes de leur développement. Son terrain de prédilection est justement cette frontière indécise qui sépare le tissu sain du tissu en voie d'altération, là où l'état normal confine à l'état morbide commençant (1).

Non-seulement l'histologie pathologique nous a fait connaître les lésions des tissus élémentaires et les altérations des fluides, mais encore elle nous a dévoilé la cause des maladies parasitaires : la teigne, la gale, le muguet, les cysticerques, les échinocoques, la trichinose, etc. (2).

Cependant il est rare qu'une chose excellente en elle-même n'entraîne pas les esprits, à cause de sa bonté même, dans la voie de l'exagération.

Nous avons vu que les anatomo-pathologistes, s'exagérant l'importance des lésions anatomiques dans l'histoire des madies, avaient prétendu faire tout reposer sur l'anatomie pathologique.

Les histologistes n'ont pas résisté à un entraînement du même genre et nous voyons beaucoup d'entre eux, Virchow en tête, proclamer tout haut que l'histologie pathologique résume en elle toute la pathologie. A la faveur de quelques faits empreints d'un caractère de vérité incontestable, Virchow s'est cru autorisé à édifier sous le nom de *pathologie cellulaire* une nosologie nouvelle qui prend les allures d'une doctrine médicale. Rien ne justifie cette prétention et l'idée fondamentale de cette doctrine repose sur un fait qui est loin d'être généralement accepté, savoir : la *cellule considérée comme le point de départ de tous nos tissus.*

D'autres histologistes, M. Robin par exemple, pensent que des éléments différents, et tout aussi nombreux que la cellule, jouent dans l'histogenèse un rôle non moins important qu'elle. D'ailleurs, en admettant que l'histologie pathologique puisse un jour servir de base à la véritable doctrine médicale, ce jour est loin d'être arrivé.

Nous n'en voulons d'autre preuve que ce qui se passe pour *l'inflammation*. On sait que pour Virchow l'exsudat inflammatoire est dû à une prolifération cellulaire du tissu conjonctif avoisinant le foyer. Cette théorie, émise pour la première fois

____

(1) J. BÉCLARD ET AXENFELD, *Rapports sur les progrès de la médecine,* p. 5.
(2) Voir pour plus de détails l'article consacré au microscope.

par Küss de Strasbourg, a été combattue par M. Robin, qui prétend que l'exsudat inflammatoire est fourni par le plasma sanguin constituant, en dehors des vaisseaux, une matière amorphe dans laquelle, le plus souvent, se développent par genèse des éléments anatomiques plus ou moins abondants. D'un autre côté, M. Cohnheim, en faisant des recherches sur l'inflammation de la cornée des grenouilles, a constaté que les éléments nouveaux ne proviennent pas d'une prolifération des cellules plasmatiques, mais des vaisseaux eux-mêmes. D'après lui, les corpuscules trouvés dans le milieu enflammé ne seraient autres que les leucocytes eux-mêmes, qui seraient parvenus à s'échapper à travers les stomates des vaisseaux sanguins. Hoffmann et Recklinghausen observèrent les mêmes phénomènes. Mais Stricker voyait tout autre chose : il constatait, toujours avec le microscope, que les corpuscules fixes de la cornée subissent une métamorphose progressive (prolifération cellulaire) et qu'ils deviennent, en se multipliant, des cellules amiboïdes. Enfin M. Morel, de Strasbourg, et ses élèves, MM. Duval et Strauss, démontrent que le travail de prolifération commence au niveau du traumatisme et rayonnne de là dans tous les sens ; ils prétendent aussi que les leucocytes proviennent d'une prolifération cellulaire extra-vasculaire ayant son origine dans la cellule plasmatique.

Ces renseignements empruntés à M. E. Rindfleisch (*Traité d'histologie pathologique*, p. 96) nous prouvent combien sont peu sûres encore les voies de l'histologie, car enfin il s'agit là du phénomène le plus important et le plus commun, puisqu'il est la forme fondamentale de la plupart des processus pathologiques.

A notre humble avis, l'histologie normale et pathologique est une science encore au berceau ; ses notions ne sont pas suffisamment précises, suffisamment stables pour former un tout, un ensemble systématisé, d'après lequel le médecin puisse se diriger sûrement. Ce temps viendra sans doute, nous l'espérons, nous le désirons ; mais nous avons le devoir de nous tenir sur la réserve, quant au moment présent, puisque les histologistes eux-mêmes nous disent que, dans l'espace de quelques années, leurs connaissances se modifient à ce point que toute l'histologie est à refaire : « Comparez, dit E. Rindfleisch, le chapitre de la néoplasie pathologique de ma seconde édition avec celui qui lui correspond dans la première. *Il n'y est resté pierre sur pierre*, grâce aux Billroth, Cohnheim, Thiersch, Waldeyer, Stricker, Köster, etc.; et combien de temps notre œuvre actuelle se maintiendra-t-elle? » (Rindfleisch, *Traité d'histologie pathologique*, — Lettre d'introduction).

Rien n'est plus vrai : l'histologie se modifie sans cesse comme toute science qui est en plein développement. Aussi est-il bon qu'elle ménage ses forces et qu'elle ne les disperse pas au vent des systèmes. L'histologie restera ainsi un des flambeaux de la médecine, et tout le monde y gagnera.

ANATOMIE CHIRURGICALE.

Tandis que l'anatomie descriptive se borne à décrire, à enregistrer les faits d'une manière plus ou moins exacte, sans en tirer les conséquences, il est une autre anatomie qui précise mieux les rapports et les connexions des organes entre eux, qui les étudie couche par couche, topographiquement, et dont le but principal est de condenser toutes les notions élémentaires fournies par l'anatomie descriptive, de les préciser, de les féconder, de les élever enfin à la hauteur de connaissances raisonnées pour les appliquer utilement à la pratique de la chirurgie. Cette anatomie porte judicieusement le nom d'*Anatomie chirurgicale*, et on peut dire qu'elle a pris naissance dans le siècle actuel, bien que le nom eût été antérieurement employé.

Le but de l'anatomie chirurgicale a été parfaitement défini par Denonvilliers dans son Éloge de Blandin :

Son but, dit-il, est de préparer à la chirurgie, et surtout aux opérations par l'anatomie. Sa prétention est d'instituer une science qui apprenne au chirurgien à diriger le bistouri au sein des parties profondes, avec autant de certitude que si ces parties étaient transparentes. Pour cela il décompose le corps en régions, ou groupes naturels de parties dont il étudie chacune à part comme un organe spécial, qui a sa forme, son étendue, ses limites, sa structure, son développement, ses variétés, ses fonctions (1).

Selon l'observation judicieuse de M. Rochard (2), l'anatomie

(1) *Rapport sur les progrès de la chirurgie*, par Denonvilliers, Nelaton, Velpeau, Félix Guyon, Léon Labbé, p. 11.

(2) Rochard, *Histoire de la chirurgie française au XIXe siècle*, p. 98.

chirurgicale ne pouvait pas naître de toutes pièces. Elle fut préparée par des travaux spéciaux sur quelques régions importantes, telles que la région inguinale par Scarpa, la région périnéenne par Langenbeck, les régions de la tête et du cou par A. Burns (1). En France, Dupuytren se préoccupa, dans ses cours, de l'anatomie chirurgicale, mais l'introduction réelle de cette science dans l'enseignement officiel ne remonte qu'à Béclard (1821).

A partir de cette époque, l'anatomie chirurgicale qui avait été inspirée et qui reposait d'ailleurs sur les travaux de Bichat prit un grand développement, surtout en France. Les travaux de Velpeau (2), Blandin (3), Pétrequin (4), Malgaigne (5), Richet (6), résument la plupart des progrès qu'on a réalisés dans cette branche de l'anatomie. Quant aux applications à la pratique de la chirurgie, elles ont été fécondes. Mentionnons les services innombrables rendus à la médecine opératoire, et les avantages que l'on a retirés de l'étude des organes, au point de vue de l'influence particulière des tissus qui les composent, sur le développement et la marche des lésions organiques. C'est ainsi que Velpeau professait, dès 1833, que chacune des parties constituantes de la peau peut devenir malade isolément et imprimer à la maladie des formes, des caractères spéciaux. C'est ainsi encore que le même chirurgien professait que l'évolution des tumeurs, en général, est influencée et souvent modifiée par les milieux organiques où elle s'accomplit.

Vogel devait confirmer un peu plus tard la justesse de cette vue en démontrant la *loi d'analogie de formation* (7).

PHYSIOLOGIE PATHOLOGIQUE.

Dans les périodes précédentes, les applications de la physiologie à la médecine étaient représentées par les quatre systè-

---

(1) *Observations on the surgical anatomy of the Head and Neck.* Glasgow, 1811.

(2) *Traité d'anatomie chirurgicale.* 1825, Paris.

(3) *Traité d'anatomie topographique.* 1826. Paris.

(4) *Traité d'anatomie médico-chirurgicale et topographique.* 1844, Lyon.

(5) *Traité d'anatomie chirurgicale et de chirurgie expérimentale.*

(6) *Traité pratique d'anatomie médico-chirurgicale.* 1855, Paris, 4e éd. 1877.

(7) *Rapports sur les progrès de la chirurgie,* p. 14.

mes, *iatro-chimique, iatro-mécanique, spiritualiste* et *vitaliste*. Ces systèmes, nous l'avons vu, étaient destinés à tenir la place d'une physiologie absente. Il n'en est plus de même dans la période qui nous occupe.

Bien que la doctrine de Bichat soit elle-même un système vitaliste, les progrès de la physiologie ont été si rapides et si importants, que les systèmes qui se sont produits depuis cette époque n'ont eu qu'une durée éphémère. C'est à peine si dans les commencements du siècle nous trouvons, comme reste d'un passé très-lointain, le système du *contre-stimulisme de Rasori* et le système de l'*irritation de Broussais*. Ces systèmes n'ont fait que passer et nous devons ajouter, à leur louange, que l'un et l'autre ont laissé dans la science des traces bienfaisantes et utiles.

Partant de cette idée que la vie ne s'entretient que par les excitants, considérant encore que l'irritation est la conséquence immédiate d'une excitation trop vive, Broussais arriva à cette conception, que presque toutes les maladies sont dues à un excès d'excitation, que toutes par conséquent sont des maladies inflammatoires qui réclament l'emploi des adoucissants, des tempérants, de la diète et des déplétions sanguines. La place qu'il réservait aux maladies par défaut d'excitation était excessivement restreinte.

Broussais, digne élève de Bichat, voulait qu'on s'appliquât aux recherches de l'anatomie pathologique; mais il allait un peu plus loin que le maître en prétendant que la *lésion des organes est le fait primordial de toute maladie.*

Toutes ces exagérations reposent sur des faits physiologiques ou pathologiques vrais certainement, mais l'interprétation de ces derniers est vicieuse. Les travaux des anatomo-pathologistes ne tardèrent pas à montrer que beaucoup de lésions échappent absolument à la théorie de l'irritation, et Andral ébranla définitivement le système en démontrant l'insuffisance du *solidisme* et la nécessité de tenir compte des lésions humorales.

Cependant l'importance de la physiologie est si grande pour le médecin, et, d'un autre côté, cette science a réalisé de si grands progrès depuis le commencement de ce siècle, que les physiologistes n'ont pas su se défendre contre certaines tendances à l'exagération qui, fort heureusement, portent beaucoup plus sur les mots que sur les choses.

Les anatomo-pathologistes avaient prétendu imposer la lésion organique comme l'élément essentiel de l'état morbide. Les physiologistes, à leur tour, ont voulu faire de la physiologie la base de la médecine, et pour qu'on ne s'y méprenne ils ont créé une science qu'ils désignent sous le nom de *Pathologie et médecine expérimentales*. La médecine serait singulièrement rétrécie si elle en était réduite à l'étude des troubles fonctionnels ; mais ne récriminons pas trop, et sachons voir dans ces exagérations le côté utile qu'elles nous présentent. La physiologie, aussi bien que l'anatomie, ne sauraient être trop connues du médecin ; nous dirons même plus : la médecine ne peut devenir réellement scientifique qu'à la condition d'être éclairée par une anatomie et une physiologie bien faites. Que les anatomistes et les physiologistes nous fassent de la bonne anatomie et de la bonne physiologie, et nous ferons de la bonne médecine.

A cette condition, nous les excuserons de vouloir tour à tour empiéter sur le domaine de la médecine et lui imposer des lois. La réciprocité des services rendus nous dispense, d'ailleurs, d'afficher une reconnaissance excessive. S'il est vrai que l'anatomie et la physiologie sont utiles aux progrès de la médecine, il n'est pas moins certain que la clinique médicale a rendu de grands services à l'anatomie et à la physiologie.

Considérée philosophiquement, cette question est fort intéressante. Nous voyons dans cette immixtion prétentieuse des sciences accessoires dans les choses de la médecine un fait nécessaire à son progrès. L'esprit ne marche en avant, dans le progrès des sciences, que poussé et soutenu par une idée vraie ou fausse. Alors que la physiologie n'existait pas, la physique, la chimie, la psychologie, s'emparèrent de la direction des esprits et les poussèrent à la découverte de l'inconnu au souffle de leurs hypothèses. Aujourd'hui que les progrès de la science ont réduit à néant tous ces systèmes, et que l'esprit fatigué n'en veut plus, il faut autre chose qui soutienne et pousse en avant la curiosité scienfitique. Ce quelque chose est l'importance exagérée que l'anatomie et la physiologie ont prétendu se donner sur le terrain de la médecine, à la faveur de certains mots qui ne déguisaient pas leurs prétentions. Tantôt c'est l'*anatomie pathologique* microscopique et macroscopique qui absorbe tous les efforts et réduit la médecine à un simple examen cadavérique ; tantôt c'est la physiologie pathologique qui, à la faveur d'une association vicieuse de mots tels que *physiologie expérimentale, médecine expérimentale*, entraîne à sa suite toute une génération de médecins et résume la science médicale dans quelques vivisections.

Ces exagérations, nous le répétons, sont utiles ; en accumulant tous les efforts sur un point déterminé, elles font jaillir des vérités utiles. Mais le médecin qui veut être digne de ce nom doit se tenir en garde contre elles ; il doit surveiller attentivement les progrès effectués et s'appliquer judicieusement à distinguer ce qui est prématuré de ce qui est réellement acquis ; il doit, en un mot, prendre l'anatomie et la physiologie pour ce qu'elles sont : des sciences accessoires qui doivent, chacune en leur particulier, apporter un concours précieux à l'édification de la médecine scientifique. Si nous nous tenons sur ce terrain, et si nous ne perdons jamais de vue que l'observation clinique est la méthode essentielle avec laquelle la médecine doit se constituer, l'influence prédominante des systèmes n'est plus désormais à craindre.

Après avoir examiné d'une manière générale l'influence de la physiologie pathologique, nous suivrons ses progrès dans chacun des systèmes organiques.

Vices de conformation congénitaux de l'embryon humain. — Ces vices sont de deux ordres : les uns tiennent à un arrêt de développement, les autres à une maladie du fœtus. Les premiers ne sont bien connus que depuis les travaux de Velpeau, des deux Geoffroy Saint-Hilaire et surtout de Coste. Celui-ci, en effet, a fait voir d'une façon très-saisissante que la plupart des vices de conformation sont dus à l'influence de l'apparition tardive d'une partie de l'embryon sur le développement d'une partie.

Les seconds sont dus à une maladie du fœtus ; les luxations congénitales, par exemple, sont dues le plus souvent à une maladie articulaire pendant la vie fœtale.

Troubles de l'appareil digestif et de ses annexes. — La connaissance des troubles de l'appareil de la digestion se rattache d'une manière toute particulière au progrès de la physiologie. Nous ne devons pas oublier cependant que l'observation et l'anatomie pathologiques ont ici, comme partout ailleurs, éclairé ces problèmes d'une vive lumière. C'est ainsi que les troubles nerveux, l'ulcère simple de l'estomac ont considérablement restreint le domaine de la gastrite (1). Mais c'est principalement à la physiologie que nous devons la connaissance de certains troubles qui sont indépendants de l'inflammation. C'est elle aussi qui nous a mis sur la voie des remèdes à employer.

On a reconnu des dyspepsies acides qui réclament l'usage des alcalins, des dyspepsies flatulentes auxquelles on oppose les poudres absorbantes, des dyspepsies féculentes qui réclament l'emploi de la diastase, des dyspepsies albuminoïdes qui exigent l'administration de la pepsine, des dyspepsies graisseuses contre lesquelles on administre la pancréatine. Nous ne nous dissimulons pas l'insuffisance de cette manière d'apprécier les troubles digestifs, ainsi que la manière de les traiter. Mais il faut avouer que nous sommes en progrès sur la chimiatrie de Sylvius, car notre façon d'agir est une déduction rigoureuse des connaissances positives que nous possédons sur la physiologie de la digestion.

La *physiologie du foie,* connue d'une manière plus complète depuis les travaux de Cl. Bernard sur l'action secrétante du glycose par cet organe, nous a permis de nous faire une juste idée du diabète et de considérer cette maladie comme étant produite par la non-destruction du sucre par les poumons et par son passage dans l'urine.

La *physiologie du pancréas* nous a fait connaître la dyspepsie graisseuse caractérisée par des selles huileuses, provenant elles-mêmes de l'insuffisance du suc pancréatique.

La *physiologie des reins* et l'analyse physiologique de son produit de sécrétion a rendu les plus grands services à la médecine, en nous faisant connaître la nature des troubles fonctionnels qui surviennent dans ces organes glandulaires : l'albuminurie, le diabète, les diverses proportions de l'urée, la présence de l'acide urique libre ou combiné, et enfin l'état des oxydations qui s'opèrent dans l'économie.

Troubles de la circulation. — Pour se faire une juste idée de l'influence de l'anatomie et de la physiologie sur ces

---

(1) Chomel, *Des dyspepsies.* — Nonat, *Traité des dypepsies.* — Cruveilhier, *De l'ulcère chronique de l'estomac.* — Corvisart, *Dyspepsie et consomption.*

troubles, il faut considérer séparément le fluide sanguin et l'organe qui le contient.

1° *Le sang*. — Depuis Bichat, l'humorisme, avec ses théories inacceptables, avait été mis à l'index, et nous avons vu que les premiers anatomo-pathologistes ne voulurent pas s'occuper de ce fluide. Andral, pénétré de l'insuffisance du solidisme exclusif, voulut faire la part des humeurs et en particulier celle du fluide sanguin :

Sous le triple rapport, dit-il, des phénomènes vitaux, de la structure intime, de la composition chimique, aucune ligne de démarcation ne saurait être établie d'une manière rigoureuse et précise entre le sang et les solides. Physiologiquement parlant, on ne saurait concevoir que, de ces deux parties d'un même tout, l'une soit modifiée sans que l'autre ne le soit aussi (1).

Partant de cette idée, et avec le concours de M. Gavarret pour la partie chimique, Andral se mit à l'œuvre et publia en 1845 son Essai d'*Hématologie pathologique*.

Le résultat le plus saillant de ce travail fut la distinction, désormais établie, entre les phlegmasies et les pyrexies. Dans ces dernières, en effet (typhus, fièvres typhoïde et autres), il y a toujours diminution de la fibrine dans le sang, tandis que dans les phlegmasies il y a toujours augmentation.

Dans les phlegmasies chroniques, le nombre des globules diminue à une certaine période. Mais il y a des nuances dans ce fait. C'est ainsi que, chez le tuberculeux, la diminution de la fibrine a lieu avant l'explosion des symptômes locaux, tandis que, chez le cancéreux, cette diminution ne se manifeste qu'à une époque avancée de la maladie.

Ces travaux auxquels on a peut-être tort d'associer le nom d'*humorisme*, même avec les meilleures intentions, sont essentiellement physiologiques et ont ouvert la voie à des découvertes et à des applications médicales excessivement précieuses.

L'importance du fluide sanguin, en tant qu'organe malade, n'est plus aujourd'hui mise en doute, et nous devons ce résultat aux travaux de MM. Prévost et Dumas d'abord, et aux recherches d'Andral ensuite : l'anémie, la chlorose, le diabète,

____

(1) Citation empruntée à Em. Chauffard. — ANDRAL, *La médecine française de 1820 à 1830*.

l'albuminurie, l'urémie, la leucémie (découverte par Donné en 1844), etc., etc., sont constituées par des lésions caractéristiques du fluide sanguin. Les maladies infectieuses, la phlébite, l'embolie, la thrombose (1), sont également caractérisées soit par des lésions primitives des vaisseaux, soit par des altérations particulières du sang lui-même. Tous ces travaux, auxquels se rattachent les noms de Cruveilhier, Virchow, Ch. Robin, Feltz, E. Bertin (2), Marey, Lancereaux, etc., sont dus certainement à l'impulsion que les recherches fondamentales de Prévost, Dumas, Andral imprimèrent à l'hématologie.

Le fluide sanguin n'est pas altérable seulement dans sa qualité, il peut l'être et très-gravement dans sa quantité ; mais, sur ce point encore, nous avons à signaler les ressources précieuses que le médecin emprunte à la physiologie de la circulation du sang : nous voulons parler de la transfusion du sang.

Transfusion du sang. — Nous avons vu, page 90, que Richard Lower en 1665 et le Dr Denys en 1667 avaient pratiqué, les premiers, la transfusion du sang chez l'homme.

Après ces premiers essais, il faut arriver au Dr James Blundell, 1818, pour trouver de nouveaux faits de transfusion sur l'homme. Celui-ci pratiqua deux fois la transfusion, avec succès, sur deux malades épuisées par des hémorrhagies utérines.

Dès lors, le triomphe de la transfusion était assuré, et elle fut employée dans tous les pays. Cependant des insuccès fréquents imposaient une certaine réserve dans l'emploi de cette méthode, mais ces insuccès tenaient, comme l'a très-bien démontré le Dr Moncoq dans son intéressante monographie (3), à des causes qu'il était possible d'écarter.

Les conditions d'une opération aussi importante ne s'improvisent pas, et avec d'autant plus de raison, que la physiologie du sang n'a pu nous faire connaître quelques-unes de ces conditions que dans ces derniers temps. C'est ainsi qu'il a fallu les expériences de Magendie, démontrant que la défibrination du sang entravait la circulation capillaire, pour faire abandon-

(1) V. Feltz, *Traité clinique et expérimental des embolies capillaires.* Paris, 1870.

(2) Émile Bertin, *Étude critique de l'embolie dans les vaisseaux veineux et artériels.*

(3) Moncoq, *Transfusion instantanée du sang.* Paris, 1874.

ner le procédé de Bischoff et de Dieffenbach qui consistait à défibriner le sang avant de le transfuser.

C'est ainsi qu'il a fallu les expériences de M. Oré, de Bordeaux, pour savoir que le froid, loin de produire la coagulation du sang, semble au contraire l'empêcher (1).

C'est ainsi enfin qu'il a fallu les expériences de Brown-Séquard, de Dieffenbach et d'autres pour savoir que la transfusion, entre deux animaux d'espèces différentes, est suivie de mort.

A côté de ces choses qui ne s'improvisent pas, il y a aussi la question de l'instrumentation qui, pendant longtemps, fut imparfaite.

Après avoir longuement médité sur les difficultés de ce problème, le Dr Moncoq (de Caen) ne désespéra pas de le résoudre, et, à cet effet, il imagina un instrument qui réunissait toutes les conditions favorables à l'opération.

Essayé d'abord sur les animaux à Alfort, sous les auspices du professeur Bouley, cet appareil fut ensuite appliqué sur l'homme, à Reims par les professeurs de l'École, à Montpellier par M. Courty, à Paris par M. Béhier, etc., etc. De l'avis de tous, cet appareil est simple, d'un maniement facile, et par-dessus tout il donne des résultats satisfaisants.

Nous croyons devoir, en conséquence, donner ici la description de cet instrument et indiquer, d'après M. le Dr Moncoq, la manière de s'en servir.

Cet appareil se compose d'un petit cylindre en verre, jouant le rôle d'un ventricule artificiel, dans lequel un piston plein, gradué, forme la systole et la diastole, par ses mouvements alternatifs d'élévation et de descente.

Deux petites valvules très-sensibles, placées en sens inverse à la partie inférieure du ventricule artificiel, servent à diriger le courant sanguin. A l'une de ces valvules vient aboutir un tube capillaire en caoutchouc terminé par une aiguille creuse en argent, portant près de sa pointe une ouverture qui termine le canal dont elle est percée. Sur la valvule du côté opposé on visse un entonnoir en cristal destiné à recevoir le sang qui doit être transfusé.

Cet entonnoir, dit Moncoq, étant d'ailleurs parfaitement transpa-

(1) *Mémoire sur la transfusion du sang.* 1868.

rent, on juge facilement du niveau du sang et de sa parfaite liqui-
dité. Son entrée par la valvule dans le cœur en cristal se fait par
l'élévation du piston qui produit ainsi une sorte de diastole. La sortie du sang se fait aussi de la même façon en faisant la systole
par l'abaissement du piston. La première systole a pour effet de
chasser l'air par la valvule de sortie, et bientôt par l'aiguille. Dès que
le liquide sort par l'aiguille, l'appareil est amorcé et plein de liquide.

La tige du piston est d'ailleurs graduée et permet toujours de peser
le sang à son passage.

Il est facile de se rendre compte des avantages que cet appareil
présente pour la transfusion médiate ; il est important d'appuyer sur
ces considérations :

1° Le sang tombant en filet dans le fond d'un entonnoir étroit à sa
base, il en faut peu hors de ses vaisseaux propres.

2° L'introduction de l'air est impossible dans la veine du sujet qui
doit recevoir le sang parce que l'opérateur juge parfaitement du
niveau du liquide dans l'entonnoir latéral et peut l'arrêter quand il
veut, et aussi parce que le piston gradué n'est jamais descendu jusqu'au bas du cylindre en cristal. Nous conseillons à l'opérateur de
laisser une couche de sang liquide au-dessous du piston en n'abaissant pas ce piston jusqu'au bas du cylindre à chaque systole, de
façon que si, par hasard, un peu d'air s'était introduit dans le cylindre,
cet air en vertu de sa densité spécifique occuperait le dessous du
piston, mais ne serait pas chassé dans la veine du sujet qui reçoit le
le sang.

3° Enfin, cet appareil à entonnoir latéral, aux avantages précédents
joint encore celui-ci, qui est immense : c'est que le trajet entre les
deux sujets peut être très-court.

Par conséquent on a les deux grands avantages désirables pour une
bonne transfusion : on évite, à coup sûr, l'introduction de l'air par la
façon dont on manœuvre le piston qu'on n'abaisse pas complétement ;
et on évite la coagulation du sang par le court trajet qui sépare l'entrée du sang de sa sortie de l'appareil, par l'instantanéité du passage (1).

Depuis que M. Moncoq a fait connaître son appareil, M. Collin en a construit un autre qui, aux avantages de la simplicité,
joint celui, très-précieux, de rendre impossible la propulsion
de l'air dans la veine.

Cet instrument a été présenté à l'Académie de médecine
par le professeur Béhier en 1874.

Nous en donnerons ici la description et la représentation.

(1) Moncoq, *Transfusion instantanée du sang*, p. 199.

L'appareil se compose : 1° d'une cuvette; 2° d'un corps de
pompe; 3° d'une chambre de distribution; 4° d'un tube;
5° d'un trocart.

La *cuvette,* dont la capacité est d'environ 300 grammes de
sang, a la forme d'un entonnoir évasé, à parois rentrantes et
arrondies; la profondeur en est de 10 centimètres 1/2, le diamètre le plus large de 15 centimètres. Elle est en métal mince,
nickellé; c'est elle que saisit la main gauche de l'opérateur, de
telle sorte que le sang qu'elle contient n'est exposé à aucune

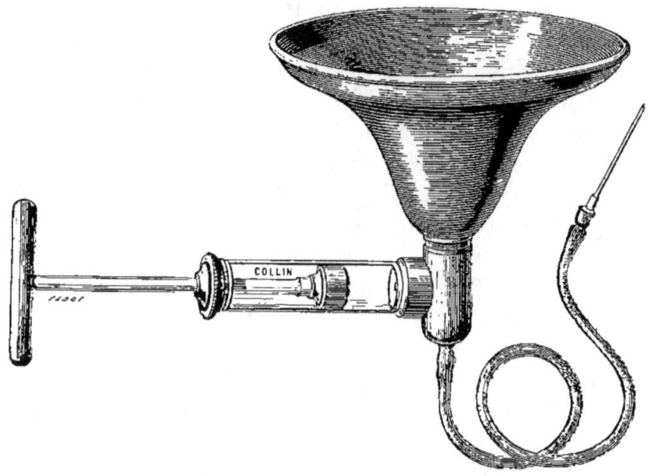

Fig. 11. — Transfuseur Collin.

des oscillations qui pourraient en provoquer ou en activer la
coagulation.

Le *corps de pompe* est construit dans des conditions de simplicité exceptionnelles. C'est un tube de verre régulièrement
calibré de 8 centimètres de long, muni à ses deux extrémités
de deux armures métalliques qui en assurent la solidité et
qui ne sont en aucune circonstance en contact avec le sang.
Sa circonférence extérieure est de 8 centimètres. Sa capacité
est exactement de 10 centimètres cubes. Le piston, également
fort simple, plein, à frottement doux dans le corps de pompe,
est construit de façon à présenter au liquide sanguin une surface complètement régulière.

Chambre de distribution. Le sang est *aspiré* de la cuvette dans la pompe, et *refoulé* de la pompe dans le tube sans avoir eu à subir le contact d'aucune soupape. L'expérience a démontré que toute soupape ou valvule, en multipliant les surfaces de contact, et en présentant au sang des bords et des arêtes, a pour effet de produire la coagulation du sang. Le but de la *chambre de distribution* est précisément de rendre impossible cette cause de coagulation. Elle est constituée sur un espace cylindrique situé dans la continuation de l'axe de la cuvette et communiquant, par trois ouvertures égales, avec la cuvette, avec la pompe, avec le tube de transfusion ; elle contient une bille sphérique, régulière, en aluminium, dont la densité a été calculée et reconnue pour être inférieure à la densité du sang.

Cette boule flotte donc sur le sang de la chambre. Au moment de l'*aspiration* du piston, le sang en descendant dans le corps de pompe la déplace, mais elle reprend aussitôt sa position première ; pendant la *foulée,* elle empêche le sang de rentrer dans la cuvette ; le sang ne peut que suivre la voie du tube de transfusion.

Ce mécanisme offre un avantage autrement sérieux que celui de la simplicité ; *il rend impossible, quoi qu'on fasse, la propulsion de l'air dans la veine.* On comprend aisément que, puisque la boule ne joue le rôle de soupape qu'à la condition qu'elle flotte, dès que la cuvette et par conséquent la chambre de distribution qui n'en est à proprement parler que le fond seront vides de sang, la boule tombera d'elle-même dans la partie inférieure et s'appliquera automatiquement sur l'orifice du tube transfuseur. La pompe pourra aspirer de l'air, mais elle le refoulera par la seule voie qui soit libre : l'ouverture de la cuvette. La boule qui, tant que l'appareil était chargé de sang, empêchait le reflux du sang dans la cuvette, empêche, dès que l'appareil est vide, le reflux de l'air dans les veines.

Ce résultat est obtenu par l'utilisation d'une force plus constante que la soupape et les valvules, une force invariable : la pesanteur.

Le *tube* et le *trocart* ne diffèrent pas de ceux que nous avons décrits plus haut.

Quant à la manœuvre, elle consiste à tirer et pousser le piston doucement.

Après avoir décrit et montré les appareils, nous donnerons

les principales dispositions de l'opération elle-même d'après M. Moncoq.

Le sujet doit être horizontalement couché dans le décubitus dorsal, la tête basse et tout à fait au bord *droit* du lit.

Une table est approchée de telle façon que le bras du malade faisant un angle droit avec le corps puisse y reposer dessus.

L'opérateur, qui s'est assuré d'abord que son appareil fonctionne bien, cherche ensuite le lieu précis où il doit poser son instrument pour laisser au tube injecteur la longueur convenable.

Un aide est placé à droite de l'opérateur ; c'est lui qui sera chargé de l'aiguille canaliculée destinée à conduire le sang dans la veine du sujet anémique.

Le sujet qui doit donner son sang est assis à gauche de l'opérateur et sur un siége assez élevé pour que, sans effort, le bras placé horizontalement soit au niveau de l'entonnoir. Un autre aide, s'il se peut un médecin, est chargé du bras qui doit donner le sang. L'opérateur doit être assis commodément pour avoir la liberté de ses mouvements ; il est en face de son malade.

La place et le rôle de chacun étant bien arrêtés, on lie les bras des deux sujets comme pour une saignée ordinaire ; et un courant d'eau tiède est passé dans l'appareil. Une ponction est faite sur la veine la plus apparente du pli du coude chez le sujet anémique. Malgré que ce malade ait peu de sang dans le cas que nous indiquons, cependant une trace bleuâtre indique toujours la position d'une veine.

Il est possible de pratiquer une petite ponction comme pour une saignée, et on voit sortir un peu de sang, pauvre c'est vrai, mais enfin un peu de sang. On introduit avec précaution l'aiguille canaliculée, munie de son mandrin, dans la direction du trajet de la veine, sans effort et de façon à l'enfoncer de 2 centimètres à peine.

On comprend que c'est l'opérateur qui se charge de ce soin.

C'est à proprement dire le seul point difficile de l'opération. Une ponction comme pour une saignée ordinaire est faite au sujet pléthorique ; l'aide chargé de cette opération, quand ce n'est pas l'opérateur lui-même, doit, et cela est toujours facile, ne laisser sortir qu'une quantité très-modérée de sang à la fois, de façon que l'entonnoir de cristal n'en contienne que

10 à 15 grammes. Dès que le sang arrive dans l'entonnoir, l'opérateur se dispose à faire le mouvement de diastole pour amener le sang dans le cylindre de verre.

Le premier coup de piston en systole est donné pour pousser l'air que renferme le tube de sortie, et, cela fait, l'aiguille est introduite avec précaution dans le tube qui avait été fixé préalablement dans la veine du malade.

L'opérateur ne doit pas oublier que le succès de l'opération est tout entier dans la précision, et je dirais presque dans la sage lenteur de ses mouvements. Il ne doit pas oublier qu'il a trois grandes minutes au moins devant lui pour renouveler le sang dans l'appareil, car le sang ne doit pas se coaguler avant. Or, ici le sang est renouvelé à chaque instant. Il tâche d'imiter la marche du sang retournant au cœur par un mouvement régulier et par une toute petite ondée à la fois.

De cette façon le cœur est surpris et non étonné; il envoie au poumon un sang un peu plus abondant, et surtout beaucoup plus riche qu'avant l'opération.

Le poumon, à son tour, s'aperçoit à peine de l'arrivée de ce liquide modérément plus abondant. L'action de l'air, par la respiration qui se continue, revivifie ce sang devenu plus riche. Le poumon envoie à la moitié gauche du cœur ce sang artérialisé, et le cœur à son tour le distribue à l'organisme tout entier par ses merveilleuses divisions et subdivisions. Nous rappelons que l'opérateur pèse le sang à son passage, et, malgré toute l'attention que réclame de lui le rôle délicat qu'il remplit, il doit se posséder suffisamment pour donner à ses aides tous les ordres que nécessite la marche de l'opération.

Il est à peine besoin d'ajouter que l'on doit choisir les deux bras droits, parce que c'est le bras droit qui physiologiquement a ses veines plus développées.

L'expérience a appris que la quantité de sang transfusé ne doit pas dépasser 120 gram.

Après l'opération, on fait donner au malade une petite quantité d'eau chaude et stimulante. On peut aussi employer les frictions sèches.

Quant aux accidents possibles pendant l'opération, on n'a à craindre que la coagulation du sang et par conséquent la formation d'embolies; on a aussi à redouter la pénétration de l'air dans les veines.

Mais ces deux accidents possibles peuvent être évités avec des soins et en employant l'appareil Moncoq, et surtout l'appareil Collin.

Les indications de la transfusion sont nombreuses.

Toutes les fois qu'il faut remédier à la quantité ou à la qualité du sang et qu'on n'a pas d'autres ressources pour sauver la vie, on est autorisé à employer la transfusion. Jusqu'à présent les circonstances dans lesquelles on a employé le plus souvent ce moyen sont : les métrorrhagies puerpérales et les hémorrhagies traumatiques. Dans ces circonstances, on a presque toujours eu des succès.

2° *Le cœur et les vaisseaux.* — Les troubles fonctionnels de l'appareil circulatoire ne nous sont bien connus que depuis la découverte de l'auscultation et de la percussion. Grâce à ces moyens d'investigation on peut dire que les progrès, sur ce point, sont dus plutôt aux applications de la pathologie à la physiologie. En effet, c'est en grande partie aux observations de l'état morbide que nous devons la connaissance des bruits normaux du cœur. Cependant l'expérimentation, mais l'expérimentation dirigée par des médecins, n'a pas été inutile. Les expériences de MM. Bouillaud, Beau, Monneret, Chauveau, Marey, en sont une preuve irréfutable.

Les perfectionnements que M. Marey a apportés au *sphygmographe* ont permis d'étudier avec une précision mathématique toutes les particularités que présente le pouls (1).

Avec les moyens d'investigation dont nous venons de parler, il n'est pas de lésion, il n'est pas de trouble de l'appareil circulatoire qu'on ne puisse diagnostiquer pendant la vie : rétrécissement des orifices, insuffisance des valvules, hypertrophie, dilatation, végétations, etc., etc.

M. Bouillaud, dont les travaux sur les maladies du cœur resteront un monument impérissable, a eu la gloire de découvrir et de constituer de toutes pièces une maladie bien fréquente et bien connue aujourd'hui, *l'endocardite rhumatismale.* Sans doute l'auscultation et l'observation n'ont pas été étrangères à cette découverte, mais, comme le dit M. Bouillaud lui-même, c'est en partant de cette idée émise par Bichat, à savoir, que *les tissus similaires ont des maladies similaires*, qu'il a été conduit à

____

(1) Marey, *Physiologie médicale de la circulation du sang.*

24

rapprocher l'altération de la séreuse du cœur de l'altération des synoviales (1).

Les troubles fonctionnels que nous venons d'examiner ne concernent que la médecine ; mais le côté chirurgical n'est pas moins intéressant. Nous signalerons plus particulièrement les faits qui concernent l'hémostase, et nous indiquerons les progrès qui ont été réalisés sur ce point durant la période qui nous occupe.

Hémostase. — De tout temps, même avant la découverte de la circulation du sang, on a dû se préoccuper d'arrêter les hémorrhagies ; le calorique, à un degré plus ou moins élevé, et sous toutes les formes, fut d'abord le seul hémostatique employé ; puis vint la ligature des vaisseaux avec Paul d'Égine, et enfin la compression médiate des vaisseaux. Tous ces procédés étaient connus avant le XIXe siècle, mais il appartenait à notre époque de les perfectionner, de les compléter et de dire peut-être le dernier mot sur l'hémostase.

Dans une première période, les chirurgiens se préoccupèrent de perfectionner l'outillage de la ligature des artères pendant les opérations, et, sur ce point, on est arrivé aujourd'hui à toute la perfection possible. Cependant, comme la ligature présente l'inconvénient d'être un peu longue à appliquer, et celui de laisser dans les plaies un corps étranger qui doit être éliminé, on songea à la remplacer par la torsion (Amussat, Velpeau). Ce nouveau procédé, appliqué encore aujourd'hui aux grosses artères par quelques chirurgiens, a été généralement réservé pour les petites artères.

La compression, elle aussi, a été perfectionnée, et le compresseur à ressort de M. Marcellin Duval a remplacé avantageusement le tourniquet de Jean-Louis Petit.

Dans une seconde période, nous voyons surgir une idée nouvelle : c'est la compression immédiate des vaisseaux sanguins à la surface des plaies, compression que l'on a appelée depuis *forcipressure*.

Percy conseille de saisir les vaisseaux avec des pinces à arrêt ; Vidal de Cassis invente les serres fines ; M. Marcellin Duval fait connaître ses pinces à pression continue ; Sédillot et Legouest inventent les serres fortes, droites et courbes ; en

(1) Bouillaud, *Traité des maladies du cœur*.

même temps, Rizzoli (de Bologne) et Simpson (d'Edimbourg) imaginent l'acupressure qui consiste à passer une épingle en arrière du vaisseau ouvert et à le serrer contre cette tige résistante à l'aide d'un fil dont on noue les extrémités à la surface de la peau. M. le professeur Vanzetti (de Padoue) inventait de son côté l'uncipressure qui consiste à tenir écartés les bords d'une plaie qui saigne, au moyen de deux crochets, jusqu'à ce que le sang s'arrête. Enfin M. Péan invente des pinces à arrêt. « Ces pinces, dit-il, rappellent par leur forme et leurs dimensions la pince de Charrière, mais elles en diffèrent par la légèreté et l'élasticité de leurs branches et par la disposition de leurs mors. Ceux-ci sont petits, étroits, avec une légère entaille à leur centre. Enfin, l'arrêt de ces pinces est constitué par une crémaillère placée un peu au-dessus des anneaux qui permet de les fermer et de les ouvrir beaucoup plus facilement qu'avec les autres systèmes. La figure que nous donnons ici suffira du reste à en faire comprendre le mécanisme.

«M. Aubry a apporté dernièrement une petite modification à ces pinces en disposant, un peu au-dessus de la crémaillère, une sorte de contre-croisure qui fait qu'en fermant l'instrument ses deux branches se superposent exactement sans que la supérieure puisse jamais passer sous l'inférieure (1). »

M. Péan ne s'est pas borné à inventer un instrument et à l'appliquer à quelques cas isolés ; il a généralisé son emploi à toutes les opérations, et il a fait de l'hémostase une véritable méthode chirurgicale généralement adoptée aujourd'hui.

La ligature, la compression, la forcipressure sont des moyens hémostatiques à la rigueur suffisants; mais on pouvait désirer mieux, et c'est ce que l'on a obtenu dans la période qui va nous occuper.

Dans cette troisième période, l'idéal de l'hémostase a été réalisé. On est arrivé, en effet, à opérer à sec, sans perdre une goutte de sang, et ce progrès est dû à M. Esmarch (de Kiel).

Le procédé de M. Esmarch consiste à entourer le membre. depuis son extrémité jusqu'au-dessus du point où doit se faire l'amputation, d'une bande élastique en caoutchouc tissé. Cela fait, on applique tout autour du point où s'arrête la compres-

(1) Péan, *De la forcipressure*, page 7. Paris, 1875.

sion un tube de caoutchouc dont la compression est destinée
à fixer d'une manière permanente la déplétion des vaisseaux
obtenue par la compression de la bande. Aussi, dès que l'on
retire cette dernière, le membre est pâle, exsangue, et l'on peut
opérer sans qu'il s'écoule une goutte de sang. Ce procédé a

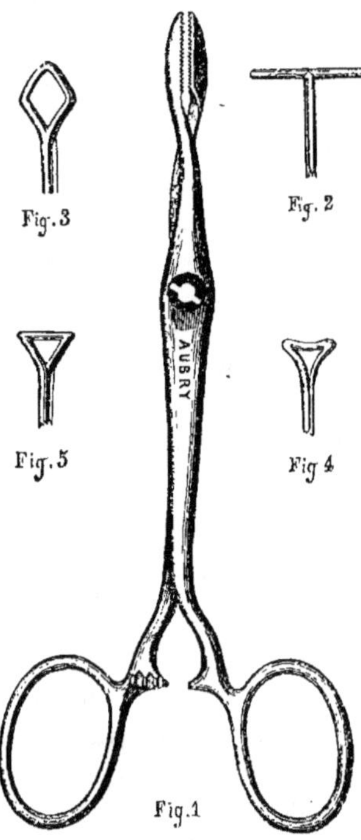

Fig. 12.

1° Pince hémostatique ordinaire.
2°   —   —   en T.
3-4. —   —   triangulaire.
5   —   —   losangique.

été depuis lors employé en France, en Angleterre, avec le plus
grand succès, et de son côté l'auteur, M. Esmarch, en a étendu
l'application à un grand nombre d'opérations, même à l'amputation des membres dans leur racine.

Les trois périodes que nous venons d'esquisser représentent
les progrès qui ont été effectués de nos jours touchant l'hé-

mostase. Toutes les trois correspondent à des procédés particuliers qui ne sauraient se suppléer et qui représentent toutes
les ressources que possède aujourd'hui le chirurgien pour
arrêter les hémorrhagies.

Troubles de l'appareil respiratoire. — Nos connaissances touchant les maladies de cet appareil ne seraient pas plus
avancées que du temps d'Hippocrate si nous étions encore privés des moyens d'investigation qui ont été découverts durant
cette période : l'auscultation, la percussion, la laryngoscopie.
Comme nous devons nous occuper de ces questions à propos
des applications de la physique, nous nous bornerons ici à
quelques réflexions.

Laennec éclaira non-seulement le diagnostic par le stéthoscope, mais encore il créa tout entière l'anatomie pathologique des affections des voies respiratoires.

Là où un génie puissant avait passé, dit M. J. Béclard, il ne restait
guère plus de place que pour les découvertes de détail et pour les
perfectionnements (1).

Nous retrouverons ces découvertes et ces applications un
peu plus loin.

Notons encore, comme ayant apporté vers la même époque
(1808) un concours précieux au diagnostic des affections thoraciques, les travaux de M. Piorry sur la *percussion médiate*.

Grâce à ces deux découvertes immenses, la percussion et
l'auscultation, la cavité thoracique n'a plus de secrets pour le
clinicien.

Le laryngoscope a été pour les affections du larynx et du
nez ce que le stéthoscope avait été pour les poumons et le
cœur ; se savantages se sont même étendus plus loin, car, grâce
à lui, on peut non-seulement diagnostiquer le mal, mais encore
diriger les instruments ou les remèdes dans des régions qui
avaient échappé jusqu'ici à l'action directe du médecin.

Le véritable corps sonore, désigné par nous sous le nom de
membrane vocale, étant découvert, il a été possible de diagnostiquer et de localiser les affections laryngiennes avec beaucoup
plus d'exactitude qu'on ne l'avait fait jusqu'à présent.

Enfin, la connaissance exacte de la formation des lettres dans
le tuyau vocal a permis d'enseigner l'articulation des mots aux

____

(1) J. Béclard et Axenfeld, *Rapport sur les progrès de la médecine*, p. 7.

sourds-muets et aux bègues avec plus de méthode et de précision.

Chaleur animale.— Une des applications les plus importantes de la physiologie à la médecine, c'est, sans contredit, celle qui résulte de la détermination de la température animale au triple point de vue du diagnostic, du pronostic et du traitement.

L'idée première de la recherche de la température dans les maladies n'est pas nouvelle. Nous avons vu (page 62) que Sanctorius se servait, en 1561, d'un thermomètre de son invention.

M. Bouillaud, en 1838, introduisait l'usage du thermomètre dans les salles de la Charité ; MM. Piorry et Andral imitèrent cet exemple ; mais ces applications isolées d'un procédé si précieux n'étaient considérées que comme un moyen d'apporter à l'observation plus d'exactitude et de rigueur.

C'est M. H. Roger qui, le premier, a bien saisi toute l'importance et toutes les ressources de la thermométrie. On trouve, en effet, dans le travail qu'il publia en 1844 sur ce sujet, l'instrumentation, les règles, les principes, les indications, tout ce qui concerne enfin la thermométrie médicale (1).

Les résultats obtenus par M. H. Roger, dans l'étude des maladies de l'enfance, eurent un retentissement mérité, et bientôt, de toutes parts, la thermométrie fut appliquée à l'étude et à l'observation des maladies.

En Allemagne, nous trouvons les travaux de Bœrensprung (*Recherches sur la température du fœtus et de l'adulte à l'état physiologique et morbide :* in Arch. de Müller, 1851), de Traube, de Wunderlich (*De la température dans les maladies*, trad. de Labadie-Lagrave, et introduction de Jaccoud, 1872). En Angleterre, c'est John Simon, Sidney, Ringer, Aitkin ; en Hollande, van Folker ; en Amérique, Bonnet-Dowler ; à Genève, Ladé ; en France, Jaccoud, Charcot, Lorrain, et les thèses de Maurice, Aronssohn, Fouque, Duclos, etc.

Bref, la thermométrie est entrée aujourd'hui dans la pratique médicale, et nous devons être heureux de pouvoir affirmer que c'est à la France qu'est due cette heureuse introduction.

(Voir pour les applications de la thermométrie le livre de la Physique.)

(1) *Archives générales de médecine* (série IV, t. IV-IX).

Troubles des sens.— La pathologie des organes des sens s'est enrichie des avantages qu'une physiologie en progrès lui offrait abondamment.

Ces avantages sont représentés par l'application immédiate de la physiologie à la connaissance des maladies et à leur traitement. Les maladies des yeux ont surtout bénéficié de cette application. Nous nous occuperons plus particulièrement de cette question aux applications de la physique.

Muscles. — Les progrès de l'anatomie et de la physiologie se sont reflétés d'une manière fort heureuse dans l'anatomie pathologique des muscles et dans leur physiologie pathologique.

Au premier point de vue, on a déterminé les lésions histologiques qui accompagnent la paralysie atrophique de l'enfance, l'atrophie musculaire progressive, la pseudo-hypertrophie, et enfin l'altération qui survient dans les muscles pendant l'évolution de la fièvre typhoïde et de quelques fièvres éruptives : Duchenne de Boulogne, Ch. Robin, Virchow, Heller, Eulemburg, Cohnheim, Hayem, Rindfleisch, etc.

Au second point de vue on a complétement réformé les idées que l'on se faisait autrefois sur la nature et l'origine des difformités, en démontrant que la plupart des difformités proviennent, non du voisinage, mais de la contracture musculaire, qui, de son côté, est le plus souvent sous la dépendance d'une lésion médullaire. C'est le cas le plus fréquent des pieds bots.

La paralysie, dit Bouvier, est la cause la plus fréquente de déviation des pieds, et c'est surtout par les paralysies qu'elles laissent à leur suite, que les maladies cérébrales et les convulsions de l'enfance sont une cause si fréquente de pied bot.... Un enfant est pris tout à coup, avec ou sans fièvre, d'une paralysie plus ou moins étendue ; au bout d'un temps assez court, le mouvement reparaît peu à peu, mais inégalement ; certains muscles demeurent plus faibles que d'autres, et le membre est entraîné dans le sens des plus forts (1).

Ces idées professées en Allemagne par Joerg, par Rudolphi, en France par Delpech, J. Guérin, ont fait faire un grand pas à la physiologie pathologique des muscles, et n'ont pas été étrangères à l'invention de la ténotomie que pratiquèrent Lorenz, Sartarius (1812), Michaelis (1819) et enfin Delpech (2).

(1) Bouvier, *Maladies de l'appareil locomoteur*, p. 176.
(2) Delpech, *De l'Orthomorphie appliquée à l'espèce humaine*. 1828.

Peu de temps après, Delpech pratiquait la ténotomie *sous-cutanée* du tendon d'Achille dans le but avoué de soustraire la plaie tendineuse au *contact de l'air*. Dès lors, la *méthode sous-cutanée* était trouvée. Développée en Allemagne par Stromeyer, pratiquée en France par les plus grands chirurgiens de l'époque, Dupuytren et Velpeau, la méthode sous-cutanée a reçu les applications les plus utiles.

Duval et Bouvier, Stoess (Strasbourg), M. Jules Guérin furent, en France, les champions de la nouvelle méthode et ils suscitèrent devant les académies les plus intéressantes discussions. C'est à ce mouvement scientifique très-prononcé sur la question qui nous occupe que nous devons les travaux remarquables de Bonnet (de Lyon) et de Malgaigne.

Maladies du tissu osseux. — L'influence de l'expérimentation physiologique sur la connaissance et le traitement des maladies des os a été des plus salutaires. Depuis que les expériences de Duhamel (1739) ont été reprises, les vertus ostéogéniques du périoste ont été mises hors de doute par Flourens, Sédillot, Ollier, et en même temps on constatait expérimentalement que le tissu osseux lui-même et le réseau médullaire peuvent aussi se régénérer (Charmeil, 1821). Ces notions précieuses ont permis aux chirurgiens de mieux étudier les lésions osseuses et de conserver aux diverses parties du corps leur charpente osseuse toutes les fois que cela est possible.

Maladies du système nerveux. A. *Nerfs*. — Les applications de l'anatomie et de la physiologie du système nerveux à la médecine ont suivi pas à pas les progrès de cette dernière, à ce point que la pathologie nerveuse, depuis vingt ans, se trouve complétement transformée.

La division des nerfs en nerfs du sentiment et du mouvement, la connaissance de la structure normale des nerfs si bien décrite par MM. Ranvier (1) et Axel-Key, l'intervention du microscope dans la détermination du *névrome* vrai, les études si intéressantes de Neumann (2), Eichorst (3), Vulpian, Ran-

(1) Ranvier, *Recherche sur l'histologie et la physiologie des nerfs*. (Archiv. de physiologie, 1872).

(2) Neumann, *Degeneration und Regeneration nach Nervendurchauschneidung* (Arch. f. Heilk, Leipzig, 1872).

(3) Eichorst, *Ueber Nervendegeneration und Nervenregeneration* (Vrichow's arch. 1874).

vier, sur la dégénérescence et la régénération des nerfs coupés,
ont éclairé la pathologie des nerfs d'un jour tout nouveau :
névralgies, névrite, suture des nerfs coupés (1).

B. *Moelle*. — Les maladies de la moelle ont été l'objet d'une
révision complète, et c'est sans contredit de toutes les parties
du système nerveux celle qui a réalisé, à ce point de vue, les
plus grands progrès. La plupart des résultats obtenus sont dus
à l'observation clinique et aux recherches histologiques. Par
la première, M. Duchenne (de Boulogne) crée plusieurs espèces morbides distinctes, telles que : la *paralysie atrophique de
l'enfance* (paralysie infantile spinale), *l'ataxie locomotrice progressive* (sclérose des cordons postérieurs), la *paralysie glosso-
labio-laryngée* (sclérose bulbaire), la *paralysie myo-sclérotique*
(paralysie pseudo-hypertrophique), *l'atrophie musculaire progressive* (2).

Par la seconde, les symptômes groupés sous ces différents noms sont rattachés à leur véritable cause.

En 1864, MM. Cornil et Laborde rattachent la paralysie atrophique de l'enfance à une lésion des cordons antéro-latéraux (3).

En 1865, MM. Prévost et Vulpian précisent un peu mieux
en localisant la cause de la paralysie dans les cornes antérieures (4).

Enfin MM. Charcot et Joffroy démontrent l'altération des
cellules motrices des cornes antérieures.

Les travaux de MM. Lockart-Clarke, Luys, Hayem, Roger
et Damaschino, Lancereaux, Prévost et Joffroy n'ont fait que
confirmer depuis ces résultats de l'histologie pathologique.

Les lésions de *l'atrophie musculaire progressive* ont été trouvées également dans la région antérieure du centre gris (Lock-
kart-Clarke, Hayem, Luys, Duchenne). Quant à la lésion de la
paralysie glosso-labio-laryngée, elle serait, d'après M. Charcot,
une atrophie primitive des cellules nerveuses qui constituent
les noyaux d'origine des nerfs bulbaires.

Les hémorrhagies de l'appareil médullaire sont relativement

(1) *De la dégénérescence des nerfs après leur section* (Ac. des sciences, 1872).

(2) Duchenne (de Boulogne), *De l'électricité localisée.*

(3) Cornil, *Comptes rendus de la Société de biologie,* 1863. — Laborde,
Thèse pour le doctorat. 1864.

(4) Prévost, *Comptes rendus de la Société de biologie.* 1865.

rares, malgré un développement excessif de l'appareil circulatoire dans cette région. Éclairé par les travaux de Lockart-
Clarke, Kolliker, His, Robin, van der Kolk, Schröder, sur la
circulation normale de la moelle, M. Hayem a déterminé dans
une thèse remarquable, la cause des hémorrhagies médullaires,
leur siége anatomique et leurs relations avec les autres maladies (1).

L'*anémie* et l'*ischémie* médullaires ont été décrites par
MM. Moutard Martin (2), Jaccoud (3), Krans (4), et d'un autre
côté MM. Reeves (5), Simon (6), Kohler (7), Gintrac (8) nous ont
fait connaître les vrais caractères de la *méningite spinale*.

Enfin, sous le nom de *myélite* aiguë et chronique, on a
réuni tous les troubles qui résultent de l'inflammation interstitielle ou parenchymateuse de l'axe médullaire : Carswell (9),
Rokitansky (10), Jaccoud (11), Leyden (12), Vulpian (13), Charcot (14), Ordenstein (15), Dujardin-Beaumetz (16), Benedikt (17),
Wagner, Friedreich (18), ont concouru par leurs travaux à
élucider cette question tout à fait moderne.

(1) Hayem, *Des hémorrhagies intra-rachidiennes.*
(2) Moutard-Martin, *Paraplégies causées par des hémorrhagies utérines*
(Union médicale, 1852).
(3) Jaccoud, *Traité de pathologie interne*, t. I.
(4) *Des paralysies sans lésions matérielles.* Liége, 1862.
(5) Reeves, *Spinal meningitis and its complications* (Monthly journal of
med. sc., 1855).
(6) Simon, *Suppurative inflammation of the spinal theka* (Med. Times and
Gaz., 1855).
(7) Kohler, *Monographie der meningitis spinalis.* Leipsig und Heidelberg,
1861.
(8) Gintrac, *De la méningite rhumatismale.* Bordeaux, 1865.
(9) Carswell, *Illustrat. of the elementary Forms of disease.* Londres, 1838.
(10) Rokitansky, *Ueber das Auswachsen der Bindegewebswucherung im
Nervem-system.* Vienne, 1857.
(11) Jaccoud, *Les paraplégies et l'ataxie.* Paris, 1864.
(12) Leyden, *Ueber graue Degeneration des Rüchenmark* (Virchow's arch.
1863).
(13) Vulpian, *De la sclérose en plaques* (Union médicale, 1866).
(14) Charcot (Union médicale, 1865).
(15) *Union médicale,* 1865.
(16) Dujardin-Beaumetz, *De la myélite aiguë.* 1872.
(17) Benedikt, *Ueber losungsartige Störungen der Motilität* (Wiener med.
Wochensch., 1862).
(18) Friedreich, *Ueber Degeneration atrophie der spinalen Hinterstrange*
(Virchow's archiv. 1863).

Aux affections de la moelle se rattachent les tremblements divers que M. Fernet a si bien décrits dans sa thèse pour l'agrégation. Étudiés dans la *paralysie agitante* par MM. Sée, Trousseau, Charcot et Vulpian, dans la *sclérose en plaques* par MM. Jaccoud (1), Proust, Charcot (2), Ordenstein, dans *l'alcoolisme* par MM. Lasègue (3), Magnus Huss, dans l'*empoisonnement saturnin* par M. E. Lafont (4), ces troubles sont parfaitement connus aujourd'hui.

A propos des maladies de la protubérance et du bulbe, nous signalerons les lésions expérimentales et pathologiques provoquant divers troubles de la circulation, et finalement amenant la présence, dans le sang, du glycose, de l'albumine, etc. Indiquons également les hémiplégies alternes si bien étudiées par MM. Millard (5) et Gubler (6).

C. *Cerveau.* — En l'absence d'une physiologie complète des fonctions cérébrales, on ne peut pas s'attendre à trouver des applications nombreuses de l'anatomie et de la physiologie à la pathologie de l'encéphale. Cependant on est entré dans la voie des acquisitions et ces acquisitions, commencent déjà à être nombreuses.

La plupart d'entre elles concernent l'anatomie pathologique, et cela devait être.

Grâce aux travaux de Virchow, Kœlliker, Schultze, Deiters, Lancereaux, Hayem, l'existence du tissu interstitiel, connue sous le nom de *névroglie*, a été démontrée dans toutes les parties du cerveau, et dès lors on a pu se faire une juste idée des conditions inflammatoires de cet organe.

D'un autre côté, la circulation de l'encéphale était étudiée avec soin : M. Robin découvrait la *tunique adventice* propre aux vaisseaux encéphalo-rachidiens; Fohmann et Arnold décrivaient les réseaux lymphatiques de la pie-mère et His constatait

(1) Jaccoud, *Leçons de clinique méd.*, 1867.

(2) Charcot, *Gazette des hôpitaux*, 1869.

(3) Lasègue, *De l'alcoolisme chronique envisagé surtout dans ses rapports avec la paralysie générale* (Arch. gén. de méd., 1852, t. I).

(4) Lafont, *Étude sur le tremblement saturnin*. 1869.

(5) Millard, *Remarques sur un cas d'hémorrhagie de la protubérance annulaire* (Bull. de la Soc. anat., 1855).

(6) *De l'hémiplégie alterne envisagée comme signe des lésions de la protubérance annulaire* (Gazette hebdomadaire, 1855).

dans les organes nerveux centraux un système de *canaux périvasculaires*.

La pathogénie des lésions athéromateuses des vaisseaux était indiquée par Virchow.

M. Lancereaux (1) établissait catégoriquement les relations intimes entre la thrombose, l'embolie et le ramollissement cérébral.

MM. Charcot et Bouchard (2) faisaient connaître les anévrysmes miliaires ; enfin la circulation de l'encéphale, telle qu'elle était connue jusque-là, était revisée avec soin et complétée dans quelques-unes de ses parties (3).

Nous-même, dans le cours de nos expériences sur le cerveau des chiens avec les injections caustiques, nous avons reconnu la formation rapide, en quelque sorte immédiate, de foyers hémorrhagiques sur des points éloignés de la partie vasculaire qui avait été altérée ou détruite par l'injection.

Ce fait nous permet d'affirmer que, dans les recherches nécroscopiques, il ne faut pas toujours s'en rapporter au siége même de la lésion apparente pour interpréter les manifestations symptomatiques. On peut trouver, par exemple, dans ce fait observé, l'explication satisfaisante de la coïncidence de troubles paralytiques très-étendus avec une lésion apparente très-légère. En cette circonstance, il faut chercher la véritable lésion dans un autre point qui échappe souvent à l'investigation directe (embolie, thrombose dans les branches vasculaires plus volumineuses) (4).

A cet ordre de faits qu'on nous permette de rattacher une observation qui résulte encore de nos expériences.

Toutes les fois que nous avons atteint les couches optiques avec l'injection, les phénomènes d'insensibilité ont toujours été accompagnés de mouvement de galop sur place qui, le plus souvent, persistaient sans discontinuer jusqu'à la mort. Voici comment nous expli-

(1) LANCEREAUX, *Traité d'anatomie pathologique.*

(2) CHARCOT ET BOUCHARD, *Nouvelles recherches sur la pathogénie de l'hémorrhagie cérébrale.*

(3) Voir : *Étude sur le ramollissement cérébral*, PRÉVOST ET COTARD. Voir également DURET, *Recherche anatomique sur la circulation de l'encéphale*, et M. COHFHEIM, *Untersuchungen ueber die Embolischen*, Berlin, 1872.

(4) ÉDOUARD FOURNIÉ, *Recherches expérimentales sur le fonctionnement du cerveau*, p. 34.

quons le fait : Si, par analogie, on applique au cerveau les notions expérimentales que l'on retire de l'étude de la moelle, on est obligé d'admettre que les cellules motrices n'entrent en activité que sous l'influence excitatrice des cellules sensitives à la faveur des prolongements cellulaires ; par conséquent, les cellules des corps striés ne jouissent d'aucune spontanéité et leur activité est liée à l'intégrité des couches optiques, et aussi à l'intégrité des fibres qui unissent ces deux centres. Il semble dès lors qu'après avoir détruit les couches optiques, nous aurions dû avoir des phénomènes de paralysie à la place des mouvements de galop continus que nous avons observés. Sans doute, mais il ne faut pas perdre de vue non plus la façon dont le caustique agit sur les tissus ; le caustique détruit peu à peu, et son action ne se limite pas à la dernière cellule détruite ; celle qui vient après celle-ci subit également l'influence éloignée du caustique, et cette influence se manifeste par une suractivité organique de la cellule. Qu'on se figure à présent la partie indurée et détruite par l'injection, entourée d'une zone de tissus congestionnés, et l'on comprendra comment il peut se faire qu'une partie détruite puisse exciter l'activité fonctionnelle d'une partie voisine. C'est précisément ce qui arrive lorsqu'ayant détruit les couches optiques par le caustique, on observe des mouvements continus qui dénotent une suractivité organique des corps striés. Cette appréciation est d'autant plus juste que les mouvements que l'on observe dans cette circonstance sont forcés, involontaires, et que l'animal ne saurait les réprimer, alors même qu'ils sont la cause de la douleur la plus vive, comme nous avons pu nous en assurer.

Lorsque, au lieu de détruire les couches optiques, on détruit les corps striés, on a des phénomènes d'un autre ordre. Les corps striés sont constitués par des cellules où viennent se localiser, se grouper toutes les incitations aux mouvements volontaires. La paralysie succède évidemment à leur destruction ; mais très-souvent il arrive que le sentiment, lui aussi, semble aboli. L'insensibilité, dans ce cas, n'est qu'apparente ; la sensibilité persiste puisque les couches optiques sont intactes ; mais elle ne peut se manifester par aucun mouvement ; l'animal souffre, mais il ne saurait le prouver parce qu'il est complétement paralysé. Il est rare cependant qu'on détruise entièrement les corps striés, et alors il persiste quelques mouvements de la tête ou des yeux, ou du cri, qui prouvent que la sensibilité n'est pas atteinte (1).

Le résultat de tous ces travaux a été :

1° Une connaissance expérimentale et plus judicieuse du siége et de la nature des lésions de l'encéphale ;

(1) ÉDOUARD FOURNIÉ, loc. cit., p. 32.

2° La pathogénie du ramollissement cérébral définitivement attribuée à des troubles de la circulation.

Nous avons vérifié expérimentalement la pathogénie du ramollissement cérébral en pratiquant nos injections interstitielles sur le cerveau des chiens, en cherchant, il est vrai, tout autre chose, mais nos résultats ne sont que plus probants.

Nous avons constaté des ramollissements partiels ou généraux de la substance cérébrale, dont la formation rapide a été pour ainsi dire foudroyante. En raison de cette rapidité même, nous n'avons pu attribuer le ramollissement qu'à une lésion profonde de la circulation. Les parties ramollies se présentaient sous deux aspects très-différents : tantôt le ramollissement s'accompagnait d'une injection trèsvive de la partie, tantôt au contraire le tissu était pâle et exsangue (1).

En dehors de l'anatomie pathologique nous ne voyons, en fait d'application de l'anatomie et de la physiologie aux maladies encéphaliques, que les essais de localisation cérébrale. Nous avons apprécié plus haut la valeur de la localisation de la parole dans la troisième circonvolution gauche par MM. Broca et Bouillaud ; nous n'y reviendrons pas.

Nous nous contenterons également de signaler les travaux d'observations pathologiques ou d'expérimentation destinés à démontrer, d'un côté, la coïncidence de l'hémianesthésie avec la lésion de la partie postérieure de la capsule interne, de l'autre la coïncidence de l'hémiplégie et de l'hémichorée post et préhémiplégique avec la lésion des deux tiers antérieurs de la même capsule.

Ces travaux auxquels se rattachent les noms de MM. Türck (2), Charcot (3), Veyssière (4), Meynert, Vulpian, sont un effort de tendance vers une localisation systématique des phénomènes de sensibilité et de motricité (5).

Cette tendance n'aurait-elle d'autre effet que celui de diriger

(1) Édouard Fournié, *Recherches expérimentales sur le fonctionnement du cerveau*, p. 34.

(2) L. Turck, *Ueber die Beziehung gewisses krankeitsrede des grossen Gehirnes zur Anästhesie.*

(3) Charcot, *Leçons sur les localisations dans les maladies du cerveau.*

(4) Veyssière, *Recherches cliniques et expérimentales sur l'hémianesthésie de cause cérébrale.* 1874. Voir aussi sur le même sujet : Rendu, *Des anesthésies spontanées* (Thèse d'agrégation, 1875).

(5) Rosenthal, *Clinik der Nervenkrankheiten.* Stuttgard, 1875.

l'attention des cliniciens vers la recherche d'observations précieuses, n'en resterait pas moins très-louable.

Mais, encore une fois, nous tenons à faire nos réserves sur ce point, et à dire en deux mots comment nous entendons ce genre de localisation.

Ceux qui, avec nous, cherchent la localisation de la *sensibilité* et de la *motricité* en un point du cerveau, sont en progrès sur ceux qui cherchent la localisation d'un *mécanisme fonctionnel tout entier* dans le même point : la parole, par exemple. Mais ils ont tort en ce sens qu'ils ne trouveront jamais la sensibilité et la motilité localisées sur un seul des éléments qui concourent aux manifestations fonctionnelles de la substance nerveuse. C'est ainsi, par exemple, qu'ils prétendent localiser la sensibilité sur les fibres *conductrices* de la capsule interne, et qu'ils ne veulent pas entendre parler de la participation *nécessaire* des couches optiques au développement du phénomène. Cet exclusivisme repose sur l'oubli de certaines lois que nous avons fait connaître. Les différentes parties du système nerveux représentent, non une fonction complète, mais un élément fonctionnel, et, pour que la fonction soit, l'intégrité et la coopération de parties différentes est indispensable.

Dans l'espèce, pour qu'une fonction de sensibilité puisse se produire, il faut nécessairement qu'une *fibre sensitive agisse sur une cellule sensitive*, et, pour obtenir une fonction de motilité, il faut que la fibre et la cellule sensitive agissent sur une cellule et sur une fibre motrices.

Les partisans de la localisation exclusive dans la capsule interne répondront peut-être que le faisceau sensitif va se mettre en rapport avec les cellules de l'écorce. Cette opinion n'est pas acceptable parce que les lésions pathologiques, les destructions expérimentales ne nous ont jamais montré que cette région fût le siége où se développe la sensibilité, tandis que nous avons toujours trouvé ce siége dans la région des couches optiques.

Quant aux zones motrices de l'écorce grise, déterminées par l'excitation électrique, nous ne pensons pas qu'elles puissent jamais être l'objet d'une application utile à la pratique médicale ou chirurgicale. En admettant que ces localisations soient parfaitement démontrées, il n'en reste pas moins ce fait indiscutable, que des lésions très-différentes de siége peuvent donner lieu au même trouble de la motilité, et, dès lors, quel est le médecin qui oserait intervenir, ouvrir le crâne par exemple, sur une donnée aussi peu sûre?

Dans tous les cas de trépanation recueillis par MM. Broca, Proust et Terrillon, Lucas-Championnière, Tillaux, des phénomènes extérieurs tels que plaies, fractures, lésions osseuses, indiquaient le lieu où il fallait pratiquer l'opération. Cette considération commandait en quelque sorte l'intervention du chirurgien. Mais, en l'absence de ces signes extérieurs et sur les seules indications de la connaissance des localisations corticales, nous pensons qu'il sera sage de s'abstenir. Telle est d'ailleurs la conclusion du rapport de M. Gosselin à l'Académie de médecine sur cette importante question.

Grand sympathique. — Une des applications les plus importantes de la physiologie à la médecine, nous la trouvons dans la connaissance du rôle que joue le grand sympathique dans la nutrition en général, et dans les *circulations* locales en particulier. Ces applications sont actuellement à l'étude. Cependant nous devons signaler les résultats obtenus par M. Brown-Séquard, qui, on le sait, découvrait, en même temps que C. Bernard, l'action resserrante du sympathique sur les vaisseaux sanguins ; M. Brown-Séquard a appliqué cette découverte à l'explication de la perte de la connaissance dans les attaques d'épilepsie : la contraction des vaisseaux sanguins des lobes cérébraux, sous l'influence de l'excitation du sympathique, produirait une véritable anémie cérébrale, et, partant, la perte de connaissance (1).

Absorption. — Les phénomènes d'absorption qui ont, au point de vue physiologique, une importance si grande, présentent, au point de vue médical, un intérêt tout particulier.

Il s'agit, en effet, de l'absorption des médicaments et de la pénétration des matières morbifiques dans l'économie.

Il n'entre pas dans notre cadre de nous occuper ici de la pénétration des venins, des virus, des miasmes, au point de vue pathologique; mais, par contre, l'absorption des médicaments, étant une des applications les plus intéressantes de la physiologie à la médecine, entre tout à fait dans notre pro-

____

(1) Brown-Séquard, *Leçons sur les nerfs vaso-moteurs et sur l'épilepsie*, trad. de l'anglais par le Dr Beni-Barde, p. 85.

gramme. Nous examinerons successivement l'absorption des médicaments à la surface des muqueuses gastro-intestinale, pulmonaire, oculaire, auditive, génitale, à la surface de la peau et dans le tissu cellulaire.

1° *Muqueuse gastro-intestinale.* — D'un bout à l'autre de son étendue, la muqueuse intestinale a été mise à profit pour l'absorption des médicaments. Au commencement de ce siècle, Chrestien (de Montpellier) mit en vogue le procédé de frictions sur les gencives. C'était principalement le chlorure d'or et de sodium qu'il administrait ainsi. Trousseau et Pidoux préconisent le même procédé pour faire pénétrer la belladone quand il s'agit de combattre une névralgie faciale. Peu employé aujourd'hui, ce procédé présente beaucoup d'inconvénients : répugnance, dosage difficile, etc.

La *voie de l'estomac et de l'intestin* est, pour la pénétration des médicaments, sinon la plus sûre, du moins la plus commode. C'est sur la muqueuse gastro-intestinale que sont portés la plupart de nos médicaments. Des expériences de Magendie et de C. Bernard ont prouvé qu'il faut tenir compte de l'état de vacuité ou de plénitude de l'estomac : l'absorption se fait mieux et plus rapidement dans le premier cas que dans le second; ces physiologistes ont prouvé également que les médicaments agissent en général d'autant moins qu'ils sont dissous dans une quantité d'eau plus grande. Dans une solution concentrée, en effet, les médicaments pénètrent en grande quantité dans les vaisseaux sanguins, tandis que, dans une solution abondante, l'absorption demande un peu plus de temps, et les petites portions de médicament qui pénètrent dans le sang ont ainsi le temps d'être éliminées par les divers émonctoires.

C'est de la quantité de médicament qui se trouve à un moment donné dans le sang que dépend l'action de la substance employée (1).

Il est bon cependant, en tenant compte de ce qui précède, de donner, pendant le repas, les médicaments qui peuvent exercer une action irritante sur la muqueuse, si toutefois on n'a pas à craindre une décomposition toxique au contact des aliments. Ces questions intéressantes ont été particulièrement

______

(1) Cl. Bernard, *Leçons sur les anesthésiques*, p. 67.

étudiées par MM. Fonssagrives (1) et Gubler (2), Amagat (3).

Les expériences de Restelli et Stambio (4), de Briquet (5), de Demarquay (6), de Savory (7) nous ont démontré que le *rectum* absorbe les médicaments à peu près aussi promptement que l'estomac et l'intestin grêle. Ce fait est très-précieux, car les circonstances dans lesquelles on ne peut pas administrer le médicament par la bouche sont nombreuses. Il nous permet aussi de donner, avec confiance, des matières alimentaires par le rectum, avec cette réserve de ne pas donner les aliments qui, pour être absorbés, exigent l'action préalable des sucs que l'on trouve dans la partie supérieure du tube intestinal. Les lavements de bouillon, de vin ou d'alcool peuvent être employés avec succès dans toutes les cachexies, et particulièrement dans les métrorrhagies puerpérales (Béhier, Pajot, Debout).

Dans le choléra, nous avons eu l'idée de remplir les deux indications principales : calorification et remplacement du *sérum* par des lavements très-chauds. Le secret du succès de cette médication réside dans l'emploi des moyens qui permettent au malade de garder le lavement. Ce moyen consiste à donner un premier lavement qui est rendu aussitôt, et à en donner un second qui est gardé (8).

2° *Muqueuse pulmonaire.* — L'incomparable faculté d'absorption de la muqueuse pulmonaire a été largement mise à profit dans les temps modernes. La plupart des médecins de l'antiquité, à commencer par Hippocrate, pensaient qu'une certaine quantité de liquide pénètre dans la trachée ; ils avaient même réuni toute une classe de médicaments dits *artériaques* d'après le lieu de leur destination.

Nous croyons aussi à cette pénétration et nous l'avons expérimentalement démontrée (9). Par conséquent, dans les affections laryngées, il est utile de veiller à la nature des boissons que prennent les malades, et d'un autre côté on peut exercer

(1) Fonssagrives, *Hygiène des malades.*
(2) Gubler, *Commentaires de thérapeutique.*
(3) Amagat, *Étude sur les différentes voies d'absorption des médicaments.*
(4) Restelli et Stambio, *Bulletin de thérapeutique*, t. XXXII, p. 157.
(5) Briquet, *Bulletin de l'Académie de médecine*, 1847.
(6) Demarquay, idem, 1867.
(7) Savory *the Lancet March.*, 1864.
(8) E. Fournié, *Consultation médicale sur le choléra.*
(9) E. Fournié, *Physiologie de la voix et de la parole*, p. 188.

une action topique sur la muqueuse laryngienne par le moyen d'un gargarisme qui doit être avalé lentement. Ce conseil a été suivi dans plusieurs stations thermales et particulièrement à Cauterets où l'on désigne ce *modus faciendi* sous le nom de *gargarisme laryngien.*

La muqueuse des bronches a été utilisée pour faire absorber des corps pulvérulents, des liquides, des vapeurs et des gaz.

A. *Corps pulvérulents.* — La pénétration facile des corps pulvérulents qui se trouvent dans le milieu où l'homme respire (mineurs, charbonniers, tailleurs de grès, etc.) m'inspira l'idée de faire pénétrer des poudres médicamenteuses dans les bronches, au double point de vue de l'absorption et de l'action topique. A cet effet, nous fîmes construire le petit appareil suivant :

Une boîte de bois dur, de forme ovoïde, et ayant une capacité de 200 grammes environ, présente à sa partie supérieure deux trous qui donnent passage à deux tubes de verre. L'un de ces tubes a 5 millimètres de diamètre, l'autre en a 15 et se recourbe en sortant de la boîte, de façon à devenir horizontal. Si l'on veut se servir de l'appareil, on ouvre la boîte qui contient à sa partie inférieure une cupule de verre ; on dépose dans cette cupule la poudre médicamenteuse que l'on veut faire respirer ; on fait descendre le petit tube de verre jusqu'au niveau de cette poudre, puis on ferme la boîte et l'on introduit dans la bouche le gros tube de verre qui est horizontal. Le malade pratique une inspiration et une partie de la poudre pénètre dans la trachée, par une mécanique que l'on a déjà comprise. En effet, l'air inspiré par le gros tube est obligé de passer à travers le petit tube dont l'extrémité inférieure se trouve au niveau de la poudre, et il agit sur cette poudre comme le ferait un soufflet. La poudre se trouvant, par ce fait, répandue dans l'atmosphère de l'appareil, passe avec l'air dans le gros tube de verre et pénètre dans les voies aériennes. L'examen laryngoscopique et l'expectoration noire pendant 24 heures, qui a succédé à l'emploi de cet appareil chargé de poudre de charbon, nous ont permis de constater la pénétration des remèdes pulvérulents dans les voies aériennes. Si l'on a le soin de pratiquer une inspiration modérée, et de se reposer un moment avant d'en *pratiquer une autre,* on peut, en quelques instants, faire pénétrer 1 gramme d'une poussière quelconque, sans accès de toux et sans aucune apparence de suffocation (1).

(1) Édouard Fournié, *De la pénétration des corps pulvérulents, gazeux, solides et liquides dans les voies respiratoires au point de vue de l'hygiène et de la thérapeutique,* p. 34. Paris, 1862.

Il est prudent de n'employer, avec cet appareil, que les poudres *solubles*. Le tannin, le sulfate d'alumine, le sucre de lait, le chlorhydrate de morphine à la dose de 5 milligrammes, telles sont les poudres que nous avons employées toutes les fois qu'il faut modérer les sécrétions ou atténuer l'éréthisme nerveux des voies respiratoires.

B. *Liquides*. — Comme nous l'avons dit plus haut, les anciens, croyant à la pénétration des liquides dans la trachée, se bornaient à faire déglutir les liquides.

Mieux éclairés aujourd'hui, nous faisons pénétrer les liquides médicamenteux par une voie plus directe et plus sûre. Les expériences de MM. Collin, de Ségalas, de C. Bernard, sur l'injection des liquides dans la trachée, conduisirent M. Jousset (de Bellesme, en 1864) à appliquer à l'homme les injections trachéales. Voici le procédé :

On fixe le larynx de la main gauche, et de la main droite on enfonce le petit trocart de la seringue hypodermique sur la ligne médiane à un travers de doigt au-dessous du cartilage cricoïde. La pénétration dans la trachée se fait avec la plus grande facilité. On est averti, du reste, par une sensation analogue à celle que l'on éprouve en traversant un papier épais avec une épingle (1).

Cette opération, très-innocente, n'est même pas suivie de toux, car la trachée au-dessous du larynx est fort peu sensible.

M. Jousset a employé ce procédé sur trois cas de fièvre pernicieuse, et il a été assez heureux pour sauver ses malades avec une injection de 30 à 40 cent. de chlorhydrate de quinine dissous dans 3 à 6 grammes d'eau distillée.

C. *Liquides pulvérisés*. — C'est à M. le Dr Sales-Girons que l'on doit l'idée de faire pénétrer les liquides pulvérisés dans les bronches. Jusque-là, on ne croyait pas que cette pénétration fût possible, et nous-même, dans une série d'expériences que nous avions instituées à cet effet, nous avions démontré cette non-pénétration qui tenait, nous nous empressons de le dire, à l'imperfection des instruments mis en usage quand nous avons fait nos expériences (2).

____

(1) Édouard Fournié, *De la pénétration des corps pulvérulents solides et liquides dans les voies respiratoires*. — Mémoire lu à l'Académie des sciences, séance du 7 mai 1862.

(2) Jousset (de Bellesme), Thèse pour le doctorat, *De la méthode hypodermique*.

Depuis cette époque, M. le Dr Sales-Girons a perfectionné
l'instrumentation, à ce point que ce n'est plus de l'eau pulvé-
risée que l'on obtient, mais un véritable nuage de poussière
liquide, susceptible de parcourir, sans se fixer, les sinuosités du
tube respiratoire jusques aux bronches. Aussi l'emploi de la
pulvérisation s'est-il généralisé promptement, et il n'est pas un
seul établissement qui n'ait sa salle de respiration analogue à
celle de Pierrefonds où, pour la première fois, M. le Dr Sales-

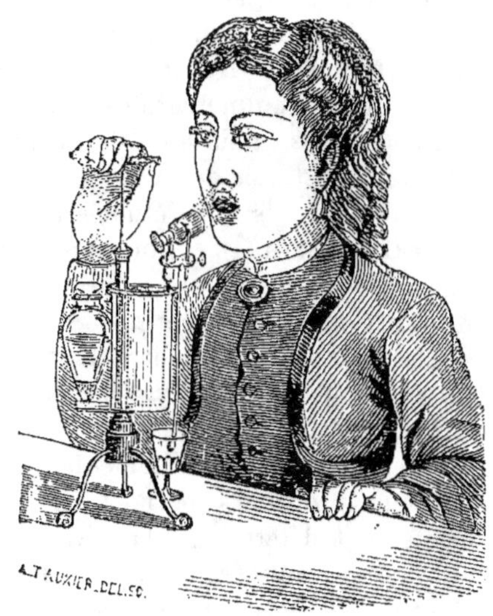

Fig. 13.

Girons avait disposé ses appareils. Voici un spécimen de ces
appareils.

D. *Vapeurs sèches ou humides.* — De tout temps, on a employé les fumigations sèches ou humides : fumigations balsa-
miques, de cinabre, vapeur d'eau chargée de principes émol-
lients ou aromatiques.

L'action de ces fumigations est tantôt générale, par absorption des principes médicamenteux (cinabre, arsenic, plantes
narcotiques), tantôt elle est simplement topique.

Le carton nitré du codex employé contre l'asthme semble
destiné à remplir ces deux effets. Voici sa formule :

Papier gris sans colle.	120
Azotate de potasse pulvérisé.	60
Feuilles de belladone pulvérisées.	5
— de datura stramon. pulv.	5
— de digitale pulv.	5
— de lobélie enflée pulv.	5
Semences de phellandrine pulv.	10
— myrrhe pulv.	10
— oliban pulv.	10

On brûle un morceau de ce carton dans la chambre du malade, et, en général, l'accès d'asthme ne tarde pas à être calmé.

Éther et chloroforme. — L'absorption de l'éther et du chloroforme par la surface pulmonaire est suivie d'un phénomène qui constitue la plus importante des acquisitions de la médecine moderne : l'anesthésie ou la suppression de la douleur (1). L'action de ces agents a été étudiée par Flourens (2), par Longet (3), par C. Bernard (4), et nous savons aujourd'hui :

1° Que les vapeurs d'éther et de chloroforme, contrairement à ce qu'avaient avancé quelques expérimentateurs (5), doivent être absorbées et pénétrer en nature dans le sang ;

2° Que l'éther et le chloroforme agissent sur les propriétés vitales de tous les éléments de l'organisme, mais que cette action se manifeste d'abord sur les éléments des *centres nerveux* qui perdent leurs propriétés spéciales selon un ordre de succession parfaitement déterminé : la périphérie corticale, les couches optiques, la protubérance et enfin le bulbe.

En d'autres termes, l'association des idées, la sensibilité, le mouvement disparaissent successivement et dans un ordre qui est toujours le même ;

3° Que la cause immédiate de l'anesthésie est une modification de la circulation cérébrale caractérisée par l'anémie et, selon C. Bernard, par une « semi-coagulation de la substance même de la cellule nerveuse, coagulation qui ne serait

(1) Pour l'historique et l'emploi de ces substances, voir les applications de la chimie.

(2) FLOURENS, *Comptes rendus de l'Académie des sciences.* 1847.

(3) LONGET, *Expériences relatives aux effets de l'inhalation de l'éther sulfurique sur le système nerveux.* 1847.

(4) CL. BERNARD, *Leçons sur les anesthésiques et sur l'asphyxie.*

(5) MM. Faure d'un côté et Ferran de l'autre soutenaient que l'agent anesthésique agit sur l'extrémité périphérique des nerfs.

pas définitive, c'est-à-dire que la substance de l'élément anatomique pourrait revenir à son état primitif normal après élimination de l'agent toxique » (1).

4° Que, à dose toxique, les vapeurs d'éther et de chloroforme entraînent la mort par arrêt du cœur.

Les conséquences à tirer de ces données physiologiques sont que : 1° il faut s'assurer de la continuité de la fonction respiratoire en laissant pénétrer, en même temps que l'agent anesthésique, une quantité d'air suffisante; 2° qu'on ne doit pas entretenir dans le système sanguin une trop forte dose d'éther ou de chloroforme; 3° qu'on doit arrêter l'inhalation dès que la résolution musculaire est obtenue.

E. *Gaz*. — La découverte mémorable des fluides élastiques par Cavendish et Priestley, et celle non moins grande de Lavoisier sur la respiration, furent au commencement de ce siècle le prétexte et l'occasion d'un nouveau regain de chimiatrie : Baumès, à Montpellier, divisait les maladies en *oxygénées* et *hydrogénées* (2), Beddoës fondait à Clifton un *institut pneumatique* dans le but de traiter les maladies par l'emploi d'atmosphères particulières (3).

Pendant ce temps Humphry Davy découvrait le protoxyde d'azote, ou gaz hilariant, dont il faisait connaître les propriétés anesthésiques.

L'enthousiasme de la première heure une fois passé, la question de l'absorption des gaz fut étudiée plus sérieusement; quelques-uns de ces derniers sont définitivement restés dans la thérapeutique. Grâce aux travaux de Goin (4), Durand-Fardel (5), Herpin (de Metz), les bains d'acide carbonique sont employés fréquemment dans la phthisie. L'oxygène est devenu, par les recherches de Demarquay (6), Leconte et Limousin, un des principaux agents de la thérapeutique respiratoire. Les travaux de Junod, Tabarié, Pravaz ont introduit dans la pratique usuelle l'emploi des bains d'air comprimé.

(1) Cl. Bernard, loc. cit., p. 153.
(2) Baumès, *Essai d'un système chimique de la science de l'homme.*
(3) Beddoes, *A Letter to Erasme Darwin on a new method of treating pulmonary consomption.*
(4) Goin, *Eaux minérales de Saint-Alban.*
(5) *Union médicale*, 1858.
(6) Demarquay, *Essai de pneumatologie médicale.* 1866.

Enfin l'hydrogène sulfuré lui-même, ce gaz si toxique, est journellement employé en inhalation dans les stations thermales où il se dégage (1).

3° *Absorption par les muqueuses oculaire, génitale et auditive.* — Ces muqueuses, surtout les deux premières, jouissent d'un grand pouvoir d'absorption. L'action bien connue de l'atropine sur la dilatation de la pupille démontre péremptoirement la rapidité et la facilité avec lesquelles la conjonctive absorbe les médicaments.

La capacité absorbante des organes génitaux est journellement mise à profit par le moyen des pommades, des suppositoires et des injections liquides ou gazeuses (2).

Enfin le calme qui succède à l'application de substances narcotiques introduites dans le conduit auditif prouve également la réalité de l'absorption.

4° *Absorption par la peau.* — Nous avons vu plus haut combien sont encore incertaines les données que l'on possède sur l'absorption de la peau revêtue de son épiderme. Aussi ce mode d'introduction des médicaments n'est-il guère suivi que pour les substances plus ou moins volatiles telles que l'iode, le mercure, et qui, vaporisées, peuvent être absorbées, sous cette forme, par la peau (Gubler) ou par la muqueuse pulmonaire.

L'absorption par la peau est la base d'une méthode qui a joui d'une grande vogue dans les temps passés. Nous voulons parler de la *méthode iatraliptique.*

L'expérimentation physiologique d'un côté, et de l'autre l'emploi des méthodes endermique, et hypodermique ont réduit considérablement ses applications. Nous examinerons successivement les liquides, les gaz et les solides.

A. *Gaz.* La capacité absorbante de la peau pour les gaz a été depuis longtemps utilisée. Nous avons déjà parlé de l'institution pneumatique de Beddoës. Celui-ci appliquait principalement le bain d'acide carbonique pour favoriser la cicatrisation des plaies et des ulcères de mauvaise nature. Cette

(1) Voir aux applications de la physique et de la chimie la description des appareils employés dans la thérapeutique respiratoire.

(2) BROCA, *Des injections de gaz acide carbonique dans la vessie comme moyen anesthésique dans les cas d'affections douloureuses de cet organe* (Moniteur des hôpitaux, 1860).

conduite fut imitée par Collard de Martigny, en 1826, puis par Mojon, 1834, et enfin par Simpson et Follin, en 1856.

De nos jours, Herpin (de Metz) (1), Demarquay et Leconte (2) ont constaté, eux aussi, l'heureuse influence de l'acide carbonique dans la cicatrisation des ulcères.

L'action de l'oxygène sur les plaies fut également expérimentée par Demarquay et Leconte.

Laugier obtint, avec ce gaz, des résultats satisfaisants dans deux cas de *gangrène sénile* (3).

B. *Liquides.* — L'absorption peu énergique, sinon nulle, des liquides, à travers la peau recouverte de son épiderme, ne permet pas de généraliser ce mode d'introduction des médicaments. Cependant l'action des bains thermaux sur l'économie n'est pas douteuse; mais ici on peut invoquer d'autres causes que l'absorption : absorption pulmonaire, état électrique (Scoutetten), etc.

Des expériences innombrables ont été faites pour infirmer ou confirmer la pénétration des substances dissoutes dans l'eau à travers l'épiderme : Séguin (4), Westrumb (5), Homolle (6), Ossian Henry (7), Duriau (8), Poulet (9), MM. Gubler (10), Roussin (11), de Laurès, Demarquay (12), Rabuteau (13), Amagat (14).

Si l'on en excepte les expériences de Westrumb qui, selon la judicieuse remarque de M. Amagat, ne sont pas à l'abri de tout reproche, toutes les autres sont contraires à l'absorption.

(1) Herpin, *Propriétés physiologiques et thérapeutiques de l'acide carbonique.* 1864.

(2) Demarquay et Leconte, *Note sur la cicatrisation des plaies sous l'influence de l'acide carbonique,* Comptes rendus de l'Académie des sciences. 1859.

(3) Laugier, *Comptes rendus de l'Académie des sciences.* 1863.

(4) *Annales de chimie,* t. XC.

(5) *Journal du progrès,* t. XVI, 1823.

(6) *Union médicale.* 1853.

(7) *Thèse de Paris.* 1855.

(8) *Archives générales de médecine.* 1856.

(9) *Comptes rendus de l'Ac. des sciences.* 1856.

(10) *Annales de la Société d'hydrologie,* t. IX. 1863.

(11) *Journal de médecine militaire.* 1867.

(12) *Union médicale,* 1867.

(13) *Thérapeutique.* 1872.

(14) *Étude sur les différentes voies d'absorption des médicaments.*

Un seul des médicaments expérimentés, l'iode, est trouvé, après le bain plus ou moins prolongé, dans l'urine de l'expérimentateur. Cette remarque a été un trait de lumière pour M. Roussin. Pour lui, si on trouve de l'iode dans l'urine de ceux qui viennent de prendre un bain iodé, c'est qu'à la sortie du bain une certaine quantité d'iodure resté à la surface de la peau, se mélange, à l'état pulvérulent, avec la matière grasse épidermique et se trouve ainsi dans de bonnes conditions pour être absorbé. Cette explication a le tort de ne pas prouver si réellement les pommades sont absorbées; mais le fait de la couche pulvérulente restant à la surface de la peau après le bain était un premier pas vers la démonstration cherchée.

M. Gubler explique ce même fait en disant que les iodures, au contact de la sueur, donnent de l'iode libre qui se volatilise et se trouve absorbé, par la peau, à l'état de vapeur.

Enfin, M. Amagat, sans repousser l'explication de M. Gubler, pense qu'une certaine quantité d'iode volatilisé est absorbée par la muqueuse pulmonaire.

Tel est l'état de la question. On voit qu'elle attend encore une solution expérimentale décisive.

C. *Pommades, liniments, etc.* — Des expériences non moins nombreuses ont été établies pour savoir si les corps pulvérulents en pommade ou en liniment sont absorbés. M. Delore, chirurgien en chef de l'hôpital de la Charité de Lyon, a expérimenté avec des pommades iodurées, et il est arrivé à des résultats tantôt positifs, tantôt négatifs (1). M. Amagat oppose avec raison à toutes ces expériences la même objection qu'il avait adressée aux partisans de la pénétration des matières dissoutes dans l'eau. Il leur dit que si on trouve parfois de l'iode dans les urines, c'est que le métalloïde, volatilisé, a pénétré par les poumons. A son tour, M. Amagat a expérimenté avec des pommades d'atropine, avec des solutions alcoolique et chloroformique du même sel, et jamais, sur un grand nombre d'expériences, il n'a pu constater la dilatation de la pupille.

M. Amagat s'est donc cru autorisé à conclure que les substances dissoutes et non volatilisables ne sont pas plus absor-

(1) Delore, *Journal de physiologie de l'homme et des animaux,* de Brown-Séquard. 1863.

bées en pommades, liniments, glycérolés, savons, etc., qu'elles ne l'étaient dans le bain médicamenteux (1).

Ces conclusions concordent avec les résultats obtenus par MM. Martin-Solon (2), Fonssagrives, Demarquay.

Méthode endermique. — Si l'absorption des médicaments, à travers la peau recouverte de son épiderme, est chose fort contestable, il n'en est plus de même lorsque l'épiderme est enlevé, et ces conditions nouvelles sont l'origine d'une méthode désignée sous le nom de *méthode endermique.*

Cette méthode consiste à soulever l'épiderme au moyen du marteau de Mayor trempé dans l'eau bouillante, au moyen d'un vésicatoire, ou bien par l'application d'un morceau d'amadou, d'ouate imbibés d'ammoniaque liquide concentré.

L'épiderme étant soulevé, on l'enlève et on applique immédiatement sur le derme le médicament que l'on veut employer.

Murray, en 1820, avait appliqué de l'aloès à la surface d'un vésicatoire, Baily (de Saint-Domingue) avait appliqué par le même moyen du calomel ; mais à Lembert et à Lesieur appartient l'honneur d'avoir érigé en méthode l'absorption des médicaments par le derme (1825-1828).

Trousseau, Chomel adoptèrent la nouvelle méthode qui bientôt après s'est généralisée. Comme cela arrive toujours, il y eut, dans l'emploi de cet excellent procédé, des exagérations. C'est ainsi que Guérard (de Philadelphie) appliquait, par la méthode endermique, de l'iode, du mercure, de l'huile de croton tiglium. La pratique générale a protesté et on n'emploie plus guère que les *alcaloïdes*, à des doses en général plus faibles que celles qui sont usitées pour l'absorption gastro-intestinale.

Malgré ses bons côtés, la méthode endermique a un revers terrible : elle ne saurait constituer un traitement de longue durée, elle laisse des cicatrices, et enfin le nombre des médications possibles est assez limité. Bref, on chercha mieux.

Lafargue (de Saint-Émilion) eut l'idée d'introduire les médicaments dans le derme par le procédé dont on se sert pour introduire le vaccin. Ce procédé, très-incomplet, était cependant un premier pas vers une méthode qui réalise tout ce

____

(1) Loc. cit., p. 72.
(2) *Bulletin de thérapeutique*, t. XXXVII, 1844.

qu'on peut attendre de l'absorption cutanée : *la méthode hypo-dermique*, qui va nous occuper.

Absorption par le tissu cellulaire. — En général, on accorde au tissu cellulaire sous-cutané la troisième place comme pouvoir absorbant : l'absorption par injection dans les veines se fait en 20 secondes ; l'absorption par la trachée se fait en 50 secondes ; l'absorption par le tissu cellulaire se fait en 4 minutes.

Nous pensons, d'après les données anatomiques, que le derme dépouillé de son épiderme absorbe tout aussi bien, sinon mieux, que le tissu cellulaire sous-cutané ; si toutefois on a quelque désir de donner à celui-ci une supériorité quelconque, on doit s'inspirer de cette considération que, dans les injections sous-cutanées, le liquide injecté reste tout entier en rapport direct avec les tissus absorbants jusqu'à sa disparition complète.

C'est sur cette dernière considération, en effet, que repose la méthode connue sous le nom de *hypodermique*.

Méthode hypodermique. — On attribue généralement l'invention de la méthode hypodermique au Dr Wood d'Édimbourg qui, le premier, fit des injections narcotiques sous-cutanées dans le but de calmer une névralgie (1).

D'après Béhier, Rynd (de Dublin) aurait recueilli un cas analogue dix ans auparavant.

Le fait est qu'après la publication du mémoire de Wood, Ch. Hunter, Oliver, Reill en Angleterre, Béhier, Moutard-Martin, Gubler, Courty, Vulpian en France, appliquèrent le procédé de Wood, et, dès lors, la méthode hypodermique fut cultivée dans tous les pays.

C. Bernard a fait ressortir les avantages des injections hypodermiques en montrant les causes nombreuses qui, dans le tube digestif, peuvent altérer le médicament ou le détourner de sa destination. Avec la méthode des injections, au contraire, l'absorption est beaucoup plus rapide et plus complète (2).

Un autre avantage de la méthode hypodermique consiste dans son indépendance de toute considération étrangère au

---

(1) Wood, *Edinburgh medical and surgical journal.* 1855.
(2) Cl. Bernard, *Leçons sur les anesthésiques,* p. 68.

fait même de l'opération, et dans le choix du lieu d'élection. En effet, en pratiquant l'injection sur le lieu même du mal, on réunit trois actions au lieu d'une :

L'action modificatrice de la piqûre, l'action du véhicule, l'action du remède.

L'action de la piqûre et du véhicule est incontestable. Les expériences de M. A. Luton (de Reims) démontrent d'une manière évidente que l'on peut guérir des névralgies en injectant

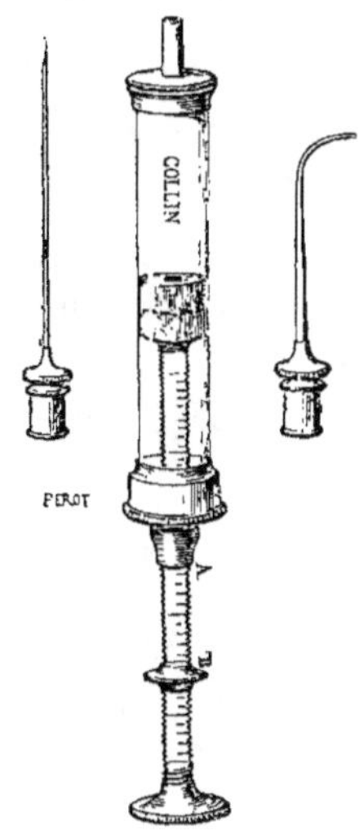

Fig. 11.

simplement sous la peau un peu d'eau distillée (1). Ces deux modes d'action ne doivent pas nous occuper ici ; nous appliquerons exclusivement notre attention sur le troisième, c'est-à-dire sur l'action du remède absorbé. Préalablement nous croyons devoir dire un mot de l'instrumentation.

Instrumentation. — Pour pratiquer les injections hypodermiques, on se sert d'une seringue de Pravaz, composée d'un corps de pompe en verre muni d'un piston gradué, et sur lequel on adapte, au moyen d'un pas de vis, une fine aiguille creuse en acier doré ou non doré. Cette petite aiguille est

____

(1) A. Luton, *Traité des injections sous-cutanées à effet local.* Paris, 1875.

taillée à sa pointe en bec de flûte. Pour pratiquer l'opération, on saisit un pli de la peau entre le pouce et l'index de la main gauche, et on enfonce l'aiguille à la base de ce pli dans une direction perpendiculaire à ce dernier, à une profondeur de un ou deux centimètres. Après cela, on pousse l'injection et on retire l'aiguille en ayant soin d'appliquer le doigt sur la piqûre pendant quelques instants.

Les injections hypodermiques sont généralement employées contre l'élément douleur; cependant elles ont été employées contre d'autres maladies comme on le verra dans le formulaire suivant (1).

1°

Sulfate d'atropine.	0 gr. 10
Eau distillée.	50 gr. 00

Chaque centimètre cube contient 2 milligrammes.

Employée par Béhier à la dose d'un 1/2 à 1 millig. dans les névralgies et surtout dans la sciatique.

2°

Nitrate d'aconitine cristallisée . . .	0 gr. 10
Eau distillée.	50 gr. 00

Employée par M. Gubler dans les névralgies rebelles pour remplacer la morphine et surtout dans les névralgies faciales, où elle réussit bien. Dose, 1/4 de milligramme. Chaque centimètre cube renferme 2 milligrammes.

3°

Digitaline d'Homolle	0 gr. 10
Alcool à 95°	25 gr. 00
Eau distillée.	25 gr. 00

Injectée à la dose de 1 milligr., elle produit tous les effets utiles de la digitale (Gubler).

4°

Chlorhydrate de morphine	1 gr. 00
Eau distillée.	25 gr. 00

D'un usage très-fréquent dans les névralgies et quand on

____

(1) M. A. Petit, pharmacien, successeur de M. Mialhe, a bien voulu recueillir pour nous les formules que nous donnons.

veut supprimer l'élément douleur. Chaque centimètre cube
contient 4 centigrammes de morphine.

5°

Narcéine . . . .   1 gr. 00
Eau acidulée (3 gr. acide chlorhy-
    drique par litre). . . . . 100 gr. 00
Employée par Debout, Béhier, Pétrini (thèse de Paris) contre
les névralgies et en particulier contre la sciatique.

6°

Nitrate de pilocarpine. . . . .   1 gr. 00
Eau distillée. . . . .   50 gr. 00
Un centigramme amène la sueur et peu de salivation.
2 centigr. amènent sueur et salivation.
Employée par Demètre Kercea (thèse de Paris), Dujardin-
Baumetz, etc.

7°

Bi-bromhydrate de quinine. . . . .   1 gr. 00
Eau distillée. . . . .   5 gr. 00
Contre les fièvres intermittentes, les névralgies (professeur
Gubler, Dr Normand de Toulon (*Journal de thérapeutique*,
1877).

8°

Sulfate de strychnine . . . .   1 gr. 00
Eau distillée . . . . 100 gr. 00
S'emploie dans l'incontinence nocturne d'urine (Dr Kelp),
la surdité nerveuse (Hagen de Leipzig), l'amaurose et am-
blyopie (Nagel de Tübinge), chute du rectum (Lorigiola).

9°

Acide phénique, solution à 1/50 et à 1/110.
Traitement des névralgies (Dr Merten de Newedel), Allge-
meine medical central Zeitung, 76).

10° Chloroforme.

Employé à la dose de 1/2 à 1 cent. cube pour toute névralgie et douleur traitées par la morphine (Dr Ernest Besnier).

11°

Extrait hydralcoolique d'ergot . . .   2 gr. 00
Eau distillée. . . . .   15 gr. 00
Glycérine . . . .   15 gr. 00

Contre la chute du rectum (Dr Langenbeck).

Pour le traitement des corps fibreux de l'utérus, Hildebrant (Amer. Jr. Obst. 1875) et employée tout récemment avec le plus grand succès dans la métrorrhagie (Constantin Paul).

12° Ether.

Comme stimulant de la circulation. (Mlle D. Counkoff, thèse de Paris, 77).

13° Mercure.

Employé sous forme de cyanure dans le traitement des maladies syphilitiques, Dr Cullingworth (Ann. univ., juin 76).

DEUXIÈME LIVRE

APPLICATIONS DE LA PHYSIQUE A LA MÉDECINE

La chimie, dit M. Chevreul, en définissant la matière en espèces pures, assure le résultat de l'étude du physicien, et, par réciprocité, la définition précise des propriétés physiques des espèces fait retour à l'histoire chimique de ces espèces (1).

Cette corrélation intime entre la chimie et la physique nous explique pourquoi ces deux sciences se développent en quelque sorte parallèlement et comment il se fait que, à partir du commencement de ce siècle, la physique fournit à la médecine des applications tout aussi nombreuses que la chimie.

Notre intention n'est pas de suivre ici, comme nous l'avons fait pour l'anatomie et la physiologie, les progrès successifs de la physique pour faire ressortir, pas à pas, les avantages que la médecine en a retirés. Nous devons nous borner à indiquer simplement les applications qui ressortent immédiatement de ces progrès.

Et d'abord indiquons ici une méthode à la faveur de laquelle la physiologie et la médecine ont pu emprunter à la physique a plupart de leurs applications. Nous voulons parler de la méthode graphique et des appareils enregistreurs.

Méthode graphique et appareils enregistreurs. — Tout phénomène est constitué par des mouvements qui s'accomplissent dans un temps donné. Cette relation peut s'exprimer sans doute par le langage ; mais, quand il s'agit d'une chose aussi variable que le mouvement, il est de beaucoup

---

(1) *Introduction à l'histoire des connaissances chimiques*, p. 243.

préférable de le soumettre à l'appréciation du sens de la vue en indiquant, dans le même tracé, les rapports de ses variables états avec le temps.

Pour réaliser cette conception, on prend une feuille de papier quadrillé. Sur la première ligne horizontale, *ligne des abscisses*, on indique l'état du mouvement pendant les unités de temps ; sur la première ligne verticale, on indique le degré du mouvement en comptant de bas en haut, c'est la *ligne des ordonnées*.

Par ce système graphique, l'on peut analyser tous les phénomènes physiques ou physiologiques avec une précision que l'observation la plus attentive, servie par le langage exclusivement, ne saurait donner.

La plupart des phénomènes de la physique ont été représentés par des graphiques, et aujourd'hui la médecine tend de plus en plus à l'employer pour la marche des maladies, l'état de la température, les diverses statistiques, etc., etc.

Si les mouvements étaient toujours simples et appréciables à la vue, le graphique remplirait tous les *desiderata* possibles ; mais il n'en est pas ainsi : le mouvement est lent ou rapide, faible ou intense, varié, uniformément varié, continu ou intermittent, simple ou composé, etc., et la plupart du temps ces diverses variations n'impressionnent pas le sens de la vue. Cependant, pour connaître un phénomène dans tous ses éléments, il est indispensable de connaître les variables conditions des mouvements par lesquels il se traduit. C'est alors qu'on a eu l'idée de faire écrire par les corps eux-mêmes qui concourent à la production d'un phénomène les mouvements qu'ils accomplissent. Tel est l'origine des *appareils enregistreurs*.

La méthode graphique consiste à représenter, par des tracés, des mouvements accessibles à nos sens dans leurs rapports avec la durée. Les appareils enregistreurs permettent l'application de cette méthode aux mouvements qui échappent à l'analyse sensible. Nous nous dispensons de décrire ici ces appareils parce que leur disposition est variable selon le mouvement que l'on veut étudier et qu'il vaudra mieux les décrire à mesure que l'occasion se présentera.

Bornons-nous à dire, d'après M. Marey, que « le premier appareil qui ait fourni de bons graphiques en ce genre est

celui que les généraux Poncelet et Morin ont imaginé pour
déterminer la loi de la chute des corps (1). »

Quant à l'origine de l'idée, elle se perd dans la nuit des
temps :

S'il fallait, dit M. Marey, faire l'historique de la méthode graphique
employée en météorologie, on devrait peut-être remonter fort loin
pour en trouver les premières origines, et, si la machine de MM. Poncelet et Morin paraît être le premier type d'un enregistreur parfait,
elle ne serait pas la première tentative dans la construction de ce
genre d'appareils. Ainsi, le célèbre navigateur Magellan aurait imaginé
un pluviométrographe, c'est-à-dire un appareil enregistreur des
quantités de pluie qui tombent à chaque instant.

Dans les mémoires de l'Académie des sciences 1734, Ons-en-Bray
décrit un anémographe écrivant sur une feuille de papier enroulée
autour d'un cylindre. En 1785, Changeux publie la description d'un
baromètrographe écrivant avec une pointe sur une bande de papier
noirci. — En 1794, Ruthefort publiait la description d'un thermomé-
trographe écrivant avec une pointe sur un papier noirci. — J. Watt
avait imaginé d'enregistrer sur un cylindre tournant les variations de
tension de la vapeur aux différents instants de la course du piston
des machines à feu. — Enfin, Thomas Young modifia le cylindre
enregistreur ; afin d'éviter la superposition des figures successivement
inscrites, il imprima à l'axe du cylindre un mouvement d'hélice (2).

PESANTEUR.

L'action de la pesanteur est la même sur les solides, sur les
liquides et sur les gaz ; mais ses effets diffèrent pour chacun
des trois états de la matière. Nous examinerons donc successivement : la mécanique des solides, celle des liquides et
celle des gaz.

MÉCANIQUE DES SOLIDES

Dans l'indication des applications de la mécanique à la
physiologie et à la médecine, nous nous sommes préoccupé
de mesurer nos développements soit à l'importance, soit à
l'intérêt du sujet traité.

1° **Balances**. — La balance a été connue de tout temps :
Thémis la tenait dans sa main, et de tout temps aussi elle a

(1) Marey, *Du mouvement dans les fonctions de la vie*, p. 107.
(2) *Id., ibid.*

rendu service à la médecine. Pour ne pas remonter trop haut, nous rappellerons que Sanctorius (v. p. 62) pesait la transpiration du corps avec des balances.

Aujourd'hui la balance est mise à contribution dans l'étude de la plupart des phénomènes vivants ; tout pèse, les éléments anatomiques, aussi bien que l'aliment et les substances pharmaceutiques ; mais, en médecine, nous lui trouvons une des applications les plus intéressantes : connaître le poids du nouveau-né et suivre au jour le jour le développement de ses organes au moyen de la balance.

Les pesées de ce genre remontent à Chaussier et à Baudelocque. Ce dernier a pesé dans l'espace de cinq ans 7,077 enfants nouveau-nés, et il a trouvé que le poids moyen était de 3,500 grammes ou 7 livres. Les pesées les plus faibles furent de 750 grammes et les plus fortes (3 seulement) de 5,000 grammes (1).

L'établissement d'une moyenne pour le poids acquis au jour le jour est un peu plus difficile. Billard disait avec raison que les enfants présentent, sous ce rapport, des différences suivant leur constitution particulière et les maladies qui peuvent les affecter à cette époque de la vie (2). Cependant on a pu, de nos jours, donner une moyenne approximative. « En général, le poids des enfants, dit M. Bouchut, augmente de 25 à 30 grammes par jour, pendant cinq mois ; puis il n'augmente plus que de 15 à 20 grammes, et il diminue souvent à 10 grammes dans les quatre derniers mois de la première année. Cela est très-variable. Il y a des semaines où la progression est énorme et d'autres où elle est très-faible. J'ai même vu un enfant très-bien portant ne rien gagner du tout pendant quinze jours, puis reprendre 20 et 25 grammes par jour. Ces variations ne sont pas très-importantes, et, pourvu que l'enfant progresse d'une manière certaine, régulière, ou même un peu irrégulière, il n'y a pas à s'inquiéter (3). »

D'un autre côté, M. Blache s'exprimait ainsi au congrès médical de Genève (1877) :

Lorsqu'en 1867, mon ami le Dr Odier et moi avons présenté

(1) *L'Art des accouchements*, par Baudelocque, t. II. Tableau renfermant le sexe et le poids des enfants. Paris, 1807.

(2) BILLARD, *Traité des maladies des enfants*, p. 46. Paris, 1833.

(3) BOUCHUT, *De la numération des globules du lait*, p. 23. 1878,

à l'Académie de médecine de Paris notre premier mémoire sur les causes de la mortalité des nouveau-nés et les moyens d'y remédier, nous insistions sur la nécessité de pratiquer les pesées régulières et successives pour contrôler l'accroissement des enfants... Dans ce travail nous avons formulé que l'augmentation du poids d'un enfant pendant les quatre premiers mois pouvait varier de 20 à 25 grammes par jour, pour les enfants forts, regardant comme moyens enfants ceux de 3,500 grammes, et nous pensions que tout enfant ne gagnant pas 20 grammes par jour devait être considéré comme mal nourri, malade ou sur le point de le devenir. D'autre part nous n'avions pas eu souvent l'occasion de voir des enfants dont l'accroissement *régulier* dépassât jamais 40 grammes.

Puis, citant deux cas qui semblent infirmer les lois de l'accroissement telles qu'il les a posées, M. Blache ajoute : « qu'il faut tenir grand compte de l'espèce à laquelle appartient le nouveau-né, et que, dorénavant, élargissant les moyennes d'accroissement, on pourra dire que l'augmentation de poids variant de 15 à 42 grammes par jour chez l'enfant, doit suivre, pendant la première année, une courbe ascendante d'après le poids initial, mais pouvant parfois se modifier par une aptitude spéciale du corps ou des tendances héréditaires. »

Les pesées, dans les maladies ou dans les convalescences, sont utiles à tout âge ; mais c'est particulièrement dans la première enfance, dans la première année, qu'elles peuvent inspirer le diagnostic, le pronostic et diriger le traitement.

MM. Odier et Blache ont fait construire une balance pour peser les nouveau-nés. C'est une *balance romaine*, qui peut se séparer en trois parties égales ; elle est par conséquent commode à porter, même dans la poche. Cette balance permet d'apprécier une différence de 10 grammes.

Moufles. — La moufle est un assemblage de poulies, les unes fixes, les autres mobiles, destiné à vaincre de grandes résistances.

L'introduction de cet appareil mécanique dans la chirurgie est due à Jean-Louis Petit. On s'en servait beaucoup autrefois dans la réduction des fractures et des luxations. Bannies pendant longtemps de la pratique chirurgicale, on les utilise de nouveau aujourd'hui en ajoutant à leur dispositif un dynamomètre destiné à faire connaître la force employée.

Locomotion. — A la pesanteur se rattachent la loi du

centre de gravité et celles qui concernent les leviers. Nous avons vu, page 375, quels avantages la physiologie avait retirés de la connaissance de ces lois dans l'explication de la *marche*, du *saut*, du *vol*, de la *natation*, etc.

Myographe. — La forme des mouvements qui accompagnent la contraction musculaire a été décrite pour la première fois par M. Helmholtz au moyen d'un appareil dont la construction repose sur le même principe que le sphygmographe de Vierordt. Nous avons donné, page 182, la description du myographe perfectionné de M. Marey.

Dynamomètre médical. — Le dynamomètre est assez souvent utilisé en médecine à l'effet de constater l'état des

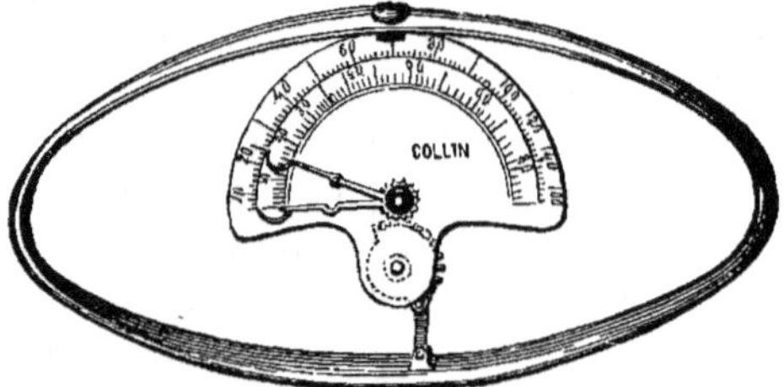

Fig. 15. — Dynamomètre médical.

forces musculaires. Celui dont nous donnons ici la représentation est constitué par une lame d'acier représentant une ellipse, et par un arc de cercle gradué dont l'aiguille se déplace sous l'influence de la pression des mains appliquées sur les extrémités du petit axe ou bien sous l'influence de la traction que l'on exerce sur les deux extrémités du grand axe.

HYDROSTATIQUE.

Les lois de l'hydrostatique ont été appliquées à la constatation de la présence des liquides dans l'organisme.

Fluctuation. — Le phénomène de la *fluctuation* est basé sur ce principe, que toute pression exercée sur la surface plane d'un fluide se transmet en tout sens avec la même intensité sur toute surface égale à celle qui reçoit la pression. Le phénomène de la fluctuation fait reconnaître s'il y a épanchement de liquide dans le péritoine ou dans la plèvre ;

il permet aussi de reconnaître les abcès superficiels ou profonds, ainsi que les hydarthroses.

Le *ballottement* provoqué par l'impulsion que l'extrémité du
doigt imprime à l'utérus est dû au mouvement du fœtus dans
les eaux de l'amnios. Ce phénomène est un des bons signes de
la grossesse.

Combinée avec le plessimétrisme, la fluctuation est un des
moyens diagnostiques des plus précieux pour reconnaître la
présence d'un liquide dans la plèvre.

Docimasie pulmonaire. — La docimasie pulmonaire,
employée surtout pour reconnaître les infanticides, repose sur
ce principe, que le tissu pulmonaire est plus dense que l'eau
chez l'enfant qui n'a pas respiré, et qu'il doit par conséquent
se précipiter au fond de ce liquide ; chez l'enfant qui a respiré,
le tissu pulmonaire est plus léger que l'eau, il doit par conséquent surnager.

POIDS SPÉCIFIQUE DES LIQUIDES.

Aréomètres. — La détermination du poids spécifique des
corps repose sur le principe d'Archimède : *Tout corps plongé
dans une masse fluide perd une partie de son poids égale au poids
du fluide déplacé.* On emploie à cet effet soit la balance hydrostatique, soit les aréomètres. Nous nous occuperons seulement
de ces derniers qui ont un intérêt tout particulier pour le médecin. On distingue les aréomètres à volume constant et les
aréomètres à volume variable ou à poids constant.

Les *aréomètres à volume constant* sont représentés par un
cylindre creux en verre, terminé en haut par une tige plus ou
moins longue qui s'épanouit en forme de coupe, et en bas par
une sorte de godet destiné à recevoir le *lest* nécessaire à l'équilibration de l'instrument placé dans les liquides.

Ces petits appareils servent à mesurer la densité des solides
ou celle des liquides. Le mécanisme de leur emploi est très-
simple.

On place sur le plateau supérieur le corps dont on cherche la
densité, et on ajoute des poids marqués jusqu'à ce que l'appareil atteigne la *ligne d'affleurement* tracée sur la tige qui porte
le plateau supérieur. Comme l'appareil a été préalablement
gradué, on sait ainsi le poids du corps. Cela fait, on place

le corps dans le godet inférieur, et les poids marqués qu'il faut ajouter pour obtenir de nouveau l'affleurement indiquent le poids du volume d'eau qui a été déplacé par le corps. En conséquence, si le corps était du fer, son poids étant 20 gram. et $2^{gr},6$ le poids du volume d'eau déplacé, on a $\dfrac{20}{2,6} =$ le poids spécifique du fer. Tel est l'aréomètre de Nicholson.

L'*aréomètre de Fahrenheit* sert à chercher la densité des liquides. Dans cet appareil, tout en verre, on détermine une fois pour toutes le poids total ainsi que le poids nécessaire pour

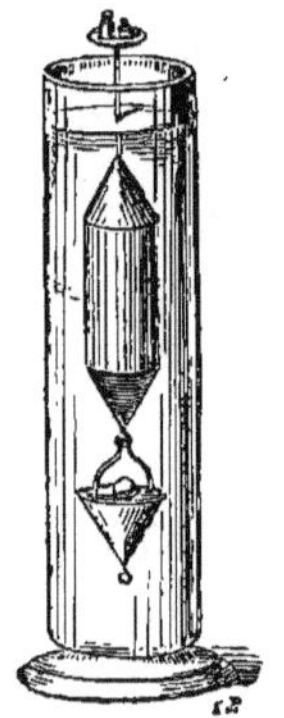

Fig. 16. — Aréomètre à volume
constant.

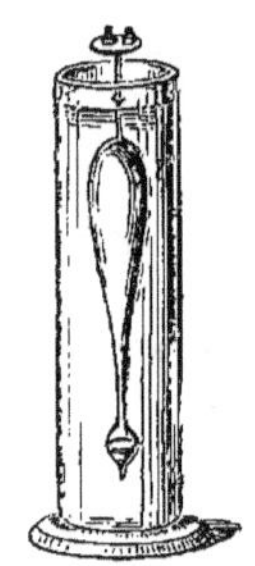

Fig. 17. — Aréomètre
de Fahrenheit.

que l'appareil plongé dans l'eau distillée atteigne la ligne d'affleurement. Après l'avoir plongé dans le liquide dont on cherche la densité, on ajoute des poids marqués jusqu'à ce que la tige soit au point d'affleurement. La somme de ces poids, ajoutée à celle du poids même de l'aréomètre, représente le poids du volume du liquide déplacé.

Les *aréomètres à poids constant* ne présentent pas de plateau supérieur, et ils sont lestés et pesés une fois pour toutes. La seule chose essentielle ici est la graduation de la tige, qui varie selon que l'on ne tient compte que du volume des parties divisées, ou selon que chacune d'elles correspond à une densité déterminée.

Dans le premier, on a un *volumètre ;* dans le second, un *densimètre.*

Avec les volumètres, on obtient la densité d'un liquide au moyen de la formule $d = \dfrac{100}{n}$; n est le nombre marqué en face de la division où affleure le niveau du liquide dont on cherche la densité.

Avec les *densimètres*, l'expérience est plus facile : on n'a qu'à

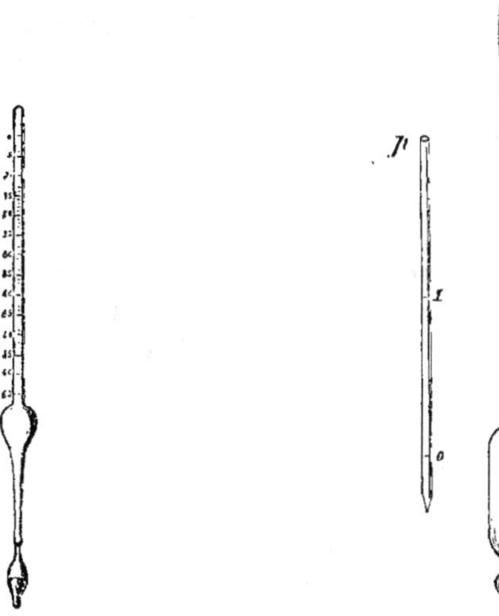

Fig. 18. — Pèse-acide ou pèse-sels
de Baumé.

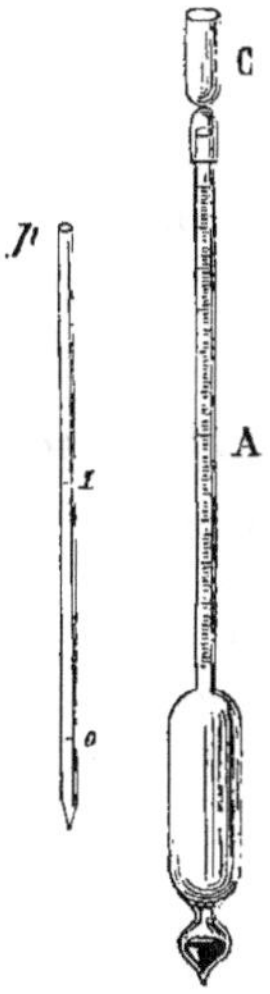

Fig. 19. — Densimètre
de Rousseau.

lire le nombre qui se trouve en regard de la division qui indique l'affleurement.

Le *pèse-acide* ou *pèse-sels de Baumé* présente une graduation spéciale qui a été généralement adoptée.

Densimètre de Rousseau. — Ce densimètre offre l'avantage de pouvoir donner la densité des solides et des liquides et celui particulièrement de permettre d'opérer sur de très-petites quantités de liquides.

La tige A de cet aréomètre est graduée par centièmes de centimètre, cube et est terminée supérieurement par un petit réservoir C destiné à recevoir un centimètre cube du liquide dont il faut trouver le poids spécifique. L'instrument est lesté de façon que plongé dans l'eau à + 4° et renfermant dans le réservoir un centimètre cube d'eau distillée, il enfonce jusqu'au zéro de l'échelle.

La densité du liquide expérimenté est déterminée par le degré d'affleurement de la tige comparé à celui d'un centimètre d'eau distillée, c'est-à-dire, à zéro degré. Comme chaque degré représente un centième de centimètre cube, le poids spécifique sera représenté par 1 + le nombre de degrés indiqué par l'affleurement de la tige.

Le tube de verre P est une pipette présentant deux traits marqués 0 et 1 qui limitent dans leur intervalle une capacité de un centimètre cube. Ce tube sert à introduire dans le réservoir C un volume de liquide égal à un centimètre cube.

ACTION MOLÉCULAIRE DES LIQUIDES.

Compte-gouttes. — L'usage des compte-gouttes est très-fréquent dans la pratique de la médecine comme dans celui de la pharmacie ; mais les procédés employés habituellement ne sont pas d'une exactitude suffisante. Cela tient à la différence de densité des liquides, à la dimension du col des flacons et enfin à la différence de cohésion.

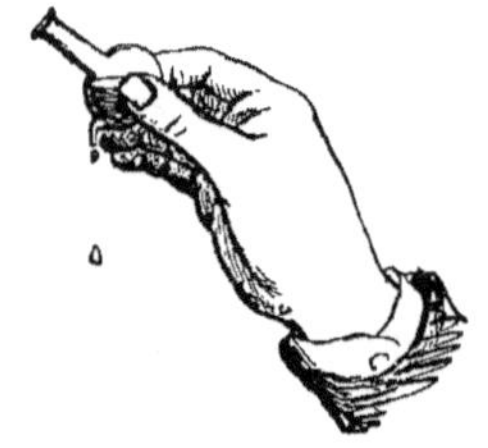

Fig. 20. — Compte-gouttes Salleron.

Pour remédier à ces inconvénients, M. Salleron, constructeur d'instruments de précision, a imaginé un compte-gouttes qui donne des gouttes d'un poids toujours égal.

Cet appareil se compose essentiellement d'un petit ballon portant une tubulure latérale, laissant écouler le liquide goutte à goutte ; les dimensions de cet orifice d'écoulement sont calculées pour que le poids d'une goutte d'eau distillée soit de 5 centigrammes. Ce qui fait vingt gouttes par gramme.

Mais, comme les liquides ne présentent pas tous le même

NOMS DES LIQUIDES Température + 15°	A POIDS D'UNE GOUTTE	B NOMBRE DE GOUTTES pour 1 GRAMME
	Grammes	
Acide azotique	0.0370	27
— chlorhydrique	0.0500	20
— cyanhydrique au 8°	0.0402	25
— cyanhydrique au 24°	0.0420	24
— sulfurique	0.0350	29
Alcool à 86°	0.0160	62
— nitrique	0.0189	53
Alcool de colchléaria	0.0181	55
Alcoolature d'aconit	0.0192	52
Ammoniaque à 23°	0.0454	22
Chloroforme	0.0166	60
Eau distillée pure	0.0500	20
— de fleurs d'oranger	0.0384	26
— de laurier-cerise	0.0500	20
— de Rabel	0.0181	55
Eau sucrée à 10 %	0.0500	20
— 20 %	0.0500	20
— 40 %	0.0500	20
Éther sulfurique à 60°	0.0111	90
— acétique	0.0256	39
Glycérine	0.0416	24
Laudanum de Rousseau	0.0294	34
— de Sydenham	0.0294	34
Liqueur d'Hoffmann	0.0116	86
— de Fowler	0.0434	23
— de Van Swieten	0.0333	30
Sirop à 35°	0.0555	18
Solution de sulfate de strychnine 1/100	0.0500	20
— — 1/1000	0.0500	20
— d'atropine 1/100	0.0500	20
— — 1/1000	0.0500	20
— de nitrate d'argent, part. égales	0.0500	20
— — au quart	0.0500	20
— — au huitième	0.0500	20
Solution de sulfate de zinc, 0,30 pour 30 gr.	0.0500	20
Soude caustique à 36°	0.0636	16
Teinture d'arnica	0.0192	52
— de belladone	0.0192	52
— de colchique	0.0192	52
— de digitale	0.0172	58
— de rhubarbe	0.0185	54
— de scille	0.0185	54
— de valériane	0.0192	52
— éthérée de digitale	0.0122	82
Vinaigre blanc 8 %	0.0378	26
— radical	0.0276	36

poids spécifique et qu'ils ne possèdent pas la même cohésion, il est indispensable d'avoir un tableau qui représente le poids spécifique d'une goutte d'un liquide quelconque. Ce tableau, dressé expérimentalement par D. Réveil, est le compagnon indispensable du compte-gouttes. Voir le tableau ci-dessus.

Endosmose (1). — A l'action moléculaire des liquides se rapportent les phénomènes d'endosmose dont nous nous sommes déjà occupés à propos de la physiologie . Les molécules des liquides et celles des solides peuvent s'attirer entre elles et se mêler : ce sont des phénomènes de solution, de mélange, etc. Mais cette attraction peut se manifester entre deux liquides miscibles et séparés par une cloison solide, perméable au moins à l'un deux. Dans ce cas, ce mélange est subordonné non-seulement à l'attraction mutuelle des liquides, mais encore à l'affinité de chacun de ces liquides pour la substance de la cloison. **Dutrochet** a donné le nom d'*endosmose* aux phénomènes qui se produisent en pareil cas. Dutrochet, *Agent immédiat du mouvement vital,* etc. Paris, 1826; Graham, *On osmotic fora. Philosophic. transactions*, 1854, page 177; J. Béclard, *Comptes rendus de l'Académie des sciences*, 1851 ; Traub, *Experimente zur Theorie der Lellenbildung und Endosmose. Archiv. f. Anat. Physiolog.*, par Reichert et du Bois-Reymond, 1867.

HYDRODYNAMIQUE.

Parmi les applications de l'hydrodynamique à la physiologie et à la médecine, nous trouvons deux questions fort intéressantes : la connaissance des conditions variées de la circulation du sang et le drainage chirurgical.

1° **Circulation du sang.** — Les lois qui président à la circulation du sang sont celles de l'hydrodynamique. Comme pour ces dernières, on a évalué : 1° la *charge* (hauteur de la colonne liquide) qui est représentée par la contraction cardiaque ; 2° la vitesse d'écoulement ; 3° la tension sanguine dans les vaisseaux. Ces lois ont été expérimentalement démontrées par des appareils fort ingénieux qui vont d'abord nous occuper. En général, ces appareils sont complétés par des *appareils enregistreurs.*

Hémomanomètres. — *Appareils destinés à mesurer la pres-*

(1) Voir, page 214, ce que nous avons dit touchant ce phénomène.

sion latérale ou la tension du sang. — **Hales**, physiologiste anglais, est le premier qui se soit servi du manomètre à air libre pour mesurer la pression sanguine. Il introduisait un tube vertical dans une artère préalablement ouverte, et la hauteur

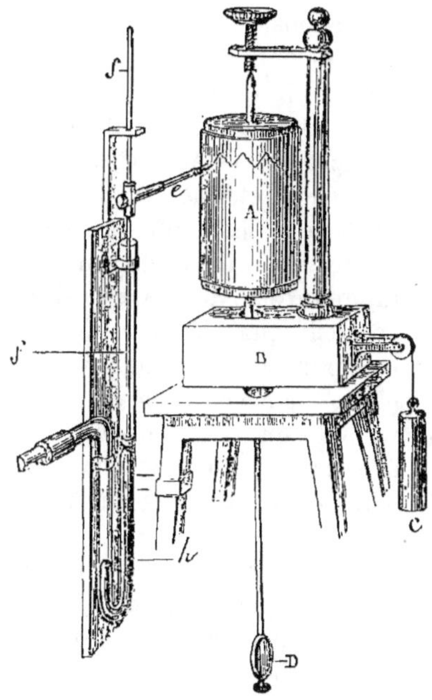

Fig. 21. — Kimographe de Ludwig.

A, cylindre animé d'un mouvement rotatoire. — B, caisse renfermant un mécanisme d'horlogerie. — C, poids servant de moteur au mécanisme d'horlogerie. — D, balancier servant de régulateur au mouvement. — E, Crayon. — FF, tige métallique terminée inférieurement par un disque reposant sur le mercure. — H, colonne mercurielle de l'hémodynamomètre.

de la colonne sanguine dans ce tube indiquait la tension. **Poiseuille** s'est servi plus tard du manomètre à mercure.

Hémomètre. — En donnant au manomètre à mercure les dispositions d'un baromètre dans lequel la pression de l'air est remplacée par la pression du sang, Magendie a perfectionné l'instrumentation.

Le système de Hales et de Poiseuille, consistant à placer le manomètre dans le bout coupé d'une artère, était défectueux, en ce sens qu'il supprimait la circulation dans le reste du tra-

jet de l'artère. Pour obvier à cet inconvénient, Ludwig, Vierordt, Valentin, ont eu l'idée de pratiquer une simple boutonnière à l'artère et de fixer l'extrémité du manomètre dans
l'intérieur de l'artère au moyen d'un double bouton dont les
faces peuvent se rapprocher au moyen d'une vis. M. Ludwig
a appliqué le premier l'appareil enregistreur du général Morin au manomètre et il a donné à son appareil ainsi composé
le nom de kimographe. (Voir fig. 21.)

Cependant les manomètres présentaient un grand inconvénient : la colonne mercurielle s'élève et s'abaisse en suivant
les variations de la pression, et bientôt, en vertu de la vitesse
acquise, l'oscillation dépasse les hauteurs *maxima* et *minima*
correspondantes aux pressions réelles du sang.

Manomètre compensateur de Marey. — C'est pour remédier à cet inconvénient que M. Marey a inventé son *manomètre compensateur*, caractérisé par l'interposition d'un tube
capillaire entre les deux branches du manomètre à mercure.
C'est dans le même but que Cl. Bernard a imaginé son
manomètre différentiel composé d'un tube en U contenant du
mercure et dont les branches sont mises en rapport avec des
artères différentes.

Partant d'un autre principe, MM. Chauveau et Marey ont imaginé un autre appareil qui paraît supprimer toutes les causes
d'erreurs. Deux ampoules élastiques fixées aux deux extrémités
d'un tube élastique et remplies d'air , ainsi que le tube intermédiaire, forment un appareil dans lequel la pression exercée
en un point se transmet facilement aux autres points. Cette
transmission facile, dont l'idée première appartient à M. le
docteur Buisson, a été mise à profit par MM. Chauveau et Marey,
et l'appareil complété par un levier de sphygmographe a été
désigné par eux sous le nom de *cardiographe*.

L'application de cet appareil est très-simple. On introduit
une des ampoules dans les cavités du cœur à travers la veine
jugulaire, l'autre est mise en communication avec le levier
d'un sphygmographe. L'appareil étant ainsi disposé, les mouvements cardiaques se transmettent par l'air du tube de caoutchouc jusqu'au levier, et celui-ci trace sur le cylindre tournant
les changements de pression qui surviennent dans la masse
liquide au milieu de laquelle la première ampoule est plongée.

Les expériences effectuées au moyen des appareils que nous

venons de décrire ont prouvé, qu'en un point quelconque des
grosses artères, la pression du sang sur les parois (estimée en
mercure) est égale à la surface de la paroi que l'on considère,
multipliée par 15 centimètres. Cette pression, calculée sur un
centimètre carré pris à la surface intérieure des grosses artères, équivaut à 215 grammes. La pression n'est pas la même
dans les petites artères, parce que l'ondée sanguine perd une
partie de sa force, à mesure qu'elle progresse, par suite du

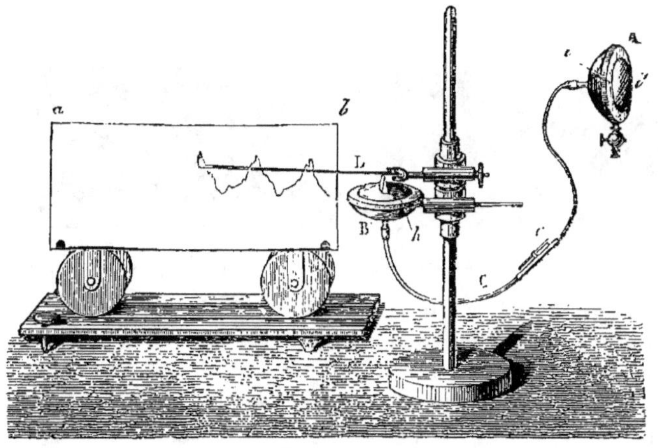

Fig. 22. — Cardiographe de M. Marey.

frottement, des courbures et des divisions vasculaires. La tension n'est pas la même non plus dans la petite circulation;
elle est moins considérable que dans la grande. Ajoutons enfin
que, pendant l'inspiration, il y a diminution de tension dans
l'arbre artériel.

Cardiographe de M. Marey. — Le cardiographe que
nous venons de décrire n'est applicable que chez les animaux.
M. Marey a eu la pensée de construire un appareil qui, appliqué sur la région cardiaque de l'homme, permet d'apprécier ce qui se passe à l'intérieur du cœur.

Cet appareil se compose d'une capsule métallique fermée
à son ouverture par une double membrane.

En insufflant de l'air, ou en versant de l'eau entre ces deux
membranes, on obtient une surface convexe que l'on applique

sur la région du cœur. Les battements imprimés à cette membrane sont transmis à un enregistreur. (Voir fig. 22.)

M. Marey a constaté, à l'aide de cet appareil, que la forme générale du battement du cœur chez l'homme est semblable à celle qu'on observe sur les grands mammifères ; de sorte qu'il a pu transporter à la physiologie humaine une foule de notions importantes que les vivisections lui avaient fournies dans les expériences cardiographiques.

Au point de vue du diagnostic, la forme des pulsations du cœur est très-intéressante à connaître ; elle exprime, en effet,

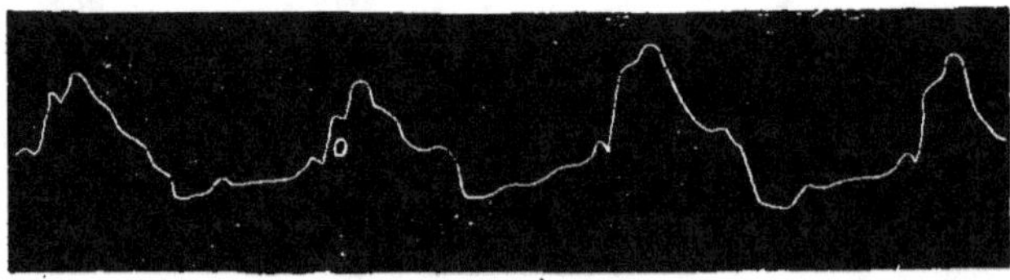

Fig. 23. — Graphique des battements du cœur de l'homme, d'après M. Marey (1).

la manière dont le cœur se remplit et se vide, et par conséquent elle est la traduction exacte du fonctionnement normal ou anormal de l'organe.

Appareils destinés à mesurer la vitesse du sang. — Pour mesurer la vitesse du sang dans l'intérieur des vaisseaux sanguins, M. Vierordt imagina, en 1858, un appareil fondé sur le pendule hydrométrique des hydrauliciens. Cet appareil, désigné sous le nom de *hémodromomètre,* est composé d'une caisse de verre renfermant un pendule se mouvant sur un cercle gradué. Après avoir divisé une artère, on ajuste un de ses bouts à un tube implanté dans l'une des faces de la caisse et l'autre bout sur un tube fixé sur la face opposée. Dans ces conditions, le sang entre dans la caisse par un côté et sort de l'autre pour continuer son trajet à travers le corps, et la déviation plus ou moins grande du pendule sous l'influence du cours du sang indique le degré de vitesse de celui-ci. En prolongeant au dehors de la caisse la tige du pendule de manière qu'elle puisse tracer ses oscillations sur un cylindre tournant, M. Vierordt a transformé son hémotachomètre en appareil enregistreur.

(1) Marey, *Du mouvement dans les fonctions de la vie,* p. 145.

Hémodromomètre de M. Chauveau. — M. Chauveau emploie, pour mesurer la vitesse du sang, un tube qu'il introduit
dans l'artère après y avoir pratiqué une boutonnière, ou bien
après l'avoir complètement divisée. Ce tube est percé à sa surface d'un trou fermé par une membrane de caoutchouc dans
laquelle est implanté un stylet enregistreur. Le sang en circu-

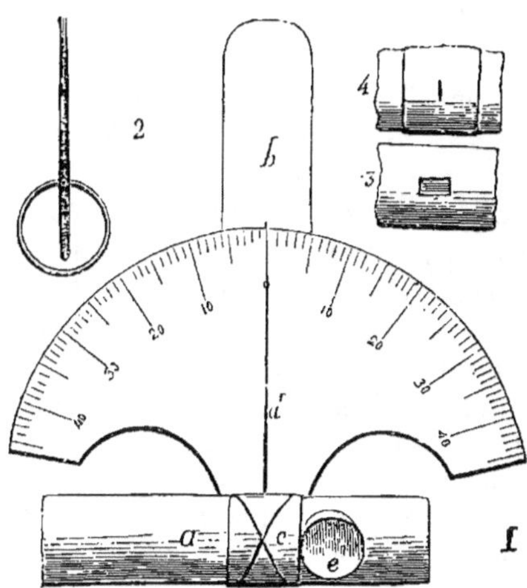

Fig. 23. — Hémodromomètre de Chauveau.

F. 1. a, tube métallique.
    c, membrane de caoutchouc enveloppant le tube et fermant l'ouverture qu'on
      voit fig. 3.
    d, partie libre de l'aiguille qui se meut sur un cadran.
    e, ouverture sur laquelle on peut brancher un manomètre.
F. 2 représente la partie de l'aiguille qui plonge dans le courant sanguin.
F. 3 représente la fenêtre du tube par laquelle l'aiguille plonge dans le sang.
F. 4 représente cette fenêtre fermée par un manchon de caoutchouc.
Ce manchon est traversé par l'aiguille plate et mince qui fait office de pendule.

lant fait osciller ce stylet qui, mis en communication avec un
cylindre tournant, inscrit ses oscillations sur le papier. Ce
appareil, perfectionné par M. Lortet, a reçu un dernier perfectionnement par l'adjonction du sphygmographe de M. Marey. Ainsi constitué, l'appareil sert à enregistrer, en même
temps, le tracé des pulsations et celui de la vitesse du sang.

A la faveur des appareils que nous venons de décrire, on est
parvenu à mesurer la vitesse du sang dans les vaisseaux.

M. Volkmann et M. Leńz ont constaté que sur le chien la vitesse moyenne est de 29 centimètres par seconde ; sur la chèvre, de 29 cent. ; sur le mouton, de 18 ; sur le cheval, de 22 ; sur le veau, de 20. M. Vierordt et M. Chauveau sont arrivés à des résultats analogues. De sorte que l'on peut établir que la vitesse du cours du sang vers l'origine du système artériel est de 25 cent. et qu'elle est à peu près la même chez tous les grands mammifères.

La vitesse du courant dans les capillaires a été mesurée avec l'aide du microscope. M. Volkmann estime la vitesse du sang dans les capillaires du mésentère du chien à $0^{mm}8$ par seconde.

Force du cœur. — Les données qui précèdent, jointes à la connaissance de la quantité de sang qui est mise en mouvement à chaque contraction ventriculaire, ont permis d'évaluer en chiffres le *travail mécanique* du cœur. On a trouvé que le ventricule gauche effectue un travail équivalant à un poids de 400 grammes qui serait élevé à 1 mètre de hauteur.

2° **Drainage chirurgical.** — Le drainage chirurgical consiste à introduire dans un foyer purulent, à l'aide de ponctions et contre-ponctions, des tubes en caoutchouc vulcanisé percés de trous sur toute leur longueur afin de procurer au liquide un écoulement facile et continu.

L'idée de substituer aux sétons ordinaires des tubes de caoutchouc fenêtrés sur leur longueur ne m'appartient, dit M. Chassaignac, que jusqu'à un certain point ; Ferry, J. Cloquet, Baudens, etc., avaient eu recours soit à des tubes métalliques fenêtrés, soit à des canules élastiques. Ce qui m'appartient, c'est la conception du plus vaste système de canalisation qui ait jamais été appliqué aux affections purulentes de l'homme, avec indication précise et détaillée du mode d'application suivant chaque région et presque dans chaque cas particulier (1).

Cette méthode, généralement adoptée aujourd'hui, fait le plus grand honneur à son auteur, car les services qu'elle rend tous les jours sont assurément très-précieux. Les phlegmons diffus, les abcès profonds ne présentent plus la même gravité depuis que l'on peut assurer la continuité de l'écoulement par le moyen des drains dont la présence au milieu des tissus est complètement innocente.

(1) E. Chassaignac, *Traité pratique de la suppuration et du drainage chirurgical.* Paris, 1859. T. I. préface, p. 3.

Le drainage a été appliqué aux abcès par congestion, aux abcès froids, aux suppurations intra-articulaires.

MM. Roux et Arlaud, sous le nom de drainage *préventif*, ont appliqué cette méthode au pansement des plaies d'amputation. Sur vingt-deux désarticulations pratiquées à l'hôpital Saint-Mandrier (Toulon) sur les blessés de l'armée d'Italie (1859), ils n'ont eu aucun décès, et ils n'hésitent pas à attribuer en grande partie ce succès au mode de pansement qui a été fait d'après la méthode des drainages. Ce pansement consiste à établir au fond de la plaie des tubes fenêtrés dont les extrémités sortent par les angles, et à réunir par première intention. M. Rochard, à qui nous empruntons ces renseignements, suit la même ligne de conduite dans les amputations de tumeurs, et il n'en a jamais retiré que des avantages (1).

Écoulement des liquides dans les tubes élastiques. — L'influence de l'élasticité des tuyaux sur l'écoulement des liquides a été judicieusement analysée dans les phénomènes de la circulation sanguine. C'est ainsi qu'on est parvenu à démontrer expérimentalement que l'élasticité artérielle rend continu l'écoulement intermittent du sang; l'élasticité des artères supplée à la contraction du cœur pendant la diastole de ce dernier. M. Marey a démontré que l'élasticité artérielle n'ajoute rien à la force du cœur, mais qu'elle augmente la dépense du sang en diminuant la perte de force due au frottement. D'où il suit que la diminution de l'élasticité artérielle doit avoir pour conséquence une intensité plus grande des contractions du cœur. Ceci explique la fréquence des hypertrophies du ventricule gauche chez les vieillards dont les artères sont ossifiées.

Du pouls. — Le pouls est dû à la contraction ventriculaire et au choc que produit l'ondée sanguine sur le doigt placé sur le trajet d'une artère. Le pouls n'est bien appréciable que dans les points où l'artère peut être fixée entre le doigt et un plan osseux. Lorsque, dans l'entrecroisement des jambes, l'artère poplitée d'un côté est appliquée sur le genou du côté opposé, l'extrémité de la jambe se trouve soulevée à chaque pulsation, et ce soulèvement est très-sensible parce qu'il se manifeste à l'extrémité d'un bras de levier très-long. Cette expérience vulgaire a inspiré à M. Vierordt (Arch. fur physiol. Heilkunde)

---

1) Rochard, *Histoire de la chirurgie française au XIXe siècle,* p. 784.

l'idée de transcrire par un procédé analogue les diverses variations du pouls.

Sphygmographe. — L'appareil de M. Vierordt consiste en un levier dont un des bras est appliqué par son extrémité sur une artère et dont l'autre, beaucoup plus long, écrit par son déplacement tous les mouvements dus à la pulsation artérielle. Le sphygmographe de M. Vierordt a fait faire à la physiologie de la circulation de réels progrès ; mais son emploi dans la pratique n'était pas facile et les tracés obtenus étaient insuffisants. C'est alors que le Dr Berti, et plus récemment M. Marey (1), ont proposé des instruments analogues.

Le sphygmographe de M. Marey, basé sur le même principe

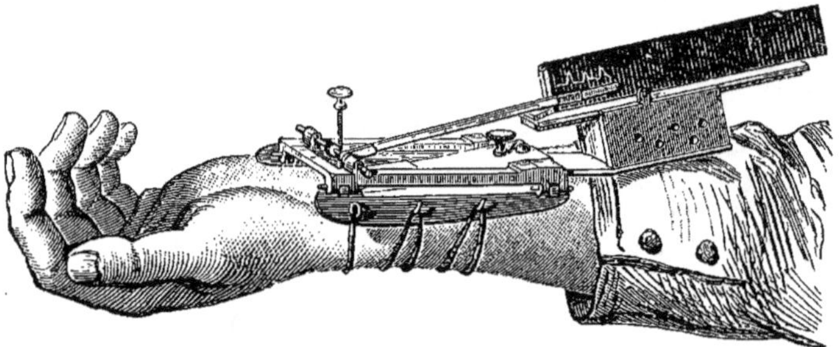

Fig. 24. — Sphygmographe de M. Marey.

que celui de M. Vierordt, a l'avantage d'être plus léger et plus portatif que celui de ce dernier ; il est de plus extrêmement sensible et il trace avec une délicatesse extrême les mouvements et les oscillations du pouls. Le mouvement d'horlogerie qui fait mouvoir avec une vitesse connue la plaque enregistrante, fait partie de l'instrument lui-même, et il n'est pas nécessaire d'annexer à l'appareil un cylindre animé d'un mouvement circulaire. Voir ci-dessus la description schématique de cet appareil.

Austie, à l'hôpital de Westminster, Forster de Birmingham, Béhier ont cherché à perfectionner le sphygmographe de M. Marey : le premier, en faisant agir le levier par la pression d'un poids ; le second, en imaginant une modification qui permet de juger exactement du degré de pression exercée sur l'ar-

(1) MAREY, *Du mouvement dans les fonctions de la vie.*

tère avec l'instrument de M. Marey (la vis qui exerce cette pression commande un petit cadran qui en indique le degré); le troisième, en adoptant la modification de ce dernier, mais en faisant représenter par des grammes les divisions essentielles du cadran. Mais le meilleur de tous les perfectionnements est celui que M. Marey lui-même a introduit dernièrement dans son instrument en rendant le levier léger qui inscrit les pulsations artérielles absolument solidaire du ressort qui pèse sur l'artère. Quel que soit l'appareil que l'on emploie, les règles de son application sont les mêmes : les tracés obtenus se composent d'une série de courbes dont chacune correspond à une pulsation. Chaque pulsation se compose de gauche à droite de l'*ascension,* du *sommet* et de la *descente.*

L'ascension des courbes représente l'arrivée de l'ondée sanguine; le sommet, la durée du choc; et la descente, la durée de l'écoulement jusqu'à l'arrivée d'une nouvelle ondée sanguine. L'angle qui signale la durée du choc se présente parfois sous la forme d'un *plateau,* ce qui est le signe d'un temps d'arrêt du levier. Cette disposition coïncide, d'après M. Marey, avec l'induration ou l'ossification sénile des artères.

La ligne de descente coïncide avec la diastole du cœur ; c'est pourquoi cette ligne sera d'autant plus courte que la pression cessera vite.

La ligne d'ensemble des tracés sphygmographiques n'est pas parfaitement horizontale ou du moins il est très-rare qu'elle le soit. Quand cette horizontalité parfaite existe, cela prouve que toutes les pulsations sont égales; mais très-souvent elle est plus ou moins ondulée, sinueuse, et cela prouve l'irrégularité des pulsations. La respiration est la cause la plus importante de ces irrégularités. La *ligne d'ensemble* s'élève, en effet, pendant l'inspiration et s'abaisse pendant l'expiration.

Rien n'est plus variable que le pouls selon les âges et les individus, et, sur ce point, d'après les données les plus authentiques et les plus nombreuses, il est impossible de formuler une loi quelconque. Il n'en est pas de même des propositions que M. Marey a formulées: 1° Le cœur bat d'autant plus fréquemment qu'il éprouve moins de peine à se vider ; 2° Cette fréquence est, par suite, la conséquence du passage plus facile du sang dans les vaisseaux et principalement dans les capillaires. En d'autres termes, *la fréquence du pouls est en raison inverse de la tension artérielle* (Marey, *Physiologie de la circulation du sang*, 1863). Un des phénomènes les plus intéressants qui aient été étudiés avec le sphygmographe c'est le *dicrotisme*, le *pulsus bis feriens* des anciens. Chelius, Vierordt avaient déjà

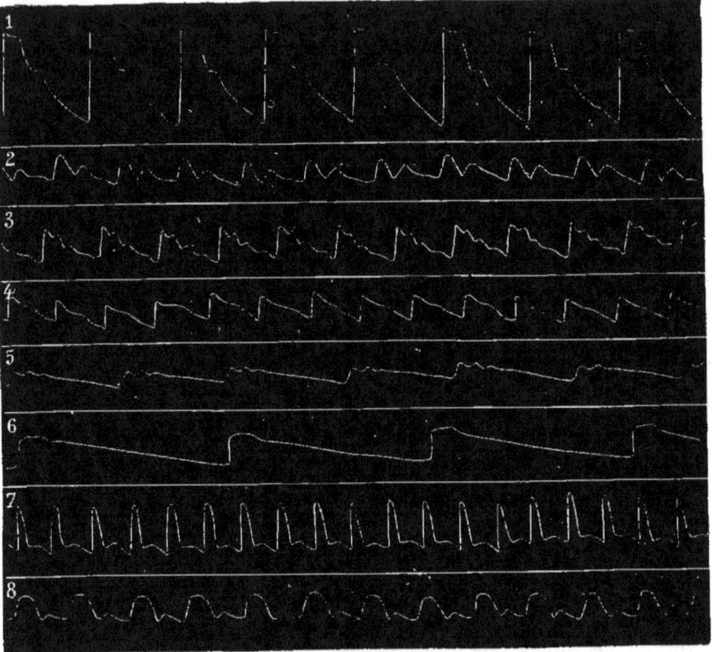

Fig. 25.

1. Fièvre sur un vieillard à artères athéromateuses. — 2. Fièvre typhoïde, période de déclin. — 3. Colique de plomb. — 4. Péricardite rhumatismale avec fièvre. — 5. Convalescence d'une fièvre typhoïde. — 6. Pouls d'un vieillard, rareté extrême des pulsations. — 7. Fièvre traumatique consécutive à une coxalgie suppurée. — 8. Anévrysme disséquent de l'aorte.

constaté que le dicrotisme existe toujours à l'état normal. Quelques physiologistes attribuaient sa production à l'influence de l'élasticité des vaisseaux et au choc en retour de l'ondée sanguine; mais aujourd'hui on a pu s'assurer, au moyen de l'hémodromographe de M. Chauveau, que toutes les ondes sont centrifuges et que la cause du dicrotisme réside dans la production d'une onde sanguine secondaire qui se porte vers la périphérie en suivant la première onde.

Les tracés sphygmographiques ne peuvent pas rendre de services dans toutes les maladies, indistinctement, par la raison bien simple que le pouls ne peut pas présenter une modification spéciale pour chacun des états morbides. L'ivresse, par exemple, donne un pouls analogue à celui de la fièvre typhoïde.

Mais, quand il s'agit des maladies de l'organe central de la circulation, le sphygmographe peut fournir des éléments sérieux de diagnostic. Dans le *rétrécissement de l'orifice aortique*, le tracé sphygmographique présente une ascension lente, courte et oblique, et souvent le sommet est en forme de plateau.

Dans l'insuffisance aortique les tracés offrent dans la période d'ascension une direction verticale, et le sommet est très-aigu.

Nous donnons (fig. 25) quelques tracés que nous avons empruntés au dernier ouvrage de M. Marey.

Inutile de multiplier nos exemples, que l'on trouve d'ailleurs dans tous les ouvrages spéciaux sur la matière et en particulier dans la *Physiologie de la circulation du sang* de M. Marey, et dans le remarquable ouvrage qu'il vient de publier sous le titre de *la Méthode graphique dans les sciences expérimentales*. C'est à ce dernier travail que nous avons emprunté la figure du sphygmographe et celle des tracés.

Les principaux auteurs qui se sont occupés du sphygmographe, sont :

LORAIN. — *Études de la médecine clinique.*
VIVENOT. — *Études de sphygmographie.*
DUCHEK. — Id.
RIVE D'AMSTERDAM. — *Histoire des appareils enregistreurs.*
KOSCHLAKOFF. — *Contrôle schématique des indications sphygmographiques.*
WOLFF. — *Caractéristique du pouls artériel.*
MACH. — *Théorie des tracés sphygmographiques.*
BRONDGEEST. — *Maladies de l'orifice de l'artère pulmonaire et contribution à l'étude du pouls artificiel.*
SANDERSON. — *Recherches cliniques sur la sphygmographie.*
BÉHIER. — *Nouveau sphygmographe.*
LONGUET. — Id.
CZERMAK. — *Études de sphygmographie.*

DES GAZ.

Les propriétés physiques des gaz reçoivent journellement des applications à la physiologie et à la médecine. Nous avons déjà décrit, à propos de l'hémodynamique, les manomètres dont le fonctionnement repose sur la connaissance de la force élastique des gaz et sur la propriété que possèdent les fluides aériformes de transmettre également dans tous les sens les pressions qu'ils supportent.

Le *baromètre* est une sorte de manomètre qui sert exclusivement à mesurer la pression de *l'air atmosphérique*, pression variable et qui exerce une si grande influence sur l'économie. Grâce à la pression uniforme de l'atmosphère sur nos tissus, le mécanisme de la plupart de nos fonctions est singulièrement facilité. Personne n'ignore que c'est la pression atmosphérique qui maintient les surfaces articulaires en contact sans que nous ayons besoin d'intervenir.

Cependant la diminution de la pression de l'air n'est pas le seul facteur des troubles que l'on ressent quand on s'élève dans les airs. D'après la loi de Mariotte, les volumes occupés par une même masse gazeuse sont en raison inverse des pressions qu'elle supporte ; par conséquent, l'air atmosphérique, à mesure qu'il diminue de pression, devient moins dense et fournit à chaque inspiration une quantité moindre d'oxygène. Les effets de cette diminution sont considérables, comme on a pu le constater expérimentalement en se plaçant sous le récipient d'une machine pneumatique. C'est pourquoi l'on conseille aux aéronautes de se munir d'une provision d'oxygène à respirer.

Depuis longtemps déjà on a imaginé de mettre les asthmatiques et autres malades dans des cloches où l'on comprime de l'air. Les effets physiologiques de cette immersion gazeuse sont incontestables ; il est certain que l'action normale de la pression atmosphérique sur les articulations se trouve augmentée et que les membres et le corps lui-même, plongés dans un milieu dont la densité est augmentée, perdent en poids le poids du volume d'air qu'ils déplacent ; d'où il suit qu'ils sont relativement plus légers. Ce phénomène explique le sentiment de bien-être qu'on éprouve dans une cloche à air comprimé. La pression atmosphérique a également pour effet de refouler le diaphragme en haut pendant que la cage thoracique, rigide, offre à la dilatation des poumons, sous l'influence de la pression de l'air, un espace toujours prêt à être rempli.

L'influence de la pression de l'air sur l'économie se fait sentir surtout dans les voyages en ballon ou dans les ascensions sur les hautes montagnes. A une certaine élévation, il survient des troubles de la circulation et de la respiration qui peuvent aller jusqu'à l'hémorrhagie et jusqu'à la syncope. Ces troubles sont connus depuis les voyages de Gay-Lussac, Barral, et ils ont été constatés de nouveau dans les dernières ascensions de MM. Tissandier, Crocé-Spinelli et autres.

M. Lortet a publié un travail très-intéressant sur ce sujet, intitulé : *Deux ascensions au Mont-Blanc en* 1869 ; Recherches physiologiques sur le mal des montagnes (*Lyon médical*, 1869, t. III, p. 79). Nous devons aussi à M. le D^r Le Pileur, père de notre distingué confrère, un très - intéressant mémoire sur cette question (1).

L'idée d'appliquer à la thérapeutique les variables conditions de la pression atmosphérique ne remonte pas bien haut; mais dans ces derniers temps ces applications se sont tellement multipliées que, sous le nom d'aérothérapie, elles constituent une branche importante de la thérapeutique. Qu'est-ce donc que l'aérothérapie ?

Aérothérapie. — En 1834, M. le Dr Junod publiait un mémoire intitulé : *Des effets de la condensation et de la raréfaction de l'air opérés sur toute l'habitude du corps.* En 1838, le Dr Pravaz et M. Tabarié, ingénieur, publiaient sur le même sujet un travail dans lequel ils signalaient les résultats qu'ils avaient obtenus sur un certain nombre de malades en les soumettant, dans une cloche, à diverses pressions atmosphériques. Ce travail, récompensé par l'Académie de médecine, eut un grand retentissement, et à partir de ce moment l'emploi de l'air comprimé se généralisa dans tous les pays.

Il n'est pas sans intérêt de donner ici un aperçu des travaux

____

(1) Le Pileur, *Mémoire sur les phénomènes physiologiques observés à une certaine hauteur dans les Alpes.*

qui ont été publiés sur cette matière, aperçu dont nous puisons les éléments dans la thèse du Dr Grand (1875) :

Tabarié. — *Recherches sur les effets des variations dans la pression atmosphérique à la surface du corps* (in comptes rendus de l'Ac. des sc., 1838-1840).

Pravaz (Ch.). — *Observation relative aux effets thérapeutiques de l'air comprimé* (in comptes rendus de l'Ac. des sc., 1840).

Id. — *Essai sur l'emploi médical de l'air comprimé.* Paris-Lyon, 1850.

Id. — *De l'emploi et du mode d'action de l'air comprimé dans le traitement des difformités du thorax.* Lyon, 1863.

Milliet. — *De l'air comprimé comme agent thérapeutique.* Lyon, 1854.

Id. — *De l'air comprimé comme agent physiologique.* Lyon, 1856.

Bertin (Eug.) — *Études sur l'emphysème vésiculaire du poumon, sur l'asthme et sur leur guérison par le bain d'air comprimé* (in Montpellier médical 1860).

Id. — *De l'emploi du bain d'air comprimé dans le traitement de la surdité.* Montpellier, 1865.

Id. — *Étude clinique sur l'emploi du bain d'air comprimé dans les maladies de poitrine.* Paris-Montpellier, 1868.

Os. Sandahl (de Stockholm). — *Des bains d'air comprimé.*

G. Lange. — *Recherches sur les effets physiologiques et thérapeutiques de l'air comprimé* (trad. F.-Thierry Miegg, 1867).

Rod. von Vivenot. — *De l'influence exercée sur la respiration par l'air comprimé* (trad. du Dr Thierry Miegg, 1868).

Id. — *Sur la circulation* (in Gazette de Strasbourg, 1868).

Id. — *Traitement de la coqueluche par l'air comprimé.*

Franchet (Paul). — *Des effets physiologiques et des applications thérapeutiques du bain d'air comprimé.* Th. de Paris, 1873.

Jourdanet. — *Influence de la pression de l'air sur la vie de l'homme. — Climats d'altitude et climats de montagne.* Paris, 1875.

J. Pravaz. — *Recherches expérimentales sur les effets physiologiques de l'augmentation de la pression atmosphérique* (Th. de doct. ès sciences. Lyon, 1875.)

Torreille (Alph.). — *Des effets physiologiques et de l'emploi médical de l'air comprimé.* Montpellier, 1866.

Fontaine (J.-A.). — *Nouveaux appareils pneumatiques pour l'emploi médical de l'air comprimé.* Paris, 1876.

Id. — *Effets physiologiques et applications thérapeutiques de l'air comprimé.* Paris, 1877, Germer-Baillière.

Bert (Paul). — *La pression barométrique.* Paris, 1879, V. Masson.

Junod. — *Traité théorique et pratique de l'hémospasie.* 1875.

Cloche pneumatique. — Tel est le nom que l'on donne aux appareils où l'on enferme les malades pour les soumettre à la pression atmosphérique. C'est un récipient cylindrique en tôle, d'une capacité de 8 mètres cubes environ.

On y pénètre, dit M. Grand, par une porte rectangulaire dont les bords portent une saillie qui, pressant sur une bande de caoutchouc, assure l'herméticité de l'appareil. C'est une chambre fort bien meu-

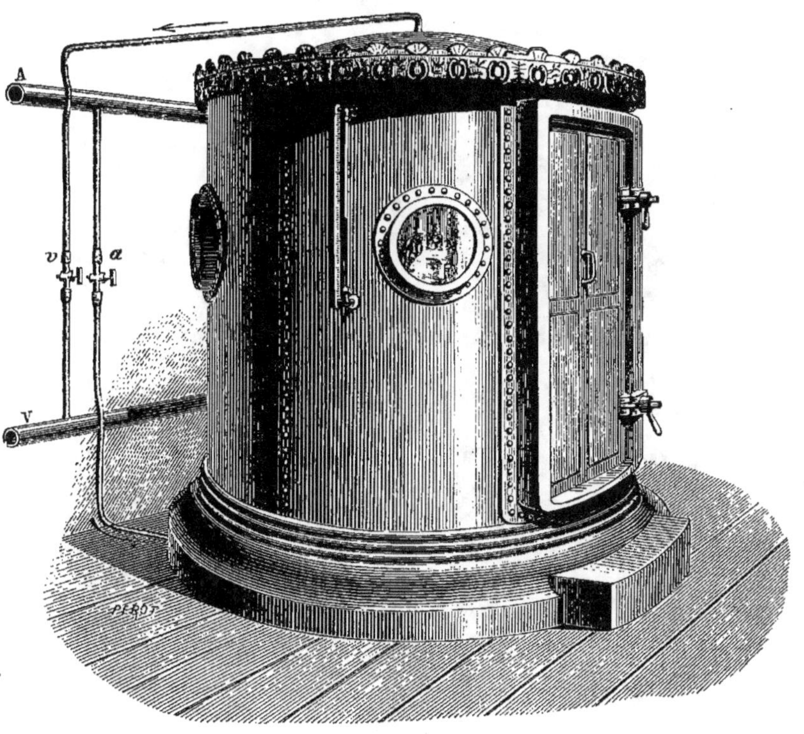

Fig. 26.

blée, afin de diminuer les appréhensions du malade, et qui reçoit le jour par quatre hublots garnis de verres très-épais. L'air est refoulé dans la cloche au moyen d'une pompe de compression mue par la vapeur ou, mieux encore, par un compresseur hydraulique. Le tuyau dans lequel l'air circule débouche à la partie inférieure de la cloche après avoir rencontré auparavant une caisse imaginée par Tabarié dans le but d'amortir pour le malade la sensation des *accoups* de la pompe. L'air de l'appareil, incessamment renouvelé, s'échappe de l'ap-

pareil par un second tuyau situé à la voûte et en communication
avec un manomètre. Un robinet placé au bas permet, suivant l'ouverture plus ou moins grande qu'on lui donne, de régler la quantité
d'air qui sort de la cloche et partant la compression.

— Avec les pompes à piston métallique employées jusqu'à ces
dernières années pour l'alimentation des cloches pneumatiques, l'air

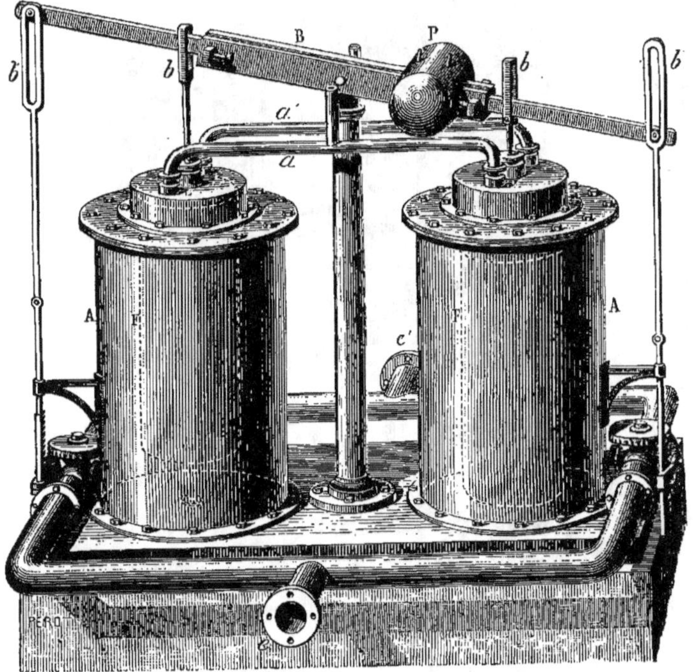

Fig. 27.

s'échauffe pendant la compression, et, de plus, il n'a pas l'état hygrométrique correspondant à l'élévation de sa température et de sa pression. Pour obvier à ce double inconvénient, M. Fontaine a imaginé
de comprimer l'air en présence de l'eau, comme on le fait dans divers bureaux télégraphiques de Paris pour la poste pneumatique.

La chaleur de compression étant consommée par la vaporisation
d'une petite quantité d'eau, l'air ne s'échauffe pas et il acquiert l'état
hygrométrique convenable. Son appareil (fig. 20) se compose de deux
cylindres juxtaposés, dans lesquels l'air est alternativement aspiré et
comprimé par les eaux de la ville : deux flotteurs agissant en sens

inverse, mais d'une manière synchrone, l'un par son poids, l'autre par sa force ascensionnelle, meuvent un balancier sur lequel glisse en temps utile un contre-poids qui ferme et ouvre les tiroirs d'admission et de décharge. Pendant la compression, l'eau dissout l'acide carbonique et les substances gazeuses ou volatiles qui peuvent se trouver dans l'air, lequel est ainsi chimiquement pur. Ce système a été adopté par M. Maigrot père pour l'établissement aérothérapique qu'il fonde actuellement à Saint-Dizier. M. Forlanini emploie à l'établissement de Milan la pompe de Colladon actionnée par un moteur à vapeur. Quand le piston métallique s'avance (fig. 20) de gauche à droite, l'eau s'abaisse aspirant l'air dans le cylindre vertical gauche, et elle s'élève en le comprimant dans le cylindre vertical droit. Ce système présente, moins la purification de l'air par l'eau sans cesse renouvelée, les mêmes avantages que celui de M. Fontaine.

Mode d'administration. —L'administration du bain d'air comprimé se compose de trois stades.

Pendant le premier temps. Compression. — On laisse pénétrer dans la cloche plus d'air par le robinet d'alimentation *a* qu'on n'en laisse sortir par le tuyau de ventilation *v*; en conséquence, la pression s'y élève. (Voir fig. 26.)

Pendant le deuxième temps. Pression fixe. — On laisse sortir autant d'air par le tuyau de ventilation qu'il en entre par le tuyau d'alimentation : *la pression se maintient au degré obtenu.*

Pendant le troisième temps. Décompression. — On laisse sortir plus d'air par le tuyau de ventilation qu'il n'en arrive par le tuyau d'alimentation : *la pression baisse,* le malade est ramené lentement à la pression ordinaire et alors seulement on lui ouvre la porte.

Le premier *temps* une demi-heure, le second une heure et le troisième une demi-heure ; durée totale, deux heures (1).

Applications. — Le bain d'air comprimé est employé dans diverses maladies : dans l'emphysème pulmonaire, la bronchite et la laryngite chroniques, dans l'asthme catarrhal, dans l'anémie, dans la phthisie torpide, dans l'asthme nerveux, dans la coqueluche, dans le catarrhe de la trompe d'Eustache, etc., etc.

Quant à l'action de ce procédé thérapeutique, les avis sont encore partagés : les uns, MM. Fontaine, Foley, Lange, Liebig, de Vivenot, croient à l'action mécanique et chimique du bain d'air comprimé ; les autres, avec MM. P. Bert, Panum, ne

---

(1) A. GRAND, *Considérations physiologiques et thérapeutiques sur l'emploi médical du bain d'air comprimé.*

croient qu'à l'action chimique, refusant absolument l'action mécanique. Nous nous rangeons volontiers de l'avis de ces derniers.

L'aérothérapie n'est pas seulement constituée par l'application de la compression de l'air; elle comprend aussi la *décompression* au moyen de la *machine pneumatique* ou de tout autre appareil capable de diminuer la pression atmosphérique.

Ventouses. — Les *ventouses* sont de petites machines pneumatiques avec lesquelles on obtient un vide très-imparfait,

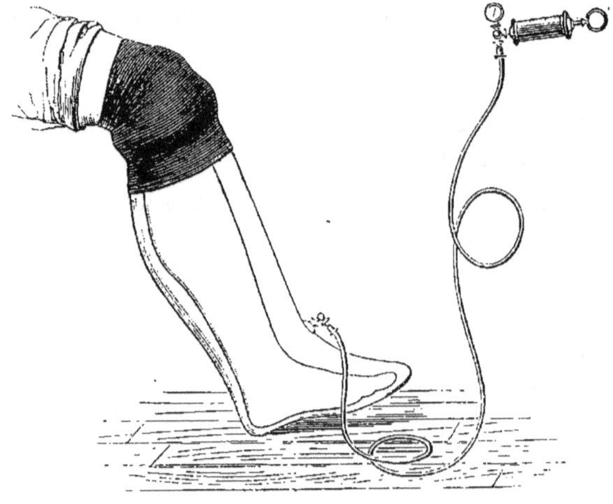

Fig. 28. — Ventouse du Dr Junod.

mais suffisant pour provoquer le déplacement des parois qui ne sont pas suffisamment rigides pour résister à la pression atmosphérique. La peau, en effet, ne présentant pas la rigidité des parois du verre, se déplace et vient occuper dans la ventouse le vide relatif qui a été produit soit par la combustion, soit par l'aspiration.

Hémospasie. — Nous avons vu plus haut que M. le docteur Junod avait eu le premier l'idée d'appliquer la compression de l'air au traitement des maladies ; c'est encore lui qui a eu le mérite de créer, sous le nom d'*hémospasie*, une nouvelle méthode qui consiste à déplacer les liquides de l'organisme au moyen de l'aspiration pneumatique. L'idée de l'hémospasie repose évidemment sur le même principe que celui de l'action

des ventouses ; mais on doit à M. le Dr Junod d'avoir donné
à ce mode d'action une portée plus utile en généralisant son
emploi dans beaucoup de maladies, et en donnant aux appareils pneumatiques une forme plus scientifique.

M. Junod a fait construire des appareils pour toutes les parties du corps. Nous montrons ici l'appareil destiné à pratiquer
l'hémospasie sur la jambe. (Fig. 28.)

Cet appareil se compose, : 1° d'une petite pompe destinée à
faire le vide ; 2° d'un tube de caoutchouc à travers lequel l'air
renfermé dans l'appareil est attiré : 3° d'une sorte de botte en
cristal, 4° d'un triple manchon composé de molleton, de soie
et de caoutchouc destiné à fermer l'appareil à sa partie supérieure et à protéger les parties molles contre la pression
atmosphérique au moment où le vide se fait.

Les premières applications de l'hémospasie remontent à
l'année 1829, et en 1833 M. Junod en fit connaître les résultats dans sa thèse inaugurale. Dernièrement M. Junod a publié
un beau travail où il a exposé sa méthode et les conditions de
son emploi sous le titre de *Traité théorique et pratique de l'hémospasie.*

Aspiration pneumatique sous-cutanée. — L'introduction d'un trocart dans une cavité purulente n'est pas chose
nouvelle ; aspirer avec un corps de pompe un liquide renfermé
dans une cavité n'est pas non plus un fait nouveau ; nous
avons vu qu'Anel (p. 87) agissait ainsi. Mais adapter une aiguille creuse très-fine à un corps de pompe dans le double but
de faire une ponction exploratrice et d'évacuer, s'il y a lieu,
un liquide placé profondément, au moyen du vide pneumatique, ceci constitue réellement une nouveauté et dans l'idée et
dans l'appareil instrumental. C'est à M. le Dr Dieulafoy que
revient l'honneur d'avoir inventé l'aspiration pneumatique
sous-cutanée. Voici d'abord l'instrument aspirateur du docteur Dieulafoy :

C'est une machine pneumatique de petit volume essentiellement constituée par un corps de pompe terminé à sa partie
inférieure par deux robinets. Un tube de caoutchouc et des
aiguilles creuses de différentes grosseurs complètent l'appareil.

Pour faire le vide dans le corps de pompe, dit M. Dieulafoy, je
ferme d'abord les deux robinets situés inférieurement ; j'attire le
piston, et, quand il est arrivé dans le haut de sa course, on lui fait

exécuter un léger mouvement de rotation et il s'arrête en ce point, grâce à une encoche pratiquée le long de sa tige. Voilà donc le vide préalablement formé, et nous sommes en possession d'un moyen puissant d'aspiration que nous pouvons utiliser quand le moment sera venu.

Supposons que nous allions à la recherche d'un épanchement de la plèvre. J'introduis d'abord l'aiguille creuse nº 1 ou nº 2 dans l'espace intercostal, et à peine a-t-elle parcouru 1 centimètre dans la profondeur des tissus, que je la mets en rapport, soit directement,

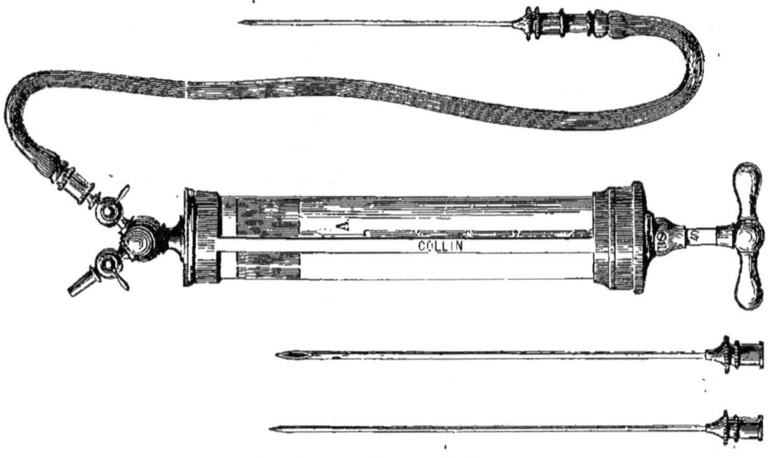

Fig. 29. — Aspirateur Dieulafoy.

soit au moyen d'un tube de caoutchouc, avec le corps de pompe, dans lequel le vide est préalablement établi.

Alors, — et sur ce point j'appelle toute l'attention, — j'ouvre le robinet correspondant de l'aspirateur, je pousse l'aiguille peu à peu et c'est le *vide à la main* que je traverse lentement les tissus, et que je vais à la découverte de l'épanchement; les yeux de l'opérateur restent fixés sur le corps de pompe en cristal, et, au moment où l'aiguille rencontre le liquide, on voit celui-ci se précipiter avec force dans l'instrument; le diagnostic se fait lui-même, la manœuvre est absolument inoffensive, et le but est atteint.

J'ai supposé, pour la démonstration, un épanchement de la plèvre; le procédé est exactement le même pour les collections de diverses natures, quel que soit leur siège; c'est la même méthode qui conduit à la recherche des épanchements du péricarde, du thorax, de l'abdomen, kystes du rein, du foie, de l'ovaire, etc.

Grâce à la manœuvre que je viens d'indiquer et ayant à son service

le vide préalable, on est certain de ne pas outre-passer la couche
liquide, ce qui a son intérêt si la collection est peu étendue ou profondément située; au moment où l'aiguille la rencontre, le diagnostic
s'inscrit lui-même dans l'instrument, quelquefois même à l'insu de
l'opérateur. Si l'exploration ne donne aucun résultat, c'est que la
région ou l'organe exploré ne donne pas de liquide. Une circonstance
cependant pourrait se présenter, c'est l'oblitération de l'aiguille
il faut que cet accident soit bien rare, car je ne l'ai jamais observé; il serait toutefois facile d'y remédier, en prenant une autre
aiguille trocart ou en repoussant l'obstacle au moyen d'un fil d'argent.

Je me sers le plus souvent de l'aiguille n° 2 pour les explorations;
je réserve l'aiguille n° 1, dont le calibre est extrêmement fin, pour les
organes dont on ne saurait trop ménager la susceptibilité : par
exemple, pour les épanchements du péricarde ou du cerveau. J'ai
pratiqué bien des aspirations, j'ai plongé les aiguilles un peu partout
dans les articulations, dans le poumon, dans la vessie, dans le cul
de sac vaginal, et je peux affirmer n'avoir jamais constaté le moindre
accident.

L'idée de l'aspiration fut trouvée d'une application si utile
que des modifications à l'instrumentation ne tardèrent pas à

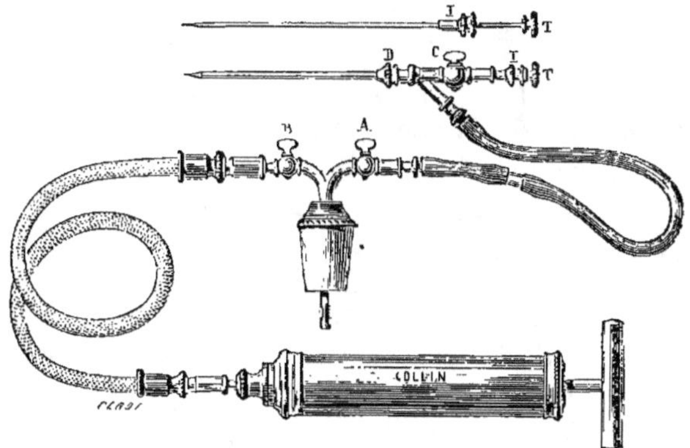

Fig. 30. — Aspirateur de M. Potain.

se produire; mais, de tous ces nombreux instruments, il n'en
est qu'un qui réalise une modification avantageuse, au prix
d'un peu plus de complications dans l'instrument. C'est l'aspirateur de M. le Dr Potain. Dans l'aspirateur Dieulafoy, les
liquides aspirés pénètrent dans le corps de pompe où se fait le
vide; dans celui de M. Potain, les liquides n'y pénètrent pas et

sont rejetés immédiatement au dehors. A cela près, croyons-nous, les deux instruments se valent, et ce n'est plus, dans le choix que l'on peut en faire, qu'une question de convenance personnelle. Voir, d'ailleurs, la représentation de l'aspirateur de M. Potain, fig. 30.

Applications. — La méthode de l'aspiration trouve une application utile dans le diagnostic et dans le traitement de plusieurs maladies. Comme moyen d'exploration, elle a permis de diagnostiquer des abcès profonds, des abcès périnéphrétiques, des épanchements douteux de la plèvre, des hématocèles, des kystes du foie.

Comme moyen de traitement, elle a été employée pour évacuer les collections purulentes, les épanchements articulaires (Chairon), dans l'hydrocéphalie (Blache), dans la rétention d'urine (Labbé), dans les phlegmons péri-utérins (Axenfeld, Sims) (1).

Pansement des plaies. — M. Jules Guérin a été conduit par la pratique des sections sous-cutanées à chercher le moyen de soustraire les plaiés extérieures à l'action de l'air, et il y est parvenu en les recouvrant d'un manchon de caoutchouc qui s'applique exactement sur elles sous l'influence du vide opéré au moyen d'une pompe. L'appareil de M. J. Guérin sert également à soustraire les liquides purulents et à laver la plaie.

M. Maisonneuve a eu une idée analogue ; nous laisserons la parole à l'éminent chirurgien :

Persuadé, dit M. Maisonneuve, que la plupart des accidents consécutifs aux opérations proviennent de ce que les liquides exsudés de la surface des plaies se putréfient et deviennent des poisons redoutables, on a eu l'idée de soustraire ces liquides par un procédé qui repose sur la possibilité de faire le vide. Voici le *modus faciendi :*

Après avoir comme d'habitude arrêté l'écoulement du sang au moyen de la ligature des vaisseaux, on nettoie la plaie avec le plus grand soin, on la lave avec de l'alcool, on l'essuie avec un linge sec, on en rapproche doucement les bords au moyen de quelques bandelettes de diachylon en ménageant avec soin des intervalles propres à l'écoulement des liquides. On applique ensuite une couche de charpie imbibée de liquides antiputrides tels que l'alcool phénique, la teinture d'arnica ou autre substance analogue, puis on maintient le tout avec quelques bandes de linge imbibées des mêmes liquides. C'est seulement

(1) Dieulafoy, *Traité de l'aspiration sous-cutanée*, passim.

après ce pansement préliminaire, qui diffère peu du pansement usuel,
que l'on procède à l'application de l'appareil aspirateur. Cet appareil
se compose : 1° d'une sorte de bonnet de caoutchouc muni d'un tube
de même substance; 2° d'un flacon de 4 ou 5 litres de capacité muni
d'un bouchon percé de deux trous; 3° d'une pompe aspirante munie
aussi d'un tube flexible. Le moignon d'amputation enveloppé de son
pansement est d'abord coiffé du manchon de caoutchouc, l'orifice de

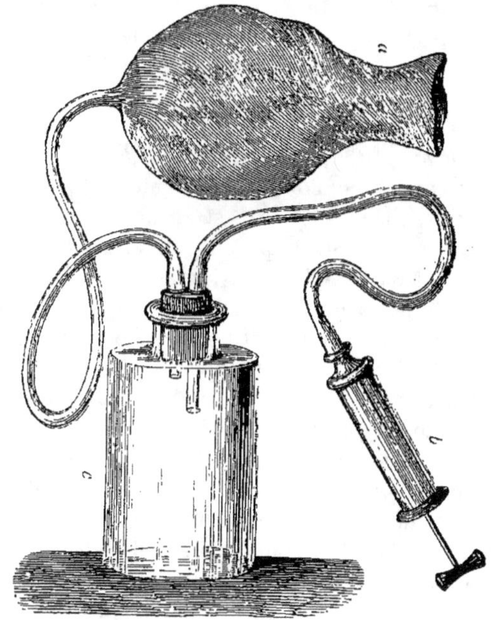

Fig. 31. — Aspirateur de M. Maisonneuve.

celui-ci embrasse exactement le pourtour du membre tandis que
l'extrémité de son tube est adaptée à l'une des ouvertures du bouchon.
A l'autre s'adapte le tuyau de la pompe aspirante, puis on fait agir le
piston. Bientôt l'air contenu dans le flacon est en partie aspiré et
chassé. Les liquides du pansement, mêlés à ceux qui suintent de la
plaie, sont aspirés eux-mêmes et viennent tomber dans le flacon. Le
manchon de caoutchouc privé de l'air qu'il contenait s'affaisse et s'applique exactement sur le moignon. Le poids de l'atmosphère exerçant
par son intermédiaire une compression puissante maintient exactement en contact les surfaces divisées, en même temps qu'il expulse
des profondeurs de la plaie tous les liquides non organisables. D'une

autre part l'opération continue, produite par la raréfaction de l'air du flacon, exerce sur ces mêmes liquides un appel incessant qui non-seulement empêche leur stagnation dans les pièces du pansement, mais encore et surtout ne permet pas que ces mêmes liquides morts puissent séjourner dans la profondeur de la plaie et y devenir en se putréfiant la cause de ces accidents redoutables dont nous avons exposé le mécanisme dans un précédent travail (1).

Échange des gaz pendant l'acte respiratoire. — Les gaz ont la propriété de se dissoudre dans les liquides en certaine proportion, et l'expérience a démontré que : *pour un même gaz, un même liquide et une même température, le volume de gaz absorbé ou dissous par un volume déterminé de liquide est constant, quelle que soit la pression sous laquelle s'opère la solution.* On sait encore que, lorsqu'on met un liquide en présence d'un mélange gazeux, chacun des gaz est absorbé comme s'il était seul, c'est-à-dire en quantité proportionnelle à son coefficient d'absorption et à la pression qui lui est propre dans le mélange. Il résulte de là que l'air atmosphérique, par exemple, dissous dans l'eau, sera plus riche en oxygène que l'air atmosphérique seul. Ces faits sont importants à connaître pour se rendre bien compte des phénomènes de la *respiration*.

Au premier abord, on serait tenté de considérer le phénomène essentiel de la respiration comme un phénomène d'osmose gazeuse. Mais il n'en est pas ainsi. L'oxygène de l'air est dissous dans les liquides qui baignent la surface des bronches, et d'un autre côté l'acide carbonique est dissous dans le sang. De sorte que l'échange de ces deux gaz à travers les parois de la muqueuse pulmonaire est plutôt un phénomène d'endosmose liquide qu'un phénomène d'osmose gazeuse.

Dans cet échange, en effet, nous trouvons en présence le principe de la solubilité des gaz dans les liquides et le principe de l'endosmose.

Les phénomènes intimes de la respiration sont trop importants pour qu'on n'ait pas cherché à constater expérimentalement quelle quantité d'air est introduite dans le poumon à chaque mouvement respiratoire. On a d'abord reconnu que le volume de gaz expiré est un peu moins considérable que celui qui est inspiré. Cela tient à ce que le poumon ne se

____

(1) *Note sur la méthode d'aspiration continue*, par Maisonneuve, p. 5.

vide jamais complétement. Dans ces conditions, chaque respiration représente ce qu'on a appelé *capacité respiratoire*. La quantité d'air que l'on expire après une expiration ordinaire, en faisant intervenir toutes les forces expiratoires, porte le nom de *réserve respiratoire*. Enfin, après cette dernière expiration forcée, il reste encore quelque peu d'air qu'on désigne sous le nom de *résidu*. Le volume d'air représenté par la capacité respiratoire, par la réserve et par le résidu, est désigné sous le nom de *capacité* absolue du poumon.

Spiromètre de Hutchinson. — Plusieurs procédés ont été employés pour évaluer en chiffres ces différentes capacités. Le plus simple est celui de Hutchinson, qui est construit sur le principe des gazomètres des usines à gaz. Au moyen de cet appareil on expire, pendant un certain temps, exclusivement par la bouche, au travers d'un tube recourbé plongeant dans un vase renversé dans une cuve à eau. La quantité d'eau déplacée représente la quantité de gaz expiré pendant un temps donné. Hutchinson a donné à cet appareil le nom de spiromètre.

Smith se sert d'un masque garni de soupapes de telle sorte que l'air inspiré ne peut sortir au dehors et se rend dans un récipient convenablement disposé. Bonnet de Lyon a inventé, toujours d'après le même principe du compteur à gaz, un nouveau spiromètre qu'il désigne sous le nom de *pneumatomètre*.

Enfin, en 1868, MM. Bergeon et Kastres ont présenté un nouveau spiromètre qu'ils désignaient sous le nom d'anapnographe et qui enregistre la durée des mouvements d'inspiration et d'expiration, les variations de pression du courant d'air à tous les instants de la respiration et la quantité d'air inspiré ou expiré.

Les appareils dont nous venons de parler ont donné par leur application sur l'homme deux ordres de résultats :

1° La quantité d'air mise en circulation dans le poumon pendant chaque mouvement respiratoire normal est, en moyenne, de 500 cent. cubes ou 1/2 litre. Les travaux de Smith, Valentin, Bérard, Goodwin, Davy, Vierrodt, Hutchinson ont concouru par leur concordance relative à formuler cette moyenne.

2° La *capacité vitale* des poumons, que l'on mesure en faisant une inspiration *maximum* à l'air libre et une expiration *maximum* dans un réservoir convenablement disposé, est en rapport sensiblement constant avec le poids et la taille des

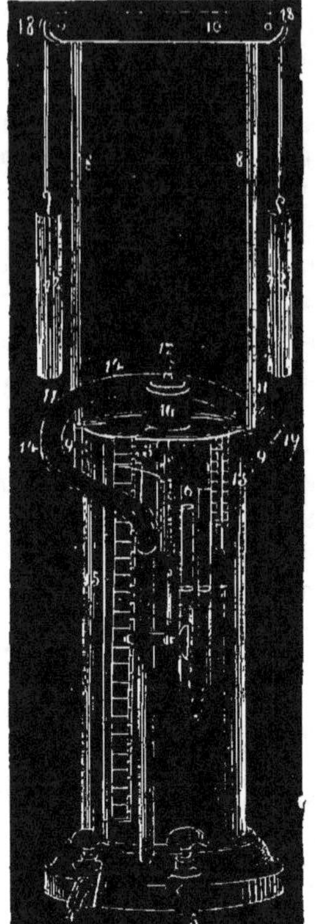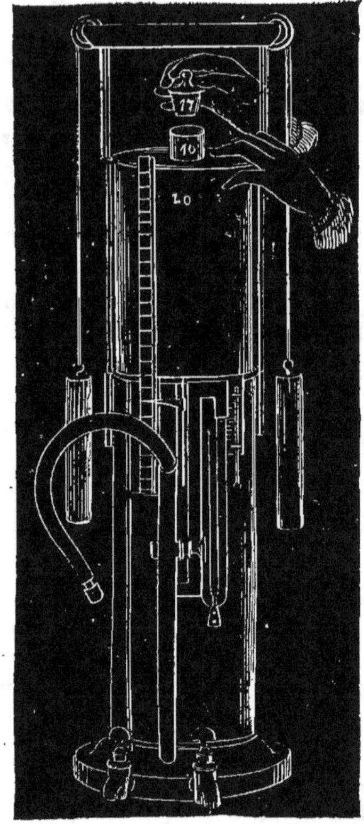

Fig. 32 et 33. — Spiromètre de M. Hutchinson.

La figure 1 représente l'appareil au début de l'expérience. La figure 2 représente le même appareil à la fin de l'expérience. — 3.4 Index fixé au réservoir inférieur et indiquant sur la règle graduée 15, mobile avec le gazomètre, 20, le chemin parcouru par ce gazomètre quand il s'élève. Cet index indique, par conséquent, le volume du gaz introduit dans l'appareil. — 6, 7. Manomètre à liquide coloré, indiquant la différence de pression qui peut exister entre l'extérieur et l'air recueilli dans le gazomètre. — 8, 8, 9, 9. Tiges servant de guide à l'ascension du gazomètre. — 10. Bâti sur lequel est fixée une poulie à chaque extrémité. — 11, 11. Cordes qui soulèvent la cloche en passant sur les poulies 18, 18. — 12, 12. Contre-poids destiné à soulever le gazomètre et à le maintenir en équilibre à tous les moments de l'expérience. De cette manière, l'expiration n'a pour ainsi dire à peu près aucun effort à faire pour soulever le gazomètre. — 13. Thermomètre donnant la température intérieure de l'appareil. — 14, 14. Tube en caoutchouc par lequel l'air arrive dans le gazomètre. — 15. Règle graduée fixée au gazomètre et mobile avec lui. — 16. Ouverture que présente le gazomètre à sa partie supérieure. — 17. Bouchon qui ferme l'ouverture 16. Lorsque l'expérience est terminée, comme on le voit sur la fig. 2, on soulève ce bouchon, pour que l'air s'échappe, tandis qu'on abaisse le gazomètre 20 à la position du départ. — 18, 18. Poulie. — 19. Extrémité du tube de caoutchouc sur lequel on visse l'embout qui doit être introduit dans la bouche. — 20. Gazomètre dans lequel s'emmagasine l'air expiré. Ce gazomètre est une cloche ouverte par en bas et renversée sur l'eau du réservoir.

individus. M. Hutchinson est le premier qui ait établi ce rapport. Les observations de M. Bonnet sont tout à fait concordantes à celles de M. Hutchinson. Cet observateur a constaté que les petites tailles présentent une *capacité vitale* de 2,500 à 3,000 cent. cubes, les grandes tailles une capacité vitale de 4,000 cent. cubes.

On a cherché à appliquer ces faits à la médecine, et on a eu raison, car la diminution dans le volume d'air qu'un individu peut mettre en circulation dans les poumons peut être, à l'occasion, un indice précieux pour le médecin. Cependant les résultats obtenus jusqu'à présent n'ont qu'une médiocre importance.

ACOUSTIQUE.

Le son doit être considéré au double point de vue de l'organe de l'ouïe, et au point de vue des conditions de son développement.

Déjà, en parlant des applications de l'anatomie et de la physiologie, nous nous sommes occupé de ce sujet. Ce que nous avons à en dire ici ne fera que compléter ce que nous avons exposé plus haut. Nous considérerons séparément les sons et les bruits.

DES SONS.

Le son est un phénomène exclusivement appréciable par le sens de l'ouïe et qui résulte d'un mouvement *vibratoire* soumis à une certaine durée.

Cette durée est comprise entre 16 et 38,000 vibrations par seconde. En deçà ou au delà il peut y avoir mouvement vibratoire, mais pas de phénomène sonore.

Le son est dit *musical* quand il est continu pendant un certain temps, et qu'il est constitué par la succession régulière de plusieurs séries de vibrations ayant une même valeur sonore.

Le son est dit *bruit* quand il est constitué par la succession irrégulière de plusieurs séries de vibrations ayant une valeur sonore différente (1).

(1) Ces définitions, différentes de celle qu'on donne d'habitude, nous paraissent devoir être acceptées, car elles caractérisent bien les deux phénomènes.

Les sons se distinguent entre eux par l'intensité, la tonalité, le timbre.

L'*intensité* dépend de l'amplitude des vibrations du corps sonore et, par conséquent, de l'énergie, soumise à certaines règles, avec laquelle il est provoqué.   .

La *tonalité* dépend du nombre de vibrations qui, dans un temps donné, donnent naissance au son.

Le *timbre* est un phénomène plus complexe, mais parfaitement défini aujourd'hui, grâce aux travaux de Willis, Wheatstone et surtout M. Helmholtz.

Le mouvement vibratoire qui réveille le sens de l'ouïe et auquel nous donnons le nom de son n'est pas un mouvement simple. Généralement il est composé de mouvements différents, quant au nombre de vibrations dans un temps donné, et à chacun de ces mouvements correspond un son différent. Seulement parmi ces sons différents notre oreille n'en relève qu'un en ce qui concerne le diapason ou autrement dit son élévation. Les autres sont bien entendus, mais d'une manière confuse, et leur ensemble produit une sensation particulière que nous désignons sous le nom de *timbre*.

Ces sons confus sont les harmoniques du son fondamental dont nous apprécions très-bien la tonalité. Or, pour rendre chacun de ces sons perceptibles, M. Helmholtz a imaginé, d'après le principe bien connu de la production des sons par influence, de petites sphères creuses, percées d'un trou aux deux extrémités opposées de l'axe et qui, en renforçant le son des harmoniques d'un son principal, permettent d'analyser ces sons secondaires.

Il suffit pour cela d'avoir des sphères des différentes grandeurs correspondant à une note déterminée et de les appliquer (un des trous de la sphère correspondant au trou auditif) successivement sur l'oreille pendant que dans le voisinage on produit un son. Or, d'après le principe que nous avons rappelé plus haut, toutes les fois que la masse d'air de la sphère peut rendre un son à l'unisson d'un des harmoniques, cette masse d'air entre en vibration et renforce le son harmonique de manière qu'il puisse être analysé. Ce moyen précieux de disséquer un son et de rendre sensible chacun de ses facteurs a conduit M. Helmholtz à considérer les 3,000 fibres de Corti comme des résonnateurs particuliers

destinés à apprécier non-seulement la tonalité, mais encore
les mille nuances qui caractérisent le timbre des sons. Cette
théorie, exposée par M. Helmholtz dans sa *Théorie physiologique
de la musique* (1868), est plus que vraisemblable; elle réunit
pour elle toutes les présomptions possibles.

Production des sons. — Cette question intéresse le
physiologiste à cause de la production des sons de la voix.

Il y a des corps qui sont incapables de fournir le mouvement
vibratoire caractéristique du son. Aristote avait déjà fait cette
observation.

Ceux qui possèdent cette capacité sont susceptibles d'être
mis en vibration sonore soit par influence, soit par le mouvement de leur masse, soit par une action directe (choc,
frottement, etc.).

Il est évident que les sons vocaux ne sont pas produits par
influence. Nous n'avons pas à nous occuper de ce procédé.
Mais qu'est-ce qui sonne dans le larynx? Est-ce l'air acqué-
rant le mouvement vibratoire dans son passage à travers la
glotte resserrée, ou bien sont-ce les rubans vocaux? Jusqu'à ces
derniers temps, les physiologistes étaient divisés sur ce point,
les uns adoptant l'opinion que les sons vocaux se produisent
par le procédé des tuyaux à bouche de l'orgue, les autres
croyant qu'ils sont produits selon le mécanisme des anches
membraneuses. Longet était parmi les premiers, Müller parmi
les seconds.

Ce dernier, pour appuyer sa manière de voir, avait construit des anches membraneuses; mais il n'en avait retiré
aucun parti applicable à la théorie de la voix, parce que les
trois modèles sur lesquels il a expérimenté ne convenaient
pas à cet effet.

Nous avons fait des expériences analogues, mais en nous
servant d'anches membraneuses en caoutchouc qui rappellent
plus exactement la disposition de la glotte humaine.

Nouvelles anches membraneuses. — Ces anches sont
constituées par deux petites lames de caoutchouc très-minces,
soudées par leurs bords; elles présentent un orifice supérieur
qui doit être la partie vibrante de l'anche, un orifice inférieur
qui doit être soudé exactement sur un tube de caoutchouc
destiné à servir de porte-vent. La longueur de l'orifice supérieur mesure deux centimètres et demi. Les lamelles sont plus

minces que le tube de caoutchouc sur lequel elles sont fixées de manière à pouvoir s'appliquer exactement l'une contre l'autre et à opposer ainsi une certaine résistance au passage de l'air.

Pour obtenir un son, on souffle avec la bouche dans le porte-vent; puis on saisit l'extrémité de l'anche un peu au-dessous

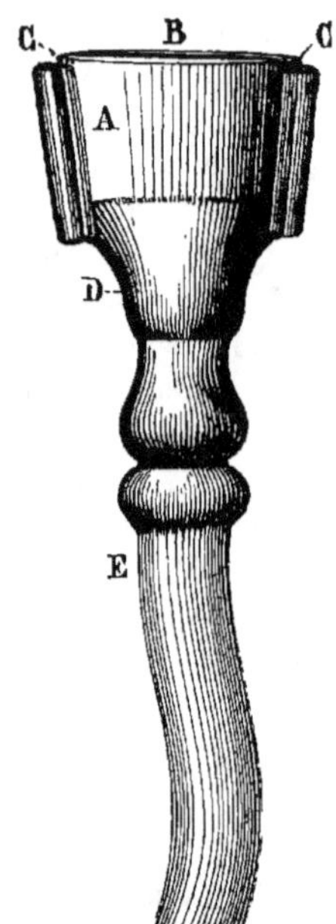

A. Lames de caoutchouc.
B. Ouverture de l'anche.
C. Partie vibrante.
D. Tube de caoutchouc.
E. Tuyau porte-vent.

Fig. 34.

de sa partie libre et on exerce une tension progressive jusqu'à ce que le son soit produit. Deux procédés différents peuvent être employés pour parcourir les différents tons de la gamme. Le premier consiste à tendre de plus en plus les rubans; le second, à diminuer peu à peu avec les doigts la longueur de la partie vibrante.

Si l'on emploie isolément l'un ou l'autre de ces deux procédés, la tension par exemple, les effets que l'on obtient sont très-limités; le son s'élèvera de trois à quatre notes au plus, bien que l'on augmente l'intensité du souffle. Il en est de même de l'occlusion progressive; employée seule, elle ne donne naissance qu'à un nombre de sons très-restreint. Mais, si, pour la production de chaque note, on combine l'occlusion progressive avec la tension, non-seulement les sons seront plus nombreux, mais encore plus agréables, et, l'on pourra ainsi parcourir tous les intervalles compris entre trois octaves, c'est-à-dire la plus grande étendue de la voix humaine.

La formation du son dans ces anches n'est pas si simple qu'on pourrait le croire au premier abord; et, comme nous comparerons plus tard cette formation à celle de la voix humaine, il est de la dernière importance que nous en constations bien les conditions.

A notre avis, l'on doit considérer l'extrémité supérieure de chacune des deux lames membraneuses, c'est-à-dire la partie vibrante, comme si elle était constituée par une série de petites languettes analogues à celles de l'harmonica dont le point fixe serait à une certaine distance au-dessous de la partie vibrante, à 1 centimètre par exemple, tandis que les parties libres correspondraient à la portion libre des lames. Seulement, dans ces anches membraneuses, l'extrémité qui doit être fixée est rendue telle par la tension plus ou moins grande des rubans. Cette tension a pour effet de rapprocher les lames l'une de l'autre en cet endroit, de rendre par conséquent le passage de l'air plus difficile, et d'établir ainsi dans cette partie de l'anche un ressort particulier qui donne la mesure des vibrations que les parties libres situées au dessus doivent effectuer.

Pour obtenir les effets dont nous venons de parler, il est indispensable de saisir les deux bords de l'anche un peu au-dessous de la partie libre. Si la tension était pratiquée tout à fait au niveau de l'orifice supérieur, il serait impossible d'obtenir un son. Cette particularité vient à l'appui de ce que nous disions tout à l'heure sur le siège du ressort de l'anche.

Considérant toujours les lamelles formées par une série de petites languettes dirigées de bas en haut dans le sens de leur longueur, il nous sera facile de comprendre l'influence de la tension sur les modifications du son. En effet, si la tension ne modifie pas la longueur des ces anches, elle modifie profondément leur structure, et elles subissent les mêmes lois qui régissent les vibrations des cordes, ce qui veut dire, en d'autres termes, que le nombre de leurs vibrations est réciproquement proportionnel aux racines carrées des poids qui les tendent. Cependant la longueur des parties vibrantes doit diminuer sous l'influence de la tension, et cette diminution, bien que peu considérable, doit avoir son influence.

Les effets de l'occlusion sur le nombre des vibrations s'expliquent par la modification imprimée à la longueur des parties vibrantes, et cette influence s'exerce selon les mêmes lois qui régissent les vibrations des cordes, c'est-à-dire que le nombre des vibrations est en raison inverse de la longueur des parties vibrantes. De même que, dans les cordes, la quantité dont il faut diminuer la longueur des rubans pour élever le son devient de plus en plus petite à mesure que cette longueur devient moins grande, ce qui revient à dire que, plus l'anche devient petite, moins il faudra la modifier pour abaisser ou élever le ton. L'influence du porte-vent n'est pas très-considérable sur les vibrations de ces instruments. Cela tient, sans doute, aux modifications faciles que l'anche peut subir, soit dans sa tension, soit dans l'étendue de sa partie vibrante, ce qui lui permet de s'accommoder avec toutes les longueurs possibles du tuyau porte-vent.

Les principes que nous venons de donner sur la formation du son dans les anches membraneuses sont la base de la théorie du son de la voix (1).

En admettant que Müller eût été convenablement secondé par la disposition favorable de ses anches, il n'aurait pas pu néanmoins donner des sons de la voix une explication satisfaisante.

En effet, pour lui, les vibrations étaient fournies par la totalité des rubans vocaux et cette croyance seule était un empêchement absolu à la découverte de la vérité.

La question en était là lorsque nous avons démontré que le véritable corps vibrant est constitué, non par les rubans vocaux pris dans leur totalité, mais par le repli muqueux qui se détache de leur bord sous l'influence du passage de l'air. C'est ce que nous avons appelé la *membrane vocale*, réservant celui d'*anche vocale* à la glotte et aux rubans vocaux considérés dans leur ensemble.

(1) Édouard Fournié, *Physiologie de la voix et de la parole*, p. 85. Éditeur Adrien Delahaye, 1866.

Comme nous avons déjà traité cette question à propos des
applications de la physiologie et de l'anatomie (v. p. 223), nous
nous bornerons à dire que les sons de la voix se produisent
selon le mécanisme de la production du son dans les anches
membraneuses et que le corps vibrant essentiel de la voix
humaine est la *membrane vocale* (1).

Formation des sons-voyelles. — Les sons-voyelles sont
des timbres différents, indépendants de la tonalité du son qui
leur sert de matière. M. Helmholtz, en appliquant ses résonnateurs à la formation des sons-voyelles, a démontré que la différence de timbre est bien ce qui caractérise ces sons. Il est
même parvenu à démontrer qu'à chaque son-voyelle correspondent une ou plusieurs notes caractéristiques. Ainsi la voyelle
A est caractérisée par la note mi b_4 ; la voyelle *ou* est caractérisée par la note *fa;* o est caractérisé par la note *si* b_2, etc. (2).

DES BRUITS.

Les bruits se distinguent essentiellement des sons, comme
nous l'avons vu page 439. Pour mettre un certain ordre dans
notre exposition, nous diviserons les bruits qui peuvent inté-
resser le médecin en deux catégories, selon que le bruit est
provoqué par la percussion, ou bien selon que le bruit est produit par le mouvement spontané de nos organes.

Les premiers représentent ce qu'on appelle la *percussion ;*
les seconds sont constitués par ce qu'on désigne sous le nom
d'*auscultation*.

1° Bruits provoqués ou de percussion. — L'idée de percuter les organes directement ou indirectement à travers un
corps interposé appartient à Auenbrugger et à Corvisart. Mais
c'est le professeur Piorry qui a eu le mérite de faire de la
percussion médiate une véritable science de diagnostic.

Depuis la publication du *Traité de la percussion médiate* par
M. Piorry (1828), la percussion a fait quelques progrès, cela
n'est pas douteux : les travaux de MM. Woillez (3), Notta (4),

(1) Voir pour l'explication de la formation des tons, p. 226.
(2) Voir aux applications anatomo-physiologiques la formation physiologique des lettres, p. 232.
(3) WOILLEZ, *Arch. de méd.*, 1855.
(4) NOTTA, *Arch. de méd.*, 1850.

Skoda (1), Flint, Wintrich, Biermer, P. Niemeyer (2), Peter (3), A. Cros (4), H. Favre (5), Mailliot (6) et enfin le traité classique de MM. Barth et H. Roger en font foi; mais il reste beaucoup à faire.

Ainsi, par exemple, on s'entend à peu près lorsqu'on parle de son *mat* et de son *plein*, de son *tympanique;* mais il est regrettable que ces bruits divers n'aient pas une terminologie plus scientifique. Il résulte, en effet, de ce manque de précision dans les termes que chacun comprend à sa façon ce qu'on doit entendre par *submatité,* par son *creux,* par son *vide.* A quoi cela tient-il? Cela tient à ce que les physiciens n'ont pas voulu s'occuper de ce sujet un peu trop médical; cela tient aussi peut-être à ce que les médecins ne se sont pas trouvés suffisamment physiciens. M. Woillez cependant, dans un travail intitulé : *Bruits de percussion,* inséré dans les *Archives de médecine* (1855), a cherché à traiter la question en physicien. Entre autres choses, il a démontré que les *matités* généralement admises sont des *sonorités aiguës,* comme l'avait déjà remarqué Flint. Mais l'auteur lui-même avoue que le problème doit être considéré comme étant encore à l'étude.

L'école de Vienne, sous la direction de Skoda, a cherché de son côté à asseoir le problème sur une base scientifique. M. Niemeyer pense même qu'elle a atteint ce résultat (7). Sans prétendre nier l'intérêt qu'inspirent les travaux de cette école, nous ne saurions cependant accepter comme un progrès l'invention du plessimètre de verre de Hesse *qui permet de décider si l'on a affaire à une hémorrhagie de la peau ou à une simple hyperémie* (8), ni l'invention du bruit de *chuchotement* ou de *cliquetis,* sous prétexte que la dénomination de *pot fêlé,* habituellement employée, est *empirique* et *spécifique* (9), ni l'invention du *bruit skodique* de la pleurésie signalé pour la première fois par Notta (Archives de médecine, t. XXII, 1850).

<hr>

(1) Skoda, *Traité de percussion et d'auscultation.* Vienne.

(2) P. Niemeyer, *Précis de percussion et d'auscultation.*

(3) Peter, *Plessigraphe.*

(4) *Plessimètre et dermographie.*

(5) H. Favre, *Exposé sommaire de plessimétrisme.*

(6) *Discussion sur les mouvements du cœur.*

(7) Paul Niemeyer, *Précis de percussion et d'auscultation,* traduit de l'allemand par A. Szerlecki fils, p. 2.

(8) Loc. cit., p. 3.

(9) Loc. cit., p. 11.

Malgré l'insuffisance et l'imperfection du langage employé en plessimétrie, on peut néanmoins s'entendre. En considérant comme *plein* et *sonore* le bruit que l'on obtient en percutant au-dessous de la clavicule sur un individu sain, on peut désigner sous le nom de *mat* le bruit que l'on obtient au niveau du foie, et sous le nom de *tympanique* celui qu'on obtient au niveau des intestins distendus par des gaz. Les nuances que présentent ces trois bruits types peuvent recevoir des dénominations explicatives; il en est de même du mélange, de l'association de ces divers bruits. Le bruit *plein* et *sonore* est produit par la vibration simultanée, et en proportions variables, des solides et des gaz. Lorsqu'on percute un poumon sain, on entend le bruit des parois thoraciques et le bruit de l'air dont les vibrations semblent se propager dans un certain périmètre; quand on percute un poumon plus ou moins envahi par la tuberculose, le son plein des parois thoraciques n'est plus accompagné par le son clair de l'air bronchique placé au dessous et le bruit est *mat*. Le bruit *tympanique* est obtenu toutes les fois qu'on percute au-dessus d'une cavité remplie d'air ou d'un fluide gazeux.

La connaissance de la valeur de ces divers bruits, jointe à la connaissance des résultats plessimétriques que l'on obtient sur le corps de l'homme sain, permet de délimiter la plupart des organes, et de dire s'ils ont augmenté ou diminué de volume, si leur densité ou leur constitution intime a été modifiée. Sans doute, on a exagéré les résultats du plessimétrisme; mais, réduit à ses justes proportions, c'est un moyen de diagnose des plus précieux. Quant à la question de savoir s'il est préférable de percuter sur le doigt ou sur un plessimètre, nous pensons que le meilleur moyen est celui qui est le moins compliqué. Par conséquent, nous donnons la préférence à la percussion du doigt appliqué par sa face palmaire sur la partie qu'il faut explorer. Le motif de cette préférence repose d'ailleurs sur cette considération que le doigt, par le toucher, saisit des nuances qui échappent si on interpose un corps étranger.

BRUITS SPONTANÉS DES ORGANES OU AUSCULTATION.

Il y a des bruits qui accompagnent naturellement le fonctionnement régulier de nos organes; il en est d'autres qui sont le résultat d'un fonctionnement morbide. De là deux divisions naturelles dans l'étude des bruits. Mais, comme la plupart des bruits que nous avons à étudier sont produits par les organes de la respiration et de la circulation, nous signalerons séparément ces deux ordres de bruits en leur appliquant néanmoins la division de bruits normaux et de bruits anormaux.

Bruits normaux de la respiration. — Ici, pas plus que pour les bruits de percussion, nous n'avons pas grand'chose à emprunter aux physiciens par la même raison que nous avons donnée plus haut.

A quoi tiennent les bruits de la respiration normale ? Consi. dérant que tout son, pour mériter ce nom, doit être le résultat d'au moins seize vibrations par seconde ; considérant que, dans les conditions normales de l'inspiration et de l'expiration, le son n'est pas produit par les vibrations sonores de l'air ; considérant, d'un autre côté, que l'ensemble des tuyaux bronchiques forme une surface considérable sur laquelle frôle l'air en entrant et en sortant ; considérant encore que cette surface est plus ou moins humectée, plus ou moins rugueuse, nous sommes conduit à penser que les bruits normaux de la respiration sont produits par le frôlement de l'air sur la surface des bronches. Cette manière de voir, confirmée par des expériences que nous avons effectuées sur des tuyaux dont la surface intérieure était diversement modifiée par des enduits rendus plus ou moins rugueux avec du sable ou avec des corps plus volumineux, a l'avantage de rendre facile l'explication de la plupart des bruits pathologiques.

Bruits anormaux. — Les bruits anormaux peuvent n'être que l'exagération, la diminution ou la modification des bruits normaux, ou bien encore ils sont dus à des modifications nouvelles survenues dans la constitution de l'arbre respiratoire ou de ses dépendances.

1° Le bruit respiratoire peut être simplement *exagéré* comme cela arrive dans certaines inflammations profondes ou superficielles. Dans ce cas, l'exagération du bruit tient à l'exagération des conditions qui le produisent à l'état normal, c'est-à-dire à l'exagération des inégalités, à la plus grande abondance des liquides qui recouvrent la surface bronchique.

La respiration prend un caractère de *rudesse* si la surface des bronches est enflammée ou sèche ; si l'inflammation est

plus intense, les tuyaux bronchiques se trouvent légèrement
rétrécis par le gonflement de la muqueuse, la sécrétion des
mucosités est plus abondante, et nous avons alors des bruits
plus prononcés, des râles, qu'on désigne sous le nom de *râles
sibilants* et *ronflants :* ce sont les râles de la bronchite, du catarrhe, de l'emphysème.

Si l'inflammation est peu intense et que la sécrétion muqueuse soit très-abondante, l'air, en passant sur ou au travers
de ces mucosités, les met en mouvement, d'où il résulte un
bruit qu'on désigne sous le nom de *râle sous-crépitant.* Ce
râle s'observe surtout dans les bronchites à la seconde période, dans les catarrhes avec dilatation bronchique et à la période de ramollissement des tubercules ainsi que dans l'hémo-
phthisie.

Si l'inflammation est intense, et de plus si elle siège vers
les dernières ramifications bronchiques, celles-ci, encombrées
de mucosités, ne s'ouvrent que difficilement; l'air, cependant,
les traverse avec un certain effort et vient éclater dans les vésicules pulmonaires. Cette pénétration difficile produit un
bruit qu'on désigne sous le nom de *râle crépitant.* On trouve
ce râle dans les pneumonies commençantes; mais, dès que
l'inflammation s'est propagée jusque dans les vésicules, on
n'entend plus rien parce que l'air ne pénètre plus jusqu'à
elles ; dès que les vésicules deviennent de nouveau perméables,
à la fin de la maladie, on entend le *râle crépitant de retour.*

2° Les bruits respiratoires peuvent être complètement modifiés, remplacés par d'autres. Voici dans quelles conditions :
La respiration est *bronchique* ou *tubaire* lorsque, par suite de
l'oblitération des vésicules et des petites ramifications bronchiques dans une certaine étendue, le murmure fin et musical
qui est produit par le frôlement de l'air sur ces parties ne se
fait plus entendre. L'oreille ne saisit plus dès lors que le bruit
de souffle qui est produit par le frôlement de l'air sur les gros
tuyaux. Le souffle tubaire se produit également lorsqu'un
épanchement de liquide dans la plèvre comprime le poumon
et empêche le murmure vésiculaire d'arriver jusqu'à l'oreille.
Les maladies qui produisent l'effacement des petites bronches
et des vésicules sont la pneumonie, la phthisie et la pleurésie
avec épanchement.

La *respiration est caverneuse* lorsque le frôlement de l'air vient retentir dans une excavation pulmonaire produite par la dilatation en ampoule d'une bronche volumineuse ou par la destruction du tissu pulmonaire.

La respiration est amphorique, lorsqu'elle présente un timbre plus retentissant, plus métallique que la respiration caverneuse. Ce bruit se produit toutes les fois qu'il existe un épanchement gazeux dans la plèvre avec perforation du poumon, ou bien lorsqu'il existe une caverne très-vaste ou très-superficielle.

Le bruit de craquement est lié à la présence des tubercules ; il est probable qu'il est dû au déplissement inégal, irrégulier du tissu pulmomaire.

Le *frottement pleurétique,* quelquefois assez rude pour être perçu avec la main appliquée sur le thorax, est dû aux inégalités que produisent les fausses membranes développées dans la plèvre.

Les bruits dont nous venons de parler peuvent être perçus, soit distinctement par l'oreille appliquée sur le thorax, soit par l'intermédiaire d'un tube renforçant, désigné sous le nom de stéthoscope. Le grand Laennec a inventé l'instrument, mais il a surtout inventé la chose, c'est-à-dire l'auscultation. (Laennec, *Traité de l'auscultation médiate,* Paris, 1818. — Barth et Roger, *Traité pratique d'auscultation.*)

Bruits normaux du cœur et des vaisseaux. — Il n'est pas de question, depuis la découverte de l'auscultation, qui ait soulevé des opinions plus nombreuses et plus contradictoires que celle de l'origine des bruits du cœur. Cependant les expériences de MM. Chauveau et Marey avec le cardiographe semblent avoir clos le débat, en donnant raison à la théorie de Rouannet.

D'après cette doctrine, les bruits du cœur sont dus au jeu des valvules cardiaques. Le premier bruit coïncide avec la systole ventriculaire et est produit par le redressement brusque des valvules auriculo-ventriculaires. Le second bruit coïncide avec la diastole ventriculaire et est produit par le redressement des valvules sygmoïdes, sous l'influence du choc en retour de la colonne sanguine.

Toutes les machines dans lesquelles le cours des liquides est réglé par des soupapes font entendre des bruits analogues à ceux du cœur. D'un autre côté, si on vient à détruire les valvules sygmoïdes sur un animal, le second bruit du cœur disparaît. Cette théorie a donc pour elle la garantie de l'expérience et du raisonnement; elle a, de plus, le suffrage de l'observation des bruits pathologiques qui sont dus le plus souvent à des lésions valvulaires.

Bruits anormaux du cœur. — Les bruits anormaux du cœur peuvent se produire dans les cavités mêmes du cœur ou en dehors de l'organe. De là deux divisions :

1. Les bruits qui se produisent dans l'intérieur même du cœur, sont des bruits de *souffle*, des *bruits de râpe*, de *lime*, de *scie*, de *sifflement*. Ces derniers ne sont que des modifications du bruit de souffle, dont nous allons nous occuper tout particulièrement.

Bruit de souffle. — Les bruits de souffle peuvent être produits par des causes diverses, par des rétrécissements ou des insuffisances des orifices cardiaques, par des concrétions fibreuses ou des végétations implantées au pourtour des orifices du cœur, par la compression des gros vaisseaux, par des altérations du sang telles que l'hydrémie et l'hyperémie, par un excès d'énergie du cœur. On voit, d'après cela, combien il est important de bien établir la signification des bruits en les rattachant à la cause qui les produit. Nous y parviendrons en indiquant le moment précis où se produit le souffle, en indiquant le point où il se produit avec le plus d'intensité, et la direction dans laquelle il paraît se produire.

1° Il est un bruit de souffle qui se produit un peu avant le premier bruit et qui parfois se prolonge durant ce dernier de manière à le masquer plus ou moins complètement. Ce bruit se fait entendre principalement au niveau du cartilage de la troisième côte et semble se prolonger vers la pointe du cœur. On attribue généralement ce bruit à un rétrécissement de l'*orifice mitral*. Cette explication concorde avec la théorie physiologique, puisque la contraction des oreillettes s'effectue immédiatement avant le premier bruit normal.

2° Un second bruit de souffle se produit simultanément avec le premier bruit normal. Son siège est à la base du cœur et il semble se prolonger sur l'aorte et les carotides.

D'accord en cela avec les données de la physiologie, on pense généralement que ce bruit est produit par un rétrécissement aortique, quelle que soit sa nature. Cependant on trouve ce bruit de souffle en l'absence de toute lésion cardiaque;

et alors on l'explique par une diminution de la tension du sang dans les vaisseaux. (M. Marey.)

3° Un troisième souffle a lieu après le premier bruit. On l'attribue à une insuffisance mitrale.

4° Un quatrième souffle a lieu pendant le second bruit. Il a été attribué à l'insuffisance aortique (Beau) et aussi à un rétrécissement auriculo-ventriculaire (Hérard). Dans le premier cas, les valvules sygmoïdes ne présentent pas un obstacle suffisant au retour du sang : de là le souffle. Dans le second cas, il est assez difficile d'expliquer sa production. Cependant la coïncidence du retrécissement et du souffle au second bruit n'est pas douteuse, et c'est même dans le cas de rétrécissement mitral que l'on trouve les altérations les plus fréquentes dans le rhythme des battements du cœur.

II. Les bruits qui se passent en dehors du cœur sont des bruits de *frôlement,* de *râpe* de *cuir neuf,* de *raclement.* Ils sont produits par des inégalités développées sur un des feuillets du péricarde ou sur les deux, et qui rendent le glissement difficile et sonore. Ces inégalités sont produites par les fausses membranes de la péricardite. Le *frôlement* indique que les fausses membranes sont récentes, minces ; le bruit de *râpe* de *cuir neuf* indique que les fausses membranes sont plus épaisses, plus inégales, plus anciennes ; le bruit de raclement indique le plus souvent le développement de corps plus durs que les précédents, des plaques cartilagineuses, osseuses, osséo-calcaires siégeant dans les feuillets du péricarde ou dans les parois du cœur.

Bruits des gros vaisseaux. — La théorie physique des bruits dans les vaisseaux est loin d'être satisfaisante. Les uns, avec Th. Weber (*Physikalische und physiologische Experimente über die Vortschung der Geraüsche in den Blutgefässen* (Arch. f. Physiolog. Heilkunde, 1855, t. XIV, page 40), rapportent la production de ces bruits au frottement du liquide contre la surface interne des vaisseaux et aux vibrations sonores que ce frottement excite dans les parois vasculaires ; les autres, avec M. Chauveau (*Études pratiques sur les murmures vasculaires ou bruits de souffle*), pensent que le bruit de souffle est produit par la vibration d'une veine liquide pénétrant dans une partie relativement plus large et avec une vitesse suffisante.

Quoi qu'il en soit, la physique nous apprend qu'il suffit

d'augmenter l'écoulement d'un liquide dans un tube, pour obtenir un bruit ; elle nous enseigne aussi que la présence d'aspérités à la surface interne des tubes détermine également un bruit ; elle nous apprend enfin que les dilatations et les rétrécissements sur le parcours de la veine liquide sont également des causes de bruit. Sur ces données, on peut se rendre compte du mécanisme de la plupart des bruits vasculaires.

1° Dans les artères, on entend souvent un bruit de souffle indépendant de la propagation des bruits de souffle du cœur, et qui se généralise dans toutes les artères. Ce bruit coïncide avec l'anémie, la chlorose, l'hydrémie, et ne peut être attribué à une lésion vasculaire. M. Parrot, cependant, a attribué ce souffle à l'insuffisance de l'orifice tricuspidien.

M. Marey explique ce bruit de souffle par une diminution de l'élasticité vasculaire.

Quant aux bruits de souffle localisés, ils sont toujours produits par une lésion du tissu vasculaire, et ici la physique nous donne parfaitement raison. En effet, nous trouvons le bruissement continu dans l'anévrysme artérioso-veineux, et le souffle plus ou moins doux, plus ou moins rude dans l'anévrysme, dans les compressions artérielles, dans le rétrécissement, dans le développement de plaques crétacées.

2° Dans les veines, les bruits de souffle sont continus ; tantôt c'est un souffle plus ou moins fort, tantôt un souffle à double courant (bruit de diable de Bouillaud), tantôt un sifflement modulé, un piaulement. Ces souffles se font principalement entendre au niveau des jugulaires, et on acquiert la certitude qu'ils proviennent des veines et non des artères en les faisant disparaître par la compression de la veine au-dessus du point qu'on ausculte. A quoi attribuer ces bruits ? On les observe principalement dans la période avancée des chloro-anémies, mais il est difficile jusqu'à présent de se rendre compte du mécanisme de leur production.

Souffle utérin.— M. Depaul (Auscultation obstétricale, 1847) appelle *souffle utérin* un bruit particulier qui peut être entendu à travers les parois abdominales de la femme grosse, à partir de la dixième semaine. Ce souffle, qui peut être produit par les causes diverses qui provoquent le développement de l'utérus, paraît avoir son siège dans les artères utérines et doit être attribué, selon M. Depaul, au développement considérable des vaisseaux artériels.

Bruit de contraction musculaire.— Quand on fait contracter un muscle, l'oreille appliquée à proximité peut saisir un bruissement qui est dû évidemment au plissement de toutes les parties qui entrent dans la constitution du muscle.

Dynamoscopie. — Partant de cette expérience vulgaire qu'on entend un certain murmure quand on introduit le doigt dans l'oreille, M. Collongues a pensé qu'il était possible de mesurer l'état de vie des individus en appréciant la tonalité du son qu'ils provoquent par l'introduction du doigt dans l'oreille de l'observateur. M. Collongues a fait construire un appareil destiné à cet effet et qu'il désigne sous le nom de *dynamoscope*.

Il y a peut-être quelque chose sous cette idée, mais d'abord il faudrait établir expérimentalement l'origine du murmure que l'on entend en introduisant le doigt dans l'oreille. Or, cela n'a pas été fait. M. Collongues l'attribue à une vibration nerveuse; d'autres pensent qu'il est le résultat de la contraction musculaire insensible.

DE L'OPTIQUE.

Les lois de l'optique ont reçu de si nombreuses applications à la physiologie et à la médecine, qu'il nous paraît indispensable d'adopter une méthode d'exposition qui nous permettra de tout signaler sans nous exposer à des répétitions ou à des longueurs. Nous considérerons d'abord les applications des lois de la *réflexion*, et en second lieu les applications des lois de la *réfraction*.

1º LOIS DE LA RÉFLEXION.

Laryngoscope.— Rhinoscope.— Otoscope.—Endoscope.

Laryngoscope.— L'ophthalmoscope est un appareil dont le fonctionnement repose à peu près exclusivement sur les lois de la réfraction. On ne peut pas, en effet, éclairer *utilement* le fond de l'œil si, au préalable, on ne modifie pas la direction des rayons lumineux au moyen d'un verre réfringent, concave ou convexe.

Il n'en est pas de même du laryngoscope qui repose exclusivement sur les lois de la réflexion : envoyer directement ou indirectement, au moyen d'une lentille ou d'un miroir concave, un pinceau de rayons lumineux sur un miroir plan placé au fond de la gorge dans une position convenable, tel est le principe essentiel du laryngoscope. Son fonctionnement ressort donc exclusivement des lois de la réflexion.

Origine. — Il en est du laryncoscope comme de la plupart des inventions qui, en général, ne sortent pas de toutes pièces du cerveau d'un seul homme. Le laryngoscope a eu sa période d'initiation, de préparation, de tâtonnement, et il n'a été réellement une acquisition scientifique que le jour où un homme de foi et de persévérance a élevé son emploi au niveau d'une *méthode scientifique*.

Parmi les initiateurs qui eurent le désir fort naturel de plonger le regard dans la cavité laryngienne, nous trouvons :

1° Cagniard de Latour, qui, en 1825, eut l'idée d'introduire dans le fond de l'arrière-gorge un petit miroir, espérant qu'à l'aide des rayons solaires et d'un second miroir il pourrait apercevoir la glotte ; mais il ne réussit qu'à voir l'épiglotte et d'une manière imparfaite (1).

2° Senn, de Genève (1827), fit, avec un miroir porté au fond de la gorge, une seule tentative qui avorta promptement à cause des difficultés (2).

3° Trousseau et Belloc (1837) employèrent un spéculum si imparfait, celui de Selligues, qu'ils furent les premiers à en dissuader l'usage (3).

B. Babington (1829) vit la partie supérieure du larynx avec un petit miroir pharyngien éclairé directement avec une lampe ; il appelait son miroir *glottiscope* (4).

Baumès (de Lyon), en 1838, se servit d'un petit miroir articulé sur un manche et dont le plan de réflexion pouvait, par conséquent, être modifié à volonté (5).

Liston, en 1840, vit plusieurs fois le larynx au moyen d'un miroir de dentiste.

(1) Journal l'*Institut*, n° 225.

(2) Senn, *Journal des Progrès*, 1829, t. V, p. 231

(3) Trousseau et Belloc, *Traité de la phthisie laryngée*, p. 178. 1837.

(4) Thomas Windsor, in *The Britisch and Foreing medico - chirurgical.* Janvier 1863.

(5) Verneuil, in *Documents historiques sur l'invention du laryngoscope* (Gazette hebdomadaire, mars 1863).

A. Warden, en 1844, renforça la lumière artificielle au moyen d'un prisme qui envoyait la lumière sur un second prisme placé au fond de la gorge.

Enfin Garcia, en 1855, ignorant certainement les tentatives que nous venons d'énumérer, — car, professeur de chant, il ne pouvait connaître les circonstances bibliographiques que les médecins eux-mêmes ignoraient, — eut l'idée de placer au fond de sa gorge un miroir de dentiste sur lequel il dirigeait les rayons du soleil. Non-seulement il eut cette idée, mais encore il l'appliqua avec persévérance à l'étude du fonctionnement des rubans vocaux, et, le 4 mai 1855, M. Sharpey lisait devant la société royale de Londres le mémoire de M. Garcia intitulé : *Observations physiologiques sur la voix humaine* (1).

C'est ainsi que l'application du laryngoscope à la physiologie faisait son entrée définitive dans la science par l'intermédiaire d'un professeur de chant.

Le mémoire de M. Garcia fut traduit en français et adressé directement à plusieurs médecins, entre autres M. Mandl; mais, soit manque de confiance, soit que l'idée ne fût pas assez mûre pour germer utilement dans les esprits, l'investigation laryngienne, au moyen d'un miroir, passa pour ainsi dire inaperçue, malgré les articles de Segond et de Diday qui parurent dans les journaux de médecine.

Un seul médecin, M. Guéneau de Mussy (1859), expérimenta le miroir laryngien dans les hôpitaux, mais sans résultat utile.

Il n'en était pas de même à Vienne où Turck, médecin en chef de l'hôpital général, prit le soin d'appliquer à la pathologie le moyen que Garcia avait si heureusement appliqué à la physiologie. Ce médecin prit l'invention nouvelle avec tant d'enthousiasme qu'il osa écrire un jour qu'avec le miroir laryngien il avait pu plonger ses regards jusque dans *la bronche droite.*

Illusion volontaire ou involontaire, le fait n'en est pas moins impossible. Turck avait oublié les courbures du tube aérien.

Avec Garcia et Turck, la laryngoscopie était devenue une méthode scientifique, puisque déjà la science s'était enrichie de quelques-unes de ses applications. Que lui manquait-il donc pour être employée et acceptée de tous, surtout des médecins fran-

______

(1) *Proceedings of the R. S.*, p. 399, vol. VII. 1855.

çais au milieu desquels elle avait en quelque sorte pris naissance ? Il lui manquait ce quelque chose qui fait qu'une nouveauté s'impose ou ne s'impose pas : le côté pratique.

Garcia et Turck n'employaient, pour éclairer le larynx, que
la lumière solaire, et, ne croyant pas à la possibilité d'utiliser
(après essai cependant) la lumière artificielle, ils en étaient
réduits à interrompre leurs observations laryngoscopiques pendant l'hiver.

Czermak, professeur de physiologie à l'Université de Pesth,
pressé de terminer ses recherches sur la formation des lettres
gutturales, et mieux avisé que les autres, eut l'idée d'appliquer
à l'éclairage du larynx le procédé que Ructe employait pour
l'éclairage de l'œil. Ce procédé consiste à recueillir sur un
miroir concave les rayons lumineux émanés d'une lampe ordinaire, et de les projeter sur le petit miroir placé au fond de la
gorge (1).

Dès lors le laryngoscope était un instrument tout à fait pratique, à la portée de tous, et à la libre disposition du médecin
à toute heure du jour et de la nuit. Aussi nous nous expli-
quons l'enthousiasme qui accueillit Czermak, lorsqu'en 1860
il vint montrer, dans les hôpitaux de Paris, les avantages, facilement obtenus, de l'examen laryngoscopique avec la lumière
artificielle.

De cette époque date réellement l'application de la laryngoscopie à la pathologie.

Au point de vue physiologique, la lumière solaire peut
suffire, car pour étudier on peut prendre son temps et son
heure ; au point de vue médical la lumière solaire était insuffisante, car le médecin a besoin de ses moyens à toute heure.
Aussi Garcia peut être regardé comme le premier inventeur
de la méthode laryngoscopique au point de vue physiologique,
et Czermak comme le premier inventeur de cette méthode au
point de vue médical. Telle était déjà notre opinion en 1862
lorsque nous publiâmes notre Étude pratique sur le laryngoscope, et elle n'a pas changé (2).

Description. — A la rigueur, le laryngoscope est constitué

____

(1) CZERMAK, *Du laryngoscope et de son emploi en physiologie et en médecine.* Paris, 1860.

(2) *Étude pratique sur le laryngoscope et sur l'application des remèdes
topiques dans les voies respiratoires*, 1862.

par un simple miroir que l'on place au fond de la gorge de telle façon qu'il puisse refléter l'image du larynx. Un rayon de lumière, venant de n'importe où et projeté sur le miroir, suffit pour que l'examen laryngoscopique soit réalisé. Oui, mais cette question de lumière, qui semble jouer ici un rôle accessoire dans l'instrumentation, est au contraire tout à fait capitale. On n'examine pas le larynx des malades en plein soleil et en plein midi. Il faut donc que la question de l'éclairage soit mise sur le même plan que le miroir laryngien quand on parle d'examen laryngoscopique, et qu'elle reçoive sa part dans une bonne définition du laryngoscope.

Le laryngoscope est un appareil composé de deux miroirs distincts : l'un de ces miroirs, faisant office de réflecteur, dirige sur l'autre, placé au fond de la gorge, un pinceau de rayons lumineux suffisant pour que ce dernier éclaire à son tour le larynx et envoie l'image de la glotte à l'œil de l'observateur.

1° **Miroir réflecteur.**— Si l'on pouvait faire en sorte que la lumière solaire pût atteindre directement le miroir placé au fond de la gorge, cet éclairage serait suffisant et l'on pourrait se passer de réflecteur; mais la lumière solaire a l'inconvénient grave d'être variable et d'échapper à la volonté de l'observateur. Le laryngoscope doit pouvoir être employé à toute heure du jour et de la nuit, et, comme les lumières dont on peut disposer habituellement seraient insuffisantes, l'on a dû avoir recours à la concentration des rayons lumineux au moyen d'un miroir concave que l'opérateur fixe sur un point de sa tête, ou au moyen de verres lenticulaires que l'on place devant le foyer d'une lampe.

Le choix du mode d'éclairage, en laryngoscopie, ayant une grande importance, nous examinerons séparément l'éclairage avec le réflecteur concave que l'opérateur fixe sur sa tête et l'éclairage avec les lentilles que l'on dispose devant un foyer de lumière situé entre l'opérateur et le malade. Au premier nous donnons le nom d'*éclairage mobile;* nous désignons le second sous le nom d'*éclairage fixe.*

Éclairage mobile.— Cet éclairage consiste à recueillir les rayons de lumière émanés d'une lampe au moyen d'un miroir concave percé d'un trou à son centre, et à les diriger dans le fond de la gorge. Le trou central avait été imaginé parce que l'on croyait nécessaire, pour voir l'image du larynx, de placer

l'œil dans la direction de l'axe principal des rayons lumineux.
L'expérience a prouvé que ce trou était complétement inutile,
et, au lieu de placer le miroir devant un œil, on le dispose
généralement sur le front.

Le miroir réflecteur mesure de 6 à 8 centimètres de diamètre et sa distance focale est en général de 20 à 30 centimètres.

Depuis dix-huit ans nous avons adopté, comme étant la
plus commode, la disposition suivante si habilement réalisée
par M. Charrière. Le miroir A est fixé à l'extrémité d'une tige en
acier au moyen d'un pivot à genouillère D. Au-dessus de ce pivot,
se trouve une petite gouttière rembourrée C que l'on applique
sur la racine du nez. Le miroir se trouve ainsi placé immédiate-

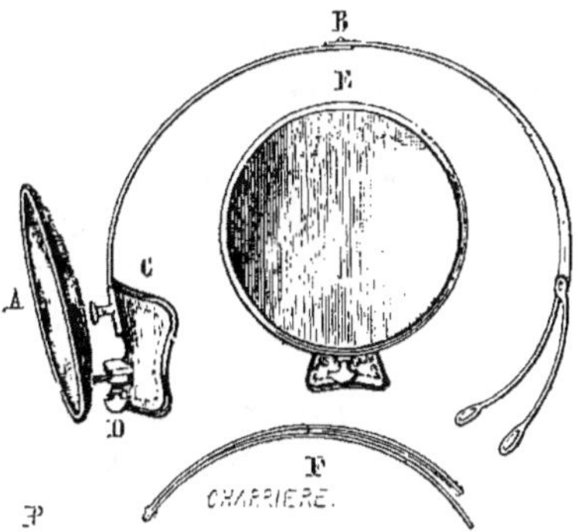

Fig. 35. — Miroir réflecteur du Dr Fournié.

ment au-dessus du plan occulaire, et il est maintenu dans cette
position par la tige d'acier B qui, parcourant sur la ligne médiane la circonférence du crâne, va se fixer, en se divisant en
deux branches, sur la partie postérieure de la tête. M. Charrière
a eu l'heureuse idée d'établir sur cette tige courbe trois articulations qui permettent de la réduire à un très-petit volume,
quand, après s'être servi du miroir, on veut le mettre dans une
boîte ou dans sa poche F.

Ce mode d'éclairage, avec le miroir placé sur le front, est
celui que nous employons depuis le début de notre pratique,
et nous avons beaucoup de raisons pour le conserver.

L'idée de l'éclairage mobile appartient à Czermak.

Éclairage fixe.— L'idée d'envoyer directement les rayons de lumière après les avoir concentrés au moyen d'une lentille appartient à Turck. Ce médecin se servit d'abord de la boule creuse remplie d'eau qu'emploient d'habitude les cordonniers pour éclairer leur travail. Plus tard il fixa le miroir concave de l'éclairage mobile sur un pied à pivot, dans le but, disait-il, de rendre le miroir indépendant des mouvements du médecin, et aussi sans doute pour faire autrement que ne faisait Czermak.

En France, ce mode d'éclairage fixe a été réalisé par M. Moura-Bourouillou dans un appareil qui porte le nom de *pharyngoscope*. La partie essentielle de cet instrument est une lentille biconvexe, entourée, encerclée d'un miroir circulaire. La lentille concentre les rayons de la lampe, et le miroir permet au malade de voir son larynx pendant que le médecin pratique l'examen. Ce miroir peut également servir à l'examen auto-laryngoscopique.

Le principe étant donné, l'instrumentation a varié dans les détails, et chacun a adopté, selon ses convenances, une disposition différente.

Aussi n'est-ce pas le laryngoscope de tel ou tel que nous devons examiner, mais le principe même de l'éclairage fixe.

Or, selon nous, l'éclairage fixe ne présente pas les avantages de l'éclairage mobile, et de plus il offre des inconvénients que celui-ci n'a pas. Comme manœuvre, les deux éclairages se valent : l'un est aussi facile que l'autre. Mais l'éclairage fixe présente l'inconvénient de tenir les yeux de l'opérateur à une certaine distance de la gorge du malade ; l'interposition d'une lampe entre le malade et le médecin est gênante ; enfin, si le malade vient à bouger la tête pendant une opération, il faut de nouveau le remettre dans la direction des rayons lumineux.

Avec l'éclairage mobile, ces inconvénients n'existent pas. Du moment que l'opérateur a mis son réflecteur au point, il n'a plus à s'occuper de la lumière, qui, désormais, éclaire tous les points qu'il regarde. C'est ainsi qu'il peut suivre tous les mouvements des malades sans cesser un instant d'éclairer la cavité pharyngienne.

Miroir guttural ou miroir laryngien. — Le second miroir, que nous appelons miroir guttural, est la partie essentielle du laryngoscope ; c'est un petit miroir plan fixé à l'extrémité d'une tige métallique. Successivement rond, elliptique, carré, le miroir guttural a conservé, comme étant la meilleure, la forme quadrangulaire que Czermak lui a donnée.

Dès le principe on se servait de miroirs métalliques d'un entretien très-difficile, et qui avaient en outre le désavantage de ne pas donner une image naturelle. Ceux que l'on emploie aujourd'hui sont en verre étamé et entourés d'un cadre en maillechort ou en argent.

Le sexe, l'âge, l'état pathologique introduisent dans la conformation de l'arrière-gorge des différences assez sensibles pour nécessiter, dans les miroirs, des dimensions différentes. Nous avons employé jusqu'à présent les trois dimensions suivantes : 1 centimètre carré, 2 centimètres carrés, 3 centimètres carrés. Ces trois miroirs suffisent, et au delà, pour parer à toutes les difficultés.

Le miroir laryngien est soudé par un de ses angles à une tige

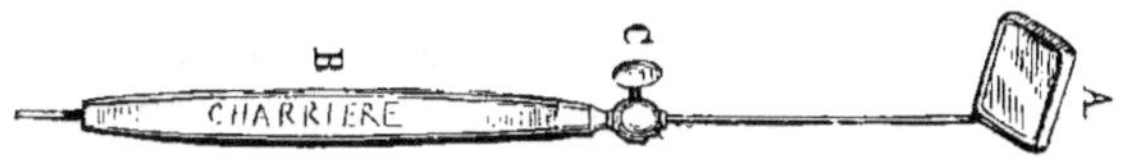

Fig. 36. — Miroir guttural.

métallique longue de 10 à 15 centimètres. La disposition anatomique de la région pharyngo-laryngienne nous indique que la cavité du larynx ne peut être éclairée par le miroir guttural que de haut en bas et d'arrière en avant ; par conséquent, dans l'examen laryngoscopique, le plan du miroir devra couper obliquement le plan de la paroi pharyngienne et quelquefois lui être parallèle.

Pour donner cette position inclinée au miroir, on est obligé de relever la tige qui le supporte aussi haut que l'ouverture buccale de celui qu'on examine le permet ; mais il est rare que l'on puisse obtenir par ce moyen une inclinaison suffisante. Pour rendre l'inclinaison du miroir indépendante des dimensions de l'ouverture buccale du malade, on a imaginé de réunir la tige et le miroir sous un angle donné.

C'est cet angle que l'on nomme angle d'ouverture et que le praticien doit savoir modifier selon la disposition variable que présente l'arrière-gorge des individus.

Examen laryngoscopique. — Le maniement du laryngoscope n'est pas ordinairement difficile, et il est certainement des moyens de diagnostic dont l'application est beaucoup plus compliquée.

En quoi consiste, en effet, l'examen laryngoscopique? Il consiste à diriger, au moyen d'un miroir réflecteur, des rayons lumineux sur un petit miroir placé au fond de la gorge, et à donner à ce dernier une position telle qu'il puisse renvoyer à l'œil l'image des parties qu'il éclaire à son tour.

Pour atteindre facilement ce but, il est nécessaire de réunir les trois conditions suivantes :

1° La connaissance topographique de la région pharyngolaryngienne ;

2° La notion des lois générales de la catoptrique ;

3° L'intelligente docilité du malade ; celui-ci doit ouvrir suffisamment la bouche et disposer sa langue de façon que l'introduction du miroir au fond de la gorge ne présente aucune difficulté.

L'examen de son propre larynx, ou, autrement dit, l'autolaryngoscopie, est un exercice qui favorise singulièrement l'application du laryngoscope sur autrui.

Autolaryngoscopie. — Czermak, qui cultiva la laryngoscopie au point de vue physiologique principalement, s'exerça beaucoup à voir son propre larynx, et, à cet effet, il adopta la disposition suivante :

Les rayons de la lampe étaient dirigés sur un miroir concave placé sur un pied, et, de là, renvoyés sur le miroir placé au fond de la gorge. L'image du larynx venait à son tour se refléter dans le miroir placé à une petite distance de la tête.

Cette disposition n'est pas rationnelle, et c'est ce qui explique pourquoi Follin et plusieurs autres, dont on ne pouvait pas incriminer l'adresse, ne réussirent pas à voir leur propre larynx. En plaçant le réflecteur concave au même niveau que la bouche, il est à peu près impossible d'éclairer le larynx, à moins cependant qu'on n'incline très-fortement la tête en arrière. Tout le monde ne peut pas prendre cette position gênante, et de là, pour quelques-uns, l'impossibilité de l'*autolaryngoscopie* dans ces conditions.

Czermak n'avait pas suffisamment fait attention à la direction que l'on doit donner aux rayons incidents. Oubliant que le petit miroir placé au fond de la gorge a nécessairement une position oblique, il n'avait pas prévu qu'un faisceau de rayons lumineux, dirigé dans le sens du plan de la bouche à son miroir réflecteur, devait donner lieu à une réflexion incapable d'éclairer le larynx. De là, la nécessité d'incliner fortement la tête en arrière afin que l'angle de réflexion, égal à l'angle d'incidence, projette les rayons dans la cavité laryngienne.

Cette objection, applicable au procédé de Czermak, ne l'est pas au procédé qui consiste à recevoir directement sur le miroir guttural la lumière concentrée par une lentille placée devant une lampe. Dans ce procédé, qui est celui de M. Moura-Bourouillou et de tous ceux qui emploient l'éclairage fixe, l'abondance des rayons lumineux qui sont projetés sur le miroir guttural fait qu'un certain nombre de ces derniers va éclairer la cavité laryngienne; mais ils sont d'autant plus abondants qu'on incline plus fortement la tête en arrière.

Pour remédier à ces inconvénients et rendre l'autolaryngoscopie aussi facile que possible, nous nous sommes simplement laissé guider par les lois de la réflexion. Du moment que le miroir guttural occupe au fond de la gorge une position légèrement inclinée en bas et en avant, nous avons vu tout de suite que l'éclairage horizontal ne pouvait donner qu'un angle de réflexion incapable d'éclairer suffisamment le larynx. Obéissant alors aux lois de l'optique, nous avons porté le miroir réflecteur un peu plus bas, de telle façon que les rayons de réflexion allassent directement éclairer le larynx sans que la tête fût obligée de s'incliner péniblement en arrière.

Voici, d'après ces principes, le moyen excessivement simple que nous employons :

L'expérimentateur est assis devant une table; une lampe ordinaire est placée sur cette table, de telle manière que la flamme se trouve à la hauteur de la bouche et un peu à gauche de la tête, à une distance de 20 à 30 centimètres. Un réflecteur quelconque entoure le foyer de la lampe, afin de garantir les yeux et de concentrer les rayons lumineux sur le miroir réflecteur placé à 30 ou 40 centimètres en arrière de la lampe. Ce miroir doit être convenablement disposé sur un objet pour qu'il puisse envoyer un pinceau de rayon lumineux dans la bouche de l'expérimentateur.

La langue doit être bien aplatie, bien dissimulée sur le

plancher de la bouche pour mettre la paroi pharyngienne à découvert.

Alors, saisissant avec la main droite le miroir guttural, on le chauffe légèrement en le présentant à l'orifice du verre de la lampe, et on l'introduit au fond de la gorge en soulevant la

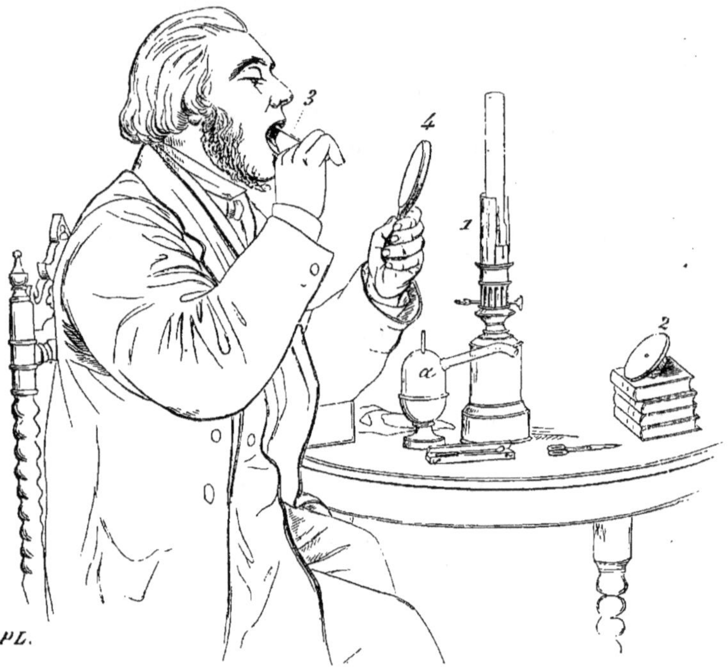

Fig. 37. — Autolaryngoscopie.

1. Réflecteur papier blanc. — 2. Miroir réflecteur. — 3. Miroir guttural. — 4. Miroir de toilette. — A. Inspirateur à poudre dont il a été parlé page 387.

luette. Un miroir de toilette, que l'on tient avec la main gauche devant la bouche, dirige l'introduction du miroir guttural et renseigne l'expérimentateur sur la position et le degré d'inclinaison qu'il doit donner à ce dernier.

Après quelques tâtonnements, le plus inexpérimenté arrive à trouver cette position, et l'image du larynx, d'abord réfléchie sur le miroir guttural, vient se reproduire sur le miroir de toilette.

Nous pourrions entrer ici dans des détails plus circonstanciés ; mais il est certaines choses qu'on ne doit pas dire à des hommes intelligents. Il nous paraît superflu de dire, comme nous l'avons lu quelque part, que « c'est entre l'épiglotte et les cartilages aryténoïdes qu'il faudra chercher *toujours* les cordes vocales ». Ces naïvetés peuvent s'adresser tout au plus à ceux qui ont besoin qu'on leur dise que le globe oculaire se trouve entre les deux paupières ; mais ceux-là ne sont pas parmi nos lecteurs.

Règle générale : pour donner une position intelligente au miroir, il faut avoir toujours présente à l'esprit la topographie de la région pharyngo-laryngienne. Il ne faut pas surtout perdre de vue que l'épiglotte s'incline en arrière sur l'orifice du larynx sous un angle excessivement variable. Pour percevoir l'image des parties supéro-antérieures, le miroir guttural doit être placé très-profondément et bas, son plan étant à peu près parallèle à celui de la paroi pharyngienne. Ici, le médecin doit savoir faire varier l'angle d'ouverture formé par la réunion de la tige avec le miroir. Si, au contraire, on cherche à produire l'image des parties postéro-inférieures, le miroir doit être tenu haut, en soulevant la luette et le voile du palais, son plan étant à peu près perpendiculaire à celui du pharynx.

En dirigeant le miroir guttural entre ces deux positions extrêmes, il sera facile de percevoir successivement toutes les parties de la cavité laryngienne.

2° *Examen fait sur autrui.* — Lorsqu'on est parvenu à explorer sur soi-même l'organe de la voix, rien ne serait plus facile que d'opérer sur autrui, si l'on trouvait sur le malade le même sang-froid, la même intelligence dans la disposition des parties bucco-pharyngiennes.

Ce n'est pas que l'application du miroir guttural soit bien pénible ; non certes, car le passage des aliments et de certaines boissons a habitué depuis longtemps l'isthme du gosier au contact des corps étrangers. Mais le malade appréhende, il redoute malgré lui une douleur imaginaire, et, sans s'en rendre bien compte, il dispose les différentes parties de la bouche et de l'arrière-gorge de façon à résister à toute agression extérieure. Ce n'est plus l'homme raisonnable qui agit ici ; c'est l'instinct dominé par l'amour de la conservation ou la crainte de la douleur. A ce point de vue, les malades diffèrent beaucoup entre eux. Ce n'est donc pas la raison, bonne conseillère en toute autre occasion, qu'il faut employer ici pour persuader les malades de l'innocuité de l'opération ; ce serait perdre son temps. Il vaut mieux leur montrer sur soi-même en quoi consiste l'application si simple et si facile du laryngoscope et les engager à introduire eux-mêmes le miroir guttural au fond de leur gorge.

Ces exercices auront pour résultat d'amener le calme dans leur esprit, et de faire disparaître les mouvements spasmodiques des muscles, de la langue et du pharynx.

Il est rare cependant de trouver des malades aussi impressionnables, et jusqu'à présent nous n'avons jamais rencontré d'obstacle assez sérieux pour être obligé de renoncer à l'exploration du larynx, même chez les enfants.

Généralement le malade supporte avec docilité l'application du miroir guttural. Voici d'ailleurs les précautions que nous avons l'habitude de prendre et le procédé que nous employons :

Le malade est le plus souvent assis.

Les rayons lumineux devant être dirigés dans le fond de la bouche, de haut en bas et d'arrière en avant, il s'ensuit que le médecin doit se placer en face du malade sur un siége plus élevé, à moins toutefois que sa taille ne dépasse de beaucoup celle de son client. Une lampe quelconque, munie d'un réflecteur en papier ou en métal, est posée sur une table à la droite, à la gauche ou en arrière du malade, peu importe l'endroit, pourvu que la bouche de ce dernier soit dans la pénombre et que les rayons lumineux puissent atteindre le miroir réflecteur que le médecin a fixé sur son front.

Les choses étant ainsi disposées, on fait ouvrir la bouche au patient et, pour tâter sa sensibilité, on pratique une fausse introduction du miroir. Si la langue reste aplatie au fond de la bouche, on peut continuer l'opération ; mais le plus souvent elle lutte contre le miroir : on dirait qu'elle le voit approcher. Pour faire disparaître cet obstacle, il suffit que le malade tienne la langue fixée hors de la bouche avec ses doigts, protégés contre le glissement au moyen d'un mouchoir. M. Turck (de Vienne) a imaginé, pour tenir la langue, une pince longue, espèce de tenaille grossière, peu commode et propre tout au plus à effrayer les malades. Ces moyens vio-

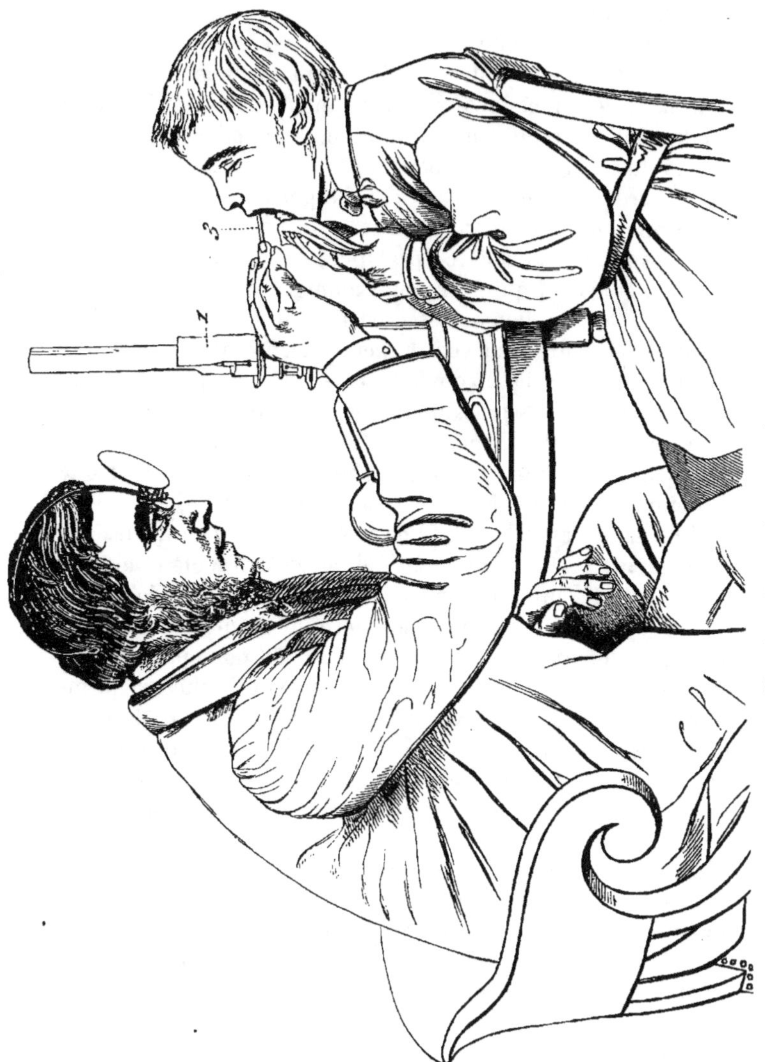

Fig. 38. — Examen laryngoscopique.

1. Réflecteur en papier blanc. — 2. Miroir réflecteur. — 3. Miroir guttural.

lents nous répugnent en France, et nous préférons arriver, avec un peu plus d'habileté et de patience, au résultat que nous désirons.

Il peut arriver encore que la langue fasse ce qu'on appelle gros dos, et qu'elle bouche entièrement l'isthme du gosier ; pour faire cesser cette disposition gênante, il est nécessaire que le malade pratique des inspirations profondes et qu'il respire exclusivement par la bouche. L'on sait, en effet, que, si l'on respire par le nez, la base de la langue et le voile du palais se juxtaposent d'une manière intime.

La respiration régulière, profonde, doit se faire selon un rhythme convenu, qui fixera suffisamment l'attention du malade pour que la langue cesse de faire des mouvements importuns. C'est ainsi que souvent, en concentrant sa pensée sur un acte physiologique, on fait cesser un acte pathologique. Après avoir pris ces précautions, on saisit avec la main droite le miroir guttural par son manche comme une plume à écrire ; on le chauffe à une source de chaleur quelconque pour que l'haleine ne ternisse pas sa surface réfléchissante, et on l'introduit sans hésiter au fond de la bouche en relevant légèrement la luette. Ce mouvement doit être sûr, rapide et mesuré cependant ; il faut éviter surtout de toucher la base de la langue. Quant à la luette, elle ne détermine de mouvements réflexes que lorsqu'on la chatouille ; il ne faut donc pas craindre de l'aborder franchement et faire en sorte de donner, de prime abord, une position convenable au miroir. Cette position du miroir est variable selon la partie que l'on veut explorer. A propos de l'examen sur soi-même, nous avons donné des règles à suivre ; elles sont exactement les mêmes pour examiner le larynx sur autrui.

Malgré l'introduction facile du miroir guttural au fond de la bouche, malgré la docilité du malade, malgré l'exécution minutieuse des préceptes énumérés plus haut, il arrive parfois que l'on voit tout au plus l'épiglotte et les cartilages aryténoïdes, sans pouvoir distinguer les cordes vocales. Cela tient à une disposition particulière de l'os hyoïde qui, sollicité en arrière par les muscles digastriques et stylo-hyoïdiens, entraîne avec lui l'épiglotte et l'applique sur l'orifice laryngien. D'autres fois, l'inclinaison exagérée de l'épiglotte nous a paru être complétement indépendante de mouvements et de la position des parties circonvoisines. Quoi qu'il en soit, il existe un moyen très-simple de vaincre cette difficulté. Ce moyen consiste à faire rire le malade, ou bien, s'il n'est pas d'humeur facile, à le faire tousser. Le mouvement de propulsion en haut, que provoquent ces actes, permettra toujours à un œil exercé d'explorer minutieusement l'organe de la voix.

Chez les vieillards, l'exploration du larynx est plus facile que chez les adultes; plus d'une fois, nous avons constaté ce fait à l'hôtel national des Invalides.

Chez les enfants de sept à quinze ans, elle présente un peu plus de difficultés; cependant, il nous est arrivé plus d'une

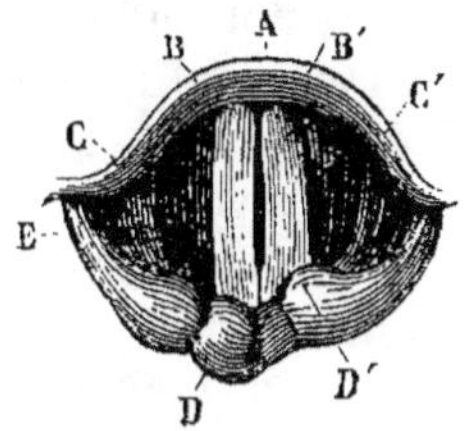

Fig. 39. — Dimensions naturelles de la région laryngienne sur un enfant de 15 ans.

A. Épiglotte. — B. B'. Rubans vocaux. — C. C'. Vestibule de la glotte. —
D. D. Sommet des aryténoïdes. — E. Replis aryténo-épiglottiques.

fois, à Saint-Nicolas, d'examiner dans l'espace de quelques minutes une douzaine d'enfants.

Chez les enfants d'un à sept ans, l'exploration est plus difficile et ne se pratique pas d'après les mêmes règles. Pour les obliger à respirer par la bouche, il faut leur pincer le nez; un aide tient la cavité buccale ouverte au moyen d'un bouchon, et on introduit lestement le miroir au fond de la gorge. Les cris de l'enfant favorisent l'exploration et, en un clin d'œil, le médecin peut porter un diagnostic précis.

Image laryngoscopique. — L'image des parties sur le miroir guttural se forme d'après les règles de la réflexion sur les surfaces planes; l'image est de même grandeur que l'objet et géométriquement symétrique de ce dernier. En d'autres termes, l'image du larynx se reproduit sur le miroir guttural de la même manière que la figure d'une personne se reproduit dans une glace. Il est donc très-facile d'analyser l'image laryngoscopique si l'on connaît bien la topographie des parties que l'on examine. La figure ci-jointe représente l'image laryngoscopique telle qu'elle se présente dans le miroir quand l'examen est bien fait.

Rhinoscopie. — L'instrumentation qui sert à examiner la région pharyngo-nasale est la même que celle dont on se sert pour le larynx. Pour pratiquer cet examen, on tourne la face réfléchissante du miroir vers la partie postérieure des fosses nasales en abaissant la langue avec une spatule. Czermak est le premier qui ait exploré la région pharyngo-nasale. Puis vinrent MM. Stœrk, Voltolini, Semeleder. Nous fûmes un de ceux qui, dès le principe, signalèrent diverses lésions de la région pharyngo-nasale (1).

Applications à la physiologie. — Les applications du laryngoscope à la physiologie sont dues à Manuel Garcia qui, dans un mémoire lu devant la Société royale de Londres, exposa les idées que ses observations laryngoscopiques lui avaient suggérées touchant la formation des sons, des registres, et celle du timbre. L'admiration remplace tout autre sentiment quand on lit ce travail émané d'un homme étranger aux choses de l'anatomie et de la physiologie.

Tout ce qui dépendait de l'observation directe, pendant l'émission des sons, Garcia l'a traité avec une précision qui n'a pas été surpassée.

Il n'en est pas de même de la théorie scientifique de la formation des sons. Ici l'auteur s'égare au milieu des théories de Müller, de Longet, et, tout en voyant mieux que ces derniers, il en conclut, avec eux, que les sons se produisent par les battements des lèvres de la glotte. Ce n'était pas une solution.

Après Garcia, un autre artiste éminent, Ch. Bataille, qui possédait quelques notions anatomiques recueillies dans le jeune âge, s'occupa, lui aussi, de l'étude des sons avec le laryngoscope (2). Ici encore nous trouvons de la précision, de l'exactitude en ce qui concerne l'observation simple des faits ; mais l'interprétation de ces derniers, basée plus ou moins sur les théories en vogue de Müller ou de Longet, laisse beaucoup à désirer.

______

(1) E. Fournié, *De la contagion par les instruments de chirurgie* (Bulletin de l'Académie de médecine. 1861).

(2) Ch. Bataille, *De l'enseignement du chant.* Paris, 1863, Masson, éd.

A ces hommes instruits et dévoués à l'art, il manquait ce qui manquait aux physiologistes eux-mêmes, c'est-à-dire la connaissance du corps sonore, la connaissance de ce corps qui fournit les vibrations indispensables à la production des sons de la voix.

Nous avons dit, page 225, comment nous étions parvenu à la découverte de ce corps ; nous avons dit aussi pourquoi nous lui avons imposé le nom de membrane vocale. Nous ajouterons ici que le laryngoscope a été pour beaucoup dans cette trouvaille, car, si nous n'avions pas *entrevu* la membrane vibrer dans l'espace glottique, nous n'aurions pas eu peut-être l'idée d'enlever cette membrane sur le larynx d'un cadavre pour nous assurer que, elle absente, le larynx ne donnait plus aucun son.

Du moment que la *membrane vocale* fut découverte, la théorie de la voix était trouvée ; il ne manquait plus qu'à déterminer les lois de la production des sons dans les anches membraneuses ; mais là encore nous avons dû modifier les idées qui reposaient sur les expériences de Müller en expérimentant sur des anches se rapprochant beaucoup plus, dans leur construction, de l'*anche vocale*.

Sur tous ces faits réunis, nous avons établi une théorie de la voix qui, nous l'espérons, représente définitivement la vérité scientifique. Nous disons simplement *espérons*, parce que, dans un ouvrage récent sur la phonation, M. le professeur Gavarret professe encore la théorie de Müller (1).

Les applications du laryngoscope à la physiologie ne se sont pas bornées à l'explication de la théorie de la voix ; la formation des lettres a retiré, elle aussi, grand profit de l'éclairage du larynx soit au point de vue des erreurs qu'il fallait dissiper, soit au point de vue des notions nouvelles qu'il fallait acquérir. Nous avons suffisamment exposé ce qu'il fallait en penser page 232, et nous nous bornerons ici à remarquer que M. Gavarret aurait peut-être bien fait de s'inspirer des travaux les plus récents publiés sur cette question.

Ce faisant, il n'aurait pas avancé avec M. Kœnig que « la voix humaine peut produire un *nombre indéfini* de voyelles et que la cause physiologique qui fait que nous retrouvons à peu

______

(1) Gavarret, *De la phonation et de l'audition.* 1877.

près les mêmes cinq voyelles dans les différentes langues tient à ce que les sons OU, O, A, E, I occupent un rapport déterminé dans la série des harmoniques dont le son caractéristique de la voyelle *ou* est le son fondamental » (1). Il faut incontestablement de la physique en physiologie ; mais on risque fort de n'enseigner qu'une physiologie incomplète si on n'invoque à son aide que la physique et les physiciens.

Dans l'espèce, M. Gavarret aurait pu se rappeler que chaque corps ne peut donner qu'un timbre déterminé, et que, si l'appareil vocal, sous le nom de voyelles, peut en donner plusieurs, cela tient aux variables dispositions que la volonté peut imprimer aux parties du tuyau vocal de manière à obtenir plusieurs corps, plusieurs cavités différentes et par conséquent plusieurs timbres, plusieurs voyelles. En y réfléchissant, il aurait pu se dire encore que ce nombre de timbres distincts ne peut pas être *indéfini* parce que les *modifications possibles* dans la disposition des parties ne sont pas *indéfinies ;* il aurait enfin conclu de tout cela que si les Allemands, les Français, les Russes ont à peu près les mêmes voyelles, en nombre et en valeur, cela tient, non pas à la simplicité de certains rapports harmoniques, mais à ce que la *matrice* des voyelles et la *volonté* qui l'anime sont à peu près les mêmes chez tous les peuples. Ce qui, par parenthèse, n'empêche nullement les rapports qui peuvent exister entre les différents timbres. Ces rapports sont des effets physiologiques et non des causes comme on s'était plu à l'avancer. De tout temps, les physiciens eurent cette faiblesse : mettre un raisonnement physique à la place de la physiologie. On sait à quoi cela les a menés.

Parmi les autres applications du laryngoscope à la physiologie nous mentionnerons enfin le mécanisme de la déglutition si bien étudié par M. Moura-Bourrouillou (2).

Applications à la médecine. — Le laryngoscope a rendu des services signalés à la diagnose et au traitement des maladies des voies respiratoires.

Au point de vue du diagnostic, il suffit de rappeler que, certaines affections laryngiennes rendant l'auscultation impossible

---

(1) GAVARRET, *Phénomènes physiques de la phonation et de l'audition.* Paris, 1877, p. 392.

(2) MOURA-BOURROUILLOU. 1867.

ou muette, le médecin se trouvait fort embarrassé et incapable de dire où était le siége du mal. Dans d'autres maladies, — comme le cas que nous avons vu ce matin même à Neuilly avec MM. les docteurs Putel père et fils, — le larynx présente tous les signes d'une maladie organique grave : aphonie, déglutition difficile, toux pénible. Nous introduisons le miroir, et nous trouvons un larynx parfaitement sain, organiquement parlant ; les troubles sont purement fonctionnels et dépendent d'une paralysie grave (cause médullaire) des rubans vocaux et des muscles environnants. Réciproquement, une maladie grave de la cavité thoracique, ne se manifestant que par des signes laryngés, pouvait rester longtemps méconnue avant l'intervention du laryngoscope (compression des récurrents).

Au point de vue du traitement, le laryngoscope a rendu des services peut-être plus importants encore, car il permet de guérir ce qu'on ne guérissait pas autrefois.

Un homme portant une tumeur laryngienne qui l'étouffait peu à peu était presque certain de succomber brusquement, surtout si on attribuait la gêne de la respiration à une maladie du cœur ou à l'asthme ; aujourd'hui on peut, sinon le sauver, du moins lui prolonger la vie pendant quelques années. Nous avons été plusieurs fois témoin du fait.

Le larynx d'ailleurs peut être le siége de toutes les maladies qui affectent les muqueuses, et, là où le traitement local est efficace sur un autre point, le médecin peut l'appliquer à la muqueuse laryngienne grâce au secours du laryngoscope.

Mais la muqueuse du larynx remplit en un de ses points une fonction spéciale, et elle présente dans ses rapports avec cette fonction des troubles qu'on ne trouve nulle autre part : ce sont les altérations de la voix. L'altération provient-elle d'une lésion de la membrane vocale ? Cette dernière est-elle congestionnée, enflammée, dénaturée par la fatigue, ulcérée ? Ou bien l'altération provient-elle d'un rhumatisme, d'une affection des nerfs du mouvement ? Il était à peu près impossible autrefois de répondre à ces questions. Aujourd'hui le laryngoscope nous permet de répondre immédiatement et avec la plus grande exactitude.

Un homme est sourd, le conduit auditif externe est sain : saura-t-on quelle est la cause de la surdité si, en l'absence d'autres manifestations, on ne peut pas s'assurer, avec le miroir guttural, que des chancres ont envahi la région des trompes d'Eustache (1)?

Les premières applications de la laryngoscopie au diagnostic et au traitement des maladies du larynx furent faites par Turck, médecin en chef de l'hôpital général de Vienne. Les divers travaux qu'il a laissés sur ce sujet sont très-importants (2).

Czermak, à la même époque, fit les mêmes applications, mais plutôt en physiologiste qu'en médecin. Cependant c'est à lui que nous devons l'idée première de porter les regards dans la région désignée par nous, en 1861, sous le nom de *pharyngonasale*, au moyen du miroir guttural dirigé en haut (3).

Après ces premiers initiateurs, la génération contemporaine a fourni des hommes qui ont appliqué consciencieusement leurs efforts au développement de cette branche de la science.

Burns, à Vienne; George Lewin, à Berlin (4); George Gibb (5), Morell-Mackenzie (6), à Londres; Green, Louis Elsberg (7), à New-York; Angel Iglesias (8), à Mexico; Carlo Labus (9), à Milan.

En France, nous n'avons que l'embarras du choix; parmi ceux qui ont servi réellement les intérêts de la science, nous mentionnerons : MM. Moura-Bourrouillou (10), Isambert (11),

(1) Le premier fait de ce genre a été signalé par nous dans un mémoire que nous avons lu devant l'Académie de médecine en 1861.

(2) Turck, *Recherches cliniques sur diverses maladies du larynx de la trachée et du pharynx*. Paris, 1862.

Du même : *Klinik der Krankheiten des Kehlkopfes unter Luftröhre*, etc. Vienne, 1866.

(3) Czermak, *Du laryngoscope et de son emploi en physiologie et en médecine*.

(4) *Beiträge zur Laryngoskopie*. Berlin, 1862.

(5) Gibb, *On diseases of the throat, epiglottis, and wind-pipe*, etc.

   Id.   *On the diseases and injuries of the Hyoid or Tongue bone*.

(6) Morell-Mackenzie, *The use of the Laryngoscope with an appendix on rhinoscopy*.

(7) *Laryngoscopical surgery*. 1866.

   Id., *Syphilitic membranoid occlusion*. 1874.

(8) Iglesias, *De la laringoscopia*. Mexico, 1868.

(9) Carlo Labus, *Casuistica di tumori laryngei*. Milan, 1873.

(10) Moura-Bourrouillou, *Laryngopathes*. 1874.

(11) Isambert, *Leçons à l'hôpital Lariboisière*.

Mandl (1), Krishaber (2), Guillaume (3), Nicolas-Duranty de Marseille (4), Émile Blanc de Lyon (5), Ferras (6), Burguet de Bordeaux (7), Léopold Lafitte (8), Francisque Chaboux (9), Ch. Mauriac (10).

Uréthroscopie. — Autrement désigné *endoscope*, l'uréthroscope a pour but de faciliter l'exploration visuelle de l'urèthre et de la vessie.

Ségalas, Crampton, Avry (de Londres), Hacker (de Riga), avaient déjà fait quelques tentatives dans le but d'explorer l'urèthre; mais c'est à M. Désormeaux que nous devons l'invention du premier appareil utile (*Mémoire de l'Académie de médecine*, 1853).

Cet appareil se compose : 1° d'une sonde creuse et droite et d'une sonde creuse et courbée à l'une de ses extrémités ; 2° d'un foyer lumineux surmonté d'un tube d'aspiration et à moitié enveloppé par l'orifice d'un tube horizontal dont l'une des extrémités s'ajuste avec les sondes et dont l'autre reçoit un oculaire. A quelque distance du foyer, le tube horizontal présente un miroir incliné de telle façon qu'il puisse projeter vers l'extrémité de la sonde les rayons lumineux. Ce miroir incliné, mais placé dans l'axe du tube, présente à son centre une ouverture qui permet à l'œil placé derrière l'oculaire de voir les parties éclairées par le miroir. Lorsqu'il s'agit d'inspecter seulement les parties antérieures de l'urèthre, on introduit la sonde droite ; lorsqu'on veut éclairer la région prostatique et le col de la vessie, on introduit la sonde courbe qui présente à l'angle de courbure un petit miroir destiné à diriger les rayons lumineux dans le sens de la courbure.

L'uréthroscope, analogue en cela à tous les appareils

(1) Mandl, *Traité pratique des maladies du larynx et du pharynx.* 1872.

(2) Krishaber. articles *Larynx* et *Laryngoscope* dans le Dictionnaire encyclopédique des sciences médicales.

(3) Guillaume, *Essai de laryngoscopie.* Paris, 1864.

(4) Nicolas-Duranty, *Diagnostic des paralysies motrices des muscles du larynx.* 1872.

(5) Émile Blanc, *Étude sur le cancer primitif du larynx.* 1872.

(6) Ferras, *De la laryngite syphilitique.* 1872.

(7) Burguet, *De quelques applications cliniques du laryngoscope.* 1867.

(8) Lafitte, *Essai sur les aphonies nerveuses et réflexes.* 1872.

(9) F. Chaboux, *De certaines lésions de la région naso-pharyngienne.* 1875.

(10) Ch. Mauriac, *De la Syphilose pharyngo-nasale.*

d'éclairage destinés à conquérir à la vue l'image des parties cachées, a rendu et rend tous les jours d'utiles services. Avec lui, on ne peut plus hésiter sur les causes de certaines hémorrhagies ; il nous montre les ulcérations de toute nature, les rétrécissements, les fistules uréthrales à l'intérieur du canal, les ulcérations, les inflammations de la prostate et du col de la vessie.

Cependant nous devons dire que la plupart des chirurgiens contestent à cet appareil son utilité. Henry Thompson, par exemple, qui s'en est servi souvent, dit à son sujet :

Si quelqu'un a la main légère et un peu habituée à la pratique, avec une bonne dose d'intelligence, je ne crois pas qu'il gagne grand'

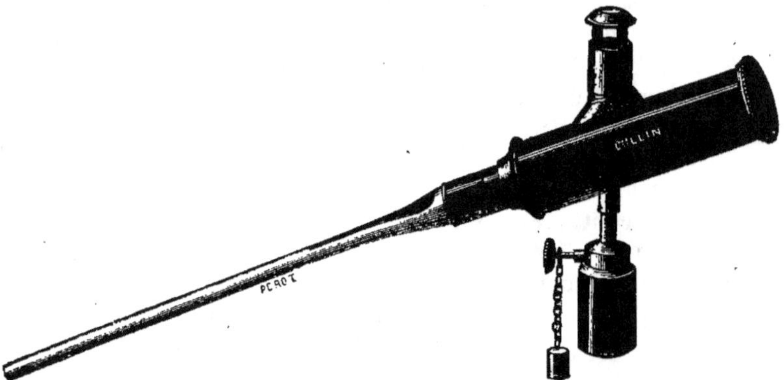

Fig. 40. — Endoscope de Désormeaux.

chose à se servir de l'endoscope ; s'il n'a pas ces qualités, il ne lui servira à rien. Dans dix-neuf cas sur vingt, vous pourrez arriver aux informations nécessaires sans son secours, et ce n'est point la chose la plus facile du monde que de l'appliquer (1).

D'un autre côté, M. Félix Guyon apprécie l'instrument en ces termes :

Il ne peut prétendre à fournir les notions multiples, délicates et précises que donne l'exploration à l'aide des sondes, des bougies et des stylets. Les inconvénients inhérents à l'application dans l'urèthre d'instruments volumineux ne sont pas compensés par les résultats acquis au diagnostic (2).

(1) Sir H. Thompson, *Traité pratique des voies urinaires*, trad. par E. Martin, E. Labarraque et V. Campenon. 1874.
(2) Félix Guyon, *Éléments de chirurgie clinique*, p. 48. 1873.

Quoi qu'il en soit, nous pensons être dans le vrai en disant que les services rendus par l'endoscope sont sans doute modestes, mais que, dans certains cas, ils sont réels. D'ailleurs, au diagnostic seul ne se borne pas l'application de cet instrument; il est destiné aussi à favoriser l'application des médicaments sur la partie malade. A cet effet, les sondes présentent sur leur paroi une fente qui permet d'introduire latéralement une tige simplement porte-caustique, ou bien conductrice de l'électricité.

Splanchnoscope. — L'idée d'éclairer directement les cavités splanchniques, en portant au milieu des viscères un foyer lumineux, appartient à M. J.-B. Fonssagrives, professeur à Montpellier. En janvier 1860, M. Fonssagrives présentait à l'Académie des sciences un tube de Geissler plusieurs fois replié sur lui-même et constituant ainsi un cylindre lumineux qui pouvait être introduit dans les cavités les plus étroites sans y produire ni échauffement ni commotion.

Quelque temps après, Milliot (1867) substitua aux tubes de Geissler les tubes de Middeldorpf qu'il introduisit dans l'abdomen d'un chat. Les résultats de cette expérience démontrent que l'on peut, en réalité, éclairer par transparence la cavité abdominale.

Jusqu'ici la splanchnoscopie n'est pas sortie du domaine expérimental sur les animaux ou sur le cadavre.

Spéculums. — L'idée d'introduire un cône creux ou à valves dans l'intérieur des cavités naturelles pour en écarter les parois, et en étudier les parties au moyen de la lumière naturelle ou artificielle, remonte à Paul d'Égine. Rhasès, Franco, A. Paré, Garangeot se servirent, comme Paul d'Égine, du *speculum uteri*. L'usage de cet instrument était tombé dans l'oubli lorsque Récamier, en 1818, l'inventa de nouveau et le fit entrer dans la pratique usuelle des maladies des femmes. Les services que pouvait rendre ce moyen d'investigation furent vite appréciés dans un moment où le diagnostic physique commençait à être en si grand honneur, et non-seulement il fut généralement adopté, mais encore il fut généralisé dans son emploi. C'est ainsi que, successivement, on a inventé le *stomatoscope*, le *rhinoscope*, le *speculum auris*. Tous ces appareils sont construits sur le même principe et visent au même but : écarter suffisamment les parois des conduits naturels pour projeter dans cet écartement, soit des rayons lumineux, soit des instruments et des pièces à pansement. Nous ne croyons pas devoir indiquer une à une les diverses applications de ces appareils aux maladies.

Le moyen d'éclairage le plus simple que l'on trouve, et qui est à la portée de tous, consiste à placer une bougie devant la

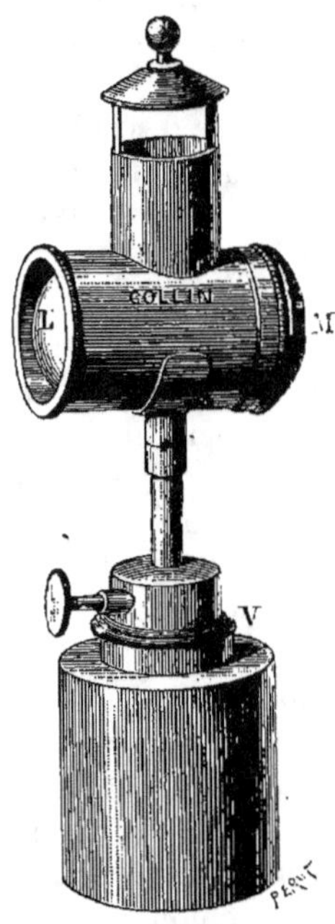

Fig. 41. — Lampe de Collin pour l'exploration des cavités de l'organisme.

partie concave d'une cuiller et à projeter les rayons lumineux à la faveur de ce miroir concave élémentaire. On peut également entourer le foyer d'une lampe quelconque, sur un de ses points, d'une bande de papier blanc qui fait office de réflecteur.

A ces moyens élémentaires on a cherché à substituer des appareils d'éclairage plus ou moins compliqués et connus sous les noms de stomatoscope, rhinoscope, otoscope, etc.

De tous ces instruments, le plus simple, le plus commode, celui dont l'emploi est susceptible d'être appliqué à toutes les circonstances, est sans contredit la lampe de Collin dont nous donnons ici la description.

La lampe de Collin se compose d'un réservoir à éponge dans lequel s'engage une mèche de coton qui remonte jusque dans le système éclairant.

En M est un miroir concave; en L, une lentille ; les rayons réfléchis traversent la lentille et sont projetés en faisceaux parallèles suivant l'axe commun au miroir et à la lentille. Pour charger la lampe, on divise la partie inférieure en V et l'on y verse la quantité d'essence minérale strictement nécessaire pour imbiber l'éponge. Pour allumer, on retire la lentille L, entourée de sa monture, puis l'on met le feu à la mèche. Pour éteindre la lampe, il suffit de souffler par la petite cheminée de l'appareil.

Un appareil d'éclairage, moins simple peut-être que le précédent, mais à coup sûr remarquablement plus puissant, est sans contredit le *polyscope électrique* de M. Trouvé.

LOIS DE LA RÉFRACTION.

Physiologie de l'œil. — Ophthalmoscope. — Microscope.

Physiologie de l'œil. — Les lois de l'optique ont conduit les expérimentateurs à considérer l'œil comme un *système dioptrique centré,* dans lequel on trouve trois milieux réfringents : l'*humeur aqueuse,* le *cristallin,* l'*humeur vitrée ;* et trois surfaces réfringentes : la *cornée* et les *deux faces du cristallin.*

L'étude de la marche des rayons lumineux à travers ces divers milieux est un problème de physique optique très-complexe qui a exercé le génie des plus savants physiciens : Cotes, Euler, Laplace, Gauss, Listing, Helmholtz, Donders, etc.

Sans entrer dans ces hautes questions d'analyse mathématique de la vision, nous indiquerons simplement, d'après les meilleures sources, la marche des rayons à travers les milieux de l'œil.

La puissance réfringente des deux lames de la cornée étant à peu près égale à celle de l'humeur aqueuse, et celle-ci ne différant pas beaucoup de celle de l'humeur vitrée, on a l'habitude de ne considérer, au point de vue qui nous occupe, que la réfringence du cristallin qui, semblable aux lentilles convergentes, possède un centre optique (1) où les axes des faisceaux lumineux viennent se croiser. Le centre est près de sa face postérieure.

Après leur réfraction à travers le cristallin, les rayons lumineux convergent vers un même point, vers le foyer, et ce foyer, dans la vision distincte, se trouve placé sur la rétine.

La rétine est dans son entier une surface focale dont l'appareil lenticulaire est représenté par le cristallin (2). Cependant la vision n'est pas parfaitement distincte sur tous les points rétiniens. Mariotte, par une expérience ingénieuse, avait démontré qu'au niveau de l'entrée du nerf optique dans le globe oculaire il y a un point qui est insensible aux impressions; c'est le *punctum cæcum*. Donders a démontré que le point où la vision est tout à fait distincte est situé à une petite distance en dehors du pôle postérieur de l'œil, en dehors par conséquent de l'axe optique. Ce point, désigné sous le nom de *tache jaune* (macula lutea), détermine, avec le point lumineux, ce qu'on appelle *axe visuel principal*. L'axe visuel fait avec l'axe optique un angle de 5° environ.

Les images se reproduisent sur la surface focale rétinienne par le même procédé que dans les lentilles biconvexes. Par conséquent, sur la rétine, l'image des objets doit être renversée.

Ce fait est réel et l'on peut s'en assurer en regardant, par derrière, un œil de lapin albinos. La transparence des membranes permet de s'assurer que le paysage devant lequel on a placé l'œil du lapin se trouve dessiné sens dessus dessous sur la partie postérieure de l'organe. *Voir droit* au moyen d'images renversées n'est pas, comme on l'a prétendu souvent, l'effet de l'habitude ou de l'éducation. Pour M. Giraud-Teulon, *voir droit* est une faculté innée, ou plutôt une certaine manière de vivre propre aux *bâtonnets rétiniens*, et qui consiste à reporter ses sensations en *dehors de nous et dans la direction diamétrale des impressions* (3). « Quant au dessin qui est renversé, c'est la géométrie qui le renverse », ajoute avec esprit le savant physiologiste.

____

(1) Centre de similitude géométrique de M. Giraud-Teulon.
(2) Giraud-Teulon, *Revue des cours scientifiques*, 7 mars 1868.
(3) Giraud-Teulon, *L'œil*, p. 7.

Cette explication nous paraît plausible ; mais nous faisons nos réserves à l'endroit de la propriété de *sentir* que posséderaient les *bâtonnets*.

La rétine, considérée au point de vue physiologique, a pour mission : 1° de recevoir le mouvement lumineux déjà transformé, *organisé* par les milieux de l'œil ; 2° de lui faire subir une transformation nouvelle qui, à son tour, excite l'activité propre des nerfs optiques et, en définitive, réveille la sensation de lumière dans les couches optiques. C'est à travers cette filière que le *sensorium voit* les objets, les extériorise, et leur assigne un point déterminé dans l'espace.

Accommodation de l'œil aux distances. — Lorsqu'on approche une image un peu plus près ou un peu plus loin qu'il ne le faut de l'objectif d'une chambre noire, dans laquelle l'écran se trouve au foyer des rayons parallèles, l'image de cet objet sur l'écran est confuse. Pour lui rendre sa netteté, il faut éloigner l'écran proportionnellement au rapprochement de l'objet, ou bien remplacer le premier objectif par une lentille plus forte et laisser l'écran à sa place.

Un phénomène analogue à celui que nous venons de décrire se produit quand nous regardons des objets à des distances différentes. La lentille oculaire se conduit absolument comme la lentille de la chambre noire, et elle nous enverrait nécessairement des images confuses si on ne déplaçait pas l'écran, c'est-à-dire la rétine, ou bien si on ne changeait pas la lentille, c'est-à-dire le cristallin. Cependant nous ne déplaçons pas l'écran, et nous ne changeons pas de lentille pour voir aux différentes distances. C'est que la vie a des ressources que la matière inanimée ne connaît pas. Voici le secret de cette accommodation.

Purkinge avait démontré que, lorsqu'on place une bougie devant le champ pupillaire, il se développe sur ce dernier trois images de la bougie, deux droites, et la troisième renversée : la première est une image virtuelle produite par la convexité de la cornée ; la seconde est engendrée par la convexité antérieure du cristallin ; la troisième, renversée, est produite par la face postérieure et concave du cristallin (1).

____

(1) Ce phénomène a été utilisé par Sanson pour diagnostiquer les cataractes.

Cramer, en examinant ces images avec un microscope particulier, découvrit que la deuxième image devient plus petite, et se rapproche de la première dès que l'œil s'accommode pour un objet rapproché, et il conclut de là que la face antérieure du cristallin qui donne l'image devient en ce moment plus convexe.

Ce fait ayant été bien constaté, restait à savoir par quel procédé le cristallin peut ainsi changer si facilement et si souvent de forme. On attribue cette fonction à l'action du *muscle ciliaire* combinée avec celle de l'*iris*. Le muscle ciliaire, découvert par Bowmann, forme une zone annulaire autour du cristallin.

La faculté de s'accommoder aux distances a ses limites que l'on désigne sous le nom de *point rapproché* et de *point éloigné* de la vue distincte. Le premier est la limite inférieure de la vision nette; il est à peu près à la même distance pour tout œil régulier du même âge. A vingt ans, ce point se trouve à une distance moyenne de 10 centimètres. Quant au *punctum remotum*, il est à l'infini dans l'œil normal. L'espace compris entre les deux points dont nous venons de parler, porte le nom d'*étendue de l'accommodation*.

Anomalies de la réfraction. — Dans les conditions normales de

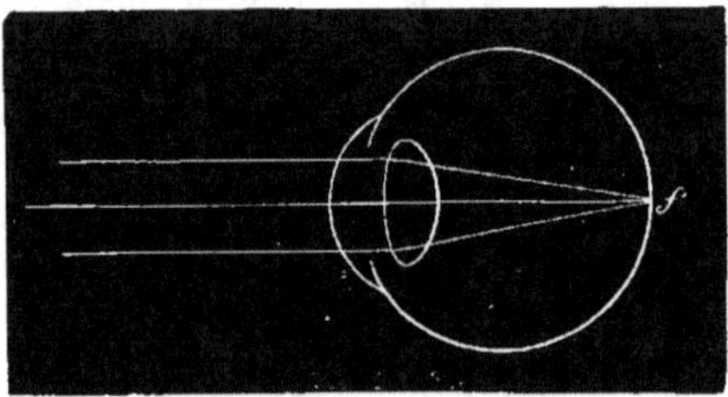

Fig. 42. — Œil normal ou emmétrope.

la dioptrique oculaire, les rayons parallèles venant de l'infini ont leur foyer sur la rétine; mais il peut arriver que le foyer se trouve en avant ou en arrière de la rétine, et, dans ces deux derniers cas, la vue n'est plus distincte. M. Donders désigne sous le nom d'*emmétrope* l'œil qui reçoit sur la rétine les rayons parallèles venant de l'infini, et ,sous le nom d'*amétrope,* les yeux dont le foyer où viennent aboutir les rayons de l'infini se trouve en avant ou en arrière de la rétine. L'amétropie se distingue en *myopie* et en *hypermétropie*, selon que le foyer principal de l'œil se trouve en avant ou en arrière de la rétine.

Dans la myopie, le foyer se forme en avant de la rétine;

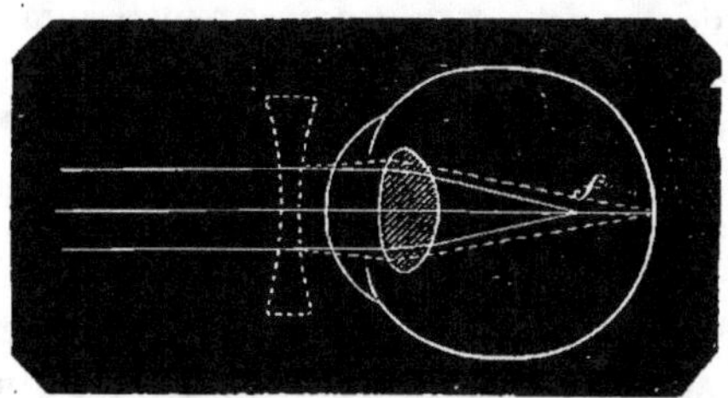

Fig. 43. — Œil myope.

mais on peut, avec des verres concaves placés devant les yeux, amener ce foyer sur la rétine même.

Dans l'hypermétropie, qu'il ne faut pas confondre avec le trouble de l'accommodation désigné sous le nom de *presbyopie,* le foyer principal se forme en arrière de la rétine; mais on

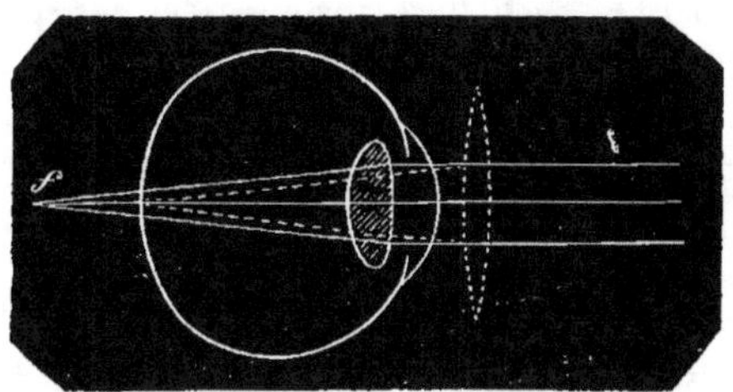

Fig. 44. — Œil hypermétrope.

peut le ramener sur celle-ci au moyen de verres convexes, comme on le voit sur les figures ci-jointes empruntées à Follin (1).

Le pouvoir accommodatif est très-variable selon les individus. On mesure son étendue avec les échelles typographiques

(1)   Follin, *Leçons sur l'exploration de l'œil,* p. 200. A. Delahaye édit.

ou bien avec des appareils désignés sous le nom d'*optomètres*. De Graefe, Hasner, ont construit de bons optomètres ; mais le plus facile à manier est celui de M. Badal.

Optomètre métrique international du docteur Badal. — Cet instrument permet de mesurer simultanément la *réfraction* et l'*acuité visuelle*, — ce qu'on appelait autrefois la *portée* et la *finesse* de la vue, — de manière à déterminer le n° des verres de lunette qui corrigent exactement, pour la vision de loin et de près, les anomalies de l'appareil optique : presbytie, myopie, hypermétropie, astigmatisme, etc. Les optomètres inventés jusqu'ici ne pouvaient donner que la mesure du pouvoir réfringent de l'œil. Pour mesurer l'acuité, chose indispensable toutes les fois qu'il s'agit de poser le diagnostic précis d'une affection interne de l'œil, de juger de l'aptitude à telle ou telle profession ou de procéder à un examen médico-légal (conseils de révision de l'armée, etc.), il fallait ensuite avoir recours à un nouvel examen pratiqué à l'aide des lentilles d'essai de la boîte d'oculiste et des tableaux d'épreuves connus sous le nom d'échelles typographiques pour la mesure de l'acuité. De là une perte de temps considérable et des causes d'erreurs fréquentes. L'optomètre du docteur Badal supprime les causes d'erreurs ; il abrége considérablement l'examen des fonctions visuelles, surtout chez les sujets qui ne savent pas lire, enregistre lui-même les résultats qu'il donne, se manœuvre avec la plus grande facilité, et n'exige aucune connaissance spéciale, ce que beaucoup de médecins apprécieront.

Prenant peu de place, facile à transporter, et *remplaçant dans tous leurs usages la boîte de verre d'essai et les échelles typographiques*, il pourra être fort utile aux médecins militaires chargés des conseils de révision.

Enfin, chose à noter, il est le seul instrument qui se prête à une détermination rapide et méthodique du numéro des verres à prescrire pour la vision de près.

Description de l'instrument. — Un des principaux avantages de l'optomètre du Dr Badal est la simplicité de sa disposition ; il est essentiellement constitué par un tube cylindrique en cuivre de 30 centimètres de longueur environ, dont le pied est pourvu d'une hausse destinée à mettre l'œilleton exactement à la hauteur de l'œil.

Le tube est fixé sur son support par une articulation permettant de donner à l'instrument toutes les inclinaisons possibles.

Une lentille convergente de 63 millimètres de foyer est placée dans le tube *à une distance de l'œilleton précisément égale*

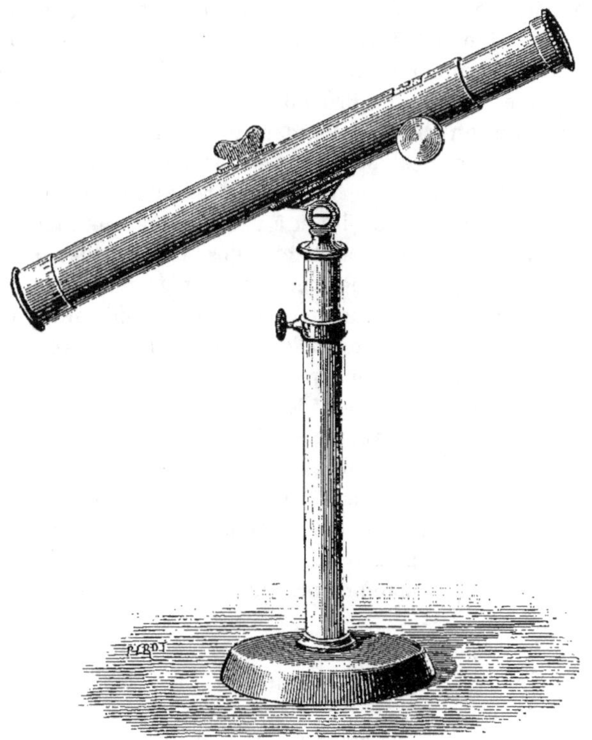

Fig. 45. — Optomètre du Dr Badal.

à sa distance focale. La théorie de l'instrument est basée là-dessus.

En arrière de la lentille se meut, à l'aide d'un pignon et d'une crémaillère, une plaque de verre dépoli portant : à gauche, une réduction photographique des nouvelles échelles métriques de Snellen ; à droite, des figures de cartes à jouer pour les illettrés, et, entre les deux, un système de lignes parallèles pour la mesure de l'astigmatisme : le tout vu par transparence. Cette plaque peut occuper toutes les positions possibles, depuis la lentille jusqu'à l'extrémité postérieure du tube. Selon sa position, les rayons lumineux réfractés, *en arrivant à l'œil*, présentent tous les degrés de convergence ou de divergence qui correspondent aux différents états de réfraction statique ou dynamique que l'on peut avoir occasion d'observer.

La graduation de l'instrument, tracée sur la longueur du tube, est conforme au système métrique, définitivement adopté par le dernier congrès de Bruxelles (1).

Vision binoculaire. — Pendant longtemps on avait pensé que la vision avec les deux yeux est la composante de deux actions identiques, et que les images rétiniennes étaient absolument semblables à droite et à gauche. On expliquait, dans cette théorie, la fusion sensorielle des deux images en une seule en disant que chaque élément rétinien d'un côté avait, avec l'élément géométriquement homologue de l'autre côté, un même filet nerveux, qui, d'abord dédoublé, les reliait ensuite au sensorium. C'est ce qu'on appelle la *Théorie des points identiques*. M. Giraud-Teulon démontrait, dès 1861, que cette théorie n'est pas soutenable. L'expérience bien connue de Malebranche, le mécanisme du stéréoscope découvert par Weatstone en 1833, lui fournirent des arguments précieux ; mais il démontra, par l'analyse mathématique, l'inégalité des parallaxes d'un même point à droite et à gauche dans la vision associée ; il expliqua par le même moyen le mécanisme de la vision binoculaire.

Pour M. Giraud-Teulon, « la vision binoculaire est une résultante produisant des effets que ne peut réaliser chaque composante prise isolément. C'est d'elle que dépendent les notions exactes de relief corporel, de la distance et de la situation relative des corps dans l'espace : c'est un instrument géodésique (2).

Longtemps discutée par MM. Helmholtz, de Graefe, Donders, Hering, Panum, qui, de leur côté, professaient des théories différentes, l'opinion de M. Giraud-Teulon, depuis le

(1) Cet instrument, qui se trouve entre les mains d'un grand nombre de praticiens et dans la plupart des cliniques, a obtenu en 1877 une citation honorable de l'Institut et en 1878 le prix Barbier, de la Faculté de médecine de Paris (2,000 fr.).

(2) GIRAUD-TEULON, *L'œil*, p. 21.

congrès international d'ophthalmologie, en 1867, semble s'être imposée d'une manière définitive à l'acceptation des savants.

Influence de l'âge sur la vue. — Cette influence porte principalement sur l'acuité de la vue qui, de vingt à quatre-vingts ans, descend progressivement de $\frac{20}{20}$ ou 1 à $\frac{11}{20}$, et sur la position du *punctum proximum* qui s'éloigne peu à peu jusqu'à l'âge de soixante-cinq ans. Cet éloignement constitue la *presbyopie*, qui est due causalement à une diminution progressive du pouvoir accommodateur. On commence, en général, à sentir les effets de l'éloignement du *punctum proximum* vers l'âge de quarante à quarante-cinq ans.

L'analyse succincte que nous venons de donner, touchant les applications de la physique à la physiologie de l'œil, est intéressante par elle-même ; mais elle a une autre utilité : elle permet de déterminer immédiatement la nature des troubles qui peuvent affecter l'organe de la vue.

D'après M. Giraud-Teulon, l'exercice régulier de la fonction visuelle exige la réunion de cinq éléments principaux :

1° L'intégrité de texture et de sensibilité de la rétine et du nerf optique ;

2° L'intégrité de la transparence des milieux réfringents ;

3° Un rapport exact entre la position de l'écran sensible, ou la longueur de l'œil, et la puissance réfringente de l'organe ;

4° L'intégrité de la puissance qui préside à l'ajustement de l'œil aux distances, ou accommodation ;

5° L'intégrité des puissances qui gouvernent les mouvements des axes optiques, et leur harmonie avec celle qui procure l'accommodation (1).

A chacune de ces conditions correspondent des troubles définis :

Pour *la première*, nous trouvons les troubles de la circulation en plus ou en moins, les hypertrophies et atrophies de la rétine, les tumeurs, le glaucome, les rétrécissements du champ visuel périphérique (hémiopie), les interruptions centrales (scotomes), la photopsie, la chromopsie, les spectres oculaires, l'héméralopie, la nyctalopie, l'hyperesthésie rétinienne, le nystagmus, etc.

____

(1) Giraud-Teulon, *L'œil*, p. 28.

Pour *la seconde*, nous trouvons les diverses opacités de la cornée et du cristallin.

Pour *la troisième*, nous trouvons la myopie, l'hypermétropie et l'astigmatisme.

Pour *la quatrième*, nous trouvons la mydriase, le myosis, la presbyopie, paralysie et spasme du muscle ciliaire.

Enfin, pour *la cinquième*, nous trouvons l'asthénopie et la diplopie.

La connaissance des phénomènes physiologiques de l'œil n'a pas seulement pour effet de nous faire pressentir la nature des troubles possibles de cet appareil ; elle nous permet encore de diagnostiquer, jusqu'à un certain point, le siége de la maladie et son traitement. Nous voulons parler des phosphènes, de la périmétrie rétinienne, et des lunettes.

Rétinoscopie phosphénienne. — Tel est le nom que M. Serres (d'Alais) donna à un procédé d'investigation destiné à éclairer le diagnostic des affections de l'œil. Déjà, en 1838, M. Saigny avait découvert les phosphènes et leur avait imposé leur nom. Mais c'est M. Serres, d'Alais, qui a eu le mérite d'étudier le phénomène mieux qu'on ne l'avait fait avant lui. Cette méthode, ou plutôt ce procédé d'investigation, a été connu avant l'invention de l'ophthalmoscope, et, en ce moment-là, il rendit de grands services à la pathologie de l'œil. Depuis l'invention de l'ophthalmoscope, son utilité a été considérablement réduite ; mais il est des cas où le phosphène *seul* peut éclairer le praticien. Lorsqu'aucune lésion appréciable n'existe, lorsque l'incurvation est troublée sans altération anatomique, lorsque les milieux oculaires sont opaques, l'ophthalmoscope ne peut rien et les phosphènes peuvent beaucoup.

Qu'est-ce donc qu'un phosphène? Si l'on presse légèrement et méthodiquement à travers les paupières fermées sur un des points du pourtour de l'œil, on fait naître instantanément une image lumineuse. C'est ce phénomène qu'on appelle *phosphène*.

Pour faciliter l'étude de ces phénomènes entoptiques, M. Serres les circonscrit dans quatre positions cardinales :

Phosphène nasal, celui que provoque la pression opérée à l'angle interne, à côté de la racine du nez;

Phosphène temporal, celui qui se produit par la compression de l'angle externe de l'œil à côté de la tempe ;

Phosphène frontal, celui qui se produit sous la pression du doigt à la partie supérieure de l'œil, au-dessous du front;

Phosphène jugal, celui qui apparaît quand on comprime la partie inférieure de l'œil au-dessus de la joue.

Ces phénomènes lumineux ne sont produits que par la compression de la rétine, qui, en cela, se conduit comme les autres nerfs sensoriaux dont le mode d'activité propre peut être réveillé par des excitants non physiologiques : l'électricité réveille le goût, le son, l'odorat, etc. Par conséquent, il est permis d'affirmer que l'impossibilité de provoquer la production des phosphènes tient à une perturbation des fonctions de la rétine. C'est sur cette considération qu'est basée le diagnostic de certaines maladies de l'œil au moyen de la *rétinoscopie phosphéenne.*

Comme nous l'avons déjà dit, ce procédé est applicable dans tous les cas où l'ophthalmoscope est impuissant, comme dans les atrésies de la pupille, dans l'opacité du cristallin. D'ailleurs il est toujours bon de consulter la sensibilité de la rétine, en provoquant la production des phosphènes, avant d'entreprendre une opération sur l'œil. Il est évident que, si on opère de la cataracte un homme qui est atteint en même temps d'amaurose, l'opération ne lui rendra pas la vue. Mais l'amaurose peut être diagnostiquée avant l'opération par le moyen de la rétinoscopie phosphénienne ; il est donc indispensable de l'appliquer.

Périmétrie rétinienne. — L'exploration de la rétine à l'aide de phosphènes ne fournit cependant que des indications sur la sensibilité de cette membrane à la pression. Elle ne saurait suffire lorsqu'il s'agit de reconnaître l'état du champ visuel, c'est-à-dire la sensibilité de toute la rétine par rapport à la qualité et à la quantité de lumière qui pénètre dans l'œil. Ces renseignements, importants et indispensables pour un grand nombre de maladies oculaires, peuvent être obtenus de deux manières.

Lorsque la cornée ou les milieux de l'œil ont perdu leur transparence, lorsque la papille est obstruée par de fausses membranes, l'exploration du champ visuel se fait dans une chambre obscure à l'aide de deux lampes. On recherche d'abord jusqu'à quelle distance l'œil examiné peut distinguer la clarté d'une lampe ordinaire, et le résultat de cet examen indique le degré de sensibilité conservé au centre de la rétine.

En second lieu, on fait fixer par le malade une lampe placée en face et à courte distance, tandis que l'on promène une autre lampe dans toutes les directions jusqu'aux limites du champ visuel. Le malade doit indiquer à chaque moment où se trouve la seconde lampe. De cette manière on sera à même

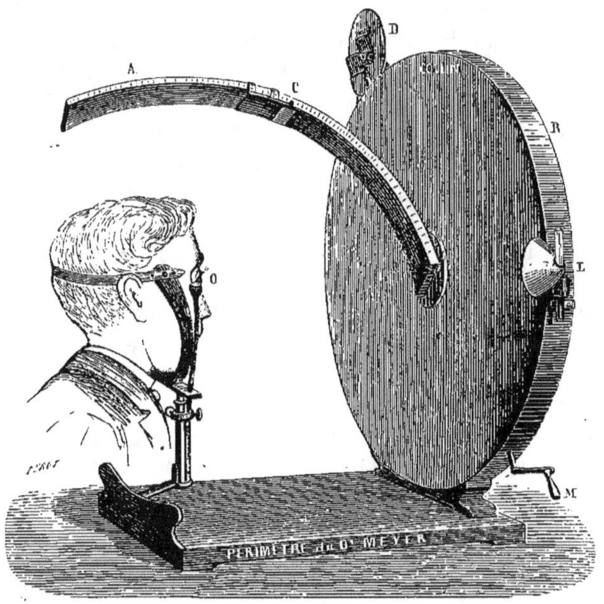

Fig. 46. — Périmètre du D' Meyer.

de constater l'affaiblissement de la vision excentrique ou les défectuosités du champ visuel (1).

Lorsque la cornée et les milieux de l'œil ont conservé leur transparence, on examine le champ visuel à l'aide du *périmè-tre*, dont Auber et Foerster se sont servis les premiers. L'instrument dont nous donnons la description est celui du D' Meyer construit par Collin.

Le périmètre de Meyer consiste en un arc de cercle de la valeur d'un quart de circonférence (fig. 46) qui, en tournant autour du sommet, décrit dans l'espace un hémisphère au

____

(1) E. MEYER, *Traité pratique des maladies des yeux*, p. 23 à 27.

centre duquel se trouve l'œil examiné O. Celui-ci doit fixer invariablement le point marqué au sommet de l'arc, tandis que l'autre œil est recouvert d'un bandeau.

L'arc du périmètre étant placé dans un plan déterminé, par exemple dans le plan vertical, l'explorateur fait avancer progressivement, de la périphérie vers le sommet, le curseur C qui glisse le long de l'arc et dans lequel on a préalablement introduit, selon le but de l'examen, un carré blanc ou coloré, une figure ou lettre typographique. Le glissement du curseur C est

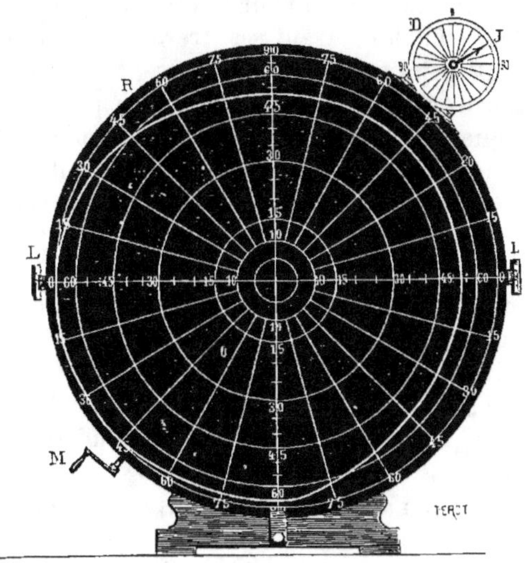

Fig. 47. — Schéma périmétrique et champ visuel normal de l'œil droit.

obtenu à l'aide d'une chaîne sans fin qui se trouve derrière l'arc et qui est mise en mouvement par une petite manivelle M, placée de telle façon que le malade ne peut apercevoir la main de l'explorateur. Celui-ci arrête le mouvement au moment où le malade reconnaît l'objet placé sur le curseur; il lit à côté du curseur le chiffre de la division en degrés, tracés à l'extérieur de l'arc, et marque par un trait de craie sur l'ardoise noire R, à laquelle l'arc de cercle est adossé, le degré trouvé dans l'expérience.

Cette ardoise n'est autre chose que la projection de la sphère du périmètre: noire du côté du malade, l'autre côté, représenté dans la figure 47, porte une série de cercles excentriques traversés par des diamètres. Ceux-ci représentent l'inclinaison méridienne de l'arc de cercle que l'observateur peut lire, à chaque moment de l'examen, sur le petit cadran sur lequel se met une aiguille J, tournant en même temps que ce dernier.

Lorque la limite du champ visuel a été déterminée pour le méridien vertical, et marquée par un trait de craie au point correspondant de l'ardoise, comme nous l'avons dit plus haut, on dispose l'arc de cercle dans un autre méridien, et on détermine pour celui-ci, comme pour le précédent, le point auquel l'objet placé sur le curseur est revenu, en partant de la périphérie. Ce point marqué sur l'ardoise, à l'endroit précis de la projection, on passe à un autre méridien et ainsi de suite jusqu'à ce que l'arc ait décrit l'hémisphère complet. Il ne reste plus qu'à réunir par un trait continu les différents points marqués, pour avoir le tracé complet du champ visuel sur le schéma tracé au dos de l'ardoise.

Lunettes. — L'invention de cet appareil d'optique est due selon les uns à Roger Bacon, selon les autres au dominicain A. de Spina (1312).

L'usage des lunettes répond à trois indications essentielles : 1° modifier l'inclinaison des rayons lumineux à leur incidence sur la cornée ; 2° modifier la quantité de lumière ; 3° modifier sa couleur (1).

1° Les verres qui augmentent la convergence des rayons lumineux à travers la cornée et le cristallin présentent la disposition biconvexe ; ils sont appelés *collectifs* ou *positifs*, parce qu'ils font pénétrer dans l'œil plus de rayons lumineux pour une même surface d'ouverture de la pupille. On les conseille aux hypermétropes et aux presbytes.

Les verres qui diminuent la convergence des rayons lumineux dans leur passage à travers la cornée et le cristallin présentent la disposition biconcave ; ils sont désignés sous le nom de *dispersifs* ou *négatifs*, parce qu'ils diminuent la quantité de réfraction du système, et en même temps la somme des rayons lumineux qui pénètrent dans l'œil. On les conseille aux myopes.

Depuis le congrès international ophthalmologique réuni à

____

(1) Giraud-Teulon, *L'œil*, p. 140.

Bruxelles en 1875, on a substitué à la numération duodéci-
male des. verres de lunettes la numération métrique. L'unité
de la série est la quantité de réfraction développée par la lentille de 1 mètre de longueur focale. La série se compose de
termes équidistants depuis un jusqu'à vingt, avec licence accordée d'intercaler, selon les nécessités de la pratique, les
fractions décimales (1).

Les verres cylindriques modifient comme les précédents la
quantité de réfraction. On les emploie surtout dans le traitement de l'astigmatisme.

Les verres prismatiques ont pour effet de dévier latéralement
les rayons de lumière et de modifier en apparence la place que
l'objet occupe réellement. Cette propriété est mise à profit
dans le traitement de la diplopie et de l'asthénopie musculaire.

2° Pour modifier la quantité de lumière, on se sert de *lunettes sténopéiques,* sorte de petits écrans opaques percés de trous
ou fentes qui ne laissent arriver à l'œil qu'une petite quantité
de lumière. On les emploie pour obvier aux inconvénients des
taies carnéoles ; on les utilise aussi après l'iridectomie, après
l'opération de la pupille artificielle, dans la mydriase et la
polycorie, et enfin après l'extirpation d'un œil.

3° Pour modifier la couleur de la lumière, on emploie les
conserves. Ce sont des verres convexes très-faibles (0,25 à 0,50
de dioptrie métrique). La teinte bleue du verre est la plus
convenable. Le *gris fumée* agit sur la quantité et non sur la
qualité de la lumière.

Dans le but de déterminer exactement le numéro des verres
de lunettes, M. le Dr Badal a imaginé un instrument qui n'est
au fond qu'un optomètre renversé.

Ophthalmoscope. — L'ophthalmoscope est un appareil
destiné à éclairer le fond de l'œil et à renvoyer l'image de ce
dernier à l'œil de l'observateur. Cet appareil a été inventé
par M. Helmholtz en 1851. Voici, d'après Follin, l'expérience
sur laquelle repose la théorie de l'instrument :

Supposons que F soit un foyer de lumière, M un verre transparent à surfaces parallèles placé entre l'œil observé B et celui de
l'observateur A, dans une certaine inclinaison. Les rayons lumineux,
sortis de F et tombant sur la lame de verre M, se divisent en deux

____

(1) Giraud-Teulon, loc. cit., 145.

parties : l'une traverse la lame de verre, tandis que l'autre est réfléchie vers la cornée de l'œil B ; arrivé en ce point, ce dernier faisceau lumineux subit une série de réfractions et vient faire foyer sur la partie antérieure de la rétine, en c.

Ce foyer devient un nouveau centre lumineux d'où émanent des rayons qui suivent en sens inverse le trajet qu'ils ont déjà parcouru et sortent de l'œil. Ils tombent de nouveau sur la plaque M et s'y divisent en deux faisceaux secondaires, dont l'un est réfléchi par la lame vers la source lumineuse F, tandis que l'autre, traversant cette lame

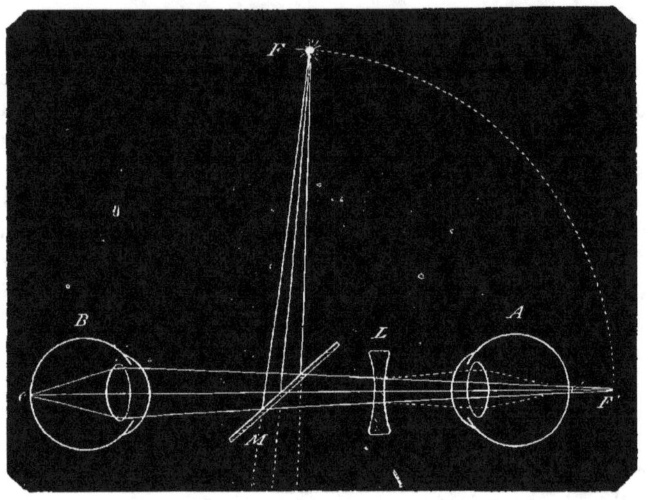

Fig. 48.

en subissant une réfraction insignifiante à cause de son peu d'épaisseur, vient faire foyer en F'. Si l'œil de l'observateur A se place dans la direction de ce faisceau de lumière revenant de B, il recevra une partie de ces rayons lumineux et aura une notion de l'éclairage du fond de l'œil. Mais, en général, cette notion est confuse, et cela est dû à ce que la plupart des yeux ne sont pas disposés pour recevoir des rayons convergents, mais bien des rayons parallèles ou des rayons divergents : or, là, les rayons restent convergents ; en pénétrant dans l'œil de l'observateur, ils deviennent plus convergents encore et font leur foyer en avant de la rétine. Cette rétine ne reçoit qu'un cercle de diffusion, au lieu d'avoir une sensation nette du point c.

M. Helmholtz, qui a conçu cette belle expérience, n'a pas tardé à comprendre que, pour donner à l'œil de l'observateur une notion nette

du point *c*, c'est-à-dire pour ramener sur la rétine de cet observateur
une image exacte de ce point *c*, il fallait changer la direction des
rayons convergents et les rendre parallèles ou divergents : c'est ce
qu'il obtint en plaçant devant l'œil observateur une lentille diver-
gente L.

Maintenant, au lieu d'un point lumineux, placez en F un corps lumineux, la flamme d'une lampe par exemple, et, ce que je viens de
dire pour un point lumineux étant applicable à une surface lumineuse,
l'observateur, lorsque l'expérience sera bien disposée, apercevra
l'image de cette flamme sur la rétine observée, et d'une façon très-
nette, si l'accommodation de l'œil observateur se fait convenablement pour la distance à laquelle il se trouve de l'image extériorée de
la flamme.

Après avoir démontré, par cette expérience, qu'on pouvait
éclairer le fond de l'œil, M. Helmholtz fit construire un instrument spécial qui porte le nom d'*ophthalmoscope*.

L'éclairage ainsi obtenu était loin d'être suffisant pour distinguer tous les détails du fond de l'œil, car, avec lui, on ne
voyait réellement que le point où se forme l'image de la source
lumineuse. M. Helmholtz dut perfectionner son œuvre, et il y
parvint avec tout le succès désirable, en plaçant une lentille
biconvexe au-devant de l'œil, à une distance un peu supérieure
à sa longueur focale. Avec cette disposition nouvelle, les
rayons lumineux arrivent à l'œil, observé en convergeant et,
après leur convergence aux environs du centre optique, ils forment, par leur divergence, un cercle de diffusion qui éclaire
une grande partie de la rétine. Dès lors la théorie de l'ophthalmoscope était complète.

La disposition que l'on a donnée aux diverses pièces qui
constituent l'ophthalmoscope est très-variable. Depuis l'ophthalmoscope de M. Helmholtz jusqu'à l'ophthalmoscope binoculaire de M. Giraud-Teulon, on en compte un nombre considérable. Nous nous bornerons à décrire le plus simple et celui
qui peut être employé par la généralité des praticiens.

L'ophthalmoscope le plus simple se compose : 1° d'un miroir
réflecteur concave, percé d'un trou au centre; 2° d'une lentille biconvexe. Pour procéder à l'examen, on place une
lampe à côté de la tête du malade et un peu en arrière. Puis
on prend de la main droite le manche du miroir concave et on
dirige les rayons lumineux sur l'œil à explorer en s'aidant,
dans cette direction, de l'œil placé derrière le trou du miroir

concave. En même temps la main gauche saisit la lentille biconvexe et la place au-devant de l'œil du malade à une distance convenable et sur le trajet des rayons lumineux. La distance à laquelle il faut placer la lentille est variable selon l'état de réfringence des milieux de l'œil exploré. En l'absence de lentille, l'image renvoyée par l'œil doit se produire à une distance de l'œil égale à la distance de sa vision distincte. Par conséquent, cette distance doit varier selon que le sujet est

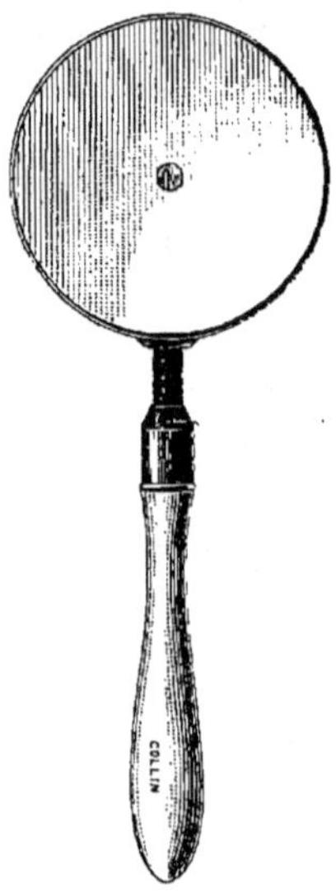

Fig. 49. — Miroir réflecteur concave percé d'un trou à son centre.

myope ou hypermétrope. Devant un myope, la lentille doit être placée à une distance plus rapprochée de l'œil ; devant l'hypermétrope, la lentille devra être placée à une distance plus grande.

Examen opththalmoscopique. — N'ayant pas l'habitude de manier cet instrument, et préoccupé exclusivement de l'intérêt de nos lecteurs, nous renonçons ici à une rédaction personnelle, et nous empruntons au savant ouvrage du docteur Abadie, — le plus récent (1877) et le plus complet que nous possédions sur ce sujet, — l'exposé textuel des règles à suivre dans l'examen ophthalmoscopique :

L'éclairage qui convient le mieux pour l'examen ophthalmoscopique, pratiqué dans les conditions ordinaires, est celui qui est fourni
par une bonne lampe à modérateur à huile, d'un fort calibre. Cette
lumière est préférable à celle du gaz, du pétrole ou du soleil ; celles-
ci, étant peu riches en rayons jaunes, donnent au fond de l'œil une
coloration terne, gris-rougeâtre. Pourtant, dans certains cas particuliers, — pour différencier, par exemple, la coloration du gliome de
celle de la rétinite exsudative (Knapp) ; pour apprécier le changement
de teinte du fond de l'œil, observé dans la leucocythémie, il est avantageux de recourir à la lumière solaire (O. Becker).

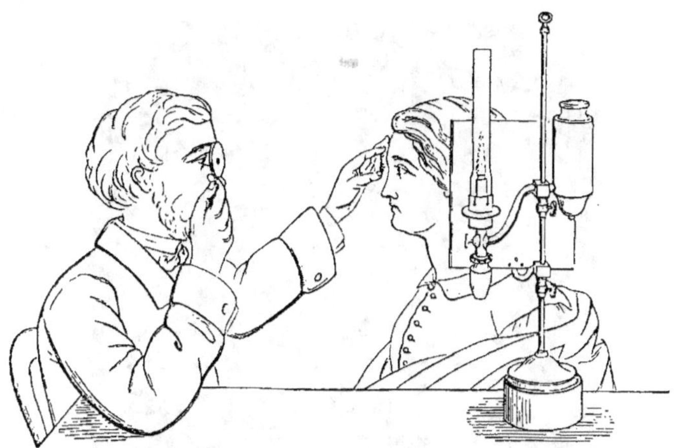

Fig. 50. — Disposition pour l'examen ophthalmoscopique d'après Follin (1).

Afin de ne pas fatiguer le malade, Follin et Janssen ont
proposé de placer devant le foyer lumineux une plaque de verre bleu-
cobalt, destinée à intercepter les rayons jaunes et rouges qui sont le
moins bien supportés par la rétine.

Cette précaution n'a aucun avantage dans la pratique habituelle,
mais elle pourrait être utilisée dans certains cas d'hyperesthésie rétinienne.

Il faut, autant que possible, s'habituer dès le début à examiner le
fond de l'œil sans dilater la paupière par l'atropine. Cette substance
ayant, comme on sait, le fâcheux inconvénient de paralyser pendant
plusieurs jours l'accommodation, l'usage en est fort pénible pour les
malades qui possèdent une bonne acuité visuelle.

(1) FOLLIN. *Leçons sur l'exploration de l'œil*, p. 62.

Dans certains cas, cependant, il est indispensable de recourir à ce moyen. Quand on veut examiner spécialement la région de la *macula*, on est obligé d'employer l'atropine ; cette partie de la rétine étant fort sensible, la lumière qu'on y projette provoque, en effet, des contractions réflexes du sphincter de l'iris et un rétrécissement considérable de la pupille. L'emploi de cette substance est encore nécessaire quand on veut explorer les régions équatoriales de l'œil ; elle permet d'examiner la plus grande partie de la surface rétinienne ; mais, pour si grande que soit la dilatation pupillaire, il est toujours impossible d'explorer le corps ciliaire à l'ophthalmoscope.

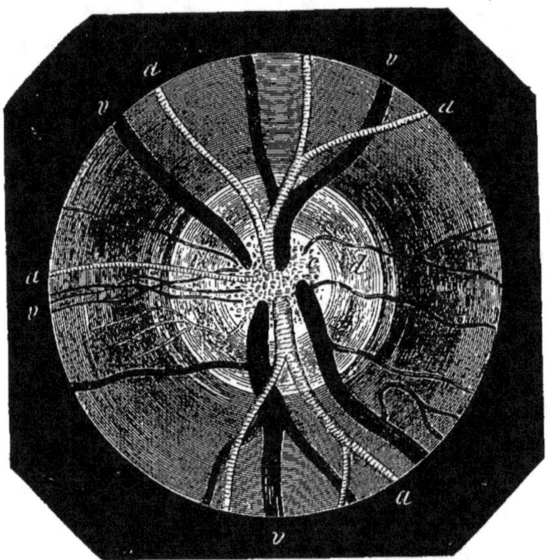

Fig. 51. — Papille normale avec les trois cercles concentriques
a, artères ; *v*, veines ; *c*, lames criblées.

Enfin les états pathologiques qui altèrent la transparence des milieux réfringents de l'œil exigent également la dilatation de la pupille. Dans ce cas, une partie des rayons éclairants étant interceptée au passage par les opacités, il est de toute nécessité d'augmenter d'autant leur orifice d'entrée.

L'observateur doit se tenir à 30 centimètres environ du malade, en face de lui, et à la même hauteur ; la source lumineuse est placée à côté et à gauche de la tête du sujet observé ; elle en est séparée par un écran de façon que celle-ci soit dans l'ombre. La ligne du regard des deux observateurs et la flamme de la lampe doivent être dans un même plan horizontal.

L'extrémité intra-oculaire du nerf optique ou papille, qui est la partie du fond de l'œil la plus intéressante à étudier, n'occupe pas le pôle postérieur, elle est située un peu plus en dedans ; de telle sorte que, quand on est placé en face du malade, on doit, pour amener la papille devant soi, l'engager à regarder en dedans vers l'oreille gauche de l'observateur si on examine l'œil gauche, et réciproquement.

L'observateur, tenant le miroir de l'ophthalmoscope par son manche, le place alors au-devant de son œil en l'inclinant légèrement vers la source lumineuse, de façon à projeter la lumière réfléchie vers la pupille du sujet observé. Celle-ci apparait bientôt sous la forme d'un disque rougeâtre, preuve certaine qu'à ce moment le fond de l'œil est éclairé. Alors, appuyant la main gauche sur la région orbitaire, il place une lentille biconvexe de deux pouces et demi de foyer devant l'œil observé, d'abord à une distance très-faible, et de façon que son centre se trouve sur l'axe même du réflecteur ; puis il l'éloigne progressivement de l'œil. C'est dans ce mouvement que consiste la difficulté de l'examen ; car on parvient facilement à éclairer le fond de l'œil avec le miroir, mais, dès que l'on interpose la lentille, la préoccupation de la bien maintenir empêche de songer au réflecteur qui se déplace et l'œil n'est plus éclairé ; ce n'est que par une longue habitude et des exercices fréquemment répétés qu'on arrive à maintenir à la fois la lentille et les miroirs dans une position convenable.

Lorsque le fond de l'œil est éclairé, on est quelquefois gêné par des reflets brillants formés par la lumière réfléchie à la surface de la cornée et du cristallin. On s'en débarrasse en imprimant de légères inclinaisons au miroir ou à la lentille ; du reste, on finit à la longue par s'y habituer et par en faire abstraction.

De même, pour éviter les images lumineuses du miroir, réfléchies par les surfaces antérieure et postérieure de la lentille, jouant le rôle de réflecteurs convexes et concaves, on incline très-légèrement celle-ci autour de son axe vertical ; les reflets se trouvent dès lors projetés hors du champ d'observation.

Il est rare qu'on parvienne du premier coup à voir la papille, et, quoi qu'on en dise, il faut de longs exercices et beaucoup de patience pour arriver à apercevoir nettement et avec facilité le fond de l'œil. Souvent, au lieu de trouver d'emblée la papille, on ne distingue qu'un vaisseau ; on le suit alors en se déplaçant très-légèrement vers le sens où il augmente de volume, et l'on arrive ainsi nécessairement sur la papille d'où il émerge (1).

Pour compléter les détails si précis que l'on vient de lire, nous donnons ici l'image du fond de l'œil d'après Follin.

(1) Cﬤ. ABADIE, *Traité des maladies des yeux*, t. II, p. 14.

A ceux qui n'ont jamais pratiqué l'examen ophthalmoscopique, nous ne saurions trop recommander de s'exercer sur l'œil artificiel inventé par le professeur Maurice Perrin.

Cet appareil se compose d'une sphère creuse en cuivre ayant le volume du globe oculaire. Elle est supportée par un pied qui peut s'élever ou s'abaisser à volonté. A l'extrémité supérieure de ce support se trouve une articulation O qui permet à la sphère des mouvements de rotation et d'inclinaison dans tous les sens.

L'œil artificiel se compose de trois parties : la première A,

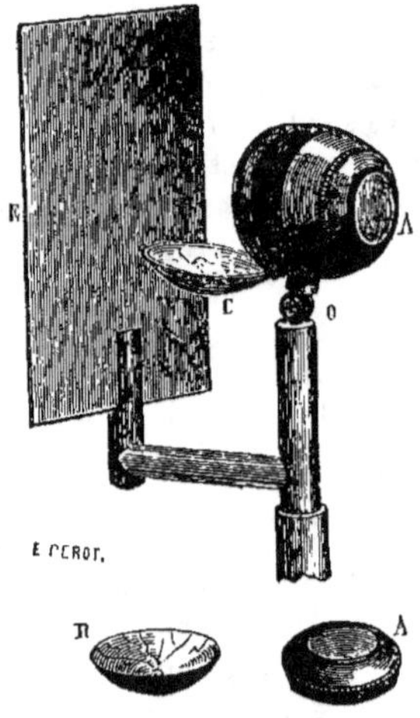

Fig. 52. — Œil artificiel de M. Maurice Perrin.

noircie à l'intérieur, représente la région équatoriale ; la seconde, correspondant à l'appareil réfringent de l'œil, cornée ou cristallin, ne comprend, pour plus de simplicité, qu'une seule lentille convexe ayant une puissance réfringente égale à celle de la totalité du système dioptrique de l'œil normal ; deux petits diaphragmes, l'un de 7, l'autre de 3 millimètres de diamètre, simulant l'iris à ses divers degrés de dilatation, s'adaptent, à l'aide d'un pas de vis, en avant de la lentille.

Enfin la troisième pièce C, articulée avec la première, est destinée à recevoir dans sa concavité de petites cupules en cuivre R sur lesquelles sont peintes les images ophthalmoscopiques du fond de l'œil normal ou pathologique.

Derrière l'appareil se trouve un écran D sur lequel se projette la flamme de la lampe, réfléchie par le miroir; dès que celle-ci cesse de pénétrer dans la cavité oculaire, on se rend compte ainsi de la déviation et l'on peut rectifier aisément l'éclairage par une inclinaison du miroir.

Quand la lentille adaptée à l'appareil a la puissance dioptrique de l'œil emmétrope, et que l'image placée dans la cupule est celle de l'œil physiologique, on a à sa disposition un globe oculaire artificiel sur lequel on peut s'exercer au maniement de l'ophthalmoscope absolument comme sur un œil vivant.

Pour permettre aux commençants de s'exercer à reconnaître l'état de la réfraction au moyen de l'ophthalmoscope, exercice que l'on ne saurait trop conseiller, Maurice Perrin a eu l'heureuse idée de munir son appareil de trois lentilles de valeur réfringente différente, représentant les principaux états dioptriques de l'œil humain.

Celle qui correspond à l'œil emmétrope a son foyer sur la rétine quand la virole de cuivre qui la supporte est vissée à fond. En dévissant cette virole autant que possible, c'est-à-dire jusqu'à la dernière rayure de la vis, on allonge d'autant la longueur de l'axe antéro-postérieur de l'œil et l'on produit ainsi une myopie artificielle.

La lentille qui correspond à l'hypermétropie a son foyer au-delà de la rétine; celle qui rend l'œil astigmate est composée d'une lentille sphérique et d'une lentille cylindrique associées. Toutes deux sont montées sur une virole et s'adaptent à l'appareil comme la première.

Quand on commence à s'exercer avec cet œil artificiel, on enlève d'abord tout diaphragme de façon à avoir une très-large pupille; puis, peu à peu, à mesure qu'on fait des progrès, on diminue l'ouverture pupillaire en changeant de diaphragme (1).

Ophthalmoscope à réfraction et optométrique. — L'examen ophthalmoscopique serait incomplet s'il ne permettait de déterminer aussi l'état de réfraction de l'œil, surtout chez les enfants où *tous les autres moyens* font absolument défaut.

D'ailleurs, on ne peut jamais voir nettement l'image croisée du fond de l'œil, si l'on ne corrige en même temps l'anomalie de réfraction aussi légère qu'elle soit.

(1) Ch. Abadie, loc. cit., p. 16.

L'opthalmoscope du Dr Meyer remplit cette double indication.

Cet instrument, construit par Roulot, se compose de deux miroirs réflecteurs (plan et concave) et de deux disques superposés qui contiennent chacun six lentilles concaves et convexes, plus une ouverture vide (voir la fig. 53). Le diamètre

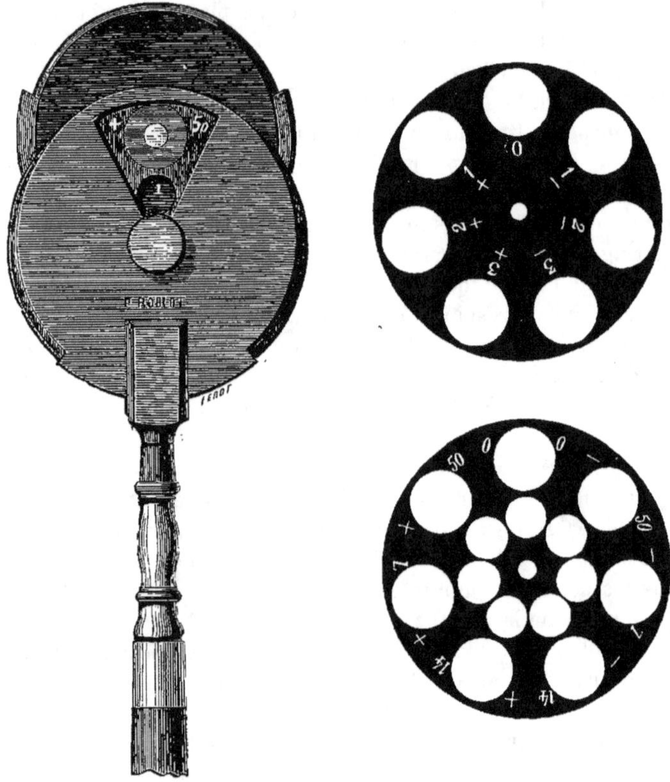

Fig. 53. — L'ophthalmoscope à réfraction et optométrique du Dr Meyer.

des lentilles est de 9 millimètres, les numéros indiquent leur force réfringente en dioptries (système métrique).

Les disques tournent isolément ou ensemble sous la pression du doigt, appliqué sur le côté de l'instrument. La rotation à droite fait apparaître successivement la série des verres convexes ; la rotation à gauche, celle des verres concaves.

A chaque changement de verre, on lit le numéro produit, en additionnant les verres de même réfraction (jusqu'à 3,50, de 7 à 10 et de 14 à 17 dioptries) ou de réfractions opposées :

$$(+7 \text{ et} - 3 = +4 ; +7 \text{ et} - 2 = +5 ; +14 \text{ et} - 3 = +11, \text{ etc...})$$

On obtient ainsi 42 numéros, concaves et convexes depuis une demi-dioptrie jusqu'à 17 dioptries :

0,50 ; 1 ; 1,50 ; 2 ; 2,50 ; 3 ; 3,50 ; 4 ; 5 ; 6 ; 7 ; 8 ; 9 ; 10 ; 11 ; 12 ; 13 ; 14 ; 15 ; 16 ; 17.

Cette série représente tous les verres, depuis 72 jusqu'à 2 1/4 de l'ancien numérotage,

Pour l'examen de l'*image renversée*, on se sert du miroir concave et de l'ouverture vide (o) des disques.

Pour l'*image droite* et pour la *détermination ophthalmoscopique de la réfraction*, on emploie le miroir plan, et on fait tourner les disques, à droite pour obtenir la série des numéros convexes, à gauche pour les numéros concaves.

Pour l'examen de l'*acuité visuelle*, on enlève le miroir, et, les disques étant mis en mouvement, on obtient en même temps la correction de la *myopie* et de l'*hypermétropie*. Enfin, pour la détermination de l'*astigmatisme*, on place, dans l'anneau destiné aux miroirs réflecteurs, une plaque à fente sténopéique divisée de 0° à 180°. Cette plaque et une lentille + 16 (ancien 2 1/2) se trouvent avec l'opthalmoscope dans une gaîne solide et très-portative.

La découverte de l'ophthalmoscope a été le point de départ de recherches qui ont conduit à une connaissance plus approfondie des milieux réfringents de l'œil et de leur pouvoir d'accommodation. Ces recherches, dont les premiers promoteurs sont MM. Donders et Virchow, nous ont permis d'apprécier les véritables conditions de la myopie et de l'hypermétropie, de la presbyotie, de la diplopie, et d'appliquer à ces troubles les moyens les plus rationnels. Nous examinerons plus particulièrement les applications de l'ophthalmoscope à la médecine.

Application de l'ophthalmoscope à la chirurgie et à la médecine. — Au point de vue de la chirurgie, on peut affirmer que l'ophthalmoscope a complétement transformé cette branche de l'art de guérir. N'aurait-il d'abord servi qu'à désunir tous les éléments pathologiques qu'on réunissait avant sous le nom d'*amaurose*, que le service serait immense.

Le diagnostic des opacités du *cristallin* n'est plus entouré d'incertitudes comme autrefois.

L'état jumenteux du *corps vitré* a été déterminé dans ses causes et ses effets par M. Desmarres.

La présence des corps flottants, *visus musçarum, visus reticulatus,* a pu être rattachée à sa véritable cause, c'est-à-dire à des opacités des membranes internes, à des exsudats inflammatoires, aux extravasations sanguines dans l'humeur vitrée.

Les *cysticerques* de la rétine et du corps vitré n'ont été bien diagnostiqués sur le vivant que depuis l'application de l'ophthalmoscope (Arch. ophthalmologiques de MM. Graefe, Donders et Arlt).

Également, les lésions de la *rétine* ont pu être distinguées entre elles sur le vivant, et on ne confond plus aujourd'hui les troubles qui proviennent de ces diverses lésions. Rien n'est plus facile, en effet, que de constater l'hyperémie, l'apoplexie, les hémorrhagies de la rétine avec leurs conséquences : taches, exsudats plastiques, caillots organisés. On distingue également l'anémie, l'œdème, l'hydropisie, les décollements dont cette membrane est le siége.

Beaucoup de lésions de la *papille optique* étaient connues avant l'ophthalmoscope. Rolfincius, Morgagni, Monteggia, Scarpa, Rognetta, Lawrence, citent des cas dans lesquels cette papille était affectée de différentes façons ; mais ces faits n'ont été recueillis qu'après la mort, tandis qu'aujourd'hui on peut les constater sur le vivant. C'est ainsi que l'on reconnaît facilement l'hyperémie de la papille optique, son anémie, son hypertrophie.

Enfin, il n'est pas jusqu'aux lésions de la *choroïde* qu'on ne puisse parfaitement distinguer. Si nous ajoutons à ce qui précède la possibilité de diagnostiquer la présence des corps étrangers dans la chambre antérieure, les exsudats à la surface de l'iris, les condylomes des bords pupillaires, nous avons indiqué à peu près toutes les circonstances dans lesquelles l'ophthalmoscope peut être utilement appliqué au diagnostic chirurgical.

La médecine trouve sans doute moins d'avantages réels dans cette application. Cependant, la constatation des *petites plaques ecchymotiques et des taches jaunâtres,* indices caractéristiques de la maladie de Bright, l'intéresse au point de vue du diagnostic. Nous en dirons autant des signes que l'examen ophthalmoscopique peut lui fournir au point de vue du diagnostic des affections cérébrales. Par ses rapports anatomiques, son nerf, ses artères et ses veines, l'œil est le seul organe à travers lequel on puisse voir ce qui se passe dans le cerveau. Pénétré de cette idée, M. Bouchut s'est appliqué à reconnaître, avec l'ophthalmoscope, les lésions qui coïncident, dans l'œil, avec celles des centres nerveux, et il est arrivé à établir le diagnostic des secondes par la constatation des premières.

Découvrir dans l'œil, dit-il, avec l'ophthalmoscope, des lésions de circulation, de nutrition et de sensibilité de la rétine et du nerf optique, qui soient tellement bien en rapport avec les maladies aiguës et chroniques des méninges et du cerveau, qu'on puisse les considérer comme les symptômes de ces maladies, tel est le but de la cérébroscopie. (Bouchut, *Du Diagnostic des maladies du système nerveux par l'ophthalmoscopie.*)

Cérébroscopie. — C'est en 1862 que M. Bouchut a publié ses premiers travaux sur la méningite aiguë; depuis lors, il n'a cessé de publier de nouveaux faits à l'appui de son idée, et un volume publié en 1865, puis un atlas de cent trente-deux figures en 1877, renferment toutes ses recherches désignées sous le nom de *cérébroscopie*.

Dans la méningite tuberculeuse, dans l'hydrocéphalie chronique, dans la phlébite des sinus de la dure mère, dans les encéphalites simples ou par tumeur cérébrale ou par coup traumatique, dans les hémorrhagies et ramollissement du cerveau, dans les tubercules de l'encéphale, dans les maladies de la moelle épinière, aiguës ou chroniques, il y a des lésions du nerf optique, de la rétine avoisinante, des veines rétiniennes et de la choroïde qui sont produites par ces maladies.

Ce sont ces lésions, rapprochées des autres symptômes de la maladie, qui permettent de préciser le diagnostic cérébrospinal, et qui font entrevoir ce qui se passe dans le cerveau.

Ces lésions résultent de la compression intra-cranienne, par une tumeur ou par un épanchement séreux ou sanguin, d'un obstacle à la circulation des sinus par des caillots, d'une suffusion séreuse de la gaîne optique produisant l'étranglement de la papille, d'une altération de nutrition de l'encéphale par l'oblitération sénile des artères, d'une altération diathésique du cerveau par la scrofule, la syphilis, la leucémie, le diabète, etc.; enfin d'une action réflexe de la moelle sur les capillaires névro-rétiniens. De là résultent le gonflement et la congestion ou l'œdème de la papille, l'œdème *péri-papillaire*, les varices et les thromboses des veines de la rétine, les hémorrhagies de la rétine, les plaques blanches rétiniennes graisseuses qui seraient dues à une altération de nutrition, les anévrysmes des veines et des artères, les tubercules de la choroïde, etc.

Ces phénomènes intra-oculaires, bien étudiés à l'ophthalmoscope, et rapprochées des autres symptômes connus de la maladie, rapprochés des signes d'auscultation, des troubles fonctionnels observés chez le malade, permettent d'apprécier plus exactement les désordres matériels qui se produisent dans le cerveau et dans la moelle.

D'après ces recherches, il paraît que chaque sujet qui a des troubles aigus ou chroniques du système nerveux présente des lésions particulières de l'intérieur de l'œil.

La congestion, le gonflement et l'anémie de la papille indiquent la congestion ou la phlegmasie du cerveau.

L'œdème papillaire et rétinien indique, selon les autres symptômes, une méningo-encéphalite, une tumeur du cerveau avec ramollissement inflammatoire, une hydrocéphalie chronique.

La thrombose des veines rétiniennes annonce la phlébite des sinus de la dure mère. Les gaz des veines de la rétine révèlent la présence de gaz dans les veines méningées.

Les anévrysmes des artères de la rétine indiquent les anévrysmes miliaires du cerveau.

Les hémorrhagies de la rétine, d'après les autres symptômes, annoncent une compression intra-cranienne qui augmente la pression veineuse dans l'œil; elles indiquent aussi l'altération graisseuse des veines de la rétine par albuminurie, diabète ou leucémie.

Les tubercules de l'albuminurie existent toujours avec des tubercules du cerveau ou des méninges.

Enfin l'atrophie de la papille, coïncidant avec d'autres phénomènes nerveux, révèle une encéphalite chronique des pédoncules antérieurs ou de la protubérance.

Cet accord entre les lésions ophthalmoscopiques et les troubles du système nerveux est si absolu, d'après M. Bouchut, qu'on peut le constater dans la pluralité des cas. De sorte que la cérébroscopie serait, pour l'étude des maladies du cerveau et de la moelle, ce que sont les phénomènes d'auscultation dans les maladies du cœur et des poumons.

Examen des mouvements oculaires. — L'état des mouvements de l'œil est devenu très-important, depuis que l'on a reconnu que les troubles de motilité oculaire se rattachent intimement à un grand nombre de maladies cérébrales et spinales, dont ils constituent souvent un des premiers symptômes.

Dans ces cas, il devient indispensable d'examiner attentivement quel muscle ou quel groupe de muscles sont intéressés par l'une ou l'autre des affections dont ils sont habituellement atteints (faiblesse, paralysie ou spasme musculaire). Cette recherche serait le moyen de reconnaître à quel nerf on doit attribuer le trouble constaté, et la connaissance de ce nerf donnerait des indications sérieuses, pour la localisation de la maladie dans le système nerveux. Lorsque, dans un cas donné, le dérangement des mouvements oculaires s'accompagne de diplopie, l'étude attentive de ce symptôme, à l'aide de verres colorés et prismatiques, conduit directement au diagnostic de la maladie du système musculaire de l'œil. L'oculistique, aidée par la physiologie, a porté ce genre de recherche au plus haut degré de finesse et d'exactitude.

Dans un certain nombre de cas, la diplopie fait défaut soit à cause de la vision défectueuse de l'un des deux yeux, soit à cause de l'impossibilité, pour le malade, de se rendre compte de l'existence des deux images. Il faut alors étudier directement la mobilité de chaque œil. Cet examen peut se faire de deux façons.

On peut rechercher les points extrêmes que l'œil peut atteindre en faisant porter le regard dans toutes les directions; cet examen, le plus simple de tous, n'est pas rigoureusement exact parce que les points de repère et de comparaison varient avec l'individu.

Le Dr Meyer a fait construire un instrument, chez Collin, qui permet une mesure plus exacte, du moins pour les mouvements de latéralité.

Il se compose de deux plaques concaves moulées d'après la forme des paupières inférieures et à écartement variable. Sur ces deux plaques se trouve une division numérotée par millimètres, et quatre aiguilles, dont une paire est mise en mouvement isochrone par une vis, et l'autre manœuvrée à la main. A l'aide de ces deux paires d'aiguilles, on détermine facilement l'extrême adduction (mouvement vers le nez) et l'extrême abduction (mouvement vers la tempe) de chaque œil.

Un second moyen d'examen, applicable à toutes les directions du regard, consiste dans l'emploi du périmètre. Celui du Dr Meyer, décrit plus haut, s'y prête avec la plus grande facilité.

Pour les recherches de mobilité, on place dans le curseur des caractères d'imprimerie (*Snellen*) assez petits pour être lus encore par la vision centrale du malade. Après avoir fixé la tête dans la mentonnière, on fait glisser le curseur de la périphérie du champ visuel vers le centre, en disant au malade de tourner son œil dans la direction où se trouve l'arc du cercle, sur lequel glisse le curseur. L'endroit où le malade peut lire les lettres, indique de combien de degrés (marqués sur l'arc de 0° jusqu'à 90°) il a pu tourner le centre de sa cornée dans la direction où l'examen a eu lieu. L'instrument est construit de façon que l'arc du cercle, en tournant autour de son sommet, décrive dans l'espace un hémisphère au centre duquel se trouve l'œil examiné. Il devient ainsi facile d'examiner la mobilité de chaque œil dans toutes les directions possibles.

Du microscope. — Lorsque nous voulons étudier les détails d'un objet, nous le rapprochons le plus possible de notre œil et, grâce au pouvoir accommodatif, nous distinguons tout ce que la valeur de l'angle visuel, dans ces circonstances, permet de distinguer. Mais le pouvoir accommodatif a un pouvoir *maxima,* et, lorsque l'objet est situé trop près de l'œil, les rayons réfractés à travers les milieux de l'œil vont concourir en un point situé en arrière de la rétine, et la vision n'est plus nette. Pour obvier à cet inconvénient, on place entre l'œil et l'objet A B, un verre convexe M, appelé *loupe*, qui ramène dans la rétine le point de concours des rayons lumineux. Ce premier avantage de la loupe consiste donc à permettre de voir de très-près toutes les particularités de l'objet. Cet avantage n'est pas le seul.

La lentille biconvexe M étant placée devant l'œil F' et l'objet A B se trouvant entre cette lentille et son foyer principal

F, les rayons émanés du point A prendront, au sortir de la
lentille, une direction telle qu'ils sembleront provenir du point
A' situé plus loin; de même, le faisceau lumineux qui a son
sommet en B prendra, au sortir de la lentille, une direction
telle qu'il semblera provenir du point B, ; de telle sorte que
l'œil croit voir, au lieu de l'objet A B, un objet A' B' plus grand
et plus éloigné de l'objet. C'est l'image *virtuelle*.

Il résulte des deux conditions que nous venons d'établir que
non-seulement l'œil F verra l'objet A B de plus près, mais
encore qu'il le verra agrandi. Tels sont les avantages de la
loupe : voir de plus près et voir plus grand.

La théorie de la loupe nous conduit facilement à la théorie
des microscopes.

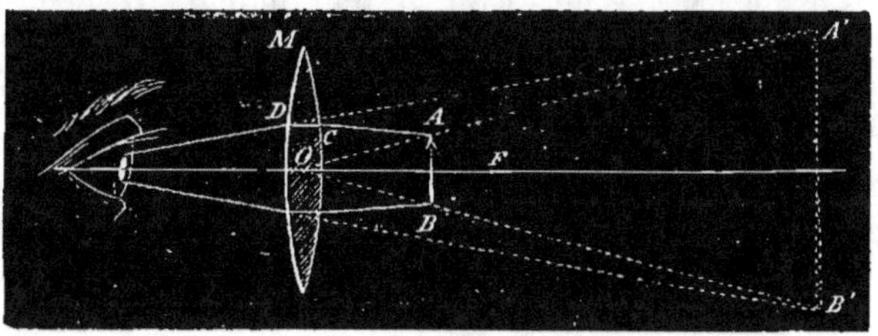

Fig. 51. — Théorie de la loupe.

En effet, si on recueille l'image virtuelle de l'objet A' B' sur
un écran, on a les conditions du *microscope à projection*.

Si, à la place de l'écran, on met une lentille biconvexe
(loupe), celle-ci amplifie encore l'image déjà agrandie, et on a
ainsi réalisé les conditions du *microscope composé*. La loupe, dans
le microscope composé, porte le nom d'*oculaire*, et la lentille qui
fournit l'image virtuelle est désignée sous le nom d'*objectif*.

Tel était le microscope dont se servaient les premiers observateurs. On en attribue la découverte à Z. Janssen, fabricant
de lunettes hollandais, et aussi à Drebbel, à Galilée, à Fontana.
Ce qu'il y a de certain, c'est que, dans le commencement du
dix-septième siècle, Malpighi et Leuvenhoëk se servirent
d'un microscope analogue à celui que nous venons de décrire.

Le microscope ainsi constitué laissait beaucoup à désirer ;
il était d'un maniement difficile et, de plus, il servait
mal les intérêts de la vérité. Ces défauts tenaient à deux causes : 1° au peu d'étendue du champ de l'instrument et aux

aberrations de sphéricité ; 2° aux aberrations chromatiques des lentilles. On a remédié au premier inconvénient en interposant entre l'objectif et l'oculaire une troisième lentille convergente qui porte le nom de *lentille de champ*. On a remédié au second inconvénient par l'addition des *lentilles achromatiques*. La découverte de ces lentilles est attribuée à Van Deyl et à Van Frauhofer. Mais, en 1824 seulement, Selligues appliqua au microscope les lentilles achromatiques, et, sur ses indications, Chevalier construisit le premier microscope achromatique. Ce microscope fut présenté à l'Académie des sciences en 1824. Ainsi perfectionnés, les microscopes dont on se sert aujourd'hui remplissent toutes les conditions désirables.

Les conditions fondamentales du microscope, telles que nous les avons décrites plus haut, restent toujours les mêmes ; mais la forme, le volume, la solidité, l'élégance, le fini du travail varient naturellement selon les constructeurs et selon les pays.

Nous ne croyons pas utile d'entrer ici dans cet ordre de considérations, avec d'autant plus de raison que ce sujet a été excellemment traité par MM. Chevalier (1839), Dujardin (1), Harting, Strauss (2), Quekett (3), Ch. Robin (4).

Nous nous bornerons à dire que les microscopes dont on se sert le plus communément dans les hôpitaux de Paris sortent des ateliers de M. Nachet et de M. C. Verick.

Microscope achromatique de C. Verick. — Ce microscope se compose d'une base en fer à cheval sur laquelle est fixée une colonne destinée à porter l'appareil optique et la platine sur laquelle on dispose les objets. Cette dernière, recouverte d'une glace noire, qui la garantit contre les acides, présente sur les côtés deux pinces à ressort. Sur la face inférieure de la platine se trouve un porte-diaphragme variable et vertical ; on y voit aussi un miroir donnant la lumière oblique ; enfin, immédiatement au-dessous de la platine, la colonne présente une charnière qui permet de faire prendre la situation horizontale à l'appareil optique par un renversement en arrière.

---

(1) Dujardin, *Manuel de l'observateur au microscope.* 1843.
(2) Strauss-Durckheim, *Traité d'anatomie comparative.*
(3) Quekett, *Practical treatise on the use of the microscope.* 1848.
(4) Ch. Robin, *Traité du microscope.* 1871.

Le mouvement rapide s'obtient par le coulant à frottement, et le mouvement lent par une vis micrométrique. Quatre objectifs n°s 0, 2, 6 et 7, et trois oculaires 1, 2 et 3 (le n° 2 est à micromètre) complètent l'appareil.

Applications. — Pour donner un compte exact des services rendus par le microscope à la médecine, nous devrions passer en revue tous les progrès de l'histologie normale et patholo-

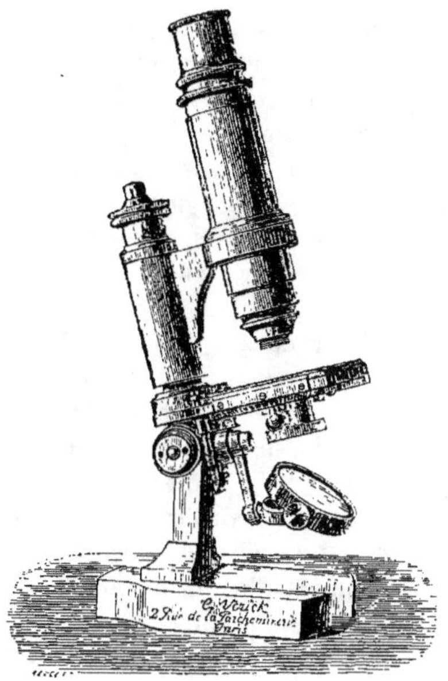

Fig. 55. — Microscope de M. C. Verick.

gique. Nous avons rempli en partie cette tâche à propos de l'anatomie et de la physiologie (v. p. 129). Nous nous efforcerons de compléter ici ce que nous n'avions pas pu dire plus haut.

Les travaux micrographiques ont été très-profitables aux progrès de la *science médicale;* ils nous ont fait connaître, bien mieux qu'on ne le savait avant, la nature des lésions anatomiques et les *processus* morbides qui constituent un grand nombre de maladies; ils nous ont démontré qu'il existe une classe nombreuse de tumeurs qui est due à l'hyperplasie des éléments normaux; ils nous ont dévoilé l'existence de plusieurs maladies qui sont dues à la présence de parasites animaux ou végétaux; ils nous ont permis enfin de reconnaître la plupart des causes de la falsification des aliments et des remèdes.

Les travaux micrographiques ont été profitables aux progrès de *l'art*, mais en des proportions moindres et d'une manière indirecte, c'est-à-dire en éclairant les divers éléments du diagnostic et du pronostic. C'est ce dernier point de vue qui doit seul nous occuper ici.

Liquides de l'organisme. — L'examen microscopique des divers liquides de l'organisme peut être d'un très-grand secours au médecin. C'est pourquoi nous croyons devoir consacrer quelques pages à ce sujet spécial.

Sang. — Le sang est composé de globules rouges et de globules blancs (leucocytes). Ces derniers sont un peu plus volumineux que les premiers et ils sont en nombre bien moins considérable. Leur volume varie entre $0^{mm},010$ et $0^{mm},014$ et, d'après Moleschott et Welker, dans la proportion de 1 globule blanc pour 357 globules rouges (1). D'après Donders et Moleschott, ce nombre augmente momentanément après le repas.

Leucémie. — En 1844, Donné publiait un cours de microscopie dans lequel il parle, le premier, d'une maladie que caractérise la surabondance des globules blancs du sang. L'année suivante, M. Virchow se déclarait l'inventeur de cette maladie et la désignait sous le nom de *Leucémie*, tandis que Bennett, autre inventeur, lui imposait celui de Leucocythémie. Il est vrai que ces derniers eurent le mérite, - chose que Donné n'avait pas faite, — de signaler la coïncidence, qu'ils avaient constatée, entre l'exagération considérable des leucocytes et une hypertrophie de la rate et des ganglions lymphatiques.

Comme la fièvre intermittente ne jouait aucun rôle dans la genèse de ces phénomènes, MM. Virchow et Bennet en attribuèrent la cause à une altération du sang.

Ces idées ont été acceptées par Leudet, Charcot, Vigla, Trousseau; mais bientôt d'autres observateurs ont fourni des observations authentiques dans lesquelles, malgré l'hypertrophie de la rate et des ganglions lymphatiques, on n'avait pas pu constater l'augmentation caractéristique des globules

---

(1) D'après les dernières recherches de M. Malassez, cette proportion serait de 2 ou 3 pour 1,000.

blancs. (Woillez, *Union méd.*, 1856. — Bonfils, *Recueil de la Société médicale d'observation*, t. I.) Quoi qu'il en soit, on doit accorder, à Donné d'abord, et ensuite à MM. Bennett et Virchow, le mérite d'avoir appelé l'attention sur la coïncidence de l'augmentation des globules blancs avec certaines cachexies. Or, à ce point de vue, le microscope peut être d'une grande utilité. Il suffit, en effet, au début d'un état cachectique quelconque, de soumettre une goutte de sang à l'examen microscopique pour être immédiatement fixé sur la présence des globules blancs. Jusqu'ici le côté pratique de cette connaissance n'est pas déterminé; mais cela pourra venir.

Numération des globules rouges. — S'il est important de connaître le nombre des globules blancs, il ne l'est pas moins de connaître celui des globules rouges.

MM. Piorry (1), Vierordt (2), Welcker, Cramer (3), de Mantegazza (4), Potain, avaient inventé chacun une méthode pour compter les globules du sang. M. Malassez, après une critique sérieuse de ces diverses méthodes, a proposé un nouveau procédé plus pratique et plus simple et qui consiste à introduire un mélange de sang et de sérum artificiel dans un tube capillaire très-fin, qu'on peut examiner au microscope comme on examine les vaisseaux d'une patte de grenouille. En se servant d'un oculaire quadrillé, on peut compter facilement les globules compris dans une certaine longueur de ce capillaire artificiel, et, par un calcul facile, en déduire le nombre de globules par millimètre cube (5).'

Voici, d'ailleurs, l'exposé de la méthode :

Mélangeur Potain. — Pour que les éléments du sang conservent autant que possible leurs qualités pendant l'examen, on a eu l'idée de mélanger le sang à examiner avec une sorte de sérum artificiel. A cet effet, M. Malassez se sert d'un mélangeur inventé par M. Potain et qui se compose d'un tube capillaire en verre présentant vers l'une de ses extrémités une dilatation ampullaire dans laquelle se trouve une petite bille de verre.

(1) Piorry, *Traité de médecine pratique*, t. III, p. 58. 1847. Il conçut l'idée de la méthode, mais il ne la réalisa pas expérimentalement.

(2) Vierordt, *Archiv für physiologische Heilkunde.* 1852.

(3) Cramer, *Nederl. Lancet.* 1855.

(4) Mantegazza, *Del globulimetro.* Milan, 1865.

(5) Malassez, *De la numération des globules rouges du sang.* Paris, 1873.

La longue portion du tube capillaire est telle que son volume est
la centième partie de la portion dilatée.

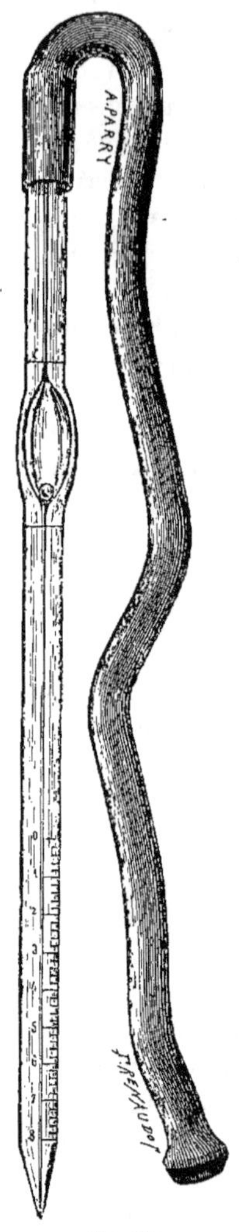

Fig. 56.

Mélangeur Potain.

Sérum artificiel. — Le sérum artificiel employé par M. Malassez se compose :

Solution de gomme arabique donnant au
pèse-urine une densité de 1,020 . . . 1 vol.

Solution de sulfate de soude et de
chlorure de sodium en parties égales,
donnant également une densité de
1,020 . . . . 3 vol.

Capillaire artificiel de Malassez. — Ce tube
est la partie essentielle de la méthode. Il est
cubé de telle façon que la longueur occupée
par 1 millimètre cube est égale à :

$$\frac{75424,5 . L}{(5550 + t) P}$$

P représente le poids du mercure ; L, la
longueur de la colonne mercurielle ; t, la température au moment de l'observation.

D'une façon générale, le chiffre de globules
compris dans une longueur l étant connu, il
faudra, pour avoir le chiffre de globules contenus dans 1 millimètre cube, multiplier ce
chiffre par le nombre de fois dont la longueur l sera contenue dans la longueur occupée par 1 millimètre cube, c'est-à-dire par
la formule indiquée ci-dessus. Cette valeur ne
changeant pas pour un même instrument, le
calcul se trouve fait une fois pour toutes.

D'ailleurs, on trouve gravés sur la plaquette
des capillaires les résultats de calculs semblables pour chaque capillaire : la première
colonne indique ,en chiffres, un certain nombre de longueurs ; la seconde indique les va-
leurs par lesquelles il faut multiplier le nombre de globules comptés dans les longueurs
correspondantes, pour avoir le nombre par
millimètre cube. Si, par exemple, on a compté dans une longueur de 500 μ, il faudra multiplier le nombre trouvé par 150.

Cela veut dire, en effet, que la longueur de 500 μ est la 150e partie de la longueur occupée par 1 millimètre cube.

Oculaire quadrillé micrométrique. — Pour compter les globules dans de si petits espaces, M. Malassez se sert d'un oculaire quadrillé dont la partie quadrillée n'occupe pas tout le champ du microscope, et a une forme carrée. En regardant avec cet oculaire un micromètre objectif, on tire plus ou moins le tube rentrant du microscope jusqu'à ce que le carré quadrillé recouvre exactement une longueur de 600, 500 ou 400 μ.; 60, 40 ou 50 divisions, si le micromètre est 1 millimètre divisé en 100. A ce niveau, on marque un trait sur le tube rentrant,

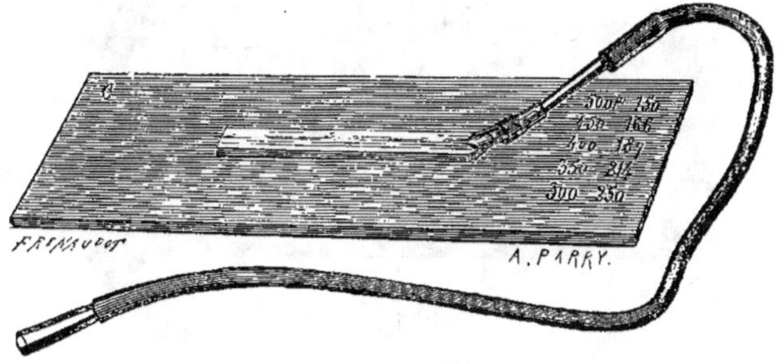

Fig. 57. — Capillaire artificiel de Malassez.

et on inscrit au dessus la valeur du côté quadrillé ainsi que le numéro de l'objectif.

Il est évident que si on remplace le micromètre par le capillaire artificiel, le carré quadrillé recouvrira une longueur égale du canal et que l'on pourra calculer ainsi sa valeur.

Manœuvre des appareils. — Le mélange peut être fait au centième ou au deux centième. Dans le premier cas, on aspire le sang de manière à remplir le tube capillaire jusqu'à l'ampoule ; dans le second cas, le sang ne doit pas dépasser la moitié du tube.

Après cela, on aspire le sérum artificiel jusqu'à ce que le mélange soit arrivé au niveau du trait qui est au-dessus de l'ampoule et on agite le tube de manière à favoriser le mélange.

Le mélange une fois opéré, on chasse du mélangeur, en soufflant par le tube de caoutchouc, les premières portions, et on dépose, de ce qui reste, une gouttelette à l'extrémité libre du capillaire artificiel.

Le microscope ayant été disposé de façon que le carré quadrillé recouvre au foyer une longueur déterminée (500 µ, par exemple), on met au point et on tourne l'oculaire de façon que les lignes du quadrillage soient parallèles et perpendiculaires à

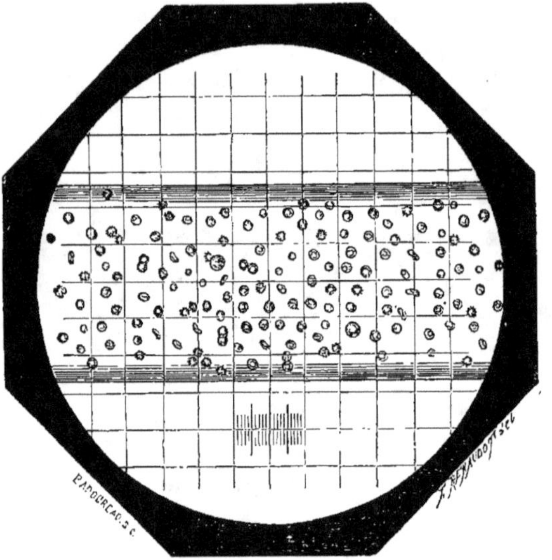

Fig. 58. — Oculaire quadrillé micrométrique.

l'axe du canal. On obtient alors une image analogue à celle de la fig. 57.

Il ne reste plus qu'à compter les globules compris dans toute la portion de canal recouverte par le quadrillage, et à en calculer le nombre par millimètre cube. Si, par exemple, on a trouvé 118 globules, comme la longueur de la partie du tube examinée était de 500 µ, le volume de cette partie est égal à la 150ᵉ partie de 1 millimètre cube (voir les chiffres sur le capillaire artificiel). Le nombre de globules par millimètre cube de mélange sera donc 150 fois plus fort.

$$118 \times 150 = 17700.$$

Mais si 17700 est le nombre de globules par millimètre cube

de mélange, et si ce mélange est au deux centième, le nombre
de globules par millimètre cube de sang pur sera 200 fois plus
considérable :

$$17700 \times 200 = 3540000.$$

Cette opération peut se faire en quelques minutes ; mais,
pour qu'elle donne des résultats précis, il est bon de la répéter
et de compter les globules sur différentes parties du tube
capillaire.

La numération des globules du sang est destinée, croyons-
nous, à rendre de grands services. Déjà MM. Malassez, Hayem,
et beaucoup d'autres, ont recueilli un grand nombre d'observations ; des faits très-intéressants sont acquis ; mais, pour le
moment, on ne saurait indiquer des résultats pratiques bien
décisifs.

Numération des globules du lait. — La numération des
globules du lait donne des résultats immédiats plus pratiques.
Introduit récemment dans la science par M. Bouchut, ce procédé permet d'apprécier les qualités du lait, sa richesse en
beurre, et il est destiné par conséquent à guider le médecin
dans le choix des nourrices (1).

M. Bouchut s'est inspiré sans doute des recherches qui
avaient été faites à propos de la numération des globules du
sang ; mais la nature différente des fluides lui a imposé l'obligation d'inventer une instrumentation différente.

M. Bouchut prend une goutte de lait de femme, mesurée
avec le compte-gouttes gradué de Limousin, et il l'introduit
dans 100 gouttes d'eau salée au centième. Cette addition a pour
but d'avoir un liquide à 1030 de densité, facilitant l'élévation
des globules de lait. Puis une goutte de ce mélange est introduite dans une cellule de 1/10 de millimètre de profondeur que
M. Bouchut a fait préparer spécialement pour l'analyse du lait,
et celle-ci est placée sous l'objectif d'un microscope dont
l'oculaire, semblable à celui qui sert à compter les globules
sanguins, renferme un quadrillage ayant 1/5 de millimètre de
côté. Après avoir compté les globules, on répète la même opération sur des points différents, et on prend ensuite la moyenne
du nombre de globules pour une longueur déterminée.

(1) Bouchut, *De la numération des globules du lait pour l'analyse du lait
de femme.* 1878.

Cette moyenne est divisée par 4, parce que, ayant compté dans un quadrillage de 1/5 de millimètre de côté et renfermant quatre carrés de 1/10, il faut prendre le quart du nombre de globules trouvés qui représente les globules d'un des quatre carrés compris dans le quadrillage complet. Après cela, on multiplie le total par 1,000 qui est le cube de 10, car la cellule

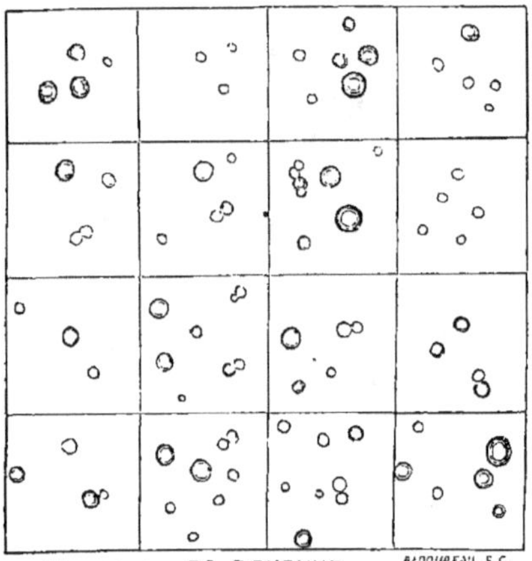

Fig. 59. — Dessin représentant l'image microscopique d'un carré de 1/5 de millimètre ayant 1/10 de millimètre de profondeur, dans lequel se trouve une goutte de lait de femme dilué au centième. Il y a 85 globules.

est au dixième, et enfin on multiplie par 100 puisque le titre du liquide est au centième.

Si, par exemple, on a trouvé 86 globules comme dans la figure ci-contre, on a :

$$286 : 4 = 21 ; 500 \times 1000 \times 100 = 215000$$

globules par millimètre cube.

Ce résultat permet de dire combien il y a de globules dans un litre de lait et de déterminer approximativement la richesse de ce lait en beurre.

M. Bouchut a compté les globules sur cent cinquante-huit nourrices, et il est arrivé à établir que le chiffre moyen d'un bon lait est de 1,026,000 par millimètre cube, soit 102,600,000,000 par litre. Entre 800,000 et 1,000,000, le lait, d'après M. Bouchut, est de bonne qualité.

Ajoutons, pour tout dire sur la question des bonnes nourrices, qu'il ne suffit pas d'avoir compté les globules pour être sûr que l'enfant sera bien nourri ; il faut encore que la nourrice produise une suffisante quantité de lait. A cet effet, M. Bouchut, à l'exemple de Guillot, pèse les enfants avant et après la tetée, et s'assure ainsi de la quantité de lait avalé en vingt-quatre heures.

D'après ces recherches, l'enfant, dans le premier mois, doit prendre une moyenne de 800 grammes de lait par jour. Plus tard, cette quantité s'élève à un litre.

Urine. — L'examen microscopique de l'urine peut être utile au médecin au point de vue de sa *couleur*, et au point de vue des *sédiments*.

1° *Coloration*. — Virchow, Vogel, Müller, Falk, etc., se sont préoccupés beaucoup de la coloration des urines, à ce point qu'ils ont inventé des *colorimètres* de l'urine. Les résultats pratiques de ces recherches ne sont pas suffisamment déterminés, et nous devons nous en tenir aux faits acquis.

L'urine est parfois teintée en rouge par la présence du sang, d'autres fois par de l'acide rosacique qui imprègne l'acide urique ou les urates de soude.

Dans ce cas, le microscope lève toute hésitation dans le diagnostic en faisant reconnaître la présence ou l'absence des globules rouges.

Les urines laiteuses doivent cet aspect à la présence de la graisse en émulsion, et c'est encore au microscope que nous devons cette constatation.

La coloration bleue, violette, des urines, a été attribuée à la présence d'une matière colorante nommée tour à tour *uroglaucine* par Heller, *cyanourine* par Braconot, et *purpurine* par Golding Bird. Cette matière colorante a été trouvée quelquefois sous forme de petites aiguilles cristallisées de longueurs variées.

2° *Sédiments*. — Le microscope nous permet de constater dans l'urine la présence des épithéliums du rein, du bassinet, de l'urèthre, de la vessie, du vagin, et de les distinguer entre eux ; il nous permet encore de reconnaître les moules des tubes urinifères, ceux des tubes séminaux, les exsudats du rein, les globules du pus, les leucocytes, les sporules de fongus, les sporules de penicillium glaucum, les urates de soude, les urates d'ammoniaque et de potasse, les cristaux d'uroglaucine, d'acide hippurique, de tyrosine, de créatine, d'inosite ; il nous permet enfin de reconnaître des fragments d'hydatides, des cellules cancéreuses, des poils provenant de kystes, et des spermatozoaires. La constatation de ces différents corps est la source d'indications précieuses qu'il nous paraît inutile de formuler (1).

Parasites animaux et végétaux. — Nous devons au microscope la découverte d'un grand nombre d'animaux microscopiques dont on trouvera la description aux applications de la zoologie et de la botanique.

DU CALORIQUE.

Les connaissances physiques sur le calorique ont reçu de nombreuses applications à la physiologie et à la médecine. Nous n'avons pas à revenir ici sur la production de la chaleur dans le corps vivant ; nous nous en sommes déjà occupé à propos de la chaleur animale (voy. p. 218).

Nous nous bornerons, sur ce sujet, à rappeler que la chaleur animale est due aux oxydations consécutives à l'absorption de l'oxygène par les poumons, et aux mouvements fonctionnels. Le sang n'a d'autre rôle, dans la calorification, que de transporter dans toutes les parties du corps les éléments de l'oxydation. Quant au système nerveux, nous savons, depuis l'expérience de M. Cl. Bernard sur l'influence de la section du grand sympathique, que ce système contribue à la calorification d'une manière indirecte, par son action sur la vitesse du mouvement circulatoire.

La chaleur et le froid étant des expressions qui représentent un fait relatif aux degrés divers d'un même mouvement, nous examinerons successivement le *chaud* et le *froid* en ayant soin d'indiquer la valeur en degrés que représentent ces deux phénomènes.

(1) Voir sur ce sujet Lionel Beale, *De l'urine et des dépôts urinaires,* traduit de l'anglais par Ollivier et G. Bergeron.

1° CHALEUR.

Thermométrie médicale. — La chaleur animalée tant une
des expressions de l'activité physico-chimique des tissus, on
conçoit qu'elle doive jouer un rôle important dans l'histoire des
maladies. Aussi voyons-nous, dès le dix-septième siècle, Sanctorius, l'inventeur du *pulsiloge*, déterminer avec le thermomètre le degré de la température dans les divers états inflammatoires. Ceci se passait en 1644. (*Commentaria in primam seu
libri canonis Avicennæ*. Venetiis, 1625.)

Boerhaave (1660-1734) dans ses Aphorismes, van Swieten, son
élève, dans ses Commentaires des Aphorismes, indiquèrent
l'utilité du thermomètre dans l'appréciation de la chaleur
morbide. De Haën (1761-1778) étendit un peu plus que ses prédécesseurs l'emploi du même moyen.

En Angleterre, Ch. Martin (1740), J. Hunter, James Currie,
employèrent le thermomètre. Ce dernier surtout en fit une
application générale à l'étude de toutes les maladies.

La découverte de l'oxydation des corps et des phénomènes
de la respiration par Lavoisier, et les travaux de celui-ci sur
l'origine de la chaleur animale, imprimèrent un cachet plus
scientifique aux recherches thermométriques, qui, dès ce
moment, devinrent générales.

B.-C. Brodie en Angleterre, Chossat, Becquerel et Breschet en
France, soumirent de nouveau le problème de la chaleur animale à leurs investigations et préparèrent ainsi la voie aux
cliniciens en les entraînant sur le terrain de l'expérimentation
pathologique.

M. Bouillaud fut le premier qui, d'une manière suivie, appliqua la thermométrie à l'étude des maladies, et s'assura,
sur plus de 300 observations, que le thermomètre, dans plusieurs états fébriles, peut s'élever jusqu'à plus de 40 degrés
centigrades.

MM. Piorry, Andral, Donné, marchèrent sur les traces du
professeur de la Charité. Gavarret faisait des recherches sur la
température du corps pendant la fièvre intermittente; enfin
M. H. Roger, le premier, en 1844, réunissait dans une vue
d'ensemble les résultats qu'il avait obtenus sur un nombre
considérable d'enfants, et il retirait de l'étude de ces faits des
enseignements qui recevaient une utile application au diagnos-

tic, au pronostic et à la thérapeutique des maladies de l'enfance. Depuis ce travail, la thermométrie médicale s'est enrichie de nouveaux faits ; il a fallu même en reviser quelques-uns, comme l'a fait d'ailleurs M. H. Roger dans une nouvelle publication (1) ; mais, en définitive, ce travail est resté le type et le modèle de tout ce qui a été écrit depuis sur ce sujet. Aussi sommes-nous quelque peu surpris lorsque nous entendons M. Wunderlich dire de lui-même :

Je suis si profondément pénétré de l'utilité pratique de la thermométrie, *que personne auparavant n'avait soupçonnée,* que je voudrais faire partager aux autres ma ferme et inébranlable conviction (2).

A partir de cette époque, la thermométrie médicale entre définitivement dans la pratique ; grâce aux travaux de Bœresprung, Traube, Wunderlich, le matériel de l'observation est complété par l'usage du tracé graphique ; la thermométrie clinique est soumise à des règles précises ; enfin des milliers d'observations, —Wunderlich dit avoir recueilli dans sa clinique plus de 25,000 tracés, — permettent de formuler les lois thermiques qui accompagnent l'évolution de certaines maladies.

Technique de la thermométrie médicale. — L'application de la main sur la peau des malades est le thermomètre le plus commode et, de tout temps, le plus employé. Mais ce moyen est très-imparfait et la thermométrie médicale ne pouvait s'édifier qu'avec le concours d'un instrument plus fidèle et plus précis. Cet instrument est le thermomètre.

L'ingéniosité des physiciens ne nous laisse point à court pour le choix du thermomètre. La température du corps peut être appréciée d'une manière très-délicate avec le thermomètre métastatique de Walferdin, avec les appareils thermo-électriques de Becquerel, avec le thermographe de M. Marey ; mais, dans la pratique ordinaire, ces appareils présentent des inconvénients, et mieux vaut s'en tenir au petit thermomètre à mercure que l'on trouve aujourd'hui dans toutes les trousses et dans les services nosocomiaux.

Les qualités d'un bon thermomètre pour l'usage médical sont : une épaisseur de verre suffisante pour résister aux chocs

____

(1) *Recherches cliniques sur les maladies de l'enfance.* Asselin, éd. 1872.

(2) Wunderlich, *De la température dans les maladies,* p. 48, trad. de Labadie-Lagrave. 1872.

légers et cependant pas trop grande pour que la sensibilité de l'instrument permette un examen aussi prompt que possible.

Les thermomètres médicaux sont à *échelle fractionnée*, c'est-à-dire des thermomètres dont l'échelle graduée n'embrasse que l'intervalle compris entre 32° et 45°. Chaque degré est divisé en cinquièmes ou en dixièmes.

Dans ces conditions, les thermomètres sont courts et portatifs. Nous donnons ici le modèle que construit M. Gaiffe et qui est celui qu'ont adopté les hôpitaux de Paris.

Mode d'application. — Le thermomètre doit être appliqué dans le creux de l'aisselle et y être laissé de 10 à 20 minutes. En rapprochant le bras du tronc, le thermomètre se tient en quelque sorte tout seul et il est facile de suivre sur l'échelle graduée les modifications qui se produisent sans qu'il soit nécessaire de toucher le thermomètre. Les constatations doivent

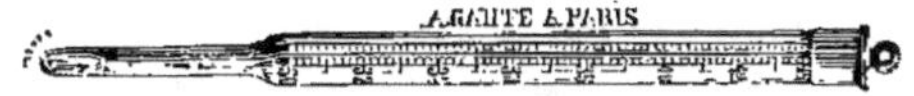

Fig. 60. — Thermomètre médical de M. Gaiffe.

être faites deux fois par jour, le matin de 7 à 10 heures, et le soir de 5 à 7 heures. Après chaque constatation, on doit en tracer le résultat sur une carte divisée par des lignes horizontales et verticales en petits carrés. La première ligne horizontale porte l'indication des heures; la première ligne verticale porte l'indication des degrés.

Ce tracé graphique permet de suivre, deux fois par jour, les plus petites modifications de la température et fournit les indications les plus précises au médecin.

Pour bien apprécier les variations thermométriques qui surviennent dans le cours des maladies, il est bon de connaître l'état moyen de cette température dans l'état de santé, et ses variations selon l'âge et selon le sexe. La température moyenne prise dans l'aisselle d'un homme sain est de 37° 5 centigrades. Ce chiffre ne varie pas sensiblement chez l'enfant et le vieillard (1). La vérité, sur ce point, c'est que l'enfant et le vieillard se refroidissent plus vite. La femme, dit-on, a une tempé-

(1) M. Charcot, *Maladies des vieillards,* et H. Roger, *Clinique des maladies de l'enfance.*

rature moins élevée que l'homme. Cette différence ne porterait que sur des fractions de degrés, et encore cela n'est pas bien certain. Par conséquent, nous pouvons affirmer que la température moyenne de l'homme est de 37° 5 centigrades.

Il nous paraît fort probable que l'homme a son *type calorique* (une des résultantes de son type physiologique) comme il a son type anatomique, qui le distingue des autres espèces animales. En effet, nous savons que la température normale des oiseaux est de 41° à 43°; nous savons aussi que celle de certains mammifères est de 38°; celle de l'homme est certainement de 37°. Pourquoi n'y aurait-il pas un degré calorique propre à chaque espèce? Cette vue de l'esprit demande à être soumise à l'expérimentation.

La digestion contribue à élever la température ; l'alcool ingéré l'abaisse, ainsi que les violentes douleurs. L'éther, la belladone, le camphre élèvent la température.

Dans l'état morbide, la température peut s'élever ou descendre. Les points extrêmes de cette élévation ou de cet abaissement sont 42° (Andral), 42° 5 (Roger) pour l'élévation, et 22° chez les nouveau-nés atteints d'œdème algide pour l'abaissement (Roger). Déjà Sanctorius et Goupil avaient constaté que le thermomètre s'élève à 40° et 42° dans les états fébriles et les inflammations.

D'après M. Wunderlich, les différentes températures observées chez l'homme vivant se meuvent dans un cycle de 12 à 13 degrés, c'est-à-dire entre 44°, 75, terme extrême exprimant la température la plus haute observée pendant la vie, et à peu près 32° comme limite la plus basse, qui, du reste, dit-il, ne me paraît pas avoir jamais été atteinte (1). M. Wunderlich n'a pas sans doute pensé, dans cette appréciation, au sclérème des nouveau-nés qui, d'après M. Roger, peut donner une température minima de 22°.

Après ces considérations générales, nous examinerons les principales applications de la thermométrie à la médecine.

Diagnostic. — C'est à M. H. Roger que l'on doit l'idée d'appliquer le thermomètre au diagnostic. Loin de se laisser aller aux exagérations de certains cliniciens, M. Roger mesure à la thermométrie la part qui lui revient avec une judicieuse parci-

----

(1) WUNDERLICH, loc. cit., p. 3.

monie. Après avoir établi que, dans l'état fébrile des enfants, la thermométrie est indispensable pour dire exactement s'il y a fièvre, — car le pouls peut varier dans l'état normal de 80 à 120 pulsations, — M. Roger proteste contre l'exagération de ceux qui prétendent que la thermométrie seule permet de distinguer au début une scarlatine d'une variole, et celle-ci d'une rougeole; la méningite simple d'une méningite tuberculeuse.

Les principales circonstances dans lesquelles la thermométrie éclaire le diagnostic d'une manière efficace sont : la fièvre typhoïde, l'entérite, la méningite, la pneumonie, la bronchite, la coqueluche, la fièvre intermittente, les névroses, l'œdème des nouveau-nés.

Dans un grand nombre de cas, — car ceci n'est pas absolu, — la période initiale de la fièvre typhoïde présente des phénomènes thermiques réguliers :

Le premier jour, la température varie entre 37° et 38°; le soir, exacerbation ;

Le second jour, 37°,50, et le soir 39°;

Le troisième jour, 38°, et le soir, 39°,10 ;

Le quatrième jour, 39°6, et le soir, 40°.

Cette marche en zigzag ou *ascension en escalier* est en quelque sorte typique; mais il ne faut pas oublier les exceptions.

On peut distinguer la fièvre typhoïde de l'entérite en considérant que, dans cette dernière, la température se maintient pendant plusieurs jours entre 38° et 39°, tandis que dans la première la température s'élève progressivement à 40°, 41°.

Un fait remarquable, et constaté par M. H. Roger, c'est que, dans la fièvre typhoïde, la chaleur excessive n'est pas en rapport avec la rapidité du pouls qui est relativement modérée.

Aussi, lorsqu'un enfant présente des symptômes qui font hésiter le diagnostic entre une méningite et une fièvre typhoïde, on n'a qu'à examiner les rapports du pouls avec la chaleur : si, par exemple, le pouls ne dépasse pas 110 pulsations, le thermomètre marquant 40° ou 41°, on optera pour une fièvre typhoïde ; si les mêmes degrés de chaleur coïncident avec 130 pulsations et plus, on devra plutôt croire qu'il y a méningite.

On peut diagnostiquer qu'on a affaire à une méningite tuberculeuse lorsque la température, déjà élevée dans les premiers jours, tombe à 35° ou 36°.

Lorsque la fièvre et la toux apparaissent chez un enfant, si la température ne dépasse pas 39°, il n'y a probablement que bronchite ; mais il y a sûrement pneumonie si la température atteint 40° ou 41°. Ce signe est précieux quand les données de l'auscultation sont incertaines.

La coqueluche, comme les névroses, est apyrétique. Or, si dans le courant d'une coqueluche la température s'élève, on doit chercher une complication inflammatoire.

L'augmentation de la température dans les fièvres intermittentes distingue celles-ci des névroses.

Enfin l'abaissement progressif de la température permet de diagnostiquer l'œdème des nouveau-nés dès la première période.

L'étude de la température dans les maladies éclaire non-seulement le diagnostic au point de vue de la nature de la maladie, mais encore au point de vue des périodes d'une même maladie. C'est ainsi que la période initiale, la période de complet développement (l'acmé, le fastigium), la période de défervescence et la période proagonique coïncident généralement avec certaines modifications de la température (1).

Signes de la mort. — Dans ces derniers temps, M. Bouchut a tiré de l'emploi du thermomètre un nouveau signe de la mort. C'est l'abaissement progressif de la température axillaire à + 22° centigrades. Cet abaissement, plus ou moins rapide selon la température ambiante, s'effectue dans un temps qui varie de 18 à 40 heures ; il est parfois bien plus considérable et la température tombe à zéro selon les circonstances dans lesquelles le corps se trouve placé. Or, comme on n'a jamais vu la température de l'homme s'abaisser au-dessous de 25° ou de 23°, il est certain que le chiffre de 22 est un signe absolu d'état cadavérique (2).

Pronostic. — Le chaud et le froid, constatés dans les maladies, sont des signes pronostiques très-précieux. Les savantes prédictions d'Hippocrate et des médecins anciens et modernes

(1) Wunderlich, loc. cit., p. 12.

(2) Une fois seulement, M. H. Roger a trouvé ce chiffre sur un nouveauné atteint d'œdème algide et qui a succombé dans la journée. Ce fait ne nous paraît pas infirmer l'assertion de M. Bouchut, car il est incontestable que la vie ne saurait se réveiller quand elle est arrivée à ce degré d'abaissement.

reposent très-souvent sur l'interprétation judicieuse de ces modifications de la température. Le thermomètre, par des données plus précises, donne à ces résultats un caractère plus éloquent. Les mots *sec, âcre, moite, humide*, sont remplacés par l'indication des degrés thermométriques qui fixent exactement dans l'esprit une notion déterminée, et qui est par cela même beaucoup plus profitable.

L'expérience a appris que dans n'importe quelle maladie, — excepté dans la fièvre intermittente où l'on trouve parfois des températures de 40° ou 41°, — l'élévation du thermomètre à 41° ou à 41°,50 est toujours un signe grave.

Au-dessus de 41°,50, la mort est fort probable (1).

M. Wunderlich assure que « une température supérieure à 42° entraîne la mort avec une extrême probabilité, à moins que ce chiffre ne soit observé dans un typhus récurrent (2) ».

M. Hirtz, également, a constaté que l'issue était fatale toutes les fois que la température dépassait 41°,9 pendant plusieurs jours.

Dans ces appréciations, on doit tenir compte de la période de la maladie, car dans la période initiale on trouve souvent des températures de 40°, 40°,50 sans que pour cela la vie soit en danger. Il y a simplement présomption que la maladie sera grave. M. H. Roger résume ce point de vue en disant que, si cette température élevée dure plusieurs jours, on devra craindre que la bronchite ne se complique de pneumonie, que la pneumonie (si c'est une pneumonie dès le début) ne passe à la suppuration, et que la pleurésie ne devienne un empyème.

Dans les fièvres éruptives, dans les pyrexies inflammatoires, où la fièvre est la traduction de l'état local, l'élévation de la température est en proportion de la gravité de la maladie.

Cependant il y a des inflammations qui s'accompagnent, à un certain moment, de décroissance dans la température (méningite); mais si, après cette décroissance, le thermomètre accuse une augmentation de la chaleur, c'est un très-mauvais signe.

La décroissance de la température, dans beaucoup de maladies, est un signe pronostique très-précis : dans les fièvres

____

(1) H. Roger, loc. cit., p. 460.
(2) Wunderlich, loc. cit., p. 40.

typhoïdes avec collapsus, dans les fièvres septicémiques, dans les entérites cholériformes, dans les péritonites avec perforation, dans les hydropisies froides, dans le mal de Bright scarlatineux ou primitif, dans l'urémie, si la température s'abaisse à la périphérie et aux extrémités, le pronostic est très-grave (1).

Dans le sclérème des nouveau-nés, l'abaissement progressif de la température est un signe très-fâcheux; le pronostic est très-favorable si, après être descendu, le thermomètre remonte.

L'abaissement de la température de l'aisselle, de 1 ou 2 degrés, est toujours très-grave, surtout chez les enfants.

Chez ces derniers, la guérison ne semble plus possible au-dessous de 32°, 50; mais, chez les adultes, on a vu, dans les cas de choléra, la température descendre jusqu'à 24° sans que l'issue fût fatale.

En général, la diminution de la chaleur animale, au point de vue du pronostic, est plus grave que son exaltation.

Après avoir exposé les progrès et les avantages que la médecine a retirés d'une connaissance plus précise des modifications thermiques dans les maladies, qu'il nous soit permis de dire, en peu de mots, notre sentiment sur ce sujet.

Considérant que la chaleur animale est la résultante des actes mystérieux de la vie, et qu'elle accompagne le mouvement vital dans toutes ses manifestations, il est utile de connaître thermométriquement ses modifications dans l'état sain comme dans l'état morbide.

Cette utilité a été de tout temps comprise et appréciée, et nous avons vu que l'usage du thermomètre, entre les mains de Bouillaud, Andral, H. Roger, avait fait faire à cette branche de nos connaissances un pas immense qu'elle n'a guère dépassé depuis.

Les principales notions utiles que l'on pouvait retirer de la thermométrie étaient déjà acquises, lorsque les Allemands s'emparèrent de la question; ceux-ci, par une certaine mise en scène de tracés graphiques, par la généralisation de la thermométrie à tous les cas pathologiques, lui donnèrent bientôt une importance qui primait celle de la maladie elle-même.

Dès lors la maladie fut remplacée par des *calories*, le méde-

____

(1) ROGER, loc. cit., p. 464.

cin par un thermomètre enregistreur, et la thérapeutique par un bain d'eau froide.

Cette exagération ne tendait à rien moins qu'à faire négliger l'étude si importante des manifestations organiques et fonctionnelles des maladies, et c'est ce qui a eu lieu pendant un certain temps. Aujourd'hui l'engouement est passé; la raison, le bon sens reprennent leurs droits, et l'on ne garde plus de la thermométrie que ce qu'il faut en garder : la notion des modifications thermiques dans l'état morbide en général et la possibilité, dans quelques cas rares, de faire intervenir cette notion comme élément essentiel de diagnostic ou de pronostic.

Cautère actuel. — Dès les temps les plus reculés, du temps d'Hippocrate, le calorique élevé jusqu'à la puissance destructive des tissus a été employé en médecine soit comme révulsif, soit comme agent destructeur. C'est ce qu'on appelle la cautérisation actuelle ; il a été employé aussi comme hémostatique, comme modificateur des plaies de mauvaise nature.

Ce moyen thérapeutique n'a pas cessé de faire partie de l'arsenal des chirurgiens à toutes les époques.

Dans ces derniers temps, il a été surtout employé pour la destruction des tumeurs érectiles et des hémorrhoïdes, et dans les affections chroniques de l'utérus.

Bégin (1), Ph. Boyer (2) employèrent le cautère actuel pour la destruction des hémorrhoïdes, et ils furent suivis dans cette voie par Nélaton, Guersant, Voillemier (3), Richet, Gosselin.

On emploie également le cautère actuel pour modifier les dents cariées.

Disons enfin que le professeur Richet a imaginé, sous le nom d'*igni-puncture,* une méthode de traitement des tumeurs, qu'il applique aux maladies graves des articulations.

Cette méthode consiste à porter un cautère terminé par une pointe aiguë en platine dans l'intérieur même des articulations malades et particulièrement sur les extrémités osseuses. Cette

---

(1) Bégin, *Mémoire sur quelques maladies graves de l'anus et du rectum* (Annales de la chirurgie française et étrangère. 1841).

(2) Ph. Boyer, *De la cautérisation des bourrelets hémorrhoïdaux par le fer rouge* (Bulletin de thérapeutique. 1849).

(3) Voillemier, *Traitement des hémorrhoïdes par la cautérisation linéaire de l'anus* (Gazette hebdomadaire. 1873).

ponction ignée donne issue au pus et au liquide, quand il y en a, fait cesser les douleurs de l'étranglement et modifie avantageusement les surfaces malades. M. Richet n'a jamais vu survenir d'accident à la suite de cette pratique, et, par contre, il enregistre tous les jours d'excellents résultats. Nous avons été témoin, à l'Hôtel-Dieu, de quelques-unes de ces cures vraiment surprenantes.

Cautère Paquelin. — Le galvanisme est sans contredit le

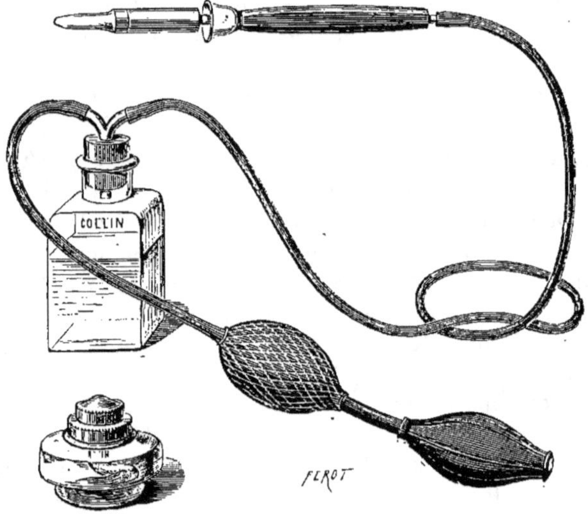

Fig. 61. — Cautère Paquelin.

moyen le plus parfait de porter un cautère à l'incandescence ; mais, pour un motif ou pour un autre, ce moyen n'est pas à la portée de tous les médecins, et, dès lors, on est généralement réduit à chauffer le cautère par les moyens ordinaires, c'est-à-dire avec du charbon. Ce moyen présente l'avantage incontestable de pouvoir être réalisé en tout lieu, car partout il y a du bois ou du charbon ; mais il n'est pas sans inconvénient. Sans parler de l'effet terrifiant que produisent les préparatifs de l'opération sur les entours du malade, l'incandescence obtenue par ce moyen ne se produit qu'après un temps assez long, et, par contre, le calorique se dépense avec une rapidité excessive dans son contact avec les tissus.

Pour obvier à ces inconvénients, tout en conservant en
même temps les avantages de la simplicité et de la facilité,
M. le docteur Paquelin a eu l'idée d'inventer un nouveau
moyen de porter à l'incandescence les cautères de toutes formes : ciseaux, pointes, boutons, couteaux, etc.

Le principe sur lequel repose ce procédé est le suivant : le
platine et quelques autres métaux ont la propriété de condenser à leur surface les vapeurs et les gaz de telle façon que, si
un mélange gazeux est susceptible de se combiner avec un dégagement de chaleur projeté sur le platine, la combinaison se
produit en donnant naissance à une plus ou moins grande
quantité de calorique. C'est ce qui arrive quand on emploie
de l'hydrogène pur ou de l'hydrogène carboné mélangé avec
l'air atmosphérique.

Ajoutons cependant que, pour que l'opération réussisse bien,
il faut préalablement chauffer le platine.

Partant de là, M. Paquelin a fait fabriquer par M. Collin les
différentes formes de cautères avec du platine, et, pour les élever
à la température convenable, il projette sur ces derniers, au
moyen d'un appareil de Richardson, un mélange d'essence
minérale que l'on trouve partout, et d'air atmosphérique. Le
cautère doit être préalablement chauffé sur une petite lampe
à alcool.

Cet appareil, dont nous donnons ici la figure, représente un
véritable progrès. Telle est d'ailleurs l'opinion de M. Gosselin,
exprimée devant l'Académie des sciences par ce savant professeur.

FROID.

Ce nouveau degré du *mouvement-chaleur* a été appliqué à la
médecine à des degrés différents : à huit, dix, quinze degrés
au-dessous de zéro, quand on veut refroidir jusqu'à l'insensibilité un point isolé du corps ; à quinze, vingt, vingt-cinq degrés au-dessus de zéro, quand on veut soustraire à l'organism
entier un excès de calorique.

Réfrigération et anesthésie locale. — Après la découverte de l'éther et du chloroforme, on se proposa, comme
on l'avait fait dans tous les temps, d'obtenir par ces nouveaux
moyens l'insensibilité isolée des parties du corps. Simpson

(d'Édimbourg) (1), Nunneley, Seeds, J. Roux (2) travaillèrent dans ce sens au point de vue chirurgical; Aran (3) appliqua l'éther chlorhydrique chloré à l'anesthésie des douleurs névralgiques et rhumatismales; Hardy (de Dublin) appliqua aussi le chloroforme localement, mais, par un procédé qui était un progrès, il dirigeait le chloroforme sur les parties qu'il voulait anesthésier avec un petit soufflet en caoutchouc. Ce procédé fut employé avec succès par Nélaton (4) dans la ponction d'un abcès du pied (5). P. Dubois, Moissenet réussirent également à supprimer avec lui l'élément douleur. En substituant l'éther au chloroforme et en employant un soufflet analogue à celui de Hardy, Guérard obtint des résultats encore plus satisfaisants. M. Richet, en employant ce dernier moyen, obtint presque toujours une insensibilité suffisante pour opérer, sans douleur, des panaris, des abcès, des phlegmons (6).

Sur ces entrefaites, la pulvérisation des liquides ayant été introduite dans la thérapeutique, Giraldès eut l'idée d'appliquer localement l'éther avec l'appareil de Lüer (7). Cette idée fut réalisée en Angleterre par le Dr Richardson, et il se servit, à cet effet, de l'appareil dont on peut voir la reproduction ci-dessus fig. 61. L'appareil Richardson fut essayé par MM. L. Labbé et Demarquay, et il fut reconnu qu'avec lui on obtient, en quelques minutes, l'anesthésie locale complète avec un abaissement de 15 à 16 degrés au dessous de zéro.

Nous nous occupons du *froid* dans cet article et jusqu'à présent nous avons surtout parlé d'*anesthésie*. C'est que, en effet, on n'est arrivé à soupçonner et à connaître l'action du premier qu'en cherchant le second. On cherchait l'anesthésie locale avec le chloroforme et l'éther sans se préoccuper du froid qui résulte de leur application. Ce n'est qu'après les résultats de Richet avec l'appareil de Guérard que la plupart des chirur-

(1) Simpson, *De la production de l'anesthésie locale* (Union médicale. 1848).

(2) J. Roux, *De l'amputation et de l'éthérisme dans le tétanos traumatique* (Union médicale. 1848).

(3) Aran, *Union médicale.* 1848.

(4) Nélaton, *Gazette des hôpitaux.* 1854.

(5) Richet, *Mémoires de la Société de chirurgie.* 1854.

(6) Giraldès, article anesthésie du *Nouveau Dictionnaire de médecine et de chirurgie pratique.*

(7) Giraldès, loc. citato.

giens attribuèrent l'action anesthésique des vapeurs de l'éther au froid intense qu'elles produisent.

Cette idée dirigea l'attention sur les moyens réfrigérants naturels, sur la glace.

Déjà James Arnott (de Brighton) avait obtenu l'insensibilité des parties en les soumettant à l'influence d'un mélange de deux parties de glace et d'une de sel. Ce nouveau moyen fut essayé par Velpeau à la Charité, et les résultats obtenus par ce dernier, par Demarquay, par Ad. Richard, dans les opérations des extrémités des membres, dans l'ongle incarné surtout, furent si satisfaisants que depuis il est resté dans la pratique chirurgicale (1).

Réfrigération générale, bains froids. — L'abus que nous avons constaté, à propos de l'application du thermomètre au diagnostic et à l'interprétation doctrinale des maladies, a eu un retentissement considérable sur le traitement des maladies fébriles, et en particulier sur le traitement du rhumatisme cérébral et de la fièvre typhoïde.

Du moment que les accidents graves sont produits par l'hyperthermie, qui favorise les fermentations et le reste, il faut soustraire au malade ce surcroît de *calories* et la guérison s'ensuivra. C'est ainsi que raisonnent Brandt (de Stettin), le promoteur de la méthode, et, avec lui, la plupart des médecins-professeurs de l'Allemagne : MM. Wunderlich, Biermer de Zurich, Thierfelder (de Borstok), Uhle (d'Iéna), etc., etc. Le procédé de rafraîchissement généralement suivi est celui du bain froid à 20° au plus ; mais d'autres, plus audacieux ou plus expéditifs, ont remplacé l'eau froide par le courant d'air froid (2).

Arrivant tout droit d'Allemagne, cette méthode a été naturellement accueillie en France avec un grand enthousiasme... par ceux qui l'adoptèrent. A Lyon et à Paris, cette question souleva des discussions très-passionnées ; mais nous devons ajouter que les maîtres de la science surent se prémunir contre cette nouveauté suspecte ; en général, ils la jugèrent sur la mine et dédaignèrent de l'appliquer.

______

(1) Pour obtenir une réfrigération plus prompte et plus énergique, on peut, à l'exemple d'Ad. RICHARD, ajouter au mélange d'Arnott un cinquième de chlorhydrate d'ammoniaque.

(2) Les docteurs ROSENTHAL ET MIRAMON, de Merry (Savoie), in *De la médication réfrigérante dans la fièvre typhoïde*, par le docteur Renau, 1877.

M. Guéneau de Mussy, par exemple, dans sa Clinique médicale, s'exprime en ces termes :

Exposer un malade à tous ces hasards, sur la foi d'un système qui porte à faux sur les sciences physiques, comme le système de Broussais portait à faux sur la physiologie, c'est une témérité blâmable, et notre race, qui porte à un bien plus haut degré le respect de la vie humaine que ne le fait la race teutonique, devrait en finir avec ces engouements injustifiés pour tout ce qui nous vient d'outre-Rhin. Acceptons avec loyauté, avec empressement, tout ce que l'Allemagne apporte de matériaux grands et utiles à l'édifice de la science ; mais tenons-nous en garde contre les rêveries nuageuses et les hypothèses fantaisistes qui nous viennent en si grand nombre des bords de la Sprée ou de l'Oder ; elles ne sont, très-souvent, que le plagiat d'idées trouvées par d'autres nations, et rendues fausses par le développement et les déductions que l'esprit teutonique leur ajoute avec plus ou moins de bonne foi (1).

Ces paroles peuvent paraître un peu sévères, mais dans la bouche d'un homme comme M. Noël Guéneau de Mussy qui, éclairé par l'expérience et le travail, sait mesurer ses paroles et les approprier à leur véritable signification, elles ne sont que justes.

Dans la discussion qui a eu lieu dans le sein de la Société médicale des hôpitaux au sujet de l'emploi des bains froid dans le traitement de la fièvre typhoïde, M. le professeur Peter a pris la parole contre cette médication avec un talent de bien dire, une logique, un bon sens médical que l'on ne peut s'empêcher d'admirer. Ne quittant pas le terrain de la clinique et des faits, M. Peter a démontré, d'une manière plus qu'évidente :

1° Que l'idée doctrinale de l'hyperthermie repose sur une interprétation erronée, et que, loin d'être la cause de la gravité de la maladie, elle n'est qu'un des signes de cette gravité même;

2° En prenant la statistique de Brandt lui-même, — celle des hôpitaux bien entendu; dans sa clientèle de ville, l'illustre médecin, sur 207 typhoïdes, n'a perdu aucun malade, — il a trouvé une mortalité de 12 0/0; la statistique du professeur Biermer a donné une mortalité de 15 0/0 ; M. Féréol, à la

(1) Noël GUÉNEAU DE MUSSY, *Clinique médicale*, p. 563. Adrien Delahaye, libraire-éditeur.

Maison de Santé, sur 83 malades a eu 13 décès, soit 15,66 0/0 ;
M. Maurice Reynaud, à l'hôpital Lariboisière, sur 54 malades
a eu 8 décès, soit 14,96 0/0 ; M. Desnos, à la Pitié, sur 37 malades a eu 5 morts, soit 13,51 0/0 ; M. Peter, à l'hôpital
Saint-Antoine, sur 73 malades a eu 10 morts, soit 13,73 0/0 ;
M. Mesnet, au même hôpital, sur 65 cas a eu 9 morts, soit
14 0/0.

En comparant ces statistiques, — dont les quatre premières
sont empruntées aux partisans du traitement de la fièvre typhoïde par les bains froids, — à la statistique générale de la
mortalité après la médication ancienne et rationnelle, M. Peter
a fait voir que le chiffre des morts, après la nouvelle méthode,
surpasse celui que l'on trouve après l'emploi de la méthode
ancienne.

3° En dépouillant un grand nombre d'observations recueillies sur des typhoïdes qui ont succombé après l'usage des
bains froids, M. Peter fait voir, d'une manière évidente, que les
accidents mortels doivent être attribués à l'usage des bains
froids, d'où il conclut judicieusement que, puisque non-seulement la méthode hypothermique ne présente aucun avantage
sur l'ancienne méthode, mais que, plus que celle-ci, elle expose à des accidents mortels, il est du devoir du médecin de
ne pas l'employer.

Après avoir lu le discours de M. Peter qui, à notre avis, est
un vrai réquisitoire médical sur la question, il n'est pas possible d'accorder la moindre confiance à l'emploi des bains froids
comme méthode générale et absolue. Si, dans quelques cas
très-rares, on croit devoir l'employer, non pas comme moyen
hypothermique, mais comme moyen perturbateur du système
nerveux, on ne doit le faire qu'avec une extrême prudence, et
ne pas insister sur son emploi dès qu'on voit que son action
est inutile.

Telle est, croyons-nous, l'opinion de la majorité des cliniciens de Paris.

ÉLECTRICITÉ.

Il y a à peine un siècle on ne savait à peu près rien touchant les phénomènes électriques ; aujourd'hui, bien que cette
branche de la physique n'ait pas encore dit son dernier mot,

on sait beaucoup et déjà les notions acquises ont reçu des applications innombrables.

En 1789, Galvani, médecin de Bologne, ayant accroché au moyen d'un anneau en cuivre les nerfs lombaires d'une grenouille, qu'il avait préparée dans un but spécial, fixa l'anneau aux barreaux de sa fenêtre et fut fort étonné de voir les muscles de la grenouille se contracter immédiatement après.

Après avoir étudié le phénomène, il s'arrêta à cette idée, que la force développée, dans ces conditions, était un fluide particulier tout à fait distinct de l'électricité. Volta, quelque temps après, inventait la pile électrique et démontrait que les phénomènes observés par Galvani devaient être attribués à l'électricité.

A partir de ce moment, et malgré le mysticisme qui entourait encore cette question, l'étude de l'électricité entrait dans la voie scientifique. En 1819, OErsted découvrait l'influence des courants sur les aimants, Ampère expliquait théoriquement cette influence et découvrait à son tour l'influence des courants sur les courants. Enfin Arago, Ohm, Wollaston, Jacobi, Faraday, Delarive, Becquerel, Grove, Pouillet, etc., imprimèrent à l'électricité physique une impulsion qui devait l'élever au niveau des autres branches de la physique.

Ne devant nous occuper ici que des applications de l'électricité à la physiologie et à la médecine, nous nous abstiendrons d'entrer dans le domaine de la physique pure pour rester sur le terrain de la biologie, et, comme entrée en matière, nous examinerons d'abord l'électricité qui se développe à l'état normal dans le corps vivant.

ÉLECTRICITÉ ANIMALE.

La découverte de l'électricité animale est due à Galvani, comme nous l'avons vu plus haut. L'expérience sur laquelle il établit définitivement le fait est devenue classique : après avoir dénudé préalablement les nerfs lombaires d'une grenouille, on les soulève avec une tige isolante, et on obtient une contraction en amenant au contact des nerfs la surface extérieure d'une des cuisses de la grenouille.

Nobili, ayant constaté, un peu plus tard, sur une patte postérieure de grenouille, séparée du corps, l'existence d'un courant dirigé de son extrémité à sa racine, conclut de ce fait que la grenouille possède un courant propre ; mais Matteucci, Dubois-Reymond, Cl. Bernard, ne tardèrent pas à démontrer que ce courant existe également chez les animaux à sang chaud et qu'il a son siége dans la substance musculaire. D'après eux, les muscles, à l'état de repos, donnent naissance à des courants qui se dirigent de la surface du muscle vers son centre. La surface, pendant la vie, est électrisée positivement et le centre négativement. M. Dubois-Reymond démontra ensuite, qu'au moment où le muscle entre en rigidité cadavérique, les courants se déplacent, et la surface, qui était positive, devient négative tandis que le centre devient positif (1).

Un peu plus tard, M. Dubois-Reymond constatait l'existence d'un courant dans les nerfs et il édifiait, sur cette découverte, une théorie qui le conduisit à confondre le fluide nerveux avec le fluide électrique. Depuis qu'on a pu mesurer la vitesse du courant nerveux qui n'est, comme nous l'avons vu, page 211, que de 30 mètres par seconde, cette théorie n'était plus soutenable.

Les muscles et les nerfs ne sont pas les seuls tissus de l'organisme où l'on ait constaté des courants ; on en a trouvé sur tous les points, et cela ne doit point étonner puisque l'acte chimique, quel qu'il soit, développe de l'électricité.

Déjà Volta avait avancé qu'on pouvait construire une véritable pile avec trois liquides associés ; mais c'est L. Foucault qui a démontré expérimentalement que tous les liquides conducteurs, pourvu qu'ils ne se précipitent pas les uns les autres, peuvent servir à faire des *piles sans métal.*

Des piles analogues sont réalisées en nombre incalculable dans les organismes vivants. Partout, en effet, nous voyons des liquides différents, séparés par des membranes, qui représentent un circuit électro-chimique.

Sous le nom de *phénomènes électro-capillaires,* Becquerel a étudié ces piles vivantes, et il est parvenu à constater qu'elles exercent sur la nutrition, sur les phénomènes d'endosmose, des actions chimiques extrêmement complexes.

Ayant eu à rendre compte de quelques-unes des expériences de Becquerel dans la *Gazette des hôpitaux,* nous étions arrivé à

______

(1) C. Bernard, *Propriétés des tissus vivants,* p. 209.

des conclusions que nous reproduisons ici, parce que le temps ne les a pas modifiées :

Rien n'est plus formel que l'existence de courants électriques dans l'organisme et rien n'est plus facile à prouver.

L'existence des courants *électro-capillaires* ne nous parait point douteuse non plus. Mais ces divers courants sont-ils cause ou effet? M. Becquerel les considère comme des *forces actives* et très-actives puisque, selon lui, elles exercent « la plus grande influence sur les *fonctions organiques* ». De cette influence, nous n'en connaissons absolument rien, et M. Becquerel avoue lui-même que, de ces forces, on ne connaît que leur action sur le galvanomètre et nullement les produits qui résultent de leur action sur l'organisme. Cet aveu, échappé sans doute, tempère un peu l'enthousiasme à l'endroit des forces physico-chimiques et réduit de beaucoup leur influence.

Quant à nous, nous ne pensons pas que les courants électriques aient une grande influence, non pas sur les *fonctions organiques,* comme dit M. Becquerel, mais sur la nutrition des tissus.

Nous croyons que, analogue à la chaleur animale, quant à son mode de production, l'électricité qui se développe dans nos tissus est le résultat des actions physico-chimiques de la vie; nous croyons encore que l'électricité ne se trouve jamais en *quantité* ou en *tension* telle qu'elle puisse produire des phénomènes appréciables sur la constitution intime des tissus. Nous croyons enfin que, toujours analogue à la chaleur, l'électricité animale se maintient, dans les conditions normales, dans une sorte d'état d'équilibre avec l'électricité atmosphérique.

Le corps vivant a besoin d'une certaine quantité d'électricité comme il a besoin d'une certaine quantité de calorique. Mais, de même que la chaleur se borne à fournir aux actes de la vie certaines conditions favorables, sans jouer le rôle de *force active,* de même l'électricité se présente à nous comme une des conditions nécessaires au maintien de la vie normale.

Par conséquent, nous ne sommes pas étonné que M. Becquerel n'ait pas encore trouvé dans l'organisme « les produits de l'électricité ». Nous avons la ferme conviction qu'on ne trouvera jamais rien dans cette voie, et que tout se bornera à constater la nature et l'intensité des divers courants par l'intermédiaire de leur action sur le galvanomètre (1).

Applications à la physiologie. — L'application de l'électricité à la physiologie a été l'origine de nombreux progrès;

(1) Édouard Fournié, *Compte rendu de la séance de l'Académie des sciences* (Gazette des hôpitaux, 15 décembre 1874).

mais c'est principalement à titre d'excitant spécial des fonctions de l'organisme, que la force électro-motrice a été appliquée. Nous avons vu, en effet, que la plupart des découvertes sur le système nerveux, sur le développement de la chaleur animale, sur la nutrition, sur la sécrétion, ont été faites en reproduisant artificiellement, au moyen de l'excitant électrique, les phénomènes normaux. Nous avons vu aussi que c'est au moyen de l'électricité qu'on a pu mesurer la vitesse de la contraction musculaire et celle de l'agent nerveux ; nous avons vu enfin que Duchenne (de Boulogne) avait mis en évidence, au moyen des courants, le rôle fonctionnel de tous les muscles du corps.

Quant aux phénomènes qui se développent dans le corps vivant sous l'influence de l'électricité, et qui appartiennent en propre à cette dernière, ils sont assurément très-intéressants : l'état électro-tonique des muscles sous l'influence de courants découvert par Remak ; l'action plus énergique du courant descendant sur la contradiction musculaire, et, inversement, l'action plus vive du courant ascendant sur la sensibilité ; les courants dérivés de M. Matteucci ; tous ces faits, dus aux expériences de Volta, Matteucci, Ritter, Marianini, Cl. Bernard, Tripier, représentent des acquisitions très-précieuses ; mais on est obligé de reconnaître qu'il existe encore sur toutes ces questions des contradictions très-nombreuses.

Aussi nous ne saurions trop approuver la prudente réserve avec laquelle M. Tripier apprécie les mêmes faits :

On a pu voir, dit-il, par les considérations qui précèdent, que si les conditions physiques dans lesquelles on va opérer sont assez exactement définies, les réactions physiologiques qu'on provoquera sont déjà très-obscures. Plus obscure encore est la formule physiologique d'un cas pathologique donné : celui-ci n'est pas scientifiquement défini par ses symptômes, et c'est à peine si, dans quelques circonstances rares, on a la chance de trouver ébauchée une analyse anatomo-physiologique. Supposons, enfin, comblées toutes les lacunes que nous venons de constater ; il restera à édifier le pont qui devra relier la thérapeutique à la pathologie.

En présence de ces difficultés, la prétention de donner, des problèmes thérapeutiques, des solutions raisonnées, précises et définitives serait illusoire : nous sommes réduits à l'empirisme. Celui-ci peut toutefois n'être pas absolu ; des théories partielles et provisoires doivent lui servir de guide ; on ne renonce pas complétement à se rendre compte du mécanisme ou simplement de la tendance générale des phénomènes que l'on provoque (1).

ÉLECTRICITÉ MÉDICALE.

1° APPAREILS GÉNÉRATEURS DE L'ÉLECTRICITÉ.

L'électricité, entre les mains du médecin, est un instrument très-puissant dont il est nécessaire de bien connaître les divers modes d'action. Ces modes se réduisent à trois : effet mécanique, effet chimique, effet calorique. Ces trois modes d'action pourraient, à la rigueur, être produits par le même appareil, car l'électricité est un agent toujours identique à lui-même ; mais il est beaucoup plus pratique de se servir de générateurs différents et spéciaux pour chaque mode d'action. Nous examinerons ces divers générateurs et nous indiquerons le moyen de s'en servir.

A. Pour provoquer dans le corps vivant les effets mécaniques de l'électricité, on se sert de tous les appareils capables de dégager le fluide électrique : appareils à frottement (électricité statique), appareils reposant sur le principe de la pile de Volta (appareils galvaniques ou voltaïques), appareils dans lesquels le générateur du courant électrique est un aimant (appareils magnéto-électriques), appareils dans lesquels les courants voltaïques ou magnétiques donnent naissance à des courants d'induction (appareils Volta-faradiques ou d'induction).

B. Pour produire les effets chimiques et caloriques, on se sert plus particulièrement des appareils voltaïques et magnétiques.

1° *Appareils à frottement.* — L'électricité dégagée par le frottement peut engendrer des phénomènes physiques (contraction musculaire), des phénomènes caloriques (étincelles) et des phénomènes chimiques (recomposition de l'eau avec le pistolet de Volta). Les appareils qui fournissent ce genre d'électricité sont les premiers qui aient été employés. C'est avec eux qu'on donnait les bains électriques, en plaçant le patient sur un banc isolé et en le mettant en communication avec la machine au moyen d'une chaîne.

(1) TRIPIER, *Applications de l'électricité à la médecine et à la chirurgie*, p. 57. Paris, 1874.

C'est aussi avec ces appareils que l'on chargeait autrefois la bouteille de Leyde destinée à fournir les *étincelles*.

Aujourd'hui, bien que l'instrumentation ait été singulièrement perfectionnée, on se sert peu de ces appareils.

Nous donnerons néanmoins la description de l'appareil de M. F. Carré.

Machine de M. F. Carré. — Cette machine électro-stati-

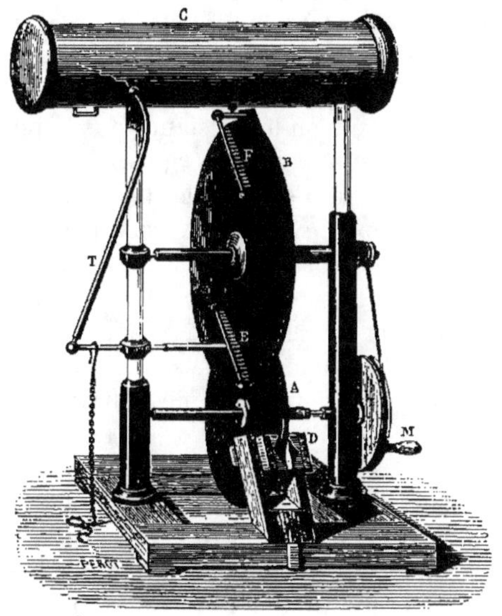

Fig. 62. — Machine de M. F. Carré.

que est une combinaison fort ingénieuse des machines de Holtz et de Ramsden.

Un premier plateau A tourne lentement entre deux coussins D comme le plateau des machines de Ramsden; il s'électrise positivement et sert d'introducteur. Le plateau B tourne à quelques millimètres de distance, avec une vitesse dix fois plus grande; il fournit de l'électricité positive au peigne inférieur E et au conducteur T, en se chargeant négativement; la rotation amène l'électricité négative au peigne supérieur F et au conducteur C; un secteur en caoutchouc durci de forme rectangulaire, placé derrière le plateau supérieur en B, augmente d'un tiers la quantité d'électricité qui serait dégagée sans son adjonction.

Avec une machine ayant un plateau de 50 centimètres, on obtient des étincelles de 15 à 18 centimètres.

Lorsqu'on emploie la bouteille de Leyde, il ne faut pas oublier l'expérience de Volta, d'après laquelle l'électricité positive d'une bouteille de Leyde agit sur la contraction musculaire cinq à six fois plus énergiquement que l'électricité négative.

Aujourd'hui on demande de préférence aux appareils d'induction les effets que peut produire l'électricité statique.

2° *Appareils voltaïques ou à courants continus.* — Bien que la pile de Volta ait été le point de départ de toutes celles qui ont été faites jusqu'ici, puisqu'on les désigne sous le nom de *piles voltaïques*, le principe sur lequel ces appareils reposent n'est pas du tout celui de Volta. Celui-ci pensait que la force électro-motrice se développe au *contact* de deux métaux et qu'elle chasse sur l'un le fluide positif, sur l'autre le fluide négatif.

Aujourd'hui on pense, — et cela a été démontré vrai par les expériences de Becquerel, — que l'élément de Volta est formé par une succession de trois substances conductrices différentes, et qu'il y a deux sortes de courants. Le courant le plus fort l'emporte sur l'autre, et, de là, circulation. Si, par exemple, dans un vase rempli d'acide nitrique, on met deux lames d'or communiquant ensemble au moyen d'un fil conducteur, aucun courant ne se manifeste; mais, si on verse quelques gouttes d'acide chlorhydrique tout près d'une des lames, l'eau régale qui se forme attaque le métal le plus proche, et il se forme un courant marchant, dans le vase, de la lame attaquée à l'autre.

Dans la pile de Volta, le zinc était attaqué par l'eau salée qui n'avait pas d'action sur le cuivre, et, de là, le dégagement d'un courant du pôle zinc au pôle cuivre.

Dans toutes les piles indistinctement, qu'elles soient ou non construites avec des métaux, le courant électrique est engendré par des phénomènes analogues. Dans toutes, il y a, comme principe générateur, une action chimique prépondérante.

Partant de ce fait général, que toutes les piles voltaïques ont pour principe générateur de l'électricité une action chimique prépondérante, le nombre de piles de ce genre doit être considérable et il s'agit de faire parmi elles un choix motivé.

Au point de vue médical, toutes les piles voltaïques constrúi-

tes par de bons fabricants se valent à peu près, quel que soit
le mode qui ait été employé pour engendrer l'électricité.

La question de bonne fabrication et de production convenable d'un courant électrique étant réservée, les motifs qui
doivent inspirer le médecin dans son choix sont les suivants :

Que faut-il au médecin qui, sans s'occuper spécialement
des applications électriques, n'est pas fâché de trouver dans
un coin de son cabinet un appareil électrique toujours prêt
à fonctionner, malgré toutes les négligences possibles?

Il lui faut un appareil qui ne demande pas à être chargé
souvent et qui, dans les longs intervalles de repos, ne dépense
rien.

Évidemment les éléments de Bunsen et de Grove, à acide
sulfurique et azotique, ceux de Grenet à acide sulfurique et
bichromate de potasse, ceux de Daniel au sulfate de cuivre,
ne sauraient lui convenir, car dans ces appareils la dépense est
continue et l'entretien fort assujettissant. Au contraire, les
éléments de Marié-Davy au sulfate d'oxydule de mercure et
au sulfate de plomb, ceux de Léclanché au peroxyde de manganèse et chlorhydrate d'ammoniaque, ceux au chlorure d'argent, ceux au chlorhydrate d'ammoniaque ou au sesquioxyde
de fer conviennent parfaitement bien, parce que, dans ces appareils, la pile ne dépense que lorsqu'elle travaille, c'est-à-dire
lorsque le circuit est fermé.

La pile à chlorure d'argent de M. Gaiffe, la pile au sulfate
de cuivre de M. Trouvé, la pile de Rumkorf au bisulfate de
mercure, nous paraissent réaliser les conditions que nous venons de mentionner.

Avant d'aborder la description de quelques-uns de ces appareils, il nous paraît utile de donner quelques définitions.

a. Tension. — Considérant comme synonymes deux termes,
dont l'un vise la cause virtuelle et l'autre l'effet sensible,
M. Tripier définit la tension électrique : « *La forme manifestée
de ce qu'on a appelé la force ou la cause électro-motrice.* »

La tension est variable selon les sources qui engendrent
l'électricité ; mais elle est semblable pour tous les couples de
la même espèce. En effet, quelle que soit la forme et les dimensions des appareils, du moment que les corps générateurs sont

(1) TRIPIER, loc. cit., p. 11.

semblables, la force électro-motrice qui résulte de leurs affinités chimiques sera également semblable.

C'est grâce à la tension que l'électricité franchit les résistances qu'elle trouve dans le circuit formé par les conducteurs.

b. Quantité. La quantité est la somme d'électricité qu'un élément générateur peut donner.

c. L'*intensité* représente la somme d'électricité qui traverse un circuit dans un temps donné.

d. La résistance est l'obstacle que l'électricité rencontre dans son passage à travers les conducteurs. La résistance est d'autant plus grande que la section du fil est moindre et sa longueur plus grande. C'est à la résistance qu'est due le développement de la chaleur sur le point du circuit où on a accumulé les conditions de la résistance.

Les machines à frottement fournissent surtout de la *tension ;* les machines à action chimique (piles) donnent des courants d'une quantité relativement considérable et d'une tension toujours relativement faible, mais qu'on peut, par un artifice de construction, faire varier entre des limites assez étendues : les appareils d'induction donnent des courants passagers, intermédiaires, dans les conditions usuelles, pour la quantité, à ceux des machines à frottement et à ceux des piles, intermédiaires aussi à ceux-ci pour la tension. Enfin, en disposant convenablement du choix du moteur et de la construction du circuit, on peut faire varier les courants induits, et comme quantité et comme tension, entre des limites extrêmement étendues.

Batteries simples à courant continu de M. Gaiffe. — Les batteries simples à courant continu de M. Gaiffe sont placées dans des casiers découverts, ou enfermées dans des boîtes en bois blanc noirci, munies de poignées et fermées à l'aide de crochets.

Elles se composent d'un nombre de couples d'espèces diverses C C C, variant de 3 à 69, d'une boussole-galvanomètre B et de tampons flexibles T T, montés sur réophores de $1^m 50$ de longueur.

Les prises de courant marquées N zéro 2, 4, 6, 8, etc., permettent de prendre les couples de 2 en 2.

Afin de répondre à tous les désirs, M. Gaiffe monte ces batteries avec différentes espèces de couples qui sont les suivan-

tes : 1° couple au sulfate de cuivre, ; 2° couple au sulfate de
mercure ; 3° couple au peroxyde de manganèse et chlorure de
zinc ; 4° couple au sesquioxyde de fer et chlorure de zinc.
Tous ont la même forme extérieure et peuvent se substituer
les uns aux autres.

Un artifice permet, en construisant les couples, de régler
l'intensité maxima de courant que le médecin juge à propos
de laisser à la disposition de son malade.

L'intensité demandée au courant des batteries à courant
continu dépasse rarement un *cinquantième* d'unité d'intensité
de l'Association britannique, et est souvent moins forte (un

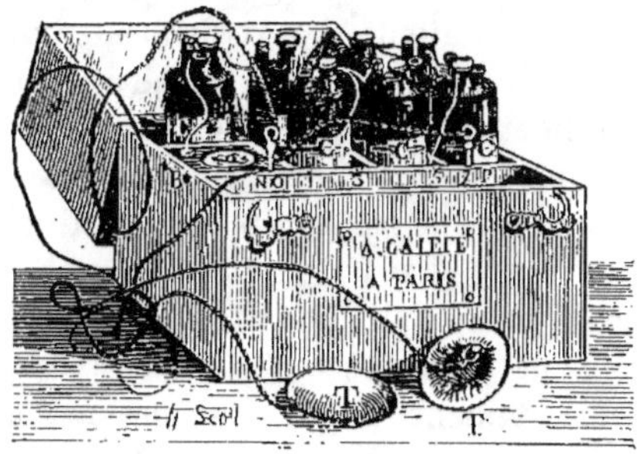

Fig. 63. — Batteries simples à courant continu de M. Gaiffe.

courant ayant l'unité d'intensité dégage de l'eau, par électrolyse, 114 millimètres cubes d'oxygène par seconde). M. Gaiffe
construit de ces appareils dont l'intensité maxima n'est que
de $\dfrac{1}{300}$ d'unité.

Le galvanomètre que portent les batteries est jaugé ; un tableau indique à quelle intensité correspond environ chaque
trait de la division. Il est donc facile de se rendre compte approximativement, par simple lecture, de la valeur du courant
qui traverse le malade.

Description des couples et manière de les charger. — Le couple
au sulfate de cuivre se compose : 1° d'un tube de verre, fermé
par une membrane poreuse, dans laquelle plonge un fil de cuivre ; 2° d'un zinc amalgamé ; 3° d'un vase extérieur. Pour le
charger, on met dans le tube quelques cristaux de sulfate de
cuivre, et l'on verse dans le vase extérieur, jusqu'aux deux tiers

de sa hauteur, le liquide excitateur formé d'eau ordinaire contenant en dissolution environ 15 pour 100 de sulfate de zinc. Pour que ce couple fonctionne régulièrement, il est nécessaire qu'il y ait toujours dans le tube de verre quelques cristaux de sulfate de cuivre non dissous. On aura donc soin de remplacer ceux qui disparaîtront par suite du travail de la pile.

Le *couple au sulfate de mercure* est constitué par un cylindre de charbon poreux percé d'un trou suivant son axe, d'un bâton de zinc amalgamé, et d'un vase extérieur.

Pour le charger, on remplit, en tassant un peu, la cavité du charbon avec des morceaux de charbon de cornue de la grosseur d'un grain de blé, qui ont été roulés préalablement dans une bouillie faite de sulfate de protoxyde de mercure et d'eau ; puis on verse dans le vase extérieur, jusqu'aux deux tiers de sa hauteur, le liquide excitateur formé d'eau ordinaire contenant en dissolution 15 pour 100 environ de sulfate de zinc.

Le couple au *peroxyde de manganèse* est constitué comme le précédent.

Pour le charger, on remplit le trou central avec des morceaux de peroxyde de manganèse aiguillé de la grosseur d'un grain de blé en les tassant un peu ; puis on met dans le vase extérieur, jusqu'aux deux tiers de sa hauteur, une solution aqueuse de chlorure de zinc à 20 0/0.

Le couple au sesquioxyde de fer est encore constitué comme les précédents. On le charge en précipitant de l'oxyde de fer dans les pores du charbon à l'aide d'une dissolution saline ferrugineuse et de l'ammoniaque, ou en emplissant la cavité du charbon par des grains de charbon de cornue roulés préalablement dans une bouillie de sesquioxyde de fer précipité et d'eau ; puis on verse dans le vase extérieur, jusqu'aux deux tiers de sa hauteur, une solution aqueuse de chlorure de zinc à 20 0/0.

Dans tous ces couples, le liquide *doit être versé dans le vase extérieur*, d'où il passe ensuite dans le tube central par une ouverture ménagée à cet effet. *Il y aurait inconvénient à mettre directement du liquide dans le tube central.*

Lorsque l'évaporation a enlevé une partie du liquide des couples, il faut le remplacer par de l'eau ordinaire. Lorsque les batteries cessent de fonctionner, il faut vider et laver les couples et les recharger comme il est dit plus haut.

Le premier de ces couples fonctionne à l'aide d'un dépolarisateur soluble, le sulfate de cuivre ; il s'use, même quand le circuit n'est pas fermé. Il a, comme compensation, la qualité de fournir des courants d'une constance parfaite.

Les trois autres, dont les dépolarisateurs sont insolubles, ne s'usent que lorsque leur circuit est fermé ; aussi demandent-ils beaucoup moins de soin et d'entretien que le premier. Leur courant n'est pas aussi constant que celui du couple à sulfate de cuivre ; mais, grâce à la faible intensité qu'on demande aux batteries à courant continu, et à l'artifice de construction dont il a déjà été parlé, la constance est assez grande pour que l'intensité ne varie pas sensiblement pendant les opérations les plus longues.

Les courants électriques ont la même valeur chimique, physique et thérapeutique, quelles que soient les piles qui leur ont donné naissance, dès qu'ils sont ramenés à la même tension et à la même intensité. On doit donc, en vue des applications thérapeutiques, choisir ceux des couples qui demandent le moins de soin et qui donnent la tension la plus grande. Ceux au peroxyde de manganèse et au sesquioxyde de fer doivent être, à ce double point de vue, préférés à tous les autres.

Manière de vérifier et de faire fonctionner la batterie. — Après avoir monté la batterie, on l'oriente en la faisant tourner sur elle-même suivant un axe vertical, de manière à amener l'aiguille du galvanomètre B sur le O de sa division ; puis, à l'aide d'un fil conducteur quelconque, qu'on fait communiquer par une de ses extrémités avec la pièce métallique percée marquée N zéro et par l'autre extrémité successivement avec toutes les autres pièces marquées 2, 4, 6, etc., — ce qui doit donner une forte déviation du galvanomètre à chaque contact, — on vérifie si tout est en bon ordre.

Si le contact avec une des pièces percées et numérotées ne donnait pas de déviation, c'est qu'un des deux couples qui précèdent immédiatement cette pièce ne contiendrait pas de liquide, ou que les communications avec les autres couples ou avec cette pièce percée seraient mal établies ou rompues accidentellement. Il suffirait alors de mettre le liquide qui manque ou de rétablir la communication absente, pour remettre tout en ordre.

Pour faire l'application du courant, on met les excitateurs, préalablement imbibés d'eau tiède, en communication avec la batterie, en insérant la goupille terminale du réophore de l'un d'eux dans la pièce marquée N zéro qui est le pôle négatif, et la goupille de l'autre réophore dans la pièce portant le chiffre qui représente le nombre de couples qu'on veut mettre dans le circuit; après quoi, on place les tampons sur les points à électriser.

La tension du courant dépend de la nature des couples employés et du nombre de ceux compris dans le circuit. Elle est indépendante de la dimension de ces couples.

Lorsqu'on veut donner au courant une tension déterminée, il suffit de mettre dans le circuit le nombre de couples nécessaires pour que le produit de leur tension individuelle par ce nombre atteigne le chiffre voulu.

Nous donnons ci-dessous, en *nombres ronds*, la tension de chacun des couples dont **M.** Gaiffe compose ses batteries simples mesurée en unités de l'Association britannique.

1° Tension du courant d'un couple au sulfate de cuivre. 1   »

2° Tension du courant d'un couple au sulfate de mercure. 1 50

3° Tension du courant d'un couple au peroxyde de manganèse. 1 50

4° Tension du courant d'un couple au sesquioxyde de fer. 1 30

Pour avoir un courant ayant une tension de 35 unités, par exemple, on voit qu'il faut 35 couples au sulfate de cuivre ou 23 ou 24 couples au sulfate de mercure ou au peroxyde de manganèse, ou enfin 27 couples au sesquioxyde de fer.

L'intensité s'apprécie par simple lecture du galvanomètre. Elle va en croissant pour une position donnée des excitateurs sur le malade avec le nombre de couples qu'on met dans le circuit. Mais il est un moyen de la modérer sans changer la tension du courant : c'est d'intercaler une résistance dans le circuit extérieur. Cette résistance, qui est fournie très-commodément par un réostat dans les grands appareils, peut l'être beaucoup plus simplement, pour ceux qui font l'objet de cette explication et qui ont un but spécial, par le liquide qui mouille les excitateurs et par l'épaisseur des couches d'agaric et de peau qui les couvrent. On comprend, en effet, que moins ce liquide sera conducteur, moins la quantité d'électricité qui passera sera grande. En prenant de l'eau distillée, qui est un corps très-peu conducteur, et qu'on emploiera soit pure, soit salée avec diverses proportions de sel de cuisine, on réglera assez bien l'intensité.

Lorsqu'une déviation du galvanomètre un peu grande indique que l'intensité du courant est forte, il faut surveiller avec soin les parties placées sous les excitateurs pour éviter des brûlures qui se produiraient rapidement.

Les piles que nous venons de décrire peuvent servir dans la plupart des cas de la pratique courante; mais, si l'on désire n'avoir pas à se préoccuper de charger fréquemment ses piles et pouvoir compter sur un appareil qui, bien que ne fonctionnant pas, conserve néanmoins toutes ses propriétés, il faut avoir recours aux piles et aux appareils suivants.

Pile à courant constant et continu de M. Trouvé. — La pile Daniell est la seule qui produise des courants réellement constants et continus; mais, dans sa forme primitive, son application à l'art médical était extrêmement restreinte, à cause de son volume, de son prix élevé, des vases fragiles qu'elle exigeait, de l'incrustation du vase poreux et enfin de la difficulté qu'on éprouvait à la transporter.

M. Trouvé a donc cherché à réduire son volume au minimum, tout en lui conservant ses propriétés physiques, et à la mettre ainsi à la portée de tous les médecins.

L'élément de la pile de M. Trouvé est constitué de la manière suivante :

Entre deux disques, l'un de cuivre c, l'autre de zinc z, formant les deux électrodes, sont empilées des rondelles de papier buvard; la moitié inférieure de ces rondelles est préalablement saturée de sulfate de cuivre, l'autre moitié de sulfate de zinc.

Pour mettre cet élément en fonction, il suffit de le tremper pendant cinq à six secondes dans l'eau et de le retirer ensuite. En effet, l'eau absorbée par le papier buvard dissout une partie des deux sels et permet ainsi la réaction chimique qui produit le courant.

Le courant à l'intérieur de la pile décompose l'eau; l'oxygène se porte sur le zinc et forme avec l'acide sulfurique du sulfate de zinc; l'hydrogène se combine avec l'oxygène de la base pour reconstituer de l'eau, et une partie de cuivre à l'état métallique se dépose, comme dans la pile Daniell, sur l'électrode cuivre.

Lorsque tout le sulfate de cuivre est épuisé, — ce qui demande plus de six mois (le sulfate de zinc se renouvelle sans cesse), — il faut alors le remplacer. Il suffit pour cela de plonger l'élément dans une solution de sulfate de cuivre faite à

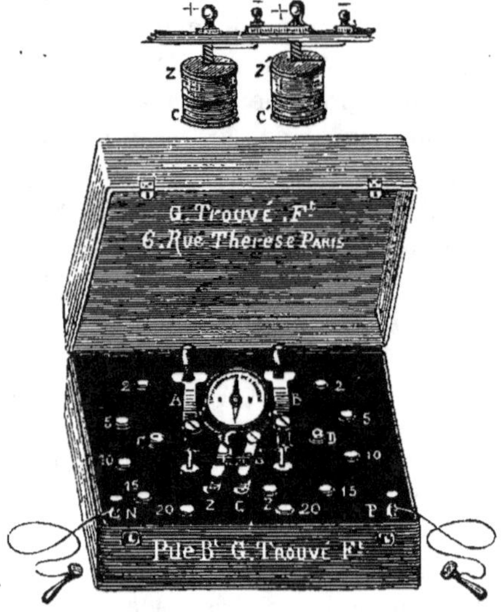

Fig. 64. — Pile à courants constant et continu de M. Trouvé.

chaud, et l'élément reprend spontanément toute son activité première.

Avec cet élément, M. Trouvé a construit des appareils dont les éléments sont disposés en tension dans une cuvette d'ébonite (caoutchouc durci), rangés au-dessous du collecteur de l'inverseur du courant et du galvanomètre réunis, sur une plaque d'ébonite, le tout renfermé dans une boîte en acajou. (Voir fig. 64).

Lorsqu'on veut mettre l'appareil en action et s'en servir, il suffit de plonger une fois pour toutes, pendant quelques secondes, tous les éléments à la fois dans l'eau ordinaire. Ils resteront humides tant qu'ils seront placés dans la cuvette d'ébonite ; au contraire, il suffira de les laisser deux jours à l'air libre pour les dessécher et les mettre ainsi au repos absolu pendant un temps illimité sans aucune détérioration.

Le volume étant très-petit (2 décimètres cubes pour l'appareil de quarante éléments (représentés fig. 64) et 3 décimètres cubes pour l'appareil de quatre-vingts éléments destiné aux applications générales dont le poids ne dépasse pas 2 à 3 kilos), l'appareil est très-portatif, et on n'a pas à craindre l'incrustation des vases poreux, ni le grimpement des sels, ni la fragilité de l'enveloppe.

Comme il suffit, pour recharger la batterie de l'appareil, de la plonger dans une dissolution de sulfate de cuivre, on peut la laisser au repos pendant des années entières, et par suite elle peut être utilisée non-seulement par les spécialistes, mais encore par tous les médecins qui ne s'en serviront qu'à de longs intervalles.

Pile au chlorure d'argent de M. Gaiffe. — L'appareil à courant continu de M. Gaiffe fonctionne avec des couples au chlorure d'argent, dont l'invention est due à MM. E. Becquerel et Marié-Davy. (Voir fig. 65.)

Ces couples se composent d'une lame de zinc amalgamé Z et d'une lame de chlorure d'argent fondu Y enveloppée de toile, contenues dans un flacon G H S T en caoutchouc durci qui se ferme hermétiquement à l'aide du

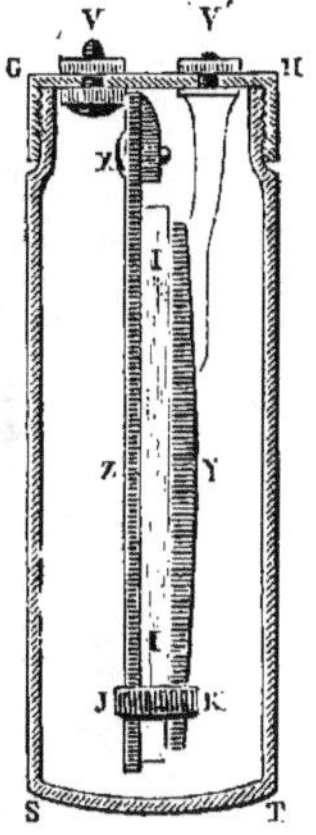

Fig. 65.

bouchon à vis G H Des crampons V V', sur lesquels s'accrochent les lames Z, Y, portent les courants à l'extérieur du flacon. Un coussin formé de six ou huit feuilles de papier buvard, destiné à contenir dans ses pores le liquide excitateur, remplit l'espace I I et maintient les lames à un écartement convenable. Un lien J K en caoutchouc serre les lames et le coussin en papier. Le liquide de l'excitateur est de l'eau distillée contenant environ 3 0/0 de chlorure de zinc.

En réunissant dix-huit de ces couples dans une boîte portative, M. Gaiffe a créé un appareil médical fort convenable. Voici sa description :

B B' sont les pièces qui livrent le courant et sur lesquelles s'attachent les réophores.

M M', deux manettes qui font communiquer B B' avec la série de couples que l'on veut employer. Par leur intermédiaire, on peut faire passer graduellement tout le courant de la batterie à travers le patient sans produire de chocs voltaïques.

N est une lettre gravée sur le manipulateur qui indique le sens du

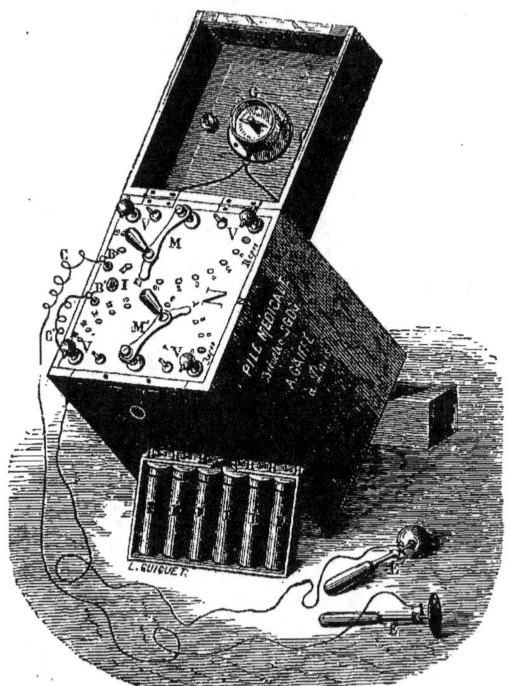

Fig. 66. — Pile au chlorure d'argent de M. Gaiffe.

courant; la manette la plus rapprochée de N, ainsi que le réophore qui lui correspond, sont négatifs.

On voit que, dans la figure , M' étant plus rapprochée de N que M est négative; B' est, par conséquent, négatif, tandis que B est positif.

Les manettes servent encore à essayer tour à tour et très-rapidement tous les couples de la batterie lorsqu'une diminution dans l'intensité du courant fait supposer que quelques-uns des couples sont usés.

G, galvanomètre qui indique le passage du courant par la déviation de l'aiguille aimantée; cette pièce est indispensable, le patient étant quelquefois insensible au début du passage du courant. Le galvanomètre est placé dans le couvercle pour que son aiguille, étant renversée quand la boîte est fermée, ne porte pas sur le pivot et ne l'use pas pendant le transport.

I, interrupteur qui donne des chocs voltaïques par interruption, sous la pression plus ou moins rapide du doigt. On peut remplacer cet interrupteur par un commutateur, qui donne les chocs par inversion en les faisant passer plus ou moins vite de gauche à droite et de droite à gauche. V V V V, vis-boulons, qui assemblent le manipulateur et la boîte et établissent par pression, lorsqu'ils sont bien serrés, les communications entre le manipulateur et les piles.

Lorsqu'on enlève le collecteur, après avoir dévissé les boulons V V V V, on voit sur sa face inférieure plusieurs rangées de ressorts destinés à établir les communications entre lui et les couples de la pile. Dans la boîte sont placés verticalement et côte à côte des casiers semblables à celui qui est figuré devant la batterie, et dont le nombre varie avec celui des couples. Chaque casier contient six couples F F F F F F; il porte sur une de ses extrémités un numéro. Ce repère correspond à un même numéro imprimé dans la boîte.

Il est très-important que les casiers soient toujours remis dans la boîte dans l'ordre indiqué par leurs repères, et que les numéros de repères soient bien en regard les uns des autres. Les casiers portent d'autres chiffres indiquant les numéros d'ordre des couples correspondant à ceux du collecteur.

Les casiers possèdent deux ouvertures d'inégales grandeurs en face de chaque couple, de façon à laisser passer les colonnettes H H H H H H qui sont aussi d'inégales grosseurs ; ces inégalités ont pour but d'empêcher de replacer les couples dans un mauvais sens. Un tiroir placé à la partie inférieure de la boîte contient les accessoires et les excitateurs.

Cette pile peut fournir 7 à 800 heures de travail sans être rechargée.

En ajoutant six couples de plus, elle peut servir pour les opérations par électrolyse.

Appareils pour chauffer le galvano-cautère. — Lorsqu'on veut, au moyen du courant voltaïque, obtenir un dégagement de chaleur suffisant pour détruire les tissus, les piles que nous venons de décrire ne sauraient suffire.

Le dégagement de chaleur qui se produit dans un circuit métallique de petite section repose sur la loi suivante formulée par M. Joule : La quantité de chaleur dégagée dans l'unité de temps dans un fil métallique homogène, traversé par un courant voltaïque, est proportionnelle : 1° à la résistance que ce fil oppose au passage de l'électricité; 2° au carré de l'intensité du courant. Or, l'intensité étant en rapport avec l'étendue en surface des éléments qui engendrent le courant, on a dû choisir des piles à grande surface pour pratiquer la cautérisation galvanique.

M. Middeldorpf, qui fut un des premiers à employer la galvano-caustique, adopta la pile de Grove dans laquelle le cylindre de charbon de la pile de Bunsen est remplacé par plusieurs lames de platine.

Cette pile présentait plusieurs inconvénients; elle était d'un maniement très-compliqué et exigeait l'emploi de plusieurs litres d'acide azotique et sulfurique.

La pile inventée par M. Poggendorff représentait sur cette dernière un grand progrès. Composée de plaques de zinc et de charbon plongées dans une dissolution de bichromate de potasse acidulée avec un peu d'acide sulfurique, cette pile ne donne lieu à aucune émanation délétère. Mais elle présentait un inconvénient grave : elle n'était pas constante dans ses effets.

C'est alors que M. Grenet eut l'idée d'insuffler de l'air dans le liquide de la pile pendant qu'elle fonctionnait.

Un tube à insufflation, débouchant à la partie inférieure du vase par un grand nombre de petits trous, permet de faire arriver sans cesse des bulles d'air qui se dégagent en bouillonnant.

L'agitation du liquide a pour effet d'empêcher la *dépolarisation* de la pile et dès lors on obtient un courant à peu près constant.

C'est une pile de ce genre que M. Broca fit adapter par M. Grenet aux usages de la galvano-caustique. Les résultats qu'on obtint avec cette pile furent satisfaisants au point de vue de la facilité de la manœuvre; mais on pouvait désirer mieux :

1° La pile ne se nettoie pas facilement;

2° Il est impossible d'amalgamer les zincs et de les remplacer sans le secours du constructeur, ou tout au moins d'un homme du métier;

3° Son poids est assez considérable par suite de la disposition des contacts qui nécessitent des zincs très-épais. Ces contacts, sans cesse en rapport avec la pile sèche ou humide, s'oxydent promptement et la mettent hors de service.

M. Trouvé a supprimé ces points défectueux en réduisant cette pile à sa plus simple expression, en rendant les éléments mobiles, comme on le voit dans la figure ci-après.

La cage de cette pile est formée simplement par trois plaques de caoutchouc durci, dont l'une sert de base et les deux

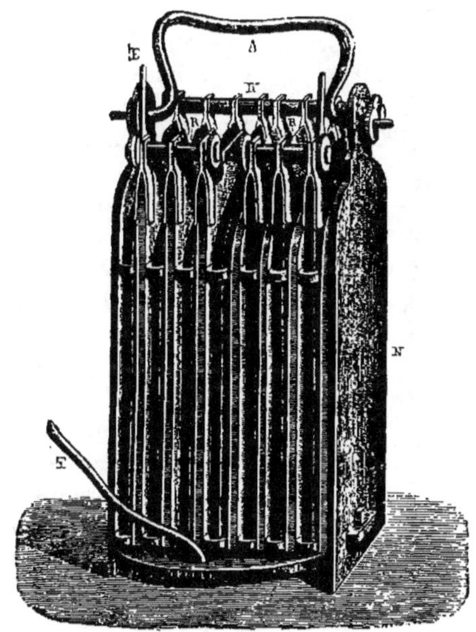

Fig. 67. — Appareils pour chauffer le galvano-cautère.

N N, plaques de caoutchouc durci formant, avec la base, la cage; A, poignée de la pile; R R' R'', contacts mobiles; E E', tige des contacts où s'adaptent les réophores; T, tube insufflateur dont on peut se dispenser en ayant soin de promener de temps en temps la pile dans le liquide.

autres forment les montants. Ils sont maintenus à la partie supérieure par la poignée même.

L'écartement des éléments (zinc et charbons) est obtenu très-simplement au moyen de jarretières de caoutchouc élastique que l'on place en haut et en bas des charbons.

Ces jarretières, obtenues en sectionnant un tube de caoutchouc souple, servent encore de coussins, en cas de choc violent, et évitent dans bien des cas la rupture des charbons.

Cette disposition permet :

1° De grouper les éléments dans l'ordre que l'on désire pour faire varier le courant en quantité et en tension;

2° D'amalgamer les zincs aussi souvent qu'il est nécessaire ce qui rend la pile beaucoup plus constante dans ses effets;

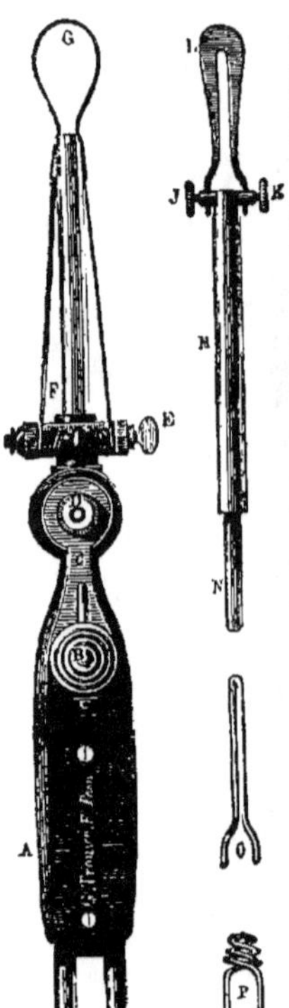

Fig. 68. — Cautères de M. Trouvé.

3° De séparer les contacts de la pile quand on n'en fait pas usage pour les mettre à l'abri de l'oxydation et vérifier facilement leur état;

4° De réduire l'épaisseur des zincs de manière à se les procurer partout et à pouvoir les remplacer soi-même.

Cette réduction des zincs, tout en diminuant le poids de la pile, permet encore de grouper sous le même volume de la pile Grenet un nombre double d'éléments ; comme conséquence, à volume égal, la pile Trouvé donne des effets beaucoup plus considérables.

Les cautères de la batterie de M. Trouvé présentent également, dans leur disposition, des avantages marqués sur ceux que l'on fait habituellement.

Les deux tiges conductrices sont concentriques et isolées entre elles par de la porcelaine en fusion qui fait corps avec elles, et leur permet de résister à toutes les températures, sans subir de détérioration comme les cautères à deux conducteurs séparés et isolés par des matières telles que le caoutchouc ou l'ivoire.

Cette figure représente d'une part la tige conductrice armée de l'anse en platine dont les deux bouts s'enroulent sur le treuil; d'autre part, on voit les cautères les plus en usage : le couteau L, qui peut, suivant le cas, être remplacé par l'aiguille O, ou le cautère poncteur P. Rien de plus simple et de plus commode à manipuler après qu'on a vu une seule fois expérimenter avec ces divers appareils.

Pour pratiquer les opérations avec le galvano-cautère, on ne

doit pas dépasser le degré de la chaleur *rouge*, c'est-à-dire
600 degrés (Broca). Mais il peut arriver que, pendant l'opération, l'anse coupante dont on se sert pour sectionner les
tumeurs, diminue de longueur, et que, par le fait de cette diminution, la température du fil s'élève jusqu'à la chaleur *blanche*, et même jusqu'à la fusion. L'inconvénient qui résulte de
cette surélévation est grave, car dans ces conditions les tissus
sont divisés comme ils le seraient avec un bistouri, et on a à
redouter les hémorrhagies. Pour obvier à cet inconvénient,
M. Middeldorpf se sert d'un commutateur avec lequel il modifie à un moment donné la tension de sa pile.

M. Broca obtient le même résultat soit en faisant diminuer,
puis suspendre l'insufflation, soit en faisant soulever quelque
peu la pile au-dessus du niveau du liquidedans lequel elle
plonge. En se servant de la pile de M. Trouvé, on emploie un
procédé analogue.

3° *Appareils volta-faradiques ou appareils d'induction.* — Ces
appareils sont construits d'après ce principe, découvert par
Faraday en 1832, à savoir qu'un fil parcouru par un courant
électrique, et approché brusquement d'un autre fil à l'état
naturel, développe dans ce dernier un courant instantané d'électricité.

Comme leur nom l'indique, les appareils volta-faradiques
reposent sur l'association des principes de Volta et de Faraday.
Ils sont essentiellement constitués par une pile qui fournit
un courant *inducteur*, et par un fil enroulé autour d'une bobine
sur lequel se développe un courant par influence qu'on désigne,
pour ce motif, sous le nom de *courant induit*.

Les courants *inducteur* et *induit* se développent dans deux fils
de cuivre de diamètres et de longueurs variables qu'on enroule
autour d'une bobine, au centre de laquelle on place des cylindres de fer doux destinés à renforcer, par leur influence, l'intensité du courant. Le fil qui reçoit directement le courant de
a pile (le courant inducteur) peut être le siége d'un courant
spécial qu'on désigne sous le nom d'*extra-courant*. Celui-ci se
développe dans le fil toutes les fois qu'il y a interruption du
courant de la pile.

Les courants induits, désignés aussi sous le nom de *courants
de premier ordre*, se développent dans le second fil à chaque
rupture du courant inducteur.

Pour obtenir les interruptions dont nous venons de parler,
on se sert d'un *trembleur* qui, en rapport d'un côté avec le pôle
négatif de la pile, vient se mettre périodiquement en contact
avec le fer doux qui se trouve au centre de la bobine induc-
trice. Celui-ci, sous l'influence du passage du courant, s'aimante ; il attire par conséquent le trembleur jusqu'au contact ;
ce contact ayant pour effet d'ouvrir le circuit, le fer doux perd

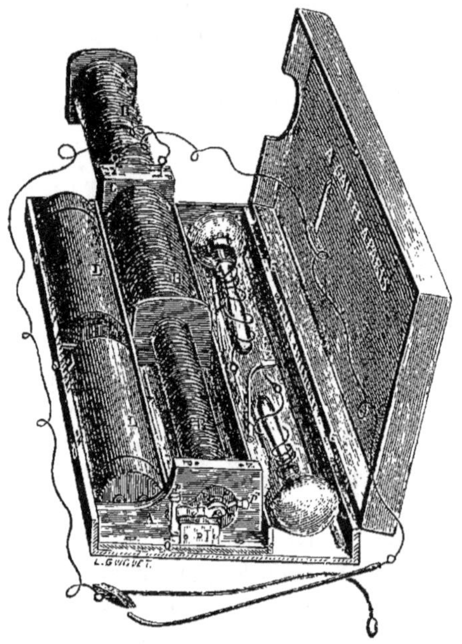

Fig. 69. — Appareil volta-faradique ou appareil d'induction du Dr Tripier.

son aimantation, le trembleur revient à sa place, et, le courant
étant de nouveau fermé, le fer doux s'aimante et attire de
nouveau le trembleur.

A côté de ces interruptions automatiques, on trouve généralement, dans les appareils d'induction, une disposition qui
permet, au moyen d'une manivelle, d'obtenir des interruptions
aussi prolongées qu'on les désire.

L'extra-courant et les courants induits ayant des propriétés
physiologiques différentes qu'ils empruntent à leur degré de
tension différent, on s'est préoccupé, dans la construction des

appareils médicaux, de rendre possible l'emploi isolé de ces deux courants.

Le premier de ces appareils fut construit par Masson. Puis sont venus les appareils de Duchenne (de Boulogne) au bisulfate de mercure, celui de Rubmkorff, celui de M. Gaiffe au chlorure d'argent, etc., etc.

Nous donnerons ici comme type l'appareil électro-médical du Dr Tripier construit par M. Gaiffe.

Conduit par ses expériences à considérer comme indifférentes, au point de vue thérapeutique, la constance ou l'alternance de direction des courants d'induction, et attachant une grande importance à la facilité de graduation, entre les limites les plus étendues de l'intensité des courants de tensions variées, M. Tripier fit construire par M. Gaiffe un appareil renfermant un jeu de bobines de résistances variées.

La machine d'induction, la pile et les accessoires sont renfermés dans une boîte rectangulaire divisée par deux cloisons longitudinales en trois compartiments. Celui du milieu loge la machine d'induction, celui de gauche la pile, celui de droite les accessoires.

Une forte traverse A sépare du talon des deux compartiments de gauche un espace étroit destiné à loger le mécanisme interrupteur I, réglé par un levier articulé p qui peut s'incliner jusqu'en p'.

En p', il fait vibrer le marteau trembleur et détermine, par conséquent, des intermittences rapides. Dans la position p, la communication est rompue ; c'est celle qu'on doit donner au levier lorsqu'on ne se sert pas de l'appareil. Dans la position p, le levier sert encore à donner des intermittences espacées, lorsqu'on exerce avec le doigt, sur sa tête d'ivoire, des pressions qui le mettent en communication momentanée avec la petite vis O. Enfin en EE' peuvent s'attacher les conducteurs d'une pédale extérieure qu'on manœuvre avec le pied lorsque, les deux mains étant occupées, on ne peut agir sur le levier p.

Le circuit inducteur B, rencontrant un barreau de fer doux, est fixé dans la traverse A. Les courants qui s'y développent peuvent être recueillis en PN. Lorsqu'on en fait usage dans des applications délicates, un tube à eau compris dans les accessoires sert à les graduer. Bien que l'économie générale de l'appareil ait surtout en vue d'arriver à se passer des extra-courants, on a laissé subsister les moyens de les utiliser.

Quant aux hélices induites H H, elles sont au nombre de deux enroulées sur un même cylindre, des deux côtés d'un billot C sur lequel on peut recueillir les courants qui s'y produisent. Soutenu à sa partie moyenne et à ses extrémités par des cadres de bois, ce cylindre glisse sur le plancher de la boîte, d'où il peut être retiré et où il peut s'engager par l'une ou l'autre de ses extrémités, suivant qu'on se propose de soumettre à l'induction l'un ou l'autre des circuits, celui à fil fin ou celui à fil gros.

Les lettres P1 et N1, P2, N2 (positif et négatif), imprimées sur la traverse C intermédiaire aux deux hélices, indiquent où doivent être attachés les réophores pour obtenir une orientation donnée des courants de rupture dont l'action prédominante représente l'orientation effective du système. P1, N1, livrent le courant de l'hélice induite à fil gros et court ; P2 et N2 livrent le courant de l'hélice à fil fin. Pour chaque hélice une troisième pièce marquée O permet de prendre un tiers ou deux tiers du courant. Les cordons placés en N O prennent un tiers et P O les deux tiers du courant de l'hélice avec laquelle ils communiquent.

On engage par une de leurs extrémités les cordons conducteurs dans celles des pièces qui donnent le courant que l'on veut employer. L'autre extrémité des cordons entre dans les manches isolants sur lesquels se vissent les excitateurs ou dans la tête des excitateurs spéciaux fabriqués en vue des applications auxquelles la construction de cet appareil doit satisfaire.

Lorsqu'on fait fonctionner l'appareil avec une pile indépendante, les électrodes de celles-ci s'insèrent au point D D' de la paroi gauche de la boîte. Cette manière de procéder est la plus commode et la plus économique quand l'appareil est destiné à fonctionner à demeure.

Mais lorsqu'on se déplace, c'est la pile de l'appareil qui sera employée. Elle se compose de deux couples au chlorure d'argent enfermés dans des boîtes cylindriques en caoutchouc durci LL. Les pôles sortent du couvercle de manière à venir se fixer à des contacts placés aux extrémités des cloisons où ils viennent se loger.

4° **Appareils magnéto-faradiques**. — Tous ces appareils

se composent d'une armature en fer doux, tournant devant les pôles d'un aimant en fer à cheval, et d'une paire de bobines ou hélices de fils de cuivre isolés, placés dans le premier de ces appareils sur l'armature, dans les deux autres sur l'aimant lui-même.

Dans le premier cas, l'armature, en passant devant les pôles

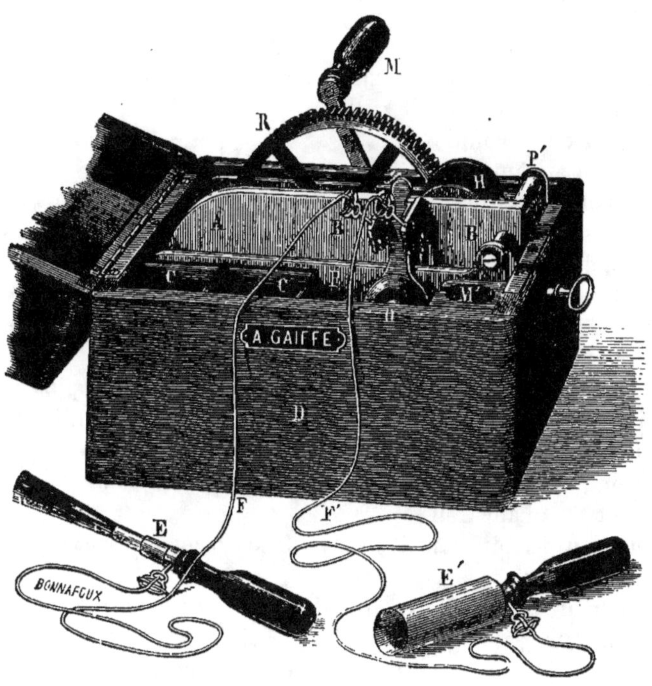

Fig. 70. — Appareil magnéto-faradique de M. Gaiffe.

de l'aimant, se magnétise par influence, et, en s'éloignant, fait naître un courant dans les hélices qu'elle porte. Dans le second cas, c'est l'état magnétique de l'aimant, changé par le passage de l'armature, qu'on utilise.

En combinant ces deux systèmes, c'est-à-dire en plaçant des hélices sur l'armature et sur l'aimant, de manière à profiter du changement d'état magnétique de ces deux pièces, M. Gaiffe a introduit dans l'appareil de Clarke une très-heureuse modification qui réduit singulièrement le volume des appareils tout en leur conservant leurs qualités.

Dans ces nouveaux appareils, les courants sont toujours dirigés dans le même sens et l'interrupteur peut servir en même temps de graduateur. C'est par le déplacement du moment de l'interruption que s'effectue la graduation. On recueille ainsi les courants dans des conditions variées de tension qui entraînent, en présence d'une résistance donnée qu'ils ont à vaincre, des différences correspondantes d'intensité.

Une boîte en acajou D, fermant à serrure, contient l'appareil dont aucune pièce ne fait saillie.

L'appareil se compose :

1° D'un aimant en fer à cheval ABB';

2° D'une armature mobile de fer doux tournant devant les branches de l'aimant et portant deux hélices dont une seule est visible en H ;

3° D'une roue dentée R qui commande la rotation de l'armature de fer doux en engrenant sur un pignon que porte son axe. Une manivelle M met en action cette roue dentée ;

4° D'un graduateur G articulé en O, qu'on incline plus ou moins vers B ou B', suivant qu'on veut avoir des courants forts ou faibles.

Deux platines en laiton, reliées entre elles par des piliers, portent tout l'appareil.

On trouve enfin dans les axes CC les accessoires et excitateurs suivants :

Une paire de réophores, une paire de manches isolants, une paire de porte-éponges, un excitateur olivaire et une brosse ou pinceau métallique. Le bloc percé M' reçoit la manivelle M démontée lorsque l'appareil n'est pas en action.

Pour faire fonctionner l'appareil, on visse la manivelle sur l'extrémité de l'arbre de la roue R qu'on voit au fond d'une ouverture pratiquée dans la paroi postérieure de la boîte ; on amène en B' le commutateur graduateur G ; on fixe sur lui les réophores.

Comme la figure l'indique, à l'autre extrémité des réophores on attache les manches isolants et on visse sur eux les excitateurs dont on a besoin ; enfin, le circuit fermé, on tourne la manivelle et les courants se produisent.

Lorsque le graduateur est en B'; les commotions sont très-faibles, surtout si l'on tourne lentement la manivelle ; mais, à mesure que l'on fait marcher le graduateur vers B et que l'on accélère la vitesse de rotation, elles deviennent de plus en plus fortes et sont tout à fait intolérables lorsqu'on est arrivé en B.

Des lettres P (positif), N (négatif), gravées sur les deux faces extérieures du graduateur, près des points où s'insèrent les cordons, indiquent la direction des courants.

L'appareil ne demande d'autre soin que d'être maintenu dans un lieu sec. Il est important de ne pas placer dans la boîte des éponges ou autres excitateurs mouillés.

2° APPLICATIONS DE L'ÉLECTRICITÉ A LA CHIRURGIE

ET A LA MÉDECINE.

La thérapeutique chirurgicale a emprunté à l'électricité deux procédés qui, chacun de leur côté, ont rendu de réels services à la pratique. Nous voulons parler de la *galvano-caustique thermique* et de la *galvano-caustique chimique* ou *électrolyse*.

1° *Galvano-caustique thermique.* — Ce procédé correspond à la *cautérisation actuelle;* il consiste, en effet, à porter à la température rouge, au moyen d'un courant continu d'une grande intensité, un fil de platine que l'on applique ensuite sur les tissus. L'idée de cette application a été attribuée tour à tour à Fabré-Palaprat, à Récamier, à Pravaz. Quoi qu'il en soit, Heider, de Vienne, appliqua ce procédé à la destruction de la pulpe dentaire en 1845. Crussell de Saint-Pétersbourg, Hilton de Londres, Sédillot, Marshall, Nélaton s'en servirent à peu près à la même époque; Amussat, en 1853, publiait le résultat de nombreuses opérations pratiquées avec le galvano-cautère. Ce n'est qu'en 1854 que Middeldorpf (*die Galvanocaustik*, Breslau, 1854) publiait son mémoire sur la question et lui donnait une notoriété très-grande. Middeldorpf, en définitive, n'a eu que le mérite d'ajouter quelques opérations à celles qui avaient été pratiquées avant lui.

A partir de cette époque, le rapport de M. Broca devant la Société de chirurgie sur les travaux de M. Middeldorpf, et les recherches personnelles de cet éminent chirurgien, touchant le galvano-caustique, vulgarisèrent en France cette méthode d'opérer.

Dans les opérations avec le galvano-cautère, il faut porter l'anse de platine à une température de 600 degrés seulement (rouge). A ce degré, la chaleur est hémostatique ; à 1000 et 1500 degrés, les vaisseaux des tissus coupés resteraient béants. Partout où le galvano-cautère peut être facilement porté, il peut remplacer le bistouri : amputations, tumeurs, trachéotomie (1), etc. Le seul inconvénient qui privera la généralité des praticiens de l'emploi de ce procédé, c'est la complication de l'instrumentation. Beaucoup de chirurgiens trouvent plus simple de n'avoir à se prémunir que d'une lame de bistouri et, au besoin, d'un bon couteau.

2° *Galvano-caustique chimique ou électrolyse.* — Lorsqu'un corps parfaitement conducteur, se trouvant d'ailleurs dans des conditions de cohésion qui facilitent sa décomposition, est placé dans le circuit d'une pile d'un pouvoir électro-moteur suffisant, ce corps est décomposé : 1° l'acide se porte sur l'électrode positive, l'alcali sur l'électrode négative (2). Ainsi mis en liberté, les acides et les alcalis agissent sur les tissus à la manière des caustiques acides et alcalins, les premiers en coagulants, les seconds en fluidifiants. Si le galvano-cautère thermique représente les *cautères actuels,* le galvano-cautère chimique représente les cautères *potentiels.*

L'idée d'appliquer à la chirurgie ce nouveau pouvoir de l'électricité appartient à L. Ciniselli qui, dès le début, a parfaitement formulé les conditions de l'opération et ses résultats. (Ciniselli, *Dell' azione chimica dell' elettrico sopra la terapeutica,* Cremona, 1862.) Nélaton, Pravaz, Tripier, Mallez ont appliqué depuis la galvano-caustique chimique à la destruction des tissus avec des résultats plus ou moins satisfaisants.

Nous donnerons ici, comme exemple d'électrolyse, le procédé de MM. Tripier et Mallez pour la destruction des rétrécissements de l'urèthre.

Disons d'abord que M. Tripier avait déjà démontré, le premier, que, dans les cautérisations potentielles, les cautérisations alcalines diffèrent des cautérisations acides, non-seulement par les caractères physiques des eschares, — ce qui était connu, — mais par ceux des cicatrices, ce qui n'avait pas été remarqué. Tandis que les cicatrices de la cautérisation

(1) Amussat fils, *Mémoire sur la galvano-caustique thermique.* 1876.

Voir également Duplomb, *De la galvano-caustique, du couteau galvanique, de l'anse coupante graduée de M. de Seré.* 1862.

(2) Tripier, loc. cit., p. 75.

acide sont fermes et rétractiles, celles de la cautérisation alcaline restent molles et peu ou pas rétractiles.

D'après M. Tripier, les insuccès de la cautérisation potentielle appliquée aux rétrécissements uréthraux proviendraient de ce que, chez nous au moins, elle avait toujours été faite avec des caustiques acides. En Angleterre, où l'on avait essayé de cautériser avec de la potasse, des résultats remarquables avaient été obtenus. Malgré cela, la cautérisation était tombée en désuétude à cause des difficultés de l'opération. Or, ces difficultés n'existent plus avec l'emploi du galvano-cautère chimique, et c'est pourquoi MM. Tripier et Mallez eurent l'idée de l'appliquer dans les mêmes conditions que celles où l'on employait la potasse.

L'électrode négative est une sonde isolée jusqu'à 2 centimètres environ de son extrémité (voir fig. 71). L'électrode positive est un large bouton de charbon recouvert de peau mouillée, qu'on applique sur la face interne de la cuisse gauche en le séparant de la peau par une couche d'agaric tenu constamment mouillé. On emploie un courant dont l'intensité moyenne est d'un centimètre d'unité de l'Association britannique. L'opération dure, suivant la nature et l'étendue du rétrécissement, de cinq à vingt minutes. Elle peut se faire en plusieurs temps, à dix jours d'intervalle, ce qui est préférable quelquefois dans les cas de rétrécissements longs et multiples. L'eschare se détache du cinquième au septième jour; mais la mixtion est rendue immédiatement facile.

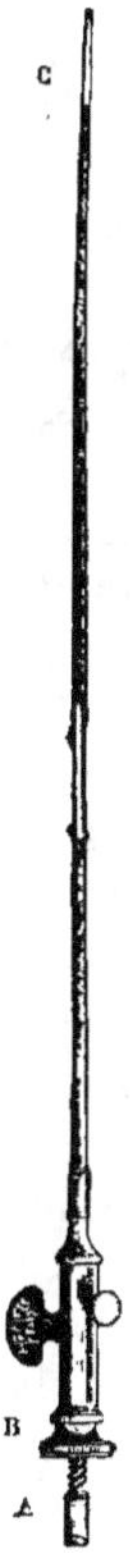

Coagulation du sang dans les tumeurs anévrysmales. — Pravaz, ayant vu un caillot se former à l'électrode positive pendant qu'il faisait passer un courant continu dans un peu de sang, eut l'idée qu'on pouvait, par ce moyen, coaguler le sang dans les tumeurs anévrysmales ; mais il n'appliqua pas son idée. Ce furent d'abord Girard et Liston (1838), puis Pétréquin (1845), puis enfin Ciniselli, Socatelli, Zdeckauer (1846) qui essayèrent de réaliser cette idée sur le vivant. On a obtenu, par ce moyen, quelques bons résultats, mais pas mal d'insuccès et quelques accidents. Aussi Ciniselli, qui de tous s'est le plus occupé de ces sortes

Fig. 71.

d'opérations, déclare-t-il dans son dernier travail que la supériorité de la compression indirecte de Vanzetti a fait justement exclure la galvano-puncture du traitement des anévrysmes externes. Quant aux anévrysmes internes, en particulier ceux de l'aorte thoracique, il leur réserve l'application du galvano-cautère chimique.

Applications au diagnostic. — Conduit par des considérations anatomo - physiologiques à diviser les paralysies du mouvement en *cérébrales* et en *spinales*, Marshall Hall avait en même temps fourni un caractère différentiel de ces deux classes de paralysies, en constatant que la *contractilité musculaire, conservée dans les premières, disparaît dans les secondes.* Ces conclusions de recherches faites avec les courants des appareils d'induction ont rendu de grands services au diagnostic des paralysies du mouvement et elles sont généralement acceptées aujourd'hui. Cependant la loi de Marshall Hall a paru comporter des exceptions depuis qu'on l'a vérifiée, non plus seulement avec les courants d'induction, mais avec les divers procédés d'électrisation *variable.* M. Tripier, en ayant repris l'étude dans ces conditions, a été conduit à en modifier la formule de la façon suivante : *Les aptitudes motrices, musculaires et nerveuses, conservées dans les paralysies cérébrales, y sont mises en évidence par les variations des courants de tension, tandis que le degré de persistance des aptitudes musculaires dans les paralysies spinales est surtout révélé par les variations des courants de quantité.* Les explorations, dont le plan découle de ces conclusions, permettent d'arriver, d'après M. Tripier, à établir dans un grand nombre de cas quelle est la marche progressive ou régressive d'une paralysie donnée.

Les travaux de M. Duchenne, de Boulogne, sur cette même question, ont porté pas mal d'éléments nouveaux au diagnostic, mais surtout dans les détails. Nous signalerons, en particulier, son diagnostic de la paralysie saturnine. Si la contractilité électrique, dit-il, est *complétement abolie,* on doit supposer une paralysie *saturnine;* si elle est abolie ou seulement diminuée, on a affaire à une paralysie de la moelle ou à une lésion des nerfs qui en émanent, ou bien à une atrophie musculaire. C'est encore M. Duchenne (de Boulogne) qui a observé, le premier, que, dans certains cas, la contractilité électrique peut être abolie au niveau des muscles qui, après avoir été paralysés, ont recouvré le mouvement volontaire. Ce fait n'est pas expliqué, mais il a cela de commun avec beaucoup d'autres concernant les applications de l'électricité à la médecine.

Explorateur électrique des plaies de M. Trouvé. — Il arrive souvent qu'un corps métallique, — le plus souvent une balle, — a pénétré dans les tissus et que l'on se trouve embarrassé pour dire si le corps étranger est resté ou non dans l'organisme. Divers moyens ont été employés pour enlever toute hésitation sur ce point, et tout le monde se rappelle que Nélaton, consulté pour un fait de ce genre par Garibaldi, trouva une balle au fond d'une plaie profonde au moyen d'une sonde terminée par une boule de porcelaine dépolie.

M. Trouvé a eu l'idée d'appliquer l'électricité à des recher-

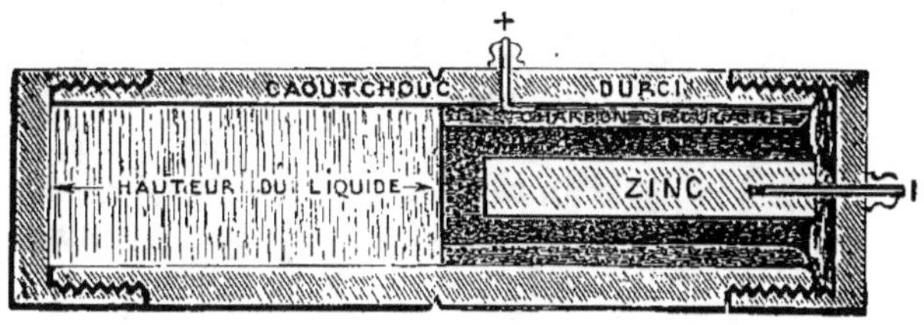

Fig. 72. — Pile à renversement de M. Trouvé.

ches de ce genre. Son appareil est basé sur la grande conductibilité électrique des métaux, comparée à celle des différentes parties du corps humain, et des liquides. Il comprend quatre parties distinctes : 1° une pile; 2° une sonde exploratrice; 3° un appareil révélateur; 4° un extracteur; on peut y ajouter une cinquième partie composée d'une boussole astatique très-sensible.

La pile, représentée en grandeur naturelle dans la figure ci-dessus, est formée d'un couple zinc-charbon renfermé dans un étui de caoutchouc durci fermé hermétiquement. Le zinc et le charbon n'occupent que la partie supérieure de l'étui, l'autre moitié est occupée par le liquide excitateur (bisulfate de mercure). Tant que l'étui conserve cette position, le couple ne plonge pas dans le liquide, il n'y a pas production d'électricité, ni dépense par conséquent. Mais, dès que l'étui est renversé ou placé horizontalement, l'immersion du zinc et du charbon dans le liquide en résulte, et le courant se produit immédiatement pour cesser aussitôt qu'on redresse l'étui.

La *sonde exploratrice* est une canule, rigide ou souple, qui sert à faire l'exploration préalable de la plaie et facilite l'introduction des appareils explorateurs.

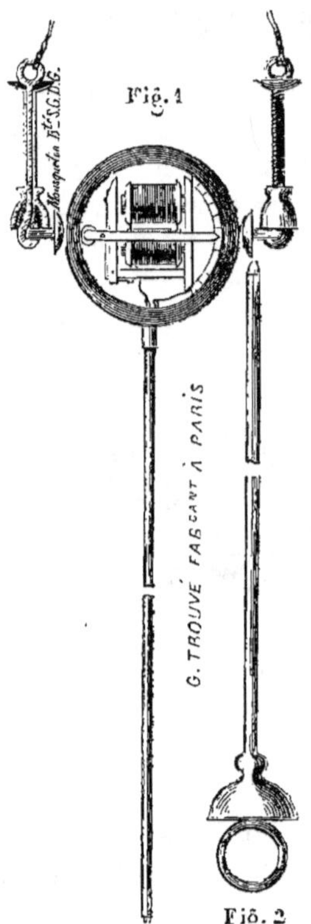

Fig. 73.

Fig. 1. Stylet et révélateur.
Fig. 2. Sonde exploratrice.

L'appareil révélateur est semblable à une petite montre formée de deux glaces transparentes. Il contient un électro-aimant très-petit, disposé pour fonctionner en trembleur, et construit de manière à résister à tous les chocs. A l'extérieur, deux petits anneaux servent à attacher, au moyen de mousquetons spéciaux, les réophores de la pile.

Le stylet, qui s'ajoute à frottement au révélateur et le complète, est formé de deux tiges métalliques très-isolées l'une de l'autre, renfermées dans un tube protecteur commun, et terminées par des pointes aiguës qui font une saillie de quelques millimètres en dehors de leurs enveloppes. Les deux tiges du stylet font partie du circuit électrique de la pile et de l'électro-aimant; il suffit qu'un corps conducteur soit en contact avec les pointes pour que ce circuit soit complet et que le courant passe en faisant vibrer le trembleur.

Emploi de l'appareil. — Voici comment on procède avec l'instrument : on introduit, pour commencer, dans la plaie, la sonde exploratrice composée d'une canule et d'un mandrin mousse.

Ce dernier, glissant librement dans la canule, et soustrait à toute pression latérale des tissus, donne une sensation plus nette que la canule seule ne pourrait le faire. Quand on a rencontré le corps solide étranger, il peut arriver que le choc du bout du mandrin suffise à faire discerner qu'on est en présence d'un métal et la besogne est bien avancée. Mais souvent il arrive que le projectile est enveloppé dans des tissus ou dans des morceaux d'étoffe qui ont pénétré avec le projectile ; c'est alors que la seconde opération devient nécessaire. Elle consiste à introduire dans la canule, à la place du mandrin mousse, le stylet terminé par l'appareil révélateur. Les deux pointes du stylet traversent l'étoffe qui enveloppe le projectile, et, si elles rencontrent un métal, le circuit électrique est fermé et le trembleur fonctionne : on le voit, on l'entend, on le sent, car il frémit entre les doigts.

Il s'agit de démêler ensuite à quel métal on a affaire, et sur le champ de bataille on ne peut guère hésiter qu'entre le plomb, le cuivre et le fer.

Si c'est du plomb et qu'on fasse balancer le stylet, ses deux pointes, pénétrant dans le métal, ferment le courant dans toutes les positions.

Le contraire a lieu avec le fer ou le cuivre ; quand ils sont au bout du stylet et qu'on l'incline dans différents sens, il arrive que l'une des pointes cesse de toucher le métal et par conséquent la marche du trembleur est discontinue.

Pour distinguer le fer du cuivre, il faut employer la petite aiguille aimantée dont nous avons parlé; on la présente au voisinage de la plaie : si le corps étranger est du fer, de l'acier ou de la fonte, l'aiguille est dirigée et montre sa place ; si l'aiguille reste indifférente, on sait que le corps métallique annoncé par le révélateur est en cuivre ou en bronze.

Quand la plaie est fermée, on commence l'exploration avec le signe-douleur pour guide ; puis, à travers les tissus, on introduit deux longues aiguilles à acupuncture qui jouent le rôle des pointes du stylet et vont toucher le projectile oublié, depuis plusieurs années peut-être, dans le corps du patient.

Nous avons expliqué le secours qu'on tirait de l'électricité quand le corps est un métal ; quand le révélateur reste muet, on doit conclure que l'objet de la recherche est un os ou une esquille, un morceau de bois ou de pierre. Avant de songer à l'extraire, il sera souvent intéressant de déterminer sa nature; M. Trouvé a disposé pour cela une petite tarière à l'aide de laquelle, par un mouvement de rotation, on détache et ramène, si la substance est friable, quelques petits éclats emprisonnés dans le pas de vis et très-suffisants pour renseigner le chirurgien. Si d'ailleurs la tarière ne pénètre pas et ne ramène rien, on est fondé à conclure qu'elle a rencontré un silex.

Extraction. — Dans bien des cas, la tarière servira à extraire le projectile; pour le plomb, notamment, on fera pencher la tarière comme un tire-bouchon dans du liége et on ramènera la balle.

Mais si la tarière ne pénètre pas, on emploiera une longue

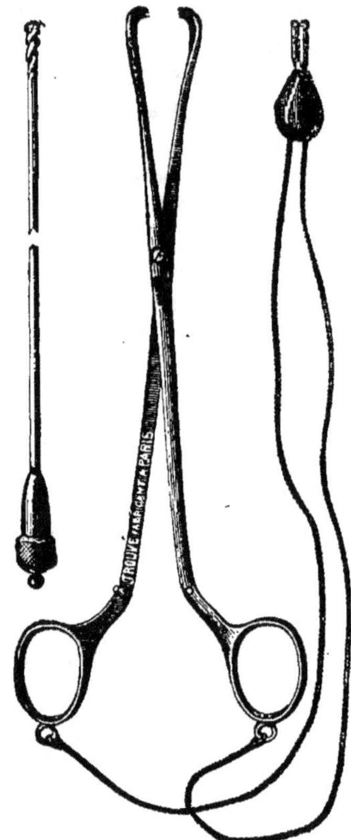

Fig. 74. — Extracteur et tarière.

pince dont les deux branches sont isolées électriquement l'une de l'autre et reliées, par des conducteurs souples, au révélateur; avec cet appareil, on est sûr que l'objet saisi est métallique; on n'est pas exposé à saisir un organe voisin, un os par exemple; on est même prévenu si on pince à la fois le projectile

et un muscle ou toute autre partie du corps ; en un mot, toute
méprise est impossible.

En résumé, grâce à cet ensemble d'appareils si simples et si
ingénieusement combinés, on voit que le chirurgien arrive
d'abord à savoir la nature du projectile, métal ou corps non
conducteur ; si c'est un métal, il distingue le plomb par son
caractère mou, le fer par sa dureté et ses qualités magnétiques, le cuivre parce qu'il est dur et non magnétique ; si c'est
un corps non conducteur, il distingue les corps durs parce
qu'ils résistent à sa tarière, et arrive à détacher des autres corps
un petit éclat qu'il peut examiner commodément et reconnaître de la manière la plus complète.

Applications à la thérapeutique. — A une époque qui n'est
pas encore éloignée de nous, on n'avait pas des données bien
certaines sur la manière dont il fallait appliquer l'électricité
dans le traitement des maladies.

L'empirisme le plus vulgaire a présidé d'abord à ces applications : le bain électrique, la décharge de la bouteille de Leyde,
tels étaient les moyens. L'électro-puncture a été le premier
progrès effectué dans une voie meilleure. Sarlandière, l'inventeur de ce procédé, désirant localiser l'action de l'électricité
sur les parties malades, eut l'idée de porter des aiguilles à travers la peau sur ces parties, de manière à concentrer sur elles
l'influence des courants (1).

Sans contredit, l'emploi de cette méthode a été suivi de
bons résultats ; Magendie lui donna l'appui de son talent et
de son autorité ; mais les inconvénients qu'elle présentait ne
compensaient pas les avantages.

Une autre manière d'appliquer l'électricité d'induction consistait à faire tenir dans les mains des malades les excitateurs
qui terminent les réophores, ou à les promener en divers points
de l'organisme. Leroy d'Étiolles appliquait un des pôles
dans la bouche et l'autre à l'anus (2).

Ces pratiques, inspirées par des vues théoriques, étaient
loin de représenter des lois, des principes méthodiques capables de diriger les applications générales de l'électricité.

(1) Sarlandière, *Mémoire sur l'électro-puncture.* 1825.
(2) Leroy (d'Étiolles), *Mémoire sur le traitement de l'ileus et des étran-
glements intestinaux.* 1826.

C'est à Duchenne (de Boulogne) que revient l'honneur d'avoir formulé, sous le nom d'*électrisation localisée,* les règles qui doivent présider à l'application de l'électricité dans un but thérapeutique.

Ces règles, d'après M. Duchenne (de Boulogne), reposent sur les faits suivants :

1° Si la peau et les réophores métalliques sont parfaitement secs et l'épiderme d'une grande épaisseur, comme cela s'observe chez certains sujets exposés souvent par leur profession au contact de l'air, le courant se recompose à la surface de l'épiderme, sans traverser le derme, en produisant des étincelles et une crépitation particulière, et sans donner lieu à aucun phénomène physiologique.

2° Met-on ensuite sur deux points de la peau l'un des réophores humide et l'autre sec, le sujet soumis à l'expérience accuse, dans le point où ce dernier réophore n'avait développé que des effets physiques, une sensation superficielle, évidemment cutanée.

Les électricités contraires, dans ce cas, sont recomposées dans le point de l'épiderme sec, mais après avoir traversé le derme à l'aide du réophore humide.

3° Mouille-t-on très-légèrement la peau, dans une région dont l'épiderme offre une très-grande épaisseur, il se produit, dans les points où sont placés les réophores métalliques secs, une sensation superficielle, comparativement plus forte que la précédente, sans étincelle ni crépitation. Ici la recomposition électrique a lieu dans l'épaisseur de la peau.

4° Enfin la peau et les réophores sont-ils très-humides, on n'observe ni crépitation ni sensation de brûlures ; mais on produit des phénomènes de contractilité ou de sensibilité très-variables, suivant qu'on agit sur un muscle ou sur un faisceau musculaire, sur un nerf ou une surface osseuse. Dans ce dernier cas, on détermine une douleur vraie, d'un caractère tout particulier : aussi doit-on éviter avec soin de placer les réophores humides sur les surfaces osseuses.

Il ressort de ces expériences que, par la faradisation, on arrête à volonté la puissance électrique dans la peau ; que, sans incision ni piqûre, on peut la traverser et limiter l'action du courant dans les organes qu'elle recouvre, c'est-à-dire dans les nerfs, dans les muscles et même dans les os (1).

A partir du moment où les sources de l'électricité furent mieux appropriées aux usages médicaux ; à partir du moment surtout où le mode opératoire reposa sur les faits que nous venons de mentionner, les applications de l'électricité se sont

(1) Duchenne (de Boulogne), *De l'électrisation localisée,* p. 39.

multipliées et ont reçu un cachet scientifique qu'elles n'avaient pas eu jusque-là.

Il n'entre pas dans le cadre de ce travail de suivre pas à pas chacune de ces applications; mais nous devons indiquer d'une manière générale les résultats obtenus dans cette voie.

Troubles de la motilité. — Partant de cette donnée, reconnue généralement vraie, que les troubles de la contraction musculaire (paralysie, parésie, contracture, ataxie) sont dus à une lésion du système nerveux, on a soumis le traitement de ces états au contrôle de l'expérimentation physiologique. Or l'expérimentation nous enseigne que la paralysie qui dépend d'une lésion nerveuse persiste et ne saurait être guérie avant la réparation de la lésion nerveuse. De là une indication précieuse pour le traitement : n'appliquer la stimulation électrique qu'à une époque où il est permis de supposer que le *processus* morbide de la substance nerveuse a produit tous ses effets et est entré dans la voie de la réparation.

La stimulation électrique, appliquée dans ces conditions, est très-souvent suivie de la réintégration de la fonction musculaire : paralysies cérébrales et spinales, atrophie musculaire progressive, paralysies diphthéritiques, saturnines, etc., etc.

Dans toutes ces circonstances, c'est la faradisation que l'on emploie de préférence.

Troubles de la sensibilité. — Les troubles innombrables de la sensibilité peuvent parfois être heureusement modifiés par les applications électriques.

Les troubles de la sensibilité qui résultent d'une lésion nerveuse et qui accompagnent souvent les troubles de la motilité doivent être traités selon les principes que nous avons formulés pour ces derniers, quant à l'opportunité du moment de l'intervention.

Mais, pour obtenir le résultat désiré, il faudra se servir d'excitateurs *secs* de manière à irriter vivement les extrémités nerveuses sensitives de la peau.

Dans les névralgies, la stimulation électrique peut être employée comme agent révulsif et aussi comme modificateur des circulations locales, qui, on le sait, sont très-souvent la cause de certains états névralgiques. D'après M. Tripier, l'action prétendue *hyposthénisante, engourdissante* de l'électricité e pose sur un fait vrai, mais mal interprété.

On n'engourdit rien, dit M. Tripier, mais on donne à transmettre au nerf une impression autre que l'impression douloureuse causée par l'opération; — lorsqu'un nerf a à transmettre simultanément deux impressions, celle qui l'affecte le plus près du centre est transmise à l'exclusion de l'autre; ainsi se trouve expliquée l'anesthésie apparente (1).

Depuis quelques années, et surtout depuis les travaux de Remak, les phénomènes douloureux et les phénomènes convulsifs sont traités de préférence par les courants continus : douleurs de l'ataxie locomotrice, tremblement paralytique, convulsions hystériques, etc.

Dans cette application, il faut tenir compte de la direction des courants et de l'action différente de l'excitateur positif et de l'excitateur négatif sur les tissus.

MM. Legros et Onimus conseillent, avec Remak, Namias, Becquerel, d'appliquer aux affections paralytiques le courant inverse ou ascendant et aux affections douloureuses le courant direct ou descendant (2).

Remak, Benedikt, Matteucci, Niemeyer, préoccupés de l'action *hyposthénisante* du pôle positif, placent toujours ce pôle sur le point douloureux.

Troubles viscéraux. — Dans tous les appareils organiques, nous trouvons des organes de motilité et de sensibilité qui peuvent être lésés et que l'on traite absolument comme les troubles qui viennent de nous occuper : hystérie, épilepsie, dyspepsies, anaphrodisies, spermatorrhée, incontinence d'urine, toux convulsives, etc. Mais, à côté de ces troubles bien définis, il est un ordre d'affections très-considérable, dont le point de départ est un trouble circulatoire : la congestion, l'inflammation, l'hypertrophie, l'anémie, la stase sanguine.

Or, depuis que les expériences physiologiques ont précisé le rôle du système nerveux dans les circulations locales, il s'est trouvé que l'agent électrique avait une prise évidente, non sur l'affection elle-même, mais sur l'un de ses éléments les plus importants. C'est en cherchant à tirer parti de cette action possible et de celle, tout aussi probable, des réactions chimi-

(1) TRIPIER, *De la médication révulsive et de la révulsion électrique* (Courrier médical. 1870).
(2) ONIMUS ET LEGROS, *Électricité médicale*, p. 275.

ques engendrées par les courants, que les électriciens sont parvenus à prendre pied dans le traitement des lésions organiques des viscères.

Disons enfin en terminant que, depuis Volta, on a appliqué la stimulation électrique au traitement de l'asphyxie ; aujourd'hui on a étendu cette application à la syncope, aux cas de mort apparente de nouveau-nés, aux troubles qui accompagnent la chloroformisation (Abeille). Dans toutes ces circonstances, on emploie les courants induits ou les courants continus. A cet effet, on stimule les nerfs phréniques en appliquant les excitateurs sur les côtés du cou entre le scalène antérieur et le côté externe du sterno-cléido-mastoïdien, ou bien on se borne à électriser la région précordiale.

MÉTÉOROLOGIE.

La météorologie médicale est, de toutes les applications de la physique à la médecine, la plus ancienne et celle qui a fait le moins de progrès. Cette infériorité tient à une double cause : 1° à la constitution de la météorologie comme science exacte ; 2° aux variabilités de la nomenclature médicale.

Expliquons-nous :

1° De tout temps, on a fait de la météorologie ; on a étudié la direction des vents, la température de l'air, etc. Mais ces études, ces observations n'offraient pas la rigueur voulue qu'on doit apporter aux observations de cette nature ; de plus, elles étaient trop isolées pour servir à formuler des lois. Ce n'est que dans les premières années de ce siècle que l'on a réuni dans un programme tous les éléments qui doivent servir à fonder la météorologie, et que l'on a cherché à multiplier les centres d'observations de manière à pouvoir établir des comparaisons utiles. D'après le programme publié par la Société météorologique de France, tout observatoire météorologique, pour être complet, doit être muni des instruments suivants :

Thermomètres pour déterminer la température de l'air ; le rayonnement nocturne ; l'intensité de la chaleur solaire ; la température du sol à la surface et à diverses profondeurs ; la température des caves, des puits, des sources, des eaux de pluie, de neige ;

Thermomètre à boule mouillée pour déterminer l'humidité de l'air ;

Hygromètre condensateur de M. Regnault ;

Appareils pour déterminer directement le poids de la vapeur d'eau contenue dans l'air ;

Hygromètre à cheveu ;

Baromètre ;

Sympiézomètre ;

Thermomètre hypsométrique ;

Pluviomètres à diverses hauteurs ;

Appareils à recueillir la neige et à évaluer la rosée ;

Bassin d'évaporation ;

Girouette ;

Anémomètre ;

Appareils pour déterminer la direction, la vitesse et la hauteur des nuages ;

Électromètre ;

Ozonomètre ;

Cyanomètre, ou tout autre appareil destiné à déterminer la quantité de lumière émise par tout le ciel, ou son degré de pureté ;

Polariscope ;

Appareils propres à constater les mouvements de la croûte terrestre et les tremblements de terre ;

Appareils pour recueillir et analyser l'air et les eaux de pluie, bruine, brouillard, rosée, neige, grêle, givre ;

Appareils magnétiques ;

Appareils mécaniques, électriques ou photographiques, enregistrant d'une manière continue tous les phénomènes météorologiques ;

Lunette ;

Pendules, *chronomètres*, *dipléidoscope* ou autre procédé d'avoir l'heure exacte dans l'observation des tremblements de terre, des étoiles filantes, des météores lumineux, etc.

Comme on le voit, d'après ces instructions, la météorologie repose sur des opérations de natures très-variées ; mais, — et c'est là une des plus grandes difficultés de cette science, — les erreurs provenant de l'imperfection, de la discordance des instruments, et celles qui doivent être attribuées aux observateurs sont excessivement nombreuses ; de sorte que les moyennes que l'on obtient sur une série d'observations sont souvent erronées. Cependant, le perfectionnement des appareils, l'application des enregistreurs automatiques, rendent tous les jours ces causes d'erreurs moins nombreuses, et l'on peut espérer que bientôt la météorologie, complétement constituée, fournira au médecin un ensemble de renseignements suffisamment exacts pour qu'il puisse en utiliser l'application aux choses de la médecine.

2° La météorologie médicale ne peut bien se faire que dans les grands centres, là où l'on peut mettre tous les jours, en regard des renseignements fournis par la météorologie, un ensemble imposant d'observations médicales qui reflètent un caractère particulier et capable d'être rattaché plus ou moins aux conditions météorologiques. Cette condition est réalisable. Depuis plusieurs années, M. E. Besnier, médecin des hôpitaux, recueille avec un soin tout particulier, et jour par jour, tous les éléments nécessaires à la connaissance des causes des maladies qui se développent et qui conduisent les malades dans les hôpitaux ; en même temps il prend note des renseignements météorologiques que lui fournit le Bulletin de l'Observatoire.

En divers lieux, d'autres observateurs agissent de la même façon. Mais il y aura toujours dans le recueil de ces observations médicales une cause d'erreurs que nous signalait M. Besnier, et qui ne disparaîtra qu'en faisant pour la médecine ce qu'on a fait pour la météorologie elle-même. Nous voulons parler de la *nomenclature médicale* si diversement interprétée dans toutes les contrées. Il est évident que si les observations doivent être recueillies dans tous les pays, il faut que tous les observateurs parlent le même langage médical et s'entendent sur la valeur des dénominations des maladies. Or on est loin de s'entendre sur ce point. Cependant la précision qui entre de plus en plus dans le diagnostic, — et cela, grâce aux applications scientifiques, — permet d'espérer que bientôt il se produira à cet endroit de salutaires réformes.

Pour le moment, nous devons avouer que la météorologie médicale n'a pas encore formulé un grand nombre de notions immédiatement applicables. Mais c'est une consolation de penser que, dans un avenir prochain, elle pourra donner quelques bons résultats. L'impulsion est donnée, le but ne peut manquer d'être atteint.

TROISIÈME LIVRE

APPLICATIONS DE LA CHIMIE A LA MÉDECINE.

La chimie est tout à la fois une science d'observation et une science expérimentale : avant de songer à faire agir les corps les uns sur les autres, elle a dû d'abord connaître ces corps en eux-mêmes, et les définir par leurs propriétés physiques ou sensibles. Ce motif établit dans l'histoire de la chimie deux périodes bien tranchées : la période d'observation et la période d'expérimentation.

La période d'observation, excessivement longue, a été cultivée par les hommes qui, par goût ou par nécessité, s'intéressaient aux divers phénomènes de la nature. Parmi ceux-ci, les médecins de tous les âges ont occupé une grande place, parce que la nécessité de guérir les maladies les a nécessairement poussés à demander à tout ce qui les entourait des modificateurs de l'organisation. La doctrine des quatre éléments, et par suite celle des quatre humeurs qui ont joué un si grand rôle dans les maladies, est une des expressions de la chimie d'observation tout à fait au berceau.

L'extraction des métaux et la fabrication des alliages, la poterie, les verres blancs et colorés, les diverses teintures, la composition des monnaies d'or et d'argent, furent les premiers tâtonnements de la chimie expérimentale. C'est à cette même époque que l'on trouve les premiers essais de préparations chimiques en vue de la thérapeutique.

Gibert, dans le huitième siècle, donnait les préparations du sublimé corrosif, du précipité rouge, de l'acide nitrique, de l'acide nitro-marin, etc., dans un ouvrage sur l'alchimie. Les

Arabes inventaient les mots d'alcohol, de naphte, de camphre, de bezoard, et professaient déjà des théories chimiques sur l'effet des remèdes. Rhasès, dans son Antidotaire, parle du muriate de mercure, qu'il administrait contre la gale et certaines maladies de la peau, de l'orpiment et du realgar, du sulfate de cuivre, du borax et du nitre. Arnaud de Villeneuve, Albert le Grand, Basile Valentin, firent également de la chimie expérimentale. Nous trouvons dans l'ouvrage de ce dernier intitulé : *le Char triomphal de l'antimoine*, que, le premier, il a donné l'antimoine à l'intérieur; dans ses œuvres de chimie il donne la préparation du régule d'antimoine, du beurre d'antimoine, de l'alcali volatil, du foie de soufre, du bismuth, du sucre de saturne, de divers acides, de l'éther sulfurique.

Paracelse, Van Helmont, Sylvius de le Boë, Stahl, continuent la série des chimistes, et chacun d'eux apporte à cette science, encore si obscure, un perfectionnement nouveau. Mais, vers la fin du dix-huitième siècle, de nombreux éléments avaient été réunis; des chimistes, vraiment dignes de ce nom, avaient dégagé les procédés de la science de tout le fatras étranger qui les entourait de mystères et favorisait l'erreur; une seule chose s'opposait aux progrès : c'était la théorie du phlogistique. Remplacer cette théorie par la détermination du rôle de l'oxygène (déjà découvert par Priestley) dans les combinaisons chimiques, telle fut la grande gloire de Lavoisier.

Depuis ce moment, la chimie expérimentale s'est développée avec une rapidité qui confond l'esprit, grâce aux méthodes d'analyse et de synthèse mises dès ce jour en pratique. Les noms de Dalton, Gay-Lussac, Berzélius, Dumas, Prévost, Gerhardt, Laurent, Liebig, Williamson, Sertürner, représentent tous des progrès immenses soit dans les doctrines, soit dans les découvertes de composés nouveaux, soit dans les applications de la chimie à la médecine. Heureusement notre rôle, en écrivant ces lignes, n'est pas de pénétrer profondément dans ce dédale immense; s'il en était autrement, nous devrions renoncer à notre tâche. Mais notre cadre bien compris n'est pas si grandiose, et nous pensons que nous l'aurons suffisamment rempli en indiquant les principales applications de la chimie à la médecine. Nous considérerons successivement les applications de la chimie à l'hygiène, à la physiologie, à la pathologie et à la matière médicale.

HYGIÈNE.

Le milieu intérieur de l'homme ne se soutient que par les emprunts incessants qu'il fait au milieu extérieur par les sens, par le système musculaire, par le poumon et par le tube digestif.

La chimie n'a pas à s'occuper de l'hygiène des sens ni de celle des mouvements; mais elle intervient avec une grande utilité dans la connaissance du terrain qui nous supporte, dans l'analyse de l'air que nous respirons, et dans celle des aliments que nous introduisons dans le tube digestif.

CONSTITUTION GÉOLOGIQUE.

Les éléments que l'on doit considérer dans la détermination d'un climat sont très-nombreux : la composition et la disposition géologique, l'altitude, la latitude, la longitude, les eaux, l'air, etc., etc. La chimie revendique dans cette détermination la composition minéralogique et la constitution atmosphérique.

Hippocrate, comme nous l'avons constaté en analysant son traité *De l'air, des eaux et des lieux*, avait quelque idée de l'influence de la composition minéralogique sur la santé; mais ses appréciations sur ce point étaient évidemment trop générales. Aujourd'hui on est en mesure de préciser un peu plus et un peu mieux; nous devons avouer cependant que, vu les difficultés du sujet, cette branche de nos connaissances laisse beaucoup à désirer.

La géologie hygiénique, dit M. Bouchardat, est pour ainsi dire à créer (1).

Voici néanmoins, d'après M. Bouchardat lui-même, ce que nous devons aux travaux modernes touchant cette question :

Les *terrains granitiques* renferment des sources peu abondantes, mais les eaux sont pures, salubres; la végétation des céréales y est faible. La race est petite, mais bien constituée.

____

(1) Bouchardat, *Rapport sur les progrès de l'hygiène*, p. 20.

Les maladies à effluves (choléra, fièvres intermittentes) y sont rares et le plus souvent légères.

Les *terrains calcaires* des groupes jurassiques et tertiaires, formés par les eaux douces, sont plus favorisés au point de vue de l'hygiène : les récoltes sont plus abondantes ; la taille des individus est plus élevée ; les fièvres intermittentes ne se montrent qu'exceptionnellement ; les maladies contagieuses (fièvre typhoïde, choléra) s'y montrent épidémiquement.

Les *terrains crétacés* et les sables qui se rencontrent en couches épaisses dans les terrains secondaires et tertiaires constituent des sols peu fertiles ; mais ils sont sains par suite de leur perméabilité. Les fièvres intermittentes y sont à peu près inconnues.

Le *calcaire dolomitique*, qui se rencontre en couches limitées appartenant à la deuxième ou à la troisième formation, est caractérisé par la présence de la *dolomie*, du *gypse*, du *sel marin* et des argiles. C'est sur ce terrain qu'on observe, à l'état endémique, le goître et, dans les vallées encaissées, le crétinisme (1).

Le *terrain subapennin* est le dernier groupe de la formation tertiaire, et il est constitué par des dépôts lacustres formés par les mers géologiques les plus nouvelles. Bien qu'il n'existe pas de marais, on trouve cependant sur ce terrain des maladies paludéennes. Cela tient à ce qu'en beaucoup d'endroits la terre repose sur l'argile à une profondeur de 10 à 50 centimètres (2).

Disons enfin que la mer, considérée comme terrain spécial sur lequel vivent plus ou moins passagèrement un certain nombre d'hommes, a été l'objet d'études approfondies au point de vue qui nous occupe (3).

Parmi les auteurs qui se sont occupés de l'hygiène géologique, nous mentionnerons : Boudin (*Traité de géographie, de statistique médicales, et des maladies endémiques*, 2 vol. in-8°, 1857);

____

(1) J. GRANGE, *Mémoires sur l'étiologie du goître et du crétinisme* (Archiv. des Missions scientifiques, t. I, p. 657).

(2) PAUL SALVI, *Considérations sur l'insalubrité de l'air dans les Maremmes* (Ann. de chim. et de phys., 3e série, t. III).

(3) ROCHARD, *De l'influence de la navigation sur la marche de la phthisie pulmonaire* (in Mémoires de l'Acad. de médecine, t. XX).

GARNIER, *De l'influence de l'air marin sur la phthisie.*

Becquerel père (*Des climats et de l'influence qu'exercent les sols boisés et non boisés*, Paris, 1853, in-8°); A. Fourcault (*Conditions géologiques et hydrographiques qui favorisent le développement et la marche du choléra asiatique. Documents statistiques sur le choléra de 1854*).

CONSTITUTION ATMOSPHÉRIQUE.

Depuis que Lavoisier nous a dévoilé le rôle de l'oxygène dans la respiration et dans la nutrition générale, la question de la composition de l'air que nous respirons est devenue capitale. Magendie et Cl. Bernard essayèrent de déterminer la limite inférieure de la quantité d'oxygène que doit contenir un milieu respirable; mais leurs expériences ne les conduisirent qu'à ce fait général, que la diminution de la proportion d'oxygène contenu dans l'atmosphère amène un affaissement général des fonctions vitales, et que l'augmentation de cette proportion d'oxygène produit un effet inverse.

Mais l'air n'est pas seulement un composé d'oxygène et d'azote; il renferme d'autres substances que la chimie nous fait connaître et dont l'excès ou la présence sont nuisibles à la santé. L'*acide carbonique* existe dans l'air dans les proportions de 3 à 6 volumes par 1,000 volumes d'air; l'air est vicié s'il contient 6 à 10 volumes de ce gaz sur 1,000. Le *carbonate d'ammoniaque* existe dans l'air en proportions trop variables pour être dosées.

L'*ozone*, qui n'est autre chose qu'une modification électrique de l'oxygène découverte par Schœnbein, existe également en proportions variables. On a cherché à établir une relation entre le développement ozonométrique et l'apparition de certaines épidémies; mais les résultats obtenus sont très-contradictoires.

L'*iode*, selon MM. Chatin et de Luca, existerait aussi dans l'air en quantité appréciable.

Le *chlorure de sodium* se trouve naturellement en quantité très-variable.

La vapeur d'eau est également un des éléments indispensables de la constitution de l'air.

Parmi les substances nuisibles que l'air renferme, nous trouvons des poussières qui constituent des produits chimiques définis : poussière de plomb, de cuivre, de mercure, d'arsenic, de phosphore, de grès, de charbon, et elles donnent naissance à des affections qui ont été parfaitement étudiées (1).

L'air renferme également des particules organiques que l'analyse chimique nous fait connaître, et qui intéressent à un très-haut degré la médecine.

Moscati est le premier qui ait découvert la présence de ces matières organiques désignées sous le nom d'*effluves* quand elles sont d'origine végétale et sous le nom de *miasmes* quand elles sont d'origine animale.

Boussingault a également analysé l'air des marais, celui des salles d'hôpital, et il a trouvé une assez grande quantité de matières organiques, excessivement putrescibles. Mais ce n'est pas seulement au point de vue de la putréfaction que ces matières nous intéressent. Depuis que M. Pasteur a fait voir que les germes ont chacun une spécialité d'action dans les fermentations, on a dirigé les recherches dans ce sens, et on a trouvé dans l'atmosphère les germes de la plupart des parasites des maladies de la peau : le microsporon furfur, l'oïdium albicans, l'achorion de la teigne, le trichophyton tonsurans, le leptothrix buccalis, l'aspergillus glaucus et toutes les spores qui donnent naissance aux moisissures et aux ferments. On a trouvé également des germes que l'on rencontre ensuite dans les déjections des malades, dans le sang, à la surface de la muqueuse ; de sorte que l'on est conduit à se demander si l'atmosphère n'est pas le véhicule d'un grand nombre de causes de maladies. Cela nous paraît certain ; mais pour le moment les faits ne sont pas concluants (2).

(1) H. Tardieu, *Étude hygiénique sur la profession du mouleur en cuivre* (Annales d'hygiène. 1854).

H. Chevallier, *Mémoire sur les allumettes chimiques préparées avec le phosphore ordinaire* (Annales d'hygiène. 1861).

Sédillot, *Nécrose des os de la face produite par le phosphore* (Comptes rendus de l'Académie des sciences.

Vernois, *Mémoire sur les accidents produits par l'emploi des verts arsenicaux* (Annales d'hygiène. 1859).

A. Lefébure, *Mémoire sur l'intoxication saturnine.* 1859. A ces travaux on peut joindre ceux de Brachet, d'Archambault, de Beaugrand, de Coulier, de Boys de Loury, de Bouchardat.

(2) Consulter sur ce sujet : Ch. de Vauréal, *Essai sur l'histoire des ferments.* 1864.

Bouchardat, *Analyse micrographique de l'air.*

Pasteur, *Divers mémoires dans les comptes rendus de l'Acad. des sciences.*

Ces préliminaires indispensables soulèvent plusieurs problèmes d'hygiène qui demandent une solution. Et d'abord quelles sont les conditions d'un bon air respirable? Cette question complexe doit être examinée dans les maisons particulières et dans les lieux publics (1).

Nous excluons de nos appréciations les cas dans lesquels la pièce habitée par l'homme est entièrement close. Le cas ne se présente jamais dans l'habitude de la vie, et, si par hasard il se présentait, rien ne serait plus facile que de dire en combien de temps l'homme doit succomber.

Nous nous occuperons des conditions habituelles, et nous prendrons pour base de nos appréciations, non pas le cubage d'air de la pièce habitée, mais la quantité d'acide carbonique qui peut l'envahir à un moment donné, ainsi que les miasmes dont elle peut se saturer. Du moment, en effet, qu'une pièce est plus ou moins accessible à l'air, celui-ci peut toujours se renouveler, à moins toutefois qu'un gaz plus pesant, moins *circulatoire,* ne prenne entièrement sa place. Ce gaz est l'acide carbonique. Peu importe qu'une chambre ait 30, 40, 60 mètres cubes d'air renouvelable par personne et par heure : si, par un motif quelconque, cet air se charge de 7 à 8 millièmes d'acide carbonique, il n'est plus respirable sans inconvénient. Ce n'est donc pas le cubage d'air qui doit tant nous préoccuper dans cette question : c'est la présence de l'acide carbonique. Or, comment se débarrasser de l'acide carbonique qui résulte en grande partie de l'expiration? Rien n'est plus simple; c'est de maintenir, par le moyen des fenêtres et des cheminées, un courant d'air capable d'agir *mécaniquement* sur la circulation naturellement lourde de l'acide carbonique. C'est la seule manière de favoriser le renouvellement de l'air. A notre avis tous les systèmes de ventilation n'agissent que *mécaniquement;* car, en vérité, l'air, pour entrer là où il n'y en a pas, n'a pas besoin qu'on le pousse.

Dans les lieux publics, hôpitaux, casernes, spectacles, la question n'est plus difficile à résoudre que parce que les sour-

(1) BEAUGRAND, *Analyse des travaux ayant pour but l'analyse microscopique de l'air* (Annales d'hygiène. 1862. — SAVI, *Mémoires sur les effluves.*)

On peut consulter aussi les travaux des médecins militaires ou de la marine dans le *Recueil de mémoires de médecine, de chirurgie et de pharmacie militaires :* Laveran, Jacquot, Laure, Boudin, Maillot, etc., etc.

ces d'acide carbonique, représentées par les individus présents, sont très-nombreuses et parce que ce gaz est produit en quantité considérable. Pour donner une idée de cette production, nous reproduirons les tableaux éloquents qui résultent des analyses de M. Leblanc sur l'air confiné (1).

ATMOSPHÈRE DES SALLES VENTILÉES.

	I	II	III	IV	V
C. O^2...	1,3	0,4	0,8	2,3	4,3
O......	209,8	229,4	229,1		
Az......	789,0	770,2	770,1		
	1,000	1,000	1,000		

I. Cellule de Mazas habitée par un adulte et ventilée à raison de 45 mèt. cubes à l'heure.

II. Chambre à coucher ventilée; fin de la nuit.

III. Salle d'hôpital ventilée; fin de la nuit.

IV. Salle de spectacle, parterre; fin de la représentation.

V. Même salle, même moment; plafond.

ATMOSPHÈRE DES SALLES MAL VENTILÉES.

	I	II	III	IV	V	VI
C. O^1....	4,7	12,0	7,0	5,6	4,4	2,2
O.......	»	»	»	»	»	»
Az......	»	»	»	»	»	»

I. École primaire, ventilation imparfaite.

II. Chambre de caserne de l'École militaire, à Paris, cubant 128 mèt. cubes, contenant 12 hommes, portes et fenêtres fermées et calfeutrées.

III-IV. La même chambre, portes et fenêtres fermées, divers systèmes de renouvellement d'air.

V. Ventilation à raison de 128 mèt. cubes à l'heure.

ATMOSPHÈRE DES SALLES FERMÉES NON VENTILÉES.

	I	II	III	IV	V	VI	VII
C. O^2...	5,8	8,0	10,3	8,7	4,7	10,5	21,0
O......	226,0	225,2	219,6	»	»	222,0	180,0
Az.....	768,2	766,8	770,1	»	»	767,5	799,0

I. Salle d'hôpital fermée et encombrée.

II. Même salle, mêmes conditions.

(1) *Ann. de. chimie phys.*, t. V, p. 223, 3e série.

III. Amphithéâtre de la Sorbonne non ventilé, après le séjour de 900 personnes pendant 1 h. 1/2.

IV. Salle d'école primaire bien close : ventilation nulle.

V. Même salle, ventilation imparfaite.

VI. Écurie fermée, air recueilli à la fin de la nuit.

VII. Écurie des Alpes durant l'hiver, calfeutrée, habitée par des hommes et des animaux. Cet air contenait en outre de l'ammoniaque et de l'hydrogène sulfuré.

Ces tableaux, bien interprétés, nous prouvent que ce n'est pas l'insuffisance du cubage d'air qui vicie l'atmosphère, car dans les casernes et dans les hôpitaux ce cubage est supérieur à ce qui est strictement nécessaire à l'homme, mais bien l'abondante production d'acide carbonique et sa stagnation dans les salles par suite d'une ventilation *mécanique* insuffisante. Il suit de là que, dans la construction des maisons, des salles de spectacle, des hôpitaux, on doit sans doute se préoccuper d'accorder à chaque individu un cubage d'air (50 à 60 c. d'air par lit et par heure) suffisant, mais il s'ensuit aussi qu'on doit surtout avoir en vue la circulation facile de l'acide carbonique. Les cheminées d'appel, la ventilation répondent à cette indication dans les maisons (1) ; mais, dans les hôpitaux et dans les salles de spectacle, on devrait chercher à faire mieux pour atteindre ce but. Les architectes doivent se préoccuper non pas seulement de fournir un certain cubage, — car l'appartement, construit pour abriter quatre personnes, demain devra quelquefois en renfermer huit, — mais bien de fournir le moyen de faire circuler l'excès d'acide carbonique produit par l'accumulation de personnes.

Les mêmes considérations s'appliquent aux habitations de toute sorte dans lesquelles peuvent se développer non-seulement des maladies particulières, mais encore des maladies générales, telles que le typhus et la fièvre typhoïde. La salle n'est petite ou grande que relativement au nombre de personnes qu'elle renferme. Par conséquent, on doit s'arranger pour que les miasmes, qui résultent d'une certaine agglomération, puissent circuler librement et ne s'accumuler jamais dans les salles (2).

(1) Selon l'heureuse expression de M. Fonssagrives, la cheminée est l'*organe respiratoire* d'une chambre à coucher. FONSSAGRIVES, *la Maison*, p. 201.

(2) M. le docteur Vallin, professeur au Val-de-Grâce, a indiqué tout ré-

Mais, s'il y a un grand intérêt à connaître et à pouvoir modifier la composition de l'air atmosphérique dans les maisons et dans les lieux publics, il n'est pas moins intéressant de pouvoir se rendre compte des mêmes conditions daus les divers quartiers d'une même ville. Angus Smith a eu l'idée d'analyser l'air, à ce point de vue spécial, au moyen d'une solution de permanganate de soude qui se décolore d'autant plus vite à l'air que celui-ci contient plus de matières organiques. Des différences très-considérables ont été trouvées par ce moyen dans les divers quartiers de Londres. M. le Dr Junod, dans un mémoire lu à l'Académie des sciences (février 1855), a émis sur ce sujet des idées neuves qu'il nous paraît utile de relater ici.

Après avoir démontré que les quartiers placés à l'ouest des grandes villes sont plus sains que ceux placés à l'est, — ce qui expliquerait la tendance qu'ont les villes à s'accroître de préférence dans la direction de l'ouest, — M. Junod explique ce fait, généralement vrai, par les caractères barométriques et hypsométriques des vents de l'ouest : « Ces vents coïncident avec de l'humidité et maintiennent les miasmes et la fumée dans une zone rapprochée du sol ; les vents d'est, au contraire, sont secs et hauts, et ils favorisent la dissémination des miasmes, des odeurs et des poussières vers les régions atmosphériques élevées. Les quartiers orientaux d'une ville reçoivent donc les émanations des quartiers opposés qui leur sont apportées par les vents d'ouest ; ils les ajoutent aux leurs, et de là une insalubrité que les villes, faisant de l'hygiène instinctive, évitent en se portant de préférence vers l'ouest (1). » Le développement de la ville de Paris vers l'ouest, et la salubrité bien connue du quartier de Passy peuvent être considérés comme des faits qui plaident en faveur de la théorie.

ALIMENTS SOLIDES ET BOISSONS.

Les peuples n'ont pas attendu l'invention de la chimie pour se choisir une nourriture convenable. Mais les exigences des

cemment, dans un travail qu'il a lu à la Société d'hygiène, un moyen excellent de purifier l'air et la literie d'hôpital. Ce moyen consiste à soumettre le tout à une température de 100 à 115 degrés au moyen d'un appareil de son invention.

(1) Citation empruntée à l'excellent livre de M. Fonssagrives, *la Maison*, p.55.

progrès de notre organisation sociale, le régime dans les maladies, ont rendu cette intervention utile, et nous allons voir qu'elle est souvent indispensable.

Aliments solides. — Après avoir établi, par l'analyse, que l'activité organique fournit comme résultat, de l'eau, des sels, de l'acide carbonique et divers produits azotés, la chimie en a conclu que l'aliment doit renfermer des éléments de ces divers produits.

Ayant constaté d'un autre côté que peu d'aliments, à ce point de vue, sont complets, que les uns renferment exclusivement soit des substances grasses, soit des hydrures de carbone, soit des éléments azotés, elle en a retiré cette conclusion : l'alimentation ne saurait être exclusive et fournie par une seule substance. En cela, la chimie s'est trouvée d'accord avec la physiologie expérimentale qui a démontré depuis longtemps que les animaux succombaient à la suite d'une alimentation exclusive (Magendie, Bischoff).

Allant beaucoup plus loin, la chimie a établi ensuite que nous dépensons en moyenne, et par jour, 20 grammes d'azote 280 grammes de carbone, 16 grammes de sels divers, et que, nous absorbons, dans le même espace de temps, 720 grammes d'oxygène.

Remontant des éléments aux substances qui ont pu les fournir, la chimie a constaté : 1° que les 20 grammes d'azote doivent provenir de 124 grammes de matières azotées, protéiques sèches et non protéiques, introduites dans l'estomac; 2° que les 280 grammes de carbone doivent être attribués à l'ingestion de 74 grammes et de 398 grammes d'hydrures de carbone; 3° que les 10 grammes de sels minéraux doivent être attribués à une quantité indéterminée d'eau et de matière alimentaire.

Or les substances protéiques, les graisses, les hydrures carbonés sont les principes immédiats de la plupart de nos aliments : les matières azotées protéiques, telles que l'albumine, la caséine, la fibrine, la myosine; les matières azotées non protéiques, telles que la créatine, la créatinine, l'acide urique, la tyrosine, la caféine, l'asparagine, etc.; les hydrures de carbone, tels que l'amidon, les sucres, la dextrine, les gommes, les alcools, et, à côté d'eux, les graisses, les beurres, les huiles simples ou phosphorées, les acides gras. Par conséquent, il était possible, en dosant la quantité de matière protéique

grasse, hydro-carbonée et saline que renferme un aliment, d'é-
tablir, parmi les aliments, une classification au point de vue de
leur valeur nutritive, et de déterminer un rationnement scientifique. C'est ce que la chimie a fait. Nous possédons aujour-
d'hui des tableaux dans lesquels la valeur nutritive de chaque
espèce d'aliment est indiquée. M. Payen a même déterminé
l'*équivalent nutritif* en se basant sur la teneur en azote et sur
la quantité de chaleur que peut produire l'aliment.

Nous sommes donc en mesure d'indiquer très-approximati-
vement la quantité d'aliments qu'un homme doit ingérer. Mais
ici il faut tenir compte de l'état de repos et de l'état de travail.
A l'état de repos, le corps s'entretient simplement. On a calculé que, dans ces conditions, la ration moyenne doit être de
124 grammes de matières protéiques sèches, de 749 grammes
de corps gras, de 398 grammes d'hydrures de carbone et de
10 grammes de sel marin. L'état de travail amène une combustion plus rapide des aliments, il faut donc ajouter à la
ration d'entretien un surplus destiné à fournir à la dépense
supplémentaire. Ce surplus a été mathématiquement calculé,
et nous savons que la ration ordinaire d'un bon ouvrier, dans
nos climats, doit être de : Pain, 1.190 grammes ; viande, 414
grammes ; graisse, 94 grammes. Celle de l'homme qui est au
repos doit être de : Pain, 829 grammes ; viande, 239 grammes ;
graisse, 60 grammes. (Gautier, *Chimie appliquée à la physiologie, etc.*, t. I, p. 97.)

L'eau est un aliment, et un aliment complexe ; elle agit, en
effet, comme eau destinée à remplacer celle qui est à tout
instant perdue par l'organisme, et comme solution saline destinée à remplacer les sels qui entrent dans la composition de
nos tissus, et qui sont éliminés par le travail de désassimilation. A ces divers points de vue, la composition de l'eau que
l'on boit habituellement n'est pas indifférente, et la chimie
nous a encore rendu là de grands services en nous faisant
connaître la composition des diverses eaux potables.

Ce sujet intéresse d'ailleurs le médecin à tous égards, et il
ne sera pas inutile de l'examiner attentivement.

Eau potable. — Au point de vue de la composition miné-
rale de l'eau, la chimie de nos jours, grâce aux travaux de
MM. Dumas, Bouchardat, Payen, Chevallier, Dr Henry,
Patissier, Ch. Sainte-Claire-Deville, Orfila et bien d'autres,

a rempli toutes les lacunes et comblé les désirs du médecin. Malheureusement on est arrivé à reconnaître que les eaux *potables*, qui exercent une influence fâcheuse sur la santé, doivent leur action nocive à la présence de matières organiques ou organisées, et, sur ce point, la chimie est très-souvent impuissante (1).

Cette réserve faite, examinons, d'après les données les plus récentes de la chimie, quels sont les caractères d'une eau potable.

D'après M. A. Gautier, une eau potable doit être limpide, incolore, sans odeur, fraîche, d'une saveur légère et agréable, aérée, le plus possible exempte de matières organiques : elle doit tenir en dissolution une petite quantité de matières salines, spécialement du bicarbonate de chaux, un peu de silice et de sel marin, en proportions telles que cette eau ne soit ni saumâtre, ni salée, ni douceâtre, et qu'elle permette la cuisson parfaite des aliments (2).

Il résulte de l'ensemble de ces caractères que l'eau potable ne doit pas être chimiquement pure comme l'eau distillée, et qu'elle doit renfermer des sels et des gaz en quantité déterminée.

Les gaz en solution qui caractérisent les eaux potables sont l'oxygène, l'azote et l'acide carbonique. En général, on trouve de 30 à 35 centimètre cubes de gaz par litre dans les bonnes eaux.

Les matières salines que l'on rencontre dans les eaux potables sont du bicarbonate de chaux, dont la quantité ne doit pas dépasser 0^{gr},5 par litre, de l'acide silicique de 8 à 50 milligrammes par litre (H. Sainte-Claire-Deville), du fluor en petite quantité, du chlorure de sodium, des sels de soude et de potasse, des sulfates de chaux et de magnésie, des iodures, des bromures, des azotates, des phosphates et enfin du fer.

Ces dernières matières, quand elles existent dans l'eau potable, s'y trouvent en quantité très-minime, si minime qu'elles ne communiquent pas à l'eau une saveur particulière. S'il en était autrement, l'eau devrait être rangée dans la catégorie des eaux minérales.

1) BOUCHARDAT, *Rapport sur les progrès de l'hygiène*, p. 48.
(2) A. GAUTIER, *Chimie appliquée*, etc., p. 149, t. Ier.

Lorsque l'eau renferme du carbonate de chaux ou du sulfate de chaux, du sulfate de magnésie en trop grande quantité (plus de 50 centigr. par litre), elle est impropre à la cuisson des légumes, au savonnage, et peut être nuisible à la santé. On dit alors que l'eau est *crue*. C'est le cas de l'eau des puits de Paris.

D'une manière générale, les eaux potables doivent renfermer de 15 à 30 centigrammes de principes fixes par litre, et sur cette quantité le carbonate de chaux doit être compté pour la moitié ou les deux tiers.

Eaux de source. — La composition des eaux de source est très-variable, car elle dépend du milieu minéralogique d'où elles proviennent et qu'elles traversent avant de sourdre à la surface. Les meilleures sont celles qui filtrent à travers des couches de calcaire stratifié, entre-mêlées de silice ou de silicates.

Eaux de puits artésien. — Leur composition est également variable selon la provenance; mais elles ont le désavantage réel de n'être pas suffisamment aérées.

Voici, la composition de l'eau du puits artésien de Grenelle. Température 28°. Un litre renferme, d'après M. Péligot :

	Acide carbonique, environ	5 c. c.
Gaz	Azote, environ	17.
	Oxygène	6.
	Carbonate de chaux	0.0580
	— de magnésie	0.0165
	— de potasse	0.0206
Matériaux fixes	ferreux	0.0032
	Sulfate de soude	0.0162
	Hyposulfite de soude	0.0091
	Chlorure de sedium	0.0091
	Silice	0.0091
		$0^{gr},1428$

L'eau du puits de Grenelle se rapproche de certaines eaux minérales par la nature de quelques-uns de ses matériaux. Elle est légèrement ferrugineuse, et donne lieu à un dépôt ocreux dans le réservoir de réception. En même temps, elle exhale, à son point d'émergence, une très-légère odeur sulfureuse. A défaut d'un sulfure alcalin, incompatible avec le carbonate ferreux, on y a constaté des traces d'hyposulfites alcalins.

Eaux de rivière et de fleuve. — Ces eaux sont très-variables dans leur composition; quand elles ne sont pas contaminées par la présence d'une grande quantité de matière organique, elles sont en général bonnes à boire, mais inférieures, comme qualité, aux eaux de source.

M. H. Sainte-Claire-Deville a fait l'analyse des principaux fleuves de la France; nous en donnons ici le tableau d'après M. A. Gautier :

TABLEAU DE LA COMPOSITION DE L'EAU DES FLEUVES DE LA FRANCE.

(Analyses de H. Sainte-Claire-Deville.)

NOMS DES SUBSTANCES.		Loire. Pont de Meung, près Orléans.	Garonne en amont de Toulouse. Juillet.	Rhône. Genève avant l'Arve, Avril.	Rhin. Strasbourg, Mai.	Seine. Bercy, Juin.
		litre.	litre.	litre.	litre.	litre.
Gaz par litre.	Acide carbonique.	0.0018	0.0170	0.0080	0.0076	0.0162
	Azote.	»	0 0157	0.0184	0.0150	0.0120
	Oxygène.	0.0202	0 .0679	0.0084	0.0074	0 .0039
		0.0220	0.0406	0.0348	0.0309	0.0324
		gr.	gr.	gr.	gr.	gr.
Acide silicique.		0.0406	0.0085	0.0238	0.0488	0.0244
Alumine.		0.0071	»	0.0039	0.0025	0.0005
Peroxyde de fer		0.0055	0.0031	»	0.0058	0.0025
Carbonate de chaux		0.0481	0.0645	0.0789	0.1356	0.1655
— de magnésie		0.0061	0.0034	0.0049	0.0051	0.0034
— de soude		0.0146	0.0065	»	»	»
— de manganèse		»	0.0030	»	»	»
Chlorure de sodium		0.0048	0.0032	0.0017	0.0020	0.0123
— de magnésium.		»	»	»	»	»
Sulfate de potasse.		»	0.0076	»	»	0.0050
— de soude		0.0034	0.0053	0.0074	0.0135	»
— de chaux.		»	»	0.0406	0.0147	0.0269
— de magnésie.		»	»	0.006 3	»	»
Silicate de potasse.		0.0044	»	»	»	»
Azotate de potasse.		»	»	0.0040	0.0038	»
— de soude.		»	»	0.0045	»	0.0094
— de magnésie.		»	»	»	»	0.0052
Poids du résidu fixe p. 1 litre.		0.1346	0.1367	0.1820	0.2318	0.2544

Au-dessous des grandes villes comme Paris, Londres, les eaux du fleuve renferment des sels ammoniacaux, de l'urée, des phosphates, de l'hydrogène sulfuré, des matières organiques qui, dans certaines années favorables à leur action nocive, peuvent engendrer des épidémies de dyssenterie, de fièvre typhoïde (Chatin, Péligot, Boussingault).

Eaux de montagne. — Les eaux qui résultent de la fonte des neiges, des glaciers, sont moins riches en principes fixes que les autres.

D'après M. Grange, elles renfermeraient principalement des sulfates, des chlorures, des silicates et une certaine quantité de matière organique (1). Ces eaux, par conséquent, ne sont pas aussi bonnes que les autres eaux potables.

Eaux de pluie. — Les eaux de pluie renferment principalement des chlorures de magnésium, de calcium et de sodium, des traces de sulfates et phosphates, de l'acide azotique, de l'ammoniaque et peut-être de l'iode. Elles contiennent beaucoup de matière organique.

Dans ces conditions, ces eaux sont inférieures aux autres eaux potables; cependant elles gagnent beaucoup dans les citernes où on les conserve d'habitude, si ces dernières sont à l'abri de la chaleur et de la lumière.

Eaux stagnantes, étangs, marais. Ces eaux présentent une composition minérale analogue à celle des cours d'eau qui les alimentent; mais elles ont l'inconvénient d'être désaérées, et de renfermer une trop grande quantité de matière organique ainsi que des organismes microscopiques vivants, animaux ou végétaux. Ces eaux sont dangereuses; on doit s'abstenir d'en boire autant que possible.

Il est incontestablement reconnu aujourd'hui que les eaux stagnantes, marécageuses, exposées à l'action de la chaleur et de la lumière peuvent engendrer la fièvre intermittente, le choléra, la fièvre jaune (2).

Épuration des eaux. — Le filtrage à travers le sable, le charbon, la pierre poreuse suffisent en général pour épurer l'eau; mais, si cette dernière renferme des matières organiques

---

(1) GRANGE, *Compte rendu de l'Ac. des sciences*, t. XXVII, p. 558.

(2) Jameson, Boudin, Clément, J. Rochard et bien d'autres ont fourni sur ce sujet les documents les plus probants.

dangereuses, on fera bien de la faire bouillir et de la battre à l'air dans un lieu sain.

Pour rendre potables l'eau de mer distillée, **M. A. Gautier** conseille de la battre à l'air, de l'additionner de 1 centigramme de chlorure de sodium par litre et de la laisser séjourner sur un petit excès de craie (1).

Lorsque l'eau est séléniteuse, comme cela se voit dans beaucoup de puits, il faut l'additionner d'un peu de carbonate de soude et la laisser au repos avant de la boire.

Analyse qualitative des eaux. — Nous ne prétendons pas indiquer ici les moyens spéciaux à l'aide desquels on recherche minutieusement tous les éléments qui entrent dans une eau inconnue. Nous devons nous borner à indiquer une méthode rapide qui permette au médecin de déterminer la nature d'une eau quelconque.

On reconnaît si une eau est potable à la quantité de matières fixes que cette eau renferme. A cet effet, on fait évaporer dans une capsule de porcelaine 200 gram. d'eau qu'on a préalablement filtrée et à laquelle on ajoute, par litre, 2 grammes de carbonate de potasse récemment calciné. On complète ensuite la dessiccation à 130°. Si le poids du résidu, abstraction faite du poids du carbonate ajouté, dépasse 50 centigrammes, l'eau doit être déclarée impotable.

Si, en calcinant le résidu obtenu précédemment, il se dégage de l'ammoniaque ou des vapeurs à odeur empyreumatique, on aura la certitude que l'eau renferme des matières organiques en abondance.

Pour reconnaître la nature des matériaux que l'eau tient en dissolution, on se sert des réactifs suivants :

Le chlorure de barium indique la présence des sulfates par un précipité de sulfate de baryte insoluble dans l'acide azotique et l'acide chlorhydrique.

L'azotate d'argent indique la présence des chlorures par un précipité blanc floconneux de chlorure d'argent.

La dissolution de savon indique la présence de la chaux par un précipité floconneux qui résulte de la combinaison de cette dernière avec les acides gras du savon. Le tannin indique la présence du fer par la coloration brun rouge que prend l'eau.

_____

(1) Loc. cit., p. 191.

Vin. — Le vin est un aliment au même titre que le raisin dont il provient ; mais il emprunte des propriétés spéciales à l'alcool qu'il renferme et qui a pris naissance pendant sa préparation.

Voici, d'une manière générale, les substances qui entrent dans le vin, dans un litre de vin rouge de France (1) :

Eau . . . . grammes.		869
Alcool.	—	100
Alcools divers, éthers et parfums. — traces.		
Glycérine	—	6.5
Acide succinique	—	1.5
Matières albuminoïdes, grasses, sucrées, gommeuses et colorantes.	—	16.
Tartrates de potasse	—	4.
Acides acétique, propionique, citrique, malique, carbonique (en parties libres).	—	1.5
Chlorures, bromures, iodures, fluorures, phosphates…de potasse, soude, chaux, magnésie, oxyde de fer, alumine ; sels ammoniacaux.	—	1.5
		1000.0

La prédominance de quelques-unes de ces substances sur les autres donne naissance aux diverses qualités de vin.

A ce point de vue, on distingue :

1° Les vins spiritueux secs tels que, *Madère sec, Xérès,* vin vieux de *Limoux* et des coteaux favorisés du *Languedoc.* Ces vins sont très-réconfortants, mais légèrement excitants ;

2° Les vins spiritueux sucrés tels que *Porto, Malaga, Roussillon, Frontignan.* Ces vins sont très-toniques ; mais il faut en boire peu ;

3° Les vins astringents, tels que *Bordeaux, Bourgogne, Saint-Georges,* d'*Anglade,* sont très-riches en tannin et plus pauvres en alcool que les précédents. On a l'habitude de les donner aux convalescents sous prétexte qu'ils n'excitent pas. Nous pensons qu'un peu d'excitation nerveuse pendant les convalescences n'est pas nuisible et qu'un vin chaud, généreux, du Midi ferait, très-souvent, bien mieux l'affaire du malade.

4° Les vins blancs mousseux sont particulièrement diurétiques ; mais ils ont une action spéciale sur le système nerveux qui en contre-indique souvent l'emploi.

(1) A. GAUTIER, loc. cit., p. 122.

Alcool. — L'alcool du vin résulte de la transformation du glucose; son rôle dans l'économie est celui d'un aliment combustible et celui d'un excitant.

Comme aliment, il joue un rôle qui n'est peut-être pas encore bien défini; mais, d'après les travaux les plus récents, l'oxygène du sang brûlerait une partie de l'hydrogène de l'alcool pour former de l'eau et produire de la chaleur (1).

La quantité d'alcool ainsi transformée est peu considérable, car jusqu'à présent des expérimentateurs très-attentifs avaient cru pouvoir démontrer que l'alcool traverse l'économie sans y être brûlé (2).

Comme excitant, l'alcool possède des propriétés journellement mises à profit dans la pratique de la médecine.

L'alcool est un excitant général; il accélère l'action des glandes gastriques et pancréatiques, celle des reins également; enfin il agit sur les mouvements du cœur et sur les propriétés fondamentales du système nerveux central.

Pris à des doses modérées et non d'une manière habituelle, l'alcool pur ou mélangé avec de l'eau peut parfois être un excitant utile et être ainsi considéré, à côté du café, du thé, du tabac comme un des excitants indispensables à notre civilisation moderne. Dans tous les cas, il a cela de commun avec les substances dont nous venons de parler, de ralentir les mouvements de la décomposition organique. De plus, il est parfaitement établi que l'absorption de l'alcool abaisse notablement la quantité d'acide carbonique émise par la respiration dans un temps donné.

L'abus de l'alcool et des liqueurs qui en contiennent retentit d'une manière fâcheuse sur la plupart des organes. Des études très-approfondies ont répandu sur ce sujet une grande lumière et ont provoqué, de la part de l'administration, des mesures préventives sur l'efficacité desquelles il est bien difficile de se prononcer encore (3).

(1) M. Dupré, *Proced. of the Roy. Soc.*, t. XX, p. 107.
(2) MM. Lallemand, Duroy et Perrin, *Études physiologiques sur l'alcool.* — Bouchardat et Sandras, *De la digestion des boissons alcooliques.*
(3) Racle, *De l'alcoolisme.* 1860. — Huss Magnus, *De l'alcoolisme chronique.* 1852. — Bouchardat et Junod, *De l'eau-de-vie, ses dangers.* 1863.

PHYSIOLOGIE ET ANATOMIE.

La *zoochimie*, ou bien l'application de la chimie à l'anatomie et à la physiologie, existe déjà depuis assez longtemps pour avoir rendu des services immenses ; mais sur ce tronc de la branche-mère se développe un rameau qui, sous le nom de *histochimie*, a déjà fait ses preuves, comme cela ressort des travaux de Schlossberger (1), de Müller et de Donders. Cette science nouvelle résulte de l'emploi combiné de l'analyse microscopique et de l'analyse chimique. C'est à cette union que nous devons en grande partie la connaissance des tissus du corps humain.

Les principes immédiats que la chimie retire des tissus ne sont pas en très-grand nombre ; ce sont des substances albuminoïdes et leurs dérivés, des graisses, des substances colorantes, des sels minéraux et de l'eau. Ces divers principes, associés en proportions variables, composent tous nos tissus, et là encore la chimie intervient pour nous dire l'élément prédominant qui caractérise chimiquement le tissu : la *myosine* et la *syntonine* qui forment la partie principale du caillot du plasma musculaire, la *créatinine*, la *sarcine*, l'acide *inosique* que l'on trouve dans le sérum musculaire ; la *géline*, l'*élastine*, qui caractérisent les diverses formes de tissu conjonctif ; les combinaisons variées de la glycérine avec les acides gras qui composent les graisses ; la *chondrine* ou élément fondamental des cartilages, l'*osséine* et la *gélatine* qui caractérisent le tissu osseux ; la *dentine*, l'*émail*, le *cément* que l'on trouve dans les dents ; la *mélanine*, matière pigmentaire de la peau, etc.

Mais l'histochimie n'est pas le seul côté intéressant des applications de la chimie. En nous donnant l'analyse complète des humeurs de l'organisme, la chimie a concouru pour une bonne part à la physiologie de la digestion et à la grande question de la nutrition.

La connaissance du ferment salivaire ou *ptyaline* nous a permis d'établir la première transformation des aliments par les liquides de l'organisme. On sait que ce corps, découvert par

(1) Schlossberger a publié le premier traité d'histochimie. Leipzig et Heidelberg, 1856.

M. Mialhe en 1845, transforme la fécule crue en glucose et en dextrine.

Braconnot avait annoncé le premier que le suc gastrique renferme de l'acide chlorhydrique; *Prout*, en 1824, démontra la vérité de cette assertion, et M. Bouchardat prouvait, en 1842, que beaucoup de matières albuminoïdes insolubles se dissolvent dans l'acide chlorhydrique très-dilué.

En 1839, Wasmann isolait pour la première fois la pepsine soupçonnée déjà par Beaumont, Müller, Schwann. Dès lors la composition du suc gastrique et son action sur les matières alimentaires étaient susceptibles d'être connues.

Cependant trois opinions différentes se partagent encore aujourd'hui le mérite d'expliquer le phénomène de la digestion stomacale. D'après MM. Bouchardat et Sandras, le suc gastrique agirait comme l'acide chlorhydrique très-étendu, et la pepsine n'aurait d'autre effet que de hâter d'une manière sensible la solution des substances protéiques ou d'abaisser la température à laquelle se passe leur transformation ; mais le produit définitif resterait le même.

Müller, Dumas, Mialhe, Corvisart, n'admettent pas l'action exclusive de l'acide chlorhydrique, et ils pensent que le suc gastrique transforme les matières albuminoïdes en *peptones* (Lehmann) très-différentes des produits qui résultent de l'action de l'acide chlorhydrique dilué.

Enfin, Mesner professe que le suc gastrique a la propriété de dédoubler les substances en deux parts : l'une assimilable, la *peptone*; l'autre la *parapeptone*, destinée à de nouvelles modifications avant d'être résorbée.

Quoi qu'il en soit, nous savons que le chyme, produit de la digestion stomacale, est constitué chimiquement: 1° par des substances désagrégées, dissoutes, mais non modifiées, telles que la viande, les cartilages, les épithéliums, les graisses, la cellulose, la chlorophylle, et l'amidon incomplètement transformé par la salive ; on y trouve encore l'albumine cuite et la fibrine ; 2° par des peptones résultant de la transformation des substances albuminoïdes (caséine, légumine, fibrine, syntonine, gluten, albumine cuite et crue) par le suc gastrique.

Arrivé dans l'intestin, le chyme se trouve en contact avec un nouveau liquide organique, la bile, qui lui fait subir deux modifications essentielles. La bile, en effet, émulsionne les corps gras et précipite la pepsine. De plus, elle neutralise l'acidité du chyme et le tranforme en liquide alcalin.

Après avoir subi l'action de la bile, le chyme se trouve modifié de nouveau par le suc pancréatique qui, en vertu de son principe actif, la pancréatine (découverte par Bouchardat et Sandras, 1845), digère les matières albuminoïdes avec une énergie beaucoup plus grande que le suc gastrique, émulsionne les corps gras et change l'amidon en sucre. Enfin le chyme reçoit une dernière modification de la part du suc intestinal, fourni en grande partie par les glandes de Lieberkühn. Cette modification n'a pas été bien déterminée jusqu'ici.

En somme, si le dernier mot sur la digestion n'a pas encore été dit, le côté chimique de cette fonction a fait de grands progrès, et il est permis d'espérer que ce ne seront pas les derniers.

Chyle. — En suivant les résultats de la digestion dans les chylifères et dans les veines, la chimie nous a fait voir que, dans sa marche vers le canal thoracique, le chyle perd un peu d'albumine; on a remarqué aussi que, privé de fibrine avant son passage dans les ganglions lymphatiques, il en contient quelques millièmes immédiatement après. Cela prouve que ce liquide ne cesse pas d'être le siége de modifications diverses durant son parcours, et que le résultat de l'analyse chimique qu'on en fait doit être variable selon le point où on le recueille. Une autre cause essentielle de variation est l'état de jeûne ou de digestion dans lequel se trouve l'animal qui fournit le chyle. D'une manière générale, le chyle renferme des quantités variables d'albumine, de substances protéiques, des savons à acide gras, de l'urée, des lactates, du sucre de raisin. Dans le résidu sec, on trouve des sels alcalins, du chlorure de sodium et des sels terreux avec un peu de fer. (Gautier, *Chimie physiolog.*, page 45).

Le chyle contient en outre des produits organiques figurés, tels que corpuscules lymphatiques, et globules en état de formation. Le bol alimentaire, ainsi réduit à l'état de chyle, n'est plus reconnaissable; ce n'est plus un mélange informe de substances inertes, c'est un produit de la vie, un produit vivant lui-même, et il peut, dès lors, pénétrer dans la masse sanguine pour lui apporter les produits réparateurs de l'alimentation.

Le sang. — Tout à la fois source et embouchure, le système des vaisseaux sanguins représente un vaste réservoir circulaire où viennent aboutir les produits de la digestion et de la nutrition, et d'où partent les matériaux qui doivent fournir à chaque organe les éléments de son entretien et de sa fonction. « Ainsi, dit M. Littré, se fait et se défait cette toile de Pénélope, trame toujours sur le métier, et ne subsistant qu'à la condition d'avoir toujours ses fils renouvelés. »

Le sang est donc un corps très-complexe et il a fallu les efforts réunis des physiciens, des chimistes, des physiologistes pour débrouiller le problème de sa constitution. Nous avons vu que le microscope nous avait dévoilé l'existence des globules sanguins ; nous avons vu aussi que la physique avait contribué beaucoup à nous dévoiler les mystères de la circulation. Tout cela est peu en comparaison des services que la chimie nous a rendus dans la connaissance de la constitution intime du liquide sanguin.

Le sang *en circulation* se compose de parties solides et de parties fluides. Les parties solides sont représentées par les hématies, les globules blancs et quelques granulations. Les parties fluides sont ce qu'on appelle le *plasma* du sang, qu'on ne doit pas confondre avec le sérum qui entoure le caillot d'une saignée. Il est difficile de séparer les globules du plasma à cause de la petitesse et de l'élasticité de ces derniers, conditions qui leur permettent de passer à travers le filtre. On y parvient néanmoins, et on est arrivé à les peser comparativement au reste du sang. Selon Prévost et Dumas, leur poids à l'état sec est de 12,9 pour 100 ; selon Becquerel et Rodier (Chimie pathologique), leur poids est de 13,7 pour 100. D'après Denis (Mémoire sur le sang), la proportion est de 15, 7 pour 100.

Des analyses extrêmement ingénieuses ont permis d'établir la constitution chimique des globules. D'abord c'est Rollet qui démontra qu'on peut séparer du globule sa matière colorante qu'il désigne sous le nom de *stroma ;* puis c'est Denis qui isole la *globuline*, principe immédiat des globules ; puis Hoppe Seyler isole à son tour l'hémoglobine, sorte de matière albuminoïde colorante ; Gobley découvre la *lécithine*, corps gras neutre que l'on trouve aussi dans le cerveau et dans le jaune d'œuf ; Schmidt isole la *paraglobuline ;* enfin plusieurs expérimentateurs constatent que les globules renferment des sels de potasse, du chlorure de sodium, de l'acide phosphorique (lécithine), du fer (hémoglobine). Mentionnons aussi les produits de décomposition de l'hémoglobine : l'hématine, l'hémine et l'hématoïdine.

Le *plasma sanguin* n'est pas moins intéressant à connaître au point de vue de son histoire chimique. Cependant on est moins unanimement d'accord sur sa composition intime. Denis, par exemple, admet dans le *plasma* un principe immédiat qu'il désigne sous le nom de *plasmine*, et qui est l'élément essentiel de la coagulation. En d'autres termes, c'est la fibrine concrète ou ordinaire. Mais cette fibrine, d'après lui, n'est pas la seule : il en admet un autre qui reste dissoute dans le sérum grâce au sel marin, et qu'il désigne sous le nom de fibrine soluble.

A. Schmidt pense que la production de la fibrine est due à l'union de deux substances solubles que renferme le plasma, et qu'il désigne sous le nom de *paraglobuline* et de matière *fibrinogène*. Le plasma privé de paraglobuline se ne coagule plus, à moins qu'on n'y ajoute de nouveau la paraglobuline, et qu'on ne fasse passer dans la solution un courant d'air. La matière fibrinogène se trouve en très-grande abondance dans la sérosité de la plèvre, du péritoine, du péricarde.

La question de la composition du plasma en était là lorsque MM. Mathieu et Urbain ont démontré : 1° que l'acide carbonique dissous dans du blanc d'œuf se combine à l'albumine et devient la cause de sa coagulation sous l'influence de la chaleur ; 2° que l'albumine privée de ses *sels volatils*, et spécialement du carbonate d'ammoniaque, se transforme en globuline, c'est-à-dire en une matière tout à fait semblable à la matière fibrinogène de Schmidt. Ces dernières expériences simplifient beaucoup la question, et commandent la réserve jusqu'à plus ample informé.

Quoi qu'il en soit, le plasma est formé d'une partie qui se coagule quand il est hors des vaisseaux (le caillot sans globules), et d'une partie qui reste liquide (le sérum). La fibrine peut être obtenue par le battage ou par la coagulation spontanée ; elle contient les trois quarts de son poids d'eau et sa quantité dans le sang veineux de l'homme varie de 1,9 à 2.8 pour 1000.

Le *sérum* renferme de 6,2 à 7,4 pour 100 d'une substance

analogue à l'albumine de l'œuf et qu'on désigne sous le nom
de *sérine ;* il renferme en outre de la fibrine soluble de Denis,
de la paraglobuline de Schmidt, de la matière caséinique,
des peptones, des substances collagènes, des graisses, du sucre, des acides gras, des acides biliaires et des pigments biliaires, de l'acide urique, de l'urée, de la créatine, de la créatinine,
de la cholestérine, de la triméthylamine et 80 pour 100 en
moyenne de sels minéraux sur 100 parties de sérum desséché.
Ces sels sont les chlorures de sodium, de potassium, le
carbonate de soude, le phosphate bibasique de soude, le
sulfate de potasse, etc. On a également analysé les gaz du sang
au moyen de la pompe pneumatique à mercure, et on a démontré que le sang artériel est toujours plus riche en oxygène
que le sang veineux, et plus pauvre que ce dernier en acide
carbonique.

Après avoir ainsi déterminé quels sont les principes constituants du sang, la chimie poursuit le fluide sanguin dans les
organes ; elle l'attend à sa sortie pour constater ce qu'il y a
perdu ou ce qu'il y a gagné, et elle arrive ainsi à nous faire
connaître l'élément chimique spécial de chaque organe, la
modification particulière qu'il imprime au sang et les produits
qu'il en retire. Nous ne pouvons pas poursuivre les applications de la chimie sur ce terrain, car nous serions entraîné à
parcourir la physiologie tout entière et à répéter beaucoup
de choses que nous devons réserver pour les applications à la
médecine. Nous espérons néanmoins que le simple aperçu
que nous venons de donner suffira, quant au but que nous
nous proposions d'atteindre : donner une idée générale des
applications de la chimie à la physiologie.

PATHOLOGIE.

L'intervention incessante et utile de la chimie dans les questions de physiologie faisait prévoir la nécessité de son intervention dans les questions de pathologie. En effet, connaissant
les conditions chimiques de l'état normal, rien n'était plus
naturel que de chercher à connaître les conditions chimiques
de l'état anormal. Mais ici se présentait un écueil qui n'a pas
toujours été évité, et qui, de nos jours, ne pouvait pas être

dangereux. Nous voulons parler des théories chimiques dans l'histoire des maladies. Rendons cette justice à la chimie moderne de reconnaître que, plus éclairée et par conséquent moins ambitieuse que la chimie des siècles passés, ses prétentions ne vont pas jusqu'à vouloir faire reposer toute la médecine sur une théorie chimique générale. Plus modeste, la chimie de nos jours éclaire de son mieux, et suivant ses moyens, les questions pathologiques qui sont du ressort de la chimie. Parfois, il est vrai, elle se laisse entraîner à accorder plus d'importance qu'il ne le faut aux phénomènes chimiques; mais cela tient à ce qu'elle laisse de côté les autres éléments de la **question**, et il est très-facile au médecin de rectifier ses jugements.

Les analyses chimiques du sang, celles des produits de sécrétion et d'excrétion, ont sérieusement modifié nos connaissances au double point de vue de la nature, du diagnostic, et du traitement de beaucoup de maladies. C'est ainsi que les analyses du sang nous ont montré que la diathèse goutteuse est accompagnée d'une prédominance d'acide urique et d'urates dans ce fluide. C'est ainsi que le rachitisme et l'ostéo-malacie se manifestent par une grande quantité de phosphate de chaux dans les urines. C'est ainsi que la trop grande fluidité du sang accompagne le scorbut. C'est ainsi que la présence du glycose dans le sang, en forte proportion, caractérise la maladie désignée sous le nom de diabète. C'est ainsi que la rétention de tous les matériaux de l'urine dans le sang caractérise l'*urémie* avec altération graisseuse des reins. C'est ainsi que l'on a constaté l'augmentation de la caséine du sang pendant la fièvre puerpérale. C'est ainsi enfin qu'on a trouvé dans le sang des sporules, des bactéries, des mycrozimas que l'on a considérés comme des ferments produisant ou produits par certaines maladies. Cette dernière question est encore à l'étude (1).

En ce qui concerne la thérapeutique, la connaissance des diverses altérations chimiques des produits de sécrétion a conduit à des médications utiles : le fer dans l'anémie ; les acides dans la fluidité du sang ; la pepsine, la pancréatine, dans certaines dyspepsies ; les phosphates de soude ou de chaux dans l'ostéomalacie et le ramollissement des os, les alcalins dans

____

(1) Voir plus loin ce que nous disons sur ce sujet.

certaines diathèses. Toutes ces médications sont de précieuses conquêtes que nous devons à la chimie.

Quant à la *matière médicale*, elle a été complétement transformée par les découvertes de la chimie moderne, et principalement par la découverte des alcaloïdes.

Par le simple aperçu qui précède, on peut voir que le bilan des acquisitions que nous devons à la chimie est immense. Devant nous borner à exposer ici les principales applications de la chimie à la médecine. nous réunirons ces applications sous deux chefs : 1° Physiologie pathologique; 2° Matière médicale.

PHYSIOLOGIE PATHOLOGIQUE.

Les modifications chimiques qui accompagnent les maladies sont quelquefois assez prononcées et assez caractéristiques pour éclairer le diagnostic. D'autres fois ces modifications peuvent être considérées comme causes directes ou comme causes secondaires : directes, quand elles provoquent directement la maladie, comme par exemple quand un lait insuffisant ou pathologique est donné à l'enfant par sa nourrice; indirectes, quand, étant elles-mêmes le résultat d'un état pathologique, elles donnent naissance à un état pathologique secondaire, comme, par exemple, quand l'urine modifiée exerce une influence fâcheuse sur la muqueuse de la vessie. Il suit de là que nous pouvons étudier simultanément l'étiologie et le diagnostic, au point de vue chimique, sans nous préoccuper d'établir des divisions inutiles. Lorsque l'occasion s'en présentera nous aurons soin de signaler ce qui est *cause* et ce qui est *signe*. Nous examinerons successivement le lait, l'urine, les liquides d'épanchement.

Du lait. — La qualité du lait de la femme exerce une très-grande influence sur la santé de l'enfant; il est donc indispensable que le médecin puisse, par lui-même, s'assurer de la constitution chimique du lait. D'un autre côté, beaucoup d'enfants, dans les grandes villes, sont nourris au biberon; le lait de vache qu'on leur donne peut être altéré, dénaturé : il est bon de pouvoir s'assurer par soi-même si, dans ces conditions, l'enfant est bien nourri. De là, la nécessité de posséder, sur la constitution et sur l'essayage des divers laits, des notions précises.

Le lait est composé de matières grasses, de matières albuminoïdes, de sucre de lait, d'eau et de sels. Nous examinerons successivement ces diverses substances, en indiquant pour chacune d'elles les moyens d'analyse que l'on peut employer.

1° *Matières grasses.* Les matières grasses constituent le *beurre.* Celui-ci, d'après M. Chevreul, est composé, en proportions variables, d'oléine, de margarine, de stéarine, de butyrine, de cuproïne et de cuprine. Il renferme en outre une petite quantité de caséine coagulée. Les matières grasses examinées au microscope se présentent sous la forme de globules ayant un diamètre variable entre 0^m, 001 et 0^m, 020. Les globules n'ont point d'enveloppe propre. M. Robin pense que le périmètre limitant est formé par la combinaison savonneuse des corps gras avec les sels basiques.

La proportion moyenne de beurre pour 100 parties de lait de vache est de 3,5 à 3,0 ; la même proportion pour le lait de femme est de 2,42. Cette proportion est très-variable chez la femme, plus fixe chez la vache.

Dosage. Nous avons deux procédés : 1° le lacto-butyromètre de Marchand ; 2° le lactoscope de Donné.

Le lacto-butyromètre n'est gradué que pour le lait de vache; il est constitué par un tube de verre fermé à l'une de ses extrémités, présentant une longueur de 35 à 40 centim. et un diamètre intérieur de 10 à 11 millimètres ; il est divisé par des traits en trois parties de 10 centim. chacune. La partie qui se trouve du côté de l'extrémité ouverte est divisée en 10es de cent. cubes sur une longueur de 5 centim. Quand on veut doser la quantité de beurre renfermé dans un lait, on remplit la partie inférieure du tube avec le lait, et on ajoute une goutte ou deux de lessive des savonniers; puis on remplit la partie moyenne avec de l'éther pur; on agite ce liquide jusqu'à ce qu'il soit translucide et homogène, et alors seulement on remplit la partie supérieure avec de l'alcool à 86°; on l'agite de nouveau et puis on plonge le tube bouché dans de l'eau à 40° jusqu'au niveau supérieur de la partie qu'occupe l'alcool. Au bout de quelques instants, la partie éthéro-butyrique du mélange gagne la partie supérieure du tube et on voit combien de degrés elle occupe sur l'échelle divisée en centièmes. Les tables de M. Marchand permettent de dire aussitôt, d'après le nombre de centièmes, quelle est la quantité de beurre. Voici la formule em-

pirique pour un litre de lait et dans laquelle P représente la
matière grasse :

$$P = 12 \text{ g. } 60 + \text{n.} \times 2 \text{ gr. } 33.$$

Le *lactoscope* de M. Donné repose sur cette observation que
le lait doit son opacité aux globules de beurre, et que l'épaisseur de la couche de lait, comprise entre deux lames de verre
parallèles, est d'autant plus riche en globules qu'elle empêche
de distinguer un objet lumineux sous une moindre épaisseur.

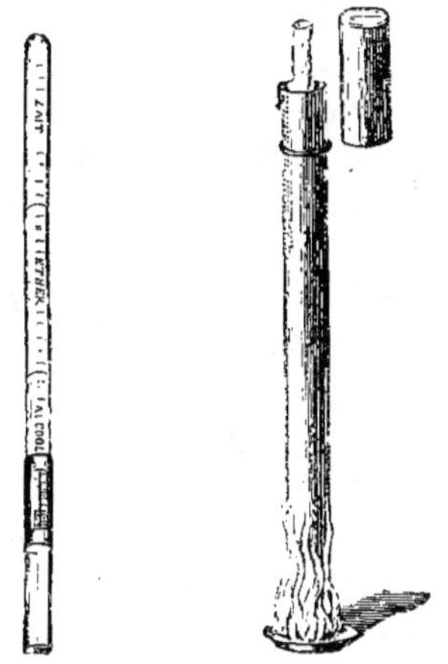

Fig. 75. — Lacto-butyromètre de E. Marchand.

Les indications données par cet instrument sont rapides, mais
insuffisantes. Autant vaut-il pour nous, médecin, laisser tomber
quelques gouttes de lait sur une cuiller d'argent et apprécier,
d'après l'aspect et le degré de fluidité, la richesse en beurre.

2° *Matières albuminoïdes.* La caséine, l'albumine, la *lacto-protéine*, de MM. Millon et Commaille, telles sont les matières albuminoïdes du lait. Ces deux dernières substances existent en
petite quantité dans le lait. La lacto-protéine se trouverait dissoute, d'après les auteurs que nous venons de nommer, dans
le liquide alcalin qui baigne les globules du beurre. Quant à la
caséine, sa proportion moyenne est de 3 à 4 pour cent dans le
lait de vache; la même proportion pour le lait de femme est
de 2 à 3 pour cent.

Dosage de la caséine. On précipite la caséine au moyen de l'acide acétique qui est sans action sur l'albumine; pour hâter l'opération, on élève la température à 40° et on ajoute quelques gouttes de présure. La caséine se prend en masse et on la recueille sur un filtre; puis on la lave au moyen de l'alcool faible, et on la retire du filtre pour la sécher dans une capsule. Dès qu'elle est sèche, on la traite par l'alcool bouillant pour la débarrasser des matières grasses, enfin on épuise la caséine et on la sèche à 12 degrés.

Pour déterminer la quantité d'albumine, on ajoute du sulfate de soude pur à la liqueur dont on a retiré la caséine et on la chauffe jusqu'à l'ébullition.

Le coagulum qui se précipite est de l'albumine que l'on jette sur un filtre. Après l'avoir lavée avec de l'eau distillée, on la sèche dans une capsule à 100 ou 105° et on la pèse.

3° *Sucre de lait.* Le sucre de lait découvert en 1619 par Bartoletti, professeur à Bologne, cristallise en primes rhomboïdaux droits, terminés par des sommets à quatre faces. Soluble dans 6 parties d'eaux froide, il est insoluble dans l'alcool, ce qui le distingue du glycose. La solution de sucre de lait ou *lactose* subit la fermentation alcoolique. Le ferment lactique, d'après M. Pasteur, est un mycoderme composé de globules et d'articles très-courts qui ont la propriété de transformer la lactose en acide lactique par une sorte de dédoublement. La lactose et les sels minéraux forment la partie essentielle du petit lait.

Dosage du sucre de lait. On dose généralement la lactose à l'aide de la réduction des liqueurs cupro-alcalines ou bien avec le saccharimètre. Ce dernier procédé, exigeant que l'on enlève au lait sa caséine et son beurre à l'effet d'obtenir une transparence parfaite, est peu applicable à l'analyse du lait de femme à cause de la grande quantité qu'il faut recueillir. Le premier est plus applicable dans tous les cas, et c'est lui qui va nous occuper.

Nous avons vu que la lactose se distingue de la glycose en ce que la première ne se dissout pas dans l'alcool, tandis que la seconde se dissout. Un nouveau caractère distingue ces deux sucres : il consiste en ce que des poids égaux de lactose et de glycose ne réduisent pas des volumes égaux de liqueur de Fehling.

L'analyse par le réactif cupropotassique repose sur ce fait,

que la lactose réduit un volume de liqueur de Fehling proportionnel à son poids. Il est donc très-important de déterminer
la quantité de lactose nécessaire pour décolorer 20 centimètres
cubes de liqueur de Fehling. A cet effet, on fait dissoudre deux
grammes de lactose dans de l'eau distillée et on étend la solution de manière à lui faire occuper un volume de 100 centimètres cubes. Puis on remplit la burette chlorométrique de
Gay-Lussac de cette solution. D'un autre côté, 20 centimètres
cubes de liqueur de Fehling ayant été introduits dans un petit
ballon de verre avec un volume égal d'eau distillée, celui-ci est
placé au-dessous d'une lampe à alcool, et, dès que la liqueur
entre en ébullition, on ajoute goutte à goutte la solution lactique que renferme la burette jusqu'à ce que la liqueur cupropotassique soit parfaitement décolorée. On regarde alors sur
les divisions de la burette quelle quantité de la solution lactique a été dépensée, et par un calcul bien simple on a le poids
de la lactose qu'il a fallu pour décolorer 20 centimètres cubes
de liqueur de Fehling.

Pour appliquer ce procédé à l'analyse du lait de la femme
M. Méhu se sert d'un exemple très-saisissant : « 5 c. c. de lait,
dit-il, ont été additionnés de 20 c. c. d'eau distillée, et la burette graduée en 10mes de centimètres cubes a été remplie avec
ce mélange. Pour décolorer 20 c. c. de liqueur de Fehling,
étendue d'eau distillée et de soude caustique, il a fallu 148 divisions de la burette ou 14 c. c.,8, d'où il est aisé de conclure
que ce volume de lait étendu contient 0^{gr},134 de lactose.
Mais le volume du lait ayant été porté du volume 1 au volume 5, il s'ensuit que ces 0^{gr},134 de lactose sont contenus
dans $\dfrac{14 \text{ c.c.,}8}{5} = 2$ c. c.,96.

Donc si 2 c. c.,96 de lait contiennent 0^{gr},134 de lactose,
1,000 cent. c. de lait contiendront $\dfrac{0^{gr},134 \times 1,000}{2,96} = 45^{gr},27.$ »

(Méhu, *Chimie médicale appliquée aux recherches cliniques.*)

Comme nous l'avons déjà dit, ce procédé est très-commode
pour analyser le lait de femme parce qu'il exige une très-petite
quantité de liqueur.

4° *Matières salines et eau.* Les matières salines renfermées
dans le lait sont le chlorure de potassium, les phosphates de
soude, de chaux, de magnésie, de fer. On trouve aussi, dans le

résidu de l'incinération, de la soude libre. Le lait de femme renferme de 1 gr. 3 à 2 gr. 5 de matières salines par litre dans l'état de santé ; le lait d'ânesse en renferme 5 gr. 24; celui de chèvre 6 gr. 18; le lait de vache est le plus riche, il contient de 5 à 8 gr. Pour obtenir le poids de l'eau que renferme le lait, on fait évaporer 100 gr. de liquide ; on sèche le résidu et on retranche le poids qu'il représente de 100 gr. : la différence représente le poids de l'eau. La proportion moyenne entre l'eau et les matières fixes dans le lait de la femme est de 12,127 matières fixes et 87,873 eau ; dans le lait de la vache, cette proportion est de 13,215 matières fixes et 86,785 eau (Soubeiran).

Les divers moyens d'analyse que nous venons d'exposer demandent, en général, des précautions minutieuses; mais il est un procédé beaucoup plus simple qui permet de se faire une idée générale et rapide de la composition d'un lait : nous voulons parler de la *densité*.

Densité. La densité du lait est très-variable : celle du lait de vache varie de 1,028 à 1,033 ; celle du lait de femme, de 1,030 à 1,034. L'instrument dont on se sert pour mesurer la densité est un densimètre désigné sous le nom de *lacto-densimètre*. Quevenne a eu l'idée de le graduer de telle façon que, avec des tables de correction, on peut s'en servir à toutes les températures, bien qu'il soit gradué à $+15°$. Il suffit de plonger ce densimètre dans le liquide à essayer, et le point d'affleurement indique un degré de l'échelle. Par des tâtonnements, on est arrivé à faire exprimer à chacun des degrés un peu plus qu'un simple chiffre de densité; selon le degré, on sait, à peu près, si le lait est écrémé et s'il renferme de l'eau. Cependant il ne faut pas oublier, dans cette appréciation, que la densité du lait n'indique pas sa pureté. Voici approximativement ce que la connaissance de la densité du lait peut nous donner comme éclaircissement: 1° Si la densité est inférieure à 1,030 et si la proportion de beurre est comprise entre 32 et 36 gr. par litre, le lait peut être considéré comme additionné d'eau; 2° Si la densité s'élève de 1,034 à 1,037 et si la quantité de beurre descend au-dessous de 30 gr., par litre, le lait est écrémé; si la densité est faible entre 1,029 et 1,030 et si la proportion de beurre descend au-dessous de 30 gr. par litre, le lait est écrémé et additionné d'eau (Soubeiran).

L'analyse chimique du lait est d'autant plus nécessaire dans

les questions médicales que les moyens physiques, y compris
le microscope, qui peuvent éclairer notre jugement sont tout
à fait insuffisants (1). D'après Becquerel (Société des hôpitaux,
nov. 1850), on ne saurait s'en rapporter à la forme et aux
dimensions des globules qui sont indépendantes de la bonne
ou mauvaise qualité du lait. On sait aussi que de très-mauvaises nourrices peuvent avoir un lait riche en globules. C'est
donc dans la connaissance de la juste proportion des éléments
qui entrent dans le lait qu'il faut chercher la cause de ses
altérations, et cette connaissance, l'analyse chimique seule
peut nous la donner.

Des études dans ce sens ont été faites par MM. Becquerel et
Vernois. Ces savants ont établi, entre autres choses, que le lait
des nourrices, menstruées ou devenues grosses, diminue de
quantité et que cette diminution porte sur la partie aqueuse et
sur le sucre. Les matières fixes, et en particulier la caséine,
augmentent en poids.

Il résulte également des recherches des mêmes savants :
1° que, à la suite des émotions morales et dans la fièvre typhoïde, tous les éléments solides du lait diminuent, excepté la
caséine ; 2° que dans les maladies aiguës fébriles, en général,
le poids des parties solides augmente tandis que l'eau diminue ; 3° qu'il en est de même dans les maladies chroniques,
avec cette différence néanmoins que la caséine diminue notablement ; 4° que cependant avec la tuberculisation pulmonaire
accompagnée de diarrhée, il y a au contraire diminution des
parties solides et principalement de beurre ; 5° que dans la
syphilis la densité du lait augmente (surtout par les sels) tandis que le beurre diminue, et que le traitement par les mercu-
riaux semble au contraire augmenter la quantité de beurre.
(Becquerel et Vernois, *Ann. d'hygiène.* 1853.)

De l'urine. — L'examen de l'urine a été de tout temps une
ressource précieuse pour le médecin ; selon l'expression de
Vogel, elle est le magasin des produits de décomposition des
substances formées par les animaux, et, à ce titre, l'analyse de
ce liquide permet de tirer des conclusions certaines sur les

(1) Ceci était écrit avant la publication du procédé de M. Bouchut. Nous
réformons notre jugement et nous renvoyons le lecteur à la page 518 où il
trouvera le compte-globules du lait de M. Bouchut.

phénomènes végétatifs de l'organisme sain et sur ceux de l'organisme malade (Neubauer et Vogel, *De l'urine*, etc.). Cette branche de la chimie pathologique a fait de très-grands progrès, à ce point qu'il nous paraît difficile de résumer en peu de mots toutes les notions acquises. Cependant, avec un peu d'ordre et de méthode, nous espérons montrer tout ce qu'il y a d'intéressant dans le côté pratique de la question. Nous donnerons d'abord un aperçu général sur la composition qualitative de l'urine, et ensuite nous passerons en revue chacun des éléments normaux et anormaux qu'elle renferme, en indiquant, à mesure, ce que l'exagération des premiers et la présence des seconds signifient au point de vue pathologique.

TABLEAU DES ÉLÉMENTS NORMAUX DE L'URINE.

ÉLÉMENTS ORGANIQUES.	ÉLÉMENTS INORGANIQUES.
Urée, créatine, créatinine, xanthine, acide urique, acide hippurique, acide phénique, acide taurylique, acide damalurique, acide damolique, urochrome, uroxanthine, uroglaucine et urrhodine, uroérythrine.	Eau, chlorure de sodium, sulfates, phosphate acide de soude, chlorure de potassium, phosphate de chaux et phosphate de magnésie, fer, sels ammoniacaux, acide silicique, azotates et azotites, peroxyde d'hydrogène.

Avant d'aborder l'examen de ces corps, nous nous occuperons d'abord des qualités physiques de l'urine, et nous nous appliquerons à signaler les indications que l'exagération, la diminution ou l'absence de ces caractères peuvent fournir au médecin.

Quantité d'urine. — Un homme adulte, jouissant d'une bonne santé, fournit en moyenne, par vingt-quatre heures, 1,500 gr. d'urine. Cette moyenne varie de 800 grammes en moins, de 1,000 en plus, selon les boissons ingérées, selon le degré d'exercice, selon l'état du temps, froid, humide, sec, chaud, pluvieux. Pour se rendre compte de l'état de la sécrétion ordinaire au point de vue de la quantité, il faut peser l'urine toutes les heures ou toutes les vingt-quatre heures. On a remarqué qu'entre le poids du corps et la quantité d'urine, il existait des proportions assez justes. C'est ainsi que, chez l'adulte, à chaque kilogramme correspond un gramme d'urine excrétée par vingt-quatre heures. Par conséquent, un homme qui pèse 60 kilog. doit excréter 1,440 grammes par vingt-quatre heures.

La secrétion urinaire se ralentit dans les premiers jours des maladies aiguës ; elle tombe très-souvent entre 7 ou 800 grammes ; d'autres fois, dans le choléra, dans la fièvre jaune, elle est entièrement supprimée. Dans le diabète, au contraire, il y a polyurie ; mais la polyurie peut exister sans diabète. Dans l'hydropisie, il y a diminution. Enfin l'abondance des urines peut être considérée comme le signe de la fin d'une crise nerveuse.

Densité de l'urine. — Pour déterminer le poids spécifique de l'urine, on se sert d'un *uromètre,* sorte de densimètre analogue à celui que nous avons décrit pour le lait. On peut aussi employer le système des pesées en prenant pour base le poids de l'eau distillée. La densité de l'urine normale varie entre 1,014 et 1,028. Ce qui équivaut à dire que l'urine normale pèse entre 1,014 grammes et 1,028 grammes par 1,000 centim. cubes. En général, la densité des urines augmente dans les premiers jours des maladies aiguës pour diminuer ensuite ; elle suit une marche opposée à celle de la quantité. Dans les maladies chroniques, au contraire, la densité est diminuée, excepté pourtant dans le diabète. Lorsque la densité augmente et que l'urine est abondante, on a affaire à un diabète sucré ou insipide ; la densité, dans ce cas, varie de 1,050 à 1,070. Lorsque l'urine est très-abondante et que la densité diminue, on a à se préoccuper de l'hydréime ou de l'hydropisie.

Il faut savoir aussi que la densité varie avec la température dans la proportion de 1° aréométrique pour 4° de température.

Couleur. — L'examen physique de l'urine peut fournir des indications précieuses ; mais, généralement, il faut qu'il soit complété pour l'examen chimique (voir plus loin). A l'aspect seul, on reconnaît si une urine est *pâle,* ce qui indique des libations copieuses ou bien un état d'anémie ou bien encore un état nerveux ; on reconnaît facilement si l'urine est plus ou moins *rouge,* comme dans toutes les maladies fébriles aiguës ; si elle est *brune* ou *noirâtre,* ce qui doit faire penser à une hémorrhagie ou à la présence des éléments de la bile, ou à un cancer mélanotique. Dans ce dernier cas, il ne faut pas oublier que la rhubarbe et le séné peuvent communiquer à l'urine le même aspect.

Avec le microscope, on peut constater la présence des globules sanguins ; mais, comme ces derniers s'altèrent rapidement, ils peuvent échapper à l'examen, et, pour avoir plus de certitude, il faut voir si on ne peut pas préparer des cristaux d'hématine avec cette urine.

Les urines peuvent avoir un aspect *laiteux*. Cet aspect leur est communiqué par la graisse en émulsion qu'elles renferment. C'est dans les pays chauds surtout qu'on observe ces urines, et alors la couleur laiteuse doit être attribuée à la néphrorrhagie, surtout s'il y a eu et s'il y a des pissements de sang. Quelquefois l'urine présente une couleur *bleue* ou *violette, brune* ou *noirâtre*. Ces couleurs sont dues à des principes colorants dont nous parlerons plus loin ; mais il est bon de dire ici que ces colorations se rencontrent habituellement dans les urines riches en acide urique, qu'on les a rencontrées aussi dans l'albuminurie, dans le choléra, et que, parfois, elles sont dues à la pénétration dans les urines de substances colorantes ingérées dans l'estomac : éthiops minéral se transformant dans le corps en prussiate de fer, sulfate d'indigo, gomme-gutte, cassis, bois de Campêche, garance, betteraves, baies d'airelles, de mûres, de merises.

Odeur. — L'odeur normale de l'urine, très-variable selon le régime et selon les individus, est attribuée par Städeler à des acides volatils qu'il a retirés de l'urine (acide phénique, taurylique, damalurique, damolique). Le carbonate d'ammoniaque n'a pas d'odeur par lui-même ; mais, quand il existe dans les urines, celles-ci donnent l'*odeur urineuse*. Beaucoup de substances peuvent modifier l'odeur des urines sans qu'on puisse expliquer leur mode d'action. Certaines maladies des reins ou de la vessie peuvent communiquer à l'urine une odeur infecte.

Réaction de l'urine. — La réaction de l'urine normale est généralement acide chez l'homme et chez les carnivores ; elle est alcaline chez les herbivores. On constate la réaction chimique de l'urine au moyen du papier de tournesol qui se colore en rouge sous l'influence des acides, et revient au bleu sous l'influence des alcalis. Bien que l'urine normale soit acide habituellement, elle peut devenir alcaline sous l'influence du régime exclusivement végétal ou sous l'influence des boissons alcalines.

L'acidité normale des urines ne tient pas à la présence de l'acide urique dont la solution saturée est à peu près sans action sur le papier bleu de tournesol. On attribue cette aci-

dité à la formation d'un phosphate de soude à réaction acide.
L'alcalinité de l'urine peut se montrer dans les conditions normales, et alors elle dépend d'un régime alcalin (eau de Vichy,
de Vals) ou d'un régime exclusivement végétal. D'autres fois,
l'alcalinité est due à une inflammation chronique des reins, à
des abcès provenant de la présence d'un calcul ; elle peut être
due aussi à l'inflammation de la vessie, à la paralysie, à la présence seule d'un calcul. Quand l'urine est alcaline par suite
du régime, elle laisse déposer des carbonates et des phosphates
terreux ; si elle est alcaline par suite de maladies des organes
urinaires, elle renferme en plus du carbonate d'ammoniaque
résultant de la décomposition de l'urée, et des cristaux de phosphate ammoniaco-magnésien. D'autres fois, l'alcalinité dépend
des changements survenus dans la nutrition générale ; on la
trouve dans l'anémie, la chlorose et les affaiblissements du
système nerveux (1).

Eléments organiques normaux de l'urine. — *Urée.* —
L'*urée* a été découverte en 1771 par Rouelle et obtenue à l'état
de pureté en 1777 par Vauquelin et Fourcroy qui lui donnèrent son nom. L'urée, dont la formule est $C^2H^4az^2O^2$, est
l'amide du carbonate d'ammoniaque, c'est-à-dire du carbonate d'ammoniaque auquel il manque deux équivalents d'eau.
Wœhler, en 1828, a obtenu artificiellement ce corps en traitant
l'azotate d'argent par le chlorhydrate d'ammoniaque. Depuis,
on a obtenu le même produit par d'autres moyens. Nous signalerons plus particulièrement le procédé de M. Béchamp
qui consiste à oxyder les matières albuminoïdes avec du permanganate de potasse.

On trouve l'urée dans tous les liquides de l'organisme, mais
surtout dans l'urine ; elle cristallise en longues aiguilles incolores d'après le système du prisme droit à base carrée ; ce sont
des prismes à quatre pans terminés à leurs extrémités par une
ou deux facettes obliques. L'urée n'existe pas dans le règne végétal ; elle se développe dans l'organisme animal et paraît être
l'expression ultime des transformations organiques qui se font
dans les tissus. En 1823, Prévost et Dumas démontrèrent par

(1) Dans un travail remarquable (Rapport entre l'activité cérébrale et la
composition des urines), M. le Dr Byasson a démontré d'une façon irrécu-
sable l'augmentation des produits phosphatés dans l'urine sous l'influence
d'un travail intellectuel assidu.

la néphrotomie que l'urée n'est pas sécrétée par les reins ; plus tard, M. Cl. Bernard constata qu'elle est éliminée par la surface digestive après la néphrotomie. Mais l'urine peut être considérée comme le déversoir normal de cette substance.

Extraction de l'urée. — « Pour extraire l'urée de l'urine, dit M. Méhu, on ajoute à cette dernière la moitié de son volume d'eau de baryte ; on filtre pour séparer un précipité abondant de phosphates alcalino-terreux et de sulfate de baryte. Puis on épuise le résidu par l'alcool absolu et on laisse évaporer lentement la dissolution ; si elle renfermait de l'urée, celle-ci se cristallisera. On aura ainsi de l'urée légèrement colorée que l'on purifiera en la faisant de nouveau cristalliser après l'avoir fait bouillir dans l'eau ou dans l'alcool avec du noir animal purifié, ou du charbon de sang. L'emploi de l'alcool a pour but d'éliminer les sels minéraux, les urates, les acides urique et hippurique que l'urine contient en abondance.

La plupart du temps, lors même que l'évaporation de l'urine a lieu au bain marie exclusivement, le résidu de son évaporation est alcalin et fait effervescence avec l'acide acétique. C'est que l'urée s'est en partie transformée en carbonate d'ammoniaque, surtout dans les derniers moments de la concentration ; un papier de tournesol rougi, suspendu au-dessus de la capsule de porcelaine dans laquelle se fait l'évaporation, bleuit très-rapidement. Afin de rendre la perte de l'urée aussi faible que possible, on doit opérer à la température la plus basse que l'on puisse atteindre. Cette décomposition facile de l'urée en carbonate d'ammoniaque rend inexacte l'application de cette méthode d'extraction ou dosage de l'urée ; il en est de même toutes les fois qu'il faut évaporer l'urine avant d'opérer le dosage de l'urée (1). »

Quand on veut rechercher une très-petite quantité d'urée, M. Méhu recommande le procédé suivant : Évaporez l'urine au bain-marie ; reprenez le résidu par de l'alcool très-concentré et divisez-le dans l'alcool ; renouvelez ce liquide tant qu'il dissout quelque chose, c'est-à-dire tant que l'évaporation de quelques gouttes donne un résidu faisant tache sur une lame de verre. Quand toute l'urée est dissoute, évaporez le liquide à basse température, reprenez le résidu par quelques gouttes

____

(1) Méhu, loc. cit., p. 239.

d'eau distillée, versez ce liquide dans un petit tube de verre que vous plongerez dans un milieu refroidi par de la glace, ajoutez à la liqueur quelques gouttes d'acide azotique parfaitement pur, ou une solution saturée d'acide oxalique dans l'alcool : il se fera bientôt un dépôt cristallin d'azotate ou d'oxalate d'urée (1). »

Au microscope, on pourra constater la présence de prismes hexagonaux sous la forme de tables à six côtés, si c'est de l'azotate d'urée. L'oxalate se présente sous forme de lamelles minces hexagonales ou de prismes à quatre pans.

Dosage de l'urée. — Le dosage de l'urée est une opération très-délicate et qu'on ne peut faire que dans un laboratoire. On emploie de préférence la méthode de Liebig avec l'azotate de bioxyde mercure, ou bien le procédé d'Esbach, ou bien encore le procédé que M. Quinquaud a proposé dans ces derniers temps, et dans lequel il évalue l'urée d'après le volume de l'azote et de l'acide carbonique en conservant ce dernier en contact avec la glycérine.

D'après les dosages obtenus jusqu'à présent, la moyenne de l'élimination de l'urée par les urines est de 22 à 35 grammes par vingt-quatre heures. Cette proportion varie sous l'influence de plusieurs causes : le régime exclusivement azoté peut donner 53 grammes d'urée par vingt-quatre heures, tandis que le régime exclusivement végétal n'en donne que 22 grammes. Le travail d'esprit ou de corps augmente également la production de l'urée. Le poids du corps est à considérer; on a évalué qu'à 1 kilog. de corps correspond 0,35 centigr. d'urée. De là, sans doute, la différence que l'on trouve chez l'homme et chez la femme, au point de vue de la production de l'urée, ainsi que la différence selon les âges : tandis que la moyenne de l'adulte est de 22 à 55 grammes, celle de l'enfant de quatre ans est de 4 grammes. On a noté très-minutieusement les variations de l'urée dans les maladies.

De l'ensemble de ces observations, il ressort : 1° que dans les maladies fébriles l'urée augmente jusqu'à ce que la fièvre soit arrivée à son *summum*, et qu'elle peut s'élever à la dose de 60 à 80 grammes;

2° Que dans les maladies chroniques, dans celles surtout où

(1) Méhu, loc. cit., p. 241.

le malade se nourrit peu, l'urée descend au-dessous du chiffre normal. Ces faits concordent bien avec l'idée qu'on se fait de la manière dont l'urée est produite dans l'organisme. La fièvre, en effet, augmente l'activité organique et par conséquent la production de l'urée.

Créatinine. — La créatinine ($C^8 H^7 az^3 O^2$) est une base très-énergique qui se trouve dans l'urine à la dose de 6 à 10 décigrammes par vingt-quatre heures. Dans la fièvre typhoïde, dans la pneumonie, dans la fièvre intermittente, la quantité de créatinine est considérablement augmentée.

Xanthine. — La xanthine ($C^{10} H^4 az^4 O^4$) se trouve en très-petite quantité dans l'urine. On la trouve plutôt dans des calculs qui sont eux-mêmes très-rares.

Acide urique. — Cet acide ($C^{10} H^2 az^4 O^4 + {}^2Ho$) se trouve abondamment dans l'urine des animaux. On l'obtient en mélangeant 0.20^{cc} d'acide chlorhydrique avec 1,000 gr. d'urine rendue le matin. On laisse reposer quarante-huit heures, et on trouve l'acide urique séparé sous forme de cristaux qu'on peut examiner avec le microscope. Il se présente sous des formes très-différentes, mais le plus souvent il est en tables lisses rhomboïdales.

La production moyenne d'acide urique chez l'adulte est de 6 décigr. par vingt-quatre heures. Cette quantité est variable ; l'abstinence la diminue, l'ingestion des aliments l'augmente. Dans les maladies fébriles, la proportion d'acide urique augmente ; elle diminue dans les chroniques et surtout dans la goutte (Garrod). D'après Garrod, l'acide urique diminuerait dans la goutte chronique parce qu'il s'accumule dans les tissus.

Acide hippurique. — L'acide hippurique ($C^{18} H^8 azo^5$, HO) se trouve surtout dans l'urine des herbivores. On l'obtient en faisant bouillir pendant quelques instants de l'urine de cheval dans un lait de chaux ; on filtre, on évapore à 1/40 du volume primitif la solution qui renferme de l'hippurate de chaux et l'on mélange avec de l'acide chlorhydrique. Au bout de vingt-quatre heures, l'acide hippurique est cristallisé (1). Vu au microscope, cet acide se présente sous forme de prismes à quatre pans d'un blanc laiteux dont les extrémités se terminent par deux ou quatre faces.

---

(1) Neubauer, *De l'urine*, p. 43.

Ce corps se rencontre souvent dans l'urine à l'état cristallin, surtout quand on a mangé beaucoup de fruits, tels que prunes, baies d'airelles et de ronces, faux mûrier, ou bien lorsqu'on a pris de l'acide benzoïque. On n'a pas pu déterminer jusqu'à présent la signification pathologique de ce produit.

Acides phénique, taurylique, damolique, damalurique. — Ces quatre acides ont été trouvés dans l'urine par Städeler en très-minime quantité ; mais ils n'intéressent pas pour le moment le praticien.

Urochrome. — D'après Thudichum, c'est la matière colorante de l'urine normale. L'urochrome est une substance amorphe qui se dissout dans l'eau et la colore en jaune. On la retire de l'urine par un procédé assez complexe qu'il est inutile d'exposer ici.

Uroxanthine (indican). — Cette substance se trouve en très-petite quantité dans l'urine normale ; mais dans le choléra et chez les personnes atteintes de carcinome du foie (Hope), on la trouve en plus grande quantité. Elle colore l'urine en jaune intense ; l'urine du chien en renferme beaucoup.

Uroglaucine et *urrhodine.* — L'uroglaucine ou *bleu d'indigo* se trouve quelquefois cristallisée dans l'urine de personnes atteintes de dégénérescence des reins. Ce corps apparaît aussi dans l'urine putréfiée comme produit de décomposition de l'indican. L'uroglaucine se présente sous la forme d'une poudre bleue composée de petits cristaux en aiguilles, souvent réunis en groupes, qui affectent différentes formes.

L'*urrhodine* ou *indigo rouge* est incristallisable ; il se forme comme l'uroglaucine pendant la décomposition de l'indican. On le reprend par l'alcool, on laisse évaporer, et on a une solution concentrée de ce corps.

Uroérythrine. — Cette substance, d'après Tudichum, prend naissance par oxydation aux dépens de l'urochrome. Quoi qu'il en soit, elle est tantôt en solution dans l'urine qu'elle colore en rouge, tantôt à l'état de dépôt sur l'acide urique et sur les urates qu'elle colore également en rouge.

Éléments inorganiques normaux de l'urine. *Chlorure de sodium.* — L'urine normale élimine, d'après Hégar, une moyenne de 17 grammes de chlorure de sodium par vingt-quatre heures ; ce chiffre est un peu élevé. Pour reconnaître ce sel dans l'urine, il n'y a qu'à le précipiter avec de l'azotate d'argent et à soumettre le précipité à l'action de l'acide azotique qui précipite le phosphate d'argent dans le cas où il y en aurait. D'après les recherches d'Hégar, le chlorure de sodium diminuerait de quantité dans toutes les maladies aiguës fébriles, excepté pendant et après le paroxysme des accès de fièvres intermittentes.

La recherche et la signification, dans l'urine normale, des sulfates, des phosphates, des silicates du fer et du peroxyde d'hydrogène n'offrant, pour le moment, aucun intérêt pour le praticien, nous bornerons là notre analyse et nous passerons immédiatement à l'étude des substances anormales que l'on trouve dans l'urine.

Éléments anormaux de l'urine. *Albumine.* — L'albumine ne se trouve en aucune proportion dans l'urine normale, mais on l'y trouve durant plusieurs maladies. On trouve l'albumine dans la maladie de Bright, dans le diabète, dans les fièvres éruptives, dans certaines affections des reins, dans l'hydrémie, dans certaines altérations du sang, dans les maladies du cœur, dans la compression des principaux vaisseaux; on la trouve encore lorsque l'urine est mêlée avec du sang ou avec du pus. On la trouve enfin dans l'empoisonnement par le plomb et par les cantharides. La constatation de l'albumine dans les urines devient, d'après cela, un important élément de diagnostic, et on ne saurait trop s'appliquer à connaître les procédés qui permettent au praticien de constater et de doser cette substance.

L'urine albumineuse mousse par l'agitation beaucoup plus que l'urine normale; mais elle a cela de commun avec l'urine alcaline et avec celle qui renferme du mucus. Son aspect peut être normal; mais ordinairement elle est pâle surtout dans la maladie de Bright. Avant de rechercher l'albumine dans une urine, il est bon de s'assurer de la nature de sa réaction. En effet, si l'urine est alcaline et que pour chercher de l'albumine on verse de l'acide azotique, celui-ci décomposera le carbonate d'ammoniaque qui rend l'urine alcaline, et il se formera un précipité qui peut donner le change. C'est pourquoi, avant d'essayer une urine, il est indispensable de la neutraliser avec un acide et de la filtrer.

Ces précautions étant prises, on introduit une certaine quantité d'urine dans un tube de verre, et, soit par la chaleur, soit par l'acide nitrique, on cherche à précipiter l'albumine. Si on emploie la chaleur, il suffit de promener le tube de verre au-dessus de la flamme d'une lampe à alcool jusqu'au point d'ébullition (l'albumine se coagule à 70°), et on voit alors, si l'urine contient de l'albumine, un trouble se manifester dans la liqueur ou bien un précipité floconneux d'albumine. S'il n'y a qu'un trouble, l'albumine est peu abondante; si le précipité est en flocons abondants, la quantité d'albumine est notable.

Cependant il faut être prévenu que l'ébullition de l'urine peut provoquer la précipitation de phosphates terreux qui peut simuler un précipité d'albumine. Dans ce cas, il suffit d'ajouter une petite quantité d'acide acétique qui dissout les phosphates et reste sans action sur l'albumine.

Si on emploie l'acide azotique, il faut le verser goutte à goutte le long des parois du tube de telle manière qu'il se rassemble au fond du tube. Si l'urine renferme de l'albumine, il se produit sur l'acide une couche trouble nettement limitée. Pour avoir le précipité complet, on n'a qu'à agiter le tube, et dès lors toute l'albumine se précipite au fond. En général, il faut verser un volume d'acide azotique égal au dixième du volume de l'urine. Il faut être prévenu que l'acide urique, résultant de la décomposition des urates, peut former avec l'acide azotique un précipité qui peut induire en erreur. Pour éviter toute confusion, il faut chauffer l'urine. Si le précipité est dû à l'acide urique, il se dissout de nouveau; s'il résiste, il est formé par de l'albumine.

L'albumine se trouve en proportions très-variables dans l'urine des malades. On peut en perdre depuis 1 gramme jusqu'à 30 grammes dans les vingt-quatre heures; le moyenne est de 4 à 5 grammes par jour.

L'emploi combiné de la chaleur et de l'acide azotique peuvent donner toutes les certitudes au point de vue de la présence de l'albumine. Mais comment doser la quantité d'un élément aussi important? Les procédés de dosage avec le polarimètre et par la méthode de Méhu sont trop compliqués pour le praticien. Il est préférable de s'en tenir à un dosage approximatif très-simple. On choisit un tube gradué ayant partout le même diamètre, on introduit un certain volume d'urine dans ce tube, et on précipite l'albumine par l'acide azotique. On laisse reposer pendant quelques heures, et on compare ensuite la hauteur du précipité à celle qu'atteignait le liquide avant l'opération ; en répétant cette opération tous les jours, on peut évaluer approximativement la quantité d'albumine et se rendre compte, jour par jour, de la proportion relative.

Glycose, ou sucre de diabète. La glycose fait partie des sucres dits *de la seconde espèce* qui sont détruits par les alcalis ; ils se changent sous l'influence de ces derniers en *ulmine* et en acides formique, glycique et mélanique. La glycose est l'analogue de ce sucre qui recouvre les figues et les pruneaux d'une couche blanchâtre et du sucre qui constitue en grande partie le miel. La glycose n'existe qu'à l'état de traces dans l'urine normale ; mais dans la glycosurie elle atteint quelquefois le chiffre de 120 gram. par litre.

Au point de vue de la constation du sucre dans l'urine, la connaissance de la quantité, de la densité de cette dernière ne saurait suffire ; mais elle fournit au médecin une première indication dont il est bon de tenir compte. Une urine claire, abondante, et qui marque à l'uromètre 1,025, doit être suspectée de contenir du sucre.

Procédés d'extraction. — *A.* Le procédé le plus simple consiste à ajouter à l'urine, que l'on a versée dans un long tube de verre, 1/10 de son volume d'une solution concentrée de soude ou de potasse caustique. On chauffe le mélange, sur une lampe à alcool, jusqu'à ébullition. On voit alors la liqueur se colorer peu à peu en jaune, et, si la proportion du sucre est élevée, la coloration est d'un brun foncé.

B. Le second procédé consiste à verser dans un tube de verre 4 ou 5 cent. cub. d'eau, à laquelle on ajoute 15 à 20 gouttes de l'urine à analyser. A ce mélange, on ajoute 1 demi-cent. cub. de lessive de soude ou de potasse, et on verse ensuite goutte à goutte une solution très-étendue de sulfate de cuivre. Si l'urine renferme du sucre, il se fait un précipité qui bientôt après se dissout quand on agite le tube. La liqueur ainsi obtenue est bleue et limpide. On approche alors le tube de la flamme d'une lampe et on chauffe jusqu'à ce qu'elle soit sur le point de bouillir. Il se forme alors à la surface du liquide un nuage jaune qui bientôt passe au rouge. Ce nuage est un précipité d'oxyde de cuivre.

Ce procédé et le suivant reposent sur la propriété que possède la glycose de réduire, en quantité relative, les sels de cuivre.

C. En remplaçant le sulfate de cuivre par du tartrate de cuivre dans une solution concentrée de soude ou de potasse caustique, on a la liqueur de *Fehling* avec laquelle on peut constater également la présence du sucre dans l'urine. Le titrage de la liqueur de Fehling est fondé sur ce fait, que 1 équivalent de glycose réduit 10 équivalents de sulfate de cuivre cristallisé : 5 milligram. de glycose réduisent 1 centimèt. cube de liqueur de Fehling.

Ce réactif permet donc de reconnaître les plus petites quantités de sucre.

« Après avoir filtré ou décanté l'urine, dit M. Méhu, on verse dans un tube de verre 5 grammes environ de la liqueur bleue de Fehling; on chauffe le tube sur la lampe à alcool et on maintient le liquide en ébullition pendant une minute; ce liquide devra rester transparent et ne donner aucun précipité si la liqueur est bonne. Cela bien constaté, on fait tomber le long des parois du tube incliné une ou deux gouttes du liquide sucré, et on voit bientôt à la surface du liquide bleu, presque bouillant, un anneau vert qui passe rapidement au jaune, puis au rouge, et qui contraste vigoureusement, par sa couleur orangée et son opacité, avec la couleur bleue et la transparence du liquide sous-jacent. Si le liquide est très-peu sucré, on ajoute quelques gouttes de plus et on chauffe pendant quelques secondes la partie supérieure du liquide; il ne sera jamais d'ailleurs nécessaire d'en verser un volume égal à celui de la liqueur bleue (1). »

Ce procédé est d'autant plus précieux que le glycose seul est capable de réduire assez facilement la liqueur de Fehling pour que deux ou trois gouttes de liquide sucré suffisent à effectuer la réduction en si peu de temps.

Dans l'emploi des procédés que nous venons de décrire, il faut se tenir en garde contre plusieurs causes d'erreurs : 1° Si l'urine à examiner renfermait beaucoup d'acide urique ou d'urates, il pourrait se faire que le réactif de cuivre fût décoloré par ces derniers. Quand on soupçonne la présence de ces corps, il faut les éliminer en ajoutant à l'urine 1/10 de son

(1) Méhu, *Ch. Méd.*, p. 282.

volume d'acétate de plomb basique ; 2° Si l'urine est ammo-
niacale, il faut la neutraliser, car sans cela la solution caustique
qu'on ajoute à l'urine décomposerait le carbonate d'ammoniaque, et, se substituant à cette dernière, elle ne pourrait pas
remplir le rôle d'*alcali fixe libre* qu'elle joue dans la réaction.
Rien n'est plus simple que de parer à cet inconvénient : il
suffit d'ajouter aux solutions cuivreuses un excès de soude
caustique, et on fait bouillir le liquide assez longtemps pour
que l'ammoniaque se dégage ; 3° Si les urines sont albumineuses, elles peuvent masquer la réaction sans qu'il se produise
un précipité d'oxyde de cuivre ; il faut donc éliminer l'albumine, et on y parvient en ajoutant quelques gouttes d'acide
acétique faible. On reçoit l'albumine coagulée sur un filtre et
on neutralise la liqueur avec la potasse.

Cependant il ne suffit pas au praticien de savoir qu'une urine
contient du sucre. Il est utile qu'il puisse en doser la quantité
de temps en temps et apprécier, d'après cette connaissance, les
effets du traitement. Le *saccharimètre de Soleil* est le procédé
de dosage le plus sûr ; mais cet appareil ne peut pas être entre
les mains de tous les praticiens. Il faut donc se contenter du
procédé de la liqueur de Fehling qui est moins exact, mais
qui peut suffire à la rigueur. Ce procédé repose sur ce fait
que 20 cent. cubes de la liqueur de Fehling titrée sont complètement décolorés à la température de l'ébullition par
1 décigram. du glycose. D'après cela, le problème à résoudre
consiste à déterminer quel est le volume d'urine que contient
1 décigramme de glycose. Nous emprunterons à M. Méhu
l'exposé de ce procédé :

« Avant de procéder à ce dosage, il faut vous assurer que la
liqueur de Fehling est exactement titrée. Pour cela, maintenez
de la glycose pure à une température de 100°, pesez-en
1 gram. que vous dissoudrez dans 200 cent. cub. d'eau distillée ; 20 gram. de cette liqueur contiennent 1 décigr. de glycose et doivent décolorer exactement 20 cent. cub. de liqueur
bleue. Cela fait, remplissez jusqu'à zéro une burette graduée
au 10ᵉ de centimètre cube avec cette solution sucrée. D'autre
part, versez au moyen d'une pipette 20 cent. cub. de liqueur
de Fehling dans un matras de verre pouvant contenir
150 gram. au moins, étendez cette liqueur avec de l'eau distillée au volume de 100 cent. cub. environ.

« Chauffez le matras à l'aide d'une lampe à alcool jusqu'à
ce que le liquide entre en ébullition, puis versez goutte à
goutte la liqueur sucrée de la burette dans le liquide bleu ; il
se fait un trouble, l'oxyde réduit rend la liqueur violacée tandis qu'à mesure que le liquide sucré arrive dans la liqueur
bleue, celle-ci se décolore de plus en plus. Pour faciliter la
précipitation de l'oxyde de cuivre et rendre sa déshydratation
plus rapide, ajoutez à la liqueur bleue quelques grammes
d'une solution concentrée de soude caustique qui augmente la
densité de la liqueur. Sur la fin de l'opération, ne versez plus
que par goutte, en laissant reposer la liqueur pendant quelques secondes après chaque addition, pour voir si la décoloration est complète. La liqueur a-t-elle conservé une teinte
bleue, chauffez-la de nouveau et recommencez à verser de la
liqueur sucrée. Pour mieux saisir l'instant précis de la décoloration, placez au-dessus du matras une feuille de papier blanc
qui rendra les dernières traces de liqueur bleue plus sensibles à l'œil, ou bien examinez la lumière directe d'une fenêtre
transmise à travers la masse liquide. Avec un peu d'habitude,
vous décolorerez exactement la liqueur ; mais, si vous avez dépassé la quantité de solution sucrée nécessaire à la décoloration exacte, la liqueur qui surnage l'oxyde réduit a pris une
teinte jaune due à l'action de l'alcali sur le sucre en excès.
Dans ce cas il faudra recommencer l'essai.

« Si l'essai est exact, autrement dit, si vous avez versé dans la
liqueur bleue le volume de solution sucrée rigoureusement
nécessaire à la précipitation de tout l'oxyde de cuivre, la liqueur décolorée, *filtrée bouillante*, satisfera aux conditions suivantes : 1° Elle ne donnera pas de précipité rouge d'oxyde de
cuivre, si on la chauffe avec quelques gouttes de liqueur sucrée ; 2° elle ne donnera pas de précipité rouge d'oxyde cuivreux, si on la chauffe avec quelques gouttes de liqueur de
Fehling. Dans le premier cas, vous aurez la preuve qu'il ne
reste pas d'oxyde de cuivre réductible en solution ; et, dans le
second, vous prouverez qu'il n'a pas été versé un excès de la
solution sucrée.

« Si la liqueur de Fehling et la liqueur sucrée ont été bien
préparées, 20 cent. cub. de liqueur sucrée ou 200 divisions de
la burette auront décoloré les 20 cent. cub. de liqueur bleue.
Mais s'il a fallu 224 divisions de la burette de liqueur sucrée

pour décolorer ces 20 cent. cub. de liqueur bleue, c'est que cette quantité de liqueur bleue correspond à 0^{gr},112. Vous chercherez donc dans vos expériences futures sur l'urine quel est le volume d'urine sucrée capable de décolorer ces 20 cent. cub. de liqueur de Fehling, sachant que ce volume correspond à 0^{gr}, 112 de glycose.

« Le titre de la liqueur de Fehling étant exactement connu, il s'agit maintenant de doser le sucre contenu dans un volume d'urine déterminé. L'urine à analyser étant rendue limpide par la filtration, mesurez-en 10 cent. cub. dans une éprouvette graduée, et portez son volume à 100 ou 200 cent. cub. avec de l'eau distillée, suivant la quantité de sucre qu'elle contient. Autant que vous pourrez, opérez sur une longue colonne de liquide afin d'arriver à un titrage parfait ; dans ce but, faites que la liqueur ne contienne pas plus de 1 p. 0/0 de sucre. Si une urine contenait 105 gr. de sucre par litre, soit 10^{gr},5 p. 0/0, en ajoutant à ce liquide 19 fois son volume d'eau, vous auriez un liquide de 1/20 qui contiendrait 1/2 p. 0/0 environ de glycose, ce qui rendrait l'appréciation très-exacte. Si l'urine contient moins de 1 p. 0/0 de sucre, il est inutile de l'étendre d'eau.

« L'urine étant convenablement étendue d'eau, remplissez-en la burette divisée en 10es de centimètre cube. D'autre part, faites tomber dans le matras de verre 20 cent. cub. de liqueur de Fehling, ajoutez-y quelques centimètres cubes de solution concentrée de soude caustique, puis 80 à 100 gram. d'eau distillée, chauffez le matras sur la lampe à alcool jusqu'à l'ébullition, et versez par centimètre cube d'abord, puis goutte à goutte, le contenu de la burette d'urine. Opérez, en un mot, comme il a été dit, pour le titrage de la liqueur de Fehling, avec une solution sucrée d'un titre bien déterminé. Redoublez d'attention sur la fin de l'opération, et maintenez toujours l'ébullition pendant quelques secondes avant d'ajouter de nouvelles gouttes d'urine, pour ne pas verser un excès de liquide sucré. N'interrompez jamais cette opération au-delà des quelques secondes nécessaires à la précipitation de l'oxyde cuivreux, sans quoi, le liquide absorbant rapidement l'oxygène de l'air, l'oxyde cuivreux (Cu^2O) repasse à l'état d'oxyde cuivrique (CuO) qui se dissout et colore la liqueur en bleu.

« Exemple : Supposons que le volume d'urine dilué nécessaire à la décoloration de 20 cent. cub. de liqueur bleue soit de 94 divisions de la burette, soit $9^{cc},4$; c'est qu'il y a dans ces 94 divisions 1 décigramme de sucre : par conséquent, il y aura dans 1 litre

$$\frac{0^{gr}. 1 \times 1100}{9.4} = 10^{gr},638.$$

« Mais si le liquide sur lequel on a opéré a été étendu d'eau de manière à ne contenir que 1/10 de son volume d'urine, c'est 10 fois cette quantité, c'est-à-dire $106^{gr}, 38$ de sucre par litre. » (Méhu, *Ch. Méd.*, p. 291.)

Ce procédé est plus long à écrire qu'à pratiquer; il donne des résultats approximatifs et c'est tout ce qu'il faut pour le médecin.

Procédé Duhomme. — M. le docteur Duhomme a proposé dernièrement un procédé d'analyse quantitative qui s'impose à l'attention des praticiens. Simplicité dans l'instrumentation, facilité et rapidité dans les manipulations, tels sont les avantages qui recommandent ce procédé.

Nous le décrirons ici d'après le Bulletin de la Société de thérapeutique (avril 1874).

Au moyen du compte-gouttes de Limousin, on puise 2 centimètres cubes de liqueur de Fehling, ce qui est facile au moyen du trait de graduation que présente le compte-gouttes. Par la pression de la poire et par un jet continu, on transvase cette quantité de liquide dans un tube à examen d'urine; on l'étend avec volume égal d'une solution de soude caustique dans l'eau distillée.

Le compte-goutte B servant toujours à l'urine, il semblerait, au premier abord, qu'on pourrait le titrer une fois pour toutes; mais l'expérience a démontré que l'urine, dont la composition est si complexe, donne d'un jour à l'autre, avec le même compte-gouttes, un nombre de gouttes différent pour le même volume; il est donc indispensable de déterminer chaque fois le volume d'une goutte de l'urine soumise actuellement à l'examen.

Pour cela, il suffira de puiser une certaine quantité d'urine en ayant soin de la faire parvenir un peu au-dessus du trait de graduation (qui indique 1 centimètre cube), de faire écouler la quantité de liquide nécessaire pour obtenir un affleurement très-exact (il faut que le trait de graduation soit tangent à la courbe inférieure du ménisque concave), puis, à partir de ce moment, de compter le nombre de gouttes qui tombent jusqu'à l'expulsion complète du liquide; on sait ainsi d'une façon exacte la fraction de centimètre cube représentée par chaque goutte d'urine en expérience. Pour préciser, supposons que 1 centimètre cube nous ait fourni 24 gouttes; chaque goutte du liquide, actuellement en expérience, représentera 1/24 de centimètre cube, et on pourra remplir de nouveau l'instrument sans se préoccuper cette fois de la graduation, l'essai

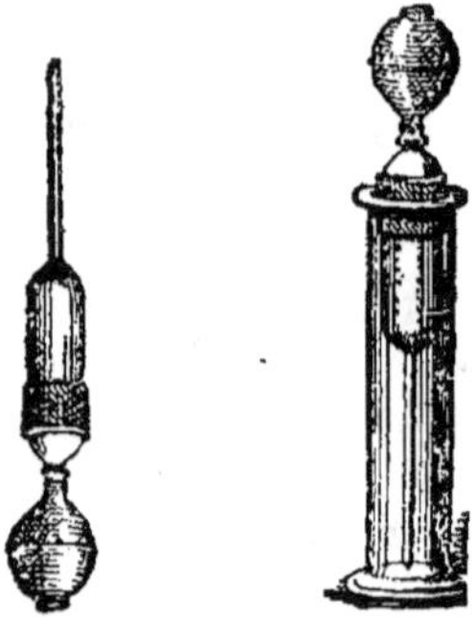

Fig. 76. — Compte-gouttes Limousin.

préliminaire ayant permis de déterminer, pour toute la durée de l'expérience, le volume exact d'une goutte.

Cela fait, on porte à l'ébullition la liqueur de Fehling, puis on y verse quelques gouttes d'urine, et on attend quelques instants pour apprécier la modification survenue dans la coloration de la liqueur; avec les précautions d'usage, on ajoute de nouveau, et s'il est nécessaire, l'urine goutte par goutte, en ayant soin de chauffer après l'addition de chaque goutte. Lorsque la coloration bleue a disparu, l'expérience est terminée. Si, pour obtenir ce résultat, il a fallu employer 8 gouttes d'urine, comme les 2 centimètres cubes de la liqueur de Fehling correspondent à 1 centigramme de glucose, on en conclura que 8/24 de centimètre cube de l'urine soumise à l'examen contiennent 1 centigramme de glucose.

Les fractions de centimètre cube changeant avec chaque urine, on pourrait craindre qu'il n'en résultât une grande complication dans les calculs; non-seulement il n'en est rien, mais c'est précisément le contraire qui a lieu. L'expérience a révélé, en effet, à M. Duhomme l'existence d'une formule d'une simplicité excessive. Cette formule, applicable aux cas où on emploie 2 centimètres cubes de liqueur de Fehling normalelement titrée, est la suivante :

Multiplier par 10 le nombre de gouttes représentant 1 centimètre cube de l'urine en expérience, diviser le produit par le nombre de gouttes qui sont nécessaires pour décolorer 2 centimèt. cubes de liqueur de Fehling (représentant 1 centigramme de glucose) et on obtiendra immédiatement en grammes et en centigrammes la quantité de sucre contenu dans un litre d'urine. Reprenons les chiffres de l'expérience ci-dessus :

24 représente le nombre de gouttes de 1 centimètre cube de l'urine ; 8, le nombre de gouttes qui ont été nécessaires pour décolorer 2 centimètres cubes du réactif cupro-sodique : 24 multiplié par 10 donne 240, qui divisé par 8 donne 30.

Un litre de cette urine contenait 30 grammes de sucre.

Dans le but d'éviter tout calcul aux praticiens, M. Duhomme a eu l'heureuse idée de dresser la table ci-après (1).

Les chiffres inscrits dans la première ligne horizontale correspondent au nombre de gouttes employées.

Les chiffres romains inscrits dans la première colonne verticale correspondent au nombre de gouttes représentant 1 centimètre cube de l'urine en expérience.

On se sert de cette table comme de celle de Pythagore, c'est-à-dire que s'il a fallu 11 gouttes d'une urine donnant 22 gouttes au centimètre cube pour obtenir la décoloration de la liqueur cupro-sodique, on suit la colonne verticale, dont le premier chiffre est 11, jusqu'à son intersection avec la ligne horizontale commençant par le chiffre romain XXII, et le nombre 20 indique que l'urine en expérience contient 20 grammes de glucose.

Il arrive fort souvent que le résultat de l'analyse se trouve compris entre deux gouttes consécutives ; dans ce cas, il faut prendre la moyenne. Exemple : Une urine donne 18 gouttes au centimètre cube. On a employé 9 gouttes et il reste une très-légère teinte bleue ; le but n'est point atteint et l'urine renferme moins de 20 grammes de sucre (voir la table). On ajoute

(1) Extrait du *Bulletin de la Société de thérapeutique*. Séance du 22 avril 1874.

TABLE DONNANT IMMÉDIATEMENT LE RÉSULTAT DE L'ANALYSE.

A. De 1 a 12 gouttes.

	1	2	3	4	5	6	7	8	9	10	11	12
	gr.	gr.	gr.	gr.	gr.	gr.	gr.	gr.	gr.	gr.	gr.	gr.
XVIII.	180	90	60.00	45.00	36.00	30.00	25.71	22.50	20.00	18.00	16.36	15.00
XIX..	190	95	63.33	47.50	38.00	31.67	27.14	23.75	21.11	19.00	17.27	15.83
XX..	200	100	66.67	50.00	40.00	33.33	28.57	25.00	22.22	20.00	18.18	16.67
XXI..	210	105	70.00	52.50	42.00	35.00	30.00	26.25	23.33	21.00	19.09	17.50
XXII.	220	110	73.33	55.00	44.00	36.67	31.43	27.50	24.44	22.00	20.00	18.33
XXIII.	230	115	76.67	57.50	46.00	38.33	32.86	28.75	25.55	23.00	20.91	19.17
XXIV.	240	120	80.00	60.00	48.00	40.00	34.28	30.00	26.66	24.00	21.82	20.00

B. De 13 a 24 gouttes.

	1	14	15	16	17	18	19	20	21	22	23	24
	gr.	gr.	gr.	gr.	gr.	gr.	gr.	gr.	gr.	gr.	gr.	gr.
XVIII.	13.85	12.85	12.67	11.25	10.59	10.00	9.47	9.00	8.57	8.18	7.83	7.50
XIX..	14.61	13.57	13.33	11.87	11.18	10.55	10.00	9.50	9.05	8.64	8.26	7.92
XX...	15.38	14.28	14.00	12.50	11.76	11.11	10.53	10.00	9.52	9.09	8.69	8.33
XXI..	16.15	15.00	12.00	13.12	12.35	11.67	11.05	10.50	10.00	9.55	9.13	8.75
XXII..	16.92	15.71	14.67	13.75	12.94	12.22	11.58	11.00	10.48	10.00	9.56	9.17
XXIII.	17.69	16.43	15.33	14.37	13.53	12.78	12.10	11.50	10.95	10.45	10.00	9.58
XXIV.	18.46	17.14	16.00	15.00	14.12	13.33	12.63	12.00	11.43	10.91	10.43	10.80

une dixième goutte et le liquide qui surnage est légèrement ambré ; le but est dépassé et l'urine renferme plus de
18 grammes (voir la table). On prend la moyenne entre 18 et 20
qui est 19, et ce nombre représente, à moins de 1 gramme
près, la quantité de sucre contenue dans l'urine.

Mais il peut se faire que cet écart soit beaucoup plus considérable, car on voit par l'examen de la table que l'écart entre
deux gouttes consécutives est d'autant plus grand qu'on a
employé un plus petit nombre de gouttes. Exemple : une urine
donne 24 gouttes au centimètre cube ; après la 2ᵐᵉ goutte la
teinte bleue est encore très-manifeste, donc elle renferme
moins de 120 grammes de sucre (voir la table) ; on ajoute une
3ᵐᵉ goutte et le liquide qui surnage le précipité prend une
teinte ambrée assez prononcée ; le but est dépassé et l'urine
contient plus de 80 grammes de sucre (voir la table) ; la
moyenne entre 120 et 80 étant 100, ce nombre représente
seulement à 20 grammes près le résultat de l'analyse. Cette
approximation est tout à fait insuffisante, et, dans les cas de ce
genre, il est indispensable d'étendre l'urine avec de l'eau distillée et de recommencer l'analyse.

La présence continue du sucre dans les urines appartient à
la glycosurie ; mais parfois le sucre n'apparaît que temporai-
rement ou bien d'une manière intermittente. Dans ce dernier
cas, il faut veiller à l'alimentation qui est peut-être trop riche
en sucre et en matières amylacées ; il faut également rechercher s'il n'y aurait pas quelques troubles dans les centres
nerveux.

Sang. Nous n'avons pas à nous occuper ici des cas dans
lesquels le sang se trouve dans l'urine avec ses éléments
constituants, car il est facile de reconnaître ces derniers soit
à l'œil nu, soit avec l'aide du microscope. Nous devons concentrer notre attention sur les cas spéciaux où l'urine, colorée en
rouge ou en brun, ne renferme pas de globules, mais seulement
le principe colorant du sang. Ce principe, comme nous l'avons
vu, est l'hématoglobuline ou l'hémoglobine. Pour s'assurer que
la coloration est bien due à ce principe, on fait bouillir une
partie de l'urine avec de la soude caustique : il se dépose
des phosphates terreux, l'hémoglobine et la méthémoglobine
se changent en hématine qui donne à la liqueur une couleur
brune avec des reflets verts à la lumière.

Les urines colorées par l'hémoglobine en dissolution se rencontrent dans le scorbut, dans les fièvres pernicieuses, dans toutes les maladies avec altération profonde du sang. L'hémoglobine, en effet, ne peut provenir que d'une destruction des globules.

Sédiments urinaires. — Les substances que nous venons d'analyser, normales ou anormales, font partie intégrante de l'urine. Celles qui vont nous occuper font également partie de l'urine, mais à l'état de dépôt. Ces dépôts sont de nature organique ou de nature inorganique.

1° *Dépôts de matière organique.* Ces dépôts sont constitués par du mucus, par des épithéliums pouvant provenir de toutes les parties de l'appareil urinaire, et revêtir alors des formes particulières; par du pus, par de la matière cancéreuse et tuberculeuse, par des cylindres et des tubes urinifères, par des infusoires, des champignons, et enfin par des spermatozoïdes. La chimie n'a pas à intervenir dans l'examen de ces dépôts qui ressort entièrement du sens de la vue, seul ou aidé du microscope.

2° *Dépôts de matières inorganiques.* Ces dépôts ou sédiments sont formés tantôt par de l'acide urique et des urates, tantôt par des phosphates terreux, tantôt par de l'oxalate de chaux, de la cystine, de la xanthine, de la tyrosine. Tous ces sédiments ont des formes cristallines parfaitement déterminées qu'il est très-facile de saisir avec le microscope. Par conséquent, l'analyse chimique est ici inutile.

Analyse des calculs urinaires. — Il est très-important pour le médecin de procéder à l'analyse chimique des calculs urinaires, parce que la nature des éléments qui les composent peut le mettre sur la voie de leur provenance et lui inspirer l'emploi des moyens les plus propres à prévenir leur reproduction. Mais cette analyse, rarement nécessaire quand les calculs se présentent à l'examen des hommes qui en ont souvent sous les yeux, est du domaine de la chimie pure et les praticiens n'ont ni le temps ni les moyens de s'adonner aux travaux du laboratoire. Nous devons donc nous borner à enregistrer cette nouvelle application de la chimie à la médecine.

Liquides séreux. — Les cavités naturelles peuvent, sous l'influence morbide, se remplir d'un liquide séreux plus ou moins consistant, plus ou moins coloré, et former ce que nous appelons un épanchement. D'autres cavités peuvent se former, se développer dans des organes qui naturellement n'en ont pas et se remplir, elles aussi, d'un liquide plus ou moins coloré, plus ou moins consistant. Tous ces liquides, désignés sous le nom de liquides séreux, sont fondamentalement constitués par des substances variables qui impriment à chacun d'eux un caractère spécial ; ce sont ces substances qui vont nous occuper.

Métalbumine. La métalbumine est une substance albuminoïde qui se présente sous la forme de paillettes brillantes et que l'on trouve dans beaucoup de liquides séreux : hydrocèle, ascite, hygroma et certains kystes ovariques. On obtient ce corps en précipitant la matière albumineuse des liquides précités au moyen de l'alcool. On recueille le précipité qu'on lave à l'alcool ; on laisse évaporer celui-ci et le résidu se redissout dans l'eau. Celle-ci prend l'aspect oléagineux du liquide primitif et laisse la métalbumine en paillettes après son entière évaporisation à 45°.

La métalbumine jouit des propriétés de l'albumine, mais elle s'en distingue en ce que son coagulum se redissout dans l'eau ; elle se distingue de la caséine et de la mucine en ce qu'elle n'est pas précipitée par l'acide acétique.

Hydropisine. L'hydropisine se trouve également dans l'ascite, dans le liquide pleural, dans les kystes ovariques. On l'obtient en ajoutant à ces liquides du sulfate de magnésie. Le précipité est ensuite desséché à une basse température, lavé rapidement dans de l'eau distillée, et abandonné dans de l'eau pure où il se dissout lentement. Cette solution est oléagineuse, non filante et entièrement coagulalbe par la chaleur, l'alcool, l'acide azotique. Ce qui la distingue de la précédente, c'est que son précipité alcoolique ne se redissout pas dans l'eau.

Paralbumine des kystes de l'ovaire. La paralbumine est cette substance qui donne au liquide de certains kystes de l'ovaire la consistance visqueuse si remarquable qu'ils présentent. Ce liquide, en effet, se laisse étirer en filaments de plusieurs pieds quand on vient à le prendre avec une baguette de verre.

Lorsqu'on filtre le liquide qui renferme la paralbumine, celle-ci reste sur le filtre et peut se redissoudre dans l'eau. L'alcool précipite la paralbumine de cette solution, mais le précipité renferme toujours de la métalbumine.

Les trois corps albumineux dont nous venons de parler ont cela de commun, que l'acide acétique ne les précipite pas, tandis que l'albumine est toujours précipitée par cet acide. Ces substances, jointes à l'albumine et à la fibrine, constituent les parties fondamentales de tous les liquides séreux. On trouve également dans ces derniers des éléments minéraux (7 à 9 gr. par 1,000 grammes), de la matière colorante jaune, analogue à la matière colorante de la bile, car elle verdit par addition d'acide azotique.

Quelquefois ces liquides sont rendus opaques par du sang décomposé et réduit à sa matière colorante plus ou moins altérée. Les colorations *chocolat*, *café*, qu'on trouve dans certains kystes, sont dues à la matière colorante du sang.

Les liquides séreux sont toujours alcalins ; ils renferment une proportion très-variable de matières solides (de 1 gramme à 50 grammes par 1,000) et en particulier de matières organiques. La fibrine, par exemple, est en si grande abondance dans le liquide de la plèvre qu'elle se coagule spontanément lorsqu'on abandonne le liquide à lui-même. M. Méhu, à qui nous avons emprunté la plupart des notions qui précèdent, a remarqué que les kystes ovariques simplement albumineux, très-peu chargés de matières organiques, guérissent par une simple ponction suivie d'une injection iodée. Au contraire il n'a jamais vu les kystes à liquide filant, chargé de paralbumine, donner lieu à une guérison durable par cette méthode.

MATIÈRE MÉDICALE.

L'énumération simple des agents que la chimie fournit à la matière médicale serait déjà trop longue, à plus forte raison nous ne pourrons pas parler de chacun de ces agents. Nous croyons rester dans les limites du cadre de ce travail en ne nous occupant que des principales et des plus récentes acquisitions. Nous examinerons donc successivement : l'eau, l'oxygène, l'acide carbonique, le protoxyde d'azote, les alcaloïdes, l'éther, le chloroforme, le chloral, la propylamine, la triméthylamine, l'acide salicylique et le salicylate de soude.

Eau. — Nous avons eu déjà l'occasion de parler des applications de l'eau considérée comme aliment ; nous la considérerons ici comme un des agents les plus importants de la matière médicale.

Si nous voulions exposer ici toutes les applications de l'eau à la médecine, nous serions entraînés à des développements que le cadre de ce travail ne comporte pas. Nous devons nous borner, par exemple, à dire qu'elle sert de véhicule à la plupart des agents de la matière médicale, et qu'elle joue, dans les eaux minérales, un rôle tout aussi important que les composés chimiques que ces dernières contiennent.

Par elle-même, l'eau ingérée exerce une action incontestable sur les maladies fébriles ; elle tempère la chaleur et favorise par sa présence les actes intimes au moyen desquels l'organisme lutte contre les influences morbides.

L'eau a été préconisée par nous dans le choléra sous forme de lavements d'eau chaude destinée à être absorbée.

A l'extérieur, l'eau pure est employée journellement dans le pansement des plaies.

En Angleterre, où cette méthode est très-suivie, on se borne à recouvrir les plaies d'un linge mouillé, sur lequel on applique du taffetas gommé pour éviter l'évaporation et pour conserver l'égalité de température (1).

Aujourd'hui ce mode de pansement si simple tend à se généraliser dans tous les pays (2).

Ajoutons qu'avant d'adopter définitivement cette manière d'employer l'eau, on avait eu l'idée de plonger et de maintenir les plaies d'amputation et autres dans des boîtes remplies d'eau à une certaine température (3). Cette pratique s'est peu généralisée à cause des difficultés que présente son application.

Une des méthodes les plus importantes de la thérapeutique moderne est, sans contredit, l'application extérieure de l'eau selon les règles de l'hydrothérapie. Cette méthode a pris aujourd'hui une extension que justifient ses nombreux succès. Aussi croyons-nous devoir donner à ce mode spécial de l'application de l'eau une description plus détaillée. M. le Dr Beni-Barde qui, on le sait, est un de nos plus savants hydropathes,

---

(1) Paul Topinard, *Thèse de Paris.* 1860.

(2) Léon Le Fort, *Pansement simple par la balnéation continue.* Mémoire lu à l'Académie de médecine, mai 1870.

(3) Kern à Vienne, Walther à Bonn, Langenbeck à Berlin, Gosselin, Laugier et la plupart de nos médecins militaires.

a bien voulu nous communiquer, sur ce sujet, les résultats de sa riche et longue expérience, ce dont nous le remercions pour nous et pour nos lecteurs.

Hydrothérapie. — L'hydrothérapie est la médication par l'eau. L'eau froide est l'agent fondamental de cette médication; mais celle-ci comporte aussi l'emploi de l'eau chaude, de la vapeur d'eau, ainsi que de l'air chaud. Il en est de même de la glace.

La médication hydrothérapique remonte à la plus haute antiquité. Les ablutions recommandées par Moïse aux Hébreux constituent une pratique hydrothérapique. Chez un grand nombre de peuples de l'antiquité, l'eau était considérée comme un remède à bien des maux.

L'histoire de l'hydrothérapie peut se subdiviser en trois périodes : la première part des temps les plus reculés et s'arrête à Priestnitz. Dans cette période, nous trouvons les écrits de Celse, de Wright, etc.; les travaux de Currie (Liverpool), ceux de Gianini et de Pomme. Ceux-ci posèrent les grands principes de l'hydrothérapie.

La seconde période est celle de Priestnitz. Grâce à lui l'hydrothérapie fut l'objet d'un enthousiasme indescriptible. Les succès obtenus popularisèrent la méthode qui, malgré tout, resta dans le domaine de l'empirisme le plus absolu.

Ce n'est que Fleury qui parvint à faire de l'hydrothérapie une méthode vraiment scientifique. Avec lui commence la troisième période. L'hydrothérapie maintenant se raisonne, et ses effets s'expliquent par les lois de la physiologie. A côté de l'œuvre de Fleury se placent une multitude de travaux qu'il serait trop long d'énumérer (1), et qui concourent à faire de l'hydrothérapie une méthode absolument scientifique et rationnelle

Les agents généraux employés en hydrothérapie sont au nombre de deux : la chaleur et le froid. Tous les procédés dérivent de la combinaison judicieuse de ces deux agents et sont basés sur leurs propriétés physiologiques.

L'agent principal est l'eau froide, en général; plus sa tempé-

(1) Cependant nous croyons devoir faire exception pour l'ouvrage le plus récent et qui, à côté des faits originaux, personnels à l'auteur, résume admirablement les faits antérieurs. C'est l'ouvrage de M. Beni-Barde, intitulé : *Traité théorique et pratique d'hydrothérapie.* 1874.

rature est basse, plus son action est puissante. En outre, la
sensation est d'autant plus grande que le sujet reste immobile
et que le courant de l'eau est plus rapide.

L'eau froide, projetée à la surface du corps, produit dans
l'économie une succession de phénomènes. Elle agit, à la fois
par sa température et par la percussion dont elle est animée, en provoquant dans tout l'organisme une série d'actions réflexes que la thérapeutique met à profit. Lorsque l'application cesse, il se produit alors un retour à l'état normal
dans les diverses parties du corps qui ont été dérangées de
leur fonctionnement, et c'est à ce retour à l'état normal qu'on
a donné le nom de *réaction*. Celle-ci peut être facilitée par
l'exercice, les frictions, le massage, et l'élévation de température du milieu dans lequel elle se fait.

Une température un peu élevée et un exercice modéré sont
les meilleurs moyens de se préparer à l'eau froide. En règle
générale, la réaction se fait d'autant mieux que l'eau est plus
froide et plus animée de mouvement, que l'application est
de courte durée, que la température de l'air ambiant est plus
haute, que la chaleur propre du corps est plus élevée et que le
sujet est plus vigoureux.

Modes d'application. Les procédés opératoires employés en
hydrothérapie sont très-nombreux. Il y a d'abord une grande
division à faire. D'un côté sont les procédés destinés à l'application du calorique, d'un autre côté sont les procédés destinés à l'application du froid.

Le calorique est employé comme sudorifique ou comme
agent de réchauffement destiné à préparer l'action de l'eau
froide. Ces deux résultats peuvent être obtenus par des procédés bien distincts, qui sont : l'emmaillottement sec, l'emmaillottement humide, le bain de vapeur, le bain d'air chaud, les
étuves, le bain d'eau chaude et la douche chaude.

Quand on ne veut pas obtenir d'effets sudorifiques, l'emploi
de l'eau chaude doit être préféré parce qu'il est plus rapide et
qu'il ne fatigue pas les malades. Il ne produit ni l'énerve-
ment ni l'accablement qui résultent souvent de l'emploi des
étuves ou des autres procédés de calorification.

L'eau froide est l'agent de tous les procédés d'application
du froid. Elle est, comme nous l'avons dit plus haut, la base
de l'hydrothérapie. Sa température, son mode d'application et

la durée de cette application, tels sont les éléments qui doivent entrer en ligne de compte si l'on veut bien connaître l'action de l'eau froide sur l'organisme.

Pour produire une réaction franche, la durée de l'application d'eau froide doit être courte et la projection énergique.

Pour obtenir une action moins vive, il faut employer de l'eau moins froide, prolonger l'application et diminuer la force de projection.

Si, au lieu de réaction, on ne recherche, au contraire, que des effets sédatifs ou une action antiphlogistique, on emploiera de l'eau froide, appliquée longtemps sans percussion, ou l'on fera une application suffisamment longue d'eau peu froide. Toutefois les applications générales et prolongées d'eau froide exigent beaucoup de mesure et de précautions.

En agissant autrement, on s'exposerait à produire une véritable sidération du système nerveux.

En général, pour instituer un traitement hydrothérapique raisonné, il faut tâter la susceptibilité du malade et rechercher la température de l'eau qu'il convient d'employer.

Pour l'application de l'eau froide, deux moyens principaux sont utilisés. L'eau est projetée sur le corps avec plus ou moins de force, ou bien elle est simplement mise en contact avec les téguments sans qu'il y ait percussion.

Le type des applications sans percussion est l'immersion dans une piscine ou une rivière; le type des applications avec percussion est la douche. A côté d'elle se place l'affusion qui n'est animée que d'une force de percussion très-faible.

La friction avec le drap mouillé est un procédé intermédiaire qui est assez souvent employé, et dont on peut attendre, dans certains cas, de bons résultats.

Les douches sont générales ou locales. Les douches générales sont celles qui percutent toute la surface des téguments; les autres sont localisées sur diverses parties du corps dans le but de produire des effets déterminés, et elles prennent leur nom des organes qu'elles ont l'intention d'atteindre. De là, les noms de douches hépatique, splénique, épigastrique, oculaire, etc.

Les douches s'administrent avec des appareils particuliers qui portent, en général, un nom en rapport avec leur forme : douche en pluie, en jet, en cercle, filiforme, etc. Pour certaines douches locales, il y a des appareils spéciaux. C'est ainsi qu'il y en a pour la douche vaginale, hémorrhoïdale, etc.

Effets thérapeutiques. Les effets thérapeutiques produits par l'hydrothérapie peuvent être divisés en deux catégories. Il y a des effets primitifs ou directs, et des effets consécutifs ou indirects.

Les premiers sont ceux qui sont produits immédiatement; les seconds ne se produisent qu'à la longue et sont la conséquence d'un traitement suivi pendant un certain temps.

Comme effets directs, nous citerons des effets antiphlogistiques, des effets sédatifs, et des effets excitants. Chacun connaît le pouvoir antiphlogistique de l'eau froide contre les inflammations. Lorsque l'on fait une application courte et vive d'eau froide, on produit une excitation. Lorsque, au contraire, pour lutter contre un état d'excitation, on emploie de l'eau sans percussion et qu'on prolonge l'application, ou bien quand on emploie de l'eau tiède, on produit une sédation.

Comme effets consécutifs, on peut obtenir des effets toniques, des effets dépuratifs ou des effets altérants, résolutifs.

L'action tonique ou reconstituante de l'hydrothérapie est trop connue pour que nous insistions. En outre, en agissant sur toutes les fonctions de l'économie, elle a pour résultat d'en assurer et d'en régulariser le jeu, et c'est en favorisant ainsi le mouvement d'assimilation et de désassimilation qu'elle exerce des effets dépuratifs.

Enfin, par la répétition de certains effets excitants, on peut obtenir des effets résolutifs. C'est ainsi qu'on peut arriver à résoudre des engorgements.

Ajoutons que l'hydrothérapie est regardée, à juste titre, comme un agent très-hygiénique de premier ordre, ayant pour effet de régulariser les fonctions de l'économie et de maintenir leur intégrité.

Comme agent thérapeutique, l'hydrothérapie ne s'adresse pas indistinctement à toutes les maladies. Il en est d'abord où elle est inutile ou même nuisible; telles sont les maladies constituées par le développement de produits hétéromorphes dans le parenchyme des tissus; ce que l'on appelle les maladies organiques.

Il est des maladies dont l'hydrothérapie modifie certains symptômes, sans pourtant avoir d'influence sur la nature de l'affection. C'est ainsi qu'elle peut modifier certains troubles de la sensibilité et du mouvement chez les malades atteints de lésions organiques du cerveau ou de la moelle.

D'autres maladies, sans être guéries, peuvent être atténuées par le traitement hydrothérapique; telles sont les maladies caractérisées par une altération spéciale telle qu'on la rencontre dans le rhumatisme, la goutte, l'albuminurie, le diabète, etc.

Enfin, sont curables par l'hydrothérapie toutes les affections sans lésions organiques qui procèdent de changements non spécifiques des éléments organiques. Dans ce groupe se rencontrent : l'anémie, la chlorose, les maladies chroniques à forme asthénique et la plupart des affections qui sont caractérisées par un trouble dans le fonctionnement des divers appareils ou des divers systèmes de l'économie. Parmi ces dernières, c'est surtout contre les névroses que l'hydrothérapie remporte ses plus beaux et ses plus légitimes succès.

Les effets de l'hydrothérapie se manifestent souvent pendant le cours du traitement. Quelquefois l'action de la médication, semblable en ce point avec celle des eaux thermales, se complète et s'accentue après la cessation du traitement. Aussi il est souvent nécessaire, chez certains malades, d'interrompre de temps en temps tout moyen curatif. Quand les malades ont, au contraire, besoin d'être entraînés pour lutter contre une affection constitutionnelle, il est bon de faire un traitement non interrompu, pour favoriser et rendre rapides les mouvements d'assimilation et de désassimilation. C'est seulement par la continuité d'action que le traitement peut agir dans ce cas. Quant à la durée du traitement, il est, par cela même, impossible de la fixer d'avance : elle est subordonnée à la fois et à la maladie et à la résistance du malade.

Oxygène. — Les inhalations d'oxygène ont été essayées dès la découverte de ce gaz (Priestley, 1774) en Angleterre et en France; mais la difficulté de l'obtenir à cette époque à l'état de pureté, et l'impossibilité de trouver un mode d'administration facile, forcèrent les médecins à renoncer à ce moyen curatif.

En 1789, Beddoës, professeur de clinique à Oxford, publia une longue série de cas dans lesquels ce gaz fut employé avec succès. L'enthousiasme devint bientôt si grand, grâce aux travaux de Humphry Davy et de James Watt, que l'on créa un hôpital où la médecine oxygénée était usitée à l'exclusion de toute autre; quelques années plus tard, un second hôpital semblable fut installé à Genève; mais il ne devait pas durer, car on ne possédait alors que des connaissances très-imparfaites sur les propriétés physiologiques et thérapeutiques de l'oxygène.

Ce qui contribua aussi à jeter une certaine défiance sur l'emploi de l'oxygène, c'est qu'à la fin du siècle dernier on ne songea guère à l'employer que pour combattre la phthisie. Si on obtint quelques résultats heureux en prolongeant un peu l'existence de quelques malades, on ne les sauva pas; aussi abandonna-t-on ce médicament avec la même promptitude que l'on avait mise à l'accueillir.

Quelques accidents survenus à cause de l'impureté du gaz contribuèrent pour beaucoup à mettre un terme aux expériences tentées par Fourcroy, Beddoës, Dumas (de Montpellier). Du reste, pour donner une idée de la manière dont on pratiquait les inhalations de ce gaz à cette époque, il suffira de rappeler que, chez certains malades, on fut forcé de les interrompre à cause de la salivation qui survenait pendant le cours du traitement. Cette particularité était due à ce qu'on préparait la plupart du temps l'oxygène avec de l'oxyde rouge de mercure, et que ce gaz était souvent chargé de vapeurs mercurielles. MM. Trousseau, Demarquay, Leconte, Laugier, n'ont donc fait, en revenant à ce médicament, que reprendre l'œuvre de leurs prédécesseurs, mais dans des conditions plus favorables. Ce ne sont pas spécialement les affections de poitrine que le médecin combat aujourd'hui avec ce médicament, bien qu'il apporte, dans quelques cas, un soulagement réel à certains phthisiques; c'est surtout dans les maladies où une médication tonique et reconstituante est indiquée, qu'il faut recourir à ce moyen.

Dans la chlorose, dans la chloro-anémie, dans le diabète, on a employé les inhalations de l'oxygène, et beaucoup de malades ont retiré de bons effets du traitement.

La propriété remarquable que l'oxygène possède de relever l'appétit en fait un remède utile dans certaines dyspepsies; les convalescents affaiblis par un séjour prolongé au lit ou à la chambre, peuvent remplacer par ce moyen, dans une certaine limite, l'air nécessaire à leur rétablissement, alors qu'ils ne peuvent l'aller chercher à l'extérieur.

Les résultats heureux obtenus par M. Laugier, qui le premier eut l'idée de l'employer en applications locales sur les membres atteints de gangrène, paraissent avoir été confirmés par des faits analogues consignés dans l'*Essai de pneumatologie médicale* du docteur Demarquay (1866).

C'est surtout à ce dernier que revient le mérite d'avoir rappelé l'attention sur l'usage de l'oxygène, abandonné depuis si longtemps dans la pratique.

Trousseau, dont l'opinion fait toujours autorité en pareille matière, accueillit avec faveur la rentrée de l'oxygène dans le domaine de la thérapeutique, et il publia sur son emploi des observations très-intéressantes dans le troisième volume de ses instructives *Leçons de thérapeutique* faites à l'Hôtel-Dieu.

Pour compléter ces indications sur l'emploi de l'oxygène, disons qu'il offre un moyen très-rationnel de combattre certaines asphyxies. Le docteur Constantin Paul a publié un travail où il insiste sur l'utilité de l'oxygène dans ce cas particulier.

En 1872, M. Limousin communiqua à la Société de médecine pratique une note dans laquelle il relatait plusieurs faits où l'emploi de l'oxygène avait été avantageux dans des cas identiques.

Dans plusieurs communications à l'Académie des sciences, à propos de ses *Recherches expérimentales sur l'influence que les changements dans la pression atmosphérique exercent sur les phénomènes de la vie*, M. Bert a montré l'utilité de maintenir dans le sang la quantité maximum d'oxygène qu'il doit renfermer normalement.

M. le Dr Gréant, de son côté, a publié tout dernièrement un travail dans lequel il arrive aux mêmes conclusions.

Action physiologique et thérapeutique. — L'oxygène remplit en thérapeutique deux indications principales : 1° Il est tonique et par conséquent indiqué dans tous les cas où la nutrition générale languit; 2° il est anti-asphyxique et indiqué toutes les fois que la respiration est incomplète.

En 1870, le professeur André Smith, de New-York, a publié une intéressante monographie sur l'emploi médical de l'oxygène, et il étudie avec soin les effets produits sur le pouls par les inhalations de ce gaz. Dans soixante-douze observations où il a fait respirer à des phthisiques de 30 à 40 litres d'oxygène, les pulsations ont diminué de dix battements par minute.

D'autres expériences faites sur des individus sains ont démontré que l'abaissement du pouls était un phénomène presque constant à la suite de ces inhalations. Cette action sédative sur les mouvements du cœur échappe encore à toute explication; mais elle est incontestable et paraît se rattacher, dans ses causes, à l'action de l'oxygène sur les plaies extérieures. Les expériences de Demarquay, en effet, ont prouvé que ce gaz arrête la cicatrisation des plaies (1).

Préparation de l'oxygène. — Avec les appareils décrits ci-

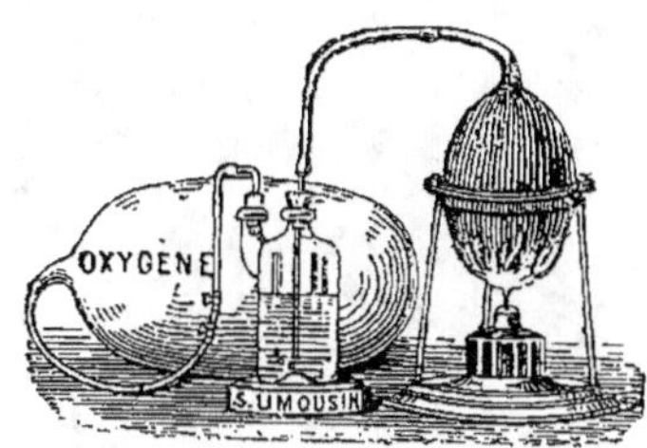

Fig. 77. — Préparation de l'oxygène.

dessus, qui sont dus à M. Limousin, pharmacien à Paris, on peut facilement préparer l'oxygène et le respirer.

Pour préparer l'oxygène avec cet appareil, voici comment on opère :

1° Mettre le sel (chlorate de potasse et peroxyde de manganèse), dosé pour 30 litres, dans la cornue, et la revisser solidement;

2° Remplir à moitié le flacon avec de l'eau dans laquelle on aura mis un peu de chaux éteinte ou de la potasse caustique;

3° Après avoir dévissé le robinet du ballon, le réunir au petit tube coudé du flacon laveur;

4° Mettre le grand tube de ce flacon en communication avec la cornue et allumer la lampe.

Le gaz oxygène se dégage au bout de quelques minutes, se purifie en traversant l'eau et se rend dans le ballon. Quand l'opération est terminée; avant d'éteindre la lampe, on doit toujours séparer la cornue du flacon laveur en enlevant le tube qui les réunit.

(1) DEMARQUAY ET LECONTE, *De l'influence de l'air, de l'oxygène et de l'acide carbonique sur la guérison des plaies sous-cutanées,* Comptes-rendus de l'Académie des sciences. 1859.

Grâce à cet appareil qui fonctionne avec une grande facilité, on peut, dans les postes de secours, obtenir instantanément de l'oxygène pour ranimer les asphyxiés; du reste, l'imperméabilité du ballon permet d'en conserver en réserve pendant plusieurs mois.

L'inhalateur figuré ci-dessous se compose d'un ballon en caout-

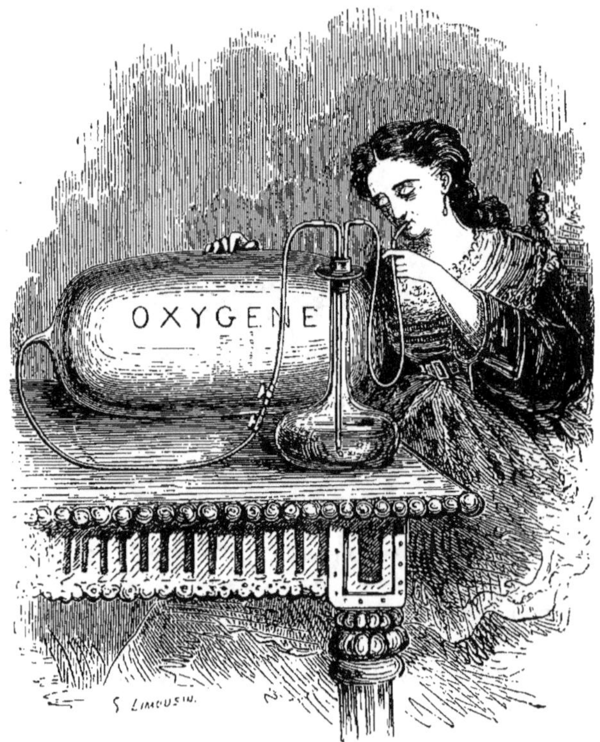

Fig. 78. — Appareil inhalateur Limousin.

chouc et d'un flacon fonctionnant à la manière d'un narghilé.

Quand on a introduit dans le ballon la quantité de gaz oxygène qu'on veut faire respirer, on adapte son robinet fermé au raccord en cuivre terminant le premier tube qui plonge dans l'eau.

Acide carbonique. — Les premières applications de l'acide carbonique aux maladies remontent à Percival (1772), qui s'en servait pour calmer la douleur de certains ulcères. Ce gaz fut un des agents les plus employés dans l'*institution pneumatique* de Clifton. Tombée dans l'oubli bientôt après, cette médication fut remise en honneur par Mojon (1834) et par Simpson. Celui-ci employait l'acide carbonique contre les affections douloureuses de l'utérus et des parties voisines (cancer, névralgies, etc.).

Demarquay et Leconte soumirent ce gaz à leurs expériences, et reconnurent qu'il exerçait une influence très-heureuse sur les plaies de mauvaise nature (1). Dès lors, son emploi rentra dans les procédés de la chirurgie courante, et ses propriétés *analgésiques, cicatrisantes* et *désinfectantes*, ont été généralement reconnues.

Préparation. — Rien n'est plus simple que la préparation du gaz acide carbonique. On a un flacon à deux tubulures dans lequel on met du carbonate de chaux et qu'on remplit à moitié d'eau ; puis on verse une certaine quantité d'acide sulfurique. Sous l'influence de ce dernier, le carbonate de chaux abandonne son acide carbonique qui se dégage à la surface de l'eau. L'une des deux tubulures est munie d'un tube de caoutchouc vulcanisé qui permet de porter l'acide carbonique, ainsi produit, sur les parties malades.

Pour le pansement des plaies, on entoure ces dernières d'un manchon de caoutchouc dans l'intérieur duquel on fait parvenir l'acide carbonique.

Protoxyde d'azote. — Découvert par Priestley en 1776, le protoxyde d'azote fut l'objet d'études physiologiques intéressantes de la part de Humphry Davy qui découvrit ses propriétés anesthésiques en 1799. Cependant ce ne fut qu'en 1844 qu'Horace Wells, dentiste de Hartford (Connecticut), l'utilisa pour supprimer la douleur dans les opérations.

On prépare ce gaz par la décomposition de l'azotate d'ammoniaque à une température de $+ 250°$. La réaction qui s'opère en ce cas est représentée par $AZO^5. AZH^4 O = 2 AZO + 4 HO$.

---

(1) DEMARQUAY ET LECONTE, *Traitement des plaies rebelles*, Comptes-rendus de l'Acad. des sciences. 1858.

E. SALVA, *Du gaz acide carbonique comme analgésique et cicatrisant des plaies*.

BROCA, *Des injections d'acide carbonique dans la vessie, comme moyen anesthésique*.

Ce gaz est employé journellement pour produire l'anesthésie, anesthésie de courte durée, mais suffisante pour l'extraction indolore des dents.

On pense généralement que les effets anesthésiques du protoxyde d'azote sont dus à une asphyxie par privation plus ou moins complète d'oxygène. M. Dumas insistait, en 1866, sur la difficulté d'obtenir le protoxyde d'azote à l'état de pureté, et sur les dangers que présente son inhalation lorsqu'il est impur.

Cependant les procédés de préparation ont été perfectionnés et on obtient assez facilement ce gaz à l'état pur. Parmi ces appareils, celui de M. Limousin réunit les meilleures conditions.

Alcaloïdes. — « La découverte du premier alcaloïde naturel, dit M. Wurtz (*Dict. de chim. pure et appliquée*), remonte au commencement de ce siècle : Seguin, Derosne, vers 1803, Sertürner en 1804, retirèrent presque simultanément de l'opium des principes cristallisés auxquels ils reconnurent des propriétés alcalines. Mais l'idée que l'alcalinité de ces substances devait être attribuée aux réactifs employés pour les extraire, empêcha d'attacher à cette découverte toute l'importance qu'elle méritait. On croyait alors que les végétaux ne contiennent que des principes neutres ou des acides ; aussi ces premiers travaux passèrent-ils inaperçus.

Ce ne fut qu'une douzaine d'années plus tard, vers 1827, que Sertürner attira l'attention des chimistes sur ce fait remarquable, en publiant, au sujet de la morphine, un important mémoire dans lequel il démontrait la nature réellement alcaline de cette substance. Derosne et Seguin étaient pharmaciens, Sertürner était un pharmacien allemand, et, comme nous le verrons bientôt, la découverte des principaux alcaloïdes a été faite par des pharmaciens. C'est donc à la pharmacie, et cela lui appartient de droit, que nous devons d'avoir réalisé le rêve de Paracelse sur la découverte de l'*arcane* et de la *quintessence* des drogues.

Après Sertürner, Pelletier et Caventou isolèrent (1820) la cinchonine, la quinine, la strychnine, la brucine, la caféine ou théine, la narcéine, la thébaïne, la vératrine, l'émétine ; Sertürner et Pasteur découvrirent la quinidine ; Robiquet, la codéine ; Derosne, la narcotine ; Geiger et Hesse, l'atropine ; Brandes, l'hyoscyamine ; Reimann et Passelt, la nicotine ; Gi-

seke, la coniciue et la colchicine ; Hesse et Hottot, l'aconitine,
etc. Les noms de Regnault, Liebig, Dumas, Laurent, Gerhardt,
se rattachent à l'invention des alcaloïdes et à la connaissance
de la constitution intime de ces produits.

Les alcaloïdes sont solides et fixes, ou liquides et volatils.
Les premiers sont quaternaires (C H az O) et les seconds sont
ternaires (C H az). On ne connaît que trois alcaloïdes liquides :
la cicutine, la nicotine et la spartéine.

Les alcaloïdes naturels ramènent au bleu le papier de tournesol ; ils verdissent le sirop de violettes.

Les alcaloïdes solides s'obtiennent les uns à l'état amorphe,
les autres à l'état cristallin ; leur saveur est très-amère et quelquefois âcre. Peu ou point solubles dans l'eau, ils se dissolvent dans l'alcool et surtout dans l'alcool bouillant. L'éther et
le chloroforme dissolvent quelques alcaloïdes, mais pas tous.
M. Stas a constaté qu'un alcaloïde, insoluble dans l'éther,
quand il est à l'état solide, devient soluble dans ce même liquide si lui-même est à l'état liquide, comme cela arrive dans
certaines conditions spéciales. Le caractère fondamental des
alcaloïdes est de saturer immédiatement les acides dans la
proportion d'une molécule d'alcaloïde pour une d'acide, ou
d'une molécule d'alcaloïde pour deux d'acide, et de former avec
eux des sels définis. Beaucoup de ces sels sont solubles dans
l'eau et dans la glycérine.

Parmi les réactions des alcaloïdes et de leurs sels, nous devons mentionner celles qu'on obtient avec l'infusion de noix
de galle, l'iodure de potassium ioduré, la solution de l'iodure
double de potassium et de mercure, le phosphomolybdate de
soude qui précipitent tous les alcaloïdes, même en solution
étendue. Les deux derniers réactifs sont précieux en ce sens
qu'ils ne précipitent que les alcaloïdes.

Les alcaloïdes n'existent pas à l'état de liberté ; ils sont
combinés le plus souvent avec des acides. Pour les extraire,
on emploie divers procédés spéciaux pour chaque base ; mais
généralement on donne la préférence à celui de Pelletier et
Caventou. Si l'alcaloïde est soluble dans l'eau, on épuise la
matière première au moyen de l'eau pure ; s'il est insoluble,
on la traite par l'acide chlorhydrique très-dilué. Dans tous
les cas, on passe la macération aqueuse simple ou acidulée à
travers un tamis et on ajoute, par petites portions, un lait de

chaux ou de magnésie. Le tourteau, séché à l'étuve et pulvérisé, est ensuite épuisé par l'alcool en vase clos et au bain-marie. La solution alcoolique, filtrée et concentrée par la distillation, laisse cristalliser l'alcaloïde; mais, dans cet état, l'alcaloïde est loin d'être pur; pour l'obtenir tel, on le dissout dans l'eau à l'aide d'un acide et on décolore cette dissolution par le charbon animal. On filtre la liqueur et l'alcaloïde est précipité de nouveau par un alcali. En le redissolvant dans l'alcool, en abandonnant celui-ci à l'évaporation spontanée, on obtient l'alcaloïde cristallisé et dans un état assez voisin de la pureté (1).

Pour extraire les alcaloïdes volatils, on soumet la matière végétale à la distillation en présence d'un grand excès d'hydrate alcalin.

M. Stas a indiqué une méthode générale pour retirer les alcaloïdes des matières suspectes dans les cas d'empoisonnement; elle repose sur les faits suivants : 1° solubilité dans l'eau et l'alcool de sels acides formés par les alcaloïdes naturels avec l'acide tartrique ou l'acide oxalique; 2° la décomposition de ces sels acides en solution par le bicarbonate de potasse ou de soude, et la solubilité des bases organiques au sein du liquide; 3° la faculté que possède l'éther, employé en suffisante quantité, de s'emparer des bases végétales mises ainsi en liberté. La connaissance de ces faits importants (les plus importants parmi tous ceux qui concernent les alcaloïdes) permet, au moyen de certaines manipulations trop complexes pour trouver place ici, de découvrir la trace la plus légère d'alcaloïde introduite dans l'économie.

Les bases organiques sont généralement peu ou point solubles dans l'eau. Il est vrai que, introduites dans l'organisme, elles y trouvent des éléments propres à leur dissolution et à leur absorption; mais, pour obtenir plus sûrement ou plus rapidement un effet thérapeutique, il est préférable d'administrer les sels de ces bases et plus particulièrement les sels solubles.

La découverte des alcaloïdes est non-seulement précieuse parce qu'elle permet d'administrer à l'intérieur la quintessence des médicaments, mais encore parce qu'elle permet d'administrer facilement les agents thérapeutiques par toute

(1) Wurtz, *Dictionnaire de chimie.*

autre voie que celle de l'estomac, par la peau, par exemple.
C'est à cette découverte, en effet, que nous devons l'invention
de la méthode *endermique*.

Vers le commencement de ce siècle, Murray Baily (Saint-
Domingue), Baudot, eurent l'idée d'appliquer des médicaments,
de l'aloès, du calomel, sur la surface du derme dénudé par
un vésicatoire; mais c'est Lambert et Lesieur qui, en 1825,
ont érigé en méthode l'absorption des médicaments par le
derme. La découverte des alcaloïdes donna une immense portée à ce nouveau mode d'introduction des médicaments; aussi
la méthode fut généralement adoptée, et on sait les services
qu'elle a rendus.

En 1837, M. Lafargue voulut substituer à la méthode endermique la *méthode d'inoculation,* qui consiste à pratiquer avec
une aiguille un certain nombre de galeries sous la peau, et, par
ces ouvertures, à introduire de petits cylindres médicamenteux.
Cette méthode n'a pas eu de succès; mais, comme la méthode
endermique présentait quelques inconvénients (le vésicatoire,
par exemple), on a cherché à faire mieux et on a découvert la
méthode hypodermique. C'est le Dr Wood d'Édimbourg qui le
premier a eu l'idée d'injecter sous la peau des substances narcotiques dans les cas de névralgies (1855). Immédiatement de
nombreux expérimentateurs accueillirent la méthode nouvelle,
qui ne tarda pas à être universellement adoptée. Il est évident qu'ici l'influence de la découverte des alcaloïdes n'est pas
discutable, car on peut sans inconvénient injecter quelques
gouttes de liquide sous la peau, et il n'est possible d'employer
une si petite quantité de véhicule qu'en se servant des alcaloïdes. Néanmoins, on emploie d'autres substances par la
méthode hypodermique : le tartre stibié, l'huile de croton, le
sublimé corrosif, le chloroforme, etc. (Voir sur ce sujet le
chapitre consacré à l'absorption, page 384.)

Éther. — L'éther a été découvert en 1540 par Valérius Cor-
dus. On l'obtient en faisant agir de l'alcool sur de l'acide sulfurique à une température de 130 à 140 degrés. Les proportions
d'alcool et d'acide sont : alcool à 85°, 7 p., acide sulfurique à
66°, 10 p. Ce mélange est fait dans un appareil distillatoire, et
le résultat de la distillation est l'éther plus ou moins pur.
Pour le dépouiller des matières étrangères qu'il renferme
(sulfate d'éthyle, divers hydrocarbures), on le mélange à une

solution concentrée de soude ou de potasse, et on laisse les deux liquides en contact pendant 48 heures, en ayant soin d'agiter de temps en temps le mélange. Puis on décante l'éther et on le place dans le bain-marie avec 60 gram. d'huile d'œillette pour 1,000 gram. d'éther. On a ainsi un produit qui n'est pas complétement pur, mais utilisable.

Lathéorie de la production de l'éther a été expliquée, en 1853 seulement, par M. Williamson, sur un ensemble de preuves théoriques et expérimentales. M. Williamson a démontré, en effet, que dans une première période une molécule d'acide sulfurique transforme l'alcool en acide éthylsulfurique ou sulfovinique et en eau. Dans la seconde période, l'acide éthylsulfurique réagit sur l'alcool libre, et donne naissance à de l'éther (oxyde d'éthyle) et à de l'acide sulfurique.

Les applications de l'éther pris à l'intérieur remontent à l'époque de sa découverte. On s'en servait en inhalations comme antispasmodique, et aussi en boisson, mélangé avec de l'alcool et de l'eau. Aujourd'hui on le fait prendre en sirop ou bien répandu sur un morceau de sucre, ou mieux encore englobé dans des capsules (perles de Clertan).

A l'extérieur il est employé comme révulsif et comme agent puissant de réfrigération (appareil pulvérisateur de Richardson). Mais ces applications ne sont rien en comparaison de l'éthérisation ou autrement dit de l'insensibilité obtenue par les inhalations de l'éther.

Éthérisation. C'est au docteur Jackson que nous devons cette merveilleuse découverte à laquelle le hasard a pris une grande part. Jackson, voulant calmer les douleurs d'un violent coryza, respira de l'éther en si grande quantité qu'il ressentit quelques effets d'insensibilité. Ceci ce passait en 1842. En 1846, il conseilla vainement l'usage de l'éther à un de ses élèves qui voulait se faire arracher une dent. Plus heureux avec un dentiste ignorant, du nom de Morton, celui-ci opéra sans douleur un de ses malades. Morton confia le secret au Dr Warren, chirurgien de l'hôpital général de Boston; un rendez-vous fut pris en cachette de Jackson, et c'est ainsi que Morton assista seul à la première opération qui fut faite sous l'influence de l'éthérisation. On connaît les résultats importants de cette découverte, résultats qui ont conduit à celle du chloroforme.

Chloroforme. — Le chloroforme a été découvert en France

par Soubeiran (1831), et presque simultanément en Allemagne par Liebig. Pour obtenir ce produit on prend 10 kilos de chlorure de chaux sec, 3 kilos de chaux éteinte, 60 kilos d'eau. On introduit le mélange dans un alambic en cuivre ; puis on ajoute 2 kilos d'alcool à 85° et on chauffe jusqu'à 80°. A ce moment, une réaction violente se manifest edans la masse, et il faut se hâter d'enlever le feu. Quelques instants après, la distillation commence et se termine presque entièrement d'elle-même. Deux à trois litres d'un liquide complexe sont le résultat de la distillation. On agite ce produit avec son volume d'eau et, après l'avoir laissé reposer quelques heures, on constate qu'il s'est séparé en deux couches : une couche inférieure composée de chloroforme mêlé d'alcool, de chlore et de diverses combinaisons chlorées ; une couche supérieure renfermant de l'eau, de l'alcool et du chloroforme impur. Après 24 heures, on sépare cette dernière couche par décantation et on l'agite d'abord avec de l'eau, puis avec une solution peu concentrée de carbonate de soude, et on rectifie ce produit au bain-marie. Le résultat de la distillation est du chloroforme à peu près pur. Pour reconnaître si le chloroforme est pur, M. Mialhe recommande de le faire passer à travers une masse d'eau : s'il est pur l'eau ne se trouble pas ; s'il est impur, elle devient laiteuse. D'après M. Soubeiran, le chloroforme pur gagne le fond d'un vase dans lequel on a placé un mélange à parties égales d'eau distillée et d'acide sulfurique à 66°, tandis qu'il flotte à la surface s'il est alcoolique.

On reconnaît la présence des chlorures ou de l'acide hypochloreux par le précipité qui se produit en ajoutant une solution de nitrate d'argent. Le plus souvent, le chloroforme doit son impureté à la présence d'une huile pyrogénée d'une odeur âcre, pénétrante, et qui se produit quand on pousse trop loin la rectification. Dans ce cas, le chloroforme est très-dangereux et ne doit pas être employé.

A l'intérieur on emploie le chloroforme en potion et à l'état de perles ; à l'extérieur, on l'utilise comme révulsif, et comme calmant en pommade ou en liniment ; mais il est surtout employé comme anesthésique. .

Chloroformisation. — En mars 1847, Flourens avait déjà fait quelques expériences physiologiques sur les animaux, touchant les propriétés anesthésiques du chloroforme ; mais il en resta là. Ce ne fut qu'en novembre de la même année que Simpson, d'Édimbourg, appliqua cet agent sur l'homme pour produire l'insensibilité pendant l'opération. C'est donc à lui que revient l'honneur d'avoir introduit le chloroforme dans la thérapeutique.

Mode d'action de l'éther et du chloroforme.— La manière dont l'éther et le chloroforme agissent sur l'économie pour produire l'anesthésie est tout à fait différente pour chacun d'eux. L'éther est un anesthésique proprement dit; il agit à la façon de l'alcool, de l'opium, de la belladone, en s'unissant molécule à molécule aux éléments du tissu nerveux.

Le chloroforme agit d'une tout autre façon; il agit en déterminant la stase du sang à demi coagulé dans les capillaires du poumon. L'asphyxie, qui est la conséquence de cette stase, entraîne à sa suite l'insensibilité. Le chloroforme est donc un anesthésique asphyxique. On comprend dès lors qu'il puisse arriver des accidents mortels par suite de l'impéritie, de l'inattention des opérateurs, et quelquefois aussi par suite d'une disposition particulière des sujets. La seule règle pour éviter ces accidents est de surveiller attentivement l'état de la *respiration* et du pouls pendant la chloroformisation, et de ne laisser pénétrer le chloroforme que mélangé avec une certaine quantité d'air, ce qu'on obtient en tenant à une certaine distance de la bouche et du nez la charpie imbibée de chloroforme.

Les accidents trop nombreux encore, — puisqu'en Angleterre, dans l'année 1872, on a recueilli douze cas de mort par le chloroforme, —justifient les expériences que l'on tente pour trouver un nouvel anesthésique, et, en particulier, les expériences récentes sur les injections intra-veineuses de chloral.

Chloral. — Le chloral, obtenu en 1831 par Liebig, n'a été véritablement bien connu et étudié qu'en 1834 par M. Dumas. Le procédé de préparation employé par M. Dumas est celui dont on se sert encore aujourd'hui avec quelques modifications. Ce procédé consiste à soumettre l'alcool absolu à l'action prolongée du chlore sec. Le produit obtenu est représenté par la formule $C^4 HCl^3 O^2$ ou aldéhyde trichloré. C'est de l'alcool dans lequel trois équivalents d'hydrogène sont remplacés par trois équivalents de chlore.

Le chloral est onctueux et gras au toucher; d'une odeur vive qui rappelle celle du melon; très-déliquescent, l'exhalation cutanée suffit pour le dissoudre; appliqué sur la peau, il agit comme caustique.

Soluble dans l'eau, l'alcool et l'éther, le chloral ne précipite pas par le nitrate d'argent; sous l'influence des alcalis, même faibles, il se dédouble en chloroforme et en formiate de la base selon l'équation :

$$\underbrace{C^4 HCL^3 O^2, 2\,HO}_{\text{Hydrate de chloral.}} \times \underbrace{NAO, HO}_{\text{Soude.}} = \underbrace{C^2 HCL^3 O^2}_{\text{Chloroforme.}} \times \underbrace{NAO, C^2 HO^3 \times 2\,HO}_{\text{Formiate de soude.}}$$

Cette réaction a pris une importance capitale aux yeux des chimistes qui ont voulu expliquer l'action du chloral sur l'organisme par celle du chloroforme qui se formerait par le dédoublement du chloral sous l'influence de l'alcalinité normale du sang (Liebreich, Personne, Byasson, Lissonde).

Le *chloral anhydre* est liquide, incolore, d'une saveur âcre et brûlante; il se convertit rapidement en hydrate en absorbant l'humidité de l'air; il n'est point usité en médecine.

L'*hydrate de chloral* se présente sous forme de cristaux isolés, ou sous l'apparence d'une masse saccharoïde blanche, opaque, constituée par une multitude d'aiguilles enchevêtrées les unes dans les autres. On reconnaît sa pureté en ce qu'il ne fume pas à l'air, et à ce qu'on n'obtient pas de précipité par le nitrate d'argent. Il fond à 48° et bout à 97°.

Pour obtenir l'hydrate de chloral, on mélange le chloral anhydre avec son volume d'eau distillée, et la liqueur évaporée dans le vide ou à l'air libre donne de beaux cristaux d'hydrate de chloral.

C'est l'hydrate de chloral qui est employé en médecine et non le chloral.

Liebreich, de Berlin, a eu le mérite d'appeler l'attention sur les propriétés hypnotiques du chloral. Barde, Leben et Langenbeck en Allemagne, Richardson en Angleterre, Demarquay et Bouchut en France, répétèrent les expériences de Liebreich, et depuis lors le chloral a été tous les jours employé en médecine. Ses propriétés générales, calmantes et hypnotiques, permettent de l'administrer dans les cas les plus divers. M. Bouchut l'emploie dans la chorée et dans l'épilepsie; M. Labbé le conseille dans le delirium tremens; M. Bourdon, dans l'éclampsie; M. Gubler l'emploie dans les coliques hépaiques et néphrétiques, dans les toux spasmodiques, dans la coqueluche ; on l'emploie enfin partout où il faut calmer et combattre l'élément douleur. (Thèse inaug., Dr Lissonde, 1874. Paris.)

Action physiologique du chloral. M. Liebreich, considérant que le chloral se dédouble en chloroforme et en acide formique sous l'influence des alcalis, pensa qu'il devait produire des effets hypnotiques et anesthésiques chez l'homme, quand il se trouverait en contact avec les liquides alcalins de l'économie. L'expérience confirma la théorie, du moins au point de vue hypnotique. Les travaux que M. Personne a communiqués dernièrement à l'Institut, confirment en grande partie la manière de voir du chimiste allemand.

Cette manière de voir a été partagée par MM. Richardson, Bouchut, Roussin, Byasson, Lissonde.

D'autres, au contraire, pensent que le chloral agit sans se dédoubler, et ils appuient cette assertion sur la différence des phénomènes qui résultent de l'action du chloral et du chloroforme sur l'organisme.

Quoi qu'il en soit de ces explications, le fait qui reste acquis, c'est que le chloral est un hypnotique et un anesthésique excellent.

D'une manière générale, 3 à 5 gram. suffisent pour amener le sommeil. Ce dernier est calme ; il arrive insensiblement et le malade, sentant ses paupières s'appesantir, pose sa tête et s'endort. Le réveil n'a rien de pénible ; il ne laisse pas, après lui, ce malaise, cette céphalée que produisent les préparations opiacées.

Mode d'administration. L'hydrate de chloral est administré en lavements aux tétaniques, aux éclamptiques, aux aliénés. On l'emploie aussi par la méthode hypodermique, mais il détermine parfois des eschares. Aussi ce mode d'administration est-il à peu près abandonné.

On administre le chloral principalement par la bouche, en solution dans l'eau et additionné de sirop. Mais, comme ce médicament possède une certaine âcreté, M. Limousin, pharmacien, est parvenu à lui donner la forme pilulaire en triomphant de la difficulté que cela présentait, vu les propriétés hygrométriques et volatiles du chloral. M. Limousin enferme l'hydrate de chloral, préalablement mélangé à une petite proportion de gomme arabique, dans des capsules qui sont ensuite recouvertes de sucre à la manière des dragées.

Le *chloral perlé* de Limousin représente 25 centigram. de chloral par dragée. Il est bon de boire un verre d'eau après avoir pris les capsules afin d'éviter autant que possible l'action irritante du chloral sur la muqueuse de l'estomac.

Dans ces derniers temps, M. Oré a imaginé un autre moyen d'introduire le chloral dans l'économie, par l'injection intra-veineuse. M. Oré fait une solution de 10 gram. d'hydrate de chloral dans 30 gram. d'eau distillée et il injecte cette solution en plusieurs fois dans la veine du bras. En général, après l'injection de 6 à 8 gram., le malade est complétement anesthésié, et on peut exercer sur lui les traumatismes les plus graves sans qu'il ressente la moindre douleur. La méthode de M. Oré a été expérimentée à Paris avec des succès divers. Dernièrement M. Deneffe et Van Wetter (Belgique) ont communiqué à l'Institut l'observation d'un malade qu'ils avaient complétement endormi selon la méthode de M. Oré, et auquel ils avaient enlevé un cancer du rectum. Nous ne nous prononcerons pas sur la valeur de cette méthode qui nous parait peu physiologique; mais la parole est en ce moment à l'expérimentation.

Usage externe du chloral. — Depuis quelque temps, on a cherché à tirer parti des propriétés antiseptiques du chloral, mises en lumière par les travaux de MM. Personne, Dujardin-Beaumetz, Hirne, etc. M. Demarquay à Paris, M. Richardson en Angleterre, M. Francisco Acutelto en Italie conseillent les applications externes de chloral dans le traitement des ulcères phagédéniques, dans celui des plaies cancéreuses, dans les trajets fistuleux de tumeurs blanches, et aussi dans les cavités naturelles et dans les kystes. Suivant ces médecins, on obtient ainsi une modification rapide des surfaces ulcérées, la disparition de l'odeur fétide,et souvent le soulagement de la douleur.

La solution employée en pareil cas varie de 1 à 5 grammes de chloral pour 25 grammes d'eau distillée.

Pour rendre ces applications caustiques plus faciles, M. Limousin a inventé des *crayons de chloral* qu'il compose avec un mélange de chloral, de gomme arabique et de paraffine.

Métachloral.— M. Liebig a constaté qu'en mettant du chloral anhydre en contact avec de l'acide sulfurique, on obtient un corps solide, incolore, peu soluble dans l'eau et présentant la même composition que le chloral. Il régénère le chloral quand on le chauffe à 150 ou 200 degrés. Le métachloral se présente sous la forme d'une poudre blanche, fine et ténue. Il est moins caustique que l'hydrate de chloral et moins hygrométrique. On l'emploie pour le pansement des plaies.

Chloralisme. — Les préparations de chloral rendent tous les jours de réels services; mais leur emploi n'est pas tout à fait sans danger. En Angleterre, en Allemagne, en France, on a pu recueillir de nombreuses observations qui prouvent que ce médicament pris pendant longtemps, ou à trop haute dose, peut produire des accidents graves et quelquefois mortels. M. Gubler donne le nom de *chloralisme* à l'ensemble des accidents produits par le chloral. Dans le *chloralisme* aigu, on constate des vomissements, des vertiges, de l'hébétude et des éruptions diverses. Ceci pour les cas légers.

Dans les cas graves, il y a de la pâleur, des sueurs froides, des troubles de la vue, faiblesses du pouls, stupeur, coma, convulsion tétaniforme et parfois la mort. Dans le *chloralisme chronique*, on trouve l'hyperesthésie, la desquamation épidermique des doigts, des ulcérations superficielles autour des ongles, l'anasarque, un érythème cutané avec œdème, rougeur, et gonflement de la conjonctive, angine (M. Ludwig Kirn).

La dyspepsie, les palpitations accompagnent souvent cet état qui se termine quelquefois aussi par la mort, surtout chez les aliénés. M. Chrichton-Browne, directeur de l'asile de Wesl-Riding, a constaté que l'usage prolongé du chloral peut produire une paralysie des vaso-moteurs; d'où, selon lui, l'hyperémie de la peau et l'érythème. Cette action paralysante pourrait même s'étendre jusqu'à la moelle et déterminer la paralysie des extrémités.

Ces accidents, contre lesquels on n'a eu à opposer jusqu'à présent que la cessation du remède, commandent une certaine réserve dans l'emploi du chloral, surtout s'il doit être longtemps continué.

Propylamine et triméthylamine. — En l'an 1850, Wertheim, distillant de la narcotine avec de la potasse caustique, à une température de 220 degrés, découvrait un composé nouveau, sorte d'alcaloïde artificiel ayant pour formule $C^6 H^9 Az$ et auquel il donna le nom de *propylamine*. Depuis lors on a trouvé la propylamine dans d'autres conditions : Winckler dans l'ergotine; Vicke, dans les fleurs de l'aubépine; Dessaigues, dans le sang de veau non putréfié; MM. Girardin et Marchand, dans la saumure de hareng. La propylamine retirée de la saumure de hareng est un liquide limpide, incolore, d'une saveur âcre et d'une odeur de poisson gâté.

Triméthylamine. — La triméthylamine est également un alcaloïde artificiel que l'on retire de la saumure de hareng et qui a pour formule $C^6 H^9 Az$. L'identité de formule n'entraîne pas fatalement l'identité d'association moléculaire, et l'on considère généralement la propylamine et la triméthylamine comme deux corps isomériques possédant d'ailleurs des caractères différents, quant à leur point d'ébullition : la propylamine bout entre 49 et 50 degrés tandis que la triméthylamine bout entre 4 et 5 degrés.

Comme il est très-difficile de se procurer dans le commerce des échantillons de propylamine et de triméthylamine ayant une composition identique, M. Andinan a proposé, pour avoir toujours un produit fixe et bien déterminé, de remplacer la propylamine et la triméthylamine par le chlorhydrate de triméthylamine, très-facile à se procurer, et dont l'odeur est moins désagréable que celle des bases. Ce sel est cristallisable et il jouit des mêmes propriétés que les solutions de propylamine et de triméthylamine; il y aurait donc beaucoup de bons motifs pour qu'on l'adoptât de préférence à ses bases.

Arvenarius (de Saint-Pétersbourg) est le premier qui ait employé la propylamine (1854) contre le rhumatisme. Bien que les succès publiés fussent des plus recommandables, le nouveau traitement attira peu l'attention du monde savant, et ce n'est qu'en 1872 que M. le Dr Massias (de Venise) reprit la question et publia un mémoire appuyé sur des observations nouvelles (*Giornale di scienze mediche,* mai et juin 1872).

M. Massias a donné à ses malades un gramme de propylamine, dissous dans 120 gram. de véhicule, à prendre dans les vingt-quatre heures. Il résulte de ses observations que ce médicament agit sur le pouls et sur les secrétions à la façon de la digitale et de la digitaline, et que la propylamine est mieux supportée que ces dernières. En Amérique, la propylamine a été employée avec non moins de succès par M. John Gaston et par beaucoup d'autres.

En 1873, M. Dujardin-Beaumetz a essayé la propylamine sur sept rhumatisants, à la Maison municipale de Santé, et il a obtenu des résultats bien supérieurs à ceux qu'on obtient

42

avec les autres médications. Le premier effet observé par M. Dujardin-Beaumetz a été la disparition de la douleur en vingt quatre ou quarante-huit heures ; puis, la diminution de la fièvre et le retour de l'appétit (Société médicale des hôpitaux, janv. 1873). M. E. Besnier, M. Brouardel, ont confirmé ces résultats par leurs observations ; mais est arrivé M. Gubler qui n'a rien constaté du tout, et, loin d'accréditer ce qu'on disait de bon en faveur de la propylamine, il pense que ce médicament est plutôt nuisible qu'utile.

MM. Potain et Bucquoy ont constaté également que la propylamine n'avait pas toute l'efficacité annoncée contre le rhumatisme. MM. Gombart et Féréol ont obtenu des résultats tout aussi peu favorables ; il n'est pas jusqu'à M. Dujardin-Beaumetz lui-même qui n'ait reconnu, après de nouvelles observations, que la propylamine présente des inconvénients dans certains cas. Voilà où nous en sommes touchant ce nouveau médicament. Notre sentiment est que la difficulté de se procurer un médicament toujours identique est en grande partie la cause des variations que nous venons de signaler dans les résultats de l'observation. Il ne faut pas oublier non plus, dans cette appréciation, que le rhumatisme est loin d'être toujours identique, quant à la facilité avec laquelle on le guérit. On rencontre parfois des périodes pendant lesquelles tous les rhumatismes guérissent par n'importe quelle médication. Dans tous les cas, il nous répugne de croire que des observateurs de talent aient pu se tromper à ce point d'être complétement opposés quant à l'interprétation de l'action physiologique d'un médicament. Attendons. Telle est notre conclusion.

Acide salicylique. — M. le docteur Douglas Hogg, auteur d'un mémoire sur l'acide salicylique, dit avec raison que les publications sur cette substance ont été tellement nombreuses qu'il est difficile de dire à qui appartient le mérite d'avoir le premier utilisé ce corps en thérapeutique. Dès 1839, on le connaissait comme produit de laboratoire, et la salicine, d'où il a tiré son nom, occupa vivement, il y a trente ans, l'attention des médecins.

Piria, le premier, en 1838, obtint l'acide salicylique en traitant l'essence de Reine des Prés (la *spiria ulmaria*) par la potasse ; plus tard Cahours, en 1844, l'obtint de l'essence de Wintergreen (*gaultheria procumbens*).

Les modes d'obtention, par synthèse, sont aussi variés que nombreux, et nous ne saurions les citer dans cet aperçu rapide ; mais nous indiquerons le procédé d'obtention le plus en usage, celui de Kolbe, qui consiste à traiter l'acide phénique cristallisé par une solution titrée de potasse ou de soude.

Le phénate de soude ainsi formé est soumis à l'action simultanée d'une forte température, 250°, et de l'acide carbonique, et on obtient dans la cornue, comme résidu de l'opération, une masse grisâtre qui n'est autre que le salicylate basique de soude.

Traité à son tour par l'acide chlorhydrique, ce composé donne finalement de l'acide salicylique qu'on purifie, par des cristallisations successives, dans l'eau et dans l'alcool.

Ainsi obtenu, l'acide salicylique est blanc, cristallisé, sans odeur ; il est soluble dans l'alcool, dans l'éther, mais relativement peu dans l'eau. Sa formule est $C^{14} H^6 O^6$.

Sa causticité est très-grande et sa poussière irrite les muqueuses du nez et de la bouche ; comme un véritable sternutatoire, il provoque l'éternuement ; en raison même de cette causticité, son ingestion n'est pas toujours sans danger : aussi l'a-t-on remplacé, dans la pratique médicale, par le salicylate de soude, son dérivé, qui possède tous ses avantages sans en avoir les inconvénients.

L'acide salicylique, à dose élevée, détermine tout d'abord la chaleur de la face avec congestion céphalique : le champ visuel est troublé par des nuages et des scotomes ; les oreilles tintent horriblement, et après ce stade de congestion la peau se recouvre de sueurs profuses.

A quelle dose l'acide salicylique est-il toxique ? La chose est difficile à déterminer, car des accidents réels d'intoxication se sont produits aux doses relativement peu élevées de 3 à 4 gram. tandis que d'autres fois les malades ont pu supporter impunément 8 à 10 gram. par jour.

Quelques instants après l'administration de l'acide salicylique, on constate facilement sa présence dans l'urine à l'état d'acide salicylurique. Une solution de perchlorure de fer au 1/10 détermine une coloration bleue, persistante, qui décèle la présence du médicament.

Applications thérapeutiques. — Ce n'est guère que depuis les remarquables travaux de Kolbe, en Allemagne, que les propriétés thérapeutiques de l'acide salicylique ont été étudiées et connues tant en France qu'à l'étranger.

Usage externe. — C'est Tresk qui, le premier, à l'hôpital de Leipsik, songea à utiliser les propriétés de l'acide salicylique dans le traitement des plaies, remplaçant ainsi la solution phéniquée dans le pansement de Lister. Cette application, comme le dit fort bien le professeur Gubler, n'est pas heureuse; car le défaut de volatilité enlève à l'acide salicylique l'avantage de produire une atmosphère antiseptique autour des malades; de plus le maniement de la ouate salicylée est rendu impraticable par la poudre qui s'en échappe, et qui détermine l'excitation des muqueuses du malade et de l'opérateur. (Lucas-Championnière.)

Le seul moyen d'employer l'acide salicylique comme antiseptique dans le pansement des plaies, c'est de le dissoudre dans l'alcool légèrement étendu d'eau afin d'empêcher sa précipitation.

Usage interne. — L'acide salicylique a été tout d'un coup, avec un engouement extraordinaire, employé dans une foule d'états morbides différents, et il est peu de maladies contre lesquelles son emploi n'ait été tenté.

Aujourd'hui, il paraît certain que l'acide salicylique, sans être le spécifique du rhumatisme, comme le mercure l'est de la syphilis, constitue cependant un moyen véritable de calmer les vives douleurs des rhumatisants. (Guéneau de Mussy, Hérard, Potain, G. Sée, Desnos, Féréol, Oulmont.)

Les accès perdent de leur intensité, de leur durée; le gonflement des articulations diminue avec une surprenante rapidité; mais le médicament n'empêche pas le développement habituel des complications cardiaques. Doses : de 4 à 8 gram. par jour, dissous dans 120 gram. d'eau alcoolisée et par cuillerées.

Dans la fièvre typhoïde, les diphthéries, l'acide salicylique n'a encore donné que des résultats trop incertains pour pouvoir être rappelés ici. Toutefois, certains praticiens (Jaccoud) le recommandent chaleureusement dans la fièvre typhoïde, comme antiseptique puissant.

Salicylates, salicylate de soude. — Nous avons déjà dit combien l'emploi de l'acide salicylique est difficile en thérapeutique à cause de son peu de solubilité dans l'eau. Pour obvier à cet inconvénient, divers moyens ont été proposés; le citrate d'ammoniaque (Cassan), le phosphate de soude (Lissonde), l'alcoolat de citron ou du jus de citron (Guéneau de Mussy).

Il est préférable d'avoir recours au salicylate de soude, très-soluble dans l'eau, et qui se prête admirablement à tous les modes pharmaceutiques. Ce sel est blanc, inodore quand il est bien pur, cristallisé en aiguilles, soyeux, très-hygrométrique.

On l'obtient en saturant l'acide salicylique par le bicarbonate de soude, évaporant à siccité et faisant cristalliser dans l'alcool concentré. Ce sel a pour formule $C^{14} H^4 Na^2 O^6$ et résulte de la combinaison à équivalents égaux de la soude et de l'acide salicylique; il ne contient donc que moitié de son poids d'acide; aussi, dans son administration, il est nécessaire pour obtenir des résultats appréciables d'élever la dose de 6 à 10 grammes par jour.

Les applications internes et externes du salicylate de soude sont les mêmes que celles de l'acide salicylique; son mode d'action est d'ailleurs identique; il en offre tous les avantages et n'en a pas les inconvénients.

QUATRIÈME LIVRE.

APPLICATIONS DE LA BOTANIQUE ET DE LA ZOOLOGIE
A LA MÉDECINE.

La physique et la chimie ont reçu des applications nombreuses à la médecine, par la raison bien simple que, constituées pour résoudre les problèmes du mouvement sous toutes ses formes, les mouvements spéciaux de la vie ont dû nécessairement faire partie de ces problèmes, en tant qu'on les considère comme mouvements chimiques et physiques. C'est ainsi que le physicien et le chimiste sont devenus forcément les collaborateurs du médecin et du physiologiste, dans l'étude de l'état sain et de l'état morbide.

La nature des rapports de la botanique et de la zoologie avec la science de l'homme diffère de celle que nous venons de déterminer à propos de la physique et de la chimie. Si l'on en excepte, en effet, les circonstances dans lesquelles le zoologiste et le botaniste nous fournissent leurs connaissances spéciales, pour nous aider à reconnaître la cause, d'origine végétale ou animale, de certaines maladies, nous ne trouvons pas que leur intervention ait été d'une utilité formelle dans la solution des problèmes qui concernent l'état physiologique et l'état morbide.

Les services rendus par la botanique et la zoologie à la médecine sont d'un ordre tout différent : elles fournissent au médecin le secret de la boîte de Pandore, source de tout bien et de tout mal. C'est de cette boîte, en effet, que sortent les poisons, les venins et les virus. C'est dans cette boîte également que nous allons chercher les remèdes à tous les maux.

Ainsi considérées, la botanique et la zoologie reçoivent de nombreuses applications à la médecine, car elles constituent presque en entier la matière médicale et, sous le nom de parasitisme, une classe très-importante de maladies.

On comprend que nous ne puissions pas exposer ici l'état actuel de la botanique et de la zoologie. Mais, avec un peu de méthode, nous espérons pouvoir donner une idée suffisante des principales applications de la botanique et de la zoologie à la médecine.

Cette méthode consiste à examiner séparément la botanique et la zoologie et à passer en revue, sous les noms de *matière médicale* et de *parasitisme*, les applications médicales que nous devons signaler pour chacune d'elles.

BOTANIQUE.

1° MATIÈRE MÉDICALE.

L'idée d'emprunter au règne végétal des moyens d'action pour la cure des maladies remonte à la plus haute antiquité, à une époque où il n'y avait pas de botanistes, mais où, par contre, il y avait beaucoup d'empiriques et de médecins. Les effets de certains végétaux alimentaires sur le corps mirent sans doute sur la voie, et l'empirisme fit le reste.

Nous lisons dans Homère que les guerriers avaient une certaine connaissance de la vertu des simples, et qu'ils n'ignoraient point quelques-unes de leurs propriétés toxiques. Cette connaissance, d'ailleurs, est commune à tous les peuples primitifs. Les Indiens se servirent de tout temps d'un mélange de sucs de plantes (curare) pour empoisonner leurs flèches.

Héraclite, qui vivait à la fin du trente-huitième siècle avant Jésus-Christ, est un des auteurs les plus anciens qui aient écrit sur la botanique, au point de vue médical. Il est un des premiers qui aient fait usage de l'*opium*, qu'il associait le plus souvent à du suc de *ciguë*, à de la *jusquiame*, à du *castoreum*, à du *poivre blanc* et à de la *myrrhe*.

Xénocrate était connu pour son habileté à préparer des filtres, à l'effet de provoquer l'amour, ou pour empêcher de concevoir, ou enfin pour faire avorter.

Dioscoride, qui vivait en 36 avant J.-C., a publié un traité de botanique et de matière médicale qui résume tout ce qu'on savait à cette époque sur la vertu médicinale des plantes. Ce traité est d'ailleurs assez complet et il a servi de guide aux médecins jusqu'au seizième siècle. L'*aconit,* la *rue,* la *fougère mâle,* l'*huile de ricin,* la *digitale,* etc., s'y trouvent décrits avec leurs propriétés.

Les *Arabes* apportent ensuite leur contingent de drogues empruntées au règne végétal.

Simon Seth, qui vivait en 1034, parle, dans un ouvrage spécial, du *camphre,* de l'*ambre* (en tant qu'il provient d'une gomme résine), de la *casse,* du *séné,* etc.

Jusqu'au seizième siècle, le règne végétal fournit d'innombrables matériaux à la matière médicale; mais ces applications sont tout à fait empiriques, empruntées le plus souvent au hasard et, dans tous les cas, indépendantes d'une connaissance raisonnée des caractères botaniques. C'est à partir de ce moment que la botanique se constitue peu à peu comme science; *Tournefort* et *Linné* introduisent la méthode dans ses classifications, et, dès lors, elle peut nous fournir des renseignements utiles et raisonnés.

A cette même époque, la découverte de l'Amérique et les voyages dans l'extrême Orient emplissent nos officines de nouvelles ressources. Le *tabac,* importé du Mexique à Lisbonne en 1520, est introduit en France par Nicot en 1558. Le *baume du Pérou* est importé par Monard en 1580; le *baume* de *copahu* est importé du Brésil, en 1648, par Margref et Pisan; les Allemands nous font connaître la *cascarille* provenant des îles de Bahama; Tulpius, en 1641, nous fait connaître le *thé* et ses caractères botaniques; Prosper Alpin, en 1640, nous décrit les propriétés et les caractères botaniques du *café;* Guillaume Pisan appelle le premier l'attention sur l'*ipécacuanha* et sur ses propriétés contre la dyssenterie (on sait qu'Helvétius administra ce remède au fils de Louis XIV); en même temps, la racine de *simarouba* est importée de la Guyane par Wegner; mentionnons également le *polygala de Virginie* et enfin le *quinquina.*

Les quinquina proviennent tous de l'Amérique du Sud (Venezuela et Bolivie) et croissent dans une zone de 800 lieues; ils ont été introduits en Europe dans la première moitié du dix-septième siècle (1638). Ce ne fut qu'en 1668 que Talbot, en Angleterre, connut les véritables propriétés du quinquina contre les fièvres ; mais il garda longtemps son secret et le vendit au gouvernement français pour le prix de 2,000 louis d'or et une pension viagère de 2,000 fr. Le gouvernement publia le secret après la mort de Talbot. La description botanique de l'une des espèces du quinquina est due à La Condamine dès l'an 1738.

Constituée telle qu'elle est aujourd'hui, la botanique est au niveau des autres sciences naturelles.

Les caractères bien déterminés des familles végétales permettent aux botanistes d'éclairer le médecin sur bien des questions qui intéressent non-seulement la pratique, mais encore les progrès de la science. Il est, en effet, des caractères généraux propres à certaines familles végétales qui permettent de découvrir des succédanés de médicaments déjà employés. Souvent, dans des voyages de long cours, des médecins instruits ont pu sauver des équipages en donnant à manger des plantes de la famille des crucifères qui, presque toutes, ont des vertus antiscorbutiques. Un autre avantage des connaissances botaniques, au point de vue de la médecine, est de fixer dans l'esprit du médecin les caractères scientifiques des substances dont il se sert. Dans un moment où la médecine s'entoure de toutes les connaissances qui peuvent donner à ses actes un caractère de précision et de certitude, il n'est pas indifférent que le médecin puisse, à l'occasion, trouver une source d'indications nouvelles dans la connaissance approfondie de la botanique.

2° PARASITISME VÉGÉTAL.

Le parasitisme végétal constitue aujourd'hui une des branches les plus intéressantes de la pathogénie, grâce aux travaux de Bassi sur la maladie des vers à soie, de Schœnlein sur la teigne, de M. Ch. Robin (1), de M. Davaine (2), de M. Pasteur et de bien d'autres.

Tantôt le parasite végétal n'est que le témoin, et en quelque sorte le résultat d'une maladie préexistante ; d'autres fois, il

(1) Ch. Robin, *Histoire naturelle des végétaux parasites.*
(2) Davaine, *Traité des entozoaires.*

constitue, par lui-même, un état morbide défini, plus ou moins grave ; tantôt, enfin, sa présence et son activité peuvent entraîner la mort. Ainsi donc, de toute façon, la présence des parasites végétaux sur le corps humain constitue un état qui doit préoccuper le médecin.

Les parasites végétaux sont des organismes microscopiques placés à ce niveau de l'échelle des êtres où les caractères distinctifs de la vie animale et de la vie végétale ne se présentent pas toujours avec des signes évidents et formels. C'est ainsi que ces corpuscules vivants, qu'on désigne aujourd'hui sous le nom de *bactéries, coccos,* etc., étaient classés, par Dujardin, Ehremberg, et la plupart des zoologistes, parmi les *infusoires flagellifères* du genre *monas.* M. Ch. Robin, en 1853, avait proposé de faire entrer quelques-uns de ces prétendus animaux dans le genre *leptothrix buccalis* de Robin. M. Davaine, en 1859, démontra que ces mêmes organismes doivent être classés, en qualité de végétaux microscopiques, à côté des conferves filamenteuses et des oscillariées. M. Cohn, adoptant cette manière de voir, chercha à prouver que les bactéries sont le jeune âge du genre *zooglœa* Cohn, et que les *spirillum* sont des *oscillaires.* Robenhorst, de Bary, Lueders, Hallier, ont confirmé, par leurs travaux, l'opinion de leurs devanciers, touchant la nature végétale des vibrioniens, et c'est parmi les végétaux que l'on tend aujourd'hui à classer définitivement les genres *vibrion* et *bacterium.* Tous ces corpuscules vivants sont insolubles dans l'ammoniaque, tandis que les corpuscules vivants, de nature animale, sont parfaitement solubles dans le même liquide.

A côté de cette difficulté à peu près résolue, il en est une autre qui concerne exclusivement une question de classification.

Dans quelle famille doit-on ranger certains parasites végétaux ?

Jusqu'ici on classait tous ces parasites, soit dans la famille des champignons, soit dans celle des algues (1).

C'est ainsi, par exemple, qu'on classait le *cryptocoque du ferment,* les *leptothrix,* etc., parmi les genres de la famille des algues (Ch. Robin et autres). MM. H. Hoffmann, Ernst Hallier,

______

(1) Ch. Robin, *Histoire naturelle des végétaux parasites.* 1853.

Lueders, ont démontré que les parasites végétaux du corps humain appartiennent aux champignons seuls. Hallier surtout semble avoir prouvé que les parasites végétaux de l'homme appartiennent tous à la famille des champignons, en démontrant que certaines formes, décrites comme des types distincts, classées dans les algues, tels que le *cryptocoque*, le *leptothrix buccal*, ne sont pas des végétaux proprement dits, mais des états, des formes de développement communs à plusieurs champignons inférieurs.

On voit, d'après ce qui précède, que l'histoire naturelle des parasites végétaux est loin d'être achevée. C'est pourquoi, sans prendre parti ni pour les uns ni pour les autres, nous nous bornerons à une simple *énumération* descriptive, après avoir dit toutefois un mot sur la nature des champignons parasites parmi lesquels on peut ranger, sans crainte de se tromper, la plupart des parasites végétaux.

Champignons parasites. — Les champignons parasites se présentent sous forme de cellules isolées ou multiples, et, dans ce dernier cas, unies bout à bout et disposées en tubes droits ou flexueux. Ces végétaux sont constitués par trois parties principales : le *mycelium*, les *spores* et le *réceptacle*. Le premier représente le corps du végétal, les secondes sont les organes reproducteurs, le troisième est composé de filaments simples ou complexes qui naissent du mycelium et dont la destination est de porter les spores.

Le mycelium se présente tantôt sous la forme de filaments distincts, tantôt sous forme de membrane constituée par des filaments feutrés, tantôt sous forme de filaments ramifiés.

Les spores se développent soit par prolifération cellulaire dans la cellule-mère, soit par bourgeonnement, soit enfin par segmentation ou gemmation de cellules-mères (sporanges).

Dans l'étude des champignons parasites, il est fort utile de savoir que la plupart d'entre eux sont polymorphes. D'après M. Hallier, les parasites de l'homme appartiennent à un petit nombre d'espèces susceptibles de se montrer avec des modifications profondes. Ce sont ces modifications qui ont été souvent décrites pour des types distincts. C'est ainsi que l'état de *moisissure* est l'état-type sous lequel on trouve les champignons se développant à l'air libre, dans les conditions normales ; l'état d'*achorion*, celui de *leptothrix*, de *torula*, d'*acrospore*

seraient au contraire les états qui résultent de la privation de
la lumière ou du séjour dans un lieu où l'air est altéré.

Trichophyte tonsurant (*Malmsten*).— Ce champignon est
la cause déterminante de l'*herpès circinné*, de la *teigne tonsu-
rante* et de la *mentagre* (*Trichophytie* de Hardy). Il est composé

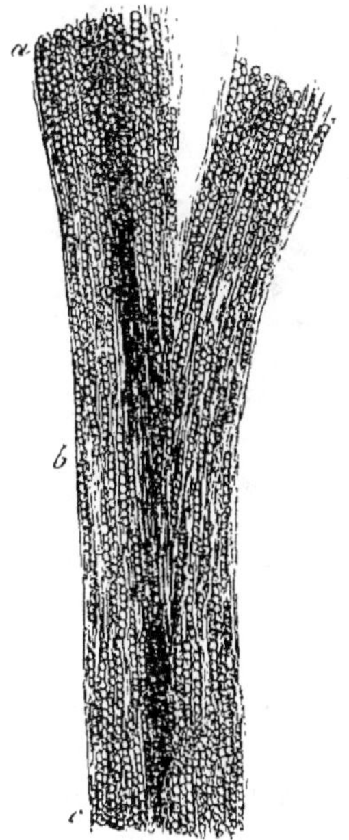

Fig. 79. — *Trichophyte tonsurant.*

Tige de cheveu b cassée au niveau de la peau c et spontanément rompue à quelques millimètres au-dessus a. Cette tige est infiltrée de chaînes de spores écartant
les fibres longitudinales (1).

de spores longues de 4 à 10 millièmes de millimètre, rondes ou
ovales, disposées en chapelet.

Le trichophyte se développe de préférence sur les parties
couvertes de poils; on le trouve sur la tête, dans l'intérieur
des cheveux; sur la face et le tronc, il donne lieu à des éruptions pustuleuses, quelquefois papuleuses, et, en définitive, à
ces taches érythémateuses circulaires qui représentent les diverses formes de l'herpès circinné.

(1) E. Lancereaux, *Anatomie pathologique*, t. I, p. 762.

Voir ci-dessus, d'après M. Lancereaux, un spécimen de tri-chophyte dans l'intérieur d'un cheveu.

Microsporum furfur. (*Ch. Robin.*) — Ce champignon est la cause du pityriasis versicolor, du pityriasis nigra et de quelques éphélides lenticulaires; il vit aux dépens de l'épiderme et se présente sur toutes les parties du corps, principalement sur le tronc et le thorax. Comme on peut le voir dans la figure 80, il est formé de filaments courts, inarticulés, entre

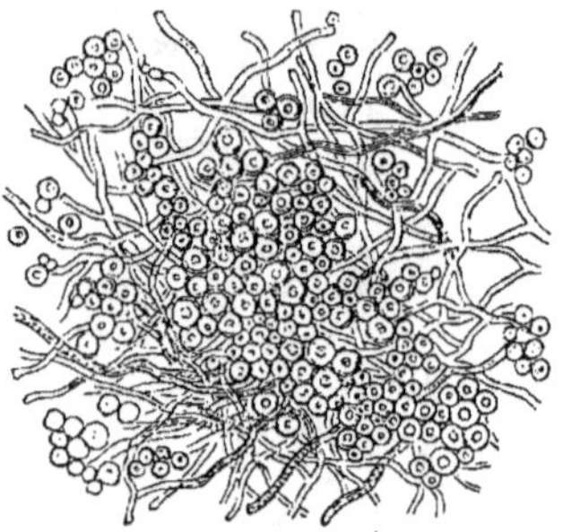

Fig. 80. — *Microsporum furfur.*

Tubes vides et spores agglomérées, obtenus par le raclage de la peau au niveau d'une tache de pityriasis versicolor (1).

lesquels se trouvent les amas de spores. Celles-ci n'ont que quelques centièmes de millimètre de diamètre.

Microspore d'Audouin. — Découvert par Gruby, en 1843, ce champignon se compose de filaments ondulés, parallèles aux stries des cheveux, ramifiés et constituant autour du cheveu une gaîne feutrée. Les spores sont adhérentes à ces filaments; elles sont rondes ou ovales, transparentes, et présentent un diamètre de $0^{mm},001$ à $0^{mm},005$.

On attribue à ce champignon le développement de la *teigne pelade* (*porrigo decalvans*); mais, d'après M. Lancereaux, il est douteux qu'un cryptograme, aussi superficiellement placé, produise les désordres anatomiques de la pelade.

Achorion de Schœnlein. (*Remak.*) — L'achorion est le champignon qui, par son agglomération, constitue les cupules jaunes du *favus*. Il se compose de tubes cylindriques ramifiés qui donnent naissance aux réceptacles.

(1) LANCEREAUX, *Anat. pathologique*, t. I, p. 765.

Les spores ou ovales qui se développent sur ces derniers sont rondes ou ovales, libres ou articulées bout à bout ; elles renfer-

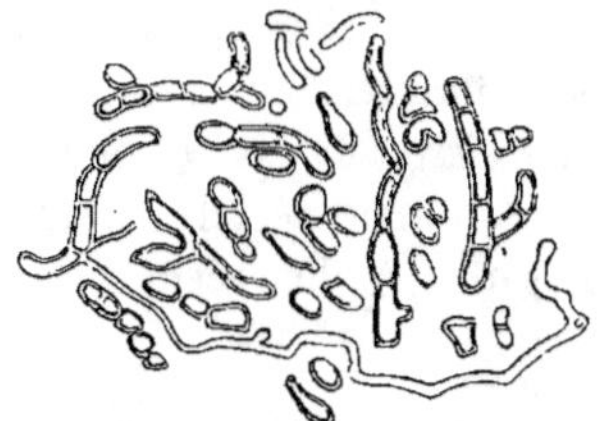

Fig. 81. — *Achorion de Schœnlein.*

Tube mycélien de l'*achorion Scœhnleinii* flexueux, supportant des filaments articulés plus volumineux, remplis de spores, et spores libres ou agrégées (1).

ment des granulations moléculaires douées d'un mouvement brownien très-vif après l'action de l'eau.

Ce parasite prend naissance dans les couches profondes de l'épiderme, et on le rencontre sur toutes les parties du corps : cuir chevelu, conduit auditif, face, tronc, sillon des ongles.

Penicillium. — Les parasites de ce genre constituent la

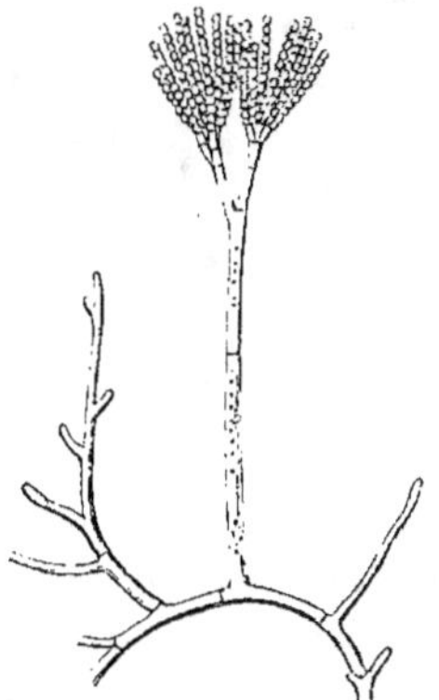

Fig. 82. — *Penicilium glaucum* (d'après Decaine et Le Maout (2).

plupart des moisissures qui se développent sur les matières végétales en décomposition (pain, fruit). Ils sont générale-ment formés par des filaments dressés, cloisonnés, se termi-

(1) E. Lancereaux, loc. cit.
(2) E. Lancereaux, loc. cit., p. 74.

nant par un pinceau de rameaux dont les extrémités portent des chapelets de spores simples et nues.

M. Hallier a trouvé des spores de ce champignon sur des plaques de diphthérite; il les a cultivés dans du sirop de sucre, et il a ainsi obtenu un filament épais de *penicillium glaucum*.

Aspergillus. — L'*aspergillus* est composé de filaments stériles, les uns simples non articulés, les autres tubulés et articulés, donnant naissance à des réceptacles que terminent

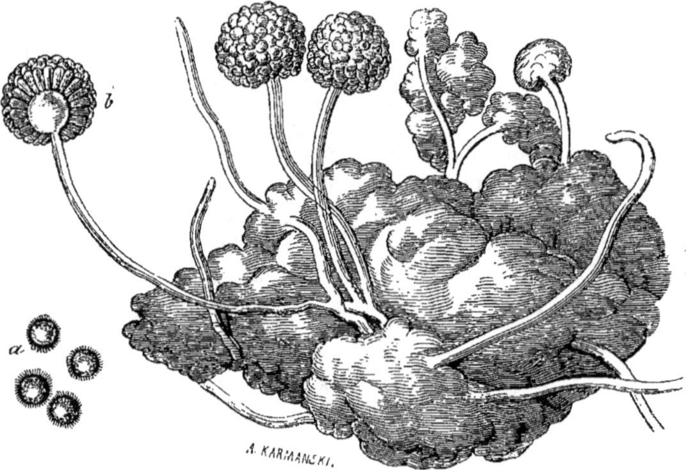

Fig. 83. — *Aspergillus nigricans.*

Végétant dans le cérumen de l'oreille; l'un des capitules b montre la disposition des cellules sporophores. — A. Spores à un plus fort grossissement montrant les détails de la structure.

des capitules arrondis, couverts de spores simples ou doubles. Ce champignon a été trouvé à l'état de parfait développement dans le conduit auditif externe et particulièrement sur la membrane du tympan, à la surface de laquelle il forme une couche, épaisse de 1 à 3 millimètres. On le trouve également aux ongles après une exfoliation préalable de l'épiderme, dans les parties ulcérées du poumon, au niveau des foyers gangréneux des diabétiques.

La figure ci-dessus, empruntée à l'*Anatomie pathologique* de M. Lancereaux, représente un beau spécimen de ce champignon.

Mucor mucedo. — Ce champignon est constitué par un mycelium qui donne naissance à des réceptacles floconneux, veloutés, simples ou rameux. Les spores sont renfermées dans un sporange terminal muni ou non d'une columelle centrale.

Le *mucor mucedo* se trouve sur toutes les substances suceptibles de fermenter. Ingéré avec les aliments, il donne lieu à un empoisonnement caractérisé par de la céphalalgie, des vertiges, des nausées, des vomissements.

On a trouvé le *mucor mucedo*, chez l'homme, sur des plaques de gangrène sénile, à la surface des ulcères, des vésicatoires et dans les cavernes pulmonaires résultant de gangrène.

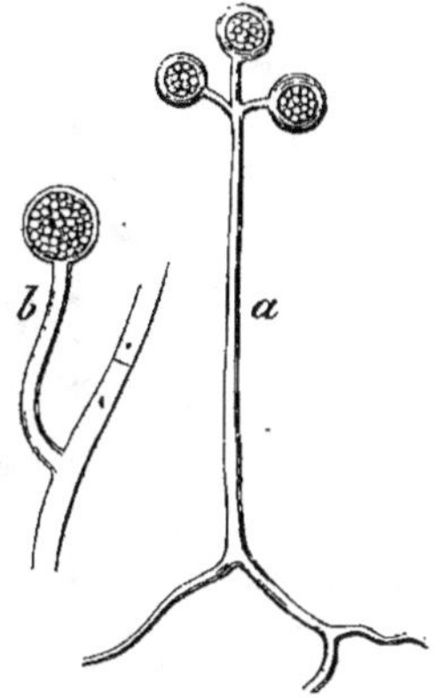

Fig. 84.— *a. Mucor mucedo* avec trois sporanges; *b*, autre mucor, un seul sporange (1).

Chionyphe Carteri. *Berkeley*. — Ce champignon a été découvert par Carter dans le *pied de Madura*, affection endémique dans quelques parties de l'Inde (Madras, Pondichéry. Madura), et qui est caractérisée par un gonflement des mains ou des pieds suivi de suppuration.

Le chionyphe est composé de tubes cloisonnés et ramifiés, émanant d'une masse centrale, et de cellules allongées, rondes, ou irrégulières sans noyaux. Les spores se développent à l'extrémité de certains tubes qui offrent en cet endroit un renflement spécial.

Oïdium albicans. (*Ch. Robin.*) — L'oïdium albicans est le champignon du *muguet*. Il est constitué par des filaments tubuleux sporifères, cloisonnés et formés de cellules allongées articulées bout à bout. A l'état adulte, les filaments sont ramifiés. On trouve les spores soit à l'extrémité des tubes, soit à la surface des cellules épithéliales du mucus buccal à laquelle elles adhèrent fortement. Ces spores sont sphériques ou ovales, à bord net, foncé, et à centre brillant; elles renferment une poussière douée de mouvement brownien.

Ce champignon peut se développer sur tous les points des

(1) E. Lancereaux, loc. cit., p. 753.

muqueuses digestive, respiratoire, génitale ; mais c'est surtout dans la bouche qu'on le rencontre.

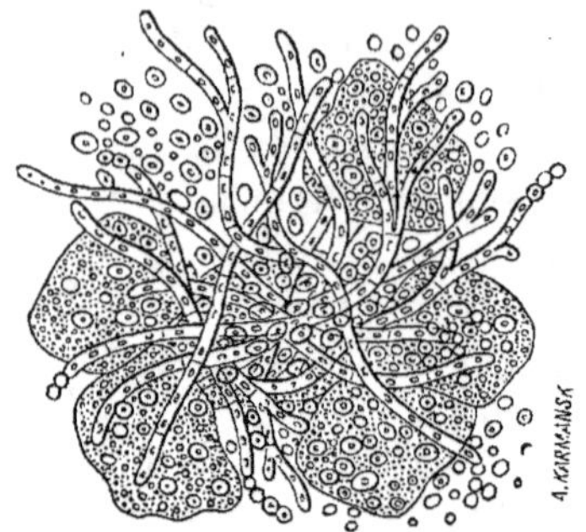

Fig. 85. — *Oïdium albicans.*

Cellules épithéliales, filaments et spores du muguet. Les tubes du champignon régulièrement cylindriques contiennent des granules moléculaires dans leur cavité. L'extrémité d'origine est cachée dans des amas de spores et de lamelles épithéliales, l'autre est arrondie, ou bien elle est formée de cellules ovoïdes, articulées bout à bout ; les spores sphériques ou ovales sont isolées ou réunies en chaîne (1).

Sarcina ventriculi. (*Goodsir.*) — La sarcine se présente sous forme de masses cubiques, prismatiques, de couleur

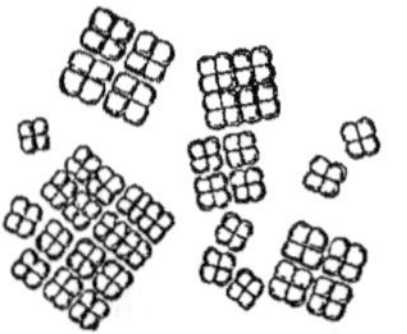

brune très-claire, constituées par des cellules cubiques, prismatiques à angle mousse, renfermant un noyau, et offrant un diamètre de $0^{mm},008$. Ces cellules sont groupées par 4, 8, 16, 32, 64.

Ce végétal a été trouvé dans la matière des vomissements à laquelle il communique une couleur brune ou verdâtre. Généralement, cette matière est acide. On a

Fig. 86. —Sarcine (*merismo pædia*), d'après Moquin-Tandon.

trouvé également la sarcine sur les foyers de gangrène du poumon, du rectum, et on pense qu'elle favorise le développement de cette dernière.

Cryptococcus cerevisiæ. — Constitué par des cellules ovoïdes ou sphériques, renfermant un noyau d'apparence graisseuse, le cryptococcus cerevisiæ se présente sous forme de petits chapelets composés de trois à cinq cellules. Ce champignon a été trouvé dans les enduits de la langue, dans les matières

(1) E. Lancereaux, loc. cit., p. 769.

du vomissement, dans les selles. M. Robin pense que sa présence est un épiphénomène sans signification pathologique.

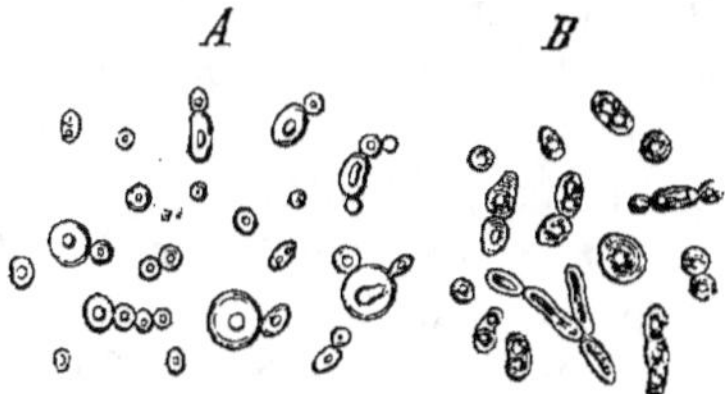

Fig. 87. — *Criptococcus cerevisiæ*.

Leptothrix buccal. (*Ch. Robin.*) — Ce champignon est composé de filaments longs de 0^{mm},020 à 0^{mm},100. Ces filaments sont tubuleux, incolores, assez raides, droits ou courbes, et ils

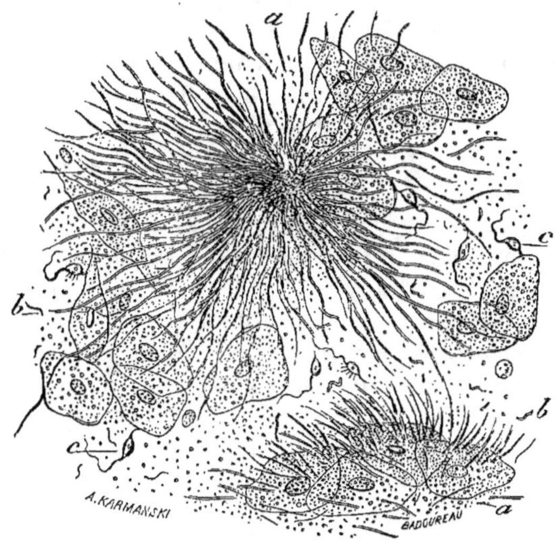

Fig. 88. — *Leptothrix buccal*.

Parasites divers trouvés à la surface de la langue dans un cas de stomatite.—*a, leptothrix buccal* développé sur des cellules épithéliales ; *b, bactéries; c. cercomonas* (1).

se réunissent sur une base granuleuse. On ne connaît pas le mode de reproduction de ce végétal. On le trouve à la surface de la langue, autour du collet des dents, dans les dents cariées.

(1) Lancereaux, *Anatomie pathologique*, t. I, p. 757.

Micrococcos et microzymas. — Quand on arrive avec le microscope à la limite des éléments perceptibles, on se trouve en présence de petits corpuscules qui ont été désignés par les auteurs sous différents noms : *monas crepusculum* (Ehremberg), *monades* (Hueter), *zooglæa* (Cohn), *microsporon septicum* (Klebs), *micrococcos* (Hallier), *microzymas* (Béchamp).

Confondus d'abord avec les granulations moléculaires, les microzymas ou micrococcos ont été distingués de ces dernières. Voici comment s'exprime M. Estor sur ce sujet :

« Il existe, dans presque toutes les cellules des animaux, des granulations moléculaires notées par tous les histologistes. Ces granulations ont été rarement étudiées ; M. le professeur Robin distingue quatre espèces de granulations : 1° les graisseuses solubles dans l'éther, insolubles dans l'acide acétique et dans l'acide gallique, 2° des granulations plus ou moins semblables aux précédentes, mais solubles dans les deux acides qui viennent d'être nommés ; 3° des granulations grises ou poussière organique ayant un pouvoir réfringent faible, ne présentant pas, comme les deux premières espèces, un contour formé et un centre brillant, jaunâtre, solubles dans l'acide acétique, la potasse, la soude, etc. ; 4° des granulations pigmentaires.

« Si l'on joint à ces détails la propriété d'être douées d'un mouvement brownien très-vif, on aura un résumé des notions enseignées jusqu'à ce jour.

« Les granulations moléculaires, observées par nous, ne rentrent dans aucune des classes étudiées par M. Robin ; elles sont en apparence identiques à celles que M. Béchamp a depuis longtemps déjà trouvées et décrites dans la craie, dans les vins qui vieillissent, etc. ; elles méritent donc le nom générique de microzymas, accepté aujourd'hui et compris par tous les savants.

« Les microzymas des cellules animales ont moins d'un millième de millimètre ; pour les apercevoir distinctement, il faut un grossissement de 600 diamèt. Nous nous servons habituellement de l'objectif de Nachet avec l'oculaire 1 ou 2. Ces microzymas sont insolubles dans l'acide acétique et dans la potasse caustique au dixième, ce qui exclut leur nature albumineuse et graisseuse. L'eau ne les altère en aucune façon, même après plusieurs jours de contact ; ils sont en quelque sorte imputrescibles. Dans tous les tissus à l'état normal, les microzymas conservent leur forme sphérique. Mais, dans des conditions anormales, ils subissent des modifications de forme qu'il est important de faire connaître (1). »

Suivent les expériences dans lesquelles MM. Estor et Béchamp ont vu les microzymas se transformer en *coccos*, en *bactéries*, etc.

Dans l'état physiologique et pathalogique les microzymas sont renfermés dans des cellules ; on ne les voit pas à l'œuvre, isolés. M. Estor ne cite qu'un seul cas dans lequel on peut les voir hors des cellules : c'est dans le tubercule pulmonaire, là où les cellules ont été détruites.

MM. Estor et Béchamp font jouer un grand rôle aux microzymas ; mais, pour qu'on puisse se faire une juste idée de ce rôle, nous devons ajouter que ces savants ont cherché à démontrer expérimentalement que les microzymas peuvent se changer en bactéries de toute espèce et celles-ci en microzymas. M. Liouville a confirmé cette manière de voir par l'examen qu'il a fait des granulations contenues dans la sérosité des vésicatoires ; il a vu ces granulations s'associer, s'allonger, se fragmenter et devenir de véritables bactéries à l'état libre ou associé. Le même phénomène a été observé par Billroth.

Du moment que microzymas et bactéries ne sont que les formes évolutives d'un même organisme, MM. Estor et Béchamp ont accumulé sur les microzymas toutes les propriétés qu'on avait accordées séparément à ces deux organismes. Non-seulement le microzyma préside à l'évolution de la matière organique vivante dans les conditions normales, mais encore il est le facteur indispensable de toutes les maladies, et point n'est besoin de faire intervenir, comme le professe M. Pasteur, l'introduction dans l'organisme et l'action de germes étrangers. « L'être vivant, dit M. Estor, rempli de microzymas, porte donc en lui-même, avec ces microphytes ferments, les éléments essentiels de la vie, de la maladie, de la mort et de la destruction (2). »

Des assertions aussi graves et qui ne tendent à rien moins qu'à faire considérer le corps vivant comme un *agrégat d'animaux ferments* (l'idée n'est pas neuve d'ailleurs) ont dû soulever beaucoup d'opposition, et c'est ce qui a eu lieu.

(1) MM. Béchamp et Estor, *Montpellier médical*, janvier 1870.
(2) Estor, *Montpellier médical*, janvier 1870.

La tactique des opposants n'a pas répondu peut-être à ce que la science pouvait désirer. Au lieu de démontrer que les microzymas ne font pas précisément tout ce que MM. Estor et Béchamp prétendent, on a laissé de côté les *microzymas* des cellules et on a conservé les *micrococcos* en ayant soin de considérer ces derniers, non plus comme des particules animales, mais comme de petits éléments végétaux qui se multiplient par scission. D'après cette dernière théorie, le *coccos* serait le genre de plusieurs espèces et variétés désignés sous les noms de *mégaccocos, mésococcos, micrococcos, streptococcos* (coccos chaînette), *ascococcos, cocco-bactérie*, etc. (1).

Ces coccos proviendraient toujours des germes de l'air ou des divers liquides, d'après certains auteurs. D'après quelques autres (Billroth, Hensen, Lüders), il y a toujours, à l'état normal, des germes dans le sang.

Il est évident, d'après ce qui précède, que l'histoire naturelle des corpuscules infiniment petits, désignés sous le nom de *microzymas, micrococcos, coccos*, etc., n'est pas encore établie d'une manière suffisante, et qu'il est, par conséquent, bien difficile de se prononcer nettement à leur sujet au milieu des théories contradictoires qui les concernent.

Bactéries et vibrions. — Les bactéries et les vibrions appartiennent à la famille des vibrioniens (Dujardin), aujourd'hui considérée comme faisant partie du règne végétal. Contrairement à ce qui arrive pour les infusoires animaux, ces corpuscules sont insolubles dans l'ammoniaque.

Tous les vibrioniens, à l'état adulte, présentent un corps filiforme susceptible d'un mouvement vacillant, non ondulatoire chez la bactérie, ondulatoire au contraire chez le vibrion. Leur longueur est de $0^{mm},002$ à $0^{mm},005$ (bactérie) et de $0^{mm},003$ à $0^{mm},001$ (vibrion). Leur épaisseur est de $0^{mm},0004$ à $0^{mm},0017$ (bactérie) et de $0^{mm},0008$, à $0^{mm},001$ (vibrion) (2).

Ces organismes vivent aux dépens des liquides organiques en décomposition où on les rencontre. La présence de l'air n'est pas nécessaire au développement de tous les vibrioniens. M. Pasteur a démontré que certains d'entre eux non-seulement

______

(1) M. Nepveu, *Du rôle des organismes inférieurs dans les lésions chirurgicales.* Paris, 1875.

(2) Davaine, *Traité des entozoaires*, p. XVII.

ne se développent pas au contact de l'air, mais encore que la présence de l'oxygène de l'air est pour eux immédiatement mortelle. De là, la division établie par M. Pasteur en éléments *aérobies* et éléments *anaérobies*.

L'origine des vibrioniens, chez l'homme, a été l'objet de nombreuses recherches. Nous avons vu que certains auteurs faisaient provenir ces organismes des *microzymas* ou des *coccos* (Estor, Béchamp, Billroth); d'autres (Pasteur, Lichtenstein, Douglas, Tyndall) admettent qu'ils proviennent de l'air et des liquides dans lesquels ils sont renfermés à l'état de *germes*.

Le mode de reproduction est le même pour tous les vibrioniens, c'est la *scissiparité*.

Bien que la plupart des vibrioniens échappent à la mensuration directe, puisqu'ils ont moins d'un millième de millimètre dans leur plus grand diamètre, on a cependant établi, parmi eux, plusieurs genres et vingt-neuf espèces. M. Davaine divise les vibrioniens en quatre genres : *Bacterium, vibrio, bacteridium, spirillum*.

Le genre *Bacterium*, composé de filaments droits, réguliers, à mouvements vacillants, renferme six espèces : *B. termo*, aérobie, a été observé dans plusieurs maladies; *B. catenula* ou en chaînette; *B. punctum; B. putridinis; B. articulatum; B. capitatum*.

Le genre *Vibrion* est composé de filaments flexueux à mouvements *ondulatoires;* il renferme onze espèces : *V. regula* (Müller); il se trouve dans les matières intestinales et surtout dans les déjections des cholériques; *V. lineola; V. bacillus*, se trouve surtout dans la matière blanche qui constitue le tartre autour des dents; *V. serpens; V. prolifer, V. synxantus, V. syncyanus; V. butyrique; V. lactique* (Pasteur); *V. tartrique droit*.

Dans ces derniers temps, MM. Pasteur, Joubert et Chamberland ont découvert et cultivé le *vibrion qui engendre la septicémie*. Ce vibrion est anaérobie. Les mêmes expérimentateurs ont également découvert et cultivé le *vibrion de l'infection purulente* qui est aérobie ou anaérobie, selon qu'on le cultive au contact de l'air ou dans le vide.

Ces deux espèces de vibrions sont inoculables, c'est-à-dire qu'ils peuvent reproduire sur des animaux sains la maladie dont était atteint l'animal sur lequel on les avait pris. Les précautions dont M. Pasteur s'est entouré dans ses inoculations lui permettent d'affirmer que, dans les maladies contagieuses, infectieuses, la cause réelle de la transmissoin est un organisme microscopique et nullement un liquide infectieux, sorte de poison chimique désigné par Bergmann sous le nom de *sepsine*.

Le genre *Bactéridie* renferme six espèces. Tous les individus se distinguent spécifiquement des bactéries en ce que les filaments sont *immobiles*: Bactéridie *intestinale ; B. du levain ; B. glaireuse ;* B. du vin tourné *; B. des infusions ; B. charbon-*

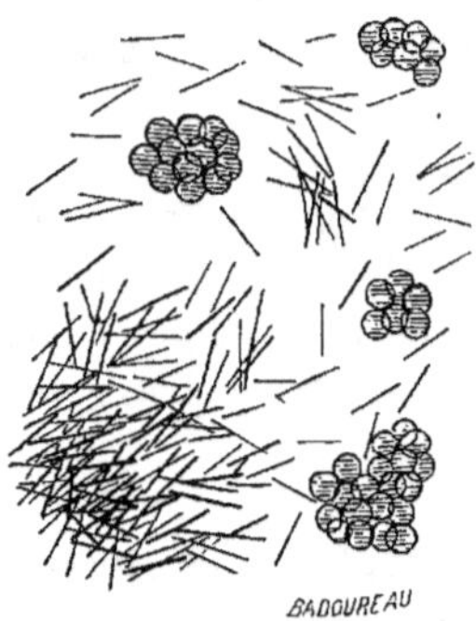

Fig. 89. — Bactéridie charbonneuse et amas de globules rouges provenant du sang du cœur d'un malade mort d'une pustule maligne (1).

neuse. Nous nous occuperons plus spécialement de cette dernière.

Bactéridie charbonneuse. Cette bactéridie a été découverte par M. Davaine dans le sang charbonneux. En la soumettant à la culture, MM. Pasteur et Joubert ont pu communiquer le charbon aux animaux chez lesquels ils avaient injecté le produit de la dernière culture.

M. Pasteur a également démontré que ce champignon est *aérobie* et qu'il n'est pas inoculable aux poules. Cette dernière particularité a été l'occasion d'une expérience des plus curieuses. Cherchant à découvrir la cause de l'immunité des gallinacés à l'endroit du charbon, M. Pasteur s'est rappelé que la bactéridie charbonneuse ne se développe pas à des températures de 43°-44° dans les liquides de cultures, et il a pensé

____

(1) LANCEREAUX, *Anatomie pathologique*, t. I, p. 783.

que l'impossibilité de communiquer le charbon aux poules
tenait à la température de 42° que présentent ces animaux :
« Si cette conjecture était fondée, dit M. Pasteur, nous devions
pouvoir donner facilement le charbon aux poules en abaissant
la température de leur corps. La réussite de l'expérience fut
immédiate. Qu'on inocule une poule avec de la bactéridie
charbonneuse et qu'on la place les jambes plongées dans l'eau
à 25°, ce qui suffit pour que la température de tout son corps
descende à 37°-38° (température des animaux susceptibles de
prendre le charbon), et en vingt-quatre ou trente heures la
poule meurt, tout son corps envahi par la bactéridie charbonneuse. Certaines expériences inverses nous ont déjà donné les
résultats favorables, c'est-à-dire qu'en élevant la température d'animaux qui contractent le charbon, nous avons pu
les préserver de cette affreuse maladie, aujourd'hui sans
remède (1). »

Nous avions écrit les lignes qui précèdent lorsque M. Colin,
d'Alfort, a lu devant l'Académie de médecine un mémoire destiné à démontrer, par de nombreuses expériences, qu'il n'y a
aucun rapport constant entre la température normale des
animaux et leur aptitude ou leur non-aptitude à contracter le
charbon. La dissidence profonde qui existe entre MM. Pasteur
et Colin sur des faits d'expérience prouve simplement que le
problème poursuivi est fort difficile et que sa solution est encore à trouver.

Le genre *Spirillum*, formé par des filaments contournés en
hélice, renferme six espèces : *S. rufum ; S. undulatum ;* au
repos, ce parasite prend la forme d'un M ; *S. tournoyant ; S.
leucomœnum ; S. plicatile.*

ZOOLOGIE.

1° MATIÈRE MÉDICALE.

Ce que nous avons dit de la botanique comme science appliquée à la médecine, nous pourrions le répéter de la zoologie. Cette science, en effet, renfermée dans ses limites, ne

---

(1) *Bulletin de l'Académie de médecine*, séance du 30 avril 1878.

pouvait jamais prétendre à avoir une action sérieuse sur la solution des problèmes de la physiologie et de la pathologie humaine. A ce point de vue, elle serait plutôt tributaire de notre physiologie et de notre pathologie.

Dès les temps les plus reculés, alors qu'on ne disséquait pas les cadavres humains, le médecin apprenait l'anatomie sur les animaux. L'application de la zoologie à l'anatomie est ici évidente; mais c'étaient les médecins qui en faisaient tous les frais. Aujourd'hui, nous utilisons les animaux au point de vue physiologique. Ne pouvant expérimenter sur l'homme vivant, nous sacrifions des animaux pour éclaircir les problèmes de la physiologie et de la pathologie; mais, ici encore, ce sont les médecins qui font tous les frais de l'application.

Il en a été de la zoologie comme de la botanique. Avant que la zoologie fût constituée, elle fournissait déjà à la médecine un certain nombre de ses produits comme moyen d'action. Le *castoreum*, le *musc*, l'*ambre gris*, étaient connus dès la plus haute antiquité avec leurs propriétés, comme on peut s'en assurer dans le traité de Dioscoride *Sur la matière médicale*.

De tout temps également, on a employé le *lait*, le *petit lait*. On emploie, en ce moment, contre la phthsie, une sorte de préparation de *lait de jument* connue sous le nom de *koumys*. C'est une importation de Géorgie.

Les *œufs* ont été très-souvent employés en médecine. Tout le monde connaît l'*huile d'œuf* pour les plaies. De nos jours, on a mis à profit l'*albumine de l'œuf* et on a inventé l'*eau albumineuse*.

Les *cantharides* ont été utilisées par Hippocrate dans les hydropisies, dans les maladies de la peau. Les *vésicatoires cantharidiens* ont été employés par Archigène, Aétius, Arétée et surtout par Mercurialis et Baglivi.

Les *limaçons*, malgré leur inutilité bien démontrée, ont été fort longtemps administrés comme médicament (surtout à Montpellier).

L'emploi des *sangsues* se perd dans la nuit des temps.

L'huile de *foie de morue* est un des médicaments les plus précieux de la thérapeutique moderne.

Parmi les *recettes* dont la science a justifié l'emploi, nous devons citer la poudre d'*yeux d'écrevisse* et la poudre d'*éponge brûlée*.

Mais, à côté de ces remèdes bienfaisants, la zoologie nous a fourni de nombreux agents destructeurs de la santé : les venins du cobra, du crotale, de la vipère, de l'abeille, et les virus de la rage et de la morve sont d'importation zoologique.

2o PARASITISME ANIMAL.

Si l'homme utilise pour sa nourriture ou son entretien la plupart des espèces animales, par contre, il est fatalement voué à servir de pâture et d'habitat à quelques-unes d'entre elles. Le parasite animal vit sur le corps de l'homme absolument comme les autres animaux vivent à la surface de la terre; comme ces derniers, il a ses régions spéciales, ses contrées préférées que la même espèce fréquente toujours ; bien plus, il choisit l'homme qui habite telle contrée et non telle autre.

C'est ainsi que l'*ascaride lombricoïde* affectionne l'intestin grêle, tandis que l'*oxyure* se complaît dans le rectum; le cæcum est habité par le *trichocéphale* et la vessie par le *strongle géant;* le *pou du pubis* ne s'aventurera jamais sur la tête, et le *tænia solium* se gardera bien de franchir la porte du pylore. De même, le *filaire* de l'homme ne se plaît que dans les pays intertropicaux et l'*anchylostome duodénal* en Italie ; l'Égypte a les préférences du *tænia nana* et du *distomum hæmatobium*.

Tout compté, l'homme donne le vivre et l'habitat — il serait plus vrai de dire, se laisse prendre avec plus ou moins de lutte — à une cinquantaine d'espèces animales. Tous ces animaux appartiennent soit aux *arthropodaires,* soit aux *vers*, soit aux *protozoaires.*

Nous commencerons notre revue par ces derniers.

PROTOZOAIRES.

Les protozoaires parasites ont été trouvés pour la première fois par Leenwenhoek dans ses propres déjections. On ne rencontre, d'ailleurs, ces animaux que dans l'intestin malade ou dans les matières qui en proviennent, ou enfin sur la muqueuse enflammée du vagin. Ce sont des Cercomonadiens, des Paraméciens et quelquefois des Grégarines.

Un fait commun à tous ces parasites, c'est qu'ils périssent peu de temps après leur expulsion du corps vivant. « On ne peut donc, dit M. Davaine, regarder ces animalcules comme des infusoires qui se produisent dans une substance quelconque, en décomposition ou en putréfaction : ce sont de véritables parasites qui trouvent dans les intestins des conditions indispensables à leur existence (1). »

Cercomonas hominis, *Davaine*. — Le *cercomonas* a été trouvé en nombre considérable dans les déjections des cholériques ; il a été également trouvé dans leurs urines, ainsi que dans les urines alcalines ou albumineuses, par Hassall (2).

Cet animalcule se présente sous la forme d'un corps piriforme, long de $0^{mm},01$ à $0^{mm},12$; sa partie postérieure est terminée par un filament pas plus long que le corps (voir fig. 88, p. 675) ; sa partie antérieure offre un filament vibratile très-long et flexueux.

Trichomonas vaginalis, *Donné*. — Trouvée par Donné dans le mucus vaginal de la femme, la trichomonas se présente sous la forme d'un corps globuleux, ovoïde, piriforme, transparent, blanchâtre ou grisâtre et long de $0^{mm},01$. A l'une de ses extrémités, on voit un ou deux, quelquefois trois filaments flagelliformes plus longs que le corps, et cinq à six cils vibratiles très-courts. Cet animalcule existe dans la matière leucorrhéique et blennorrhagique.

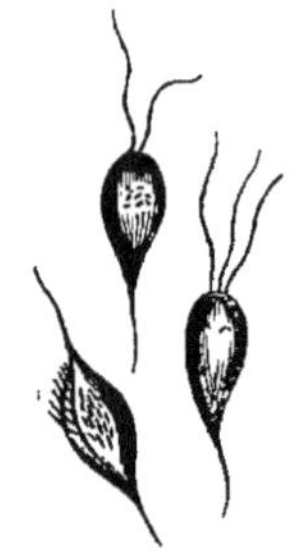

Fig. 90. — Trichomonas vaginale (3).

Paramecium coli, *Malmsten*. — La paramécie de l'homme a été trouvée dans l'intestin de l'homme dans deux cas de diarrhée lientérique ; elle a été également vue par Treille sur neuf malades atteints de la dyssenterie de Cochinchine. Elle se présente sous la forme d'un corps ovoïde, aminci en avant et long de $0^{mm},1$; elle est complètement entourée de cils, sa bouche est située au niveau de la partie amincie, et l'anus à la partie opposée.

Grégarines. — Les grégarines se trouvent assez souvent

(1) DAVAINE, *Traité des entozoaires*, p. 64.
(2) A. H. HASSAL. *General Board*, etc., p. 289.
(3) LANCEREAUX, loc. cit., p. 376.

dans les viscères des animaux inférieurs; mais on les rencontre très-rarement dans les organes de l'homme. Elles évoluent dans l'intestin à la surface du tissu épithélial.

ARTHROPODAIRES.

Les arthropodaires fournissent un certain nombre de parasites qui viennent se ranger dans la classe des insectes, des arachnides, et des crustacés.

1° INSECTES.

Nous nous bornerons à signaler, parmi les *diptères*, le *pou de la tête*, le *pou du corps*, le *pou du pubis*, la *puce ordinaire*, et nous nous arrêterons particulièrement sur la *puce-chique*.

Puce-chique, *Pulex penetrans. Linné.* — La chique habite les bois de l'Amérique intertropicale, et particulièrement les bois de la Guyane et du Brésil; elle est plus petite que la puce ordinaire et présente sur le dos une tache blanche. Le bec de la chique est formé par deux machoires, deux mandibules, une lancette médiane trièdre, à arêtes tranchantes, la supérieure un peu dentée, et enfin une lèvre inférieure dont la face supérieure est creusée en gouttière.

La femelle seule attaque l'homme, et elle le fait dans le but de loger et d'alimenter ses petits, ce qui serait fort louable si des inconvénients assez graves ne résultaient pas de cette invasion.

Ce sont les pieds, à la plante, sous le talon, ou dans la région sous-unguéale, que la chique choisit de préférence; au moyen de sa lancette, elle fait un trou et se loge entre le derme et l'épiderme, ne laissant au dehors que les deux ou trois derniers anneaux de son abdomen. Bientôt celui-ci prend du volume et atteint la grosseur d'un pois.

Dès le début, pendant vingt-quatre à trente-six heures, la présence de l'animal ne donne lieu qu'à un peu de démangeaison; mais, à partir de ce moment, le développement progressif du ventre de la puce exerce une compression douloureuse, bientôt suivie d'inflammation des tissus qui peut durer quatre à cinq jours et se terminer par la rupture de l'épiderme et la sortie de la puce. Généralement on n'attend pas cette cure naturelle, et on enlève la chique en agrandissant avec précaution la petite fente épidermique qu'elle a pratiquée.

Quelquefois il arrive que la chique provoque la gangrène et l'ulcération des tissus. Suivant Bonnet, l'ulcère de la Guyane ne serait autre chose que l'ulcère de la chique.

A côté de la chique, on peut mentionner les *œstres,* insectes diptères ayant la forme de grosses mouches et qui s'introduisent également sous la peau au moyen d'une tarière pour y déposer un *seul* œuf. La larve des œstres forme tumeur à la surface de la peau par son développement. De Humboldt, Howship, ont été témoins de la présence de ces tumeurs chez des Indiens de l'Amérique méridionale.

Muscides. — Les muscides sont une des tribus des *athéricères.* Quelques larves de ces insectes, dont la mouche commune est le type, vivent en parasites sur le corps de l'homme.

Mouche carnassière, *Sarcophaga carnaria.* — Cette mouche, longue de 14 à 16 millim., présente une tête jaune, des

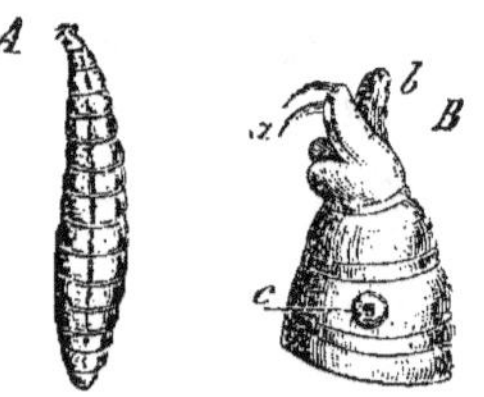

Fig. 91. — Mouche carnassière.

A, larve; B, son extrémité céphalique grossie; *a*, crochets; *b*, cornes charnues; *c*, stigmate (1).

yeux rouges et un thorax gris rayé de noir; elle est vivipare. Sa larve est apode, blanche, molle, effilée et sa bouche est garnie de deux lèvres entre lesquelles passent deux crochets noirs, cornés, et recourbés en hameçons. C'est avec ces crochets que la larve s'aide à progresser et qu'elle déchire les tissus. On trouve cette larve sur les cadavres et dans les plaies.

La *mouche dorée, lucilia cæsar,* est ovipare; elle dépose ses œufs sur la viande et ses larves vivent sur les cadavres.

____

(1) Lancereaux, loc. cit., p. 661.

Mouche hominivore. *Lucilia hominivorax, Coquerel.* — Cette mouche a la face et les joues couvertes d'un duvet jaune doré ; le thorax est d'un bleu foncé, très-brillant, à reflets pourprés ; sa tête est grosse, ses ailes transparentes, un peu enfumées, surtout à la base ; nervures noires. Ovipare. La larve est d'un blanc opaque ; elle mesure de 14 à 15 millim. de long sur 3 à 4 millim. de large ; elle présente sur les côtés de la bouche deux mandibules cornées, très-aiguës.

Cette mouche, observée surtout à la Guyane française par M. Coquerel, produit parfois des accidents redoutables en déposant ses œufs dans les fosses nasales de l'homme. Les larves s'avancent dans les sinus et leur présence donne lieu aux phénomènes suivants :

Douleur plus ou moins vive dans la région orbitaire (sensation de barre), gonflement œdémateux de la région nasale, écoulement sanieux par les narines suivi d'épistaxis abondantes et difficiles à arrêter ; sortie de quelques larves à travers la peau ulcérée ou par les narines.

Quelquefois les larves se répandent dans le pharynx, les orbites, les paupières. En même temps l'état général reflète la gravité des accidents locaux, et il n'est pas rare que le délire méningitique, qui survient quelquefois, soit suivi de mort.

Nous signalerons simplement l'*aglossa pinguinalis,* dont la larve se trouve chez les marchands de comestibles, dans le lard, la graisse, le beurre, et qui parfois a été rencontrée dans le tube digestif. Des accidents cholériformes sont la conséquence fréquente de leur présence.

Quant au *cousin* (némocères) et à la *punaise* (hétéroptères), il nous suffira de les mentionner.

2° ARACHNIDES.

Les arachnides fournissent peu d'animaux parasites ; mais, en revanche, ces derniers ont une certaine importance.

Mentionnons d'abord les *Tiques* ou *Ixodes* qui enfoncent leur bec dans la peau à la façon d'un trocart et s'y fixent au moyen de crochets qui garnissent la surface du suçoir. Leur instrument piquant est si subtil qu'on ne sent pas la piqûre, et ce n'est que quelques jours après que la douleur appelle l'attention sur le point où se trouve l'animal gorgé de sang.

La tique ainsi accrochée n'est retirée qu'avec assez de difficulté.

Nommons aussi les *argas* de Perse et de Colombie, dont la piqûre est excessivement douloureuse.

Le *rouget* est un *acaride* à corps allongé, mou, velu, rouge écarlate ou orangé, de 1/10 de millimètre, pourvu de six pattes couvertes de poils et terminées par deux crochets. Ces animaux se trouvent sur les pelouses, dans les bois, de la mi-juillet à la mi-septembre, et s'insinuent dans la peau, à la racine des poils, affectant de préférence le ventre, le scrotum et la partie interne des cuisses.

L'éruption que produit ce parasite, et qui est fréquente chez les individus qui travaillent dans les jardins, est connue vulgairement sous le nom de *bouton d'août*.

Sarcopte de la gale, *Latreille*. — Cet acarus est à peine

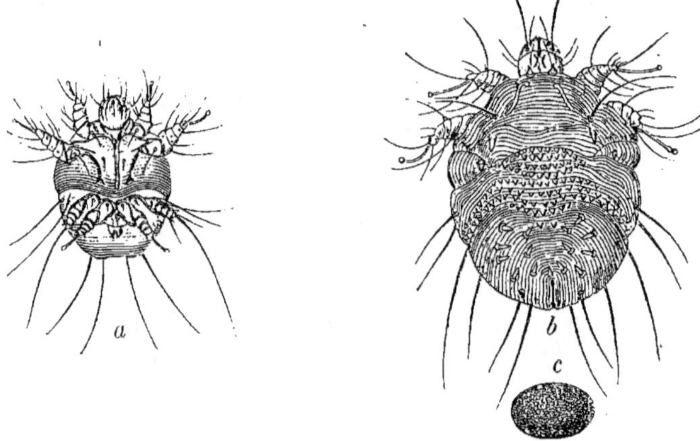

Fig. 92. — Sarcopte de la gale.

a, sarcopte mâle (face ventrale) ; *b*, sarcopte femelle (face dorsale) ; *c*, œuf (1).

visible à l'œil nu. Mou, luisant, rond en dessus, plat en dessous, un peu transparent, le sarcopte est formé par quatre segments. Les pattes sont au nombre de quatre paires. Dans l'un et l'autre sexe, les deux paires de pattes antérieures sont terminées par un ambulacre tubuleux un peu courbé, et

(1) LANCEREAUX, loc. cit., p. 667.

pourvu à son extrémité d'une sorte de ventouse en forme d'*assiette creuse* (Robin).

Chez la femelle, les pattes postérieures sont terminées par une longue soie creuse, arquée et traînante.

Chez le mâle, la quatrième paire est munie au contraire d'un ambulacre semblable à celui des deux paires antérieures.

Les mâles sont plus petits et moins nombreux que les femelles.

Le sarcopte est muni de deux mandibules portant, à leur extrémité, un crochet aigu qui s'articule à la base d'un prolongement de la mandibule et forme avec lui une pince didactyle.

Au moyen de ce crochet, il entame l'épiderme dans lequel il se creuse une sorte de terrier qui apparaît à la surface de la peau comme un sillon légèrement courbe. Les points d'élection où le sarcopte fait son trou sont les parties dont l'épiderme est souple et plissé : intervalle des phalanges, poignets, voisinage des organes de la génération, bout des seins.

Blotti dans son terrier, le sarcopte vit aux dépens du voisinage à grands coups de crochet ; il détermine ainsi une sécrétion abondante d'humeurs qui finissent par soulever l'épiderme et déterminer à l'extrémité du sillon une vésicule miliaire.

Demodex folliculorum, *Owen*. — Ce parasite, découvert par M. Simon, présente de 3 à 6 dixièmes de millimètre de longueur. La tête, confondue avec le corselet, forme, un céphalo-thorax oblong pourvu d'un rostre à deux palpes latéraux et suçoir intermédiaire.

Le demodex habite les conduits normaux ou dilatés des glandes sébacées et particulièrement ceux des ailes du nez ; sa tête est placée en bas. Habituellement les demodex vivent en société, et on en trouve quelquefois de dix à vingt dans le même follicule.

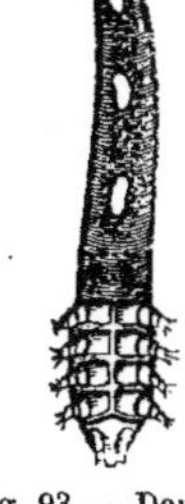

Fig. 93. — Demodex folliculorum (1).

3º CRUSTACÉS.

Les *pentastomes*, autrefois considérés comme des helminthes, sont définitivement rangés parmi les crustacés. Le *pentastome*

(1) Lancereaux, loc. cit., t. I, p. 670.

tænioïde est la seule espèce que l'on connaisse à l'état de larve et à l'état adulte. On connaît une autre larve sous le nom de *pentastome étreint*.

Pentastome tænioïde, *Rudolphi*. — Ce parasite a le corps déprimé, lancéolé, rétréci en arrière et plissé transversalement; sa bouche, presque orbiculaire, présente des crochets rangés en demi-cercle.

Le mâle, long de 18 millim., est blanc; la femelle est d'un gris blanchâtre et un peu plus longue. Ce parasite vit dans les fosses nasales du chien, du loup, du cheval, du bœuf et du mouton. Chez l'homme, on n'a trouvé que la larve de ce crustacé. C'est elle qui va nous occuper.

Pentastome denticulé, Rudolphi. — Lorsque le pentastome tænioïde a pondu ses œufs, ceux-ci sont expulsés avec le mucus des fosses nasales, et selon le milieu qui les reçoit, ils périssent ou ils continuent leur évolution. Dans ce dernier cas, c'est que, placés sur des matières alimentaires, ils ont été avalés par un autre animal. Arrivés dans l'estomac, les œufs donnent naissance à de petits vers pourvus de pattes articulées, et d'un stylet protactile à la tête. De l'estomac, ces petits vers passent dans l'intestin; de là dans les villosités, dans les chylifères; et finalement dans les ganglions mésentériques où ils s'établissent. Là, ils perdent leurs pattes et leur stylet, leur corps s'allonge, se segmente et se hérisse de piquants, et leur bouche se garnit de quatre crochets. Telle est, en ce moment, la larve du pentastome tænioïde connu sous le nom de *pentastome denticulé*.

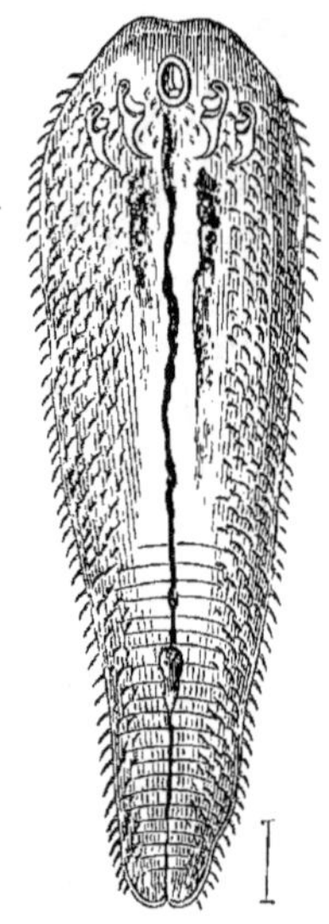

Fig. 94. — Pentastome denticulé, fortement grossi. Un trait marque la grandeur naturelle (d'après Zenker) (1).

Pour prendre l'état adulte, cette larve doit être mise en

(1) LANCEREAUX, loc. cit., p. 673.

liberté par la dent d'un autre animal et arriver dans les fosses nasales de ce dernier. Dans ces conditions, et si les deux sexes se trouvent réunis, la larve, après s'être complétée, peut donner naissance à une nouvelle génération de pentastomes. Ces métamorphoses ont été particulièrement étudiées par M. le professeur Colin (d'Alfort).

Le pentastome denticulé a été trouvé chez l'homme par Zenker à la surface du foie; on l'a trouvé depuis à la surface des reins et de la rate. Cette larve est contenue dans une capsule fibreuse, généralement incrustée de substance calcaire.

VERS.

Les parasites les plus communs, chez l'homme, appartiennent au sous-embranchement des vers, classe des Helminthes. Cette classe elle-même est subdivisée en ordres, et c'est dans trois de ces ordres qu'ont été réunis les parasites qui vont nous occuper.

Ces ordres ont été désignés par des noms qui rappellent les caractères morphologiques des individus qui les composent :

1° Cestoïdes ou rubanés,

2° Trématodes ou foliiformes,

3° Nématoïdes ou cylindriques.

1° CESTOÏDES OU RUBANÉS.

Ce sont des vers intestinaux aplatis en forme de ruban qui va s'élargissant à partir de la tête. Ce ruban est formé d'anneaux hermaphrodites ovipares (*cucurbitins* ou *proglottis*). La longueur de ces vers est en moyenne de 2 à 4 mèt., mais on en trouve qui ont de 1 à 10 mètres.

Cet ordre se subdivise en deux familles : les Tæniadés et les Bothriocéphalidés.

Tæniadés. — Les tænias ont le pore génital sur le bord des anneaux qui sont plus longs que larges; leur tête est sphérique et porte quatre ventouses ou mamelons creux, circulaires, et équidistants.

Le **tænia inerme** ou *mediocanellata* ne présente pas de crochets; il a ses pores génitaux à droite et à gauche alternativement. Ce tænia est très-commun en Égypte et en Algérie, rare chez nous. En Abyssinie et quelques autres contrées, la larve de ce parasite se loge dans les muscles du bœuf, et communique à ce dernier une sorte de ladrerie.

Tænia solium ou ver solitaire. — C'est le *tænia armé* de l'homme. La tête de ce vers présente une trompe centrale imperforée (proboscide), entourée d'une double couronne de seize crochets. Les pores génitaux sont d'un même côté.

Le tænia de l'homme habite l'intestin grêle, la tête dirigée en haut ; il est ovipare ; ses œufs laissent voir par transparence un embryon dont la tête présente trois paires de crochets de la même forme que ceux de l'adulte, mais proportionnellement plus grands. L'embryon ne se développe qu'à la condition d'être transporté sur un terrain convenable, ce qui a lieu lorsque des cucurbitins se trouvent mêlés aux aliments du porc ou à ceux de l'homme, de telle façon que le suc gastrique puisse dissoudre les enveloppes de l'œuf. A partir de ce moment, l'embryon passe à l'état de *cysticerque de la cellulosité*.

Tænia nana, *Siebold*. — Ce tænia est long de 10 à 15 millimètres ; il est pourvu d'une tête grosse sur laquelle on voit une couronne de crochets bifides (22 à 24) et portée par un long cou. On l'a observé en Égypte.

Le **tænia madagascariensis** (Davaine) est un peu plus

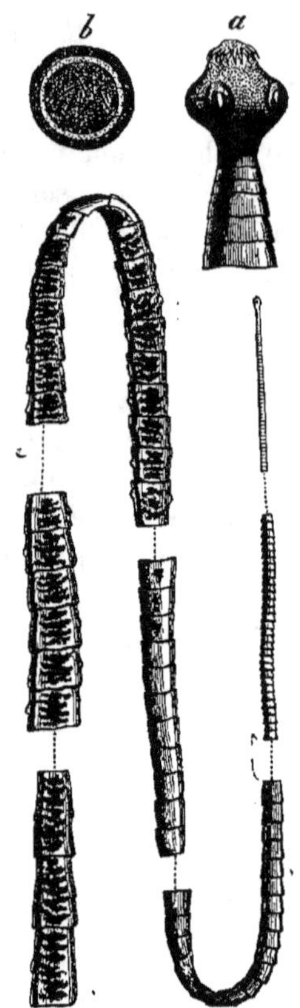

Fig. 95. — Tænia solium ou tænia armé ; fragments pris de distance en distance à partir de la tête. *a*, tête armée de sa couronne de crochets grossie quinze fois ; *b*, œuf grossi 300 fois ; les crochets de l'embryon sont trop apparents (1).

(1) Lancereaux, loc. cit., p. 712.

grand que le précédent ; il a été observé à Mayotte sur deux enfants qui avaient moins de trois ans.

Tænia echinococcus (Siebold). — Ce tænia ne mesure que 3 à 6 millim. ; il a une tête armée de trente-huit crochets ; sa demeure habituelle est l'intestin du chien. On l'a trouvé cependant chez le singe, le mouton, le cheval, le porc ; il est très-rare chez l'homme ; sa larve, au contraire, est très-commune chez ce dernier.

Bothriocéphalidés. — Dans cette famille, la tête est sans crochets ; elle présente, sur les côtés, deux fentes ou fossettes longitudinales ; le pore génital est situé sur la ligne médiane ; le corps est très-long.

Le Bothriocephalus latus est le plus grand de tous les vers qui vivent chez l'homme ; il mesure de 6 à 20 mètres (*Dujardin*), et on a compté jusqu'à dix mille articles qui ne se séparent pas en cucurbitins, comme cela se voit chez les tænias.

La présence des tænias dans le corps de l'homme se manifeste par des symptômes locaux, tels que coliques, dyssenterie, hémorrhagie, appétit irrégulier, nul ou vorace, et par des phénomènes réflexes et sympathiques, tels que : dilatation des pupilles, vomissements, convulsions, irritabilité, surdité, chorée, aphonie, perversion des sens, paralysie, toux, asthme, etc., etc.

Métamorphoses des tænias. — Les métamorphoses des tænias sont analogues à celles des insectes :

1° Œuf ; 2° larve ; 3° cocon ; 4° tænia sexué.

Les métamorphoses du tænia inerme et du bothriocéphale sont encore peu connues.

L'œuf du tænia est sphérique ; celui du bothriocéphale est ovoïde et à opercule. Ces œufs renferment un embryon infusoriforme dont la tête est ornée de trois paires de crochets.

Lorsqu'un de ces œufs est avalé avec les aliments, le suc gastrique dissout la coque ; la larve se dégage et se dirige vers les muscles ou vers le foie, les poumons, le cerveau. Arrivée dans l'une quelconque de ces parties, la larve s'enkyste en s'enveloppant d'un cocon à trois coques concentriques, dont la grosseur varie entre celle d'un grain de millet et celle d'une tête d'adulte. Le cocon est rempli d'un liquide clair, limpide comme de l'eau de roche. Dans ce liquide baignent des têtes de tænia armées. Celles-ci sont *fixes et solitaires* comme dans le cocon du *tænia solium* (cysticerque cellulosæ) ou *multiples* comme dans le cocon du *tænia cénure,* ou bien enfin *libres* et *multiples* comme dans le cocon du *tænia échino-coque.*

Ces cocons, qui constituent la ladrerie, sont appelés aussi *vers vésiculaires, kystes hydatiques,* hydatides, etc.

Nous arrêterons notre attention sur la larve enkystée du *tænia solium* et sur celle du *tænia échinocoque.*

Cysticerque ladrique. *Cysticercus cellulosæ, Rudolphi.* —

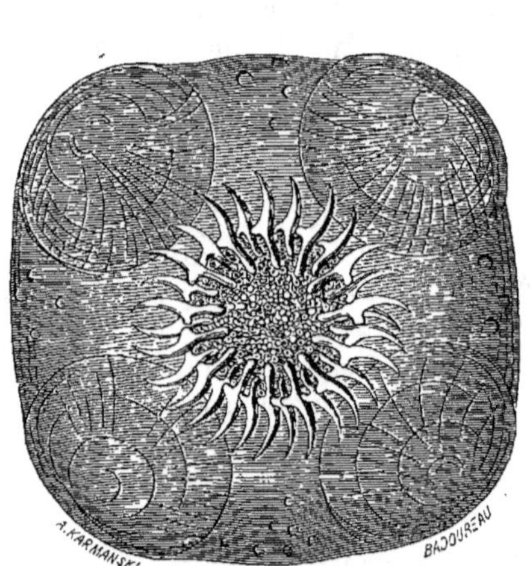
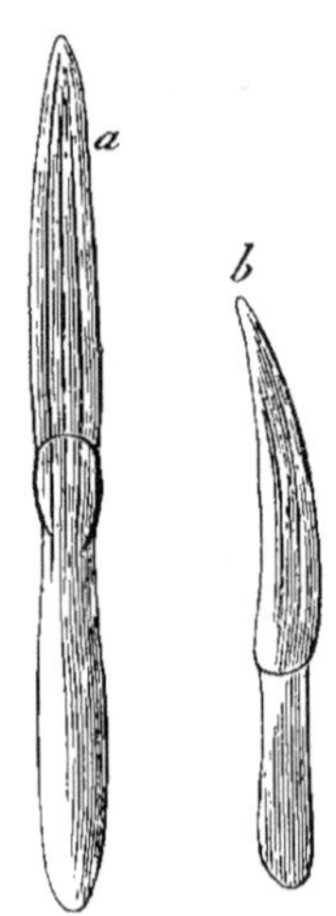

Fig. 96. — Tête du cysticerque ladrique de l'homme grossie quatre-vingt fois ; cette tête est ornée de quatorze grands crochets longs de 0^{mm},079 et de quinze petits crochets longs de 0^{mm},015. Spécimen extrait par M. Lancereaux pendant la vie et dessiné par L. Vaillant (1).

Fig. 97. — *a,* grand croche *b,* petit crochet (370 dia-mètres. (2).

Ce parasite n'est autre que la larve du tænia solium, et c'est lui qui engendre l'affection connue sous le nom de *ladrerie.* La tête a la forme et le volume de la tête du tænia qui lui a donné naissance ; elle est pourvue de quatre suçoirs, d'une trompe obtuse et imperforée, et elle est couronnée par deux rangs de treize à seize crochets allongés.

(1) *Anatomie pathologique,* t. I, p. 713.
(2) Lancereaux, loc. cit., p. 715.

Le corps est cylindrique et plus long que la vésicule qui le renferme. Celle-ci a un diamètre variable de 6 à 10 millim.; elle est percée sur un de ses côtés d'un pertuis étroit sur les bords duquel prend naissance une seconde vésicule qui nage dans le liquide renfermé dans la première. C'est dans cette dernière, et au fond, que l'animal se trouve fixé au moyen d'un pédicule.

Le cysticerque remplit exactement cette poche, et, quand il veut sucer le sang, il n'a qu'à redresser et à allonger sa tête à travers l'orifice ménagé sur le côté de la vésicule. Généralement, la vésicule ladrique est entourée d'un kyste adventif, qui parfois présente une cicatrice blanche correspondant à l'orifice de sortie du cysticerque (Ch. Robin).

Lorsque les vésicules ladriques occupent le tissu cellullaire sous-cutané et les muscles, — ce qui est le cas le plus fréquent, — leur présence, vu leur petit volume, ne provoque aucun désordre sérieux, à moins qu'elles ne soient en très-grand nombre (on en a compté jus-qu'à cinq cents). Mais il arrive parfois que les vésicules ladriques se développent dans des organes dont elles peuvent troubler profondément la fonction : les poumons, le foie, les reins, le cœur, le cerveau, l'œil. Dans ces derniers cas, un seul cysticerque peut produire des désordres très-graves.

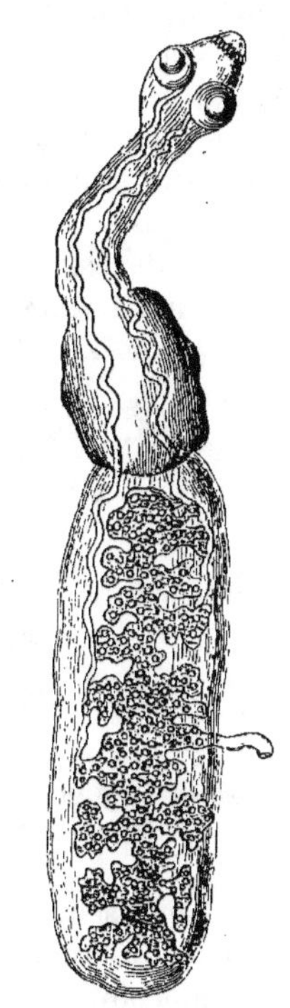

Fig. 98. — Tænia echinococcus grossi vingt-deux fois. Strobile complet montrant un proglottis adulte prêt à se détacher. Le pénis fait saillie sur le côté (1).

Hydatide échinocoque. — Lorsque l'embryon du *tænia échinocoque* est parvenu dans les tissus, il se transforme en une vésicule qui porte le nom d'*hydatide*. Cette vésicule pré-

(1) Lancereaux, loc. cit., p. 724.

sente alors les dimensions d'une tête d'épingle ; mais plus tard elle peut acquérir un volume énorme. L'hydatide est constituée par une membrane extérieure qui produit, par gemmation, à sa surface interne ou externe, ou même dans son épaisseur, des vésicules semblables qui, à leur tour, peuvent fructifier. Dans le cas de reproduction sur la surface extérieure la vésicule reste simple ; dans le cas de reproduction sur la surface interne, la vésicule forme une tumeur kystique composée d'un grand nombre de vésicules et susceptible de devenir très-volumineuse.

Dans son intérieur, la vésicule hydatique donne naissance à une membrane germinale infiltrée de granulations élémentai-

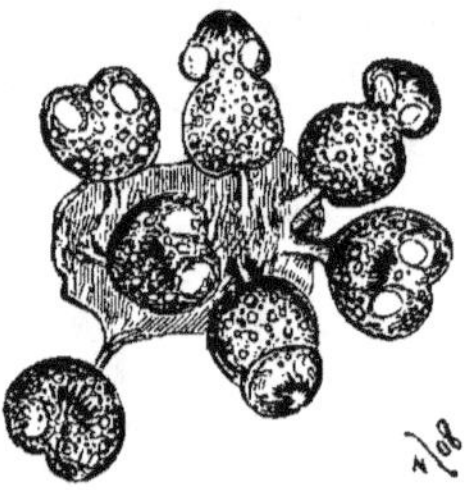

Fig. 99. — Échinocoques fixés par un funicule sur la membrane interne ou germinale de l'hydatide (fig. empruntée à l'*atlas d'anatomie pathologique* de M. Lancereaux).

res, dans l'épaisseur de laquelle se développent les échinocoques. Quand cette membrane fait défaut, la vésicule est stérile.

Les échinocoques restent unis à la membrane, au moyen d'un pédicule, jusqu'à leur entier développement. C'est alors que le funicule se rompt et que l'animal flotte librement dans la cavité de l'hydatide.

Examiné à cette période de son évolution, l'échinocoque est à peine visible à l'œil nu.

Avec le microscope, on constate qu'il se présente sous la forme d'un corps ovoïde, étranglé vers la partie moyenne, et long de $0^{mm},2$ sur $0^{mm},11$ de largeur. La tête est pourvue de quatre ventouses et ornée d'une double couronne de crochets au nombre de quarante et plus.

Les hydatides ne se développent ni dans les tissus épithéliaux, ni dans les cavités revêtues par ces tissus, mais uniquement dans le tissu conjonctif des organes, et, pour ce motif, elles sont toujours renfermées dans un kyste formé à leur contact (E. Lancereaux). Les organes où on les rencontre habituellement, sont : le foie, le péritoine, les poumons, la rate, les reins, les muscles, le cerveau, le cœur et les os.

2° TRÉMATODES OU FOLIIFORMES.

L'ordre des Trématodes est constitué par des vers mous, aplatis, inarticulés, dont l'intestin est imperforé, et qui sont pourvus d'organes d'adhérence ou *ventouses*. La famille des *Distomiens* que renferme cet ordre fournit quelques parasites du nom de *Distome*.

Distome hépatique. — Vulgairement connu sous le nom de *Douve hépatique*, ce distome est un ver d'un blanc grisâtre long de 2 à 3 centimèt., large de 5 à 10 millimèt., aplati en forme de feuille de myrte à court pétiole creux. Le ver présente une ventouse orale et une ventouse abdominale imperforée située vers le tiers antérieur du corps. Entre ces deux ventouses sont les organes sexuels. L'intestin est en forme de Y renversé.

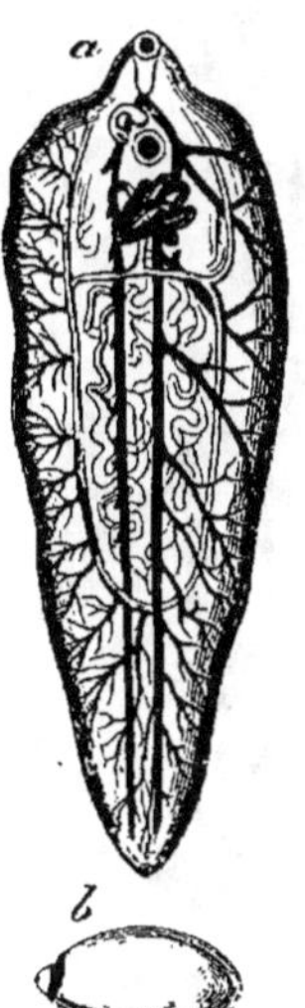

Fig. 100. — *a*, distome hépatique ; *b*, œuf gross 117 fois et traité par la potasse caustique (1).

Le distome se rencontre chez les ruminants et particulièrement chez le mouton ; il habite généralement le foie et la vésicule biliaire ; mais on peut le rencontrer ailleurs. Rare en France, il est plus commun en Hollande, en Suède et surtout en Égypte.

Distome hématobie, *Bilharz*. — Découvert par M. Bilharz dans la veine-porte et ses ramifications, ce parasite se présente sous la forme d'un petit ver long (le mâle) de 8 à 10 millimèt., unisexué. La femelle est beaucoup plus petite que le mâle, contrairement à ce qui arrive généralement chez les animaux inférieurs.

(1) Lancereaux, loc. cit., p. 704.

On trouve le *distome hématobie* au Cap de Bonne-Espérance et en Égypte ; il est inconnu en Europe. Sa présence a été constatée dans la veine-porte et dans les voies urinaires où il détermine des désordres graves.

3° NÉMATOÏDES OU CYLINDRIQUES.

Les nématoïdes (νῆμα, fil) sont des vers lisses, filiformes, unisexués, sans métamorphoses, striés transversalement, atténués aux deux extrémités ; bouche et anus opposés ; les femelles sont plus nombreuses et plus grandes que les mâles ; le pore génital est situé vers le tiers ou le quart antérieur du corps ; le mâle a toujours deux *spiculés* (pénis) avec ou sans bourses à l'extrémité caudale ou auprès. Disons enfin qu'ils sont ovipares ou vivipares, à œufs elliptiques avec ou sans prolongements aux deux extrémités, et sans opercule. Les larves, agames, n'ont d'organes sexuels qu'à l'âge adulte et ne pénètrent dans les organismes étrangers qu'à la faveur des aliments, alors qu'elles sont encore dans l'œuf.

Les nématoïdes renferment plusieurs familles ; mais nous ne nous occuperons ici que des *nématodes parasites* de l'homme qui comprennent plusieurs genres : les *ankylostomes*, les *ascarides*, les *stronglydes,* les *trichotrachélides*, les *filarides.*

Ankylostomes. Ce genre ne renferme qu'une seule espèce connue, c'est l'*ankylostome duodénal.*

Ankylostome duodénal, *Dubini.* — Ce ver a été découvert par Dubini à Milan (1838) sur le cadavre d'une paysanne ; il est long de 3 à 4 millimètres, un peu courbé, transparent dans le quart antérieur ; rougeâtre, jau-

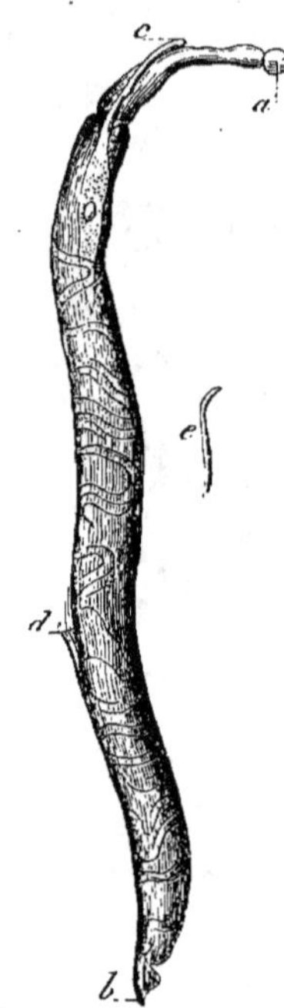

Fig. 101 — Ankylostome duodénal femelle fortement grossi. *a*, cavité buccale ; *b*. anus ; *c*, ouverture commune aux organes d'excrétion ; *d*, vulve ; *e*, le même animal grandeur naturelle (1).

(1) Lancereaux, loc. cit., p. 704.

nâtre en arrière. La bouche, cupiliforme, est armée sur son bord supérieur de deux paires de crochets cornés ; le bord inférieur porte quatre petites papilles coniques inégales.

Le mâle, plus petit que la femelle, présente à sa partie postérieure une sorte de bourse membraneuse pourvue de *onze* rayons, dont cinq de chaque côté ; le onzième, bifurqué à son sommet, est médian.

L'ankylostome habite le duodenum et le jejunum ; il est fixé, quelquefois en nombre considérable, à la muqueuse de l'intestin au centre d'une ecchymose lenticulaire qu'il détermine.

La présence de ce parasite occasionne des hémorrhagies qui peuvent devenir très-graves, et quelquefois même entraîner la mort. M. Griésinger attribue à ces hémorrhagies la *chlorose d'Égypte*. MM. Grenet et Monestier, médecins de la marine, tendent à considérer l'ankylostome comme la cause de la maladie connue sous les noms de *mal-cœur, cachexie africaine, dirt-eating*, et caractérisée principalement par la décoloration de la peau et des muqueuses.

Ascarides. Le genre des ascarides renferme en particulier deux espèces très-connues à cause de leur fréquence : les **ascarides lombricoïdes** et les **oxyures vermiculaires**. Ces vers existent à l'état de parasites sur toute la surface du globe. Les premiers habitent les intestins et, par exception, l'estomac, l'œsophage, les fosses nasales, les voies respiratoires, les conduits biliaire et pancréatique. Les seconds ne fréquentent que la partie inférieure du rectum, et quelquefois la vulve et le vagin où ils peuvent devenir une cause d'onanisme.

Stronglydes. Ce genre fournit deux parasites à l'homme : le **strongle géant**, ver rougeâtre, cylindrique, qui habite ordinairement le rein, la vessie ou le tissu cellulaire sous-péritonéal ; et le **strongle à long fourreau** qui a été trouvé, en Transylvanie, par Jovisitz, dans le parenchyme du poumon d'un enfant. Dans le rein, le *strongle géant* détermine de vives douleurs et des hématuries qui résultent de la destruction du parenchyme rénal. Les œufs de ce parasite, rendus par les urines, sont ovoïdes à deux saillies.

Trichotrachélides. Ce genre fournit également deux parasites : le *trichocéphale de l'homme* et la *trichine*.

Le trichocéphale de l'homme est un ver blanchâtre ou jaunâtre, présentant une partie antérieure capillaire, et une partie postérieure plus épaisse. Le mâle mesure 3 à 4 centimèt. et la femelle 4 à 5 centimètres. Ce parasite vit dans le gros intestin où il pond ses œufs qui sont rejetés avec les fèces. Si

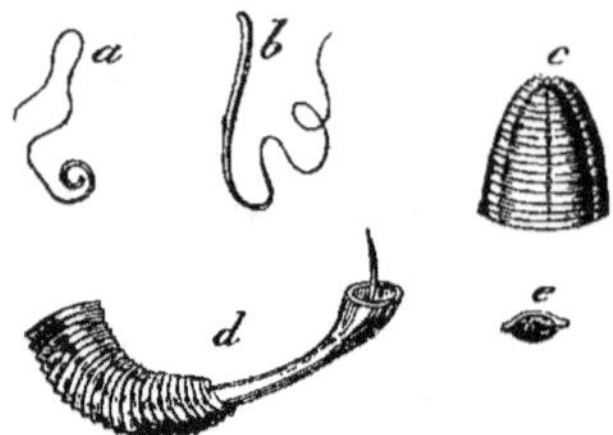

Fig. 102. — Tricocéphale de l'homme.

a, mâle grandeur naturelle; *b*, femelle grandeur naturelle; *c*, extrémité céphalique; *d*. extrémité caudale du mâle, grossie, un spicule terminal; *e*, œuf grossi 80 fois.

ces œufs sont réintégrés dans l'intestin avec les aliments ou les boissons, l'embryon sort de sa coque et se développe; sinón, il meurt après un temps assez long.

La trichine est un petit ver vivipare, long de 1 à 3 centim.; il est porté, à l'état de larve, dans l'intérieur du tube digestif avec les aliments (viandes trichinosées). Dès l'arrivée de la

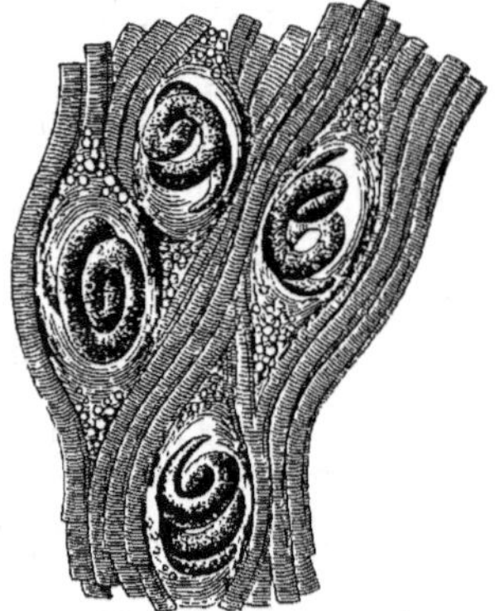

Fig. 103. — Trichines enkystées dans un muscle.

larve dans l'intestin, les organes génitaux se développent, des œufs se produisent, l'accouplement a lieu, et vers le cinquième ou sixième jour apparaissent les embryons filiformes qui perforent les parois intestinales et vont s'enkyster dans les faisceaux primitifs des muscles volontaires. Là, entouré d'une double enveloppe, l'embryon se roule en spirale et continue à se développer. Plus tard, au bout de cent jours, chez le porc, les parois du kyste s'encroûtent de molécules calcaires et le parasite succombe, si toutefois il n'est pas porté dans l'intestin d'un autre organisme.

Tous les muscles, même ceux de l'œil, du tympan et du larynx, sauf le cœur, peuvent être envahis par la trichine.

La présence de ce ver produit quelquefois des phénomènes graves qui ont été confondus avec la fièvre typhoïde, le rhumatisme, la pleurésie, jusqu'au moment où Zenker en a démontré la véritable nature.

Filarides. — Ces parasites sont des vers blancs, jaunâtres ou rouges qu'on rencontre principalement chez les mammifères et les oiseaux ; ils n'habitent jamais le tube digestif.

Filaire de médine. — Connu dès la plus haute antiquité sous le nom de *Dragonneau*, ce parasite existe dans l'Arabie Pétrée, dans l'Inde, au Sénégal, dans l'Amérique méridionale.

Le mâle, très-petit, paraît-il, est peu connu, et ce n'est que la femelle qu'on a pu observer sur l'homme. Longue de 40 à 50 centimèt. et large de 1 à 2 mill., la filaire femelle présente une bouche arrondie pourvue de trois petits nodules ; la vulve s'ouvre non loin de la bouche. Les régions superficielles de la tête, du tronc et des membres sont la demeure habituelle de la filaire qui vit toujours solitaire.

On ignore la manière dont elle pénètre sous la peau ; mais ce qu'il y a de certain, c'est qu'elle y arrive, et qu'après un temps assez long, pendant lequel sa présence n'a été signalée par aucun symptôme douloureux, la tuméfaction, la douleur, le prurit avertissent de sa présence ; bientôt après, la tumeur s'abcède, et il sort, avec une partie du ver, du pus séreux chargé d'une infinité d'embryons.

Dès qu'on le peut, il est nécessaire de retirer la filaire. A cet effet, on fait une incision à la peau; on saisit une anse du ver et on l'enroule doucement autour d'un petit bâton, en ayant soin de ne point rompre le parasite. Quand cette rupture a lieu il peut survenir de l'inflammation avec gangrène, des douleurs atroces et parfois la mort.

M. Davaine a décrit une espèce particulière de filaire sous le nom de *filaire de l'œil humain*.

Sous le nom de *filaires du sang de l'homme*, M. Lewis a décrit des larves rencontrées dans le sang de l'homme, et provenant d'individus non encore spécifiés.

CONCLUSIONS GÉNÉRALES.

Arrivé au terme de notre travail, une préoccupation s'impose immédiatement à notre esprit : avons-nous convenablement justifié le titre de notre ouvrage? Oui et non. Si l'on attendait de nous un exposé complet de toutes les notions que le médecin emprunte aux autres sciences, nous sommes resté au-dessous de notre tâche, car nous sentons bien que nous ne pouvions pas, dans ce travail, passer en revue toutes les connaissances humaines. Mais, si l'on n'exigeait de nous qu'un aperçu général des notions afférentes à la médecine, avec quelques développements sur les points les plus saillants, nous croyons être resté dans les conditions voulues.

Nous considérons la manière dont nous avons traité le sujet, non pas comme un ouvrage complet, mais comme un simple programme destiné à servir d'*introduction à l'étude de la médecine*, et de *memento* au médecin praticien. Telle a été notre pensée. Ainsi compris, notre travail renferme quelques enseignements qu'il n'est peut-être pas inutile de recueillir à cette place pour les présenter sous forme de conclusions générales.

L'art médical a existé de tout temps. Alors même que la *médecine* était à l'état d'embryon, on n'en a pas moins guéri des malades.

La *médecine*, science autonome et parfaitement distincte, est en grande partie constituée par l'application de toutes nos connaissances à l'*art de guérir*. La zoologie, la botanique, la chimie, la physique, fournissent à l'art tous ses moyens d'action ; la physique et la chimie fournissent à la médecine tous ses moyens d'investigation, et lui permettent de se rendre compte des conditions physico-chimiques qui accompagnent le développement des maladies. Sans la physique et la chimie, la physiologie, abandonnée aux seules investigations des sens et de la raison, se résumerait dans quelques notions élémentaires, incapables d'éclairer la médecine sur la nature et le développement des affections morbides. Privée des connaissances anatomiques, la médecine ne saurait apprécier le véritable siége du mal. Les progrès de la médecine sont donc liés à ceux de toutes les sciences. Quand ces sciences n'existaient pas, la médecine les a inventées ; mais, comme on ne peut pas créer une science de toutes pièces, elle a mis des hypothèses là où devait se trouver la vérité.

Toutes les doctrines, tous les systèmes pathologiques proviennent des lacunes et de l'imperfection des sciences qui sont destinées à éclairer la médecine.

Dans les temps les plus reculés, Hippocrate, complètement privé des connaissances anatomiques et physiologiques sérieuses, inspiré d'un autre côté par les systèmes cosmogoniques de l'époque, qui tenaient lieu de sciences, inventa une doctrine pathologique tout à fait hypothétique.

Au temps de Galien, l'anatomie et la physiologie existaient déjà comme sciences distinctes ; les autres départements des connaissances humaines, définis et délimités par le génie d'Aristote, commençaient à vivre d'une vie indépendante ; mais ces progrès n'étaient pas suffisants pour que la doctrine hippocratique en reçût une sérieuse atteinte. Galien enrichit cette doctrine d'un grand nombre d'acquisitions précieuses ; il la modifia sur quelques points, mais le fonds resta le même.

La première atteinte sérieuse qu'ait reçue la doctrine hippocratique a été portée par la chimie dans le courant du quinzième siècle ; mais, comme la chimie n'était pas constituée à l'état de science, elle ne pouvait mettre que des hypothèses à la place de ce qu'elle venait détruire.

Le système iatro-chimique prouve tout à la fois et l'insuffisance des connaissances physiologiques pour expliquer les phénomènes morbides, et l'insuffisance des connaissances chimiques pour éclairer les phénomènes physiologiques.

Le système iatro-mécanique, qui vint un peu plus tard, exprime, lui aussi, les lacunes de la physiologie et l'incompétence de la mécanique dans l'explication de toutes les fonctions humaines.

L'iatro-chimie et l'iatro-mécanique furent le signal de la prise de possession de la physiologie par la physique et la chimie. Depuis cette époque, ces sciences n'ont plus quitté le champ glorieux qu'elles venaient de conquérir; mais peu à peu, et à mesure que leur concours a déblayé le terrain physiologique, elles ont eu le bon esprit de limiter leurs prétentions et de ne se montrer que là où elles sont nécessaires.

Tant que l'anatomie et la physiologie ont présenté des lacunes qu'il a fallu combler par des hypothèses, ces dernières ont été le point de départ de systèmes qui ne se distinguent des précédents que parce qu'ils reposent sur une conception fausse des phénomènes de la vie. L'animisme, le vitalisme, les systèmes de Brown, de Broussais, reposent sur des hypothèses physiologiques; le système des organiciens repose sur une fausse interprétation des lésions organiques, et le plus récent, celui qui fait tout provenir d'une cellule, repose sur la connaissance encore incomplète des premiers éléments, et sur l'ignorance où nous sommes des lois de leur évolution.

Quand on envisage ainsi l'histoire des progrès de la médecine, on ne peut s'empêcher de constater que ces progrès sont subordonnés aux hypothèses qui, quelquefois, ont concentré sur elles les efforts de plusieurs générations. C'est dans l'exagération des systèmes, en effet, que la médecine a puisé la plupart de ses matériaux; c'est là qu'elle les a polis, travaillés pour les soustraire ensuite à leur origine, et leur donner la place qu'ils doivent occuper dans l'édifice qu'elle élève tous les jours.

Notre époque ne voit pas, comme dans le passé qui s'éloigne, la médecine divisée en doctrines et en idées systématiques, et l'on ne saurait aujourd'hui établir une carte topographique des doctrines médicales. Il semble que la facilité des communications, en réunissant tous les médecins dans une même atmosphère scientifique, les défend contre la préoccupation des idées trop exclusives; mais cette communication d'idées dépend d'une autre cause. La médecine, bien que tributaire des autres sciences, n'est pas constituée par elles; elle a son objet: *le corps malade*, et ses instruments, *l'observation et l'expérience*.

Or, pendant que les esprits aventureux se lançaient dans les exagérations des systèmes et faisaient jaillir des vérités nouvelles, d'autres esprits d'élite, mais dans un autre sens, prenaient soin de conserver le fil de la tradition historique, recueillaient lentement des observations précieuses, et rattachaient discrètement les véritables notions acquises à celles qu'ils possédaient déjà.

C'est à ces hommes, nombreux dans toutes les générations, que la médecine doit d'avoir conservé son autonomie et de s'être constituée scientifiquement à l'égal des autres sciences. Grâce à eux, grâce aussi à la juste équilibration de toutes nos connaissances, il n'est plus possible aujourd'hui de hasarder une hypothèse ou même un fait douteux sans que, de tous côtés, cette hypothèse, ce fait ne soient soumis à la pierre de touche de la raison scientifique. L'erreur ne supporte pas une pareille épreuve ; ou, si elle la supporte, ce n'est que pour peu de temps : qu'elle provienne de la physique, de la chimie, de l'anatomie ou de la physiologie, peu importe, la médecine scientifique de nos jours sait la découvrir, et elle prouve ainsi qu'elle sait se défendre elle-même.

Dans cet admirable concours d'efforts, qui a conduit la médecine là où elle est de nos jours, la plus grande part évidemment revient à l'*observation* et à l'*expérience;* c'est par elles que la médecine est née, a grandi et s'est développée pendant les premiers siècles ; c'est par elles aussi qu'elle n'a pas arrêté un instant sa marche progressive.

L'anatomie et la physiologie ont rendu d'abord peu de services : l'énumération plus ou moins complète des organes et l'usage plus ou moins vrai des parties modifièrent peu les idées systématiques de Galien. Il faut arriver aux seizième, dix-septième, dix-huitième siècles pour entrevoir l'importance des applications de l'anatomie et de la physiologie à la médecine. La découverte de la circulation du sang et de la circulation lymphatique modifièrent de fond en comble la doctrine galénique, et préparèrent la grande période qu'inaugurèrent les travaux de Bichat et de Lavoisier. Dès lors, on ne chercha plus le mal dans une région, dans un organe, mais on le chercha là où il est : dans le tissu, dans l'élément. En même temps la physiologie de la respiration venait compléter la découverte de la circulation et préparer cette série de travaux qui nous ont donné une connaissance à peu près complète de l'enchaînement harmonique des mouvements fonctionnels. On peut dire que la connaissance scientifique des maladies ne commence qu'à cette époque.

La physique et la chimie ont cela de commun avec la médecine scientifique que, nées depuis fort longtemps, elles ont eu une croissance longue et pénible jusqu'à la fin du dix-huitième siècle. Mais, à partir de ce moment, leur marche a été rapide, et on peut affirmer que, depuis Lavoisier, chacun de leurs progrès a eu un retentissement immense dans les choses de la médecine. Cela ne doit point nous étonner, puisque l'organisme ne fonctionne que d'après les lois physico-chimiques plus ou moins modifiées par le *mouvement spécial* de la vie.

Ce concours général des connaissances humaines au développement de la médecine semble devoir enorgueillir le médecin. Il est une réflexion qui doit bien vite abattre ce sentiment humain : c'est la difficulté de mériter aujourd'hui le titre de médecin en comprenant cette qualification dans ce qu'elle a de plus élevé. Comme toutes les sciences convergent vers l'homme dans le but de satisfaire ses besoins physiques et moraux, et surtout dans le but de conserver sa santé, il s'ensuit que le médecin doit réunir en lui les ressources que lui offrent toutes les sciences, pour les appliquer ensuite au rétablissement de la santé. Cette condition est difficile à réaliser, et nous le comprenons mieux que personne.

Voilà pourquoi, d'ailleurs, nous avons été séduit par la pensée qu'il ne serait peut-être pas inutile de réunir en un seul faisceau l'ensemble des connaissances afférentes à la médecine.

FIN.

TABLE ALPHABÉTIQUE
DES MATIÈRES

B

D

E

Paris. — Typogr. G. Chamerot, rue des Saints-Pères, 19. — 6869.

Paris. — Typographie Georges Chamerot, 19, rue des Saints-Pères. — 6869.